国家卫生健康委员会"十四五"规划教材
全国高等学校器官-系统整合教材

Organ-system-based Curriculum
供临床医学及相关专业用

消化系统与疾病
Digestive System and Disorders

第2版

主　审　赵玉沛
主　编　吕　毅　董卫国　兰　平
副主编　魏云巍　杨　丽　许文燮　高剑波　张进祥

编　者　(以姓氏笔画为序)

王夫景(哈尔滨医科大学附属第二医院)　　吴清明(武汉科技大学医学院)
王邦茂(天津医科大学总医院)　　何　真(中山大学附属第六医院)
王传新(山东大学第二医院)　　邹多武(上海交通大学医学院附属瑞金医院)
卢　云(青岛大学附属医院)　　张太平(中国医学科学院北京协和医院)
冉志华(上海交通大学医学院附属仁济医院)　　张进祥(华中科技大学同济医学院附属协和医院)
兰　平(中山大学附属第六医院)
吕　毅(西安交通大学第一附属医院)　　陈　杰(首都医科大学附属北京朝阳医院)
朱俊勇(武汉大学健康学院)　　陈世耀(复旦大学附属中山医院)
刘　芳(海军军医大学基础医学院)　　陈莉娜(西安交通大学基础医学院)
刘小伟(中南大学湘雅医院)　　苗　毅(南京医科大学第一附属医院)
刘原兴(浙江大学医学院附属第一医院)　　赵　磊(哈尔滨医科大学附属第一医院)
许文燮(上海交通大学基础医学院)　　郝建宇(首都医科大学附属北京朝阳医院)
孙思予(中国医科大学附属盛京医院)　　侯晓华(华中科技大学同济医学院附属协和医院)
李　强(南方医科大学珠江医院)
李　聪(大连医科大学基础医学院)　　柴宁莉(中国人民解放军总医院)
李小飞(空军军医大学第二附属医院)　　殷　燕(西安交通大学第一附属医院)
李笃妙(福建医科大学附属第一医院)　　高剑波(郑州大学第一附属医院)
李晓波(哈尔滨医科大学基础医学院)　　董卫国(武汉大学人民医院)
李景南(中国医学科学院北京协和医院)　　雷军强(兰州大学第一医院)
杨　丽(四川大学华西医院)　　魏云巍(哈尔滨医科大学附属第一医院)
杨　桦(陆军军医大学新桥医院)

编写秘书　贺海奇(西安交通大学第一附属医院)　　张吉翔(武汉大学人民医院)

人民卫生出版社
·北京·

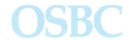

图书在版编目（CIP）数据

消化系统与疾病 / 吕毅，董卫国，兰平主编 . —2
版 . —北京：人民卫生出版社，2021.1（2025.1重印）
全国高等学校临床医学专业第二轮器官 – 系统整合规
划教材
ISBN 978–7–117–30860–1

Ⅰ.①消⋯　Ⅱ.①吕⋯②董⋯③兰⋯　Ⅲ.①消化系
统疾病 —诊疗 —医学院校 —教材　Ⅳ.①R57

中国版本图书馆 CIP 数据核字（2020）第 216588 号

人卫智网　www.ipmph.com	医学教育、学术、考试、健康，购书智慧智能综合服务平台	
人卫官网　www.pmph.com	人卫官方资讯发布平台	

消化系统与疾病
Xiaohua Xitong yu Jibing
第 2 版

主　　编：吕　毅　董卫国　兰　平
出版发行：人民卫生出版社（中继线 010-59780011）
地　　址：北京市朝阳区潘家园南里 19 号
邮　　编：100021
E - mail：pmph @ pmph.com
购书热线：010-59787592　010-59787584　010-65264830
印　　刷：三河市国英印务有限公司
经　　销：新华书店
开　　本：850×1168　1/16　印张：36
字　　数：1065 千字
版　　次：2016 年 2 月第 1 版　2021 年 1 月第 2 版
印　　次：2025 年 1 月第 5 次印刷
标准书号：ISBN 978-7-117-30860-1
定　　价：139.00 元

打击盗版举报电话：010-59787491　E-mail：WQ @ pmph.com
质量问题联系电话：010-59787234　E-mail：zhiliang @ pmph.com

20 世纪 50 年代，美国凯斯西储大学 (Case Western Reserve University) 率先开展以器官 - 系统为基础的多学科综合性课程 (organ-system-based curriculum，OSBC) 改革，继而遍及世界许多国家和地区，如加拿大、澳大利亚和日本等国的医学院校。1969 年，加拿大麦克马斯特大学 (McMaster University) 首次将以问题为导向的教学方法 (problem-based learning，PBL) 应用于医学课程教学实践，且取得了巨大的成功。随后的医学教育改革不断将 OSBC 与 PBL 紧密结合，出现了不同形式的整合课程与 PBL 结合的典范，如 1985 年哈佛大学建立的 "New Pathway Curriculum" 课程计划，2003 年约翰斯·霍普金斯大学医学院开始的 "Gene to Society Curriculum" 新课程体系等。

20 世纪 50 年代起，西安医学院 (现西安交通大学医学部) 等部分医药院校即开始 OSBC 教学实践。20 世纪 80 年代，西安医科大学 (现西安交通大学医学部) 和上海第二医科大学 (现上海交通大学医学院) 开始 PBL 教学。20 世纪 90 年代，我国整合课程教学与 PBL 教学模式得到了快速的发展，北京医科大学 (现北京大学医学部)、上海医科大学 (现复旦大学上海医学院)、浙江医科大学 (现浙江大学医学院)、华西医科大学 (现四川大学华西医学中心)、中国医科大学、哈尔滨医科大学、汕头大学医学院以及锦州医学院 (现锦州医科大学) 等一大批医药院校开始尝试不同模式的 OSBC 和 PBL 教学。

2015 年 10 月，全国高等学校临床医学及相关专业首轮器官 - 系统整合规划教材出版。全国 62 所院校参与编写。教材旨在适应现代医学教育改革模式，加强学生自主学习能力，服务医疗卫生改革，培养创新卓越医生。教材编写仍然遵循 "三基" "五性" "三特定" 的教材编写特点，同时坚持 "淡化学科，注重整合" 的原则，不仅注重学科间知识内容的整合，同时也注重了基础医学与临床医学的整合，以及临床医学与人文社会科学、预防医学的整合。首轮教材分为三类共 28 种，分别是导论与技能类 5 种，基础医学与临床医学整合教材类 21 种，PBL 案例教材类 2 种。主要适应基础与临床 "双循环" 器官 - 系统整合教学，同时兼顾基础与临床打通的 "单循环" 器官 - 系统整合教学。

2015 年 10 月，西安交通大学、人民卫生出版社、国家医学考试中心以及全国 62 所高等院校共同成立了 "中国医学整合课程联盟" (下称联盟)。联盟对全国整合医学教学及首轮教材的使用情况进行了多次调研。调研结果显示，首轮教材的出版为我国器官 - 系统整合教学奠定了基础；器官 - 系统整合教学已成为我国医学教育改革的重要方向；以器官 - 系统为中心的整合教材与传统的以学科为中心的 "干细胞" 教材共同构建了我国临床医学专业教材体系。

经过 4 年的院校使用及多次调研论证，人民卫生出版社于 2019 年 4 月正式启动国家卫生健康委员会 "十四五" 规划临床医学专业第二轮器官 - 系统整合教材修订工作。第二轮教材指导思想是，贯彻《关于深化医教协同进一步推进医学教育改革与发展的意见》(国办发〔2017〕63 号) 文件精神，进一步落实教育部、国家卫生健康委员会、国家中医药管理局《关于加强医教协同实施卓越医生教育培养计划 2.0 的意见》，适应以岗位胜任力为导向的医学整合课程教学改革发展需要，深入推进以学生自主学习为导向的教学方式方法改革，开展基于器官 - 系统的整合教学和基于问题导向的小组讨论式教学。

1. 以立德树人为根本任务，落实"以本为本"和"四个回归"，即回归常识、回归本分、回归初心和回归梦想，以"新医科"建设为抓手，以学生为中心，打造我国精品 OSBC 教材，以高质量教材建设促进医学教育高质量发展。

2. 坚持"纵向到底，横向到边"的整合思想。基础、临床全面彻底整合打通，学科间全面彻底融合衔接。加强基础医学与临床医学的整合，做到前后期全面打通，整而不乱、合而不重、融而创新；弥合临床医学与公共卫生的裂痕，加强疾病治疗与预防的全程整合；加强医学人文和临床医学的整合，将人文思政教育贯穿医学教育的全过程；强调医科和其他学科门类的结合，促进"医学 + X"的快速发展。

3. 遵循"四个符合""四个参照""五个不断"教材编写原则。"四个符合"即符合对疾病的认识规律、符合医学教育规律、符合医学人才成长规律、符合对医学人才培养岗位胜任力的要求；"四个参照"即参照中国本科医学教育标准(临床医学专业)、执业医师资格考试大纲、全国高等学校五年制本科临床医学专业规划教材内容的深度广度以及首轮器官 - 系统整合规划教材；"五个不断"即课程思政不断、医学人文不断、临床贯穿不断、临床实践和技能不断、临床案例不断。

4. 纸数融合，加强数字化，精炼纸质教材内容，拓展数字平台内容，增强现实(AR)技术在本轮教材中首次大范围、全面铺开，成为新型立体化医学教材的精品。

5. 规范 PBL 案例教学，建设与整合课程配套的在线医学教育 PBL 案例库，为各院校实践 PBL 案例教学提供充足的教学资源，并逐年更新补充。

6. 适应国内器官 - 系统整合教育"单循环"教学导向，同时兼顾"双循环"教学实际需要。

7. 教材适用对象为临床医学及相关专业五年制、"5+3"一体化本科阶段，兼顾临床医学八年制。

第二轮教材根据以上编写指导思想与原则规划为"20+1"模式，即 20 种器官 - 系统整合教材，1 种在线数字化 PBL 案例库。20 种教材采用"单循环"器官 - 系统整合模式，实现基础与临床的一轮打通。导论和概论部分重新整合为《医学导论》(第 2 版)、《人体分子与细胞》(第 2 版)、《人体形态学》(第 2 版)和《人体功能学》(第 2 版)等 7 种。将第一轮教材各系统基础与临床两种教材整合为一种，包括《心血管系统与疾病》(第 2 版)等教材 13 种，其中新增《皮肤与感官系统疾病》。1 种 PBL 综合在线案例库，即中国医学教育 PBL 案例库，案例范围全面覆盖教材相应内容。

第二轮教材有全国 94 所院校参与编写。编写过程中正值新冠肺炎疫情肆虐之际，参编专家多为临床一线工作者，更有很多专家身处援鄂抗疫一线奋战。主编、副主编、编委一手抓抗疫，一手抓教材编写，并通过线上召开审稿会和定稿会，确保了教材的质量与出版进度。百年未遇之大疫情必然推动百年未有之大变局，新冠肺炎疫情给我们带来了对医学教育深层次的反思，带来了对医学教材建设、人才队伍培养的深刻反思。这些反思和器官 - 系统整合教材的培养目标不谋而合，也印证了我们教材建设的前瞻性。

第二轮教材包括 20 种纸数融合教材和在线数字化中国医学教育 PBL 案例库，均为**国家卫生健康委员会"十四五"规划教材**。全套教材于 2021 年出版发行，数字内容也将同步上线。希望广大院校在使用过程中能够多提宝贵意见，反馈使用信息，以逐步修改和完善教材内容，提高教材质量，为第三轮教材的修订工作建言献策。

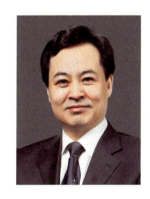

赵玉沛

中国科学院院士,外科学教授、主任医师、博士研究生导师。北京协和医院名誉院长,中国科协副主席,中华医学会常务副会长、外科学分会主任委员、中华医学会外科学分会胰腺外科学组组长。《中华外科杂志》总编辑、*Annals of Surgery*中文版《外科学年鉴》主编及十余种外科杂志的名誉总编;国际外科学院、北美外科学院、英格兰皇家外科学院、香港外科学院荣誉院士,国际肝胆胰外科协会副主席,第16届亚洲外科学会主席。

从事医学教育教学工作40余年,培养硕士、博士及博士后100余名。组织"中华外科医师青年研究社",规范化系统性培养杰出外科人才。曾两次荣获国家科技进步二等奖、北京市科技进步一等奖、中华医学科技进步一等奖等。主编的《胰腺病学》被评为国家新闻出版总署"三个一百"原创图书出版工程;被授予首届"周光召临床医师奖"、何梁何利基金科学与技术奖、中国医师奖、卫生部有突出贡献中青年专家、北京市医德标兵、北京市师德先进个人、全国五一劳动奖章等荣誉。

OSBC 主编简介

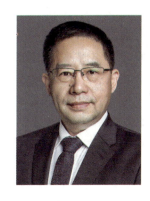

吕 毅

教授，主任医师，博士研究生导师。现任西安交通大学校长助理，医学部副主任。兼任教育部临床医学类专业教学指导委员会副主任委员、中华医学会外科学分会外科手术学组副组长、中华医学会外科学分会委员、中国研究型医院学会肝胆胰外科专业委员会副主任委员，中国电工技术学会生物电工专业委员会副主任委员，全国卫生产业企业管理协会医疗科技创新发展分会会长，陕西省抗癌协会副理事长、陕西省康复学会副会长等。国务院政府特殊津贴专家，卫生部有突出贡献中青年专家，"全国五一劳动奖章"获得者，陕西省"三秦学者"特聘教授，陕西省"五四青年奖章"获得者，陕西省道德模范(敬业奉献类)。

从事医学教育教学、医学教育管理 36 年，主编、参编教材、专著 14 部。获陕西省教学成果特等奖 1 项。长期致力于医工结合外科技术创新研究。先后主持科技部重点研发计划项目、国家自然科学基金重点项目、国家重大科学仪器研制项目、重大仪器专项、卫生部临床重点学科建设项目及省部级课题 20 余项。以第一完成人获国家科技进步奖二等奖、中华医学科技奖一等奖、教育部技术发明一等奖、中国抗癌协会科技奖二等奖、陕西省科学技术奖一等奖等，发表学术论文 680 篇，SCI 收录 244 篇。授权国家发明专利 36 项，实用新型 17 项，软件著作权 1 项。主持、指导开展新医疗新技术 24 项，完成临床肝脏移植近 700 例。

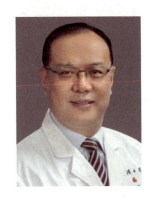

董卫国

　　二级教授,主任医师,博士研究生导师,国家"万人计划"教学名师,国务院政府特殊津贴专家,湖北省医学领军人才,湖北名师,武汉大学珞珈杰出学者。现任中华医学会消化病学分会委员、中华医学会消化病学分会营养与支持协作组副组长、中华医学会消化病学分会 IBD 学组委员、中华医学会消化病学分会微生态学组委员、中国医学装备协会消化病学分会常委、湖北省医学会消化病学分会候任主任委员等。

　　从事消化道肿瘤与炎症性肠病的基础和临床研究以及医学教育研究。已在国内外专业期刊发表论文 360 余篇,其中 SCI 收录 120 余篇。先后主持国家自然科学基金面上项目 5 项、教育部博士点基金资助课题、湖北省自然基金重点项目以及武汉市重大科技攻关项目等 20 余项。主编及主译专著和教材 24 部,其中 4 部为国家"十二五"规划教材,副主编国家"十三五"规划教材 1 部,参编全国高等学校医学五年制本科临床医学专业第九轮规划教材《内科学》(第 9 版)。作为第一完成人获高等教育国家级教学成果奖二等奖 1 项(2014 年),湖北省科技进步奖二等奖 1 项(2014 年),湖北省高等学校教学成果奖一等奖、三等奖各 1 项及湖北省自然科学奖三等奖 2 项。

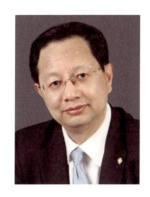

兰 平

教授,博士研究生导师。现任中山大学副校长、党委常委,广东省消化系统疾病临床研究中心主任,广东省胃肠病学研究所所长,中山大学附属第六医院结直肠外科主任,国务院特殊津贴获得者,卫生部有突出贡献中青年专家,"南粤百杰"人才,国家重点研发计划项目首席科学家;《中华胃肠外科杂志》主编,*Gastroenterology Report*、《中华内分泌杂志》、《岭南外科杂志》副主编;中国医院协会副会长,中华医学会结直肠外科学组副组长,广东省医学会结直肠外科分会主任委员;牵头成立"粤港澳肠道微生态学术联盟"并任理事长。

从事医学教育至今 20 余年,主编、副主编国家规划教材 5 部。研究方向为结直肠肿瘤筛查与防治;肠道菌群与肠道疾病的关系;干细胞、多组学与肠道免疫微环境。先后获国家重点研发计划项目、国家自然科学基金重大培育项目等近 40 项基金资助,在 *Nature*、*J Clin Oncol*、*Lancet Gastroenterol Hepatol*、*Blood*、*Biomaterials*、*J Clin Invest* 等杂志共发表论著 300 余篇,SCI 收录 150 余篇。作为第二完成人获国家科技进步奖二等奖,第一完成人获广东省科技进步奖一等奖等 20 余项奖项。

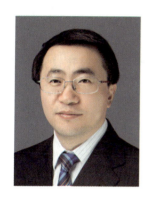

魏云巍

博士,教授,博士研究生导师。现任哈尔滨医科大学附属第一医院副院长、党委委员、消化病院院长、肿瘤腔镜外科主任,黑龙江省医学科学院中俄医学研究中心副所长。担任中华医学会外科学分会胆道外科学组委员、中国研究型医院学会肝胆胰外科专业委员会常务委员、中国医师协会外科医师分会肝包虫病委员会常委兼副秘书长、黑龙江省医学会腔镜外科分会主任委员、中国教育国际交流协会国际医学教育分会临床学科组专家。黑龙江省杰出青年基金获得者,编写国家规划教材5部,获高等教育国家级教学成果奖、黑龙江省政府科技进步奖等。

从事医学教育教学20余年,主要研究领域为肠道微生态、消化道肿瘤的靶向和免疫治疗。先后主持国家自然科学基金、国外联合研究课题等10余项。在国内外学术刊物发表中英文论文近百篇。研究成果在 *Clinical Cancer Research* 等国际期刊发表。

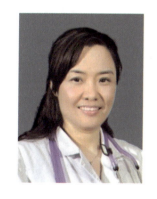

杨 丽

教授,主任医师,博士研究生导师。现任四川大学华西医院消化内科/内镜中心主任,四川大学-牛津大学华西消化道肿瘤联合研究中心中方主任。担任国际食管疾病学会中国分会执行常委,国家消化道早癌防治中心联盟理事,中华医学会肝病学分会肝纤维化、肝硬化门脉高压学组副组长,中华医学会消化内镜学分会影像学协作组副组长,四川省医学会第七届消化专委会主任委员,四川省医师协会第四届消化医师分会候任会长;获"四川省学术和技术带头人"及"四川省卫生健康领军人才"称号。

从事医学教育教学、医学教育管理30余年,担任多部国家级规划教材副主编及编委。擅长消化系统疑难重症尤其是各种复杂肝病的临床诊治及基础研究。作为课题负责人承担了国家自然科学基金课题及省部级课题;在 *Hepatology*、*Radiology* 等国际著名期刊发表SCI论文40余篇;作为第一完成人获2019年四川省科学技术进步奖一等奖。

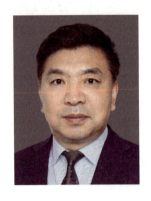

许文燦

　　博士，教授，博士研究生导师。现任上海交通大学基础医学院课题组长（PI），教学团队首席教师。兼任中国生理学会消化与营养专业委员、内分泌与代谢专业委员、中国病理生理学会理事兼消化专业委员会委员、上海生理科学会理事、《生理学报》常务编委、《华人消化病学杂志》编委。

　　从事医学教育 37 年，主编、副主编和参编教材 12 部，参编专著 4 部，积极参与教学改革和课程建设，负责的课程被评为上海市教委重点课程，培养了硕士、博士研究生 47 名。曾获得教育部优秀骨干教师奖、宝钢教育优秀教师奖。学术研究方面一直从事胃肠动力障碍及其机制研究，在该领域连续承担和完成了国家自然科学基金、教育部课题等 13 项科研课题。在国内外学术刊物上发表 100 多篇学术论文，其中 SCI 收录 40 多篇，以主持人获得省部级科技进步奖二等奖 2 项。

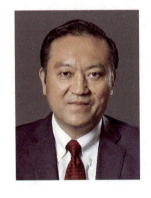

高剑波

　　博士，主任医师，二级教授，博士研究生导师。郑州大学第一附属医院副院长，兼任影像学科学术带头人。中华医学会影像技术分会副主任委员，中华医学会放射学分会腹部学组副组长，中国医师协会医学技师专业委员会副主任委员，中国医学装备协会普通放射装备专业委员会主任委员，河南省医学会影像技术分会主任委员等学术职务。

　　从事教学工作至今 35 年。主要研究方向为胸腹部常见疾病影像诊断及新技术临床应用。发表学术论文 400 余篇，其中 SCI 收录 50 余篇。主编及参编医学影像学专著和高校教材 20 余部。主持国家自然科学基金面上项目 3 项，两部委先进医疗装备应用示范项目 2 项，参与国家科技部课题 2 项。获省部级科技进步奖二等奖 6 项。获国务院政府特殊津贴专家、国家卫生计生突出贡献中青年专家、河南省优秀专家、"国之名医·卓越建树"以及中原千人计划"中原名医"，河南省优秀青年科技专家、河南省卫生系统先进工作者、河南省自主创新十大杰出青年、河南省优秀中青年骨干教师、河南省教育系统师德先进个人、河南省"五一劳动奖章"获得者、郑州市优秀教师。

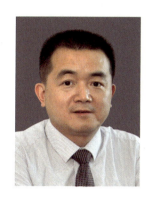

张进祥

　　教授,主任医师,博士研究生导师。现任华中科技大学同济医学院附属协和医院副院长。抗击新冠肺炎期间,任武汉市"江汉经济开发区方舱医院"院长。担任武汉市急诊医学分会主任委员,享受武汉市政府专项津贴,入选湖北省新世纪高层次人才。

　　1998年毕业于同济医科大学七年制临床医学专业,同年留协和医院急诊外科工作;2011年赴美国匹兹堡医学中心外科系学习,师从美国科学院院士Timothy R.Billiar教授,从事急诊医学、外科学一线教学工作20余年,长期聚焦于多脏器功能损伤、脓毒症、炎症因子风暴、再灌注损伤等机制研究,获得3项国家自然科学基金、2项省部级课题资助,获1项湖北省科技进步奖一等奖。担任国家留学基金委二审评议专家。以通信作者或第一作者在 *JAMA*、*Hepatology*、*Frontiers in Immunology*、*Surgical Endoscopy*、*Shock*、*Acta Biomateria*、*ACS Appl. Mater.Interfaces.*、*J Cell Biochem.* 等期刊上发表SCI论文30余篇。

OSBC 前 言

　　临床医学以认识疾病发展演进规律和治病救人为主要任务。目前我国大部分医学院校临床医学专业实施的是以学科为基础的课程体系及基础、临床分阶段的教育模式,以学科为基础的课程体系造成同一个器官-系统的相关知识被人为割裂,使学生系统认知、综合分析并解决临床问题的能力受到不同程度的影响。为了深化医学教育改革,在教育部临床医学专业综合改革项目支持下,全国高等医药教材建设研究会和人民卫生出版社于2014年启动并组织了第一轮临床医学专业器官-系统整合教材的编写。其中,消化系统的知识内容经梳理、整合后编写为《消化系统》与《消化系统疾病》两本教材。

　　随着临床医学专业综合改革的进一步深入,第二轮临床医学专业器官-系统整合教材有必要将基础与临床的内容进一步进行整合。因此,作为国家卫生健康委员会"十四五"规划临床医学专业器官-系统整合教材,《消化系统与疾病》(第2版)在学习和借鉴国际先进经验、总结第一轮教材使用反馈意见基础上,对消化系统涉及的基础与临床医学知识进行了有机整合,大幅度缩减了重复内容,更合理地分配和衔接了各学科交叉的知识点,实现了消化系统知识的完整性、系统性呈现,有助于培养学生系统地认识消化系统的发生、结构、功能及其疾病的发展、转归。在培养学生分析问题、解决问题的能力以及毕业后的临床胜任力方面有很大优势。本教材主要适用于临床医学(五年制)、临床医学"5+3"一体化本科阶段,也可供临床医学(八年制)专业学生使用。最大的亮点是重点强调医学教育变革中的整体性和主动性,更加注重引导学生主动参与学习的积极性和兴趣养成。

　　本教材以消化系统为主线,在编写范围上,涵盖了除口、咽以外的消化道及消化腺的内容,除此以外,与消化系统关联较为密切的组织和器官,比如腹膜、腹壁、脾脏等的基础与临床内容也包含在内。全书共分为十七章,第一章介绍消化系统组成、发生和功能及消化系统疾病常用的诊疗方法,其余各章分别介绍消化系统各器官及消化系统相关器官的发生、结构、功能及常见疾病。本教材在编写过程中借鉴了人民卫生出版社临床医学专业第九轮规划教材("干细胞"教材)的成功经验,在继承第一轮整合教材精华的同时,介绍了最新的诊疗技术和诊治指南,比如增加了肠道微生态、胃肠动力检查等;在"三基""五性"原则的前提下,根据临床实践对部分知识做了适当的扩展,比如肝移植、胰腺移植、肿瘤的靶向治疗等。此外,本教材为纸数融合教材,学生通过扫描二维码可在手机或移动设备上学习数字内容。这些与纸书配套的数字内容通过大量图片、动画、操作视频及AR等,使学生对教学重点、难点更容易理解。同时,数字部分配套了大量习题,方便学生掌握相应知识。

　　本教材由全国27所医学院校基础与临床相关专业的39位专家担任编委,历时半年多编写完成。本书主审,中华医学会副会长、协和医院院长赵玉沛院士对本书的知识构架设计给予了大力的指导,对书稿的审定投入了不少精力。为了对教材内容进行较好的整合,编委们几易其稿,付出了大量心血。尽管如此,疏漏和不足之处仍然在所难免,诚恳希望各位师生在使用本教材过程中,及时指正存在的问题,以使本教材日臻完善!

吕　毅　董卫国　兰　平

2021年1月

OSBC 目 录

数字资源 AR 互动 ｜ ⒜Ⓡ图 3-2、 ⒜Ⓡ图 9-2、 ⒜Ⓡ图 9-3

第一章
总 论

消化系统担负着机体在新陈代谢过程中所需的物质,如蛋白质、脂肪、淀粉、维生素、无机盐和水等的消化和吸收功能,为机体新陈代谢源源不断地提供养料和能量。消化系统的功能是依赖于组成消化系统的多器官密切配合和协调来完成的,一个或多个器官形态和功能异常就可能导致消化系统疾病。消化系统的疾病除表现为消化系统本身症状及体征外,常伴有其他系统或全身性症状。同时,其他很多系统的疾病也会累及消化系统。因此,正确的诊断和治疗消化系统疾病,需要首先掌握消化系统各器官形态结构和功能特点;其次,结合临床资料,包括病史、体征、常规化验及其他有关的辅助检查结果,进行全面分析与综合判断并制定正确治疗方案。

第一节 消化系统组成与发生

一、消化系统的组成

消化系统(alimentary system)由消化管和消化腺两部分组成(图1-1)。

消化管(alimentary canal)是指从口腔到肛门的一条粗细不等,长约9m的肌性管道,其各部的功能不同,形态各异,可分为口腔、咽、食管、胃、小肠(十二指肠、空肠、回肠)和大肠(盲肠、阑尾、结肠、直肠和肛管)。临床上通常把从口腔到十二指肠的这部分管道称为上消化道;空肠及以下的部分称为下消化道。消化管黏膜还是机体的一个重要屏障,富有淋巴组织和免疫细胞,对病原生物等有害物质具有重要的防御作用。消化管的管壁结构具有某些共同的分层规律,又各自具有与其功能相适应的特点。除口腔与咽外,消化管壁自内向外分为黏膜(由上皮、固有层、黏膜肌层组成)、黏膜下层、肌层与外膜四层(图1-2)。口腔和咽的黏膜只有上皮和固有层,无黏膜肌层。

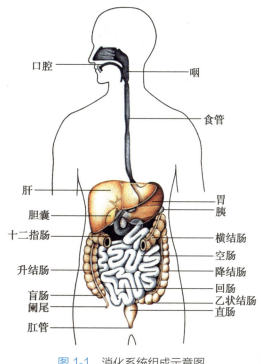

图 1-1 消化系统组成示意图

（图中标注）口腔、咽、食管、肝、胆囊、十二指肠、升结肠、盲肠、阑尾、肛管、胃、胰、横结肠、空肠、降结肠、回肠、乙状结肠、直肠消化腺（alimentary gland）是分泌消化液的腺体，按体积大小和位置不同，可分为小消化腺和大消化腺两种。小消化腺散在分布于消化管各部的管壁内，位于黏膜层或黏膜下层，如唇腺、颊腺、舌腺、食管腺、胃腺和肠腺等。大消化腺位于消化管壁外，成为一个独立的实质性器官，包括由腺细胞组成的分泌部和导管，分泌物经导管排入消化管腔内，对食物进行化学消化作用，如三对唾液腺（腮腺、下颌下腺、舌下腺）、肝和胰等。此外，胰腺还具有内分泌功能。

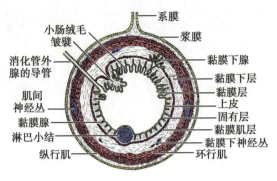

图 1-2　消化管一般结构模式图

二、消化系统的发生

消化系统的大多数器官是由原始消化管分化而成。人胚发育第 3~4 周，三胚层胚盘向腹侧卷折，形成圆柱状胚体，卵黄囊顶部的内胚层被包卷入胚体内，形成原始消化管（primitive gut）（图 1-3）。其头端起自口咽膜，尾端止于泄殖腔膜，分别于第 4 周和第 8 周破裂、消失，原始消化管遂与外界相通。从头端至尾端，原始消化管依次分为三段，头段称前肠（foregut），与卵黄囊相连的中段称中肠（midgut），尾段称后肠（hindgut）。随着胚体和原始消化管的增长，卵黄囊相对变小，与中肠的连接部逐渐变细，形成卵黄蒂（vitelline stalk），于第 6 周闭锁，并逐渐退化消失。前肠将分化为部分口腔底、舌、咽至十二指肠乳头之间的消化管、肝、胆囊、胆管、胰腺、下颌下腺、舌下腺等器官；中肠将分化为自十二指肠乳头至横结肠右 2/3 之间的消化管；后肠将主要分化为自横结肠左 1/3 至肛管上段的消化管（图 1-4）。

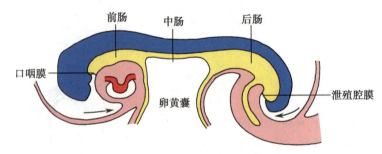

图 1-3　原始消化管示意图

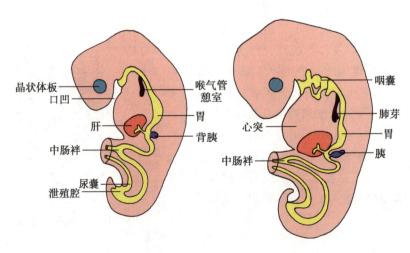

图 1-4　原始消化管早期演变示意图

这些器官中的黏膜上皮和腺的实质大多来自原始消化管的内胚层,结缔组织、肌组织、血管内皮和外表面的间皮来自中胚层。腮腺起源于原始口腔的外胚层。肛管下段由肛凹演变形成。

(许文燮 朱俊勇)

第二节 消化系统的功能概述

消化系统将营养物质分解成可吸收的小分子物质,这一过程称为消化(digestion)。消化的方式有两种形式,一种是通过消化道平滑肌运动将食物进行研磨并与消化液混合、搅拌,同时将食物依次向远端肠管推送,这一过程称为机械性消化(mechanical digestion);另一种是通过消化腺分泌的消化酶将各种大分子营养物质如蛋白质、脂肪和淀粉等分解成氨基酸、脂肪酸和甘油以及葡萄糖等可吸收的小分子物质,这一过程称为化学性消化(chemical digestion)。通过消化道内的消化的产物透过消化道黏膜进入血液和淋巴液,这一过程称为吸收(absorption)。此外,营养物质中无机盐、水和大多数维生素可以直接被吸收利用,不能被消化和吸收的食物残渣以粪便的形式经直肠和肛门排出体外。

一、消化道平滑肌的生理特性

消化道的运动是由消化道平滑肌来实现的。在整个消化道内,除了口腔、咽、食管上端和肛门外括约肌外,其余部分都有纵行和环行两层平滑肌。消化道平滑肌的收缩和舒张活动产生消化道的动力,参与食物的机械消化,并通过食糜与消化液的混合作用来协调化学消化。

(一)消化道平滑肌的一般生理特性

消化道平滑肌具有肌肉组织的共同特性,例如兴奋性、传导性和收缩性,也具有自身的特性:①自律性:消化道平滑肌具有固有的自动节律性收缩和舒张的特性,即在适宜的环境中离开神经支配或离体的情况下,也具有自动节律性收缩和舒张的特性,称为自动节律性(automatic rhythmicity)。②富有伸展性:消化道平滑肌随着消化道内的内容物增加,能够被动地伸展的特性。因此,消化道管腔的容积也明显增加。③兴奋性低:消化道平滑肌的兴奋性较骨骼肌和心肌低,其主要表现是收缩和舒张都很缓慢。④紧张性:消化道平滑肌经常保持一定的张力,即处于一种微弱的持续收缩状态,称为紧张性(tonicity)。这种紧张性不仅是消化道平滑肌其他运动形式,如蠕动、分解运动等的基础,也可以使胃、肠等维持一定的形状和位置。⑤对某些理化刺激敏感:消化道平滑肌对于牵张、温度和化学刺激等特别敏感,但对电刺激、刀割或针刺等机械刺激不敏感。例如,微量的神经递质、激素可引起强有力的收缩,但河豚毒素阻断神经的情况下电刺激不会引起平滑肌收缩。

(二)消化道平滑肌的电生理特性

消化道平滑肌与骨骼肌和心肌一样属于可兴奋组织,因此,当平滑肌收缩时,首先发生膜电位去极化。消化道平滑肌的电活动有明显的特征,即膜电位不是保持在某一个水平,而是自动、缓慢、节律性去极化和复极化的波动。消化道平滑肌细胞膜电位变化可分为三种,即静息膜电位(resting membrane potential)、慢波电位(slow wave)和动作电位(action potential)。

消化道平滑肌的静息膜电位较骨骼肌和心肌低,一般测定值为 −50~−60mV 之间。消化道平滑肌细胞静息膜电位自发、缓慢、节律性的去极化和复极化的电变化称为慢波或基本电节律(basic electric rhythm)。慢波的波幅为 10~20mV 之间,持续时间由数秒至十几秒,频率随不同的部位而异,人胃的慢波频率为 3~6 次/min,十二指肠为 10~12 次/min,结肠为 7~8 次/min(图 1-5)。从十二指肠开始向下其频率逐渐下降,至回肠末端为 8~9 次 /min。

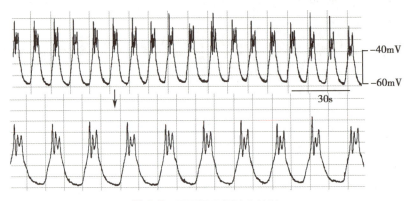

图 1-5 胃平滑肌慢波和快波

　　研究表明,引起慢波的起搏细胞存在于纵行肌和环行肌之间的 Cajal 细胞(interstitial cell of Cajal,ICC)(图 1-6)。ICC 根据分布不同主要分两种,一种分布在环行肌和纵行肌之间与肌间神经丛重叠分布称为肌层间 ICC(intermuscular layer ICC,ICC-MY),具有起搏功能,是消化道平滑肌自律性来源;另一种分布在肌纤维之间称为肌间 ICC(intramuscular ICC,ICC-IM),参与神经兴奋向平滑肌的传递过程。ICC 上表达一种蛋白称为 Anoctamin-1(ANO1),ANO1 是一种钙敏感的氯通道(calcium-activated chloride channel,CaCC),参与 ICC-MY 的起搏电流形成,关于 ICC 的功能详见人体功能学的消化与吸收章节。

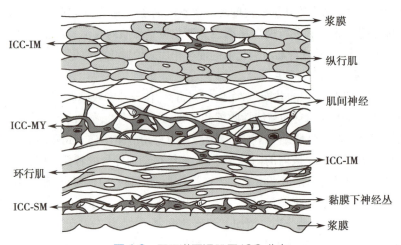

图 1-6 胃肠道平滑肌层 ICC 分布

　　理化因素刺激或慢波的去极化达到阈电位时,消化道平滑肌在慢波的波峰上出现数量不等的快速的电位波动,称为快波(fast wave)(图 1-5)。这种快速的电位波动就是动作电位,其时程约10~20ms,每个快波的幅度和出现的数量不等。通常兴奋性神经递质乙酰胆碱,可以使膜电位去极化的同时慢波幅度增加、快波的频率和幅度均增加,抑制性递质一氧化氮(nitric oxide,NO)则相反。与神经细胞或骨骼肌相比消化道平滑肌动作电位有以下的特点:①锋电位上升慢,持续时间长;②不受钠通道阻断剂的影响,但可被电压依赖性钙通道阻断剂所阻断,这表明它的产生主要依赖 Ca^{2+} 的内流(图 1-7)。

　　一般来讲,消化道平滑肌在慢波的基础上产生快波,而产生快波起动平滑肌收缩。研究表明,平滑肌细胞存在两个临界膜电位值:机械阈(mechanical threshold)和电阈(electrical threshold)。当慢波去极化达到或超过机械阈时,细胞内 Ca^{2+} 增加,足以激活细胞收缩(收缩幅度与慢波幅度呈正相关),

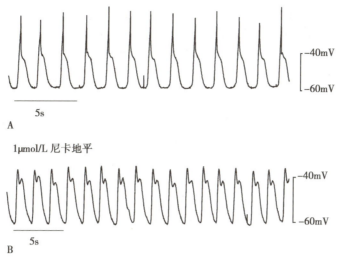

图 1-7 快波被钙通道阻断剂阻断

而不一定引起动作电位;当慢波去极化达到或超过电阈时,则引起动作电位发放,即形成快波,这时进入细胞内 Ca^{2+} 更多,收缩进一步增强,慢波上负载的动作电位数目越多或幅度越高,肌肉的收缩就越强。通常当胃肠平滑肌接受 ICC 的起搏电流或受到各种理化因素刺激慢波去极化到阈电位时,即可产生动作电位即快波。大量的实验证实,钙内流与电压依赖性钙通道有密切的关系,在胃肠平滑肌上主要存在 L- 型钙通道,当用尼卡地平阻断 L- 型钙通道时,快波几乎被完全阻断。

(三)胃肠平滑肌兴奋 - 收缩偶联

胃肠平滑肌收缩与骨骼肌和心肌一样也是通过兴奋 - 收缩偶联(excitation-contraction coupling)介导。胃肠平滑肌兴奋 - 收缩偶联也是由细胞内 Ca^{2+} 介导,而 Ca^{2+} 来自细胞外和细胞内钙库释放。胞外钙离子进入细胞内的主要通道是电压依赖性钙通道(voltage-dependent calcium channel,VDCC)和受体开放的通道(receptor-operated channel,ROC)以及牵张激活的通道(stretch-activated channel,SAC),后两者是一种非选择性阳离子通道,属于瞬时受体电位(transient receptor potential,TRP)通道家族。

平滑肌细胞内钙离子主要贮存在内质网(sarcoplasmic reticulum,SR)和线粒体中。SR 释放钙有两种机制,主要通过 ryanodine 受体(RyR)和三磷酸肌醇受体(inositol-(1,4,5)-triphosphate receptor,IP_3R)门控钙通道。研究表明,胃肠平滑肌细胞 IP_3R 和 RyR 门控通道比例为 $10:1$($IP_3R:RyR$),甚至 IP_3R 介导的 SR 上缺乏 RyR 门控通道。胞外进入胞内的钙不能引起有效的钙诱导的钙释放(calcium-induced calcium release,CICR),因为胃肠平滑肌细胞的 RyR 对钙的敏感很低,在胞内钙动员中不足以产生生理学作用。IP_3R 介导的钙库钙释放受 IP_3 水平的调节,胃肠平滑肌激动剂如乙酰胆碱可与 G 蛋白偶联受体结合,激动 G 蛋白继而激活磷脂酶 C 产生 IP_3,引发 IP_3 介导的钙释放(IP_3-induced calcium release,IICR)。

胃肠平滑肌细胞兴奋 - 收缩偶联过程可以归纳为:平滑肌的兴奋性刺激,如神经、体液因素等作用于平滑肌细胞,激活非选择性阳离子通道使膜电位去极化,一方面介导 VDCC 激活,另一方面刺激 CICR 过程,最终细胞内钙水平增加;Ca^{2+} 与钙调蛋白结合,激活肌球蛋白轻链激酶,使肌球蛋白分子亚单位磷酸化,肌球蛋白的横桥与肌动蛋白结合起动肌丝滑行即平滑肌收缩。

二、消化腺的分泌功能

消化液主要由口腔内的唾液腺还有广泛分布于消化道黏膜的胃腺、小肠腺、大肠腺以及胰腺和肝脏分泌。消化液主要由各种消化酶、无机盐和水组成,成人每天由各种消化腺分泌的消化液总量为

6~8L，其中绝大部分被胃肠道黏膜重吸收，少量和大便一起排出。

消化液的主要功能为：①稀释食物，使之与血浆渗透压相等，有利于吸收；②改变消化道内的 pH，使之适应于消化酶活性的需要；③消化液中的大量的消化酶使结构复杂的食物水解为结构简单的物质，即化学消化；④消化液中的黏液、抗体和大量的液体还能保护消化道黏膜，防止物理性和化学性的损伤并抵抗病原微生物的侵害。

消化液的分泌受神经和体液因素的调节，如迷走神经兴奋时刺激消化液的分泌，而交感神经兴奋则抑制消化液的分泌。局部的肠神经也可以调节消化液的分泌，如肠黏膜的化学刺激或扩张的机械刺激能够通过局部的黏膜下神经丛调节消化液的分泌。体液因素如消化道黏膜分泌的各种胃肠激素通过内分泌或旁分泌作用于消化道黏膜，或肠腔内的各种化学物质也可以通过黏膜的直接刺激调节消化液分泌。

三、消化道的内分泌功能

广泛的消化道黏膜含种类丰富的内分泌细胞，分泌多种激素。消化道分泌的激素通过腔分泌、旁分泌和经典分泌等形式调节消化系统的消化和吸收功能。

（一）消化道的内分泌细胞

消化道黏膜的内分泌细胞有一个共同的特点，那就是具有摄取胺的前体、进行脱羧产生肽类或活性胺的能力。这些细胞统称为胺前体摄取和脱羧细胞（amine precursor uptake and decarboxylation cell，APUD cell），简称 APUD 细胞，这种细胞也广泛存在于神经系统、甲状腺、肾上腺髓质、腺垂体等组织。通常把胃肠黏膜合成和分泌并在胃肠道内起作用的多种激素统称为胃肠激素（gastrointestinal hormone）。由于很多胃肠道肽类激素也存在于中枢神经系统，因此把这类肽类物质统称为脑肠肽（brain-gut peptide）。目前已被认为脑肠肽的肽类物质有促胃液素、缩胆囊素、胃动素、生长抑素等 20 多种，它们各自在胃肠道和中枢发挥生物学作用。

在形态学上，胃肠道内分泌细胞分为开放型和闭合型两类，其大多数为开放型而少数为闭合型细胞。开放型细胞形态特征是细胞呈锥形，顶端有微绒毛伸入胃肠腔内，直接接受理化刺激，从而引起分泌活动。闭合型细胞主要分布在胃底和胃体的黏膜，其形态特征是无微绒毛，因此它的分泌受神经和其他内分泌或旁分泌激素的影响（图 1-8）。胃肠道主要内分泌细胞的名称、分布和分泌物质见表 1-1。

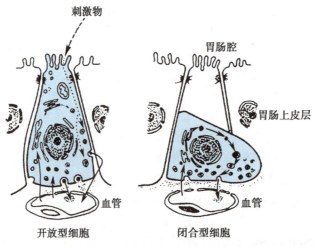

图 1-8　消化道内分泌细胞形态模式图

（二）胃肠道的内分泌细胞分泌方式

胃肠激素从分泌细胞释放后，作用于靶细胞，其作用方式包括经典的内分泌（endocrine）、旁分泌

（paracrine）、神经分泌（neurocrine）、管腔分泌（solinocrine）和自分泌（autocrine）。例如，促胃液素（又称胃泌素）、促胰液素、缩胆囊素和抑胃肽等经过血液运输到靶细胞起作用，即内分泌；胃窦黏膜和胰岛 D 细胞分泌的生长抑素通过旁分泌起作用；血管活性肠肽等通过神经分泌起作用；有些胃肠激素从分泌细胞释放后，通过黏膜上皮细胞间的缝隙连接扩散入管腔发挥作用，即腔分泌；有些胃肠激素从分泌细胞释放后作用于自身或邻近的同类细胞，即自分泌。

表 1-1　主要胃肠内分泌细胞的名称、分布和分泌产物

细胞名称	分泌物质	细胞所在部位
A 细胞	胰高血糖素	胰岛
B 细胞	胰岛素	胰岛
D 细胞	生长抑素	胰岛、胃、小肠、大肠
G 细胞	促胃液	胃窦、十二指肠
I 细胞	缩胆囊素	小肠上部
K 细胞	抑胃肽	小肠上部
Mo 细胞	胃动素	小肠
N 细胞	神经降压素	回肠
PP 细胞	胰多肽	胰岛、胰腺外分泌部、胃、小肠、大肠
S 细胞	促胰液素	十二指肠和空场

（三）胃肠激素的作用

胃肠激素对消化与吸收、消化道组织代谢和生长等方面起着广泛的生物学作用，可以归纳为以下几个方面。①调节消化道的运动和消化腺的分泌：胃肠激素对胃肠平滑肌的运动、胃肠黏膜消化腺的分泌起调节作用，一种激素可以调节多个消化器官的活动，同时一个消化器官可以接受多种不同胃肠激素的调控；②调节其他激素的合成与释放：胃肠激素之间对各自的分泌存在相互促进或抑制关系；③营养作用：一些胃肠激素具有刺激消化道组织的代谢和促进生长的作用，称为营养作用（trophic action）；④胃肠激素对免疫功能的影响：消化道黏膜内的免疫组织接受胃肠激素的调控，而消化道黏膜的免疫系统是机体抵御食物中抗原、细菌、病毒和毒素的第一道特异性和非特异性免疫屏障。

四、消化道的神经支配及其作用

消化道的神经支配包括内在神经系统（intrinsic nervous system）和外来神经系统（extrinsic nervous system）两个部分，两者相互协调，共同调节胃肠功能。

（一）外来神经系统

消化道除口腔、食管上段及肛门外括约肌外，都受交感神经和副交感神经的双重支配，其中副交感神经对消化道平滑肌运动和腺体分泌起兴奋作用而交感神经起抑制作用。

1. 支配消化道的副交感神经　支配胃肠的副交感神经来自迷走神经和盆神经，其节前纤维直接进入胃肠壁内神经丛，与肠神经元发生突触联系，发出节后纤维支配腺体、上皮细胞和平滑肌细胞。副交感神经的节后纤维的递质为乙酰胆碱，因此称为胆碱能纤维（cholinergic fiber），通过兴奋 M 型胆碱能受体引起胃肠道运动增强、腺体分泌增加。少数胃肠副交感神经节后纤维为非胆碱非肾上腺素能（non-adrenergic non-cholinergic，NANC）纤维，可能释放一氧化氮、肽类如血管活性肠肽、三磷酸腺苷等递质，主要起抑制性调节。

2. 支配消化道的交感神经　支配胃肠的交感神经节前纤维起源于脊髓胸 5 至腰 3 节段侧角，在腹腔神经节、肠系膜神经节或腹下神经节更换神经元，节后纤维大部分分布于壁内神经丛，其递质为

去甲肾上腺素,故称为肾上腺素能纤维(adrenergic fiber),抑制胆碱能神经元的兴奋性。少数交感神经节后纤维也直接支配胃肠道平滑肌、血管平滑肌及胃肠道腺细胞,通过兴奋肾上腺素能受体抑制胃肠平滑肌运动和腺体的分泌,同时引起胃肠道括约肌收缩、肠系膜血管收缩、血流量减少。

(二)内在神经丛系统

胃肠道从食管中段到肛门管壁存在内在神经丛系统又称肠神经系统(enteric nervous system),包含位于黏膜下层的黏膜下神经丛(submucosal plexus)和位于纵行肌和环行肌之间的肌间神经丛(myenteric plexus)(图 1-9)。肠神经元数量多达 10^8 个,包括感觉神经元、中间神经元和运动神经元,它们通过大量的神经纤维包括进入消化管管壁的交感和副交感纤维交织成网。这种局部神经网络将胃肠壁的各种感受器、效应细胞、外来神经和肠神经紧密联系在一起,构成既接受外来神经的影响又相对独立的局部神经系统,所以有人称为肠脑(gut brain)。通过局部反射过程对胃肠道的运动、腺体分泌、吸收以及胃肠道的局部血液循环发挥重要的调节作用。

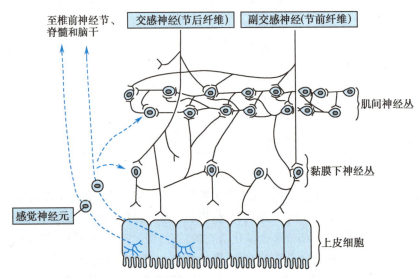

图 1-9　消化道内在神经丛与外来自主神经的关系示意图

1. 肌间神经丛　肌间神经丛的神经网络与 ICC 网络重叠分布,其主要为运动神经元,包括兴奋性和抑制性神经元,主要作用于平滑肌细胞和 ICC。肌间神经丛中还有少量的感觉和中间神经元,感觉神经元可以接受肠腔内的理化刺激,如胃肠扩张、胃肠激素等体液因素的刺激,反射性地调节胃肠平滑肌运动。兴奋性神经元释放的递质除了乙酰胆碱还有 P 物质和缓激肽(bradykinin)等。抑制性神经元释放去甲肾上腺素外,还有非肾上腺素非胆碱能递质,如 P 物质、NO、血管活性肠肽(vasoactive intestinal polypeptide,VIP)、生长抑素(somatostatin)、ATP 等,这些递质对消化道平滑肌运动起抑制性调节作用。

2. 黏膜下神经丛　黏膜下神经丛的主要作用是调节胃肠黏膜腺体和内分泌细胞以及上皮细胞的分泌和吸收功能,也可以通过调节黏膜下血管活动影响黏膜局部血流量。黏膜下神经丛中的运动神经元主要通过抑制性和兴奋性递质调控腺体的分泌活动和上皮的分泌和吸收活动。黏膜下神经丛中也有感觉神经元和中间神经元,胃肠道内的激素等体液因素的刺激或扩张等机械刺激可以通过感觉神经元兴奋,再通过中间神经元作用于运动神经元,最终调节腺体分泌以及上皮的分泌和吸收活动,还可以调节黏膜血流量。

五、消化道血液循环及淋巴回流

(一)消化道血液循环特点

消化系统血液供应主要来自腹主动脉发出的三大分支,即腹腔动脉、肠系膜上动脉和肠系膜下动脉,这些动脉分支除了供应消化道外还供应脾、胰腺和肝脏。供应腹腔内消化器官的血液担负消化器官的营养物质输送,同时汇合成肠系膜上、下静脉和脾静脉汇流入门静脉,回收消化道吸收的营养物质。消化道的血液循环有两个方面的主要特征,其一是贮存的血量很大,约占心输出量的 1/3,这不仅满足消化道复杂的功能,同时也成为庞大的血液贮存库。在严重失血等应激情况下,这部分库存血液进入全身血液循环补充循环血量,保证心、脑等重要器官的血液供应。其二是动脉分支形成复杂而丰富的网络,使胃肠道的任何一处在肠蠕动等复杂的功能状态都能接受多支动脉同时供血。例如,胃肠的动脉分支在各相邻动脉间彼此沟通,相互吻合成动脉弓,由动脉弓发出的分支再吻合成次级动脉弓,这样分布的动脉分支形成复杂的网络系统,各个动脉分支血液供应之间没有明显界限。这种血液循环布局,能够满足胃肠道在复杂的功能活动过程中,各个区域都能得到足够的血液供应。

(二) 消化道血液循环的调节

1. 神经调节　交感神经的神经递质是去甲肾上腺素,其受体有 α 受体和 $β_2$ 受体两种,当 α 受体兴奋时血管收缩而 $β_2$ 受体兴奋时血管舒张,因此,交感神经对血流的调节取决于两种受体分布的密度。一般当交感神经兴奋时黏膜和黏膜下层的血管收缩,而平滑肌层血管舒张,胃肠道总的血液供应变化不大。交感神经兴奋引起的黏膜和黏膜下血管收缩,会出现"脱逸"(escape)现象,即由于黏膜下的动 - 静脉短路大量开放,黏膜和黏膜下血流恢复。副交感神经的递质是乙酰胆碱,可直接使血管舒张外,增强胃肠运动、分泌和吸收等功能,乙酰胆碱导致局部 CO_2、腺苷等局部代谢产物增多间接引起血管舒张。肠神经中的黏膜下神经丛也参加消化道局部血流量的调节。

2. 局部体液因素　消化道局部的血流调节与体液因素有着密切关系,例如消化道黏膜进行吸收的时,黏膜的血流量大量增加,其主要原因是与消化道分泌的肽类舒血管物质,如血管活性肠肽、促胃液素、促胰液素等以及肠腺分泌的激肽和缓激肽等有关。餐后为了与食物的吸收相适应胃肠血流量也增加,胃黏膜血流增加与胃泌酸腺区胃酸分泌增加引起的能量代谢增加有关,而小肠黏膜血流增加与小肠吸收的葡萄糖、脂肪酸和氨基酸等刺激小肠黏膜有关。

(三) 消化道淋巴回流

消化器官的淋巴管注入沿腹腔干、肠系膜上动脉和肠系膜下动脉及其分支排列的淋巴结。这些淋巴结引流相应的分布范围的淋巴,其输出淋巴管注入位于腹腔干周围的腹腔淋巴结(celiac lymph node)、位于肠系膜上动脉根部周围的肠系膜上淋巴结(superior mesenteric lymph node)和位于肠系膜下动脉根部周围的肠系膜下淋巴结(inferior mesenteric lymph node)。

六、肠道微生态的概念及意义

微生物广泛分布于人体表面的皮肤、口腔、消化道、呼吸道和生殖道等部位,其编码的基因在数量上远超人类自身编码的基因,达到 150 倍以上。因此,人体是一个共生微生物的载体,超过人体细胞总数十倍的微生物寄生在人体。人类肠道微生物群代表了一个复杂的生态系统,上千种微生物定植或过路,消化道寄生的大量微生物被统称为肠道微生物群简称肠道菌群(gut microflora)。肠道菌群主要分为益生菌、中性菌和有害菌三种,正常生理情况下三种菌群相互影响保持某种平衡,不引起疾病,同时菌群与人体相互影响、相互作用,成为具有共生关系的统一体,称为肠道微生态系统(enteric microecological system)。正常成年人的肠道菌群大致可分为主要(优势)菌群和次要菌群。主要菌群占肠道菌群总数的90% 以上,多为专性厌氧菌,包括双歧杆菌属、消化球菌属、拟杆菌属、乳杆菌属、梭杆菌属等;次要菌群以兼性厌氧菌和需氧菌为主,包括肠球菌属、肠杆菌属、埃希氏菌属、克雷伯氏菌属等。

肠道菌群除参与结肠内分解食物残渣、维生素和氨基酸的合成之外,肠道微生物及其代谢物对肠道有重要作用。研究表明,菌群及代谢产物通过肠内肌间神经丛影响肠动力;通过对肠黏膜屏障紧密连接蛋白影响肠道通透性;通过多种机制影响肠道炎性反应和肿瘤等。此外,肠道微生物还参与人体生长发育、能量调节、免疫防御、物质代谢、衰老及内分泌调控等多种重要的生理和病理过程。

七、食物消化与吸收

消化系统的主要功能是食物的消化和吸收,消化过程主要靠消化道的运动和消化液中的各种消化酶。食物在口腔内通过咀嚼运动磨碎并与口腔黏膜分泌的唾液进行搅拌,同时唾液中的淀粉酶分解淀粉为麦芽糖,唾液混合食团经吞咽动作和食管蠕动进入胃。胃是消化道中最膨大的部分,具有储存和初步消化的功能。胃的运动可以使食团与胃液充分混合、水解并进一步研磨成食糜,还使食糜逐次、少量地通过幽门进入十二指肠。小肠是食物消化和吸收的主要场所,小肠运动使食糜与小肠液、胰液和胆汁进行搅拌,有助于消化酶分解食糜中淀粉、蛋白质和脂肪等营养物质。小肠内机械和化学消化后,食物中碳水化合物分解成单糖,蛋白质分解成氨基酸,脂肪分解成脂肪酸和甘油,透过肠黏膜进入血液和淋巴液。小肠的不同肠段对营养物质的吸收速度是不同的,单糖、双糖、甘油、脂肪酸、氨基酸和Na^+、Fe^{2+}等电解质及胆盐、维生素 B_{12} 等均在小肠内被吸收(图 1-10),这里主要介绍小肠吸收的形态学基础、吸收途径和方式,主要营养物质的吸收见人体功能学的消化与吸收章节。

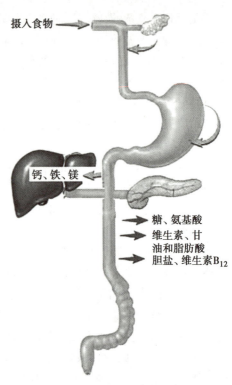

图 1-10　消化道吸收示意图

(一)小肠的吸收的形态学基础

黏膜皱襞、绒毛和微绒毛增加吸收面积　小肠之所以具有很强的吸收营养物质的能力,与其具有很大的吸收面积密切有关。小肠黏膜形成许多环形皱襞(folds of Kerckring)、绒毛(villi)和微绒毛(microvilli),增加了吸收面积(图 1-11)。

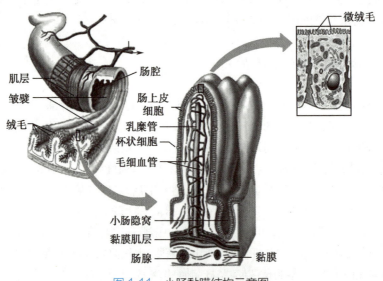

图 1-11　小肠黏膜结构示意图

小肠绒毛内有毛细血管、毛细淋巴管、平滑肌纤维及神经纤维网等结构。在空腹时,绒毛不活动,进食时则可引起绒毛产生节律性伸缩和摆动,能促进绒毛内血液和淋巴液的流动,有利于吸收。小肠绒毛的运动受神经体液因素调节。肠内容物对肠黏膜的机械性和化学性刺激,可引起局部反射,加强绒毛运动。刺激内脏神经也有此作用,而刺激迷走神经则对绒毛运动无明显影响。小肠黏膜释放一种胃肠激素——绒毛收缩素(villikinin),对绒毛运动有增强作用。

绒毛上皮高度分化　小肠绒毛上皮细胞的顶端膜不仅形成许多微绒毛,还具有许多与吸收功能有关的转运蛋白质,有的蛋白质作为载体参与Na^+、葡萄糖或氨基酸的转运。上皮细胞内的许多细胞器也参与对被吸收物质的加工、贮存、代谢和转运。例如粗面内质网和高尔基复合体共同参与脂肪吸收后的转运过程。

(二) 吸收的途径和方式

在消化道,营养物质、电解质和水可通过两条途径进入血液或淋巴液:一条是通过绒毛柱状上皮细胞腔面膜进入细胞内,再经细胞的基底 - 侧膜进入细胞间隙,再进入血液或淋巴,称为跨细胞途径(transcellular pathway);另一条是通过细胞间的紧密连接(tight junction)进入细胞间隙,再进入血液或淋巴,称旁细胞途径(paracellular pathway)。

营养物质通过细胞膜的方式有三种:主动转运、被动转运(包括扩散、渗透和滤过)和入胞、出胞。值得注意的是,有些物质需经几种方式配合才被吸收(如Na^+从肠腔进入上皮细胞是经被动转运,而从细胞进入组织液和血液是经主动转运)。另一方面,一种物质(如水或某些小离子)可同时经两条途径被吸收。主要营养物质的吸收过程详见人体功能学消化与吸收部分。

(许文燮　朱俊勇)

第三节　实验室检查

在消化系统疾病诊断过程中,除依赖于病人的病史、体格检查外,还依赖于实验室检查提供的客观证据。用于消化系统疾病诊断及病情评估的实验室检查主要包括血液检查及粪便检查。

血液检查主要包括血常规、肝功能、电解质,以及针对某些特定疾病的胰腺酶、炎症标志物等。血常规检查不仅可为消化道出血、感染提供实验室依据,还可帮助诊断消化系统疾病相关的贫血。肝功能异常结果主要见于急慢性肝、胆疾病;血液电解质测定可用于消化系统疾病所致水、电解质代谢紊乱的评估;血清淀粉酶及脂肪酶则用于急性腹痛病人胰腺炎的筛查。在消化系统疾病的诊断及病情评估中,还涉及一些其他实验诊断指标,如血清铁蛋白(serum ferritin,SF)在胃肠道出血及肠道吸收障碍(celiac disease,乳糜泻)时下降;胆汁淤积及慢性肝病病人分别由于维生素 K 吸收障碍或肝合成凝血酶原减少,凝血功能受损;自身免疫性胃炎、胃旁路手术、小肠细菌过度生长及克罗恩病(Crohn's disease,CD)时可见血清维生素 B_{12} 水平下降;血清肿瘤标志物 CEA、AFP、CA19-9 等可用于消化系统肿瘤的诊断及鉴别诊断。粪便检测主要包括粪便常规检验、粪便隐血检测及寄生虫检验,主要为胃肠道炎症、出血、肿瘤及寄生虫疾病的诊断提供实验室依据。粪便隐血试验对于慢性胃肠道出血、缺铁性贫血的评估及结直肠肿瘤的早期预警价值较高;对于急性腹泻病人,常需要进行粪便常规检测及常见病原菌培养,特殊情况下需要进行贾第鞭毛虫、溶组织内阿米巴原虫等特殊检测。

消化系统疾病诊断、病情评估及预后判断相关的实验室检查指标众多,部分检验指标将在具体系统疾病的实验室诊断中详述。因此,本节重点阐述:①肝功能实验,包括反映肝脏合成功能的蛋白质与脂代谢相关指标、胆红素及胆汁酸代谢的相关指标,以及反映肝实质细胞及胆管上皮细胞损伤的酶学指标;②肝纤维化相关的胶原合成与降解标志物;③肝脏储备功能评价试验;④消化系统常见感染病原体检测;⑤消化系统常见肿瘤标志物。

一、蛋白质代谢功能检测

除 γ 球蛋白、von Willebrand 因子以外的大多数血浆蛋白质及各种转运蛋白等均在肝脏合成。肝组织受损严重时,血浆蛋白质合成减少,白蛋白减少尤其明显,导致低白蛋白血症。肝硬化时,由于门静脉高压,输入肝脏的氨基酸不足,蛋白质合成减少。γ 球蛋白为免疫球蛋白,由 B 淋巴细胞及浆细胞产生,当慢性炎症导致肝脏受损时,γ 球蛋白生成增加。患严重肝病时血浆纤维蛋白原、凝血酶原等凝血因子合成减少,临床上出现皮肤、黏膜出血倾向。肝细胞严重损害时,尿素合成减少,血氨升高,临床上表现为肝性脑病。通过检测血浆蛋白含量及蛋白组分的相对含量(蛋白电泳)、凝血因子含量及血氨浓度,可了解肝细胞有无慢性损伤及其损害的严重程度。

(一) 血清总蛋白和白蛋白、球蛋白含量及比值测定

白蛋白是正常人体血清中的主要蛋白质组分,90% 以上的血清总蛋白(total protein,TP)和全部的血清白蛋白(albumin,Alb,A)由肝脏合成,因此血清总蛋白和白蛋白含量是反映肝脏合成功能的重要指标。肝脏每天大约合成白蛋白 120mg/kg 体重,半衰期为 19~21d,分子量为 66kDa,属于非急性时相蛋白,在维持血液胶体渗透压、体内代谢物质转运及营养等方面起着重要作用。血浆胶体渗透压下降可致肝脏合成白蛋白增加,炎性细胞因子尤其是 IL-6 可致肝脏合成白蛋白减少。血清白蛋白占总蛋白量至少达 60%,球蛋白(globulin,Glb,G)不超过 40%。球蛋白是多种蛋白质的统称,包括含量较多的免疫球蛋白和补体、多种糖蛋白、金属结合蛋白、多种脂蛋白及酶类,与机体免疫功能及血浆黏度密切相关。根据白蛋白与球蛋白的量,可计算出白蛋白与球蛋白的比值(A/G)。

【参考区间】　血清总蛋白及白蛋白含量与年龄相关,新生儿及婴幼儿稍低,60 岁以后降低约 2g/L。此外,剧烈运动后数小时内血清总蛋白可增高 4~8g/L;卧位比直立位时总蛋白浓度降低约 3~5g/L;溶血标本中血红蛋白每增加 1g/L 可引起总蛋白测定值增加约 3%;含脂类较多的乳糜标本影响检测准确性,需进行预处理,以消除测定干扰。

正常成人血清总蛋白(双缩脲法)65~85g/L,白蛋白(溴甲酚绿 / 溴甲酚紫法)40~55g/L,球蛋白 20~40g/L,A/G 为(1.2~2.4):1。

【临床意义】　血清总蛋白降低一般与白蛋白降低相平行,总蛋白升高同时有球蛋白升高。由于肝脏具有很强的代偿能力,且白蛋白半衰期较长,因此急性或局灶性肝损伤时 TP、Alb、Glb 及 A/G 多为正常。这些指标常用于检测慢性肝损伤,并可反映肝实质细胞储备功能。

1. 血清总蛋白及白蛋白增高　主要由于血清水分减少,使单位容积总蛋白浓度增加,而全身总蛋白量并未增加,如各种原因导致的血液浓缩(严重脱水、休克、饮水量不足)、肾上腺皮质功能减退等。

2. 血清总蛋白及白蛋白降低

(1)肝细胞受损影响总蛋白与白蛋白合成:常见肝脏疾病有亚急性重症肝炎、慢性中度以上持续性肝炎、肝硬化、肝癌,以及酒精性肝损伤、毒素诱导性肝损伤等。白蛋白含量与有功能的肝细胞数量呈正比。白蛋白持续下降,提示肝细胞坏死进行性加重,预后不良;治疗后白蛋白上升,提示肝细胞再生,治疗有效。血清总蛋白 <60g/L 或白蛋白 <35g/L 称为低蛋白血症,临床上常出现严重水肿及胸腔积液、腹水。

(2)营养不良:如蛋白质摄入不足或消化吸收不良。

(3)蛋白丢失过多:如肾病综合征(大量肾小球性蛋白尿)、蛋白丢失性肠病、严重烧伤、急性大出血等。

(4)消耗增加:见于慢性消耗性疾病,如重症结核、甲状腺功能亢进及恶性肿瘤等。

(5)血清水分增加:如水钠潴留或静脉补充过多的晶体溶液。先天性低白蛋白血症较为少见。

3. 血清总蛋白及球蛋白增高　当血清总蛋白 >85g/L 或球蛋白 >40g/L,分别称为高蛋白血症(hyperproteinemia)或高球蛋白血症(hyperglobulinemia)。总蛋白增高主要是因球蛋白增高,其中又以

γ球蛋白增高为主,常见原因有以下几种。

(1)慢性肝脏疾病:包括自身免疫性慢性肝炎、慢性活动性肝炎、肝硬化、慢性酒精性肝病、原发性胆汁性肝硬化等;球蛋白增高程度与肝脏病变的严重性相关。

(2)其他非消化系统疾病:M球蛋白血症(如多发性骨髓瘤、淋巴瘤、原发性巨球蛋白血症等)、自身免疫性疾病(如系统性红斑狼疮、风湿热、类风湿关节炎等)、慢性炎症与慢性感染(如结核病、疟疾、黑热病、麻风病及慢性血吸虫病等)。

4. 血清球蛋白降低　主要由于合成减少引起,见于以下几种。

(1)生理性减少:小于3岁的婴幼儿。

(2)免疫功能抑制:如长期应用肾上腺皮质激素或免疫抑制剂。

(3)先天性低γ球蛋白血症。

5. A/G倒置　白蛋白降低和/或球蛋白增高均可引起A/G倒置,见于慢性中度以上持续性肝炎、肝硬化、原发性肝癌、多发性骨髓瘤、原发性巨球蛋白血症等。

(二)血清α1-抗胰蛋白酶

α1-抗胰蛋白酶(α1-antitrypsin,AAT)是肝脏合成的一种具有蛋白酶抑制作用的糖蛋白,分子量为51.8kDa,占血清中蛋白酶抑制物活力的90%左右。AAT分子较小,可透过毛细血管进入组织液,能与胰蛋白酶、糜蛋白酶、胶原蛋白酶,以及溶酶体蛋白水解酶等形成不可逆的酶-抑制物复合体。AAT具有多种遗传表型,其表达的蛋白质有M型、Z型和S型,人群中最多见的是PiMM型,占95%以上,其他还有PiZZ、PiSS、PiSZ、PiMZ和PiMS。对蛋白酶的抑制作用主要依赖于M型蛋白的浓度,若将PiMM的蛋白酶抑制能力定为100%,则PiMS、PiMZ、PiSS、PiSZ和PiZZ相对活力分别为80%、60%、60%、35%和15%。

【参考区间】　0.9~2.0g/L。

【临床意义】

1. AAT缺陷与肝病　新生儿PiZZ型和PiSZ型与其胆汁淤积、肝硬化和肝细胞癌的发生有关;PiZZ型新生儿由于Z型蛋白在门静脉周围肝细胞蓄积,10%~20%在出生数周后易患新生儿肝炎,最后可因活动性肝硬化致死。PiZZ表型的某些成人也会发生肝损害。

2. AAT缺陷与其他疾病　PiZZ型、PiSZ型个体常在20~30岁出现肺气肿。此外,胎儿呼吸窘迫综合征时可出现血浆AAT水平降低。

(三)铜蓝蛋白

铜蓝蛋白(ceruloplasmin,CP)是由肝实质细胞合成的单链多肽,总分子量平均为132kDa。每分子CP含6~8个铜原子,由于含铜而呈蓝色;血浆铜95%存在于CP中,另5%呈可扩散状态,在血液循环中CP可视为铜的无毒性代谢库。CP主要参与氧化还原反应,具有铁氧化酶作用,能将Fe^{2+}氧化为Fe^{3+},Fe^{3+}可结合转铁蛋白,对铁的转运和利用非常重要。同时,CP具有抑制膜脂质氧化的作用。

【参考区间】　0.2~0.6g/L。

【临床意义】　主要作为Wilson病的辅助诊断指标。Wilson病是一种常染色体隐性遗传病,因血浆CP减少,血浆游离铜增加。游离铜沉积在肝脏可引起肝硬化,沉积在脑基底节的豆状核则导致豆状核变性,因而该病又称为肝豆状核变性。病人其他相关指标变化包括血清总铜降低、游离铜增加和尿铜排出增加。

(四)血清前白蛋白测定

前白蛋白(prealbumin,PA)由肝细胞合成,分子量为55kDa,比白蛋白小,在电泳图谱上位于白蛋白前方。前白蛋白是一种载体蛋白,能与甲状腺素结合,因此又叫甲状腺素结合前白蛋白(thyroxin binding prealbumin),并能运输维生素A。

前白蛋白半衰期较其他血浆蛋白短(约2d),因此比白蛋白更能早期反映肝细胞损害,其血清浓度受营养状况及肝功能改变的影响。

【参考区间】　小于 1 岁　　　100mg/L
　　　　　　　1~3 岁　　　　168~281mg/L
　　　　　　　成人　　　　　280~360mg/L

【临床意义】

1. 降低　见于:①营养不良、慢性感染、晚期恶性肿瘤;②肝胆系统疾病:肝炎、肝硬化、肝癌及胆汁淤积性黄疸。对早期肝炎、急性重症肝炎有特殊诊断价值。

2. 增高　见于霍奇金淋巴瘤。

(五) 血浆凝血因子测定

凝血因子半衰期比白蛋白短,因此在肝功能受损的早期即可出现维生素 K 依赖的凝血因子显著降低,故在肝脏疾病早期可用凝血因子检测作为过筛试验。肝硬化和急性暴发性肝衰竭病人可由于凝血抑制因子的合成减少、激活凝血因子的清除减少或组织促凝血酶原激酶的释放而出现弥散性血管内凝血(disseminated intravascular coagulation,DIC)。胆汁淤积病人肠道胆盐的缺乏可影响肠腔对脂溶性维生素 K 的吸收,使维生素 K 依赖因子不能被激活,导致病人出现凝血障碍。

在患肝脏疾病时,通常进行的过筛试验有以下几种。

1. 凝血酶原时间(prothrombin time,PT)测定　在待检血浆中加入 Ca^{2+} 和组织因子(组织凝血活酶),观测血浆的凝固时间。正常参考值大致为 11~14s。PT 延长是肝硬化失代偿期的特征,也是诊断胆汁淤积,判断肝脏合成维生素 K 依赖因子Ⅱ、Ⅴ、Ⅶ、Ⅹ是否减少的重要实验室依据。PT 是外源性凝血系统筛查试验,也是临床抗凝治疗的重要监测指标。在急性缺血性肝损伤及毒性肝损伤时 PT 延长大于 3s,而在急性病毒性或酒精性肝炎时 PT 延长极少超过 3s;慢性肝炎病人 PT 一般均在正常范围内,但在进展为肝硬化后,PT 则延长。利用 PT、肌酐、胆红素及国际标准化比值(international standard ratio,INR)四种检测指标还可对病人进行终末期肝病模型(model for end-stage liver disease,MELD)评分,以决定病人肝移植的优先权。

2. 活化部分凝血活酶时间(activated partial thromboplastin time,APTT)测定　在受检血浆中加入接触因子激活剂、部分磷脂和 Ca^{2+} 后观察其凝血时间。正常参考值为 30~42s。严重肝病时,因子Ⅸ、Ⅹ、Ⅺ、Ⅻ合成减少,致使 APTT 延长;维生素 K 缺乏时,因子Ⅸ、Ⅹ不能激活,APTT 亦可延长。APTT 是内源性凝血系统较为灵敏和最为常用的筛选试验。由于 APTT 对血浆肝素的浓度较敏感,临床上广泛应用于肝素治疗的监测指标。

3. 凝血酶时间(thrombin time,TT)测定　受检血浆中加入"标准化"凝血酶试剂,测定开始出现纤维蛋白丝所需时间。正常参考值为 16~18s。TT 延长主要反映血浆纤维蛋白原含量减少或结构异常和纤维蛋白降解产物(fibrin degradation product,FDP)的存在。肝硬化或急性暴发性肝衰竭合并 DIC 时,TT 是一个常用的检测手段。

4. 肝促凝血酶原试验(hepaplastin test,HPT)　HPT 能反映因子Ⅱ、Ⅶ、Ⅹ的综合活性,试验灵敏度高,但与预后相关性较差。

5. 抗凝血酶Ⅲ(AT-Ⅲ)测定　AT-Ⅲ主要在肝脏合成,70%~80% 凝血酶由其灭活,它与凝血酶形成 1∶1 共价复合物而抑制凝血酶。严重肝病时由于肝脏合成 AT-Ⅲ减少、消耗增多以及跨毛细血管流过率改变等原因致使血浆 AT-Ⅲ活性明显降低,合并 DIC 时降低更显著。

(六) 血氨测定

氨对中枢神经系统有高度毒性,肝脏是唯一能解除氨毒性的器官,大部分氨在肝内通过鸟氨酸循环生成尿素,经肾脏排出体外,一部分氨在肝、肾、脑等中与谷氨酸合成谷氨酰胺。在肝硬化及暴发性肝衰竭等严重肝损害时,如果 80% 以上肝组织破坏,肝脏无法发挥解毒功能,使氨在中枢神经系统积聚导致肝性脑病;另外某些特殊氨基酸代谢产生的胺类物质还可能作为假性神经递质干扰脑的正常功能,引发肝性脑病。用于血氨测定的标本必须在 15min 内分离出血浆,以避免细胞代谢造成血氨的假性升高。

【参考区间】 18~72μmol/L。

【临床意义】

1. 升高 ①生理性增高见于进食高蛋白饮食或运动后;②病理性增高见于严重肝损害(如肝硬化、肝癌、重症肝炎等)、上消化道出血、尿毒症及肝外门静脉系统分流形成。

2. 降低 低蛋白饮食、贫血。

二、脂类代谢功能检测

血清脂类包括胆固醇、胆固醇酯、磷脂、甘油三酯及游离脂肪酸。肝脏疾病可导致脂代谢异常,在严重肝脏损伤时,高密度脂蛋白(high density lipoprotein,HDL)水平下降、卵磷脂胆固醇酰基转移酶(lecithin-cholesterol acyl transferase,LCAT)缺陷及脂蛋白脂肪酶活性降低。在胆道阻塞时,病人血浆中出现异常大颗粒脂蛋白——阻塞性脂蛋白 X(lipoprotein,LP-X),同时胆固醇及磷脂含量增高。

(一)血清胆固醇和胆固醇酯测定

内源性胆固醇 80% 由肝脏合成,血浆中 LCAT 全部由肝脏合成。在 LCAT 作用下,卵磷脂的脂肪酰基转移到胆固醇羟基上,生成胆固醇酯。当肝脏严重损伤时,胆固醇及 LCAT 合成减少,进一步导致胆固醇酯的含量下降。

【参考区间】 总胆固醇 2.9~6.0mmol/L

胆固醇酯 2.34~3.38mmol/L

胆固醇酯∶游离胆固醇 = 3∶1

【临床意义】

1. 肝损伤时,LCAT 合成减少,胆固醇的酯化障碍,血中胆固醇酯减少。

2. 胆汁淤积时,肝合成胆固醇能力增加,血中总胆固醇增加,其中以游离胆固醇增加为主。胆固醇酯与游离胆固醇比值降低。

3. 营养不良及甲状腺功能亢进症病人,血中总胆固醇减少。

(二)阻塞性脂蛋白 X 测定

当胆道阻塞、胆汁淤积时,由于胆汁排泄受阻,胆汁内的磷脂逆流入血,血中出现大颗粒脂蛋白,称为阻塞性脂蛋白 X(LP-X)。

【参考区间】 正常血清中 LP-X 为阴性。

【临床意义】

1. LP-X 是诊断胆汁淤积灵敏而特异的生化指标。

2. 肝内、外胆道阻塞的鉴别诊断 LP-X 的定量与胆汁淤积程度相关,肝外胆道阻塞比肝内胆道阻塞引起的胆汁淤积程度更加严重,其 LP-X 值更高,一般认为其含量 >2 000mg/L 时提示肝外胆道阻塞。

三、胆红素和胆汁酸代谢检测

胆红素分为间接胆红素和直接胆红素。间接胆红素即非结合胆红素(unconjugated bilirubin,UCB),由游离胆红素与血液中白蛋白结合形成。直接胆红素即结合性胆红素(conjugated bilirubin,CB),由间接胆红素转化而来。在肝细胞内形成的单葡糖醛酸胆红素和双葡糖醛酸胆红素,即结合胆红素。胆红素随胆汁排入肠道,在肠道细菌作用下生成尿胆原(urobilinogen)和尿胆素(urobilin)。胆汁的主要成分是胆汁酸盐、胆红素和胆固醇,其中以胆汁酸盐含量最多。初级胆汁酸包括胆酸(cholic acid)及鹅脱氧胆酸(chenodeoxycholic acid)。次级胆汁酸包括脱氧胆酸(deoxycholic acid)和石胆酸(lithocholic acid)。以上胆汁酸在肝细胞内与甘氨酸或牛磺酸结合,称为结合胆汁酸。

（一）血清总胆红素测定

血清中胆红素可与偶氮染料发生重氮化反应。应用 Jendrassik-Grof 方法，使用茶碱和甲醇作为溶剂，可保证血清中结合与非结合胆红素完全被溶解，并与重氮盐试剂起快速反应，即为血清中的总胆红素（total bilirubin，TB）。

【参考区间】

新生儿	0~1d	34~103µmol/L
	1~2d	103~171µmol/L
	3~5d	68~137µmol/L
成人		3.4~17.1µmol/L

【临床意义】

1. 判断有无黄疸、黄疸程度及演变过程　当 TB>17.1µmol/L，但 <34.2µmol/L 时为隐性黄疸或亚临床黄疸；34.2~171µmol/L 为轻度黄疸，171~342µmol/L 为中度黄疸，>342µmol/L 为重度黄疸。在病程中检测可以判断疗效和指导治疗。

2. 根据黄疸程度推断黄疸病因　溶血性黄疸通常 <85.5µmol/L，肝细胞黄疸为 17.1~171µmol/L，不完全性梗阻性黄疸为 171~265µmol/L，完全性梗阻性黄疸通常 >342µmol/L。

3. 根据 TB、CB 及 UCB 升高程度判断黄疸类型　若 TB 升高伴非结合胆红素（UCB）明显升高提示为溶血性黄疸，TB 升高伴结合胆红素（CB）明显升高为胆汁淤积性黄疸，三项均升高为肝细胞性黄疸。

（二）血清结合胆红素与非结合胆红素测定

不加溶解剂的血清与重氮盐试剂混合后快速发生颜色改变，在 1 分钟时测得的胆红素即为结合胆红素（CB）。总胆红素减去结合胆红素即为非结合胆红素（UCB）。

【参考区间】　结合胆红素 0~6.8µmol/L

非结合胆红素 1.7~10.2µmol/L

【临床意义】　根据结合胆红素与总胆红素比值，可协助鉴别黄疸类型，如 CB/TB<20% 提示为溶血性黄疸，20%~50% 之间常为肝细胞性黄疸，比值 >50% 为胆汁淤积性黄疸。结合胆红素测定可能有助于某些肝胆疾病的早期诊断。肝炎的黄疸前期、无黄疸型肝炎、失代偿期肝硬化、肝癌等，30%~50% 病人表现为 CB 增加，而 TB 正常。

（三）尿液胆红素检查

正常成人尿中含有微量结合胆红素，大约为 3.4µmol/L，当血中结合胆红素浓度超过肾阈（34µmol/L）时，结合胆红素可自尿中排出。采用加氧法检测，胆红素被氧化为胆绿素而使尿呈绿色；若用重氮反应法检测，胆红素成为重氮胆红素，尿呈紫色。

【参考区间】　正常人为阴性。

【临床意义】　尿胆红素试验阳性提示血中结合胆红素增加，见于以下几种。

1. 胆汁排泄受阻　肝外胆管阻塞，如胆石症、胆管肿瘤、胰头癌、壶腹周围癌等；肝内小胆管压力升高如门静脉周围炎症、纤维化或肝细胞肿胀等。

2. 肝细胞损害　病毒性肝炎、药物或中毒性肝炎、急性酒精性肝炎。

3. 黄疸　肝细胞性及梗阻性黄疸尿内胆红素阳性，而溶血性黄疸则为阴性。先天性黄疸中 Dubin-Johnson 和 Rotor 综合征尿内胆红素阳性，而 Gilbert 和 Crigler-Najjar 综合征则为阴性。

4. 碱中毒　碱中毒时胆红素分泌增加，可出现尿胆红素试验阳性。

（四）尿胆原检查

尿中尿胆原为无色不稳定物质，可与苯甲醛（Ehrlich 试剂）发生醛化反应，生成紫红色化合物。

【参考区间】　定量：0.84~4.2µmol/（L·24h）。

定性：阴性或弱阳性。

【临床意义】 尿内尿胆原受进食和尿液酸碱度的影响,在餐后或碱性尿中尿胆原稍增加,相反在酸性尿中则减少。若晨尿稀释4倍以上仍呈阳性,则为尿胆原增多。

1. 尿胆原增多 见于:①肝细胞受损,如病毒性肝炎、药物或中毒性肝损害及某些门静脉性肝硬化病人。②红细胞破坏增加及红细胞前体细胞在骨髓内破坏增加,如溶血性贫血及巨幼细胞贫血。③内出血时由于胆红素生成增加,尿胆原排出随之增加;充血性心力衰竭伴肝淤血时,尿胆原转运及再分泌受到影响,进入血中的尿胆原增加。④其他,如肠梗阻、顽固性便秘等。

2. 尿胆原减少或缺如 见于:①胆道梗阻,如胆石症、胆管肿瘤、胰头癌、壶腹周围癌等。完全梗阻时尿胆原缺如,不完全梗阻时则减少,同时伴有尿胆红素增加。②新生儿及长期服用广谱抗生素时,由于肠道细菌缺乏或受到药物抑制,使尿胆原生成减少。

血中结合胆红素、非结合胆红素测定及尿内尿胆红素、尿胆原的检测对黄疸诊断及鉴别诊断有重要价值(表1-2)。

表1-2 正常人及常见黄疸的胆色素代谢检查结果

分类	结合胆红素	非结合胆红素	结合胆红素/总胆红素	尿胆红素	尿胆原
正常	0~6.8μmol/L	1.7~10.2μmol/L	0.2~0.4	阴性	0.84~4.2μmol/L
梗阻性黄疸	明显增加	轻度增加	>0.5	强阳性	减少或缺少
溶血性黄疸	轻度增加	明显增加	<0.2	阴性	明显增加
肝细胞性黄疸	中度增加	中度增加	0.2~0.5	阳性	正常或轻度增加

(五)胆汁酸代谢检查

胆汁酸对肝胆系统疾病诊断的灵敏度和特异度高于其他指标。可行空腹或餐后2h胆汁酸测定,后者更加灵敏。

【参考区间】

总胆汁酸(酶法)	0~10μmol/L
胆酸(气-液相色谱法)	0.08~0.91μmol/L
鹅脱氧胆酸(气-液相色谱法)	0~1.61μmol/L
甘氨胆酸(气-液相色谱法)	0.05~1.0μmol/L
脱氧胆酸(气-液相色谱法)	0.23~0.89μmol/L

【临床意义】 血清胆汁酸测定可作为一项灵敏的肝清除功能试验,尤其适用于疑有肝病但其他生化指标正常或轻度异常的病人。动态监测餐后血清总胆汁酸水平,可以观察急性肝炎的慢性过程或慢性肝炎的纤维化过程。

总胆汁酸增高见于:①肝细胞损害,如急性肝炎、慢性活动性肝炎、肝硬化、肝癌、酒精性肝病及中毒性肝病;②胆道梗阻,如肝内、肝外的胆管梗阻;③门静脉分流,肠道中次级胆汁酸经分流的门静脉系统直接进入体循环;④进食后血清胆汁酸可一过性增高,此为生理现象。

肝硬化病人初级胆汁酸/次级胆汁酸比值下降,而在梗阻性黄疸病人初级胆汁酸/次级胆汁酸比值显著升高。

四、消化系统疾病酶学检测

肝脏是人体含酶最丰富的器官,所含酶种类约数百种,其中可用于临床诊断的有10余种。有些酶具有组织特异性,测定其活性或含量可用于诊断肝胆疾病,如有些酶存在于肝细胞内,当肝细胞损伤时释放入血,活性升高;有些酶由肝细胞合成,患肝病时,酶活性降低,如胆碱酯酶、凝血酶。一些凝血因子(如Ⅱ、Ⅶ、Ⅸ、Ⅹ)合成时需要维生素 K 参与,而维生素 K 在肠道的吸收依赖于胆汁中的胆汁酸盐,故当胆汁淤积时这些酶因子合成不足。胆道阻塞时,胆小管膜上的某些酶在胆盐作用下从膜上脱离并反流入血,活性升高,如碱性磷酸酶(ALP)、γ- 谷氨酰转移酶(GGT)。

胰液中含有丰富的消化酶,在急性胰腺炎时由于胰腺组织自身被消化,胰腺淀粉酶及脂肪酶反流入血,导致血清淀粉酶及脂肪酶活性升高。

同工酶(isoenzymes)是指具有相同催化活性,但分子结构、理化性质及免疫学反应等都不相同的一组酶,又称同工异构酶。存在于人体不同组织,或在同一组织、同一细胞的不同亚细胞结构内。同工酶测定可提高酶学检查对肝胆系统疾病诊断及鉴别诊断的特异性。

(一)血清氨基转移酶及其同工酶测定

1. 血清氨基转移酶　氨基转移酶(aminotransferase)主要有丙氨酸氨基转移酶(alanine aminotransferase,ALT)和天冬氨酸氨基转移酶(aspartate aminotransferase,AST)。ALT 主要分布在肝脏,其次是骨骼肌、肾脏、心肌等组织;AST 主要分布在心肌,其次在肝脏、骨骼肌和肾脏。在肝细胞中,ALT 主要存在于胞质,AST 主要存在于线粒体内。肝细胞受损时,肝细胞膜通透性增加,ALT 与 AST 释放入血,酶活性升高,中等程度肝细胞损伤时,ALT 漏出率远大于 AST,且半衰期较 AST 长,因此 ALT 测定反映肝细胞损伤的灵敏度较 AST 高。严重肝细胞损伤时,线粒体内 AST 释放,血清中 AST/ALT 比值升高。

【参考区间】　正常成人参考区间见表 1-3。

表 1-3　正常成人 ALT 及 AST 参考区间

	速率法(无 5'- 磷酸吡哆醛)	速率法(有 5'- 磷酸吡哆醛)
ALT	男:9~50U/L;女:7~40U/L	男:9~60U/L;女:7~45U/L
AST	男:15~40U/L;女:13~35U/L	男:15~45U/L;女:13~40U/L

DeRitis 比值(AST/ALT)为 1.15 左右。

【临床意义】

(1)急性病毒性肝炎:通常 ALT>300U/L、AST>200U/L、DeRitis 比值常 <1,提示诊断急性病毒性肝炎。在急性肝炎恢复期,如转氨酶活性不能降至正常或再上升、DeRitis 比值有升高倾向提示急性病毒性肝炎转为慢性。急性重症肝炎时,病程初期转氨酶升高,以 AST 升高显著,症状恶化时,黄疸进行性加深,酶活性反而降低,即出现"胆酶分离"现象,提示肝细胞严重坏死,预后不佳。

(2)慢性病毒性肝炎:转氨酶轻度上升(100~200U/L)或正常,DeRitis 比值常 <1。若 DeRitis 比值 >1,提示慢性肝炎进入活动期。

(3)非病毒性肝病:转氨酶轻度升高或正常,且 DeRitis 比值均 >1,肝癌时 DeRitis 比值 >3。

(4)肝硬化:DeRitis 比值常 >2,终末期肝硬化转氨酶活性正常或降低。

(5)肝内、外胆汁淤积,转氨酶活性通常正常或轻度上升。

2. AST 同工酶(isoenzymes of AST)　肝细胞中有两种 AST 同工酶,存在于胞质的称为上清液 AST(supernatant AST,ASTs);存在于线粒体的称为线粒体 AST(mitochondrial AST,ASTm),正常血清中约 90% 为 ASTs。当肝细胞轻度损害,血清中 ASTs 漏出增加,ASTm 正常。如肝细胞严重损害,线粒体遭到破坏,血清中 ASTm 升高。

【临床意义】　轻、中度急性肝炎时血清中 AST 轻度升高,其中以 ASTs 上升为主,ASTm 正常;重症肝炎、急性重型肝炎、酒精性肝病时血清中 ASTm 升高;氟烷性肝炎、Reye 综合征、妊娠脂肪肝、肝动脉栓塞术后时 ASTm 也升高。

(二)碱性磷酸酶及其同工酶测定

1. 碱性磷酸酶(alkaline phosphatase,ALP)　ALP 主要分布在肝脏、骨骼、肾、小肠及胎盘中,常作为肝脏疾病的检查指标之一。胆道疾病时可能由于 ALP 产生过多而排泄减少,血清中 ALP 升高。

【参考区间】 正常成人(磷酸对硝基苯酚速率法,含 AMP):男性:45~125U/L;女性:35~100U/L(20~49 岁),50~135U/L(50~79 岁)。

【临床意义】 生理情况下,ALP 活性增高主要与骨骼代谢、生长发育、妊娠和脂肪餐后分泌等相关。病理情况下,血清 ALP 测定常用于肝胆疾病和骨骼疾病的诊断和鉴别诊断,尤其是黄疸的鉴别诊断。

(1)肝胆系统疾病:各种肝内、外胆管梗阻性疾病,ALP 明显升高,且与血清胆红素升高相平行。

(2)黄疸的鉴别诊断:ALP 和血清胆红素、转氨酶同时测定有助于黄疸的鉴别诊断。①胆汁淤积性黄疸,ALP 和血清胆红素明显升高,转氨酶轻度增高;②肝细胞性黄疸,血清胆红素中度增加,转氨酶活性明显增高,ALP 正常或稍高;③肝内局限性胆道阻塞,ALP 明显增高,ALT 无明显增高,血清胆红素大多正常。

(3)骨骼疾病:当成骨或破骨活跃时,血清 ALP 升高。

(4)其他:营养不良,严重贫血,重金属中毒,胃、十二指肠损伤,结肠溃疡等时,ALP 也有不同程度的升高。

(5)血清 ALP 活性降低较少见,主要见于先天性甲状腺功能低下(又称呆小病)、ALP 过少症、维生素 C 缺乏症。

不同疾病时 ALP 升高程度不同,见表1-4。

表 1-4 血清 ALP 增高常见原因

肝胆疾病	骨骼疾病	其他
梗阻性黄疸↑↑↑	纤维性骨炎↑↑↑	愈合性骨折↑
胆汁性肝硬化↑↑↑	骨肉瘤↑↑↑	生长中儿童↑
肝内胆汁淤积↑↑↑	佝偻病↑↑	后期妊娠↑
肝占位性病变↑↑	骨软化症↑↑	甲状旁腺功能亢进↑↑
传染性单核细胞增多症↑↑	骨转移癌↑↑	
病毒性肝炎↑		
酒精性肝硬化↑		

注:↑表示轻度升高,↑↑表示中度升高,↑↑↑表示显著升高。

2. 碱性磷酸酶同工酶(isoenzymes of alkaline phosphatase) 碱性磷酸酶同工酶可根据琼脂凝胶电泳分析、热抑制反应(56℃,15min)及其抗原性不同分为 6 种:ALP1~ALP6。根据其来源不同,ALP2、ALP3、ALP4、ALP5 分别称为肝型、骨型、胎盘型和小肠型,ALP1 是细胞膜组分和 ALP2 的复合物,ALP6 是 IgG 和 ALP2 复合物。

【参考区间】 ①正常成人血清中以 ALP2 为主,占总 ALP 的 90%,含有少量 ALP3;②发育中的儿童 ALP3 较多,占总 ALP 的 60% 以上;③妊娠晚期 ALP4 增多,占总 ALP 的 40% 至 65%;④血型为 B 型和 O 型者可有微量 ALP5。

【临床意义】

(1)癌性梗阻导致的胆汁淤积性黄疸,均会出现 ALP1 升高,且 ALP1>ALP2。

(2)急性肝炎时,ALP2 明显增加,ALP1 轻度增加,且 ALP1<ALP2。

(3)80% 以上的肝硬化病人,ALP5 明显增加,可达总 ALP 的 40% 以上。但不出现 ALP1。

(三)γ-谷氨酰转移酶及同工酶测定

1. γ-谷氨酰转移酶(γ-glutamyl transferase,GGT) GGT 主要存在于细胞膜和微粒体上,参与谷胱甘肽的代谢。血清中 GGT 主要来自肝胆系统,当肝内合成亢进或胆汁排出受阻时,血清中 GGT 增高。

【参考区间】 成人(γ- 谷氨酰 -3- 羧基 - 对硝基苯胺法):男性:10~60U/L;女性:7~45U/L。

【临床意义】

(1)胆道阻塞性疾病:肝细胞与癌细胞均可合成 GGT,使 GGT 明显升高。此时 GGT、ALP、5'- 核苷酸酶(5'-NT)、亮氨酸氨基肽酶(LAP)及血清胆红素呈平行增加。

(2)急、慢性病毒性肝炎、肝硬化:急性肝炎时,GGT 中度升高;慢性肝炎、肝硬化非活动期,酶活性正常,若 GGT 持续升高,提示病变活动或病情恶化。

(3)急、慢性酒精性肝炎、药物性肝炎、脂肪肝等:GGT 可升高,ALT 和 AST 仅轻度增高或正常。GGT 显著性升高是酒精性肝病的重要特征。

(4)其他:脂肪肝、胰腺炎、胰腺肿瘤等时,GGT 亦可轻度升高。

2. GGT 同工酶(isoenzymes of γ-glutamyl transferase) 血清中 GGT 同工酶有三种形式。GGT1(高分子质量形式)存在于正常血清、胆道阻塞及恶性浸润性肝病。GGT2(中分子质量形式)对肝癌的敏感性与特异性均较高,在 AFP 阴性肝癌中其阳性率为 86.4%,与 AFP 联合检测可使肝癌诊断正确率达 94.4%。GGT3(低分子质量形式)尚未发现重要诊断意义。

(四) α-L- 岩藻糖苷酶

α-L- 岩藻糖苷酶(α-L-fucosidase,AFU)是一种溶酶体酸性水解酶,参与含岩藻糖苷的糖蛋白、糖脂等生物活性大分子物质的分解代谢。

【参考区间】 (27.1 ± 12.8)U/L。

【临床意义】

1. 岩藻糖苷贮积症 遗传性岩藻糖苷酶缺乏症时 AFU 降低,出现岩藻糖蓄积。

2. 肝细胞癌与其他肝占位性病变的鉴别诊断 肝细胞癌时 AFU 显著增高,其活性动态曲线对判断肝癌治疗效果、评估预后和预测复发有极重要的意义,甚至优于 AFP。AFU 和 AFP 联合应用,可提高原发性肝癌的阳性诊断率。其他肝占位性病变时 AFU 增高程度低于肝癌。

(五) 谷氨酸脱氢酶测定

血清谷氨酸脱氢酶(glutamine dehydrogenase,GLDH,GDH)是线粒体酶,可使 L- 谷氨酸和其他氨基酸脱氢,主要分布于肝小叶中央区,其活性测定是反映肝实质(线粒体)损害的敏感指标。

【参考区间】 速率法(37℃):男性:0~8U/L;女性:0~7U/L。

【临床意义】 GDH 活性升高程度与线粒体受损程度相关。

1. 肝细胞坏死 酒精中毒伴肝坏死、局部缺血及卤烷中毒等,GDH 增高比其他指标敏感。

2. 慢性肝炎、肝硬化 GDH 明显升高,慢性肝炎时 GDH 升高可达参考区间上限 4~5 倍,肝硬化时升高 2 倍以上。

3. 急性肝炎 GDH 升高反映肝小叶中央区坏死。

(六) 5'- 核苷酸酶

5'- 核苷酸酶(5'-nucleotidase,5'-NT)广泛存在于人体各组织,定位于细胞质膜上。在肝内主要存在于胆小管和窦状隙膜内。

【参考区间】 0~11U/L(速率法,37℃)。

【临床意义】 5'-NT 活性升高主要见于肝胆系统疾病,如梗阻性黄疸、肝癌、肝炎等,其活性变化与 ALP 一致。骨骼系统疾病通常 ALP 活性升高,而 5'-NT 正常。

(七) 淀粉酶

淀粉酶(amylase,AMY)又称 α-1,4- 葡聚糖水解酶,属水解酶类,主要由唾液腺和胰腺分泌,催化淀粉及糖原水解。AMY 主要有两种同工酶,即唾液型(S-AMY)和胰腺型(P-AMY),同工酶用以提高淀粉酶诊断胰腺炎的特异性。淀粉酶主要由肝脏产生,是唯一能在正常时出现在尿液中的血清酶,肝病时血清及尿淀粉酶同时减低。

【参考区间】 健康成年人(4NP-G7):血清淀粉酶(37℃) ≤ 220U/L;尿液淀粉酶(37℃) ≤ 1 200U/L。

【临床意义】

1. 急性胰腺炎、流行性腮腺炎时血和尿中淀粉酶显著升高。在急性胰腺炎发病的2h左右血清淀粉酶开始升高，12~24h达高峰，2~5d下降至正常。如超过500U/L即有诊断意义，达350U/L时应怀疑此病。尿淀粉酶在发病后12~24h开始升高，下降也比血清淀粉酶慢，故在急性胰腺炎的后期测尿淀粉酶更有价值。

2. 胰腺癌、胰腺外伤、胆石症、胆囊炎、胆总管阻塞、急性阑尾炎、肠梗阻和溃疡病穿孔、腹部手术、休克、外伤、使用麻醉剂和注射吗啡后，淀粉酶均可升高，但常低于500U/L。

3. 巨淀粉酶血症，主要为血中淀粉酶和自身抗体形成高分子复合物，不能从肾小球滤过。临床表现为血中淀粉酶持续升高，尿中淀粉酶正常或下降。

4. 肾功能严重障碍病人血清淀粉酶增高，而尿淀粉酶降低。

（八）脂肪酶

脂肪酶（lipase，LPS）主要来源于胰腺，其次为胃及小肠，能水解多种含长链（8~18碳链）脂肪酸的甘油酯。

【参考区间】 偶联法：1~54U/L；色原底物法：13~63U/L。

【临床意义】

1. 血清脂肪酶增高常见于急性胰腺炎及胰腺癌，偶见于慢性胰腺炎。急性胰腺炎时脂肪酶和淀粉酶均可增高，但LPS增高时间早，上升幅度大，持续时间长，特异性高，故诊断价值优于AMY。

2. 胆总管结石、胆总管癌、胆管炎、肠梗阻、消化性溃疡穿孔、急性胆囊炎、脂肪组织破坏、肝炎、肝硬化，有时可见增高。

（九）尿胰蛋白酶原Ⅱ

胰蛋白酶原是胰蛋白酶的非活性前体，有两种形式：胰蛋白酶原Ⅰ与胰蛋白酶原Ⅱ。胰蛋白酶分子量小（24kDa），易由肾小球滤出，但是肾小管对胰蛋白酶原Ⅱ的回吸收低于胰蛋白酶原Ⅰ，因此，尿中前者的浓度较大。急性胰腺炎时尿胰蛋白酶原Ⅱ的浓度明显升高。

【参考区间】 阴性（免疫层析法）；0.3~11.0μg/L（免疫荧光法）。

【临床意义】 急性胰腺炎时胰蛋白酶原大量释放入血，尿胰蛋白酶原Ⅱ的浓度明显升高，可作为筛查急性胰腺炎的可靠指标。

尿胰蛋白酶原Ⅱ辅助诊断急性胰腺炎较血、尿淀粉酶及血清脂肪酶简便、快速，并可降低急腹症病人急性胰腺炎的漏诊风险。

五、肝脏纤维化相关标志物检测

肝活检是评价肝纤维化的"金标准"，但具有一定的风险性和局限性。肝纤维化常用的血清学指标主要是反映胶原产生及降解的血清标志物，如单胺氧化酶（monoamine oxidase，MAO）、脯氨酰羟化酶（prolyl hydroxylase，PH）、Ⅲ型前胶原氨基末端肽（amino terminal of procollagen type Ⅲ peptide，PⅢP）、Ⅳ型胶原及其降解片段、透明质酸（hyaluronic，HA）、层粘连蛋白（laminin，LN）等。

（一）单胺氧化酶

单胺氧化酶（monoamine oxidase，MAO）为一种含铜的酶，分布于肝、肾、胰、心脏等器官。肝细胞MAO位于线粒体。血清MAO活性与体内结缔组织增生呈正相关，因此，临床上常用MAO活性测定来观察肝脏纤维化程度。

【参考区间】 12~40U/ml〔(12~40)×10³U/L〕。

【临床意义】 肝硬化时，肝纤维化现象十分活跃，MAO活性明显增高。在急性肝病时纤维化现象不明显，MAO正常或轻度升高，但若伴有急性重型肝炎时，MAO从坏死的肝细胞入血，使得血清中MAO明显升高。

(二) 脯氨酰羟化酶

脯氨酰羟化酶(prolyl hydroxylase,PH)是胶原纤维合成的关键酶。测定血中PH活性能反映肝纤维化的状态,其与纤维化程度平行,是一项良好的肝纤维化诊断指标,对了解慢性肝病的病理过程、疗效和预后判断有参考价值。

【参考区间】 (39.5±11.87)μg/L。

【临床意义】 肝硬化和血吸虫性肝纤维化时,PH活性明显增高;原发性肝癌因大多伴有肝纤维化,PH亦增高;而转移性肝癌、急性肝炎、轻型慢性肝炎时,PH大多正常;慢性中、重度肝炎因伴有明显肝细胞坏死及假小叶形成,PH增加。慢性肝炎、肝硬化病人当PH进行性增高时,提示肝细胞坏死及纤维化程度加重,若治疗后PH逐渐下降,提示治疗有效。

(三) Ⅲ型前胶原氨基末端肽

Ⅲ型前胶原氨基末端肽(amino terminal of procollagen type Ⅲ peptide,P Ⅲ P)是Ⅲ型前胶原经氨基内肽酶作用释放的肽,可从组织入血。通过检测血液中的P Ⅲ P含量可以反映机体胶原的代谢情况及组织纤维化程度。

【参考区间】 41~163μg/L。

【临床意义】 血清P Ⅲ P早期诊断阳性率达90%,肝纤维化晚期由于Ⅲ型胶原合成减少,故P Ⅲ P降低或正常。另外,血清P Ⅲ P检测可用于免疫抑制剂(如氨甲蝶呤)治疗自身免疫性肝炎的疗效监测,并可作为判断预后的指标。如慢性肝炎P Ⅲ P持续升高,提示有肝硬化的趋势。

(四) Ⅳ型胶原及其片段(7S片段和NC片段)

Ⅳ型胶原(collagen type Ⅳ,C Ⅳ)是肝基底膜的主要成分。血清7S和NC片段主要从基底膜降解而来,而非胶原合成产生,故可作为反映胶原降解的指标。

【参考区间】 血清Ⅳ型胶原<140ng/ml;NC片段4~6.6μg/L。

【临床意义】 C Ⅳ与层粘连蛋白有高度亲和性,过度沉积使肝窦毛细血管化、肝窦组织结构和肝血流改变,使肝细胞营养受限,从而加剧肝脏病变。肝纤维化早期,血中P Ⅲ P、7S和NC含量均增高,以7S和NC为明显。慢性丙型肝炎时,血清C Ⅳ不仅可作为评价肝纤维化程度的重要指标,还可以预测干扰素、抗丙型肝炎病毒的疗效。血清C Ⅳ大于250μg/L时,提示干扰素治疗无效。

(五) 透明质酸酶

透明质酸酶(hyaluronidase,HA)是基质成分之一,由间质细胞合成,可较准确灵敏地反映肝内已生成的纤维量及肝细胞受损状况。

【参考区间】 <120ng/ml。

【临床意义】 血清HA在急性肝炎、慢性迁延性肝炎时与正常人无差别或轻度升高;慢性活动性肝炎、肝硬化时显著升高。HA水平与血清胆红素、血清丙氨酸氨基转移酶、γ球蛋白呈正相关,与血清白蛋白、凝血酶原时间呈负相关,是反映肝损害严重程度、判断有无活动性肝纤维化的定量指标。

(六) 层粘连蛋白

层粘连蛋白(laminin,LN)为基底膜中特有的非胶原性结构蛋白。LN与肝纤维化活动程度及门静脉压力呈正相关,可以反映肝纤维化的进展与严重程度。

【参考区间】 <120ng/ml。

【临床意义】 LN在纤维化后期显著升高,慢性活动性肝炎、肝硬化及原发性肝癌时明显增高。另外,LN与肿瘤浸润转移有关,大部分肿瘤病人血清LN水平升高,尤以乳腺癌、肺癌、结肠癌、胃癌显著。

六、肝脏摄取和排泄功能检测

(一) 吲哚菁绿试验

吲哚菁绿(indocyanine green,ICG)是一种无毒染料,经静脉注入后90%以上被肝细胞摄取,又以原形排入胆汁,不参与肝肠循环,不经肾脏排泄,也不被肝外组织清除。因此,静脉注射的 ICG 几乎全部被肝脏排泄,其主要反映肝细胞对色素的排泄功能。

注意事项:静脉注射 ICG 前必须做皮肤试验以除外过敏反应,然后以 5mg/kg 体重 ICG 的剂量静脉快速注射,30s 内注射完毕,然后每隔 5min 静脉采血 1 次,共 4 次,再进行分光光度计测定,计算滞留率。

【参考区间】　正常人 15min 血 ICG 滞留率为 0~10%。

【临床意义】

(1)ICG 滞留率增加常见于肝功能损害和胆道阻塞。

(2)先天性黄疸的鉴别诊断和肝切除手术的评估。

(二) 利多卡因试验

主要反映肝脏代谢的肝功能定量试验。利多卡因主要在肝脏内迅速代谢,约 90% 经肝细胞色素 P450 系统去烷基化作用后产生单乙基甘氨酸二甲苯胺(monothylglycinexylidide,MEGX),主要经肾脏排出。利多卡因肝脏清除率低,血清中 MEGX 浓度不受肾功能损害的影响。因此,MEGX 试验可直接反映肝细胞储备功能及不同程度的肝细胞损害。

【参考区间】　静脉注射利多卡因 1mg/kg,15min 后采血,正常人血清利多卡因浓度为(100 ± 18)μg/L,MEGX 浓度为(127.25 ± 26.25)ng/ml。

【临床意义】

常用于肝脏储备功能评估和肝移植时供肝选择的参考依据。

七、消化系统肿瘤标志物检测

肿瘤标志物是由肿瘤细胞本身合成、释放,或是机体对肿瘤细胞反应而产生或升高的一类物质,存在于血液、细胞、组织或体液中,反映肿瘤的存在和生长,对肿瘤的诊断、疗效和复发的监测、预后的判断具有一定的价值。消化道肿瘤标志物主要包括蛋白质类和糖类。

(一) 蛋白质类肿瘤标志物的检测

1. 甲胎蛋白　甲胎蛋白(alphafetoprotein,AFP)是人胚胎期血清中由胎儿肝脏和卵黄囊合成的主要蛋白成分。当肝细胞或生殖腺胚胎组织发生恶性病变时,有关基因重新被激活,细胞重新开始合成 AFP,以致血中 AFP 含量明显升高。因此,血中 AFP 浓度检测对诊断肝细胞癌及胚胎细胞肿瘤有重要的临床价值。

【参考区间】　正常血清 <20μg/L。

【临床意义】

(1)AFP 是原发性肝细胞癌最敏感、特异的标志物。血清 AFP ≥ 400μg/L 超过 1 个月,或 ≥ 200μg/L 持续 2 个月,在排除其他因素后,结合影像学检查,高度提示为肝细胞癌。AFP 除可用于原发性肝癌的诊断外,还可用于疗效评价和预后判断。

(2)病毒性肝炎、肝硬化病人 AFP 有不同程度的升高,但其水平常 <300μg/L。AFP 阳性的肝脏疾病病人发展为原发性肝细胞癌的比例较高,且预后较差。

(3)AFP 在胃癌、胆囊癌、胰腺癌、睾丸癌、畸胎瘤时可有升高,但一般水平较低。

(4)AFP 在产妇羊水或母体血浆中可用于胎儿产前监测。如在神经管缺损、脊柱裂、无脑儿等时,AFP 在羊水中含量显著升高。胎儿在宫腔内死亡、畸胎瘤等先天缺陷时亦有羊水中 AFP 增高。AFP 可经羊水部分进入母体血液循环。在 85% 脊柱裂及无脑儿的母体,血浆 AFP 在妊娠 16~18 周升高有诊断价值,但必须与临床经验结合,以免误判假阳性。

2. AFP 异质体 L3　AFP 异质体(AFP variant)是指氨基酸序列相同而糖链结构不同的 AFP。可采用植物凝集素为基础亲和免疫电泳法分析 AFP 异质体,如用扁豆凝集素(lens culinaris agglutinin,

LCA)可将 AFP 分成 AFP-L1、L2、L3 三种亚型,AFP-L3 具有 LCA 的高结合力,由肝癌细胞产生。

【参考区间】　0.5%~9%。

【临床意义】

(1)AFP-L3 可用于鉴别 AFP 阳性的良、恶性肝病。AFP 在原发性肝细胞癌、胚胎细胞肿瘤和病毒性肝炎、肝硬化等良性肝病时均升高,容易导致临床误诊,AFP 异质体的检测有助于其鉴别诊断。

(2)原发性肝细胞癌的早期诊断。AFP-L3 占总 AFP 比例大于 10% 的人群患原发性肝癌的风险大大增加,可比影像学检查早 3~21 个月预示肝癌发生。

3. 癌胚抗原　癌胚抗原(carcinoembryonic antigen,CEA)是一种富含多糖的蛋白复合物,广泛存在于内胚叶起源的消化系统癌组织。癌胚抗原是一个广谱性肿瘤标志物,可用于大肠癌、乳腺癌和肺癌的疗效观察和预后判断,但其特异性不强,灵敏度不高,对肿瘤早期诊断作用不明显。

【参考区间】　<5μg/L。

【临床意义】

(1)血清 CEA 升高主要见于结肠癌、直肠癌、胃癌、胰腺癌、乳腺癌、肺癌等,其他恶性肿瘤也有不同程度的阳性率。在结直肠癌中,血清 CEA 随着病程的进展而增加。

(2)CEA 的重要价值在于结直肠癌术后的监测,连续测定血清 CEA 水平是原发性结直肠癌切除术后局部或远处复发的最敏感的非创伤性诊断方法,也可用于对化疗病人的疗效观察。一般情况下,病情好转时血清 CEA 水平下降,病情恶化时升高。

(3)肠道憩室炎、直肠息肉、结肠炎、肝硬化、肝炎和肺部疾病时 CEA 水平也有不同程度的升高。

4. 鳞状上皮细胞癌抗原　鳞状上皮细胞癌抗原(squamous cell carcinoma antigen,SCC)是最早用于诊断鳞癌且特异性较高的肿瘤标志物。SCC 广泛存在于不同器官的正常组织(含量极微)和恶性病变的上皮细胞中。SCC 有助于所有鳞状上皮细胞起源癌的诊断和监测,如宫颈癌、非小细胞肺癌、头颈部鳞癌、食管癌以及外阴部鳞状细胞癌等。

【参考区间】　<1.5μg/L。

【临床意义】

(1)血清中 SCC 水平升高,可见于 25%~75% 的肺鳞状细胞癌、30% 的 I 期食管癌、89% 的 III 期食管癌。临床上常用于监测肺鳞状细胞癌、食管癌等的治疗效果、复发、转移或评价预后。

(2)SCC 对原发性宫颈鳞癌敏感性为 44%~69%;复发癌敏感性为 67%~100%,特异性为 90%~96%;其血清学水平与肿瘤发展、侵犯程度及是否转移相关。

(3)其他鳞癌的诊断和监测:头颈癌、外阴癌、膀胱癌、肛管癌、皮肤癌等。

(4)肝炎、肝硬化、胰腺炎、肺炎、结核、肾衰竭、银屑病等,SCC 也有一定程度的升高。

(5)SCC 在皮肤表面的中层细胞内高浓度存在,采血不当可引起假阳性,汗液、唾液或其他体液污染亦会引起假阳性。

5. 组织多肽特异性抗原　组织多肽特异性抗原(tissue polypeptide specific antigen,TPS)是细胞角蛋白(cytokeratin,CK)18 片段上与 M3 单克隆抗体结合的抗原表位。与传统的肿瘤标志物如 CEA、CA153、CA125 等不同,TPS 为“肿瘤活性依赖型”,其血清含量的高低与肿瘤分裂和增生的活性有关;而 CEA、CA153、CA125 等则为“肿瘤容量依赖型”,与肿瘤细胞的数目有关。因此,在肿瘤早期出现肉眼复发或转移之前,由于肿瘤细胞数目较少,容量依赖型标志物水平往往较低,而此时肿瘤细胞分裂、增殖活跃,因而 TPS 可能较高。该指标主要用于肿瘤的疗效观察和预后判断。

【参考区间】　<80U/L。

【临床意义】

(1)TPS 是非特异性的肿瘤标志物,血清 TPS 升高,可见于多种肿瘤,主要包括胰腺癌、乳腺癌、卵巢癌、肺癌和鼻咽癌等。

(2)TPS 是肿瘤细胞增殖活性的特异性指标,特别反映上皮源性肿瘤细胞活跃程度,与反映肿瘤容量的标志物联合测定,不仅能了解肿瘤的负荷量大小,还可知晓肿瘤的活跃程度。

6. β₂微球蛋白　β₂微球蛋白是由淋巴细胞、血小板、多形核白细胞产生的一种小分子球蛋白,血和尿中的β₂微球蛋白可以作为评估肾脏功能和肿瘤病情变化的监测指标。

【参考区间】　血清 <2.4mg/L;尿 <320μg/L。

【临床意义】

(1)恶性肿瘤,如肝癌、肺癌、胃癌、结肠直肠癌、多发性骨髓瘤、非霍奇金淋巴瘤、慢性淋巴细胞白血病等,血清及尿中β₂微球蛋白均可升高。

(2)肾移植排斥反应及肾脏疾病,如急慢性肾盂肾炎、先天性肾小管酸中毒、肾小管药物性损伤、肾小管重金属中毒性损伤等,尿中β₂微球蛋白升高。

(3)免疫性疾病如系统性红斑狼疮、干燥综合征、类风湿关节炎以及艾滋病时,血中β₂微球蛋白升高。

7. 铁蛋白　铁蛋白(ferritin,Fer)含量是判断体内是否缺铁的敏感指标,其升高还与肿瘤相关。癌细胞具有较强合成铁蛋白的能力,因此铁蛋白可以协助肿瘤诊断和预后评估。

【参考区间】　男性 15~200μg/L;女性 12~150μg/L。

【临床意义】

(1)恶性肿瘤,如白血病、淋巴瘤、胰腺癌、肝癌、肺癌及乳腺癌复发或转移时,血清铁蛋白升高。

(2)各种炎症感染、急性心肌梗死和反复输血等情况,血清铁蛋白升高。

(3)肝硬化、肝坏死以及其他慢性肝病时组织内铁蛋白释放增加,血清铁蛋白升高。

(4)当铁蛋白 <12μg/L 时即可作为缺铁性贫血的诊断指标。

8. 胰胚抗原　胰胚抗原(pancreatic oncofetal antigen,POA)是自胎胰腺提取出的抗原。它不附于任何已知的血浆蛋白载体,不受 DNA 酶及 RNA 酶的影响。

【参考区间】　<7kU/L。

【临床意义】　血清 POA 增高见于:胰腺癌病人阳性率达 77.7%,胆囊癌、胆管癌为 70%,大肠癌为 57.1%,胃癌为 28.0%,但胰腺良性疾病阳性率占 40.0%。POA 与 CA19-9、CA242 联合测定能提高特异性。

9. 胃蛋白酶原　胃蛋白酶原(pepsinogen,PG)是胃蛋白酶的前体,可分为胃蛋白酶原 I(PG I)和胃蛋白酶原 II(PG II)。PG I 主要由胃底腺的主细胞和黏液颈细胞分泌;而 PG II 几乎来源于所有的胃腺细胞。血液中 PG I 水平、PG I 和 PG II 比值(PG I /PG II)与胃部的进行性病变相关,特别是与慢性萎缩性胃炎和胃癌相关。

【参考区间】　PG I:67~200ng/ml;PG II:0~15ng/ml;PG I /PG II >7.5。

【临床意义】

(1)PG 在诊断萎缩性胃炎方面具有重要价值,萎缩性胃炎是一种重要的癌前病变。PG I 和 / 或 PG I /PG II 下降对于萎缩性胃炎具有提示作用。

(2)血清 PG 的变化是胃癌前兆的亚临床指标,联合测定 PG I 和 PG II 比值可起到胃底腺黏膜"血清学活检"的作用,有助于早期胃癌的发现。胃癌的发病过程均伴随 PG 水平变化,即 PG I 水平下降而 PGII 相对稳定,PG I 水平和 PG I /PG II 降低是区分胃癌高风险人群的有效指标。

(二)糖类抗原肿瘤标志物检测

1. 糖类抗原 19-9　糖类抗原 19-9(carbohydrate antigen 19-9,CA19-9)是一种糖蛋白,在含黏蛋白的体液中,CA19-9 含量极高,因此,临床上一般采用血清或血浆作为检测标本。

【参考区间】　<37kU/L。

【临床意义】

(1)胰腺癌病人 85%~95% 为阳性,肿瘤切除后 CA19-9 浓度会下降,再上升则可表示复发,CA19-9 测定有助于胰腺癌的鉴别诊断和病情监测。在胰腺癌中,CA19-9 浓度升高的程度与肿瘤位置、范围及是否转移有关,但与组织学分型无关。

(2)结直肠癌、胆管癌、胆囊癌、肝癌、胃癌中,CA19-9 也升高,可用于结直肠癌(CEA 之后的次选肿瘤标志物)和卵巢癌(CA125 之后的次选肿瘤标志物)的诊断和病情监测。

(3)急性胰腺炎、胆囊炎、胆汁淤积性胆管炎、肝硬化、肝炎等,CA19-9 也有不同程度的升高。

(4)值得注意的是,CA19-9 表达依赖于 Lewis 血型抗原的表达,Lewis 阴性者,CA19-9 的检查也为阴性。在人群中,约有 5%~10% 的人天生不表达 Lewis 类抗原,此类人群即使有癌症,CA19-9 也呈阴性,临床应用时需注意。

2. 糖类抗原 50　糖类抗原 50(carbohydrate antigen 50,CA50)是一种肿瘤糖类相关抗原,它对肿瘤的诊断无器官特异性。

【参考区间】 <20kU/L。

【临床意义】

(1)血中 CA50 的升高见于 87% 的胰腺癌、80% 的胆(管)囊癌、73% 的原发性肝癌、50% 的卵巢癌、20% 的结肠癌、乳腺癌、子宫癌等。

(2)动态观察其水平变化对肿瘤疗效和预后判断、复发监测具有价值。

(3)对鉴别良性和恶性胸腔积液、腹水有价值。

(4)在慢性肝病、胰腺炎、胆管疾病时,CA50 也升高。

3. 糖类抗原 242　糖类抗原 242(carbohydrate antigen 242,CA242)与 CA50 来自相同的大分子,但结构各异,它能分别识别 CA50 和 CA19-9 的抗原决定簇。

【参考区间】 <20kU/L。

【临床意义】 CA242 增高见于 68%~79% 的胰腺癌、55%~85% 的直肠癌、44% 的胃癌,也可见于 5%~33% 的非恶性肿瘤。此外,卵巢癌、子宫癌和肺癌的阳性率较 CA50 高。

4. 糖类抗原 72-4　糖类抗原 72-4(carbohydrate antigen 72-4,CA72-4)是一种肿瘤相关糖蛋白。

【参考区间】 <6kU/L。

【临床意义】

(1)CA72-4 在胃癌、卵巢癌时升高。

(2)其他肿瘤如结肠癌、胰腺癌和非小细胞肺癌时,CA72-4 的含量也可增高。

(3)CA72-4 是监测胃癌病人病程和疗效的首选肿瘤标志物,灵敏度优于 CA19-9 和 CEA,若三者联合检测效果更好。

(4)在大肠癌,CA72-4 和 CEA 联合检测可明显提高诊断的灵敏度。

(5)相对于 CEA 和 CA19-9,CA72-4 在良性疾病的诊断中特异性较高。

八、其他

(一)幽门螺杆菌检测

幽门螺杆菌(*Helicobacter pylori*,Hp)是一种单极、多鞭毛、螺旋形弯曲的细菌,在胃黏膜上皮细胞表面呈螺旋状或弧形,是慢性胃炎、消化性溃疡、胃黏膜相关淋巴组织淋巴瘤和胃癌的主要致病因素。

目前幽门螺杆菌的诊断检测方法包括侵入性和非侵入性两大类。

1. 非侵入方法

(1)尿素呼气试验:幽门螺杆菌产生的尿素酶可将尿素分解成 NH_3 和 CO_2,口服一定量的 ^{13}C 和 ^{14}C 尿素后,通过质谱仪或液闪仪分别测定呼气中 ^{13}C 和 ^{14}C 的量,可判断有无感染。优点:①无创、简便;②克服了灶性分布及取材局限的缺点,能反映全胃情况,是非侵入性方法中的"金标准"。

（2）粪便幽门螺杆菌抗原检测：幽门螺杆菌可随着胃黏膜上皮的更新脱落，随粪便排出。适用于婴幼儿和儿童感染的检测、根治疗效评价以及流行病学调查等。

（3）血清抗体检测：幽门螺杆菌的多种抗原成分均可刺激宿主产生免疫反应，产生多种抗体。但由于抗体的生物学特点，血清学检测存在一定局限性，不宜作为现症感染或根除疗效评估的标准，主要用于易感人群的筛查及流行病学调查。

2. 侵入性方法

（1）胃黏膜组织切片染色镜检：可以直接观察是否感染，其中免疫组化染色是组织学检测的"金标准"。

（2）快速尿素酶试验：幽门螺杆菌可产生尿素酶分解尿素产生 NH_3 和 CO_2，通过试剂检测氨气可以确定是否感染。操作简便、省时，但准确性较差。

（3）幽门螺杆菌培养：将胃黏膜活检标本在微需氧环境下培养，培养出幽门螺杆菌即可诊断为幽门螺杆菌感染，特异性高，但阳性率较低。

（4）聚合酶链反应试验：利用与功能基因有关的核酸片段设计 PCR 引物或探针，依次进行体外基因扩增或杂交，通过 DNA 的测定而诊断是否感染。

（二）粪便检测

粪便检测主要包括粪便常规检验、粪便隐血检测及微生物与寄生虫检验，可为胃肠道炎症、出血、肿瘤及寄生虫等疾病的诊断提供实验室依据。

1. 粪便常规检查　包括粪便的外观观察和显微镜检查两项。根据粪便的性状和镜下有形成分组成，可以了解食物消化状况，间接判断消化器官的功能，了解消化系统有无炎症、出血、寄生虫感染及恶性肿瘤等疾病。

2. 粪便隐血试验　指用化学或免疫学的方法证实消化道存在微量出血的试验，对于慢性胃肠道出血、缺铁性贫血的评估及结直肠肿瘤的早期预警非常有用。化学法依靠血红蛋白中含铁血红素催化过氧化物的作用检测，免疫法则利用抗原与抗体反应检测，免疫法相比化学法特异度和灵敏度均较高，但血红蛋白浓度过高会产生后带现象出现假阴性，血液在肠道时间过久导致抗原被破坏等也可产生假阴性，必要时同时进行两种方法检查。

3. 微生物与寄生虫检验　主要通过镜下观察及分离培养鉴定，寄生虫检验多依靠在粪便中找到虫卵、原虫滋养体和包囊。怀疑特殊病原体时应添加相应的特殊检查。

（三）腹水检测

任何病理状态下导致腹腔内液体量超过 200ml 即称为腹水（ascites）。在消化系统疾病中，80% 以上的病因为肝硬化，其次为腹膜炎症及肿瘤等。

1. 常规理学检查　漏出液颜色较浅，清晰透明无凝块，比重常 <1.015。渗出液颜色随病情而改变，有不同程度的浑浊，多有凝块，比重常 >1.018。穿刺损伤多呈不均匀血性腹水，离心后，上清液无色清亮。

2. 化学及酶学检验　Rivalta 试验漏出液为阴性，而渗出液为阳性；蛋白定量测定漏出液蛋白质 <25g/L，渗出液则 >30g/L；腹水总蛋白 / 血清总蛋白比值漏出液 <0.5，渗出液 >0.5。血清 - 腹水白蛋白梯度（serum ascites albumin gradient，SAAG）≥ 11g/L，见于门静脉高压症，SAAG<11g/L，与门静脉高压症无关，可能与腹膜转移癌或无肝硬化的结核性腹膜炎有关。漏出液葡萄糖比血糖稍低，而渗出液葡萄糖 <3.33mmol/L。漏出液乳酸脱氢酶（lactic dehydrogenase，LDH）<200U/L，腹水 LDH/ 血清 LDH<0.6，渗出液 LDH>200U/L，腹水 LDH/ 血清 LDH>0.6。

3. 细胞学检查　腹水内细胞成分主要包括间皮细胞，非上皮源性的血液细胞和肿瘤细胞。良性病变如急性炎症多见大量中性粒细胞，慢性炎症多见大量淋巴细胞和成团脱落增生活跃的间皮细胞。恶性病变脱落细胞 98% 以上是转移性癌细胞，原发性恶性间皮瘤较少见。

（王传新）

第四节 影像学检查

一、超声

(一) 常用检查方法

1. 消化道

(1)胃

1)横向扫查:探头置于剑突下,以肝左叶为透声窗,向下逐步横向扫查。

2)与胃长轴垂直扫查:探头垂直于胃长轴,由贲门至幽门逐步横向扫查。

3)贲门、幽门及十二指肠球部扫查:探头置于左侧肋缘,或右肋缘与右侧乳头线相交叉处斜向下内侧扫查。

(2)结肠和直肠

1)经腹壁扫查:探头置于右肋间、左肋间、结肠肝曲和脾曲沿右侧和左侧腹部扫查。由体表扫查直肠病变,探头置于耻骨上进行矢状和横断扫查。

2)经直肠扫查:专用探头置入胶囊内,将尾端扎紧,表面涂抹液状石蜡后由肛门插入,水剂固定后,在直肠内作 360° 旋转扫查。

3)盐水灌肠法:肛门内插入 Foley 导尿管,水剂固定后进行腹部扫查。

(3)超声内镜检查:超声内镜检查可直接显示消化道黏膜病变,管壁各层情况及邻近结构的改变,此外还可以取材活检。

2. 肝、胆、胰和脾

(1)肝脏

1)纵切扫查:由剑突下区至整个右侧胸壁进行矢状切扫查,探头长轴与受检者矢状面平行。

2)右肋区扫查:受检者稍偏左侧卧位,探头置于第 7~9 肋间,自上而下,由前胸壁至侧胸壁依次侧角扫查。

3)右肋缘下扫查:受检者应由左侧卧位逐渐呈仰卧位并配合腹式呼吸,探头先置于右季肋下区,并由右下方沿肋缘向左上方逐步扫查,直至胸骨下端。

4)剑突下斜 - 横断扫查:受检者仰卧位,探头横置或左端稍向上斜置于剑突下正中略左,侧动探头变换扫描位置。

(2)胆道

1)胆囊的观察:探头置于右肋缘与腹直肌外缘交界处,扫查长轴断面后,连续观察横断面。

2)肝内胆管的观察:探头置于右上腹斜切。

3)肝外胆管的观察:探头置于右侧肋缘下,向上扫描可显示门静脉左、右支。

(3)胰腺

1)检查前准备:检查前禁食 8~12h;腹部胀气或便秘受检者,检查前晚睡前服缓泻剂,晨起排便或灌肠后检查。

2)检查手法:①体位首选仰卧位,必要时可取侧卧位、俯卧位、半坐位或坐位;②探头置于第 1~2 腰椎平面横切扫查腹部,连续观察横断面。

(4)脾脏:探头置于第 8~11 肋间并靠近腋中线和腋后线平面扫查,连续观察横断面。

（二）正常解剖影像表现

1. 消化道

（1）胃：胃充盈对比剂且扩张良好时,可显示胃壁的厚度和光滑度,结合超声内镜可显示胃壁分界清楚的各层结构。食管下段 - 贲门 - 长轴切面表现为中心规则的高回声管腔,前后两条线状弱回声为肌层,外侧高回声为浆膜;食管下段 - 贲门短轴切面表现为靶环状影像;胃横断扫查表现为两个分离的圆形或椭圆形液性无回声区,为胃体和胃窦横断面影像。

（2）肠管：①充盈像:肠管内充盈混有气体的肠内容物,形成杂乱的声反射,后方伴声影;②肠管收缩像:收缩的肠管形成低回声环,管腔形成强回声核心;③肠积液像:肠管内充盈大量液体,表现为管状无回声,并见小肠黏膜皱襞或结肠袋。

2. 肝、胆、胰和脾

（1）肝脏

1）形态、轮廓、大小、表面、边缘状态:呈楔形,右叶厚而大,向左逐渐变小而薄,断面轮廓规则而光滑。以平行于腹主动脉的剑突下区矢状面扫查最大吸气时头 - 足端长度为左叶长径,以同时之前 - 后测值为厚径。肝右叶厚度与胸廓前后径有关,长径为右侧胸壁腋中线最大长度。

2）肝实质:正常肝实质回声低于膈肌,稍低于或类似于胰腺实质。肝实质回声不均,弱回声区域包括:①右肋缘下扫查胆囊颈部后方;②肝门区;③门静脉脐部以及壁回声较强的门静脉某段后方。

3）肝内血管:①肝动脉超声特点:肝固有动脉内径(0.33 ± 0.12)cm,峰值流速 <50cm/s;肝动脉右前支及左矢状段支,峰值流速分别在 46~57cm/s 及 47~55cm/s 间;阻力指数(resistance index,RI)分别在 0.56~0.59 及 0.57~0.60 间;灌注指数(perfusion index,PI)分别在 0.89~0.97 及 0.91~0.99 间。②门静脉超声特点:门静脉主干内径(1.17 ± 0.13)cm;右干(0.9 ± 0.12)cm;右前支(0.66 ± 0.19)cm;右后支(0.64 ± 0.14)cm;左干横段(0.938 ± 0.19)cm。门静脉频谱多普勒曲线常为 2 个小峰及 2 个小凹陷。③肝静脉超声特点:肝左静脉内径约 0.5cm,肝中静脉和肝右静脉内径约 1cm。在超声彩色血流成像的横切图中,可显示肝左静脉和肝中静脉。正常肝静脉内血流呈搏动性,在频谱多普勒曲线上呈 W 形。

（2）胆道

1）胆囊:纵切呈梨形,轮廓清晰,囊壁线自然光整,后壁线明亮,囊腔内无回声,后方回声增强。

2）肝内胆管:紧贴门静脉左右支前壁的左右肝管,内径小于 2mm,若扩张呈平行管征。

3）肝外胆管:纵断图像上,肝外胆管平行于门静脉腹侧,位于右肝动脉前的肝外胆管即肝总管,与门静脉形成双管结构。

（3）胰腺

1）横切扫查:长轴右低左高呈斜形,边界光滑整齐。胰头呈椭圆形,左下方突出呈"锄头"形的钩突。胰体位于主动脉前方,近脾门处为胰尾。实质回声均匀、细小光点。

2）纵切扫查:①肝与下腔静脉纵切扫查:胰头呈椭圆形,均匀点状的内部回声;②肝与主动脉纵切扫查:胰体呈三角形,均匀点状的内部回声;③俯卧位纵切扫查:胰尾位于脾与左肾之间胃的后方,近脾门处。

3）斜切扫查:可显示胰腺的全貌、边界、内部回声、胰管及位置等。

（4）脾脏:纵切断面呈半月形,边缘稍钝。膈面呈光滑整齐的弧线形回声,脏面略凹陷,回声略高。实质表现为均匀的点状中低水平回声。超声多普勒检查有助于显示脾门和脾血管的血流变化情况。

（三）基本病变的影像表现

1. 消化道

（1）管腔改变:显示消化道管腔内有无潴留液、狭窄、变形、僵硬及扩张等,以及有无结石、异物、血凝块等。

(2)管壁改变

1)管壁增厚:在充盈良好的条件下,观察有无局限性或弥漫性管壁增厚,确定病变的部位、范围、大小和深度等。

2)壁层结构:显示消化道管壁结构是否连续及清晰,壁层结构有无破坏、消失或中断。

(3)蠕动的改变:分为蠕动增加或减弱。浸润型胃癌所致的"革袋状胃"表现为整个胃僵硬、无蠕动。

(4)管腔外改变:①炎症可致相邻管壁水肿、充血,肿瘤可侵犯周围脏器;②胃肠道周围淋巴结有无肿大;③腹水及其他转移征象。

2. 肝、胆、胰和脾

(1)肝脏

1)病灶质地:肝血管瘤、肝硬化再生结节和局灶性脂肪肝多表现为高回声灶;肝腺瘤、局灶性结节增生和部分肝癌表现为中等回声灶;早期小肝癌和转移性肝肿瘤常表现为低回声灶;肝囊肿、肝脓肿、肝棘球蚴病和坏死严重的巨块型肝癌表现为无回声灶;大部分原发性肝癌、肝血管瘤及早期肝脓肿表现为混合回声病灶。

2)病灶强化特征:超声造影通过静脉注射气泡造影剂可实时观察肿瘤的强化特点,对于小肝癌的诊断有一定的价值。

(2)胆道

1)胆囊大小、形态及位置异常:胆囊增大,表现为纵、横径大于 9cm×3cm,见于胆囊炎、胆囊管及胆总管梗阻等;胆囊缩小常伴有囊壁增厚,厚度大于 3mm,表现为环形均匀增厚或局限性增厚。单纯胆囊壁增厚表现为胆囊壁呈"壁内分层"由外向内表现高、低、高回声(中层低回声为浆膜下水肿、炎性坏死)。

2)囊腔异常内容物:胆囊和胆管内结石的典型声像图表现为强回声,后方伴声影,前者可随体位改变而移动。

3)胆管扩张:扩张的胆管表现为从肝门到肝外周无回声的增粗管状结构。

4)胆囊占位性病变:胆囊壁圆形或类圆形软组织肿块,多为稍高回声,或胆囊壁局部不规则增厚。

(3)胰腺

1)胰腺囊性病灶:表现为液性无回声区,胰腺囊腺瘤多为多囊性,内可见高回声分隔。

2)胰管内结石、钙化灶、出血:表现为强回声伴声影。

3)胰腺实性占位:一般呈稍低回声。

4)胰管异常:胰腺癌胰管扩张通常比较均匀,在肿瘤发生处胰管狭窄甚至闭塞;慢性胰腺炎的胰管多为节段性扩张与狭窄交替,呈串珠样改变,且扩张的胰管常伴发结石。

5)周围结构异常:胰腺癌血管侵犯常见,包括邻近下腔静脉、脾动静脉、肝动脉、门静脉和肠系膜上动静脉。

(4)脾脏

1)脾脏体积增大:诊断指标包括:①在肋下缘显示脾脏,除外脾下垂者;②成人脾脏厚度大于 4.5cm,最大长径大于 12cm;③脾脏面积指数大于 20cm²;④脾上极接近或超过脊柱左侧缘,即腹主动脉前缘;⑤小儿脾脏,脾/左肾长轴比率大于 1.25。

2)数目和位置异常:主要有多脾、副脾、无脾和脾脏异位这几种先天发育异常。

3)脾实质异常:主要包括脾实质完整性中断和脾实质内占位性病变。

二、X 线

(一)常用检查方法

1. 消化道

(1)X线检查:包括透视和平片检查。透视用于动态观察器官的活动状态,诊断价值有限而应用少。

常规摄片用于消化道疾病的急症检查,如观察膈下游离气体和肠腔内气液平、胃肠道内高密度异物、腹内异常钙化及婴儿先天性直肠肛门闭锁。

(2)钡剂造影

1)上消化道气钡双重造影:透视观察并不同体位摄片,但仅显示病变位置、轮廓、黏膜、蠕动等情况,无法判断肿瘤内部、病变浸润深度等而诊断价值有限,需结合其他检查。

2)空回肠造影:了解小肠排空情况、黏膜和占位性病变。为避免重叠和更清楚显示病变,可将导管从口插入小肠,分段注入气钡行小肠双重对比检查。

3)结肠造影:可用于①结肠良恶性肿瘤、炎症及结核;②肠扭转、肠套叠的诊断及早期肠套叠的灌肠整复;③观察盆腔病变与结肠的关系。

(3)血管造影:动脉数字减影血管造影法为主,主要作用:①诊断胃肠道血管性病变;②寻找胃肠道富血供肿瘤的供血动脉,必要时进行肿瘤栓塞治疗;③了解胃肠道出血的病因和部位,并栓塞出血血管或局部注入缩血管药物制止出血。

2. 肝、胆、胰和脾

(1)X线平片:目前临床上应用较少。

(2)造影检查:包括:①钡剂造影:如食管静脉曲张的诊断;②胆道造影检查:显示胆道形态改变及病变情况,包括胆道术后 T 形管逆行造影(retrograde T-tube cholangiography),经内镜逆行性胰胆管造影(endoscopic retrograde cholangio-pancreaticography,ERCP)和经皮经肝胆管造影(percutaneous transhepatic cholangiography,PTC);③血管造影:数字血管减影技术可用于诊断和介入治疗,如经动脉化疗栓塞术(transcatheter arterial chemoembolization,TACE)。

(二) 正常解剖影像表现

1. 消化道

(1)食管:食管起源于第 6 颈椎水平与下咽部相连。影像解剖学上有 4 个生理学狭窄,分别是食管入口处、主动脉弓压迹、左主支气管压迹、横膈裂孔部。

食管钡剂造影检查分充盈相和黏膜相。充盈相表现为吞钡充盈,轮廓光滑整齐,宽度可达 2~3cm;黏膜相显示黏膜皱襞为数条纵行、相互平行的纤细条纹状透亮影(图 1-12A)。右前斜位是观察食管的常规位置,其前缘有主动脉弓压迹、左主支气管压迹、左心房压迹(图 1-12B)。同时透视下观察蠕动改变。

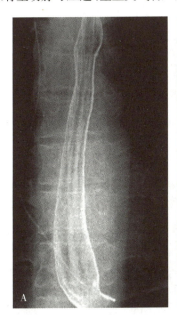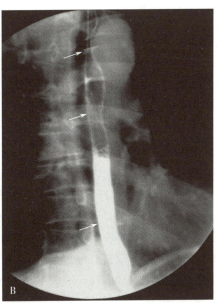

图 1-12　食管钡剂造影

A. 右前斜位,示前缘三个压迹,分别是主动脉弓压迹、左主支气管压迹、左心房压迹;B. 正位黏膜相,示数条纵行、相互平行的食管黏膜皱襞。

（2）胃：根据胃的影像学表现通常分为胃底、胃体、胃窦三个区域，依据解剖位置还可分为胃小弯、胃大弯、角切迹、贲门及幽门等（图 1-13）。

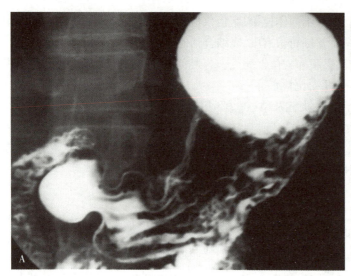
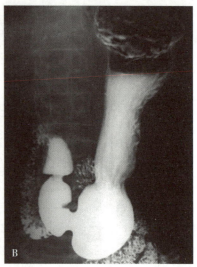

图 1-13 胃气钡双重造影
A. 仰卧位胃黏膜相；B. 站立位胃充盈相，示胃的 X 线解剖分部。

在气钡双重造影图像上，胃黏膜皱襞一般表现为条纹状透亮影，不同部位表现形式各异。可显示胃小沟和胃小区，正常胃小区为 1~3mm 的网格状结构，胃小沟为宽约 1mm 的粗细和密度均匀的细线，多位于胃窦部。

胃蠕动由胃体上部开始，节律性地向幽门推进，可同时见到 2~3 个蠕动波。胃排空一般为 2~4h，与胃张力、幽门功能及精神因素等有关。

胃的影像形态可分为牛角型、钩型、瀑布型、长钩型（图 1-14）。

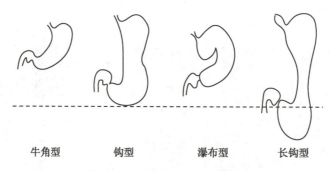

牛角型   钩型   瀑布型   长钩型

图 1-14 胃形状分型的示意图

（3）十二指肠：全程呈 "C" 字形表现，分为上部、降部、水平部和升部（图 1-15）。上部表现为三角形，顶部指向右后上方，基底部幽门开口两侧为对称穹窿，轮廓光滑整齐，上部收缩时黏膜皱襞呈纵行的平行条纹。降部及水平部黏膜皱襞呈环状和龟背状花纹。

（4）小肠：小肠长度约 5~7m，其中空肠大部分位于左中上腹部，回肠位于右中下腹部及盆腔，两者无明确分界（图 1-16）。空肠黏膜皱襞环形排列，呈羽毛状，钡剂涂布呈雪花状，蠕动活跃；回肠肠腔略小于空肠，蠕动慢而弱，黏膜皱襞少而浅。一般 2~6h 钡剂前端可达盲肠，7~9h 小肠排空。

（5）大肠：包括阑尾、盲肠、升结肠、横结肠、降结肠、乙状结肠、直肠和肛管（图 1-17）。位于盲肠后内侧壁的回盲瓣，上下缘呈对称的唇状突起的透亮影；阑尾位于盲肠内下方的长条状影，粗细均匀，边缘光滑（图 1-18）；结肠黏膜皱襞呈纵行、横行及斜行三个方向交错的不规则纹理。

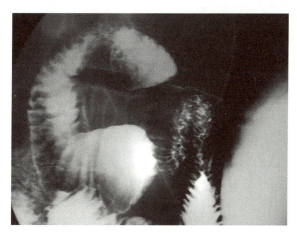

图 1-15 十二指肠低张钡剂造影示十二指肠的 X 线解剖分部

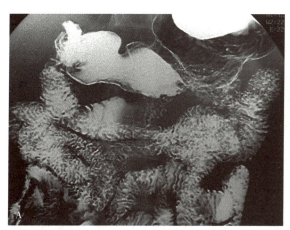
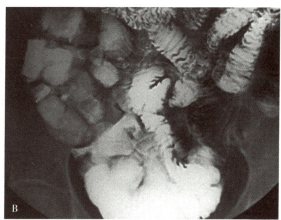

图 1-16 正常小肠钡剂造影
A.空肠位于左中上腹部,表现为环形黏膜皱襞,"羽毛状"影像;
B.回肠位于右下腹部和盆腔,黏膜皱襞较空肠少而浅,常显示为轮廓光滑的充盈相。

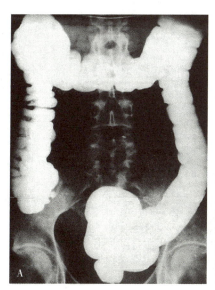
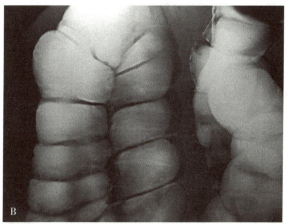

图 1-17 结肠的形态与分布
A.结肠钡剂灌肠充盈相;B.双对比造影,示正常的结肠和结肠袋。

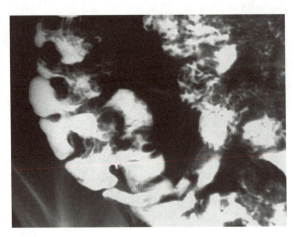

图 1-18   正常回盲部钡剂造影

钡剂造影,示回盲瓣和阑尾,末段回肠入盲肠处肠管收缩,形似"鸟嘴"。

2. 肝、胆、胰和脾   一般不涉及。

（三）基本病变的影像表现

1. 消化道

（1）管腔改变

1）管腔狭窄（图 1-19）：超过正常限度的管腔持续性缩小。常见于：①炎症,范围较广泛,边缘较光整,有时呈阶段性；②肿瘤,管壁局限僵硬,边缘不规则；③外压：局限于管腔一侧有压迹、黏膜光整。

2）管腔扩张（图 1-20）：超过正常限度的管腔持续性增大。常由肠梗阻或肠麻痹引起,管腔扩张伴积液、积气,肠蠕动增强或减弱。

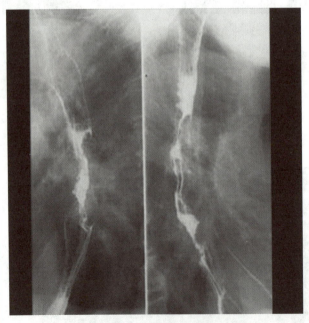

图 1-19   食管钡剂造影

示食管中段管腔狭窄,狭窄边缘不规则。

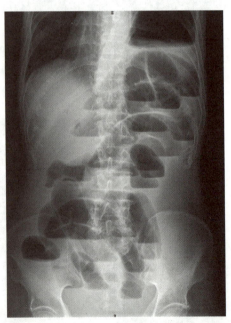

图 1-20   腹部 X 线平片

示肠管阶梯状气液平,肠管扩张积气、积液。

（2）轮廓改变

1）龛影（niche）（图 1-21）：切线位溃疡局限性突向消化道轮廓外,轴位呈火山口状,填充时表现为钡斑（barium spot）。

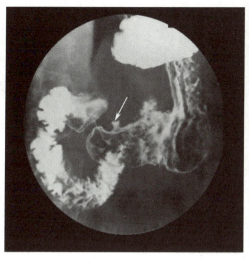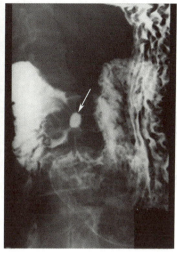

图 1-21　上消化道钡剂造影
↑示突出于胃轮廓之外的钡斑——龛影。

2) 充盈缺损(filling defect)(图 1-22):钡剂充盈时消化道壁肿块突向腔内造成局部钡剂不能充盈,形成局限性内凹改变。

3) 憩室(diverticulum)(图 1-23):消化道壁向外呈囊袋状膨出,内覆有黏膜上皮,形态可随时间而变化。

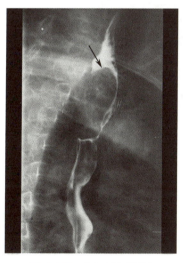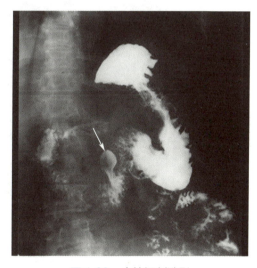

图 1-22　食管钡剂造影
↑示食管充盈缺损。

图 1-23　食管钡剂造影
↑示食管中段囊袋状突起影——憩室。

(3) 黏膜及黏膜皱襞改变

1) 黏膜破坏(图 1-24):黏膜皱襞消失或中断,与正常黏膜皱襞常有明确分界,多由恶性肿瘤浸润所致。

2) 黏膜皱襞平坦(图 1-25):黏膜皱襞不明显,甚至完全消失。常出现在肿瘤破坏区的周围或黏膜和黏膜下层炎性水肿。

3) 黏膜皱襞增宽和迂曲(图 1-26):黏膜皱襞的肥厚和肥大,常伴有黏膜皱襞迂曲、紊乱。常见于慢性胃炎,胃底静脉曲张。

4) 黏膜皱襞纠集:黏膜皱襞由四周向病变区集中,呈车轮状或放射状。常见慢性溃疡、恶性肿瘤等。

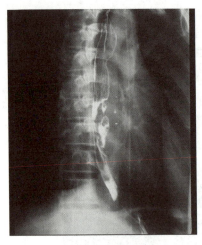

图 1-24　食钡剂造影
示食管黏膜破坏中断。

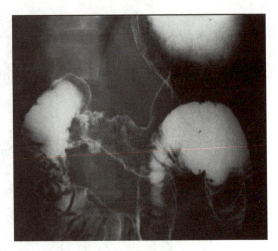

图 1-25　上消化道钡剂造影
示龛影周围黏膜变浅消失。

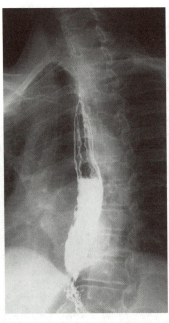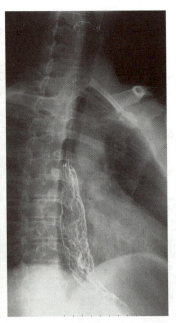

图 1-26　食管钡剂造影
示食管串珠状充盈缺损,食管静脉曲张。

(4)位置和移动度改变:腹盆腔肿瘤压迫消化道造成移位,局部可见弧形压迹,部分肠管被推移聚集。其他位置改变,如先天性肠旋转不良、术后改道等。

(5)功能性改变:①张力的改变:胃腔张力不同,可使胃表现为牛角胃、无力型胃、胃下垂等。胃窦痉挛表现为胃窦狭窄,但形状可变,胃壁柔软。②蠕动的改变:可为蠕动增加或减弱。肿瘤侵犯胃壁使局部蠕动消失,浸润型胃癌所致的"革袋状胃"表现为整个胃僵硬、无蠕动。③动力的改变:具体表现在钡剂排空的时间。服钡后 4h 胃未排空认为胃运动力减低或胃排空延迟。若口服钡剂 2h 内到达回盲部则认为动力过速,常见于肠易激综合征病人。④分泌功能改变:胃肠分泌功能改变常由疾病所致,如胃溃疡、吸收不良综合征及过敏性结肠炎等。

2. 肝胆胰脾　X 线平片检查价值有限,可见肝、胰等器官钙化等改变。经内镜逆行胰胆管造影(ERCP)可明确显示胰胆管扩张与狭窄、扭曲、受压、充盈缺损等征象,但不能反映胰胆管管壁外情况,诊断需结合其他检查。

三、CT

(一) 常用检查方法

1. CT 血管成像　清晰显示肝胆胰、胃肠道血管,对血管畸形、狭窄、闭塞和动脉瘤、肿瘤供血动脉等可得到与 DSA 类似的图像。

2. CT 小肠造影　多采用口服等渗甘露醇法,强化的肠壁在腔内对比剂和壁外脂肪组织的衬托下清晰显示,对小肠疾病的诊断优于常规 CT 检查。

3. CT 灌注成像　获得病变组织的血供、血管分布和通透性情况,有助于病变的诊断及鉴别诊断、恶性肿瘤的分期以及肿瘤治疗效果的评价等。

4. CT 仿真虚拟内镜　重建空腔脏器内表面的影像,达到与纤维内镜相似的效果。清晰显示消化道黏膜面直径 5mm 以上的息肉状病变,在结、直肠病变的早期筛查方面应用较多。

5. 多平面重建技术　可以重建横断、冠状及矢状面图像,也可在任意角度进行斜位及曲面重建。

(二) 正常解剖影像表现

1. 消化道

(1) 食管:食管壁呈软组织密度,周围有脂肪组织包绕。一般壁厚 3mm。

(2) 胃:CT 平扫时,胃充盈良好状态下,胃壁均匀一致且柔软度佳,厚度不超过 5mm。增强扫描常呈三层结构,内层和外层相当于黏膜层、肌层和浆膜层,表现为高密度。中间层相当于黏膜下层,表现为低密度。胃周血管和韧带结构显示良好(图 1-27)。

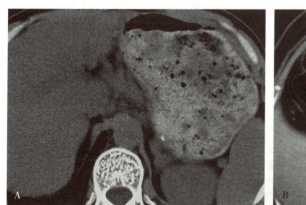
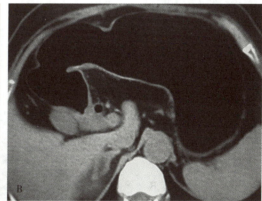
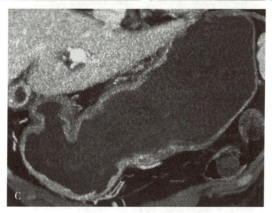

图 1-27　胃的 CT 表现

A. 胃底;B. 胃体和胃窦;C. MIP 冠状位重建图像,示胃的全貌。

(3) 十二指肠:可显示十二指肠全段以及周围组织结构关系(图 1-28)。

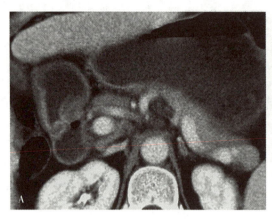
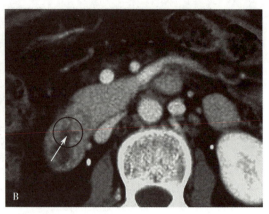

图 1-28   十二指肠 CT 增强扫描

A. 十二指肠球部,内侧毗邻胰腺,前方为肝左叶,外侧为结肠肝曲;
B. 十二指肠降部和水平部,胆总管开口于十二指肠乳头,十二指肠左侧紧邻胰头钩突部。

(4)小肠:扩张良好的小肠,CT 平扫时可较好地显示肠壁,但较多肠曲聚集影响观察。增强扫描可清晰显示肠外的结构,特别是小肠系膜、腹膜、网膜等(图 1-29)。

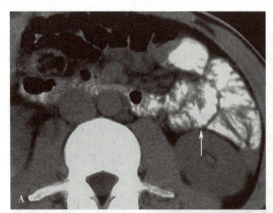
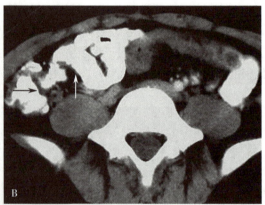

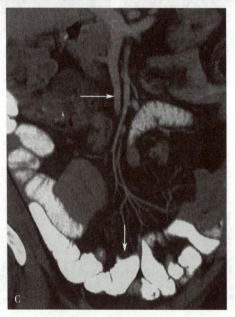

图 1-29   小肠的 CT 表现

A. CT 平扫,示空肠内充满造影剂,可见环形的黏膜皱襞;B. CT 平扫,示回肠末段肠壁光滑;C. MIP 冠状位重建图像,示富含脂肪的小肠系膜及走行于其中的呈"梳状"排列的肠系膜上动脉和静脉的分支,小肠呈"扇状"排列于肠系膜周边。

（5）大肠：结肠腔、肠壁及肠壁外的系膜结构在 CT 上可清晰显示。CT 检查可清晰显示直肠及周围间隙结构，有助于判断直肠病变的局部状态（图 1-30）。

2. 肝、胆、胰和脾

（1）肝脏：位于右上腹腔内，表面光滑、圆钝，以三条肝静脉、肝内门静脉和肝裂为解剖标志分为 8 个段（图 1-31）。

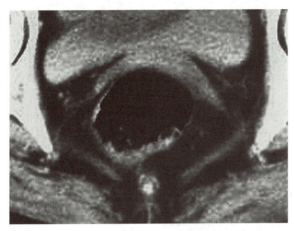

图 1-30　直肠及直肠周围间隙的 CT 表现
含气的直肠，肠壁光滑均匀，周围间隙内充满脂肪，
直肠前方可见膀胱和阴道（女性）。

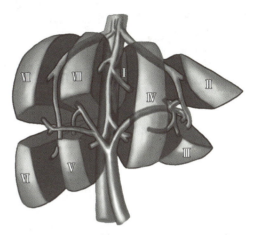

图 1-31　Couinaud 肝段划分法解剖示意图

CT 平扫表现为均匀的软组织密度，CT 值为 40~65Hu，略高于脾脏、胰腺等；肝内门静脉和肝静脉血管密度低于肝实质，表现为管道状或圆形。增强扫描肝实质和肝内血管均有强化，密度较平扫增高。①动脉期：动脉呈明显的高密度，而肝实质和肝内静脉未见明显强化；②门静脉期：门静脉强化明显，肝实质和肝静脉开始强化，肝实质的 CT 值逐渐增高，门静脉密度仍高于肝实质；③肝实质期或平衡期：门静脉密度迅速下降，而肝实质 CT 值达到峰值，肝静脉密度低于或等于肝实质（图 1-32）。

（2）胆道：包括胆囊和各级胆管。CT 扫描表现为位于胆囊窝内的卵圆形水样密度囊腔影，囊壁光滑，与周围结构分界清楚（图 1-33）。

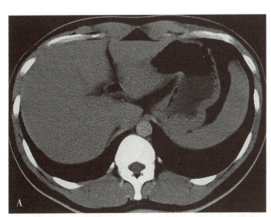

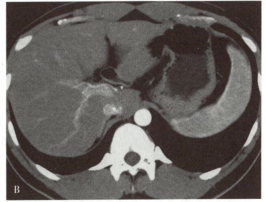

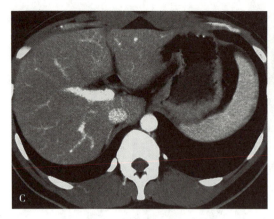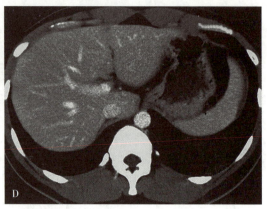

图 1-32　正常肝脏的 CT 表现

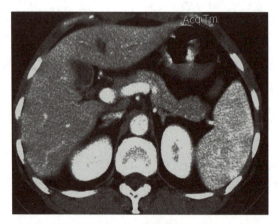

图 1-33　正常胆囊的 CT 表现

（3）胰腺：位于腹膜后间隙内,左侧端伸至脾门。主胰管由胰尾至胰头逐渐增粗,宽约 0.1~0.3cm。CT 平扫表现为略低于脾脏的均匀软组织密度,CT 值为 35~55Hu。胰周结构清晰,层次分明。CT 增强表现为动脉期呈均匀显著强化,CT 值可达 90~120Hu;门静脉期和实质期强化程度逐渐下降（图 1-34）。

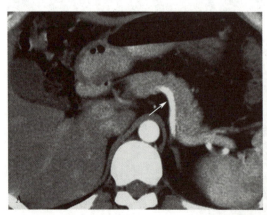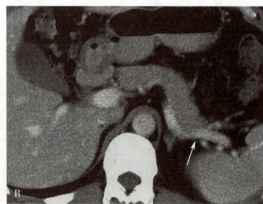

图 1-34　正常胰腺的 CT 表现

CTA 检查可清晰显示胰周动脉、静脉的解剖全貌（图 1-35）。

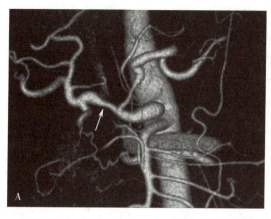
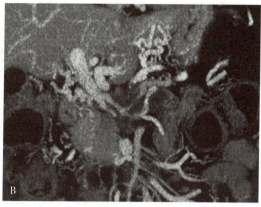

图 1-35　正常胰腺血管的 CTA 表现

（4）脾脏：上、下部呈新月形，脾门部呈半圆形或椭圆形。CT 平扫表现为稍低于肝脏的均匀一致密度影。CT 增强扫描动脉期迅速强化，皮质强化程度高于髓质，呈"花斑脾"样；门静脉期和实质期密度均匀一致，CT 值为 120~150Hu（图 1-36）。

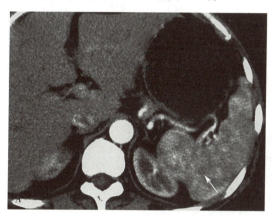
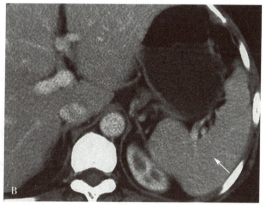

图 1-36　正常脾脏的 CT 表现

（三）基本病变的影像表现

1. 消化道

（1）管腔改变：显示消化道管腔的狭窄及扩张，并结合管腔改变处管壁的形态及管壁外的情况，可明确病因（图 1-37）。CT 仿真内镜显示胃肠道黏膜形态，并评估消化道肿瘤形态学特征及浸润范围。

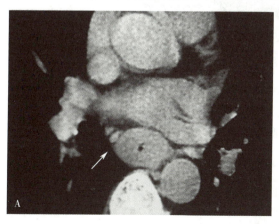
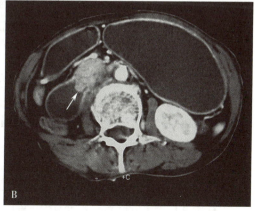

图 1-37　消化道管腔狭窄的 CT 表现

A. CT 平扫，示食管管壁环形增厚，致管腔变窄呈点状（↑），为食管癌；B. 上腹部 CT 增强扫描，示十二指肠壶腹部肿块突入肠腔内（↑），同时造成十二指肠水平段肠腔重度狭窄和阻塞，致近端十二指肠和胃腔扩大，为十二指肠壶腹周围癌。

(2)管壁改变

1)管壁增厚:充盈良好时,食管壁、胃壁、小肠壁分别超过 5mm、10mm、5mm 时可诊断为管壁增厚;大肠壁超过 5mm 为可疑增厚,超过 10mm 为异常增厚。炎性病变引起的管壁均匀增厚,范围广泛,各层次清晰完整。肿瘤所致的管壁增厚常为局限性,层次消失,局部可形成肿块(图 1-38)。

2)管壁肿块:显示消化道管壁的肿块,管腔充盈良好时,可判断黏膜有无破坏、中断及消失等(图 1-39)。此外,可明确肿块起源(图 1-40)。

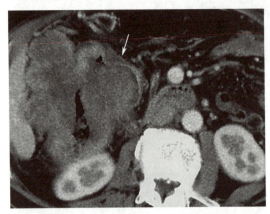

图 1-38   肠管管壁增厚的 CT 表现
升结肠及结肠肝曲肠壁增厚,形成不规则、分叶状
肿块(↑),强化不均匀,为结肠癌。

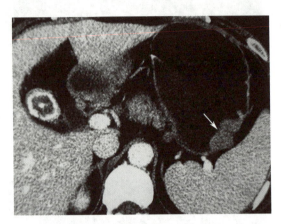

图 1-39   胃壁肿块的 CT 表现
胃大弯侧管壁局限性增厚,形成肿块(↑),
黏膜破坏、中断,为胃癌。

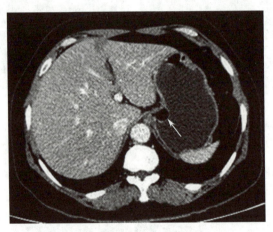

图 1-40   胃黏膜下病变的 CT 表现
胃黏膜完整,病变位于黏膜下(↑),为黏膜下脂肪瘤。

3)管腔外改变:①炎症引起肠系膜血管的增粗、密集;动脉栓塞导致系膜血管变细、稀疏。CTA 可清晰显示肠系膜动、静脉管腔内栓子的形态和累及范围(图 1-41)。②显示肿瘤穿透浆膜层造成周围脂肪间隙模糊或消失,淋巴结肿大,邻近脏器的浸润和远处转移等(图 1-42)。

2. 肝、胆、胰和脾

(1)肝脏

1)形态异常:肝硬化时肝脏大小形态失常,肝叶比例失调,边缘不光整,肝裂增宽等(图 1-43),较大肝占位性病变可突出肝脏轮廓之外(图 1-44)。

2)实质异常:指除肝内管道系统(肝内血管、胆管、淋巴管)和管道周围的纤维支架结构(Glisson鞘)以外的肝组织异常,分为局灶性和弥漫性两大类。

弥漫性肝实质密度减低常见于脂肪肝,升高可见于血色病;肝内门静脉和下腔静脉属支周围环状低密度带,即门静脉周围晕轮征(periportal halo sign),提示肝细胞肿胀,肝内淋巴回流阻滞、汇管区淋巴管扩张;肝硬化时肝实质弥漫性结节样等密度或略高密度影。

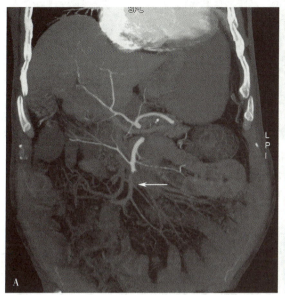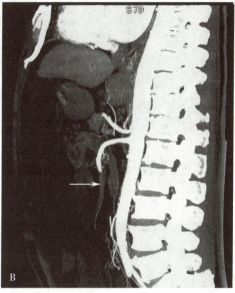

图 1-41 肠系膜上动脉血栓的 CT 表现

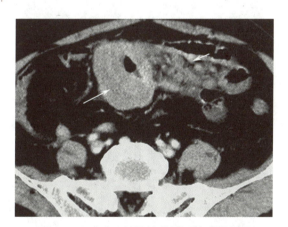

图 1-42 肿瘤及其管腔外侵犯的 CT 表现

受累小肠壁呈显著偏心性增厚(↑),管腔狭窄,浆膜面毛糙不清,邻近肠系膜脂肪密度增高,系膜上见多个结节状软组织影,为肿大的淋巴结(↑)。

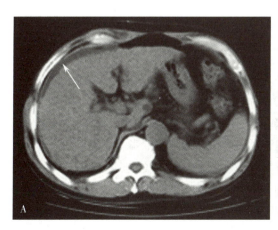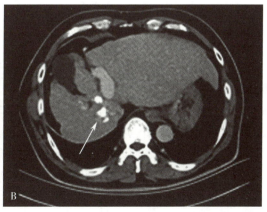

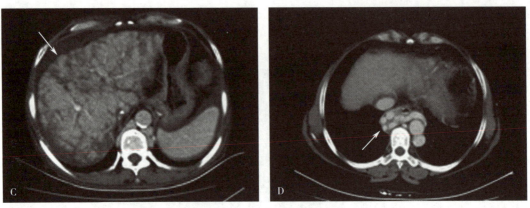

图 1-43　肝硬化的 CT 表现

肝脏形态失常,肝叶比例失调,左叶增大,肝表面不光整,伴有门静脉高压引起的脾大、
门静脉增粗、腹壁静脉曲张表现。

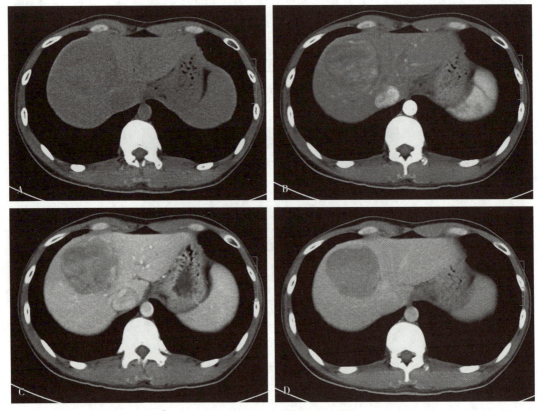

图 1-44　巨块型肝癌的 CT 表现

A. CT 平扫,示肝右叶类圆形稍低密度肿块;B. 增强扫描动脉期,示病灶不均匀明显强化,可见紊乱的血管影,
周围肝实质未见强化;C. 门静脉期;D. 平衡期,示肝实质明显强化,病灶强化程度迅速降低,边缘可见假包膜。

局灶性肝实质异常:①病灶大小:肝内病变大小差异明显,数毫米至十几个厘米不等,较大者可占据肝脏的大部分或突出于肝脏轮廓之外,如巨块型肝癌(图 1-44)。较小者定性诊断常困难。②形态及边界:良性病变多为圆形或类圆形,边界清晰锐利,对周围血管及胆管呈推压、移位改变;恶性病变形态可不规则,边缘不清,引起门静脉、肝静脉及胆管内癌栓及邻近胆管扩张。③数目:肝转移瘤、肝囊肿和肝血管瘤常多发,而原发性肝细胞癌可为单发或多发。④密度:肝囊肿为水样低密度,边界清晰,合并出血或蛋白成分较高时,密度增高;肝脓肿可出现小气泡或气液平面;肝肿瘤通常为混杂不均匀密度,合并出血、钙化时呈高密度,合并液化坏死时呈低密度。⑤病灶强化特征:增强后表现为不强化、环状强化、不同程度病灶实质强化等特点。肝囊肿等囊性病变不强化;肝脓肿为厚壁环形强化,环形强化的脓肿壁和周围无强化的低密度水肿带可形成环征(ring sign)(图 1-45);肝海绵状血管瘤表现为典型的"快进慢出"强化特征(图 1-46);典型的肝细胞肝癌动脉期明显强化,门静脉期呈等或低密度,呈现"快进快出"式强化特征(图 1-47)。肝转移瘤周边环形强化,部分外周有低于肝实质密度的水肿带,形成"牛眼征"(图 1-48)。

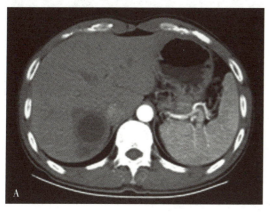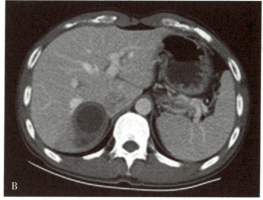

图 1-45　肝脓肿的 CT 表现

A. 增强扫描动脉期,示肝右叶低密度囊性肿物,囊壁厚薄均匀,部分向外突出,轻度强化;
B. 门静脉期,示囊壁进一步强化,囊内容物不强化,可见环征。

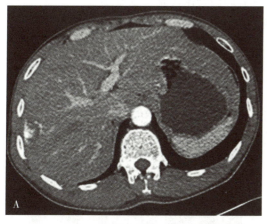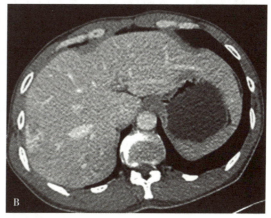

图 1-46　肝海绵状血管瘤"快进慢出"的 CT 强化特点

A. 增强扫描动脉期,示肝右叶病灶边缘结节状强化灶,强化程度与同层腹主动脉相当;
B. 门静脉期,示强化灶向中央扩展,呈填充式强化。

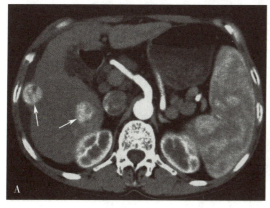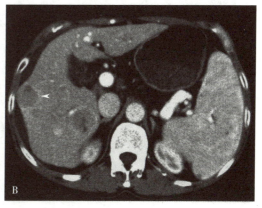

图 1-47　原发性肝癌"快进快出"的 CT 强化特点

A. 增强扫描动脉期,示肝右叶两个直径 2cm 病灶(↑),强化非常显著,密度明显高于周围尚无强化的正常肝组织;B. 门静脉期,示病灶密度迅速下降(▲),低于正常肝组织。

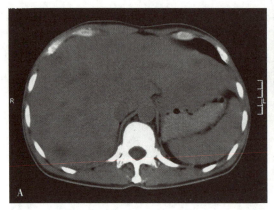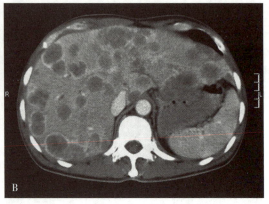

图 1-48　肝内转移癌的 CT 表现

A. CT 平扫,示肝左、右叶多发大小不等低密度结节影;

B. 增强扫描,示结节边缘环形强化,较大结节灶中央坏死呈低密度,即"牛眼征"。

3)肝内血管异常:解剖学变异包括肝动脉的起源异常、门静脉海绵样变性、肝静脉和下腔静脉系统闭塞性疾病(布加综合征)(图 1-49)。病理学异常包括:①肝动脉增粗、扭曲;②肿块占位效应导致的血管受压、移位、拉直等。浸润血管时,表现为管腔不规则狭窄、闭塞、血管壁僵硬等;③异常新生血管,又称肿瘤血管,表现为动脉期肿瘤区内粗细不均、走行紊乱的新生血管;④静脉早显,多见于肿瘤破坏动脉或静脉,造成动静脉短路或瘘(图 1-50);⑤静脉腔内对比剂充盈缺损,恶性肿瘤对门静脉主干及其属支、肝静脉和下腔静脉等的直接侵犯引起管腔内癌栓。

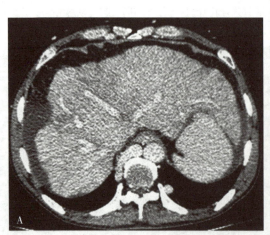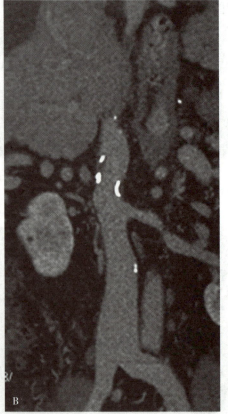

图 1-49　布加综合征的 CT 表现

A. 增强扫描门静脉期图像,示肝左、肝中、肝右静脉显影,汇入下腔静脉处管腔闭锁;

B. curve 重建图像,示下腔静脉膈肌段及肝段管腔狭窄闭塞。

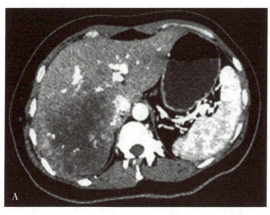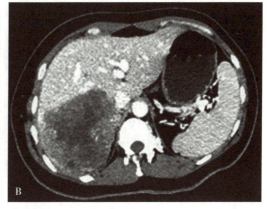

图 1-50　原发性肝癌合并动静脉瘘的 CT 表现

A. 增强扫描动脉期,示肝右叶不规则较大肿块,肝动脉供血,门静脉及下腔静脉提前显影;

B. 门静脉期,示肿块强化程度下降。

(2)胆道

1)胆囊大小、形态及位置异常:胆囊增大见于胆囊炎、胆囊管和胆总管梗阻等。胆囊缩小常伴有胆囊壁增厚。胆囊炎时(图 1-51)胆囊壁弥漫均匀增厚,厚度超过 3mm,增强扫描可见胆囊壁明显强化。

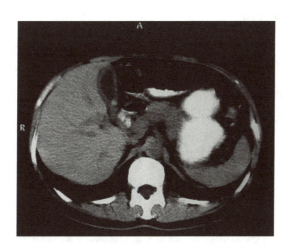

图 1-51　胆囊炎的 CT 表现

CT 平扫示胆囊颈部见圆形高密度结石影,胆囊壁均匀增厚,

边缘稍模糊。

2)囊腔异常内容物:胆囊或胆管内单发或多发、密度均匀或不均匀高密度或低密度影。在扩张的胆管内,异常结石在周围低密度胆汁衬托下出现"靶征""新月征"。

3)胆管扩张及狭窄:扩张胆管呈圆形或管状低密度区。壶腹部周围病变引起的胆管扩张,还可引起胰管扩张,出现"双管征"。先天性胆管囊状扩张一般沿胆管走行并与胆管相通。狭窄病变以上的胆管表现为梗阻扩张,通过逐层追踪,扩张胆管消失层面即为胆管狭窄段(图 1-52)。

4)胆囊肿瘤:表现为壁不均匀增厚及腔内软组织肿块;胆管肿瘤表现为沿管壁生长的软组织肿块及胆管壁增厚。

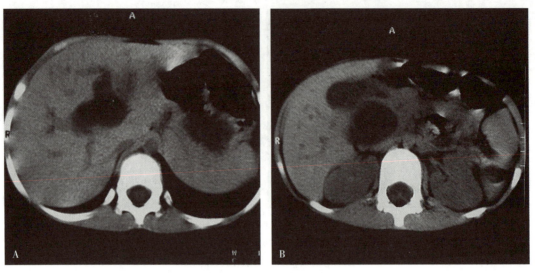

图 1-52 先天性胆管扩张症的 CT 表现
CT 平扫示胆总管及肝门区胆管囊状扩张,肝内胆管无扩张。

(3)胰腺

1)形态异常:①胰腺比例失调、局部隆起凸出,胰头癌多表现为胰头部肿块,伴胰体尾部萎缩(图 1-53);②胰腺肿大,多见于急性胰腺炎,表现为胰腺弥漫性或节段性肿胀;③胰腺萎缩,多见于慢性胰腺炎;④胰腺边缘毛糙、模糊不清,多见于急性胰腺炎、胰周渗出明显时。

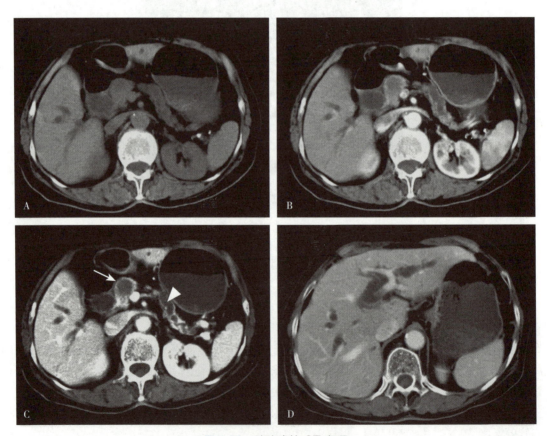

图 1-53 胰腺癌的 CT 表现
A. CT 平扫,示胰头内略低密度肿块,胰体尾萎缩,胰管扩张;B. 增强扫描动脉期,示胰头肿块密度较正常胰腺低;C. 静脉期,示肿瘤强化较胰腺实质弱(↑),体尾部主胰管扩张显示更加清晰(△);D. 静脉期,较高层面示肝内胆管扩张。

2）实质异常：①囊性病灶，水样低密度灶，囊性成分无强化，分隔可强化，如胰腺囊腺瘤（图1-54）；②胰管内结石、钙化灶、出血呈高或稍高密度影，无强化；③实性病灶，胰腺癌通常强化程度低于正常胰腺，而胰岛细胞瘤及其他神经内分泌肿瘤多强化明显。

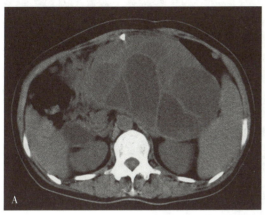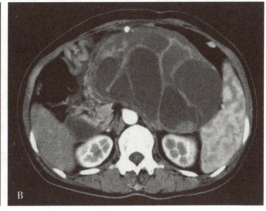

图 1-54　胰腺囊腺瘤的 CT 表现

A. CT 平扫；B. CT 增强扫描示胰腺肿瘤巨大，囊壁厚薄不均，部分囊壁有软组织团块影，囊内有线状菲薄分隔；增强后实质成分强化；病理为交界性胰腺黏液性囊腺瘤。

3）胰管异常：肿瘤处胰管狭窄甚至闭塞；慢性胰腺炎的胰管扩张多为节段性扩张与狭窄交替，呈串珠样改变，且扩张的胰管常伴发结石（图1-55）。

4）周围结构异常：可显示胰腺癌周围血管侵犯，并评估肿瘤分期。

（4）脾脏

1）脾脏体积增大：横断面脾外缘超过5个对应的肋单元（图1-56）或肝脏下缘消失的层面上，脾仍可见，即认为脾大。

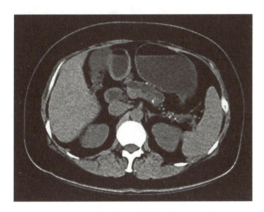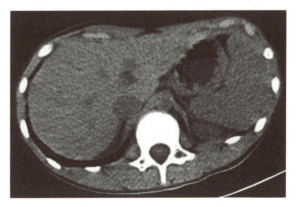

图 1-55　胰管扩张、结石的 CT 表现

胰腺实质萎缩、胰管扩张，胰腺内点状结石、钙化灶，为慢性胰腺炎病人的 CT 表现。

图 1-56　脾大的 CT 表现

脾外缘对应肋单元超过5个，脾实质强化均匀。

2）数目和位置异常：包括多脾、副脾（图1-57）、无脾和脾脏异位等先天发育异常。

3）脾实质异常：包括脾实质完整性中断和占位性病变。

平扫表现：①脾囊肿、脾梗死、脾挫裂伤慢性期、脾脓肿等病变，表现为液性低密度；②脾实质肿瘤，如脾海绵状血管瘤、血管肉瘤、脾淋巴瘤、转移性肿瘤，表现为等密度或稍低密度；③脾挫裂伤和脾血肿的急性期（图1-58）、脾错构瘤和寄生虫病内的钙化，表现为稍高或高密度灶。

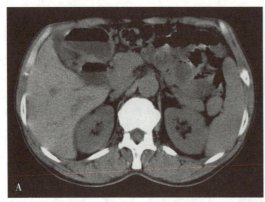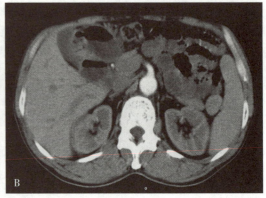

图 1-57　副脾的 CT 表现

A. CT 平扫;B. 增强扫描动脉期,示脾门旁圆形软组织结节,其密度和强化程度均与邻近正常脾一致。

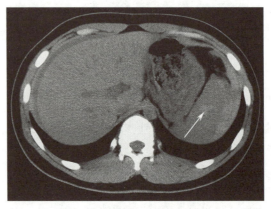

图 1-58　脾挫裂伤的 CT 表现

脾实质密度不均匀,可见斑片状略高密度影(↑),提示脾内血肿。

增强表现:①海绵状血管瘤呈典型的"快进慢出"式强化;②局灶性淋巴瘤、转移瘤呈轻至中度的周边性、不均匀性环状强化;③脾脓肿壁常表现为均匀的环状强化;④脾囊肿、液化坏死灶和脾梗死增强扫描无强化。

四、MRI

(一) MRI 常用检查技术与参数

1. 检查前准备　在严格掌握禁忌证的基础上,检查前 3d 禁服含金属离子的药物,检查前 6h 禁饮食,检查时训练病人屏气和平静呼吸,并去除全身所有金属性物品。

2. 检查方法

(1)体位:常规取仰卧位。

(2)扫描范围:肝、胆、胰和脾扫描范围自膈顶至肾下极;消化道病变部位明确时可行病变部局部扫描。

(3)扫描:常规 MRI 平扫轴位 T_1WI 和 T_2WI,冠状位 T_2WI,必要时增加矢状位;扫描序列根据病变而定,可选择 T_1WI 或 T_2WI 加脂肪抑制序列,如 T_1WI 同反相位检查可明确脂肪肝或肾上腺腺瘤等;考虑胰胆管病变可行磁共振胰胆管成像(Magnetic Resonance CholangioPancreatography,MRCP)成像,显示胰、胆管全貌。MRI 增强采用静脉团注的方式注入含钆对比剂 10~15ml 或按体重 1~2ml/kg,根据对比剂不同,选择不同扫描方法,常规钆剂在 T_1WI 上常规二期或多期动态扫描,而肝脏特异性造影剂,如钆塞酸二钠(gadolinium-ethoxybenzyl diethylenetriamine pentaacetic acid,Gd-EOB-DTPA)、钆贝葡胺（gadobenate dimeglumine,Gd-BOPTA）,在肝脏三期动态扫描基础上,增加肝特异期扫描。

（4）磁共振血管成像：静脉内快速团注钆对比剂,靶血管位置同时应用快速梯度回波脉冲在不同时间段容积扫描,所获容积数据经三维重建得到血管图像,如肝动脉、门静脉。

（5）磁共振功能成像：弥散加权成像（diffusion weighted imaging,DWI）采用不同 b 值行轴位扫描。磁共振灌注成像（perfusion weighted imaging,PWI）在 T_1WI 上常规轴位多期动态连续扫描可以对组织血流灌注、渗透率等血管特性进行定量评价。

3. 腹部各组织信号特点　见表 1-5。

表 1-5　肝胆及腹部其他组织信号特点

组织	T_1 加权相（T_1WI）	T_2 加权相（T_2WI）	质子密度加权相
脂肪	白	灰白	白
肌肉	黑灰	黑灰	黑灰
气体	黑	黑	黑
血管	黑	黑	黑
肝脏	灰白	黑灰	灰
脾脏	灰	灰	灰
胆管	黑	灰白	黑

（二）消化道正常解剖影像表现

1. 肝脏

（1）肝实质：T_1WI 呈灰白信号（图 1-59A）,略高于脾信号；T_2WI 呈灰黑信号（图 1-59B）。多期增强动脉期肝实质信号增高不明显,门静脉期及平衡期均匀强化,如肝特异性对比剂增强扫描,特异期肝实质明显强化。

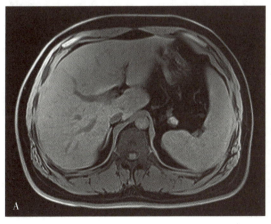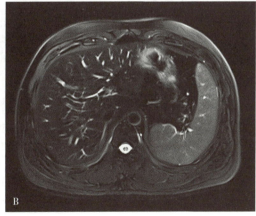

图 1-59　正常肝脏的 MRI 表现
A. T_1WI；B. T_2WI。

（2）肝血管：T_1WI 呈等低信号,T_2WI 呈高、等、低多种信号。动态增强时肝动脉在动脉期信号高于肝实质,门静脉期下降；门静脉期时门静脉信号高于肝实质,而延迟期与肝实质等或略低强化表现。

2. 胆道

（1）肝内外胆管：T_1WI 呈等低信号,T_2WI 为高信号。

（2）胆囊：T_1WI 低信号、T_2WI 高信号（图 1-60A）；但若含有浓缩的胆汁,T_1WI 上高、低信号分层或 T_1WI、T_2WI 均显示为高信号。

（3）MRCP 显示的胆囊管与 PTC 或 ERCP 所见一样（图 1-60B），但具有无创和多方位观察等优点，诊断上的价值可取代 ERCP。

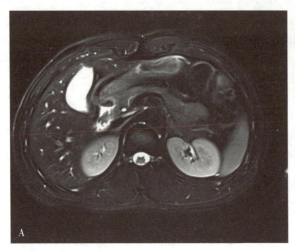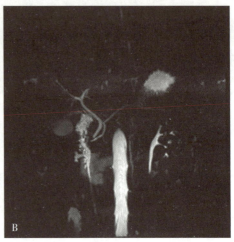

图 1-60 正常胆囊及胆道 MRI 表现
A. T_2WI；B. MRCP。

3. 胰腺 信号强度与肝脏相似。胰腺周围的脂肪呈高信号，衬托出胰腺轮廓。T_1WI 并脂肪抑制序列上胰腺实质信号高于背景组织而易于显示病变（图 1-61）。

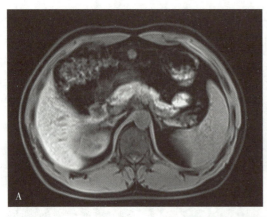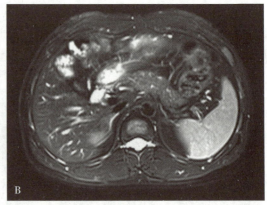

图 1-61 正常胰腺的 MRI 表现
A. T_1WI；B. T_2WI。

判断胰腺的解剖标志一是脾静脉，其紧邻胰腺背侧，与胰腺体尾部伴行；二是肠系膜上动脉从腹主动脉发出的起始部，其常指向胰腺体部。这两支血管在自旋回波（spin echo，SE）序列均表现为流空的无信号或混杂信号，MRCP 可清楚显示主胰管，所见同 ERCP。

4. 脾脏 T_1WI 低于肝脏，T_2WI 则高于肝脏。增强后动脉期强化不均匀而呈花斑状，静脉期后趋向均匀。

5. 胃 胃壁厚度为 2~5mm，在 T_1WI 上呈中等信号，T_2WI 上呈低信号；增强后呈中度均匀强化。

6. 肠道 小肠壁厚度不超过 3mm，回肠末端厚可达 5mm，结、直肠厚度约为 3~5mm。肠壁内缘因黏膜皱襞呈锯齿状，肠壁厚度均匀。

（三）基本病变影像学表现

1. 肝脏

（1）形态异常：①大小形态异常：肝脏增大表现为肝缘变钝，肝叶形态饱满；肝硬化等病变时肝叶比例失调(图 1-62)。②边缘轮廓异常:肝硬化再生结节或占位病变使肝轮廓凹凸不平,肝缘角变钝,边缘呈锯齿状或波浪状改变。

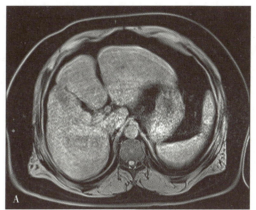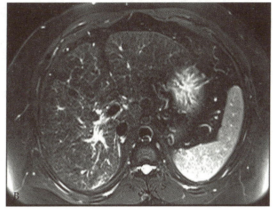

图 1-62　肝硬化的 MRI 表现
A. T$_1$WI;B. T$_2$WI。

(2)实质异常

1)肝脏弥漫性病变:如脂肪肝、血色病等,可见全肝或某一肝叶、肝段信号减低、增高或呈混杂信号。需特殊序列以明确诊断,如脂肪肝 T$_1$WI 反相位较同相位信号减低。肝硬化可见多发再生结节,在 T$_1$WI 信号略高,T$_2$WI 信号减低。

2)肝脏炎性病变:常见脓肿、寄生虫等病变,增强扫描肝脓肿典型表现为内外壁光整的环状强化。

3)肝脏实性肿瘤:T$_1$WI 为稍低信号,T$_2$WI 为稍高信号;T$_1$WI 上若病灶内见高信号,则提示出血、蛋白或脂质成分,应用磁敏感加权、脂肪抑制序列等可鉴别相关成分;增强扫描不同病变强化特点与 CT 相似。

4)血管异常:门静脉癌栓时表现为软组织信号特点,并强化;血栓时,见充盈缺损但不强化,可与癌栓鉴别。

2. 胆道

(1)胆道结石:MRCP 上胆系结石呈低信号,若阻塞胆管,见扩张的胆管下端有杯口状或半月状低信号充盈缺损。T$_2$WI 上结石在高信号的胆汁衬托下呈圆形、类圆形低信号影(图 1-63)。T$_1$WI 上多数结石与胆汁信号近似,呈等低信号,部分结石信号可高于胆汁。

(2)胆道肿瘤

1)胆管癌:胆管壁增厚或见软组织肿块,胆管呈截断或向心性狭窄,其上胆管扩张;胆道梗阻时 MRCP 对其定位诊断价值高,定性诊断需结合 MRI 平扫加增强检查以提高诊断准确率。

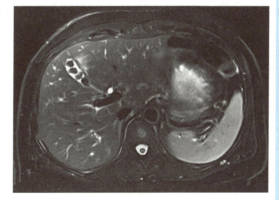

图 1-63　胆囊结石的 MRI 表现

2)胆囊癌:胆囊内软组织肿块,壁增厚,易侵及周围肝组织,并见淋巴转移。

3)炎症:急性胆囊炎时胆囊壁弥漫均匀增厚,厚度超过 3mm,增强检查可见壁明显强化但内膜光整。胆管逐渐狭窄,范围超过 3cm,提示炎性狭窄。

3. 胰腺

(1)大小和外形异常:急性胰腺炎时胰腺多弥漫性增大;肿瘤常见胰腺局部增大;胰腺萎缩及脂肪

浸润则胰腺轮廓呈羽毛状改变。

（2）主胰管异常：慢性胰腺炎可致胰管串珠状或囊状扩张。胰腺癌等病变引起胆管与胰管同时扩张，呈"双管征"改变。

（3）胰腺边缘及周围异常：炎症渗出及肿瘤浸润时胰腺边界模糊不清；炎性渗出较多时 T_2WI 胰腺周围可见条片状高信号影，并见肾前筋膜增厚。

（4）胰腺实质异常：①胰腺炎：胰腺组织液化坏死表现为胰腺肿大并实质信号不均匀。②胰腺癌：在 T_1WI 上常表现为低或等信号，T_2WI 主要为稍高信号，肿瘤内出血、液化坏死而呈混杂高信号，胰腺癌为乏血供肿瘤，增强扫描动脉期强化低于正常胰腺实质。③胰腺神经内分泌肿瘤：功能性神经内分泌肿瘤体积小，信号较为均匀，增强扫描后动脉期明显强化，高于胰腺实质，静脉期接近胰腺实质；非功能性神经内分泌肿瘤体积大，可见液化坏死，信号不均匀，增强肿瘤实性部分明显强化。④胰腺囊性病变：T_1WI 上为低信号，T_2WI 上为高信号，囊腺瘤常为多房性，其内可见分隔。

4. 脾脏

（1）脾脏变异：较多，其中副脾最常见，其信号强度与脾相同，呈圆形、类圆形影。

（2）脾脏增大：脾脏对应的肋单元超过 5 个应考虑脾脏增大，或在肝脏下缘消失层面上可见脾脏，亦可诊断脾增大。

（3）正常脾在 T_2WI 上为略高信号，易掩盖脾脏肿瘤性病变，如淋巴瘤、血管瘤、转移瘤等，增强扫描有助于识别病灶及病变的性质。

（4）脾囊肿：易于诊断，T_1WI 上呈液性低信号，T_2WI 上为液性高信号，边界清。

5. 胃

（1）胃癌：胃壁增厚并见腔内外肿块，多为不规则形，有时见表面溃疡形成，增强后不同程度强化；癌周脂肪层消失提示肿瘤已经突破胃壁，侵及周围组织。

（2）胃肠道间质瘤：实性部分在 T_1WI 为低至中等信号；T_2WI 上表现为高信号；坏死、囊变及出血致信号多变；增强扫描后肿瘤实性部分表现均匀或不均匀强化，肿瘤较小时，可见强化明显、完整的黏膜面。

6. 肠道

（1）肿瘤：肠壁不规则增厚或肿块，结直肠癌在 T_1WI 上信号低于结、直肠壁，T_2WI 上信号增高。用直肠内线圈对显示癌肿侵犯的深度和局部淋巴结转移的价值更高；直肠癌术后复发，T_2WI 上信号高于瘢痕组织。

（2）炎性病变：表现为肠壁水肿、增厚，T_2WI 信号增高，不同程度的肠腔狭窄。

五、PET-CT

（一）常用检查技术与参数

1. 检查前准备　检查前 24h 禁酒、禁做剧烈运动；检查前禁食 6h，可饮少量清水，禁饮含糖饮料和禁静脉滴注葡萄糖，糖尿病病人要求血糖调整至 11.1mmol/L 以下（如病人使用胰岛素必须在 2h 以后再注射 ^{18}F-FDG）。

2. 常用检查方法

（1）检查参数：①体位，常规取仰卧位，双臂举过头顶（头颈部肿瘤除外）；②部位，体部采集从颅底至大腿中部，头颅采集从头顶至颅底；③ ^{18}F-FDG 注射剂量一般为 2.96~4.44MBq/kg，成人为 185~555MBq，儿童为 185~370MBq，静脉注射；④注射 ^{18}F-FDG 后卧床休息，保持安静、避光，避免与人交谈，多饮水勤排尿，检查前须排空膀胱。

（2）图像采集：注射 ^{18}F-FDG 后 45~60min 开始图像采集。先行 CT 扫描，所得图像主要用于衰减校正和影像诊断；PET 采集：每个床位的采集时间和采集床位数因设备而异，体部显像总的采集时间为 10~20min。

（3）图像处理：CT 采集数据经数学模型转换后，用于 PET 图像的衰减校正。PET 重建利用 CT 值对 PET 数据进行衰减校正和解剖定位。图像重建采用滤波反投影法和迭代法，目前多采用迭代法。

（4）SUV 值：标准摄取值（standardized uptake value，SUV）是应用 ^{18}F-FDG PET 显像诊断局部病变时常用的一个半定量评价靶组织葡萄糖代谢程度的指标，可反映靶组织 ^{18}F-FDG 的摄取程度，计算公式如下：

$$SUV = \frac{局部感兴趣区平均放射性活度（MBq/gml）}{注射放射性活度（MBq）/体重（g）}$$

SUV 作为一种反映组织葡萄糖代谢率（metabolic rate of glucose，MRGIC）的半定量指标被广泛应用于肿瘤良、恶性的鉴别诊断和治疗效果评价。

（二）正常解剖影像表现

1. 肝脏　正常 SUV 值范围为 2.3 ± 0.6。肝脏通常呈弥漫性轻中度浓聚影，边界较为清晰，有时也可见肝血管影，形状不规则，浓聚程度低。

2. 胆道　正常 SUV 值范围为 1.1 ± 0.4，胆道系统通常呈弥漫性轻度浓聚影。

3. 胰腺　正常 SUV 值范围为 1.6 ± 0.5，胰腺 FDG 摄取通常较肝脏及脾脏低。

4. 脾脏　正常 SUV 值范围为 1.8 ± 0.3，脾脏 FDG 显影情况与肝脏类似，但 SUV 最大值应低于肝。

5. 消化道　胃的正常 SUV 值范围为 1.9 ± 0.8，回盲部为 1.8 ± 0.6，结肠为 1.9 ± 0.9，直肠为 2.3 ± 0.8，但胃肠道蠕动会影响 FDG 的摄取，在对胃肠道进行 PET-CT 显像前要饮水，充分充盈胃肠道以尽可能降低生理因素的干扰。

（三）基本病变的影像表现

1. 肝脏　如有类圆形较高程度的 FDG 浓聚影出现，应怀疑为肝脏原发或转移性肿瘤。肝癌摄取 ^{18}F-FDG 程度变化范围较大，不同分化程度的肝癌显像表现不一。分化差的肝癌病灶，^{18}F-FDG 被"代谢性滞留"（metabolically trapped）于肝癌细胞内，而与其他恶性肿瘤一样表现为高摄取，易辨认，检出率较高；分化好的肝癌表现与本底肝实质放射性分布相同或略低，诊断肝癌的假阴性率高，但在评估肿瘤代谢和对肝癌预后判断及肝转移癌的鉴别诊断方面具有明显优势。

2. 胆道　胆道炎症放射性摄取稍增高（较胆道肿瘤放射性摄取低），如有结节状高摄取同时伴胆道梗阻应怀疑胆道原发肿瘤可能。早期胆管癌因肿瘤体积较小不易被检出，合并胆道感染可能存在假阳性结果；^{18}F-FDG PET-CT 对中晚期胆管癌的浸润范围、肝实质的侵犯和区域淋巴结转移显示较好。对结节或肿块型的胆管癌病灶，检出率较高，而对浸润型胆管癌（如肝门部胆管癌侵及左右肝胆管），诊断准确率有限。

胆囊癌表现为胆囊窝异常局灶性放射性浓聚，边界相对清楚；侵犯邻近组织或脏器时肿块增大，呈不规则高代谢病灶，区域淋巴结转移灶显示为小结节状高代谢灶，部分可互相融合。胆囊炎也可表现为放射性异常浓聚，诊断时需加以鉴别，延迟显像对鉴别诊断有参考意义。

3. 胰腺　^{18}F-FDG PET 显像发现胰腺区任何局灶性高于正常本底的放射性浓聚均有诊断价值，特别是高于肝影水平的局灶性放射性浓聚病灶。大多数胰腺癌局部淋巴结转移和肝转移灶，均表现为明显的放射性浓聚（图 1-64），对鉴别慢性胰腺炎和胰腺癌有较大帮助，对胰腺癌分期、远处转移及手术指征的评估效能更佳，但对血管侵犯的评估效能不如 CT 增强扫描。部分局灶性的胰腺炎或其他良性病变亦可造成类似肿瘤的 FDG 高代谢（如自身免疫性胰腺炎可引起较高的 FDG 浓聚）。一般认为，凡是有较高增殖活性、分化程度较差的肿瘤 FDG 摄取都偏高。

4. 脾脏　脾脏良性肿瘤如血管瘤、淋巴管瘤、错构瘤等均无放射性浓聚，而脾脏恶性肿瘤、淋巴瘤、转移瘤等均为高摄取。PET-CT 对于脓肿、结核、脾梗死等虽有一定的假阳性及局限性，但对淋巴瘤及白血病脾脏浸润的检出较高。

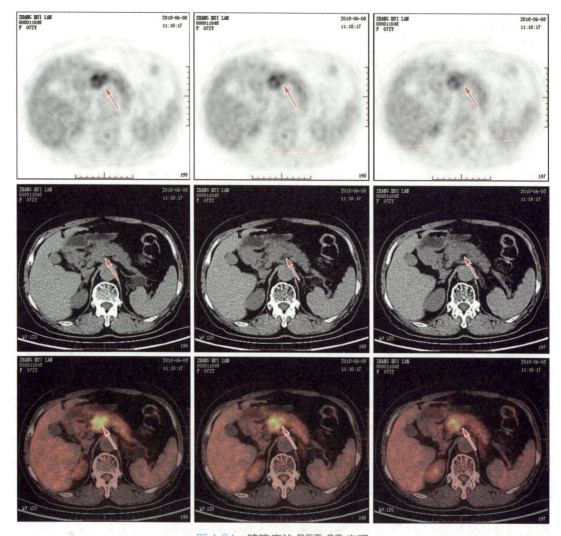

图 1-64   胰腺癌的 PET-CT 表现

上排为 PET 横断位图,中排为 CT 横断位图,下排为 PET-CT 融合图。融合图示胰头颈部结节状高代谢灶(↑),
SUV_{max}=5.85,胰腺体尾部弥散性代谢增高,SUV_{max}=4.4。

5. 消化道 ^{18}F-FDG PET-CT 对食管、胃肠道原发肿瘤浸润深度的检测灵敏度不及 CT 增强扫描、MRI 或胃肠镜,但对淋巴结转移和远处转移灶的检出明显优于 CT 和 MRI(图 1-65),有助于治疗方案的选择及疗效评估,其呈现的代谢信息可反映病人对治疗的应答情况,从而避免低效或无效治疗。PET-CT 对于胃癌、结直肠癌术后复发的监测有明显优势,复发肿瘤的 SUV 摄取值明显高于瘢痕组织。

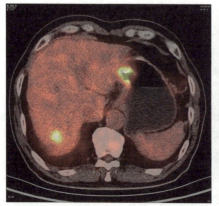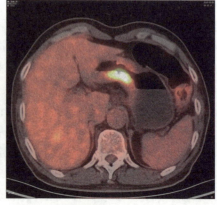

图 1-65   胃癌肝转移 PET-CT 图像

需要注意的是,PET-CT 低分辨率会导致小的转移灶漏诊,如小的腹膜转移;在胃肠道炎症方面,因活化的白细胞对 ^{18}F-FDG 高摄取,因此可以利用其标记的白细胞监测胃肠道炎症病理学变化过程。

总之,^{18}F-FDG PET-CT 对于消化系统肿瘤诊断和鉴别诊断、肿瘤分期、预后评价、疗效评估及长期随访和监测均有较高的价值,但 ^{18}F-FDG PET-CT 在某些肿瘤(如高分化 HCC、印戒细胞癌、黏液腺癌、透明细胞癌等)的显像效果并不令人满意,且正常的生理性或良性病变的 ^{18}F-FDG 摄取常混淆疾病的影像诊断。因此,近年对新型正电子放射性核素及示踪剂的研发逐渐增多,以期实现高敏感、高特异性的肿瘤检测和评估,新的正电子放射性药物的研发应用必将进一步提高 PET-CT 临床应用价值。

(高剑波 雷军强)

第五节 内镜检查与治疗

一、胃肠镜

消化内镜是一种经由消化道进行的内镜诊疗操作技术,已经有 200 余年的历史了。近 30 年来,内镜技术突飞猛进,内镜设备和器械持续创新,十二指肠镜、超声内镜、小肠镜、胶囊内镜等相继面世。为了更好显示病变与正常结构之间的差异,近些年出现了新的内镜影像技术,如染色内镜、放大内镜、共聚焦激光显微内镜等。染色内镜包括药物染色与电子染色,分别通过药物喷洒和改变内镜视光的波长使病变黏膜与正常黏膜间区分明显,达到检出疾病的目的。放大内镜是通过光学和电子技术将图像放大 100 倍左右,共聚焦激光显微内镜(confocal laser endomicroscopy,CLE)则是一种实时激光显微成像的内镜系统,可提供高达 1 000 倍在体组织的实时显微图像,这两种技术可以更好地观察消化道黏膜的细微结构和微血管形态,有助于鉴别微小病变的性质。

时至今日,内镜技术已从有线发展到无线,从宏观发展到微观,从局限于消化道管腔内发展到可以进入毗邻器官。消化内镜技术也从当初单纯的诊断技术发展成一项集诊断和治疗于一体的微创介入技术,为消化系统疾病的诊疗提供了新的方法。

(一) 胃镜

胃镜,即食管胃十二指肠镜(esophagogastroduodenoscopy,EGD),可以对食管、胃、近端十二指肠的消化道病变进行诊断和治疗,目前已经广泛应用于临床(图 1-66)。

胃镜技术经过百余年的发展,适应证相当宽泛,是消化道疾病最基本的检查之一。下面列出了一些常见的胃镜检查适应证和禁忌证。

1. 胃镜的适应证　①有上消化道症状,需除外上消化道疾病者;②原因不明的急(慢)性上消化道出血者;③需随访的病变,如胃溃疡、萎缩性胃炎、Barrett 食管等癌前疾病或病变;④高危人群的筛查或健康人群的体检;⑤上消化道疾病治疗后的疗效观察与随访;⑥需做内镜治疗者以及早期病变需术前定位;⑦其他需要明确上消化道状态的情况。

2. 胃镜的禁忌证　和其他操作一样,胃镜在病人面临的风险超过预期获益时不应实施。

(1)绝对禁忌证:①严重心、脑、肺疾病;②上消化道严重化学性损伤急性期;③上消化道穿孔急性期(以治疗该穿孔为目的的内镜操作除外);④严重咽喉部疾病内镜不能插入者;⑤主动脉瘤;⑥体质极度衰弱,无法耐受内镜操作者;⑦严重精神失常、智力障碍或病人不予配合。

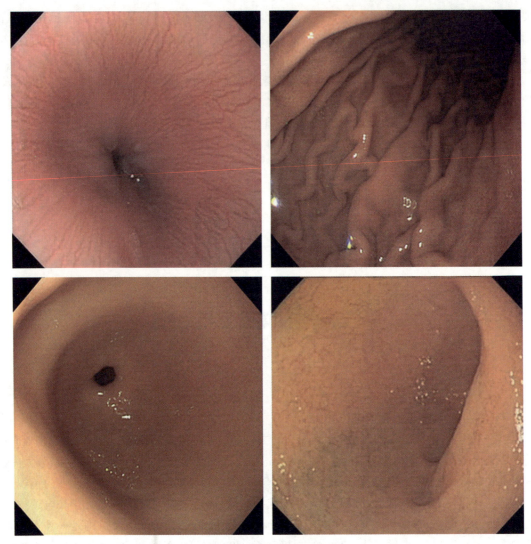

图 1-66　胃镜检查图像

　　(2) 相对禁忌证:①心、肺功能不全;②消化道出血,生命体征尚不稳定;③有出血倾向,血红蛋白 <50g/L;④严重高血压病人,血压控制不佳;⑤高度脊柱畸形,巨大食管、十二指肠畸形。

　　3. 胃镜的并发症　目前,胃镜已被证实有很高的安全性,并发症总体发生率约为千分之一,下面列出胃镜检查的常见并发症。

　　(1) 消化道出血:常见原因有内镜擦伤消化道黏膜、病人剧烈恶心呕吐导致黏膜损伤、原有病灶受到激惹或活检等。

　　(2) 消化道穿孔:常见原因有病人自身病情(包括深溃疡、憩室、肿瘤等),也有医源性穿孔,如盲目进镜、操作粗暴或技术不熟练等。穿孔一旦发现应立即处理。

　　(3) 咽喉部损伤:进镜时病人体位不正、精神过度紧张,操作者操作不当等,可造成咽喉部擦伤,甚至梨状窝穿孔。

　　(4) 下颌关节脱臼:常见原因是检查时张口过大,发现后可行手法复位。

　　(5) 喉头痉挛:多因胃镜误入气管所致,病人可立即出现剧烈咳嗽、哮鸣、呼吸困难、面色发绀等。此时应立即终止检查,并及时给予相应处置。

　　(6) 心脑血管意外:内镜检查剧烈的刺激可诱发脑出血、脑梗死、急性心肌梗死、严重心律失常等心脑血管意外。

　　(7) 误吸:误吸重在预防,对于有食管、胃潴留的病人,应保持病人口角朝下,及时排出潴留液体。

一旦发现误吸,应立即终止检查,及时抢救。

(8)其他:拔镜困难、癔症发作、腮腺肿大等。

(二)结肠镜

结肠镜(colonoscopy)应用于临床已有 50 余年的历史,是下消化道疾病的基本检查手段。结肠镜长约 120~160cm,由肛门进入大肠,一般可至回肠末端,检查下消化道的黏膜状态、肠腔形态和病变情况(图 1-67)。结肠镜检查直观、准确度高,可以在直视下行病理取材,并对某些大肠疾病进行内镜下治疗。

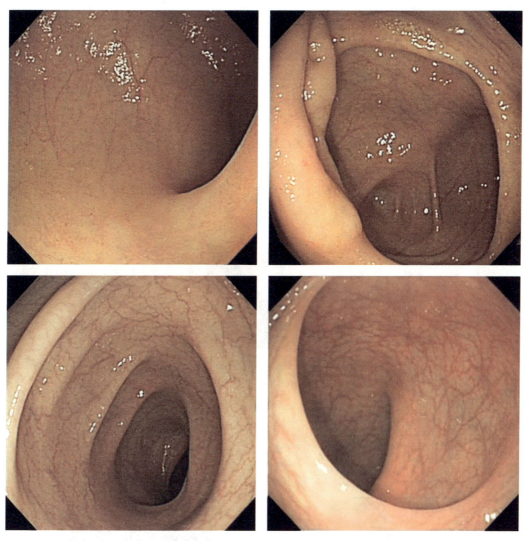

图 1-67　肠镜检查图像

1. 结肠镜的适应证　①原因不明的下消化道出血;②原因不明的慢性腹泻、便秘、腹痛、腹胀;③消化道造影、CT 等影像学检查提示异常;④需行肠镜筛查和随访的病人,如结肠息肉、结肠癌的筛查,炎症性肠病的随访;⑤需行肠镜治疗病人,如息肉切除术,早期肿瘤切除、大肠病变术前定位、异物取出、肠梗阻减压、大肠肿瘤的姑息治疗(止血、支架置入);⑥健康体检。

2. 结肠镜的禁忌证

(1)绝对禁忌证:①严重心肺功能不全、休克;②疑有急性腹膜炎、肠穿孔;③腹主动脉瘤。

(2)相对禁忌证:①恶性肿瘤腹腔广泛转移、大量腹水、多次开腹手术伴有肠粘连者;②妊娠期妇女应慎重进行,月经期如非病情需要,一般不宜做结肠镜检查;③大肠炎症性疾病急性活动期;④高热、衰弱、严重腹痛、低血压者;⑤精神病病人、拒绝配合者,必要时可麻醉下操作;⑥肠道准备不充分者。

3. 结肠镜的并发症 结肠镜是诊治大肠及末段回肠疾病的简单、安全、有效的方法,常见的结肠镜检查并发症包括:

(1)穿孔:肠壁穿孔一旦确诊,在病情允许的情况下,应立即内镜下干预,必要时可行外科手术治疗。

(2)出血:大部分经镜下止血及保守治疗可获痊愈。失血量大、内镜及保守治疗失败者需手术止血。

(3)肠系膜、浆膜撕裂:有腹腔内出血者一经确诊应立即手术,无腹腔内出血者行保守治疗,观察数天即可。

(4)肠绞痛:一般为检查刺激所致,经对症处理多能缓解。

(5)心脑血管意外、呼吸抑制:此类并发症,重在预防,对原有心脑血管疾病的病人,应实时监测心率、血压、血氧等指标,操作过程中应动作轻柔,避免过度牵拉肠道。

(6)气体爆炸:极罕见。由于肠腔内含有高浓度的甲烷和氢气等可燃性气体,通电进行息肉或黏膜切除以及电凝时可引起爆炸,多见于用甘露醇清洁肠道等情况。

(三) 超声内镜

超声内镜(endoscopic ultrasound,EUS)是在内镜引导下,在消化道腔内对消化道及消化道周围的脏器进行超声扫描的检查设备(图 1-68)。EUS 不同于常规内镜检查,不仅可观察消化道管腔内的黏膜病变,还可观察消化道壁各层组织结构的变化及消化道周围组织器官的病变,而且可以通过 EUS 引导下细针穿刺取得病理组织进行确诊。

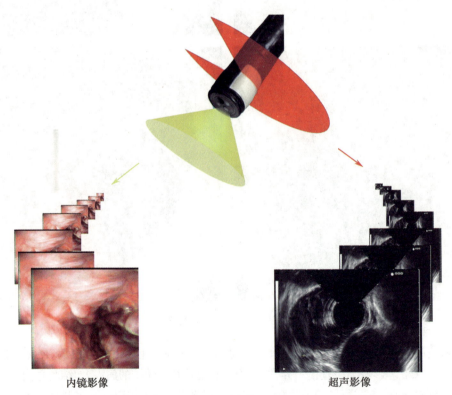

内镜影像   超声影像

图 1-68 超声内镜检查

超声内镜可以在距病灶最近的位置对病灶进行超声扫描,由于排除了体表进行超声检查可能遇到的种种干扰,并采用较高的探头频率,可清晰显示消化道壁及周围脏器的良恶性病变,对食管、纵隔、胃、十二指肠、胰腺、肝脏、胆道和肾上腺等处的良恶性病变的定位、定性诊断和介入治疗均具有极高的价值(图 1-69)。

1. 超声内镜的适应证

(1) 消化道恶性肿瘤的分期。

(2) 胰腺疾病的诊断与肿瘤分期。

(3) 消化道黏膜下肿瘤、腔外压迫的鉴别诊断。

(4) 肝管外胆管疾病:EUS 可识别胆总管微小结石,还可以早期发现胆总管内的微小肿瘤。

(5) 贲门失弛缓症的诊断及鉴别。

(6) 巨大胃黏膜皱襞的鉴别诊断:EUS 对浸润型胃癌(Borrmann Ⅳ型胃癌)、淋巴瘤、巨大肥厚性胃炎(Menetrier 病)以及其他胃壁增厚疾病有鉴别意义。

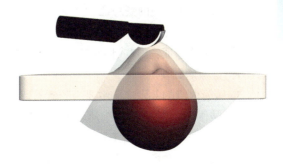

图 1-69 超声内镜对消化道黏膜下肿物的扫查示意图

(7) 血管类疾病的诊断与评估。

(8) 消化道及周边疾病需经消化道细针穿刺获得病理诊断。

(9) 各种需要 EUS 引导下的介入治疗。

2. 超声内镜的禁忌证 同胃、肠镜。

(四) 小肠镜

由于小肠疾病起病隐匿、早期的症状特异性不强且部位较深,既往对小肠疾病的临床诊断是棘手的医学"盲区"。小肠镜的出现使小肠疾病的检查成为可能。目前小肠镜可分为双气囊小肠镜、单气囊小肠镜、螺旋管式小肠镜等,其中以双气囊小肠镜应用最为广泛。小肠镜镜身长约 2m,通过镜身和外套管依次反复充气、放气、勾拉、滑行等动作,使肠管不断地褶缩在外套管上,直至到达病灶。

1. 小肠镜的适应证 ①潜在小肠出血(及不明原因缺铁性贫血);②疑似克罗恩病;③不明原因腹泻或蛋白丢失;④疑似吸收不良综合征(如乳糜泻等);⑤疑似小肠肿瘤或增殖性病变;⑥不明原因小肠梗阻;⑦外科肠道手术后异常情况(如出血、梗阻等);⑧临床相关检查提示小肠存在器质性病变可能;⑨已确诊的小肠病变(如克罗恩病、息肉、血管畸形等)治疗后复查;⑩小肠疾病的治疗:如小肠息肉切除术、小肠异物(如胶囊内镜等)取出术、小肠血管病变治疗术、小肠狭窄扩张术等;⑪困难结肠镜无法完成的全结肠检查;⑫手术后消化道解剖结构改变常导致常规十二指肠镜无法完成的 ERCP。

2. 小肠镜的禁忌证

(1) 绝对禁忌证:①严重心肺等器官功能障碍者;②无法耐受或配合内镜检查者。

(2) 相对禁忌证:①小肠梗阻无法完成肠道准备者;②有多次腹部手术史者;③孕妇;④其他高风险状态或病变者(如中度以上食管-胃静脉曲张者、大量腹水等);⑤低龄儿童(小于 12 岁)。

3. 小肠镜的并发症 小肠镜检查的常见并发症有消化道出血、消化道穿孔、急性胰腺炎、肠系膜根部组织撕裂等。

(五) 胶囊内镜

1992 年,以色列导弹工程师 Idden 设想并制造了一种可吞咽的微型摄像机,在通过胃肠道时,传出图像信号,通过体外接受信息进行诊断分析。1999 年 1 月,世界上第一个可吞咽胶囊内镜(capsule endoscopy,CE),又称无线内镜(wireless endoscopy)研制成功。进行胶囊内镜检查时,病人会吞服一个药丸大小的微型相机,该设备会在消化道内行进的过程中实时传输管腔内的图像。因其无创、方便、易耐受等优点,胶囊内镜在消化道疾病的临床运用日趋显著。

目前胶囊内镜主要应用于小肠疾病的诊断,填补了小肠可视性检查的空白,也为消化道无创性检查带来了新的革命,目前已经成为小肠疾病的首选检查项目。

1. 小肠胶囊内镜的适应证 ①不明原因消化道出血;②不明原因缺铁性贫血;③疑似克罗恩病或监测并指导克罗恩病的治疗;④疑似小肠肿瘤;⑤监控小肠息肉病综合征的发展;⑥疑似或难以控制的吸收不良综合征(如乳糜泻等);⑦检测非甾体抗炎药相关性小肠黏膜损害;⑧临床上需要排除小肠疾病者。

2. 小肠胶囊内镜的禁忌证

(1)绝对禁忌证:无手术条件或拒绝接受任何腹部手术者(一旦胶囊滞留将无法通过手术取出)。

(2)相对禁忌证:已知或怀疑胃肠道梗阻、狭窄以及瘘管;心脏起搏器或其他电子仪器植入者;吞咽障碍者;妊娠期妇女。

3. 胶囊内镜的并发症　主要为胶囊滞留,吞服胶囊 2 周后未排出则定义为胶囊滞留,多见于克罗恩病、肠结核、手术吻合口狭窄及小肠肿瘤等导致的狭窄,需通过内镜技术或外科手术取出。

4. 磁控胶囊内镜　由于胃腔空间较大,传统的胶囊内镜在胃内存在很多摄录盲区而无法完成全胃检查。近年来磁控胶囊内镜问世,其内部配备永磁体,通过外部磁场控制装置产生磁力,控制胶囊的运动,使其能在胃内倾斜、平移、旋转,同时改变受检者体位配合检查,可对胃内各个部位进行充分的观察。目前,磁控胶囊内镜仍处于发展的早期阶段,但目前的研究已证实它在胃部检查的安全性和实用性。

(六) 内镜下治疗技术

1. 内镜下切除术　内镜下采用各种技术实现消化道病变的切除,主要针对消化道息肉、早期肿瘤、黏膜下病变等。采用的治疗方式有针对息肉的圈套切除、高频电凝、氩等离子凝固术(argon plasma coagulation, APC),针对早期肿瘤和癌前病变的内镜下黏膜切除术(endoscopic mucosal resection, EMR)和内镜黏膜下剥离术(endoscopic submucosal dissection, ESD),针对黏膜下肿瘤的内镜黏膜下肿瘤挖除术(endoscopic submucosal excavation, ESE)、内镜黏膜下隧道肿物剥离术(submucosal tunneling endoscopic resection, STER)、内镜全层切除(endoscopic full-thickness resection, EFTR)等。

2. 内镜下止血术　目前内镜下止血术主要有:①局部注射药物或喷洒药物;②高频电凝;③金属夹夹闭;④皮圈套扎;⑤球囊压迫止血;⑥缝合止血等。

内镜医生可根据消化道出血的病因、病变部位、出血量等情况选择单独使用一种方法或联用几种方法,例如:①局灶性非静脉曲张性消化道出血:高频电凝、金属夹夹闭等;②弥漫性消化道出血:喷洒凝血酶、收敛剂、血管收缩剂等;③食管胃底曲张静脉破裂出血:硬化剂或组织黏合剂注射、皮圈套扎等。

3. 其他胃肠镜下治疗技术　其他胃肠镜下治疗还包括经口内镜下肌切开术、射频消融术、内镜下扩张、内镜下异物取出术、消化道置管术、消化道支架置入术、经自然通道内镜手术等。EUS 也能开展很多介入治疗项目,如 EUS 引导下的胰胆管造影及引流,EUS 引导下胰腺周围积液的引流治疗,EUS 引导下的胆囊穿刺引流治疗,EUS 引导下的腹腔神经丛阻滞,EUS 引导下的各种注射和消融治疗,以及 EUS 基础上的各种内镜治疗等。

二、ERCP、EST 和胆道镜

十二指肠镜在胆道系统中的应用已经有 50 余年的历史了,以内镜逆行胰胆管造影术(endoscopic retrograde cholangiopancreatography, ERCP)、内镜括约肌切开术(endoscopic sphincterotomy, EST)和胆道镜技术为代表。这些技术在临床广泛应用,使多项胰胆疾病的诊疗原则逐步改变,由原来的完全依赖外科手术到根据病人的具体情况,采用手术、内镜、介入等多种手段结合,诊疗方式更加多元化、个性化和微创化。

(一) ERCP 与 EST

ERCP 是内镜下对十二指肠乳头开口逆行插管,注入造影剂,获得胰胆管 X 线影像的一种方法。1968 年,美国华盛顿大学的 McCune 等首先介绍了侧视的纤维十二指肠镜并完成了首例十二指肠乳头插管,这种内镜下的物镜与目镜不在同一轴线上,而是形成 90° 角,恰好适合于观察位于侧壁的十二指肠乳头,使用抬钳器调整插管方向进行操作,从而完成对胰胆管的造影(图 1-70)。

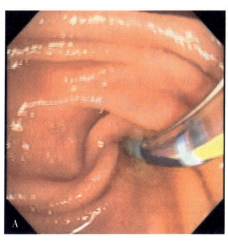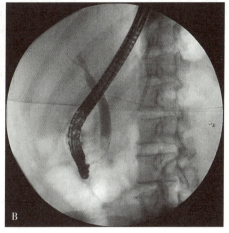

图 1-70　十二指肠镜内镜下视图和 X 线下视图
A. 十二指肠镜下乳头插管；B. ERCP 的 X 线下所见。

随着，ERCP 的不断发展，其适应证也不断向治疗方面转变，作为有创性操作，单纯以诊断为目的的 ERCP 应用越来越少。EST 是在 ERCP 诊断技术基础上，利用高频电切开刀将十二指肠乳头括约肌及胆总管末端部分切开的一种治疗技术，切开后可将引流管、网篮、支架等器械送入胆管内治疗胆管结石或治疗胆管的各种狭窄。目前，ERCP 已成为胆、胰疾病重要的诊治方法。

1. ERCP 与 EST 的适应证　①胆总管结石的诊断和治疗；②胆管良恶性狭窄的诊断和治疗；③十二指肠乳头肿瘤内镜下切除；④胰腺疾病的诊断和治疗，如胆源性胰腺炎、胰腺分裂症、奥迪括约肌功能障碍、慢性胰腺炎、胰管结石及狭窄、胰腺假性囊肿；⑤急性梗阻性化脓性胆管炎；⑥胆管损伤、胆汁瘘。

2. ERCP 与 EST 的禁忌证　①严重的上消化道狭窄、梗阻；②非胆源性急性胰腺炎；③严重的胆道感染引起循环功能障碍者；④严重心、肺功能障碍；⑤严重碘过敏者；⑥凝血功能障碍及出血性疾病，EST 应慎行；⑦其他上消化道内镜检查禁忌者。

3. ERCP 与 EST 的并发症　ERCP 与 EST 术后的并发症主要与病人的年龄、性别、是否合并其他疾病及胰胆疾病的情况有关，也与内镜医师的操作密切相关，其并发症的总体发生率为 6.9%，死亡率为 0.3%。

（1）急性胰腺炎：为 ERCP 术后最常见的并发症之一。主要是由于反复注射造影剂或在乳头切开时电凝过度致胰管开口水肿，胰液排出受阻而导致。

（2）穿孔：因十二指肠镜为侧视镜，所以 ERCP 操作时有可能会出现消化道穿孔，尤其是十二指肠球部和降段，一经发现穿孔可以金属夹夹闭。过度切割乳头和取石过程中损伤胆管可导致穿孔。轻微的胆管穿孔可以植入覆膜支架，较大穿孔需立即外科手术。

（3）出血：部分病例在切开十二指肠乳头时即发生出血。局部渗血大多可自行停止，针对活动性出血主要有四种止血方法：电凝止血、1:10 000 肾上腺素注射止血、内镜下钛夹、气囊或覆膜支架压迫止血。

（4）胆管炎与脓毒血症：主要由于术后胆汁引流不畅以及逆行感染导致。

（5）其他少见并发症：如低血压、低血氧、空气栓塞、过敏反应、心脑血管意外等。

（二）胆道镜

目前，胆道镜技术是一项非常重要的内镜微创诊断和治疗技术，能够通过手术或非手术的方法提供多种的胆道直视观察和相应治疗方案。胆道镜与十二指肠镜和外科腹腔镜的"三镜联合"为广大胆道系统疾病病人提供了多种微创治疗方式。随着微创医学的不断发展和整合，胆道镜技术也能发挥更大的作用，胆道镜技术的分类，主要有以下几种。

1. 术中胆道镜技术　指在手术过程中切开胆管，胆道镜进入胆道内进行检查和治疗。

2. 术后胆道镜技术（post-operative choledochofiberscopy，POC）　是目前临床上胆道镜应用的最主

要方式,需要通过外科手术后留置的引流管窦道进入胆管,主要的进入方式有:①经过 T 管窦道进入胆管;②经过胆肠吻合口术后引流管窦道进入空肠盲袢进入胆道;③经过胆囊造瘘引流管窦道通过扩张的胆囊管进入胆道。

3. 经皮经肝胆道镜技术(percutaneous transhepatic choledochofiberscopy,PTCS) 是指先经非手术方法经皮经肝胆管穿刺后留置胆管引流管,后经过多次的窦道扩张,直至窦道能够通过胆道镜时,再进行胆道镜检查与治疗。

4. 经口胆道镜技术(peroral cholangioscopy) 是在 ERCP 的基础上经活检孔道将胆道子镜送入胆道内进行内镜直视观察和相应操作的一种方法,不仅可直视下对病变取材,还可配合激光或者液电碎石设备进行碎石、取石等内镜下治疗。

胆道镜的主要适应证包括肝内外胆管结石、胆道畸形、胆管狭窄或胆肠吻合口狭窄、胆道内蛔虫及异物、胆道占位性病变、肝移植术后胆道并发症等。经瘘管、经肝、经皮胆道镜的常见并发症包括:胆道感染、胆道出血和窦道损伤等。经口胆道镜的并发症同 ERCP 技术。

三、腹腔镜

(一)概述

腹腔镜(laparoscope)是在内镜技术基础上发展而来,使用冷光源提供照明,将腹腔镜镜头插入腹腔内,运用数字摄像技术使腹腔镜镜头拍摄到的图像实时显示在专用监视器上。医生通过监视器屏幕上所显示的图像,对病人的病情进行分析判断,并且运用特殊的腹腔镜器械进行手术操作。1987 年,法国医生 Philippe Mouret 完成了第一例腹腔镜胆囊切除术(laparoscopic cholecystectomy,LC),随后腹腔镜被广泛应用于外科各个领域,成为 20 世纪外科发展史上的一个里程碑,代表 21 世纪微创外科发展方向。

(二)腹腔镜系统设备

腹腔镜系统设备包括腹腔镜成像及存储系统、气腹系统、手术器械及能源系统(图 1-71)。其中腹腔镜成像系统和 CO_2 气腹系统是腹腔镜手术所必需。在此基础上,根据术种的不同,能源系统和手术器械有所差异。能源系统包括高频电刀、超声刀、LigaSure 等。手术器械常用的有把持钳、分离钳、微型剪、钛夹钳等。特殊手术可能需要胆道造影器械、缝合结扎器械及各类腔镜内切割缝合与吻合器等。

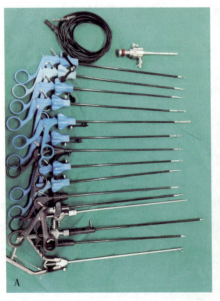
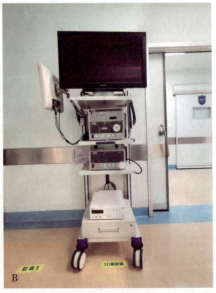

图 1-71 腹腔镜手术系统相关设备
A. 腹腔镜常用手术器械;B. 腹腔镜成像系统。

（三）腹腔镜外科基本技术

1. 建立气腹　建立气腹有 Veress 针盲穿法和 Hasson 法。Veress 针盲穿法运用普遍,一般选择脐下或脐上缘进针。进针前先在该部位做一约 10mm 小切口,纵行或者沿脐弧形切口,左手持巾钳轻轻向上提拉腹壁,右手持 Veress 针,手掌尺侧贴近腹壁防止用力过猛,持续进针刺入腹腔,穿透腹膜时有明显突破感,此时应停止进针并接导气管开始注气。Hasson 法适用于有腹部手术史怀疑腹腔有粘连等不易盲穿的情况。同样先在脐上或脐下做一小切口,然后逐层解剖直视下进腹后插入套管向腹部注入 CO_2 气体。

2. 腹腔镜下组织分离　腹腔镜下组织分离是腹腔镜手术的重要步骤,术者通过器械操作,无法判断组织疏松及致密情况,且对动作力度和幅度的控制要求高。因此术者需对正常的解剖层面非常熟悉,分离要按照解剖层面进行,减少出血及组织损伤。

3. 止血　腹腔镜外科止血手段主要有电凝止血、超声刀及氩气刀止血、LigaSure 血管闭合系统、钛夹夹闭止血、丝线结扎止血及生物胶黏合止血等,其中电凝止血最为常用。超声刀理论上能够控制直径 3mm 甚至 5mm 以下的血管出血,LigaSure 血管闭合系统可封闭直径 7mm 以下血管和组织束。

4. 缝合　腹腔镜下缝合和结扎技术是腹腔镜手术中相对难度较高的操作技术。尽管腹腔镜下切割吻合器已将吻合和封闭等操作大大简化,但腹腔镜下缝合技术仍是必不可少的操作技术,是完成腹腔镜胃肠道等消化道手术所必备的基本技术。由于腹腔内空间有限,缝合线线尾不宜过长,放置和取出缝合针的过程均要在腹腔镜镜头的监视下完成,以免出现刮伤周围脏器或缝针脱落等情况。缝合打结有腔内打结与腔外打结两种。

5. 标本取出　小标本可直接从戳孔取出,大标本可扩大戳孔或另做切口取出。巨大的良性标本可用器械将组织"粉碎"后从套管鞘取出。恶性肿瘤的标本取出时必须使用标本袋,以免造成肿瘤腹腔内播散和切口种植。感染性标本应注意避免污染戳孔。

（四）腹腔镜的适应证及禁忌证

1. 适应证

（1）诊断性腹腔镜技术:对于经过实验室与影像学检查后依旧难以确诊的病例,腹腔镜探查是一种有价值的方法。如:①不明原因的急、慢性腹痛;②腹部损伤;③腹部恶性肿瘤的分期;④肝脏疾病的活检及鉴别诊断;⑤腹水的鉴别诊断等。不仅如此,通过腹腔镜检查一旦诊断明确,大部分疾病可直接在腹腔镜下得到解决。这样替代了原有的剖腹探查术,避免了因剖腹探查阴性而给病人造成的痛苦,符合微创外科理念。

（2）治疗性腹腔镜技术:经过不断发展与探索,腹腔镜如今已应用到大部分消化外科手术疾病的治疗。主要的适应证包括炎症性疾病(如胆囊炎、阑尾炎)、良性肿瘤(如血管瘤)、先天性发育异常(如小儿巨结肠)、外伤等。目前腹腔镜胆囊切除术、腹腔镜结直肠癌根治术、腹腔镜抗反流手术治疗胃食管反流病及腹腔镜减肥手术已被公认为标准术式。而腹腔镜胃癌根治术、腹腔镜肝切除术以及腹腔镜胰十二指肠切除术等术式目前虽有些争议,但随着经验的不断丰富、器械及技术的不断进步,已经逐渐被医患所接受。

2. 禁忌证

（1）腹腔镜的绝对禁忌证:①严重的心肺功能障碍不能承受全身麻醉或开腹手术;②难以纠正的凝血功能障碍;③严重的腹壁及腹腔内感染;④腹腔内大出血需要快速手术抢救。

（2）相对禁忌证:①腹部多次手术史估计腹腔粘连广泛;②心肺功能障碍对承担腹腔气腹有一定风险;③肠梗阻肠道扩张显著。

（五）腹腔镜的并发症

腹腔镜手术尽管是一种微创治疗方法,除可能发生与开腹手术类似的并发症外,还存在其自身特有的并发症。

1. 与 CO_2 气腹有关的并发症   ①对于有心肺功能不全的病人,气腹对机体的影响较大。由于腹腔压力增高,使膈肌上抬,肺顺应性下降,有效通气量减少。并且由于压力的作用,静脉回心血量减少,最终导致舒张末期射血量及心输出量减少。术中易发生心功能异常、心律失常、心肌缺血、呼吸性酸中毒、下肢静脉淤血和内脏血流减少等并发症。②腹膜外充气:最常发生在腹膜外脂肪层,原因是入针角度过小,以至于针的前端留在腹膜外。③气体栓塞:发生在穿刺针误入静脉时,穿刺后应仔细检查针尖所在位置。如出现心搏骤停,应怀疑该情况的发生,必须马上停止气腹并进行抢救。

2. 与操作有关的并发症   ①血管损伤:主要是由于穿刺过程及腹腔镜操作过程造成。包括:腹膜后大血管,如腹主动脉、下腔静脉、髂动脉、髂静脉、门静脉等大血管;腹壁、肠系膜和网膜血管等;手术操作区域的其他血管。②内脏损伤:空腔脏器损伤,包括肝外胆管、胃肠、输尿管和膀胱等;实质脏器损伤,包括肝、脾、膈肌和肾等。③腹壁并发症:主要与戳孔有关,包括戳孔出血、戳孔感染、腹壁脓肿、腹壁坏死筋膜炎与戳孔疝等。

四、肛门镜

肛门镜(亦称肛窥)的长度一般为 7cm,内径大小不一。用于低位直肠病变和肛门疾病的检查,能了解低位直肠癌、痔、肛瘘等疾病的情况。肛门镜检查时多选膝胸位或其他体位。肛门镜检查之前应先做肛门视诊和直肠指诊,如有局部炎症、肛裂、妇女月经期或指诊时病人已感到剧烈疼痛,应暂缓肛门镜检查。肛门镜检查的同时还可进行简单的治疗,如取活组织检查等。

检查方法:右手持镜,拇指顶住芯子,肛门镜尖端涂以润滑剂。左手分开臀沟,用肛门镜头轻压肛门片刻再缓慢推入。先朝脐孔方向,通过肛管后改向骶凹,将肛门镜全部推进后拔出芯子。拔出芯子后要注意芯子有无血迹。调好灯光,缓慢退出,边退边观察,观察黏膜颜色,有无溃疡、出血、息肉、肿瘤及异物等。在齿状线处注意有无内痔、肛瘘内口、肛乳头、肛隐窝有无炎症等。

肛门周围病变的记录方法:视诊、直肠指诊和肛门镜检查发现的病变部位,一般用时钟定位记录,并标明体位。如检查时取膝胸位,则以肛门后方中点为 12 点,前方中点为 6 点;截石位则记录方法相反。有的学者建议病变部位采用"右前方""左侧方"等来记录,因为不管采取任何体位,病人的左后方仍然是左后方。

(孙思予 卢 云 李 强)

第六节   胃肠动力检查

胃肠动力是消化系统生理功能的重要组成部分。胃肠动力障碍主要指各种原因引起胃肠道平滑肌细胞运动功能发生障碍的病理过程。胃肠动力障碍可见于胃肠动力性疾病,如胃食管反流病、慢传输型便秘等,也见于消化系统以外的疾病累及消化系统所致,如糖尿病胃轻瘫、结缔组织病导致的胃肠动力障碍等。目前,胃肠动力障碍的临床检测方法较多,包括放射学、核素显像、生物电阻抗、腔内测压、胶囊内镜等,这些检测方法对受检者胃肠动力状况的评估具有重要意义。现将胃肠动力主要检查方法简述如下。

一、不透 X 线标记物法和放射性核素显像

1. 不透 X 线标记物法 利用硫酸钡不透 X 线的原理,在病人进食硫酸钡胶囊后,通过不同时间摄腹部 X 线平片来观察胃肠道内钡剂的排空情况,以此反映胃肠道排空功能。摄片之前口服产气剂勾画出胃的轮廓,以便准确计算胃对不透 X 线标记物的排空情况;48h(必要时可 72h)摄腹部 X 线平片,计算结肠对不透 X 线标记物的排空情况,排空大于 90% 认为结肠传输功能正常。主要用于测定固体物质的胃排空及结肠传输功能。适用于诊断功能性消化不良及对便秘进行分型等。

2. 放射性核素显像 其原理是将放射性核素标记物与普通食物混匀,用 γ 照相机在检查区域进行连续照相,根据胃内食物放射性核素的量来评价胃动力。这一检查方法具有符合人体生理状况、简便、无创伤、可重复、可精确定位等优点,对胃肠道功能研究具有重要的临床价值,是测定胃排空的"金标准"。其不足之处是病人要接受小剂量的射线照射,且价格昂贵。适用于胃动力不足时胃排空的诊断。

二、食管高分辨率测压

食管测压是将测压导管置于食管中,并通过压力感受器反映相应部位压力的一种方法,包括静息状态压力测定以及食团吞咽时压力测定,可以了解静息和吞咽时食管各结构(包括食管上括约肌、食管体部、食管下括约肌)、食管胃结合部和胃内的压力水平,是目前反映食管动力最直观的方法。食管高分辨率测压技术(high resolution manometry,HRM)是利用拥有更密集的压力感受器的测压导管,采集病人吞咽后的波形,得到从咽喉部到胃部的连续高保真的数据,能详细准确地描述上述各结构的动态运动过程。

HRM 在临床上主要应用于:①疑似食管动力障碍性疾病的诊断,如贲门失弛缓症、弥漫性食管痉挛等;②评估不明原因的吞咽困难、非心源性胸痛;③动力障碍性疾病治疗的疗效评估;④ pH 或者 pH- 阻抗监测前食管下括约肌定位;⑤抗反流手术前排除食管动力障碍性疾病(图 1-72、图 1-73)。

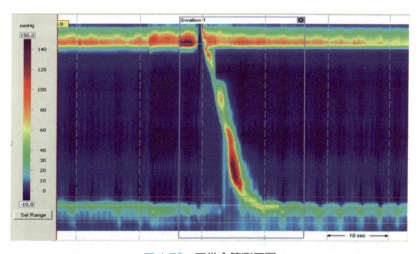

图 1-72 正常食管测压图

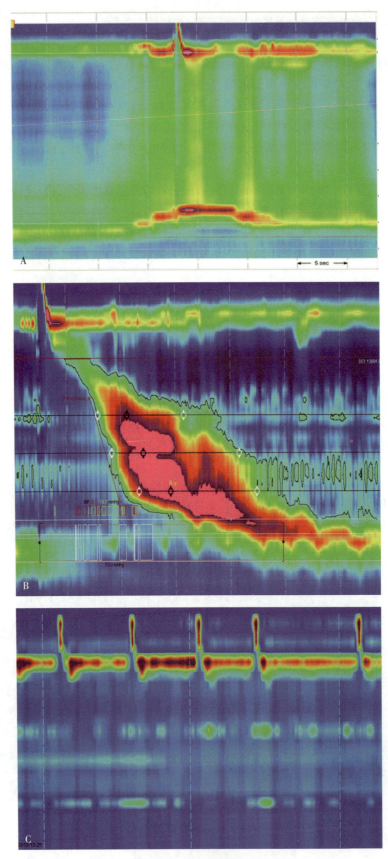

图 1-73 异常食管测压图

A. 贲门失弛缓症Ⅱ型；B. jackhammer 食管；C. 无效食管动力。

三、食管 24h pH- 阻抗值监测

食管 24h pH- 阻抗值监测技术的原理是基于不同物质(气体、液体、固体)阻抗水平不同。将阻抗电极置入食管中,可以根据其阻抗值的不同和动态变化,了解食管腔内容物的物理性质、变化状态和变化方向。阻抗技术与 pH 监测技术联合应用即为食管 24h pH- 阻抗值监测技术,是诊断胃食管反流病的"金标准"。其适应证包括:①有典型的嗳气、反酸、胃灼热考虑为胃食管反流病病人;②不明原因的哮喘样发作、顽固性咳嗽病人,通常在餐中、餐后或夜间入睡时症状发作;③不明原因的慢性咽炎、咽部异物感、声音嘶哑、喷嚏、打鼾、耳鸣、听力下降、口腔溃疡、牙齿腐蚀、嗅觉消失者。

四、肛门直肠高分辨率测压

肛门直肠高分辨率测压的适应证主要包括:便秘、大便失禁、肛门直肠疾病术前术后评价,药物或生物反馈治疗前后评价。

在试图排便时,正常以直肠内压力升高同时肛门松弛为特征,而功能性排便障碍的病人在肛门直肠测压时包括以下几种类型:Ⅰ型以直肠内压力升高(≥45mmHg)同时肛门括约肌收缩、肛管压力升高为特征;Ⅱ型推进力不足(直肠内压力 <45mmHg),伴有肛门括约肌松弛不充分或肛门括约肌收缩;Ⅲ型为直肠内压力升高(≥45mmHg),而肛门括约肌不松弛或松弛不充分(<20%)。

五、无线动力胶囊

无线动力胶囊(wireless motility capsule,WMC)系统是一种全胃肠道动力检测系统,可实时记录胃肠道内的 pH、温度、压力信息而间接检测出胃肠道各区域的传输时间,有利于胃肠道不同区域动力情况的综合判断。美国 FDA 已批准无线动力胶囊用于胃轻瘫病人胃排空时间的检测、胃窦 - 十二指肠压力描述及慢性便秘病人结肠传输时间的检测。

无线动力胶囊对于胃肠转运时间测定的准确性已得到多项研究的证实,但其在压力测定方面的应用仍受到较大的限制,与传统压力测定方法相比,无线动力胶囊仅有一个压力感受器,且在消化道内不停移动,无法测定移行波,需要新的判断标准以进一步拓展无线动力胶囊的压力测定功能。无线动力胶囊检查有发生胶囊滞留的可能性。

总之,胃肠动力是消化系统重要的生理功能之一,其受影响因素较多,目前检测方法可直接或间接反映胃肠蠕动功能。胃肠动力障碍性疾病成因复杂,临床上除调节胃肠动力药物外,自适应生物反馈疗法是在行为疗法基础上发展起来的一种治疗技术,通过测压或肌电图设备,使病人直观地感知其排便时盆底肌的功能状态,学会在排便时如何放松盆底肌,同时增加腹内压,以达到排便的目的,主要应用于功能性便秘等的治疗中。

(柴宁莉)

第七节　血管介入治疗

血管介入治疗(vascular interventional therapy)是以影像学为基础,在 X 线、超声、CT、MRI 等影像

诊断设备的引导下,利用专用的介入器材,通过 Seldinger 技术建立经皮血管通道,将特定导管选入靶血管,进行造影诊断和治疗的技术(图 1-74)。主要用于治疗消化道出血、门静脉高压、消化系统肿瘤和栓塞性疾病等。具有创伤小、操作简便、定位准确、效果明显和并发症少等优点,是消化系统微创技术的重要组成部分。

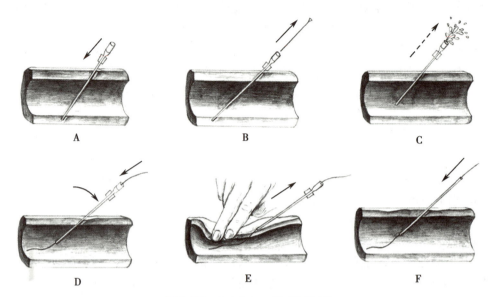

图 1-74　Seldinger 技术示意图

A. 用带有针芯的穿刺针穿刺动脉血管前后壁;B. 拔去针芯,后退针鞘;C. 发现有明显的搏动性喷血;D. 将导丝经穿刺针鞘引入血管,插入足够长度的导丝;E. 拔去针鞘,压住穿刺点,防止血液外渗;F. 引入带有扩张器的导管鞘。

一、消化道血管造影及栓塞止血术

运用数字减影血管造影(digital subtraction angiography,DSA)技术,进行选择性腹腔动脉血管造影,可以将消化道血管清晰成像,并对消化道动脉性出血进行定位,进一步通过超选择插管至出血的小动脉分支注入栓塞剂,从而达到止血的目的。其优点是效果明显、创伤小、术后恢复快,目前已成为消化道出血的重要治疗手段,替代了部分外科手术(图 1-75)。

(一) 适应证与禁忌证

1. 适应证　凡是不明原因消化道出血,经内镜、钡剂造影、CT 或 MRI 等影像学检查不能明确原因或出血部位者均可行消化道血管造影,包括腹腔干、肠系膜上动脉及肠系膜下动脉造影;对于出血部位明确,经药物或内镜治疗无效,或有内镜、外科手术禁忌者,也应考虑消化道血管造影及栓塞止血。

2. 禁忌证　①造影剂过敏;②肾功能不全;③失血性休克,生命体征不能维持稳定;④严重全身感染;⑤躁动不能配合且有全麻禁忌的病人。

(二) 消化道出血的血管造影征象

1. 直接征象　当出血速度大于 0.5ml/min 时即可见到造影剂外溢,这是消化道出血最可靠的征象,表现为造影剂溢出血管并在局部浓聚,出血量大时因较多造影剂进入肠腔使肠襻显影。随着造影时间及造影剂注入量的增加,造影剂外溢更为明显。

2. 间接征象　局部血管迂曲紊乱、粗细不均或远端小血管异常增粗、动静脉畸形、动脉瘤形成、肿瘤染色等均可间接提示出血原因和部位。

(三) 操作步骤

1. 病人平卧位,以右侧股动脉为穿刺点,交换置入动脉鞘,经动脉鞘将造影导管分别选择至腹腔动脉、肠系膜上动脉,根据靶血管选择合适的造影剂剂量及注入速度,嘱病人屏气,全麻病人可暂时中断呼吸机。通过高压注射枪注入造影剂行 DSA。

2. 造影过程需包括动脉期、静脉期及延迟期。动态观察有无出血的直接或间接征象,必要时超选择插管至可疑血管分支再次造影进一步确认。

3. 如有阳性发现,可插管至靶血管注入栓塞剂,如明胶海绵、微弹簧圈、PVA 颗粒等。栓塞后应当再次造影确认疗效,如侧支循环建立并仍有出血征象,可追加栓塞,必要时保留导管灌注缩血管药物止血。

4. 术毕拔除导管及动脉鞘,准确指压动脉穿刺点 15~30min,然后弹力绷带加压包扎。

(四) 术后处理

病人取平卧位,绝对卧床 12h,避免穿刺侧下肢弯曲。必要时加压包扎或用 1 000g 沙袋(或盐袋)压迫穿刺点 6h,密切观察穿刺点有无渗血、血肿形成,以及穿刺侧下肢皮温及动脉搏动情况,避免下肢缺血。24h 后病情稳定者可下床轻微活动。除非基础疾病存在禁忌,否则一般不需禁饮食。

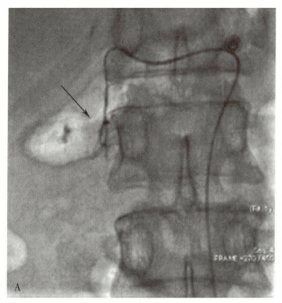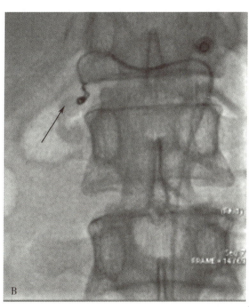

图 1-75　消化道出血造影及栓塞
A. 胃十二指肠动脉造影,显示出血;B. 栓塞后出血停止。

二、经动脉灌注化疗及栓塞术

正常肝组织的血供有 20%~25% 来自肝动脉,而 95%~99% 的肝癌血供来自肝动脉。通过肝动脉注入化疗药及栓塞剂,显著增加肝脏肿瘤组织局部药物浓度,同时栓塞剂阻断肿瘤血供,使肿瘤细胞坏死而进一步提高疗效。因此,经动脉化疗栓塞术(transcatheter arterial chemoembolization,TACE)是不能根治性切除的中晚期肝癌首选治疗方法。TACE 不是根治性治疗手段,其目标为让病人长期"带瘤生存",并通过控制病灶而争取获得根治性手术机会。

(一) 适应证与禁忌证

1. 适应证　①不能切除的原发性或转移性肝癌;②可切除的肝脏肿瘤,手术前辅助治疗,以减少术后复发、转移;③体积较大的肿瘤,手术前辅助治疗以提高切除率;④肿瘤切除术后复发不易切除,或未能完全切除有残留病灶者;⑤肿瘤破裂出血;⑥不愿外科手术的病人;⑦肝癌术后预防性治疗。

2. 禁忌证　①造影剂过敏;②肝功能分级 Child-Pugh C 级合并严重黄疸、肝硬化者;③伴全身感染,有菌血症、脓毒血症者;④终末期肝癌(BCLC 4 期,CLIP 5~6 分);⑤门静脉主干完全阻塞,无明显门静脉侧支形成;⑥严重心、肺、肾功能不全;⑦大量腹水。

(二) 操作方法

1. 造影的靶血管为腹腔干或肝总动脉,必要时需行膈动脉、肠系膜上动脉造影排查变异供血动脉。

2. 确定肿瘤供血动脉分支,缓慢注入化疗药物。如病变周围静脉小分支显影,提示栓塞完全;如病变较大、供血特别丰富,可追加明胶海绵或微球栓塞(即三明治疗法)。

3. 再次造影确认是否栓塞完全,必要时追加栓塞。巨块型肿瘤或肝功不佳的病人可分次手术栓塞以避免肝衰竭。

(三) 术后处理

1. 常规观察及护理内容同血管造影。

2. 观察有无发热、寒战、呕吐、腹痛等栓塞后综合征表现。

3. 根据肝功能水平、肿瘤复查情况可 1~3 个月后再次 TACE 治疗。

三、经颈静脉肝内门体分流术

经颈静脉肝内门体分流术(transjugular intrahepatic portosystemic shunt,TIPS)是在门静脉和肝静脉之间的肝实质内安置血管支架,使门静脉与肝静脉直接连通,门静脉系统内处于高动力状态的部分门静脉血像"泄洪"般通过支架分流道回流至体循环,从而降低门静脉压力,显著减少静脉曲张再出血风险,并促进腹水消退(图 1-76)。

(一) 适应证与禁忌证

1. 适应证　①门静脉高压所致消化道静脉曲张出血的二级预防;②门静脉高压所致静脉曲张出血的抢救性治疗;③门静脉高压所致的难治性胸、腹水;④肝肾综合征;⑤肝静脉闭塞型布加综合征;⑥门静脉血栓。

2. 禁忌证　无绝对禁忌证。相对禁忌证包括:①造影剂过敏;② Child-Pugh 评分大于 13;③肾功能不全;④严重右心功能衰竭或心包积液、心包缩窄;⑤中度肺动脉高压;⑥严重凝血障碍;⑦未控制的肝内或全身感染;⑧胆道梗阻;⑨多囊肝;⑩广泛的原发或转移性肝脏恶性肿瘤;⑪门静脉海绵样变。

(二) 操作步骤

1. 一般采用超声引导下经右侧颈内静脉穿刺。将导丝送入下腔静脉,并沿导丝送入鞘管,调整导管导丝进入所选肝静脉并进行肝静脉造影。

2. 送入穿刺针,选择合适的肝内门静脉为靶点穿刺。穿刺成功后,通过注射对比剂判断所穿刺管腔是否为肝内门静脉分支。

3. 将造影导管送入脾静脉或肠系膜上静脉进行直接门静脉造影,测量基线水平的门静脉压力和下腔静脉压力。

4. 沿导丝送入球囊导管并扩张穿刺道,置入血管支架。

5. 再次行门静脉测压、造影,观察分流道是否通畅、门体压力梯度是否下降至目标值、曲张静脉是否消失。

(三) 术后处理

1. 指压穿刺点 15min,以穿刺点不再渗血为宜,然后纱布包扎固定。

2. 观察有无发热、寒战、腹痛、腹胀等表现。警惕腹腔出血、感染、肝性脑病。

3. 术后 1 周及 1、3、6 个月复查超声评估分流道情况,此后每半年复查 1 次。

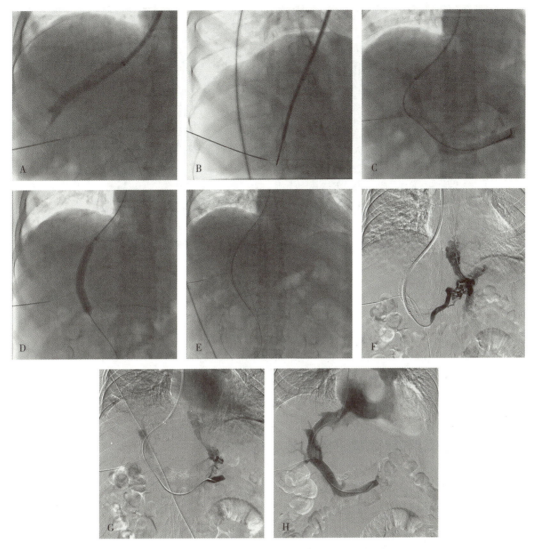

图 1-76　TIPS 操作

A. 游离法肝静脉造影；B. 门静脉穿刺；C. 门静脉造影；D. 肝实质分流道球囊扩张；E. 分流道支架植入；
F. 胃冠状静脉造影；G. 胃短静脉造影；H. TIPS 及食管下段胃底曲张静脉硬化栓塞术后门静脉造影复查。

四、部分脾动脉栓塞术

部分脾动脉栓塞术（partial splenic artery embolisation，PSE）是将脾动脉的部分分支栓塞，使其供血的脾实质梗死，从而达到"内科性脾切除"的效果，既保留了脾脏作为免疫器官的功能，同时也避免了脾切除后门静脉血栓的发生（图 1-77）。

（一）适应证与禁忌证

1. 适应证　①门静脉高压症所致脾功能亢进；②区域性门静脉高压；③脾动脉瘤。

2. 禁忌证　①造影剂过敏；②肾功能不全；③严重肝功能不全（Child-Pugh C 级）；④并发感染，特别是腹腔感染者；⑤大量腹水。

（二）操作步骤

1. 造影靶血管为脾动脉。

2. 选择恰当的脾动脉分支进行栓塞，栓塞面积（正位显影面积）以 40%~60% 为宜，巨脾病人应适当减少栓塞比例以减少并发症。

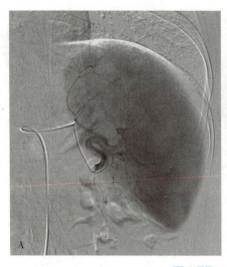
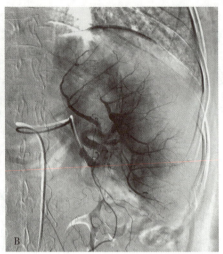

图 1-77 脾动脉造影

A. 栓塞前脾动脉造影,显示脾脏增大;B. 栓塞后造影复查,大部分脾内动脉分支被栓塞,
栓塞程度达 60%~70%。

3. 再次于脾动脉主干造影确认栓塞范围,必要时追加栓塞剂。

(三) 术后处理

1. 常规观察、护理同血管造影。

2. 持续发热、腹痛病人应做影像学检查排除脾脓肿,合并腹围增大者应警惕腹膜炎。

五、下腔静脉、肝静脉球囊扩张及支架成形术

近年来,布加综合征的治疗趋于微创化,下腔静脉、肝静脉球囊扩张和血管内支架植入术具有创伤小、并发症少、基本不改变正常的血流路径等优势,已经成为其优选治疗策略(图 1-78)。

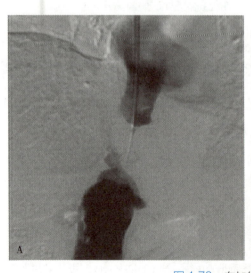
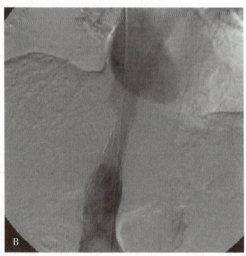

图 1-78 布加综合征支架植入

A. 上下腔静脉对吻造影,显示肝段下腔静脉阶段性闭塞;B. 植入血管支架后,闭塞段开通。

(一) 适应证与禁忌证

1. 适应证 布加综合征。

2. 禁忌证 ①造影剂过敏;②心、肝、肺、肾功能严重损害;③严重感染。

（二）操作步骤

1. 经股静脉插管至下腔静脉，测量压力，造影观察狭窄/闭塞范围，侧支是否开放。

2. 送入导丝，如能通过闭塞或狭窄段，则送入球囊扩张成形；若无法通过，可行穿刺破膜，必要时可经颈静脉自上而下穿刺以避免误伤心脏，然后行球囊扩张。

3. 再次行下腔静脉、肝静脉测压、造影，观察靶血管是否通畅、侧支循环是否消失。

（三）术后处理

1. 按压方法同 TIPS。

2. 观察浅表曲张静脉（腹壁、下肢曲张静脉）是否变浅及消退。警惕肺栓塞、腹腔出血。

3. 预防血栓形成，可用普通肝素或低分子肝素抗凝 3~5d，此后长期口服华法林抗凝。

4. 术后 1、3、6 个月复查超声造影了解肝静脉、下腔静脉或支架通畅情况，此后每 6 个月随访 1 次。

（柴宁莉）

第八节　消化系统疾病常用药物

消化系统疾病是常见病和多发病，药物治疗是重要的治疗手段。用于消化系统疾病的常用药物主要有抗消化性溃疡药和消化功能调节药。

一、抗消化性溃疡药

消化性溃疡主要发生于胃和十二指肠暴露于胃酸和胃蛋白酶的黏膜部位。当黏膜的防御机制健全时，黏膜上皮能对抗胃酸和胃蛋白酶的消化作用，保持黏膜的完整。但如果胃酸分泌过多或黏膜防御机制减弱，就可能形成溃疡。研究表明，消化性溃疡是"攻击因子"（胃酸和胃蛋白酶的分泌、幽门螺杆菌感染、非甾体抗炎药物的长期应用等）增强与"防御因子"（黏液和 HCO_3^- 分泌、前列腺素的产生）减弱所引起。消化性溃疡病人常常有以下病史：一是慢性感染幽门螺杆菌（*Helicobacter pylori*，Hp），二是长期使用非甾体抗炎药（non-steroidal anti-inflammatory drugs，NSAIDs）。幽门螺杆菌的慢性感染破坏了黏膜对胃酸侵蚀的抵抗力，并且增加胃酸的分泌，与消化性溃疡密切相关。在发现这种感染与消化性溃疡的关系之前，虽然使用各种抗酸或制酸药物，但很难根治，停药后复发率很高。而明确这一病因后，消化性溃疡的治疗和预后都产生了根本性变化。控制幽门螺杆菌的感染成为消化性溃疡的主要治疗手段之一。近年来，NSAIDs 相关的消化性溃疡逐渐增多。包括阿司匹林在内的非选择性 NSAIDs 多属于酸性，对黏膜上皮有直接的侵害作用。但更为重要的是，NSAIDs 抑制环氧合酶（cyclooxygenase，COX），COX 有两种主要的同工酶：COX-1 和 COX-2。COX-1 存在于胃肠黏膜，产生前列腺素，对黏膜起保护作用，抑制 COX-1 破坏了黏膜保护机制，促进溃疡的形成。而 COX-2 广泛分布于身体各处，与炎症的发热、疼痛等相关。近年来开发出选择性 COX-2 抑制剂，在保持抗炎作用的基础上，对胃黏膜的 COX-1 抑制作用很低，在一定程度上减少了 NSAIDs 的致溃疡作用。

综上所述（图 1-79），目前临床上治疗消化性溃疡的药物主要分为 4 大类：①抗酸药；②胃酸分泌抑制药，其中包括：H_2 受体阻断药、H^+-K^+-ATP 酶抑制药（质子泵抑制剂）、M 胆碱受体阻断药及促胃液素受体阻断药；③增强胃黏膜屏障功能的药物；④抗幽门螺杆菌感染药。

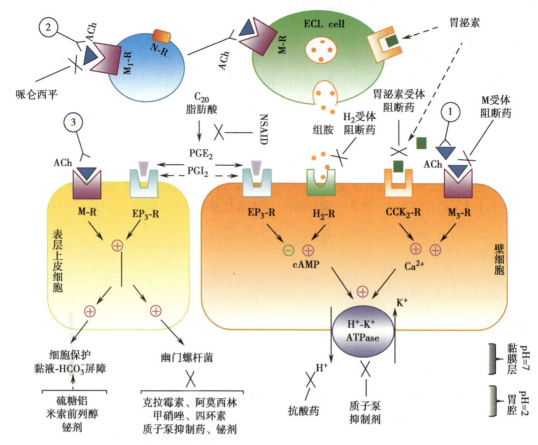

图 1-79　胃酸分泌的生理和药理调节：消化性溃疡的治疗基础和药物作用靶点

　　图示为分泌组胺的肠嗜铬样（ECL）细胞，分泌胃酸的壁细胞和分泌细胞保护因子如黏液和碳酸氢盐的表面上皮细胞之间的相互作用。生理过程以粗的黑线表示，可受激动⊕或受抑制⊖。①和③提示可能的神经节后的胆碱能纤维输入，②显示迷走神经输入。生理性激动剂和它们各自的膜受体包括乙酰胆碱（ACh），毒蕈碱（M）和烟碱（N）受体；促胃液素，胆囊收缩素受体 2（CCK2）；组胺 H_2 受体、PGE_2 和 EP_3 受体。药物作用以短线表示。X 代表药理拮抗靶点。虚线短线和箭头代表模拟或增强生理过程的药理作用。NSAIDs 为非甾体抗炎药，可诱发溃疡。

（一）抗酸药

　　抗酸药（anti-acids）也称中和胃酸药，是一种能够与胃酸相互作用形成水和盐的弱碱剂。口服后在胃内直接中和胃酸，升高胃内容物 pH，从而解除胃酸对胃、十二指肠黏膜的侵蚀及对溃疡面的刺激。由于胃蛋白酶在 pH 大于 4.0 时即失活，故抗酸药也能够降低胃蛋白酶活性。部分抗酸药如氢氧化铝、三硅酸镁等还能形成胶状保护膜，覆盖于溃疡面和胃黏膜，起保护溃疡面和胃黏膜作用。抗酸药的作用与胃内充盈度相关，当胃内被食物充盈时，抗酸药不能充分发挥作用，故抗酸药应在餐后 1~1.5h 后和晚上临睡前服用，才能达到较好的抗酸疗效。需控制用药剂量，用量过大，中和胃酸过度，可影响胃蛋白酶的消化能力，且胃液 pH 过高可引起继发性胃酸分泌过多。

　　常用的抗酸药及其作用特点如下。

　　1. 碳酸氢钠（sodium bicarbonate）　俗称小苏打，作用强，起效快且作用短暂。中和胃酸时产生 CO_2，可引起嗳气、腹胀、继发性胃酸分泌增加。口服后可被肠道吸收，导致碱血症和碱化尿液。

　　2. 氢氧化镁（magnesium hydroxide）　中和胃酸作用较强，起效较快，Mg^{2+} 有导泻作用，少量吸收后经肾排出，如肾功能不良可引起血中 Mg^{2+} 浓度升高。

　　3. 氢氧化铝（aluminum hydroxide）　中和胃酸作用较强，起效缓慢，作用持久。中和胃酸后，产生的三氯化铝具有收敛、止血和致便秘作用。长期服用可影响肠道对磷酸盐的吸收。

4. 碳酸钙（calcium carbonate）　抗酸作用较强、作用快而持久。可产生 CO_2 气体。进入小肠的 Ca^{2+} 可促进促胃液素的分泌，引起反跳性的胃酸分泌增加。

5. 三硅酸镁（magnesium trisilicate）　抗酸作用较弱，作用慢而持久，在胃内生成胶状二氧化硅对溃疡面有保护作用。

抗酸药主要用于消化性溃疡和胃食管反流病。自 H_2 受体阻断药、H^+-K^+-ATP 酶抑制药等抗消化性溃疡药的不断出现，抗酸药的应用明显下降。由于抗酸药不能调节胃酸的分泌，仅能直接中和已经分泌的胃酸，有些甚至可能造成反跳性的胃酸分泌增加，所以抗酸药并不是治疗消化性溃疡的首选药物或是单独使用的药物。理想的抗酸药应作用迅速、持久，不吸收、不产气，不引起腹泻或便秘，对黏膜有保护作用。单一药物很难达到这一要求，故常制成复方制剂，以增强治疗效果，减少不良反应，如复方氢氧化铝片等复方制剂。各种抗酸药吸收程度不同。含有 Al^{3+} 和 Ca^{2+} 的制剂吸收较少。对肾功能不全的病人，吸收的 Al^{3+} 可能导致骨质疏松、脑病。常用抗酸药作用比较见表1-6。

表 1-6　常用抗酸药作用比较

比较内容	碳酸氢钠	氢氧化镁	氢氧化铝	碳酸钙	三硅酸镁
抗酸强度	弱	强	中	强	弱
起效时间	快	慢	慢	慢	慢
持续时间	短	久	久	久	久
溃疡面保护作用	无	无	有	无	有
收敛作用	无	无	有	有	无
碱中毒危险	有	无	无	无	无
CO_2 产生	有	无	无	有	无
排便影响	无	轻泻	便秘	便秘	轻泻

（二）抑制胃酸分泌药

胃酸的分泌与调节：胃酸由壁细胞分泌，并受中枢（神经性）和外周诸多因子（内分泌性和旁分泌性）的复杂调控。其中包括肠嗜铬样细胞（enterochromaffin-like cell，ECL cell）释放的组胺、迷走神经释放的递质乙酰胆碱（ACh）和内分泌细胞释放的促胃液素。在负责分泌胃酸的胃壁细胞的基底膜上存在上述调控物质相应的受体：ACh-M 受体；促胃液素 -CCK_2 受体；组胺 -H_2 受体。壁细胞内存在两条主要的信号传导系统：cAMP 依赖性途径和 Ca^{2+} 依赖性途径，两条途径均可激活壁细胞黏膜侧的 H^+，K^+-ATP 酶（质子泵）。H_2 受体被激活后，通过升高细胞内的 cAMP 浓度，激活一系列蛋白磷酸化过程，从而激活 H^+-K^+-ATP 酶。ACh-M 受体和 CCK_2 受体被激活后，胃壁细胞内的游离 Ca^{2+} 浓度升高，从而激活 H^+-K^+-ATP 酶。而 H^+-K^+-ATP 酶作为一种质子泵，向胃黏膜腔分泌 H^+，含有一个大的 α 亚基和一个小的 β 亚基，可以产生最大的 H^+ 梯度，在细胞内的 pH 为 7.3，而壁细胞分泌小管内约为 0.8。

中枢神经系统受到与食物相关的刺激（例如看到食物的形象、闻到食物的味道等）后，能通过迷走神经直接释放 ACh，直接激活 M 受体，增加胃酸分泌。同时，ACh 也能激活 ECL 细胞膜上的 M 受体，促使细胞释放组胺。通常 ECL 细胞与胃壁细胞紧相邻，其释放的组胺通过旁分泌的方式激活胃壁细胞上的 H_2 受体，促进胃酸分泌。胃窦部的 G 细胞能分泌一种多肽激素促胃液素，其分泌受到中枢神经兴奋、胃内张力变化以及胃内容物成分变化等多种因素的调控。作为一种内分泌激素，促胃液素从 G 细胞分泌后进入血液循环，再作用于 ECL 细胞膜上的 CCK_2 受体，促使其释放组胺，通过激活胃壁细胞膜的 H_2 受体促进胃酸分泌。大量的研究证明，虽然 ACh 和促胃液素直接作用也能促进胃壁细胞的胃酸分泌，但 ECL 细胞释放的组胺是促进胃酸分泌最重要的调节途径。

因此，H_2 受体阻断药和质子泵抑制剂就成为抑制胃酸分泌的主要药物，也是临床上最常用的抑制胃酸分泌的药物。

1. H₂ 受体阻断药

(1)药理作用及机制:H₂ 受体阻断药的化学结构类似组胺,竞争性地阻断壁细胞基底膜的 H₂ 受体。对基础胃酸分泌的抑制作用最强,对进食、促胃液素、迷走兴奋以及低血糖等诱导的胃酸分泌也有抑制作用,因此本类药物对于基础胃酸分泌及夜间胃酸分泌都具有良好的抑制作用。临床上应用此类药可减少夜间胃酸分泌,对十二指肠溃疡具有愈合作用,因此成为治疗消化性溃疡的首选药物之一。

(2)体内过程:口服吸收迅速,1~3h 后达到血药浓度峰值。与血浆蛋白结合率较低。仅小部分药物被肝脏代谢(10%~35%)。以代谢产物或原形药物从肾脏滤过和肾小管分泌的方式排出。肌酐清除率降低的病人应减少药量。血液透析只能排出少量药物。肝、肾功能不全的病人慎用。

(3)临床应用:主要应用于消化性溃疡的治疗,能减轻溃疡引起的疼痛,促进消化性溃疡的愈合。此外,亦可应用于佐林格 - 埃利森综合征(Zollinger-Ellison syndrome)和无并发症的胃食管反流病的治疗和预防应激性溃疡的发生。

常用 5 种 H2 受体阻断药及其用法(表 1-7)如下。

表 1-7　5 种 H₂ 受体阻断药的比较

药名	生物利用度 /%	相对抑酶活力	血浆半衰期 /h	疗效持续时间 /h	抑制 P450 相对强度	剂量
西咪替丁	60	1	2	6	1	0.4g/bid 或每餐 0.2g 加临睡前 0.4g(0.8g/qn)
雷尼替丁	50	5	2~3	8	0.1	150mg/bid(75mg/qn)
法莫替丁	43	40	2.5~4	12	0	20mg/bid(20mg/qn)
尼扎替丁	90	5	2	8	0	150mg/bid(150mg/qn)
罗沙替丁	85	6	4~8	8	0	75mg/bid(75mg/qn)

注:qn,每晚一次;bid,每天两次;括号内剂量为维持量。

西咪替丁(cimetidine,甲氰咪胍):可口服给药,机体内广泛分布(包括乳汁和胎盘),主要从尿液排泄。每次 200~400mg,每天 800~1 600mg。饭后和临睡前各服一次,亦可在睡前一次服用 800mg,疗程一般为 4~6 周。

雷尼替丁(ranitidine):作用比西咪替丁强 5~10 倍。口服每次 150mg,每天两次,或睡前一次服用 300mg,4 周为一疗程。

法莫替丁(famotidine):作用与雷尼替丁相似,抑制胃酸分泌作用更强,约为西咪替丁的 20~160 倍,比雷尼替丁强 3~20 倍。口服每天两次,每次 20mg,4~6 周为一疗程。

尼扎替丁(nizatidine):作用与雷尼替丁相似,但生物利用度更高。不抑制肝药酶,无抗雄激素作用,也不影响血液中催乳素浓度。

罗沙替丁(roxatidine):抑制胃酸分泌的作用是西咪替丁的 3~6 倍,雷尼替丁的 2 倍,抑制胃蛋白酶的作用是西咪替丁的 1.6~6.2 倍。口服每次 75mg,每天两次;麻醉前给药:于手术前一天睡前及手术诱导麻醉前 2h 各服 75mg。

(4)不良反应:不良反应发生率较低(<3%)。以轻微的腹泻、便秘、眩晕、乏力、肌肉痛、皮疹、皮肤干燥、脱发为主。较为少见中枢神经系统反应如嗜睡、焦虑、幻觉、谵妄、语速加快、定向障碍等,可能发生于静脉注射给药之后。其他不良反应包括少数病人出现血细胞减少。长期大剂量使用西咪替丁,对内分泌系统有所影响,原因是与雄性激素受体结合,拮抗其作用,偶见男性出现精子数目减少、性功能减退、男性乳腺发育、女性溢乳等。偶见心动过缓、肝肾功能损伤、白细胞减少等。

(5)药物相互作用:西咪替丁是肝药酶抑制剂,可抑制苯二氮䓬类、华法林、苯妥英、普萘洛尔、茶碱、奎尼丁等药物在体内转化,使上述药物血药浓度升高。

2. H⁺-K⁺-ATP 酶抑制药（质子泵抑制剂，proton pump inhibitor，PPI）

（1）药理作用与作用机制：胃 H^+，K^+-ATP 酶位于胃壁细胞的胃黏膜腔侧，其功能是泵出 H^+（质子），使之进入胃黏膜腔，提高胃内的酸度。作为交换，将 K^+ 泵入胃壁细胞。壁细胞还存在其他离子转运系统，将 K^+ 和 Cl^- 同时排到胃黏膜腔内。总的结果是保持胃内的 HCl 水平。正如本节所述，激活 H_2 受体、M 受体和 CCK_2 受体都能激活 H^+，K^+-ATP 酶，增加胃酸分泌。因此，抑制 H^+，K^+-ATP 酶是最直接和有效的抑制胃酸产生的手段。

目前临床使用的质子泵抑制剂有奥美拉唑、兰索拉唑、泮托拉唑、雷贝拉唑与埃索美拉唑等。它们都属于弱酸性的苯并咪唑类化合物，pKa 大约为 4。在酸性的胃壁细胞分泌小管内，转化为次磺酸和亚磺酰胺，后者与 H^+-K^+-ATP 酶 α 亚单位的巯基共价结合使酶失活，减少胃酸分泌。由于药物与酶的结合不可逆，因此其抑制胃酸分泌的作用强大并且持久。同时还可使胃蛋白酶的分泌减少，并具有胃黏膜保护作用。此外，体内外实验证明此类药物对幽门螺杆菌有抑制作用。由于其疗效显著，此类药物已经超过 H_2 受体阻断药，成为目前世界上应用最广的抑制胃酸分泌的药物。

（2）临床应用：临床用于治疗消化性溃疡、胃食管反流病、应激性溃疡、急性糜烂出血性胃炎、卓 - 艾综合征及幽门螺杆菌感染等疾病。

奥美拉唑（omeprazole）：具有强大而持久的抑制胃酸分泌作用。每天口服 40mg，连服 8d，24h 胃液 pH 平均升高至 5.3。抑制胃酸作用持久，一次口服 40mg，3d 后胃酸分泌仍部分受抑制，连续服用的效果优于单次服用。由于胃内 pH 升高，反馈性地使胃黏膜中的 G 细胞分泌促胃液素，从而使血中促胃液素水平升高。但由于本药对组胺、五肽促胃液素等刺激引起的胃酸分泌亦有明显抑制作用，所以并不影响药物作用效果。动物实验证明奥美拉唑对阿司匹林、乙醇、应激所致的胃黏膜损伤有预防保护作用。体外试验证明奥美拉唑可使幽门螺杆菌数量下降。奥美拉唑口服易吸收，单次用药的生物利用度 35%，反复用药的生物利用度可达 60%，T_{peak} 1~3h，一次服用 30mg 的血药峰浓度为 0.56mg/L，若服用 60mg，峰浓度可达 1.67mg/L，胃内食物充盈时，可减少吸收，故应餐前空腹口服。

临床主要应用于消化性溃疡的治疗，每天一次，每次 20mg，疗程为 4 周、6 周或 8 周不等。治疗反流性食管炎疗效优于 H_2 受体阻断药。不良反应发生率为 1.1%~2.8%，常见症状有头痛、头晕、失眠、外周神经炎等神经系统表现；在消化系统方面可见口干、恶心、呕吐、腹胀；其他可见男性乳腺发育、皮疹、溶血性贫血等。使用时需要注意：①本药主要经 CYP2C19 和 CYP3A4 代谢，对肝药酶有抑制作用，与华法林、地西泮、苯妥英等药合用，可使上述药物体内代谢速率减慢；②慢性肝病或肝功能减退者，用量宜酌减；③长期服用者，应定期检查胃黏膜有无肿瘤样增生。

兰索拉唑（lansoprazole）：为第二代质子泵抑制药。其抑制胃酸分泌的药理作用与奥美拉唑相同，同时也有升高促胃液素、胃黏膜保护作用及抗幽门螺杆菌作用，但抑制胃酸分泌作用及抗幽门螺杆菌作用强于奥美拉唑。口服易吸收，生物利用度约 85%。

泮托拉唑与雷贝拉唑：泮托拉唑（pantoprazole，喷妥拉唑）与雷贝拉唑（rabeprazole）属于第三代质子泵抑制药。口服后吸收迅速，虽然半衰期短，然而一旦抑酸作用完成，可持续很长时间。两药的抗消化性溃疡作用与奥美拉唑相似，但泮托拉唑在 pH 3.5~7 条件下较稳定。研究显示，雷贝拉唑在抗胃酸分泌和缓解症状、治愈黏膜损害的临床效果方面远优于其他抗酸药物，雷贝拉唑体外抗幽门螺杆菌作用较强。雷贝拉唑和泮托拉唑对肝脏 CYP450 酶系统的亲和力较奥美拉唑和兰索拉唑弱，大大降低对其他药物代谢的影响，使药物治疗变得更加安全。不良反应轻微，发生率约 2.5%。

埃索美拉唑（esomeprazole）：是奥美拉唑的 S- 异构体。埃索美拉唑比消旋奥美拉唑或 R- 奥美拉唑代谢速率低，导致其药时曲线下面积（AUC）较高，具有代谢优势。因此，埃索美拉唑生物利用度和血药浓度高于奥美拉唑，血浆蛋白结合率为 97%，血浆半衰期长，药效比奥美拉唑强而持久，抑酸能力也强于兰索拉唑或雷贝拉唑，同时还具有夜间酸抑制能力强、药效呈现时间剂量依赖性的特点。临床用于胃食管反流病的治疗,已经治愈的食管炎病人防止复发的长期维持治疗,与适当的抗菌疗法联合用药可根除幽门螺杆菌,并且能治愈与幽门螺杆菌感染相关的消化性溃疡,防止与幽门螺杆菌相关的消化性溃疡复发。药物不良反应和主要药物相互作用与奥美拉唑相似。

3. M胆碱受体阻断药　抗胆碱药物阻断胃壁细胞膜上的M受体,抑制胃酸分泌;也阻断ACh对胃黏膜中的嗜铬细胞和G细胞M受体的激动作用,减少组胺和促胃液素等物质释放,间接减少胃酸的分泌。此外,这类药物还有解痉作用。在H_2受体阻断药和H^+-K^+-ATP酶抑制药出现之前,广泛用于治疗消化性溃疡。但由于其抑制胃酸分泌的作用较弱,不良反应较多,目前已较少用于消化性溃疡的治疗。

阿托品(atropine)和溴化丙胺太林(propantheline bromide):可减少胃酸分泌,解除胃肠痉挛,但不良反应较多。

哌仑西平(pirenzepine):主要阻断M_1受体,同时也有M_2受体阻断作用。能显著抑制胃酸分泌,减少组胺、五肽促胃液素所致胃酸分泌,抑制促胃液素分泌,对唾液腺、平滑肌和心房M受体亲和力低。$t_{1/2}$为10~12h。能明显缓解溃疡病病人的疼痛症状,用于治疗消化性溃疡。不良反应以消化道症状为主,表现为口干、便秘,此外可能有视物模糊、头痛、眩晕、嗜睡等。

替仑西平(telenzepine):与哌仑西平相似,作用较强,作用持续时间较长,$t_{1/2}$约14h,用于治疗消化性溃疡。不良反应相对较少而轻。

4. 促胃液素受体阻断药

丙谷胺(proglumide):化学结构与促胃液素终末端相似,可竞争性拮抗促胃液素受体,有抑制胃酸分泌作用;同时也促进胃黏膜黏液合成,增强胃黏膜的黏液 - 碳酸氢盐屏障,从而发挥抗溃疡病作用。

(三) 增强胃黏膜屏障功能的药物

增强胃黏膜屏障功能的药物也称胃黏膜保护药,胃黏膜屏障包括细胞屏障和黏液 - 碳酸氢盐屏障。细胞屏障由胃黏膜细胞顶部的细胞膜和细胞间的紧密连接组成,有抵抗胃酸和胃蛋白酶的作用。黏液 - 碳酸氢盐屏障是双层黏稠的、胶冻状黏液,内含HCO_3^-和不同分子量的糖蛋白,疏水层位于黏液下层,主要由磷脂组成;存在于胃液中的称为可溶性黏液,位于黏膜细胞表面的称可见性黏液,可见性黏液厚度0.2~0.6mm,覆盖于黏膜细胞表面,对黏膜细胞起保护作用。HCO_3^-与可见性黏液相混合,在黏膜表面形成黏液不动层,构成黏液 - 碳酸氢盐屏障,黏液不动层形成pH梯度,接近胃壁腔面的pH为1~2,而近黏膜细胞面的pH为7,故能防止胃酸、胃蛋白酶损伤胃黏膜细胞。黏液和HCO_3^-均由胃黏膜上皮细胞分泌。胃黏膜上皮细胞的基底侧有前列腺素(PGE_2和PGI_2)受体。前列腺素可激活这些受体,促进黏液和HCO_3^-的分泌,并且能增加胃黏膜的血流量,促进溃疡面的愈合。此外,还有多种因素参与保护胃黏膜的作用,如黏膜血流量、表皮生长因子、生长抑素等。当胃黏膜屏障功能受损时,可导致溃疡病的发生。因此增强胃黏膜屏障的药物,就是通过增强胃黏膜的细胞屏障、黏液 - 碳酸氢盐屏障或两者共同增强发挥抗溃疡病作用,主要有前列腺素衍生物、硫糖铝、枸橼酸铋钾等。

米索前列醇(misoprostol):是前列腺素E_1(prostaglandin E_1,PGE_1)的衍生物。性质稳定,口服吸收良好,进入血液后与胃壁细胞和胃黏膜上皮细胞基底侧的前列腺素受体结合,主要抑制胃壁细胞的胃酸分泌。对基础胃酸分泌和组胺、促胃液素等刺激引起的胃酸分泌均有抑制作用。同时对胃蛋白酶分泌也有抑制作用;也能增加浅表细胞的黏液和HCO_3^-分泌,增强黏膜细胞对损伤因子的抵抗力;增加胃黏膜血流,促进胃黏膜受损上皮细胞的重建和增殖等,增强胃黏膜细胞屏障和黏液 - 碳酸氢盐屏障,发挥抗溃疡病作用。一次应用200μg,抑酸作用可持续3~5.5h,血浆蛋白结合率达80%~90%,$t_{1/2}$为20~40min,以代谢产物形式从尿和粪便中排出。临床上用于治疗消化性溃疡,并有预防复发作用,对长期应用非甾体抗炎药引起的消化性溃疡、急性糜烂出血性胃炎,作为细胞保护药有特效。因能引起子宫收缩,尚可用于产后止血。不良反应发生率约13%,主要表现为腹痛、腹泻、恶心、腹部不适,也有头痛、头晕等。孕妇及前列腺素类过敏者禁用。

恩前列素(enprostil):作用与米索前列醇相似,特点是抑制胃酸分泌作用持续时间较长,一次用药,抑制胃酸作用持续 12h。因能抑制促胃液素的分泌,对长期服用奥美拉唑引起的促胃液素增高有明显的对抗作用。

硫糖铝(sucralfate):是蔗糖硫酸酯的碱式铝盐。口服后在胃酸中解离为氢氧化铝和硫酸蔗糖复合物。前者有抗酸作用,后者为黏稠多聚体,增加黏膜表面黏液不动层厚度、黏性和疏水性,与溃疡面的亲和力为正常黏膜的 6 倍,与病灶表面带正电荷蛋白质结合,牢固地黏附在上皮细胞和溃疡基底部,形成保护膜,防止胃酸和胃蛋白酶的侵蚀,在溃疡面形成保护膜。硫糖铝还可促进胃、十二指肠黏膜合成 PGE_2,从而增强胃、十二指肠黏膜的细胞屏障和黏液 - 碳酸氢盐屏障;增强表皮生长因子、碱性成纤维细胞生长因子的作用,使之聚集于溃疡区,促进溃疡愈合。硫糖铝的另一作用是抑制幽门螺杆菌的繁殖,使黏膜中的幽门螺杆菌密度降低,阻止幽门螺杆菌的蛋白酶、脂酶对黏膜的破坏。临床用于治疗消化性溃疡、胃食管反流病、慢性胃炎及幽门螺杆菌感染。

使用硫糖铝注意事项:①硫糖铝在酸性环境中才能发挥作用,故不宜与碱性药合用,应在饭前 1h 空腹服用,服药后 30min 内禁用抗酸药、胃酸分泌抑制药;②因硫糖铝在胃中形成黏液层,可影响其他药物的生物利用度,如布洛芬、吲哚美辛、氨茶碱、四环素、地高辛、西咪替丁、酮康唑等,应在服用这些药 2h 后再服用硫糖铝;③硫糖铝可减少甲状腺素的吸收;④少量 Al^{3+} 可被吸收,肾衰病人慎用。

胶体次枸橼酸铋(colloidal bismuth subcitrate,三钾二枸橼酸铋,枸橼酸铋钾):是一种稳定的胶状悬浮剂。在胃内酸性条件下能形成氧化铋胶体沉着于溃疡表面或基底肉芽组织,形成保护膜而抵御胃酸、胃蛋白酶等对溃疡面的侵袭作用。还可促进黏膜合成前列腺素,增加黏液和 HCO_3^- 分泌,增强胃黏膜屏障,降低胃蛋白酶活性,抑制幽门螺杆菌。用于治疗消化性溃疡,疗效与 H_2 受体阻断药相似,且复发率较低。服药期间可出现黑便,系铋盐所致,停药恢复。肾功能不全者禁用,以免引起血铋过高出现脑病和骨营养不良。

其他具有胃、十二指肠黏膜保护作用的药物有以下几种。

双八面体蒙脱石(dioctahedral montmorillonite):又称思密达(smectite),是由双四面体氧化硅单八面体氧化铝组成的多层结构,对消化道黏膜有很强覆盖能力,增加胃黏膜合成,使黏膜中磷脂含量增加,提高黏液层的疏水性,增强黏液屏障。促进胃黏膜上皮修复,增强胃黏膜细胞屏障,增加胃黏膜血流量。

替普瑞酮(teprenone):萜烯类衍生物,增加胃黏液合成、分泌,使黏液层中的脂类含量增加,疏水性增强,防止胃液中 H^+ 回渗作用于黏膜细胞。不良反应轻微,极少数病人有胃肠道反应,皮肤瘙痒,谷丙转氨酶(ALT)、谷草转氨酶(AST)轻度增高。

麦滋林(marzulene):麦滋林由 99% 的谷氨酰胺(glutamine)和 0.3% 的水溶性薁(azulene)组成,前者增加胃黏膜前列腺素 E_2 合成,促进黏膜细胞增殖,增加黏液合成,增强黏液屏障;后者能抑制致炎物质的致炎作用,抑制胃蛋白酶活性。可减轻溃疡病症状,促进溃疡愈合。不良反应少且轻微,偶见恶心、呕吐、便秘、腹泻、腹痛及饱胀感,极少数病人有面部潮红。

(四) 抗幽门螺杆菌药

在体外试验中,幽门螺杆菌对多种抗生素均非常敏感。但实际上使用单一的抗生素很难在体内根除幽门螺杆菌感染。抗幽门螺杆菌感染,除了抗消化性溃疡药中的 H^+-K^+-ATP 酶抑制药、铋制剂、硫糖铝等有弱的作用外,临床常用的抗菌药物有庆大霉素、阿莫西林、克拉霉素、呋喃唑酮、四环素和甲硝唑等。单用一种抗菌药治疗幽门螺杆菌效果差,且可导致耐药,常以 2~3 种药联合应用。表 1-8 列出了一些临床使用有效的多种药物合用的治疗方案,其根治率能达到 80%~90%。同时应该重视的是,已经发现幽门螺杆菌对硝基咪唑(甲硝唑)和大环内酯类(甲基红霉素)产生耐药性,但对四环素和阿莫西林的耐药性尚不多见,因此在搭配抗生素时应加以注意。

表 1-8 根治幽门螺杆菌的常用药物

药物种类	具体药物
H^+-K^+-ATP 酶抑制药	奥美拉唑、兰索拉唑、泮托拉唑
H_2 受体阻断药	雷尼替丁、法莫替丁、尼扎替丁
铋剂	枸橼酸铋钾
硝基咪唑	甲硝唑
抗生素	克拉霉素、阿莫西林、四环素、呋喃唑酮

二、消化功能调节药

消化功能调节药用于治疗消化功能不良及肠易激综合征,包括助消化药、止吐药、促胃肠动力药、泻药、止泻药与吸附药和利胆药等。

(一) 助消化药

助消化药是促进胃肠道消化过程的药物。助消化药多为消化液中成分,能补充消化液的分泌不足,能促进食物消化,有利于增进食欲。当消化液分泌不足时,可以起到替代疗法的作用。此外,有些药物可促进消化液分泌,或制止肠道过度发酵,用于消化不良的辅助治疗。

胃蛋白酶(pepsin):通常取自动物胃黏膜。胃蛋白酶常与稀盐酸同服,辅助治疗胃酸、消化酶分泌不足引起的消化不良和其他胃肠疾病。本药不能与碱性药物配伍。

胰酶(pancreatin):含蛋白酶、淀粉酶和脂肪酶。口服用于胰酶分泌不足引起的消化不良并能促进食欲。为防止胃酸破坏可制成肠溶片。

乳酶生(lactasin,表飞鸣):系干燥的活乳酸杆菌制剂,能分解糖类产生乳酸,使肠道内酸性提高,从而抑制肠内腐败菌繁殖,减少发酵和产气,有促进消化和止泻作用。可用于消化不良、腹胀及小儿消化不良性腹泻。不宜与抗菌药或吸附药同时服用,以免降低疗效。

干酵母(dried yeast,食母生):含有丰富的 B 族维生素、氨基酸和微量元素铬。其作用基本上与复合维生素 B 相似,主要用于营养不良、消化不良、食欲缺乏及 B 族维生素缺乏症。嚼碎后服,剂量过大可引起腹泻。

康胃素(carnitine):为 DL- 盐酸肉毒碱,能促进人体消化腺体的分泌,并有增进或改善消化器官运动功能的作用,可缓解其功能失调而引起的腹胀、恶心、嗳气、便秘等。用于治疗胃酸缺乏症、消化不良、食欲减退、慢性胃炎及腹胀、嗳气等。胃酸过多或急、慢性胰腺炎病人禁用或慎用。

(二) 止吐药

呕吐是一种复杂的反射动作,涉及胃肠道的不随意肌、呼吸和腹壁肌肉。参与呕吐的中枢控制有呕吐中枢和化学感受触发区(chemoreceptor trigger zone,CTZ)。呕吐可由多种因素诱发,同时又是一种保护反应。刺激胃、十二指肠黏膜等内脏的感觉神经、咽部迷走神经的感觉神经末梢及视觉和内耳前庭的位置感觉改变也可诱发呕吐。药物(肿瘤化疗药等)、放射病和血液中的内源性有毒物质(如尿毒症时)等直接作用于 CTZ 也是诱发呕吐的因素。频繁而剧烈的呕吐可引起失水、电解质代谢紊乱、酸碱平衡失调、营养障碍等,应用止吐药可以缓解或消除恶心和呕吐。涉及呕吐的递质和受体有:H_1 受体、M 受体、多巴胺(D_2)受体、5-HT_3 受体以及阿片受体。处理呕吐时应针对原因,选用不同的药物。

1. H_1 受体阻断药   如苯海拉明(diphenhydramine)、茶苯海明(dimenhydrinate,晕海宁,乘晕宁)、美克洛嗪(meclozine)等有中枢镇静作用和止吐作用。用于预防和治疗晕动病、内耳性眩晕病等,对迷宫 / 前庭核刺激造成的和肠道局部刺激造成的呕吐有效,对 CTZ 呕吐无效。

2. M 胆碱能受体阻断药   东莨菪碱(scopolamine)、阿托品、苯海索(trihexyphenidyl,安坦)等。此类药物通过阻断呕吐中枢和外周反射途径中的 M 受体,降低迷路感受器的敏感性,抑制前庭小脑通路的传导,产生抗晕动病和预防恶心、呕吐的作用。其中以东莨菪碱的作用更明显。对 CTZ 呕吐无效。

3. 多巴胺(D_2)受体阻断药

吩噻嗪类(phenothiazines):是一类有效的止吐药,如氯丙嗪(chlorpromazine)具有阻断 CTZ 的多巴胺(D_2)受体的作用,降低呕吐中枢的神经活动,能有效减轻轻度或中度化学治疗引起的恶心、呕吐,但不能有效抑制化疗药物(如顺铂、多柔比星、氮芥等)引起的恶心、呕吐,虽增加剂量能提高止吐效果,但低血压和躁动等不良反应限制了其用量。其他不良反应包括锥体外系反应和镇静作用。

硫乙拉嗪(thiethylperazine):属吩噻嗪类化合物,与氯丙嗪药理作用相似,均抑制 CTZ 和呕吐中枢,具有较强的镇吐作用。不仅对外科手术、全身麻醉、吗啡和哌替啶引起的呕吐有良效,且对氮芥等抗肿瘤药、放疗及细菌引起的呕吐亦有效,但不适用于防止晕动症。

甲氧氯普胺(metoclopramide,胃复安,灭吐灵):属苯甲酰胺类化合物,具有中枢和外周双重作用,阻断中枢 CTZ 的多巴胺(D_2)受体发挥止吐作用,较大剂量还可作用于 5-HT_3 受体,产生止吐作用。本药中枢作用可引起明显的锥体外系症状,如焦虑和抑郁等。其外周作用表现为阻断胃肠多巴胺受体,增加胃肠运动,促进胃及上部肠段的运动;提高静息状态胃肠道括约肌的张力,增加食管下括约肌的张力和收缩的幅度,使食管下端压力增加,阻滞胃食管反流,加强胃和食管蠕动,并增强对食管内容物的廓清能力,促进胃的排空;促进幽门、十二指肠及上部空肠的松弛,形成胃窦、胃体与上部小肠间的功能协调,加速胃的正向排空。临床用于治疗慢性功能性消化不良引起的胃肠运动障碍,大剂量能有效控制顺铂所致的剧烈呕吐。治疗剂量时,20% 病人出现轻微不良反应,如嗜睡、疲倦等,其他反应有锥体外系反应、男性乳房发育等。

多潘立酮(domperidone):不易通过血脑屏障,主要阻断胃肠部的多巴胺(D_2)受体。其对胃肠运动的作用与甲氧氯普胺类似,可增加胃肠道的蠕动和张力,促进胃排空,增加胃窦和十二指肠运动,协调幽门的收缩,同时也能增强食管的蠕动和食管下括约肌的张力,抑制恶心、呕吐。口服后吸收迅速,但生物利用度低,约 15%,15~30min 可达峰值血药浓度,分布以胃肠局部药物浓度最高,脑内几乎没有,半衰期($t_{1/2}$)为 7~8h,主要经肝脏代谢转化。用于治疗各种轻度胃瘫,加速胃排空,尤其用于进餐后消化不良、恶心、呕吐和胃潴留的治疗;可用于偏头痛、颅外伤、放射性治疗及抗肿瘤化学治疗引起的恶心、呕吐。不良反应有头痛、促进催乳激素释放及胃酸分泌等。

4. 5-HT_3 受体阻断药　如阿洛司琼(alosetron)、昂丹司琼(ondansetron)和格拉司琼(granisetron)。此类药物能选择性阻断外周内脏传入神经纤维突触前和脑 CTZ 区的 5-HT_3 受体,阻断呕吐反射,起到止吐作用。抗肿瘤化疗药物或放射治疗可诱发小肠嗜铬细胞释放 5-HT,导致恶心、呕吐。主要用于肿瘤放疗和化疗导致的呕吐。常见的不良反应为头痛。

5. 皮质醇类(corticosteroids)　地塞米松(dexamethasone)和甲泼尼龙(methylprednisolone)均能有效对抗轻至中度的致吐性化疗药。其止吐机制未明,可能与阻断前列腺素相关。糖尿病病人用药后可出现失眠和血糖升高。

(三) 促胃肠动力药

胃肠动力是指胃肠部肌肉的收缩蠕动力,包括胃肠部肌肉收缩的力量和频率。胃肠动力不足的表现有早饱、嗳气、腹胀、恶心、反胃、胀满感;胃肠电图呈胃肠动力减弱征象;实验室检查呈胃排空延迟、肠传输缓慢。促胃肠动力药可以改善这些症状。

甲氧氯普胺(metoclopramide):作用于多巴胺 D_1 和 D_2 受体,拮抗其兴奋引起的胃肠动力的抑制作用;且能激动 5-HT_4 受体,产生增强胃肠动力作用;抑制呕吐中枢。因它能透过血脑屏障阻断中枢的 D_2 受体,易产生锥体外系的不良反应,故目前多用于止吐,而较少用于增强胃肠动力。

多潘立酮(domperidone):是多巴胺 D_2 受体阻断药,作用基本同甲氧氯普胺,但不能透过血脑屏障,故无锥体外系的不良反应。多巴胺 D_2 受体分布于食管和胃,因此多潘立酮常用于增强上消化道动力。

西沙必利(cisapride):属苯甲酰胺类药物,是 5-HT_4 受体激动药。通过激动肌间神经丛的节前和节后神经元的 5-HT_4 受体,释放大量 ACh,促发全胃肠道平滑肌的蠕动收缩,能引起腹泻。无锥体外系、催乳素释放及胃酸分泌的不良反应。口服生物利用度为 30%~40%。作为全胃肠道促动力药,可用于治疗胃食管反流病、胃轻瘫、麻痹性肠梗阻和功能性便秘等。

莫沙必利(mosapride):为苯甲酰胺类新一代 5-HT$_4$ 受体激动药,作用机制同西沙必利。因其化学结构较西沙必利有所改进,与大脑神经细胞突触膜上的多巴胺 D$_2$ 受体、肾上腺素 α$_1$ 受体、5-HT$_1$ 及 5-HT$_2$ 受体无亲和力,故不会引起锥体外系综合征及心血管不良反应。作为全消化道促动力药广泛用于胃肠动力不足的各种疾病,如功能性消化不良伴有胃灼热、嗳气、恶心、呕吐、早饱、上腹胀、上腹痛等消化道症状,胃食管反流病、糖尿病性胃轻瘫及胃部分切除病人的胃功能障碍。

其他药物:氯苯氨丁酸(baclofen)为一过性食管下括约肌松弛的抑制药,为 GABA-β 受体激动药,可减少胃食管反流的发生。促胃动素(motilin)是一种胃肠激素,与胃和小肠快速运动相关。红霉素及其类似物能与胃肠道神经和平滑肌上的促胃动素受体结合,增强胃肠道收缩,促进胃排空,与红霉素的抗菌作用无关。

(四) 泻药

泻药是一类能刺激肠蠕动或增加肠内水分,润滑肠道或软化粪便而促进粪便排出的药物,按作用机制可分刺激性泻药、渗透性泻药和润滑性泻药三类。

1. 刺激性泻药(irritant laxatives)　刺激性泻药又称接触性泻药,与肠黏膜直接接触后,增加黏膜通透性,使水、电解质向肠腔内扩散,增大肠腔容积,刺激结肠推进性蠕动,从而产生泻下作用。

酚酞(phenolphthalein,果导):属二苯甲烷类,是一种 pH 指示剂,在碱性环境中呈红色。口服后酚酞与碱性肠液形成可溶性钠盐,刺激结肠肠壁蠕动,同时有抑制肠内水分吸收作用。服药后 6~8h 排出软便,作用温和,适用于慢性便秘。口服后 15% 被吸收后经肾排泄,如尿液呈碱性尿液,将变成粉红或红色。部分吸收药物随胆汁排泄,并有肝肠循环现象,从而一次服药作用可维持 3~4d。高敏病人可发生皮炎等反应,偶致肠绞痛、紫癜、心、肺、肾损害;长期使用可致水、电解质丢失和结肠功能障碍。

比沙可啶(bisacodyl):与酚酞同属二苯甲烷类刺激性泻药,口服或直肠给药后,迅速被肠道和细菌的酶转换成有活性的代谢物,在结肠产生较强刺激作用。一般口服 6h 内,直肠给药后 15~60h 生效,排软便。有较强刺激性,可致腹疼挛、直肠炎等。

蒽醌类(anthraquinones):大黄(rhubarb)、番泻叶(senna)、芦荟等植物含有蒽醌苷类和鞣酸等物质,蒽醌苷可被大肠内细菌分解为蒽醌,刺激结肠推进性蠕动和减少水、电解质的净吸收。用药后 4~8h 可排软便或引起腹泻。因其仅作用于大肠,对小肠吸收功能无影响,故可用于急、慢性便秘。大黄制剂应用后有时产生继发性便秘,是所含鞣质的收敛作用所致。丹蒽醌(danthron)是游离的蒽醌,作为蒽醌苷类配体,不需要被结肠内细菌代谢,口服后 6~12h 排软便或半流体粪便。

2. 渗透性泻药(osmotic laxatives)　渗透性泻药又称容积性泻药,口服后肠道很少吸收,增加肠容积而促进肠道推进性蠕动,产生泻下作用。

硫酸镁(magnesium sulfate)和硫酸钠(sodium sulfate):又称盐类泻药。大量口服后其硫酸根离子、镁离子在肠道难被吸收,在肠腔内形成高渗,抑制肠内水分的吸收,水分保留在结肠内,增加肠腔容积,刺激肠道蠕动。此外,硫酸镁还有利胆作用。主要用于外科术前或内镜检查前排空肠内容物;辅助排除一些肠道寄生虫或肠内毒物。大约 20% 镁离子可能被肠道吸收,肾功能不全或中枢抑制的病人可能发生毒性反应,宜选用硫酸钠。妊娠妇女、月经期妇女、体弱和老年病人慎用,因为易刺激盆腔充血和失水。硫酸钠导泻机制同硫酸镁,且无硫酸镁引起的不良反应,更为安全。充血性心力衰竭病人禁用硫酸钠。

乳果糖(lactulose):是合成的双糖,口服不吸收,到结肠后被细菌降解成乳酸,在结肠内发挥局部渗透作用,引起粪便容积增加,并刺激肠道蠕动而促进排便。乳酸在结肠内趋向于酸性,可阻止结肠对氨的吸收,并使血液向肠内排氨,故有降低血氨作用。用于便秘,尤适于肝性脑病病人的便秘。腹泻剧烈时,应注意预防电解质的丢失,防止肝性脑病进一步恶化。

甘油(glycerol)和山梨醇(sorbitol)：甘油有轻度刺激性导泻作用，直肠内给药后，通过局部刺激润滑和吸水软化大便作用，排出软性大便。山梨醇口服或直肠给药从胃肠道吸收少，在肝脏内转化为果糖。开塞露含有甘油和山梨醇制剂，作用迅速，几分钟即引起排便。适用于老年体弱的和小儿便秘病人。

纤维素类(celluloses)：植物纤维素、甲基纤维素(methylcellulose)等，口服后不被肠道吸收，增加肠腔内容积，保持粪便湿度，产生良好的通便作用。

3. 润滑性泻药(surface-active agents)　通过局部润滑并软化粪便发挥作用。如甘油(glycerin)，由于高渗压刺激肠壁引起排便反应，并有局部润滑作用，数分钟内引起排便。此外，液状石蜡(liquid paraffin)、纤维素类等也有润滑作用。

(五) 止泻药与吸附药

腹泻是由于肠黏膜的分泌旺盛、吸收障碍与肠蠕动过快，致排便频率增加，粪质稀薄并伴有异常成分。剧烈长期腹泻导致维生素缺乏、水和电解质失调、酸碱平衡紊乱、身体的抵抗力降低及贫血，甚至发生营养不良性水肿。纠正水及电解质平衡失调；供给充足营养，改善营养状况；避免机械性及化学性刺激，使肠管得到适当休息，有利于改善腹泻症状及后果。对于腹泻病人的治疗应以对因治疗为主，但对腹泻剧烈而持久的病人，可适当给以止泻药物。阿片制剂和抗胆碱药物可减轻肠蠕动，但并不经常使用。人工合成地芬诺酯和洛哌丁胺很少进入中枢，只作用于胃肠道的 μ 阿片受体，且作用强于天然阿片类物质并具有减少分泌的作用，临床用于急、慢性功能性腹泻，减少大便的频率。

阿片制剂(opium preparation)：包括天然的阿片酊(opium tincture)、复方樟脑酊(tincture camphor compound)和人工合成药物地芬诺酯、洛哌丁胺。阿片制剂的止泻作用机制是促进肠道动力(μ 受体)、肠分泌(δ 受体)或吸收(μ 和 δ 受体)，从而增强肠平滑肌张力，减低胃肠推进性蠕动，使粪便干燥而止泻。不能滥用，如腹泻早期或腹胀者不宜使用。可用于较严重的非细菌感染性腹泻或慢性消耗性腹泻。

地芬诺酯(diphenoxylate，苯乙哌啶)：为人工合成的哌替啶衍生物，在体内的代谢物为地芬诺辛(diphenoxylic acid)，其止泻作用较母体强 5 倍。对肠道的作用与阿片制剂相似，激动 μ 阿片受体，减少胃肠推进性蠕动，主要作用于外周，较少引起中枢神经系统作用。临床用于急、慢性功能性腹泻。不良反应少而轻，可表现为嗜睡、恶心、呕吐、腹胀和腹部不适。大剂量长期应用可引起依赖性，过量时也可引起严重中枢抑制甚至昏迷，不宜与巴比妥类、阿片类等中枢抑制药合用。

洛哌丁胺(loperamide，易蒙停)：是氟哌啶醇衍生物，有类似哌啶的结构。约 90% 经首过消除，几乎不进入全身血液循环。主要作用于胃肠道的 μ 阿片受体，止泻作用较吗啡强 40~50 倍。洛哌丁胺与钙调蛋白结合，降低许多钙依赖性酶的活性，还可阻止乙酰胆碱和前列腺素释放，拮抗平滑肌收缩而抑制肠蠕动和分泌，止泻作用快、强、持久。临床用于治疗各种原因引起的非感染性急、慢性腹泻。洛哌丁胺也增加肛门括约肌张力，可用于肛门失禁病人。不良反应较少，除消化道症状外，可见皮疹、头痛等。大剂量对中枢有抑制作用，过量中毒可用纳洛酮治疗。禁用于 2 岁以下儿童及伴有高热和脓血便的菌痢病人。

考来烯胺(cholestyramine)、考来替泊(colestipol)和考来维仑(colesevelam)：均属于胆汁酸多价螯合剂，能有效结合胆酸和一些细菌毒素。考来烯胺用于治疗胆盐引起的腹泻，如切除远端回肠的病人。这些病人中，胆盐的正常肝肠循环有部分障碍，使结肠内胆盐浓度过高而刺激水、电解质分泌。考来烯胺可减轻胆道部分阻塞和原发性胆汁性肝硬化病变引起的瘙痒。回肠切除过度的病人可能发生净胆盐耗竭，因缺乏脂肪吸收所需的微胶粒而致脂肪泻，考来烯胺会加重病人腹泻。

奥曲肽(octreotide)：是生长抑素的辛肽衍生物，可有效抑制由胰和胃肠道激素分泌性肿瘤所致的严重分泌性腹泻。其作用机制与抑制激素分泌相关，如 5-HT、促胃液素、血管活性肠肽、胰岛素、胰泌素等。奥曲肽对其他形式的腹泻，如化疗引起的腹泻、HIV 相关性腹泻、糖尿病性腹泻以及一些胃部手术和幽门成形术后发生"倾倒综合征"的病人有不同程度的疗效。

鞣酸蛋白（tannalbin）：属收敛剂（astringents），含鞣酸 50% 左右，口服后在肠内分解释放出鞣酸，使肠黏膜表面蛋白质凝固、沉淀，从而减轻刺激，降低炎性渗出物，发挥收敛、止泻作用。临床用于急性肠炎、非细菌性腹泻的治疗。

次水杨酸铋（bismuth subsalicylate）、次碳酸铋（bismuth subcarbonate）：为铋化合物，有抗分泌、抗炎和抗菌作用，也有收敛作用，用于治疗非特异性腹泻；与抗生素合用可治疗与幽门螺杆菌感染相关的消化性溃疡。服用后可能引起便秘，舌面和大便颜色可变成灰黑色。

思密达（smectite）：系双八面体蒙脱石，从天然蒙脱石中提取。对消化道内的病毒、细菌及其产生的毒素具有极强的固定、抑制作用；覆盖于消化道黏膜，增强黏膜屏障。临床用于：①成人及儿童的急、慢性腹泻，对儿童急性腹泻尤佳；②胃食管反流病、胃炎及结肠炎；③功能性结肠病的症状治疗；④肠道菌群失调症。治疗急性腹泻应注意纠正脱水。如需服用其他药物，应间隔一段时间。

消旋卡多曲（racecadotril）：是第一个应用于腹泻的脑啡肽酶抑制剂，具有较高的特异性抗分泌作用。可选择性、可逆性地抑制脑啡肽酶，从而保护内源性脑啡肽免受降解，延长消化道内源性脑啡肽的生理活性。在外周组织中，口服的消旋卡多曲快速水解为更有效的脑啡肽抑制剂醋托芬。醋托芬对脑啡肽酶的抑制作用增加了阿片物质的利用，激活了肠道的阿片受体，导致肠黏膜 cAMP 水平降低，从而减少水和电解质的过度分泌。且该药作用于外周脑啡肽酶，不影响中枢神经系统的脑啡肽酶活性，并对胃肠道蠕动和肠道基础分泌无明显影响，显效快，服用安全。主要用于 1 个月以上婴儿和儿童的急性腹泻。

吸附剂：药用炭（medical charcoa）又称活性炭（activated charcoal）、白陶土（kaolin）以及复方的矽炭银（agysical）均为吸附剂（adsorbents）。口服不吸收，能吸附肠道内气体、毒物等，具有止泻和阻止毒物吸收的作用。

（六）利胆药

利胆药是具有促进胆汁分泌或胆囊排空的药物。胆汁的基本成分是胆汁酸，胆汁酸的主要成分是胆酸、鹅去氧胆酸和去氢胆酸，占 95%；次要成分为石胆酸和熊去氧胆酸。胆汁酸具有多种生理功能：反馈性抑制胆汁酸合成；调节胆固醇合成与消除；促进脂质分解和脂溶性维生素吸收；并可将过饱和的胆汁转变为不饱和的胆汁，引起胆汁流动，增加胆固醇的运转能力，还能溶解结石表面的胆固醇等。胃肠道正常功能有赖于胆汁酸适当的合成，胆汁酸分泌过少或胆固醇分泌增加，胆汁胆固醇可沉淀形成结石，反之过量的胆汁酸进入结肠能降低水的吸收，引起腹泻。常用的许多利胆药的作用涉及胆汁酸。

去氢胆酸（dehydrocholic acid）：系半合成的胆酸氧化的衍生物，具有利胆、促进胆汁分泌的作用，增加胆汁中的水分含量，不增加胆盐总含量和色素的分泌，因而使胆汁稀释，胆汁流动性增加，发挥胆道内冲洗作用。可用于胆石症、急慢性胆道感染和胆囊术后。禁用于胆道完全梗阻和严重肝肾功能减退者。

熊去氧胆酸（ursodeoxycholic acid）：可降低胆汁中胆固醇含量，降低胆固醇在胆汁的相对浓度，即降低胆汁的胆固醇饱和指数，促进胆固醇从结石表面溶解。熊去氧胆酸溶胆石机制是通过在结石表面形成卵磷脂 - 胆固醇液态层，促使结石溶解；抑制肠道吸收胆固醇，降低胆固醇分泌，进入胆汁中的胆固醇量减少；它不抑制胆固醇合成，但减弱胆固醇降低时正常补偿的合成。熊去氧胆酸的不良反应发生较鹅去氧胆酸少且轻，剂量相关的和过敏有关的血清转氨酶和碱性磷酸酶升高现象少见，少于 5% 病人可发生明显的腹泻。

鹅去氧胆酸（chenodeoxycholic acid）：为天然的二羟胆汁酸，作用类似熊去氧胆酸。可抑制胆固醇合成（抑制 HMG-CoA 还原酶），减少胆固醇分泌，因而降低胆汁中胆固醇含量和促进胆固醇结石溶解。主要用于胆固醇或以胆固醇为主的混合型胆石症。治疗剂量时常引起腹泻，可减半量使用。长期应用有些病人可出现转氨酶活性升高（可逆的）。妊娠、哺乳期妇女禁用。

硫酸镁（magnesium sulfate）：作为利胆药，口服或将硫酸镁溶液灌入十二指肠，药物刺激十二指肠黏膜，分泌缩胆囊素（cholecystokinin，有刺激分泌和运动作用），反射性引起胆总管括约肌松弛、胆囊收缩，促进胆道小结石排出。临床用于治疗胆石症、胆囊炎、十二指肠引流检查。

桂美酸（cinametic acid，利胆酸）：为苯丙酸型利胆药。能促进胆汁排出，利胆作用显著而持久；并能松弛胆道括约肌，有良好的解痉止痛作用；因其能促进血中胆固醇分解成胆酸，故尚有降低血中胆固醇作用。用于胆石症、慢性胆囊炎或作胆道感染的辅助用药，也可用于高胆固醇血症治疗。不良反应轻微，少数病人有轻度腹泻。

牛胆酸钠（natrii tauroglycocholas）：从牛胆汁或猪胆汁提取制成的胆盐混合物（由胆酸、牛磺酸、甘氨酸等结合而成）。口服吸收后能刺激胆汁分泌，分泌的主要成分为固体，能促进脂肪消化和吸收，对脂溶性维生素的吸收也有促进作用。用于胆囊瘘管长期引流病人及胆汁缺乏、脂肪消化不良、慢性胆囊炎等。

茴三硫（anethol trithionum）：为胆汁成分分泌促进药。能促进胆汁排出，使胆酸、胆色素及胆固醇等固体成分的分泌量显著增加，特别是增加胆色素分泌；能明显增强肝脏谷胱甘肽水平，显著增强谷氨酰半胱氨酸合成酶、谷胱甘肽还原酶等活性，增强肝脏解毒功能；还可促进肝细胞活化，减轻肝脏病变；有催涎、促消化作用，对抗精神病药物引起的唾液减少；促进胃肠道蠕动和肠管内气体排出，可迅速消除腹胀、便秘、口臭、恶心、腹痛等消化不良症状；还有分解胆固醇和解毒作用，能促进体内醇类物质快速代谢而消除，降低血中胆固醇含量，对乙醇、药物、食物等引起的中毒具有很好的解毒和抗过敏作用；促进尿素的生成和排泄，有明显的利尿作用。用于胆石症、胆囊炎、急慢性肝炎、初期肝硬化等。不良反应有腹胀、腹泻、皮疹、发热等，可发生过敏反应，如出现荨麻疹样红斑，停药后可消失。长期大剂量应用可引起甲状腺功能亢进。胆道完全梗阻者禁用。

（陈莉娜）

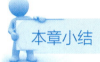

本章小结

消化系统由消化道和消化腺组成，消化道包括口腔、咽、食管、胃、小肠、大肠组成，消化腺包括口腔黏膜唾液腺和消化道黏膜大大小小腺体外，还有肝和胰腺，分泌的消化液参与食物化学性消化。在整个消化道，除了口腔、咽、食管上端和肛门括约肌外的部分均有环行肌和纵行肌两层平滑肌。消化道平滑肌有固有的生理和电生理特性，如自动节律性、富有伸展性、较低的兴奋性、紧张性和对某些理化刺激敏感的生理特性。消化系统的功能受神经、体液调节，神经系统除有交感和副交感神经外，消化道内存在局部神经系统，即肠神经系统包括位于纵行肌和环行肌之间的肌间神经丛和位于黏膜下的黏膜下神经丛。消化道黏膜上存在种类和数量庞大的内分泌细胞，通过分泌激素和神经系统一起调节消化和吸收功能。消化道寄生着大量微生物被统称为肠道菌群，正常生理情况下菌群相互影响保持某种平衡，不引起疾病，同时菌群与人体相互影响、相互作用，成为共生关系的肠道微生态系统。

各种致病因素使消化系统各器官形态和功能发生异常会导致消化系统疾病。消化系统的疾病除表现为消化系统本身症状及体征外，也常伴有其他系统或全身性症状，其他系统的疾病也会累及消化系统。因此，消化系统疾病的诊断和治疗，首先需要了解正常的消化系统解剖和生理功能，再通过病史、临床表现、检验检查等项目，进行全面的分析和综合判断。实验室检查包括血液及粪便检查，影像学检查包括 X 线、超声、CT、MRI 和 PET-CT 等，消化内镜检查如胃肠镜、小肠镜、胶囊胃镜、超声胃镜、胆道镜和肛门镜等，以及胃肠动力检查如食管测压、胃肠传输时间和肛直肠测压等，给消化系统疾病诊断、病情评估和治疗提供了重要的线索和客观证据。另外，以影像学为基础的血管介入诊治，以内镜技术为基础的各种内镜下诊治和外科腹腔镜技术，辅以消化系统药物治疗，开创了消化系统疾病的微创介入综合诊疗时代。

思考题

1. 如何区分上消化道和下消化道?
2. 原始消化管各段分别发育为消化系统的哪些器官?
3. 消化道平滑肌有哪些生理和电生理特性?
4. 简述消化道肠神经分布与主要生理功能。
5. 消化道分泌的激素主要有哪些? 哪些细胞分泌? 消化道激素生理功能?
6. 简述不同类型黄疸的实验室鉴别诊断要点。
7. 与肝癌相关的肿瘤标志物有哪些?
8. 试述抗消化性溃疡药的分类、药理作用及机制。
9. 止吐药按作用机制分为哪几类? 并各举一代表药。

第二章
食管疾病

食管（esophagus）是咽和胃之间、前后略扁的肌性管状器官，可根据位置分为上、中、下三段。各种致病因素引起的食管结构和功能性损伤可导致食管炎症、狭窄及肿瘤等疾病。

第一节　食管的发生、结构与功能

食管为消化管各部中相对较狭窄的部分，成人食管长约 25cm。

一、食管的发生

食管由原始咽尾侧的一段原始消化管分化而来。起初很短，以后随着颈的出现和胸部器官的发育而增长。食管上皮最初为单层，后因上皮过度增生，使管腔极为狭窄甚至一度闭锁。至第 8 周时，过度增生的上皮凋亡退化，管腔重新出现，食管上皮变为复层。上皮周围的间充质分化为食管壁的结缔组织和肌组织。

二、食管的位置及形态结构

食管上端在第 6 颈椎椎体下缘平面续接咽的下端，在脊柱椎体与气管之间下行至第 10 胸椎平面穿过膈的食管裂孔进入腹腔，下端约平第 11 胸椎高度与胃的贲门相接。根据食管所在的部位将其分为颈段、胸段和腹段 3 部分。颈段位于食管起始端与胸骨颈静脉切迹平面之间，长约 5cm，借疏松结缔组织附着于气管后壁上。胸段位于胸骨颈静脉切迹与膈的食管裂孔之间，长约 18~20cm，以气管权下缘为界可分为胸上段和胸下段，临床上也常以奇静脉弓下缘和肺下静脉下缘为标志，将食管分为上、中、下段。腹段最短，长度仅为 1~2cm，穿过食管裂孔连于胃的贲门。

食管的颈段和胸段沿脊柱前方下行，与脊柱颈曲和胸曲相对应，在矢状面上形成上、下 2 个弯曲。食管受其邻近结构的影响，全长有 3 处狭窄部位。第 1 狭窄在食管的起始处，平第 6 颈椎椎体下缘，距上颌中切牙约 15cm。第 2 狭窄在食管与左主支气管交叉处，平第 4 胸椎椎体的下缘，距上颌中切牙约 25cm。第 3 狭窄在食管穿过膈的食管裂孔处，平第 10 胸椎椎体下缘，距上颌中切牙约 40cm（图 2-1）。这些狭窄部位是食管异物易滞留和食管肿瘤好发的部位。

食管具有消化管壁典型的 4 层结构，由内向外依次由黏膜、黏膜下层、肌层和外膜构成（图 2-2）。其中黏膜和黏膜下层形成纵行的皱襞，食物通过时，管腔扩大，皱襞消失。

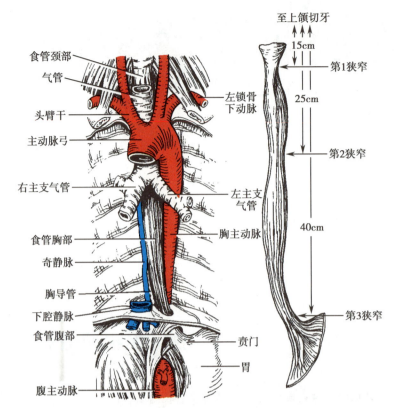

图 2-1　食管位置及 3 个狭窄

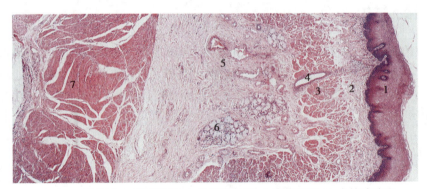

1. 上皮；2. 固有层；3. 黏膜肌层；4. 食管腺导管；5. 黏膜下层；6. 食管腺腺泡；
7. 肌层（内环行肌）。

图 2-2　食管光镜像（HE 染色，低倍）

（注：南方医科大学邹仲之供图）

　　1. 黏膜　上皮为未角化的复层扁平上皮。食管下端的复层扁平上皮与胃贲门结合部骤变为单层柱状上皮（图 2-3），两种上皮交界处为食管腺癌的好发部位。固有层为细密的结缔组织，食管上端和下端的固有层内有少量黏液性腺。黏膜肌层由纵行平滑肌束组成。

　　2. 黏膜下层　为疏松结缔组织，含黏液性食管腺，其导管穿过黏膜开口于食管腔。食管腺周围有较密集的淋巴细胞及浆细胞，并可见淋巴小结。靠近肌层部位有散在分布的黏膜下神经丛，与消化管其他部分相比，食管的黏膜下神经丛不发达。

　　3. 肌层　分内环行与外纵行两层，上 1/3 段为骨骼肌，下 1/3 段为平滑肌，中 1/3 段由骨骼肌和平滑肌共同组成，有肌间神经丛。与胃肠相比，食管的肌间神经丛很不发达。食管两端的内环行肌增厚，分别形成食管上、下括约肌。

　　4. 外膜　为纤维膜，由薄层结缔组织构成。

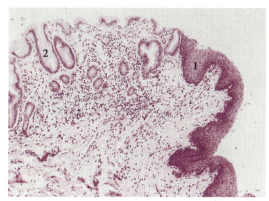

1. 食管上皮;2. 胃小凹。
图 2-3　食管胃结合部光镜像（HE 染色,低倍）
（注:南方医科大学董为人供图）

三、食管的血管、淋巴引流和神经支配

食管癌好发于食管胸段,本章主要涉及食管胸段的血管、淋巴引流和神经支配。

食管胸上段的动脉主要来自上部肋间后动脉和支气管支,胸下段的动脉主要来自食管动脉。食管壁内的食管静脉丛汇成数条食管静脉,注入奇静脉、半奇静脉或副半奇静脉。食管静脉丛向下与胃左静脉属支吻合丰富,当门静脉高压症时可经此吻合途径建立门 - 腔静脉侧支循环,血液由此经奇静脉向上腔静脉分流,食管静脉丛血流量增大,可导致食管静脉曲张,甚至破裂出血。

食管胸上段的淋巴管注入气管支气管淋巴结、气管旁淋巴结和纵隔前淋巴结,胸下段的淋巴管注入纵隔后淋巴结和胃左淋巴结及腹腔淋巴结。食管胸部还有部分淋巴管可直接注入胸导管。

食管的神经来自胸交感干和迷走神经的分支。食管壁的横纹肌由喉返神经支配,平滑肌和腺体由交感和副交感神经支配。

四、食管的功能

食管为食物经口腔、咽进入胃的通道,当食团经过食管上括约肌后,该括约肌反射性地收缩,随即食管产生从上至下的蠕动（peristalsis）,将食团向胃的方向推进。食团对食管壁感受器的刺激,可反射性地引起食管下括约肌（lower esophageal sphincter,LES）舒张,食团经贲门顺利地进入胃。食管下括约肌并非真正解剖意义上的括约肌,而是位于食管与胃连接处的一段长约 1~2cm 的高压区,其内压一般比胃内压高 0.67~1.33kPa（5~10mmHg）,可阻止胃内容物逆流入食管,起到了类似生理性括约肌的作用。

LES 的张力受神经体液因素的调节。食管蠕动开始时,迷走神经抑制性纤维末梢释放血管活性肠肽或一氧化氮,LES 张力下降,便于食团由贲门进入胃,而食团进入胃后又可引起迷走神经兴奋性纤维末梢释放乙酰胆碱,使 LES 收缩,防止胃内容物逆流入食管。体液因素如促胃液素和胃动素等也可使 LES 收缩,而促胰液素、缩胆囊素和前列腺素 A_2 等可使 LES 松弛。

临床上各种原因引起的 LES 张力调节异常而使 LES 张力低下时,可导致胃内酸性食物逆流入食管引起反流性食管炎。

（刘　芳　朱俊勇）

第二节 胃食管反流病

一、概述

胃食管反流病(gastroesophageal reflux disease,GERD)是一种由胃、十二指肠内容物反流入食管引起不适症状和/或并发症的疾病。根据内镜下是否可见食管黏膜糜烂、溃疡等表现,分为反流性食管炎(reflux esophagitis,RE)和非糜烂性反流病(nonerosive reflux disease,NERD)。GERD 是一种常见病,患病率随年龄增长而增加,40~60 岁为发病年龄高峰,男女患病率无明显差异。欧美国家的患病率约为 10%~20%,而亚太地区患病率约 5%,以 NERD 较为多见。

二、病因与发病机制

GERD 是由多种因素引起的以食管下括约肌(LES)功能障碍为主的胃食管动力障碍性疾病,食管抗反流防御机制减弱和反流物对食管黏膜攻击作用增强是主要发病机制。

(一)食管抗反流防御机制减弱

抗反流防御机制包括抗反流屏障、食管对反流物的清除及黏膜对反流物攻击作用的抵抗力。

1. 抗反流屏障　是指食管胃结合部一个复杂的解剖区域,包括 LES、膈肌脚、膈食管韧带、食管与胃底间的锐角(His 角)等,上述各部分的结构和功能上的缺陷均可造成胃食管反流,其中最主要的是 LES 的功能状态。

正常人休息时 LES 压为 10~30mmHg,为一高压带,防止胃内容物反流入食管。一些因素可致 LES 压降低,如某些激素(如胆囊收缩素、胰高血糖素、血管活性肠肽等)、食物(如高脂肪、巧克力等)、药物(如钙通道阻滞剂、地西泮、抗胆碱能药、茶碱类)等。腹内压增高(如妊娠、腹水、呕吐、负重劳动等)及胃内压增高(如胃扩张、胃排空延迟等)均可使 LES 压相应降低并导致胃食管反流。

一过性 LES 松弛(transit LES relaxation,TLESR)也是引起 GERD 的一个重要因素。正常情况下当吞咽时 LES 即松弛,食物得以进入胃内。一过性 LES 松弛是指非吞咽情况下 LES 自发性松弛,其松弛时间明显长于吞咽时 LES 松弛时间,在 GERD 病人中频繁出现。

2. 食管酸清除作用降低　食管的清除能力包括食团重力、食管蠕动、唾液中和等。正常情况下食管内容物通过重力作用排入,与此同时食管体部的自发和继发性推进蠕动协助将食管内容物排入胃内,此即容量清除,是食管廓清的方式。夜间反流较白天损伤作用重,可能与卧位时无重力作用,且食管蠕动减少,使反流物不易清除有关。另外还可以通过唾液分泌中和残留酸。某些疾病如硬皮病可影响食管对酸清除的能力,部分硬皮病病人的食管下端出现蠕动减弱或消失。

3. 食管黏膜屏障功能降低　食管上皮具有一定对抗反流物的作用,包括食管黏膜表面黏液层、不移动水层和表面碳酸氢根离子、复层鳞状上皮结构和功能上的防御能力及黏膜血供的保护作用等。长期吸烟、饮酒、进食刺激性食物和药物等会降低食管黏膜的屏障功能。

(二)反流物对食管黏膜的攻击作用

反流物刺激和损害食管黏膜,其受损程度与反流物的质和量有关,也与反流物与黏膜的接触时间、部位有关。反流物以胃酸为主,还可有十二指肠液,前者临床上多见,后者主要见于胃大部切除术后、胃肠吻合术后和食管肠吻合术后。近年对 GERD 监测表明部分病人存在肠液的反流,其中的非结合胆盐和胰酶是主要的攻击因子,参与损害食管黏膜。

三、病理

RE 的大体病理详见本章胃镜诊断部分,其组织病理学改变为食管黏膜上皮坏死、炎性细胞浸润、黏膜糜烂及溃疡形成。NERD 组织病理学改变为:①基底细胞增生;②固有层乳头延长,血管增殖;③炎性细胞浸润;④鳞状上皮细胞间隙增大。当食管远端黏膜的鳞状上皮被化生的柱状上皮替代时,称之为 Barrett 食管。

四、临床表现

GERD 的临床表现多样,轻重不一,有些症状较典型,如反流和胃灼热,有些症状则不典型,如胸痛,从而忽略了对本病的诊治。部分 GERD 病人病程呈现出慢性复发的特点。

(一) 反流和胃灼热

最常见和最典型的症状。反流是指胃、十二指肠内容物在无恶心和非用力的情况下涌入咽部或口腔的感觉,含酸味时称反酸。胃灼热是指胸骨后或剑突下烧灼感,常由胸骨下段向上延伸。胃灼热和反流常发生于餐后 1h,卧位、弯腰或腹压增高时可加重。部分病人的反流和/或胃灼热症状可在夜间入睡时发生。

(二) 胸痛

胸痛由反流物刺激食管引起,发生在胸骨后或剑突下,严重时表现为剧烈刺痛,可放射至心前区、后背、肩部、颈部、耳后,有时酷似心绞痛,伴或不伴反流和胃灼热。GERD 是非心源性胸痛的常见病因之一,对于不伴典型反流和胃灼热的胸痛病人,应先排除心脏相关的疾病后再进行 GERD 的评估。

(三) 吞咽困难

部分病人有吞咽困难,可能是由于食管痉挛或功能紊乱。症状呈间歇性,进食固体或液体食物均可发生。少部分病人吞咽困难是由重度食管炎所致食管狭窄引起,此时吞咽困难呈持续性进行性加重,可伴吞咽疼痛。

(四) 食管外症状

1. 咽喉症状　主要为咽喉炎表现。与反流有关的喉部症状有慢性发声困难、间歇性发声困难、声带疲劳、声音嘶哑、长期清喉习惯、喉黏液过多等。部分病人诉咽部不适,有异物感或堵塞感,但无吞咽困难,称为癔球症,目前也认为与 GERD 有关。

2. 慢性咳嗽　GERD 是慢性咳嗽的重要原因。GERD 的咳嗽半数以上为干咳,常不伴 GERD 的典型症状,50%~75% 的病人否认有反流病史。

3. 组织学改变哮喘　GERD 与哮喘经常同时存在,在儿童或成年哮喘病人中,GERD 的发病率均较高。

4. 其他　如酸性胃内容物停留于口腔可引起口腔疾病,其中牙蚀症最为突出。

(五) 并发症

1. 食管狭窄　是 GERD 后期的严重并发症。食管狭窄多见于反复酸暴露所致食管损伤,更多见于有十二指肠胃反流者。多数病人有 LES 功能缺陷,且同时有食管裂孔疝。

2. 上消化道出血　RE 病人食管黏膜糜烂及溃疡可以导致上消化道出血,临床表现可有呕血和/或黑便以及不同程度的缺铁性贫血。

3. Barrett 食管　胃食管反流物致食管下段鳞状上皮破坏,继而病变区被柱状上皮移行替代。食管黏膜被柱状上皮替代后呈橘红色,多发生在齿状线的近端,可为岛状、环形或舌形。Barrett 食管可伴或不伴 RE,它是食管腺癌的癌前病变,其腺癌的发病率较正常人高 30 倍以上。

五、辅助检查

1. 胃镜　胃镜检查是观察食管有无黏膜损伤、确诊 RE 和 Barrett 食管最好的方法,对可疑 GERD 的病人胃镜检查是首选方法。胃镜结合活检可与其他原因引起的食管炎和其他食管病变(如食管癌等)相鉴别。

胃镜下 RE 分级多应用洛杉矶分级法。

正常:食管黏膜无破损。

A 级:一个及以上食管黏膜破损,长径小于或等于 5mm。

B 级:一个及以上食管黏膜破损,长径大于 5mm,但没有融合性病变。

C 级:食管黏膜破损有融合,但小于 75% 的食管周径。

D 级:食管黏膜破损融合,至少累及 75% 的食管周径。

2. 24h 食管 pH 监测　24h 食管 pH 监测是诊断 GERD 的重要方法。除了可以发现食管下段的酸反流以外,还可测得食管上括约肌(upper esophageal sphincter,UES)下方的酸暴露,对有慢性咳嗽或哮喘的病人,能发现反流造成的误吸。一般认为正常食管内 pH 为 5.5~7.0,pH<4 被认为是酸反流指标,24h 食管 pH 监测的各项参数均以此作为基础。常用以下 3 个参数作为判断指标:①总酸暴露时间:24h 总的、立位、卧位 pH<4 的总时间百分率;②酸暴露频率:pH<4 的次数;③酸暴露的持续时间:反流持续时间 ≥ 5min 的次数和最长反流持续时间。在难治性 GERD 病人中推荐 24h 食管 pH 监测联合阻抗监测,它可以测定酸反流、弱酸与非酸反流,区分液体、气体和混合反流。

3. 食管钡剂造影　可显示有无食管黏膜病变、管腔狭窄以及食管裂孔疝,并可判断有无钡剂反流。该检查对诊断 GERD 的敏感性不高,仅能显示较严重的食管炎性改变,如黏膜皱襞增厚、糜烂、溃疡等,因此不推荐用于 GERD 的常规诊断。对于不愿意或不能耐受胃镜检查者,该检查有助于排除食管癌、食管裂孔疝等其他食管疾病。

4. 食管测压　可测定 LES 的压力,显示是否有 TLESR 和评价食管体部的功能。食管测压可以在抗反流手术前获知有关食管体部和 LES 运动异常的信息。30% 的 GERD 病人会有食管体部的运动异常,即食管在吞咽后收缩振幅小于 30mmHg,此种异常也称无效的食管运动,该类病人抗反流手术效果欠佳。

5. 食管 24h 胆红素监测　十二指肠胃食管反流较酸反流更能引起 GERD 相关症状,且对质子泵抑制剂(proton pump inhibitor,PPI)治疗无效,可能与酸反流和胆汁反流对黏膜损伤的正性协同作用有关。对于存在胆汁反流的病人,24h 胆红素监测有助于诊断。

6. 食管内多通道阻抗监测　阻抗监测探头使用电子环通过监测反流物的电阻值来确定反流物性质。在食管腔内,气体、食管壁、饮用水、唾液、胆汁、胃内容物的阻抗值依次降低。若同时联合 pH 监测探头,可有效判断反流物为酸反流(pH<4)、弱酸反流(pH 4~7)或非酸反流(pH>7)。同时应用 24h 阻抗和 pH 监测,对 GERD 诊断的灵敏度和特异度均可高于 90%,被认为是目前最好的检测胃食管反流的工具。但由于其价格因素以及侵入性检查的特点,目前更多应用于对弱酸反流和非酸反流的诊断、对难治性 GERD 的病因诊断以及非典型症状 GERD 的诊断等。

六、诊断与鉴别诊断

(一) 诊断

由于 GERD 分为 RE 和 NERD,诊断方法有所不同。RE 诊断:①有反流和 / 或胃灼热症状;②胃镜下发现 RE。NERD 诊断:①有反流和 / 或胃灼热症状;②胃镜检查阴性;③ 24h 食管 pH 监测表明食管存在过度酸或碱反流;④ PPI 治疗有效。

目前临床上对于疑诊为本病而内镜检查阴性的病人常用 PPI 进行试验性治疗(如奥美拉唑,每次

20mg,每天两次,连用 7~14d),如果效果显著,则本病诊断成立。对症状不典型者,常需要结合内镜检查、24h 食管 pH 监测和试验性治疗进行综合分析来做出诊断。

(二)鉴别诊断

在临床上应与下列疾病进行鉴别诊断。

1. 功能性消化不良与功能性胃灼热　此类疾病常有紧张、焦虑等精神因素,病人有胃灼热、早饱、上腹胀等消化系统症状,但胃镜检查、食管 24h pH 监测、LES 压力测定均正常,也无肝、胆、胰等器质性病变。

2. 心源性胸痛　常有高血压、糖尿病史,高龄,多由于劳累、进食、激动诱发。胸痛有其特征性,与体位关系不明显。含服硝酸甘油等血管扩张药物有效,心电图常有特征性改变。

3. 其他原因的食管炎　如真菌性食管炎、药物性食管炎均可以有 GERD 的症状,内镜检查可予以鉴别。

4. 食管癌与贲门癌　严重的 RE 可有糜烂、溃疡的表现,需与食管癌、贲门癌相鉴别。组织学活检有助于良、恶性疾病的鉴别。

七、治疗

治疗目标是消除症状,治愈食管炎,防治并发症。

(一)一般治疗

GERD 病人改变生活方式和用药同等重要,轻症和间歇发作症状的病人,仅注意改变生活方式便可好转。

1. LES 结构受损或功能异常的病人,进食后不宜立即卧床;为减少卧位及夜间反流,睡前 2h 内不宜进食,睡时可将床头抬高 15~20cm。

2. 注意减少引起腹内压增高的因素,如便秘、肥胖、紧束腰带等;应避免食用降低 LES 压力的食物,如高脂肪、巧克力、咖啡、浓茶等;慎用降低 LES 压力的药物及引起胃排空延迟的药物,如硝酸甘油、钙通道阻滞剂、抗胆碱能药物等。

3. 禁酒及戒烟。

(二)药物治疗

应用药物是治疗 GERD 最常用、最重要的方法。药物治疗的目的包括减低胃内容物的酸度和量,增强抗反流屏障能力,加强食管酸清除力,促进胃排空,防止十二指肠胃反流;在有炎症的食管黏膜上形成保护层,以促进黏膜愈合。常用药物有以下几类。

1. 抑酸药　常用 PPI 和 H_2 受体拮抗剂。

(1)PPI:对 RE 的疗效优于 H_2 受体拮抗剂(histamine 2 receptor antagonist,H_2RA),适用于症状较重、有严重食管炎者。一般推荐使用疗程为 8~12 周。不同种类的 PPI 治疗效果无明显差异。PPI 初始治疗应每天 1 次,早餐前服用。对 PPI 反应欠佳者,增加剂量或改为每天 2 次或换用其他种类的 PPI 可能会改善症状。对于出现食管裂孔疝等并发症的病人,PPI 剂量通常需要加倍。PPI 短期应用的潜在不良反应包括白细胞计数减少、头痛、腹泻、食欲减退。长期应用的不良反应包括维生素缺乏、矿物质缺乏、继发性感染、骨质疏松、髋部骨折、肠道菌群移位等。

(2)H_2RA:此类药物可与组胺竞争壁细胞上 H_2 受体,从而抑制组胺刺激壁细胞的泌酸作用,使胃酸分泌减少和反流物酸性降低,减少其对食管黏膜的损伤作用,促进食管黏膜炎症愈合。H_2RA 并不增强 LES 张力,对食管和胃排空亦无影响。常用的 H_2RA 有西咪替丁、雷尼替丁、法莫替丁和尼扎替丁。H_2RA 对 GERD 的疗效显著低于 PPI,目前仅推荐用于:① NERD 病人的维持治疗;②有夜间酸突破者(夜间酸突破是指 PPI 每天早晚餐前服用,夜间胃内 pH<4.0 的连续时间 >1h);③轻中度病人。H_2RA 安全性好,但如病人年龄大、伴肾功能损害和其他疾病时,易产生不良反应。常见的不良反应包括腹泻、头痛、嗜睡、疲劳、便秘等,因此老年 GERD 病人需慎用 H_2RA。

2. 促动力药　大多可提高食管蠕动振幅、促进胃排空,从而抑制了胃食管反流和十二指肠胃反流,缩短了食管酸暴露时间,减轻了反流症状。如莫沙必利能增高 GERD 病人的 LES 压。促动力药多与抑酸药物合用,很少单独用于治疗 GERD。促动力药物具有一定的不良反应,如腹痛、腹泻、口干等消化系统以及心悸、心电图 QT 间期延长等心血管系统不良反应。

3. 抗酸药　抗酸药是应用最早和最广泛的药物,其作用机制是中和胃酸,降低胃蛋白酶的活性。这类药物缓解症状迅速,适用于缓解轻症或间歇发作的胃灼热症状。单用此类药物难以使食管黏膜愈合,故仅作为辅助用药。抗酸药的不良反应较少,少数病人可引起便秘、皮疹、消化不良、恶心等不良反应。

GERD 具有慢性复发的倾向,因此可给予维持治疗。维持治疗可分为按需治疗和长期治疗。NERD 和轻度食管炎可采用按需治疗,即有症状时用药,症状消失时停药。对于停药后症状很快复发且持续者、重度食管炎、食管狭窄、Barrett 食管病人,需长期治疗。PPI 和 H₂RA 均可用于维持治疗,PPI 为首选药物。维持治疗的剂量因人而异,以调整至病人无症状的最低剂量为宜。

(三) 难治性 GERD

难治性 GERD 是指采用标准剂量 PPI 治疗 8 周后,反流和 / 或胃灼热等症状无明显改善。多种原因可引起难治性 GERD,其中与反流相关的原因有:抑酸不足、弱酸或碱反流、食管高敏感性、肥胖及食管裂孔疝等;与非反流相关的原因有:食管运动障碍、其他食管炎、功能性胃灼热等。难治性 GERD 病人需要进行食管阻抗 -pH 监测及胃镜检查等评估。若反流监测提示存在症状相关酸反流,可增加 PPI 剂量或更换 PPI 种类,或在权衡利弊后行抗反流手术治疗。

(四) 内镜下治疗

适应证:①中重度 RE,经内科治疗无效;②经久不愈的食管溃疡及出血;③合并食管裂孔疝;④年轻病人且需长期大量药物治疗;⑤反复发作的食管狭窄;⑥反复并发肺炎等。

Barrett 食管约发生于 10%~15% 的 GERD 病人。Barrett 食管病人的预后一般较好,但因其具有癌变风险,故应定期内镜随访。Barrett 食管的内镜下治疗包括氩离子激光凝固术、消融术、内镜下黏膜剥离术等。

(五) 手术治疗

适应证:①内科治疗无效的 GERD 以及相关并发症如食管炎、食管狭窄、Barrett 食管;②最大药物剂量治疗,症状仍不缓解;③伴有症状的食管旁疝;④病人拒绝 PPI 治疗;⑤不能耐受药物副作用;⑥影响生活质量的 GERD 引起的食管外症状如反流性哮喘、咳嗽、胸痛和睡眠障碍等。

手术治疗的首选方法是腹腔镜下 Nissen 胃底折叠术。PPI 治疗无效者一般不推荐手术治疗。手术疗效最佳者为有典型胃灼热和 / 或反流症状,且 PPI 治疗应答良好和 / 或动态食管反流监测证实症状与反流密切相关。这些病人手术治疗的长期效果与药物治疗相当,甚至更好。然而手术治疗有一定并发症,如胃轻瘫、吞咽困难、气胀综合征和胃穿孔等。

(董卫国)

第三节　贲门失弛缓症

一、概述

贲门失弛缓症(achalasia)是一种原发性食管动力障碍性疾病,其主要特征是吞咽时食管下括约肌

(LES)松弛不良,食管体部缺乏蠕动,临床表现为间断性吞咽困难。本病为一种少见病,性别和种族无差异,可发生于任何年龄,最常见于20~40岁和60岁以上。

二、病因与发病机制

一般认为本病是一种神经源性疾病。研究发现食管肌间神经丛中含抑制性神经递质如一氧化氮、血管活性肠肽的神经元和神经纤维明显减少或缺失,抑制性和兴奋性神经元的失衡,导致了LES松弛不良,食管失去正常的推进力,食物潴留于食管内。久之食管出现扩张、肥厚、伸长、扭曲、失去肌张力。食物淤滞,慢性刺激食管黏膜可致充血、糜烂、溃疡,病程长久者,甚至发生癌变。

目前引起神经节减少或缺失的病因尚不明确,可能与遗传、自身免疫和感染等多种因素有关,但有待进一步证实。

三、临床表现

1. 吞咽困难　吞咽困难是最常见、最早出现的症状,占90%以上。起病多较缓慢,呈间歇性发作,情绪紧张、进食过快、冷饮或刺激饮食等可诱发。热食较冷食易于通过,有时咽固体食物时因可形成一定压力反而可以通过。举臂、挺胸等动作可增加食管内压力,可部分缓解吞咽困难的症状。

2. 胸痛　常发生于疾病早期,约占40%~90%。位于胸骨后及中上腹,持续数分钟至数小时,性质不一,有时类似心绞痛样发作。食管测压发现伴有高振幅收缩,可能与食管平滑肌发生痉挛有关。

3. 反流　发生率可达90%,长期反复吞咽困难导致食管扩张,潴留在食管的内容物可在体位改变时发生反流,反流物误吸可致肺炎。当食管扩张明显时,大量食物和液体潴留可致呕吐。老年病人有血性反流物时,应警惕癌变可能。除了反流,部分病人伴有胃灼热,早期易被误诊为胃食管反流病(GERD)。

4. 体重减轻　与吞咽困难导致食物摄入不足有关,病程长久者可有体重减轻、营养不良和维生素缺乏等表现。

5. 其他　本病还可出现咳嗽、喘息、咽痛、声嘶等食管外症状,病程10~15年以上者应警惕食管癌的发生。

四、辅助检查

1. 食管钡剂造影　最常用的检查方法。表现为:①右纵隔影增宽,呈宽带状、边缘光滑整齐;②食管下端变窄、光滑,如漏斗状,上段食管扩张;③食管下段呈"鸟嘴或大萝卜根"样,长约3~5cm;④食管缺乏蠕动,有时出现第三收缩波及逆蠕动(图2-4)。当食管扩张明显,管腔增粗,直径超过6cm或延长迂曲呈"S"形,状如乙状结肠时,称为巨食管。

2. 食管测压　高分辨率食管测压是诊断贲门失弛缓症的"金标准",表现为LES压力增高,吞咽时LES松弛障碍(LES平均松弛压>15mmHg),食管体部无蠕动性收缩,中上段食管腔压力增高。按照芝加哥分型标准将贲门失弛缓症分为3个亚型,Ⅰ型(无力型):LES平均松弛压>15mmHg,无蠕动性收缩;Ⅱ型(体部增压型):LES平均松弛压>15mmHg,无蠕动性收缩,≥20%的吞咽出现全食管增压,食管内压显著增高(图2-5);Ⅲ型(痉挛型):LES平均松弛压>15mmHg,无蠕动性收缩,≥20%的吞咽伴痉挛性收缩。食管测压对于手术评估和疗效预测具有一定的意义,一般认为Ⅱ型手术疗效较好,Ⅲ型疗效最差。

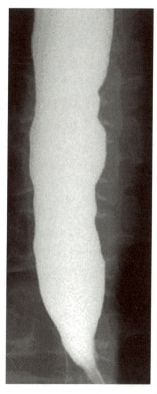

图2-4　贲门失弛缓症的食管钡剂造影表现

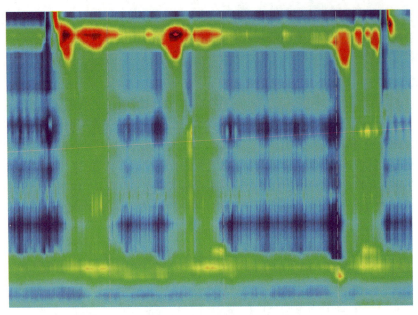

图 2-5　贲门失弛缓症的食管高分辨率测压表现（Ⅱ型）

3. 胃镜　胃镜检查主要用于排除食管、贲门部肿瘤和食管良性狭窄等。贲门失弛缓症典型胃镜特征为食管弯曲，管腔扩张，甚至见憩室样膨出，食管内滞留有液体或食物，食管下端及贲门持续性紧闭，可见多个收缩环，翻转观察时可见"紧抱征"，即贲门紧抱内镜镜身，轻推拉内镜可见贲门黏膜随之上下移动。当食管下段出现结节、糜烂、溃疡时，应警惕并发食管癌可能。

五、诊断与鉴别诊断

（一）诊断

凡有吞咽困难、反流和胸骨后疼痛的症状，食管钡剂造影或食管测压显示典型征象，即可做出诊断，胃镜可协助鉴别诊断。

（二）鉴别诊断

1. 食管、贲门部肿瘤、心绞痛和 GERD 等　以吞咽困难为表现的贲门失弛缓症需与食管、贲门部肿瘤鉴别，具有病程短、老龄、体重减轻等危险因素时需行胃镜检查以排除肿瘤性病变。以胸痛为表现的贲门失弛缓症需与心绞痛鉴别，心绞痛多由劳累诱发，而本病则为吞咽所诱发，并有咽下困难，此点可资鉴别。以反流、胃灼热为表现的贲门失弛缓症需与 GERD 鉴别，食管测压和胃镜检查可鉴别诊断。

2. 硬皮病　硬皮病累及食管平滑肌时出现吞咽困难，食管测压表现为食管中远段收缩减弱、蠕动消失，LES 压力下降，但松弛正常，同时免疫学异常和典型皮肤损害可协助诊断。

3. Chagas 病　Chagas 病为南美洲局部流行的克氏锥虫寄生引起的疾病，因可引起巨食管症而与贲门失弛缓症相似。具有南美洲居住生活史，多脏器损伤表现和免疫学检测可协助诊断。

六、治疗

本病目前尚无根治性治疗手段，治疗目标在于降低 LES 高压，改善 LES 松弛不良，促进食管排空，减轻吞咽困难、胸痛和反流等症状。

1. 食管下段贲门肌切开术　食管下段贲门肌切开术（Heller 手术）是治疗贲门失弛缓症的经典手术方法，是贲门失弛缓症的一线治疗方案，对芝加哥分型Ⅰ型和Ⅱ型的病人效果较好，对于反复行内镜下球囊扩张或肉毒杆菌毒素注射治疗失败的病人疗效仍然可靠,短期和长期疗效确切。传统开放手术通常采用经腹或经左胸入路,目前多采用经腹腔镜或胸腔镜,纵行切开食管下段肌层至食管胃结合部下 2cm,肌层切开直至黏膜膨出,肌层剥离范围约至食管周径一半,但需注意防止切破黏膜或损伤迷走神经。为了降低术后 GERD 发生率,在此基础上常联合部分胃底折叠术,包括 Dor 术(胃底前壁折叠 180°)和 Toupet 术(胃底后壁折叠 270°)。手术相关并发症包括食管穿孔、出血、黏膜损伤、神经损伤及感染等,联合胃底折叠术明显降低了远期 GERD 的发生率。

2. 经口内镜下肌切开术　经口内镜下肌切开术(peroral endoscopic myotomy,POEM)是近年来发展迅速的内镜微创治疗方法,是贲门失弛缓症的一线治疗方案,也可作为其他治疗失败或复发后的再次治疗方案,对芝加哥分型 II 型病人疗效较好,短、中期疗效确切,长期疗效有待进一步观察。禁忌证包括合并严重凝血功能障碍或严重器质性疾病等无法耐受手术,黏膜下层严重纤维化无法建立黏膜下隧道以及食管下段或食管胃结合部有明显炎症或巨大溃疡者。POEM 手术主要过程为在内镜下于食管胃结合部上 10cm 切开食管黏膜层,分离黏膜下层,建立黏膜下"隧道",直至食管胃结合部下 2~3cm,自上而下纵行切开环行肌,切开长度一般为 8~10cm,下端切开至少超过食管胃结合部下 2cm,关闭黏膜层切口。手术相关并发症包括纵隔及皮下气肿、气胸、胸腔积液、肺部感染、黏膜损伤、迟发性出血及消化道瘘等,远期 20%~40% 病人可并发 GERD。

3. 内镜下球囊扩张术　内镜下球囊扩张术(pneumatic dilation,PD)作为治疗贲门失弛缓症的初治治疗方案,短期疗效确切,安全性高,操作简单,但长期有效率降低,常需再次治疗。具体操作是将球囊置于食管胃结合部,通过扩张球囊,使 LES 肌纤维延伸拉长,甚至断裂而降低 LES 高压和吞咽时松弛压,从而改善吞咽困难等症状。临床通常采用直径 30mm 球囊开始扩张,根据治疗反应,依次选用 35mm 和 40mm 的球囊(图 2-6)。球囊扩张术主要并发症是食管穿孔,其他包括出血、胸痛及 GERD 等。

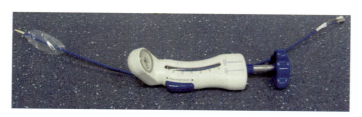

图 2-6　球囊扩张器

4. 内镜下肉毒杆菌毒素注射　内镜下肉毒杆菌毒素注射(botulinum toxin injection,BTI)治疗主要适用于老年人、无法耐受内镜下扩张、肌切开术或外科手术的病人,或作为术前过渡治疗方法,短期有效率高,安全性高,但维持时间短,易复发,需反复注射。具体方法是在内镜下将肉毒杆菌毒素分别注射在 LES 的四个象限,肉毒杆菌毒素通过与突触前胆碱能受体结合,阻断乙酰胆碱的释放从而达到松弛 LES 的作用。肉毒杆菌毒素注射治疗偶尔出现胃灼热、胸痛等症状,个别病人并发纵隔炎、过敏等,但发生率极低。

5. 食管切除术　食管切除术作为二线治疗方案,仅适用于重度食管扭曲扩张,其他治疗方法如内镜下球囊扩张、内镜下肌切开术或食管下段贲门肌切开术无效的病人,术后 80% 的病人症状可得到改善。

6. 其他治疗　改变饮食习惯,少吃多餐,细嚼慢咽,避免吃过冷或刺激性食物。对于无法耐受或拒绝行内镜、手术治疗的病人,可试用硝酸盐类或钙通道阻滞剂药物。

七、预后

约 10%~15% 的贲门失弛缓症病人病情逐渐进展,食管进行性扩张,进入终末期。

(殷 燕)

第四节 损伤性食管狭窄

一、概述

损伤性食管狭窄(traumatic esophageal stricture)包括物理性及化学性损伤所导致的食管狭窄。物理性食管狭窄又可分为医源性及外伤性,临床较为少见。化学性食管狭窄较物理性食管狭窄多见,其中以腐蚀性食管灼伤(erosive burn of esophagus)所导致的食管狭窄最为常见。

二、病因

医源性食管狭窄多为术后或放射治疗后瘢痕挛缩导致,少数可能为术后粘连压迫导致食管腔狭窄。外伤导致食管狭窄极为少见,但食管锐器伤或钝性伤后有损伤食管导致狭窄的可能。化学性食管狭窄常见于误吞强酸或强碱等化学腐蚀剂后引起的食管化学性灼伤,也可见于严重反流性食管炎、长期进食浓醋或服用酸性药物(如多西环素、四环素、阿司匹林等)引起食管化学性灼伤者,但较少见。

三、病理

食管化学性灼伤后食管狭窄的病理变化最为典型,大致可分为三个阶段。第一阶段在伤后最初几天,食管壁发生炎症、水肿或坏死,常出现早期食管梗阻症状。第二阶段约在伤后 1~2 周,坏死组织开始脱落,出现软的、红润的肉芽组织,梗阻症状常可减轻。这时食管壁最为薄弱,约持续3~4 周。第三阶段瘢痕及狭窄形成,并逐渐加重。整个病理演变过程可进行数周至数月,瘢痕形成多在伤后 3 周左右开始,逐渐加重,6 个月大多稳定,超过 1 年后再发生狭窄者少见。食管狭窄程度决定于吞服化学腐蚀剂的类型、浓度、剂量、食管的解剖特点、伴随的呕吐情况以及腐蚀剂在食管内的停留时间,通常腐蚀剂与食管三个生理狭窄段接触的时间最长,因此这些部位食管狭窄程度最重。

四、临床表现

临床最常见的损伤性食管狭窄是由吞服强酸、强碱等引起的食管化学性腐蚀伤所致。误服腐蚀剂后,立即引起唇、口腔、咽、胸骨后以及上腹部剧烈疼痛,随即有反射性呕吐,呕吐物常带血性;若灼伤涉及会厌、喉及呼吸道,可出现咳嗽、声音嘶哑、呼吸困难;严重者可出现昏迷、虚脱、发热等中毒症状。瘢痕狭窄形成后可导致食管部分或完全梗阻,病人出现吞咽困难,严重者流质饮食及唾液也无法下咽。因不能进食,病人可出现营养不良、脱水、消瘦、贫血等临床表现。若为小儿,其生长发育将受到影响。

临床结合食管腐蚀伤的程度将食管腐蚀伤分为三度。Ⅰ度:灼伤伤及食管黏膜或黏膜下层,黏膜表浅充血水肿,经过脱屑期以后7~8d而痊愈,不遗留瘢痕。Ⅱ度:灼伤累及食管肌层,在急性期组织充血、水肿、渗出,组织坏死脱落后形成溃疡,3~6周内发生肉芽组织增生,以后纤维组织形成瘢痕而导致狭窄。Ⅲ度:灼伤累及食管全层及其周围组织,可导致食管穿孔和纵隔炎,也可因出血、脓毒症、休克而死亡,幸存者产生严重的瘢痕狭窄。

五、辅助检查

1. 食管钡剂造影　腐蚀性食管炎以损害食管中下段为主,表现为:①早期:轻度水肿,痉挛所致食管狭窄,以及食管黏膜增粗、紊乱等;②病变较轻者:后期可无异常改变或下段食管稍显僵硬、管腔轻度狭窄;③病变较重者:早期多明显痉挛和食管壁广泛不规则狭窄,多为连续性;④食管穿孔:可为纵隔瘘和食管气管瘘。其他原因引起的狭窄多较局限,呈环状或节段性狭窄。

2. CT　腐蚀性食管炎表现为:①狭窄区食管壁不规则增厚,密度减低,外缘模糊,周围脂肪线消失;②病变上段食管不同程度扩张。

六、诊断

损伤性食管狭窄依据病史(外伤史、手术史、误服腐蚀剂史等)及吞咽困难等症状,结合食管钡剂造影、胸部CT等影像学检查基本可以确诊,必要时可行胃镜检查,了解食管狭窄上方情况和排除恶性变。

七、治疗

(一) 急诊处理

对于吞服腐蚀剂后就诊的病人,立即启动急诊处理程序:①采集病史,明确所服腐蚀剂种类、时间、浓度和量。②迅速判断病人一般情况,特别是呼吸系统及循环系统情况。保持呼吸道畅通,必要时气管切开。尽快建立静脉通道。③尽早吞服植物油或蛋白水以保护食管和胃黏膜。无条件时可吞服生理盐水或清水稀释。慎用酸碱中和的方法,因化学反应产生的热可致二次损伤。④积极处理并发症,包括喉头水肿、休克、胃穿孔、纵隔炎等。⑤防止食管狭窄,早期使用糖皮质激素和抗生素,可减轻炎症反应、预防感染、减缓纤维组织增生及瘢痕形成。对疑有食管、胃穿孔者禁用激素。是否放置食管支架或者食管加压法防止狭窄,目前尚有争议。

(二) 扩张治疗

扩张治疗宜在损伤2~3周后,食管急性炎症、水肿开始消退后进行。食管扩张可根据治疗的效果重复进行。

(三) 手术治疗

对严重长段狭窄及扩张疗法失败者,可采用手术治疗。如为食管腐蚀伤所致食管狭窄,应在伤后6个月,瘢痕稳定后手术。手术之前需明确食管有无癌变,将狭窄段食管切除或旷置,以胃、空肠或结肠代食管,重建消化道。胃或肠上提可经胸膜腔、胸骨后或胸骨前皮下隧道等途径。

(李小飞)

第五节　食　管　癌

一、概述

食管癌(carcinoma of esophagus)是原发于食管上皮(包括黏膜下腺体上皮)的恶性肿瘤,好发于3个生理性狭窄部,以中段最多见(50%),其次为下段(30%),上段最少(20%)。临床上以进行性吞咽困难为其典型症状。

食管癌是世界范围内常见的恶性肿瘤,在我国恶性肿瘤中发病率居第三位,死亡率居第四位。其流行病学有以下特点:①地区性分布,亚洲国家发病率高于欧美国家,我国主要是太行山、闽粤交界及川北等地区发病率高;②男性发病高于女性,男女比例为(1.3~3):1;③中老年易患,发病年龄多在50岁以上。

二、病因与发病机制

食管癌的发生主要与以下因素相关。

(一) 亚硝胺类化合物和真菌毒素

1. 亚硝胺　在食管癌高发区,粮食和饮水中的亚硝胺含量显著高于其他地区。亚硝胺类化合物具有高度致癌性,能诱发食管上皮癌变。

2. 真菌毒素　霉变食物中的黄曲霉菌、镰刀菌等真菌不但能将硝酸盐还原为亚硝酸盐,而且能促进亚硝胺等致癌物质的合成,并常与亚硝胺协同致癌。

(二) 慢性理化刺激

长期饮酒、吸烟,经常食入过硬、粗糙、过烫食物,口腔不洁、龋齿,或者咀嚼槟榔、烟丝等习惯均能对食管黏膜产生慢性刺激,继发食管上皮的局部性或弥漫性增生,从而形成食管癌的癌前病变。

(三) 慢性炎症

胃食管反流病、腐蚀性食管灼伤和狭窄、贲门失弛缓症、食管憩室等慢性食管疾病引起的炎症可导致食管癌发生率增高。目前认为主要与炎症局部细胞释放细胞因子和产生过多氧自由基、炎症诱发的免疫抑制及肿瘤细胞免疫逃逸相关。

(四) 营养因素

维生素(维生素 A、维生素 B_2、维生素 C、维生素 E、叶酸等)、锌、硒、钼等微量营养素缺乏是食管癌的危险因素。

(五) 遗传因素

食管癌的发生常具有家族聚集性,我国高发区病人家族史阳性率可达 25%~50%。食管癌是涉及多基因的遗传易感性疾病,抑癌基因(*p53*、*p16*、*RB* 等)失活和/或癌基因(*H-ras*、*c-myc*、*hsl-1* 等)激活及 cyclin D1 等细胞周期调节基因表达变化是以上环境因素与遗传因素相互作用并最终导致其发生的共同途径和机制。

三、病理

1. 大体病理改变　早期食管癌病变局限,多为原位癌或黏膜内癌。只要未侵犯肌层,无论是否存在淋巴结转移,都判定为早期食管癌。根据内镜或手术标本观察,早期食管癌可分为隐伏型、糜烂型、斑块型和乳头型。其中以斑块型为最多见,糜烂型次之。隐伏型是食管癌最早期的表现,多为原位癌,乳头型病变较晚。

中晚期食管癌已侵犯肌层。根据肉眼形态特点可分为以下四型(图 2-7)。

(1)髓质型:最多见,癌组织在食管壁内浸润性生长,累及食管全周或大部分,管壁增厚、管腔变小。切面癌组织质地较软,似脑髓,色灰白。癌组织表面常有溃疡,恶性程度最高。

(2)蕈伞型:肿瘤呈扁圆形,突向食管腔,呈蘑菇状,表面常有溃疡。预后相对较好。

(3)溃疡型:肿瘤表面有较深溃疡,深达肌层,边界不规则,边缘隆起,底部凹凸不平,有出血坏死。

(4)缩窄型:肿瘤在食管壁内环周生长,伴有明显的纤维组织增生,癌组织质硬,导致管腔环形狭窄。此型梗阻症状重,转移相对较晚。

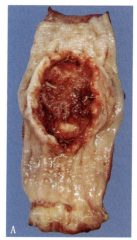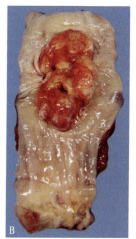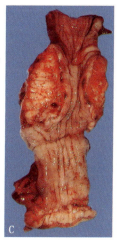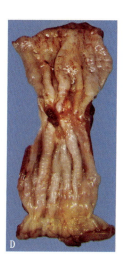

图 2-7　食管癌大体分型
A.溃疡型;B.蕈伞型;C.髓质型;D.缩窄型。

2. 组织学改变　我国食管癌病人约 90% 以上为鳞状细胞癌,腺癌次之,占 5%~10%,大部分腺癌来自贲门且与 Barrett 食管有关,少数来自食管黏膜下腺体。偶见腺鳞癌与神经内分泌系统来源的燕麦小细胞癌等类型。

3. 扩散途径

(1)直接蔓延:癌组织穿透食管壁后向周围组织及器官浸润。上段癌可侵犯喉、气管和颈部软组织;中段癌可侵及支气管和肺;下段癌常侵及贲门、膈肌和心包等。

(2)淋巴转移:是食管癌最常见的转移方式。转移部位与食管淋巴引流途径一致。上段癌常转移至颈和上纵隔淋巴结;中段癌常转移到食管旁淋巴结,也可转移至肺门淋巴结;下段癌常转移至食管旁、贲门旁及腹腔上部淋巴结。

(3)血行转移:为晚期癌的主要转移方式,常转移至肝、肺,也可转移至骨、肾和肾上腺等器官。

四、临床表现

食管癌病人的临床症状严重程度并不完全反映食管癌的病期,比如缩窄型食管癌会较早出现吞咽困难的症状,而溃疡型则可能在疾病晚期才出现吞咽困难。

(一) 早期症状

早期食管癌病人的症状多不典型,可有食物通过缓慢、滞留或轻度哽噎感,哽噎停滞感常在吞咽水后缓解;亦可有胸骨后烧灼样、针刺样或牵拉摩擦样疼痛。症状时轻时重,多不被重视,但总体呈缓慢、进行性加重的趋势。

(二) 进展期症状

1. 进行性吞咽困难　中晚期食管癌最常见、最典型的临床表现。其特点是短时间(一般为数月内)病人呈现持续性、进行性加重的吞咽困难,常由固体食物咽下困难发展至液体食物也不能咽下,并可伴有进食呕吐。

2. 吞咽疼痛　病人在吞咽困难的同时,可发生咽部、胸骨后、剑突下或上腹部的烧灼痛、刺痛或钝痛等,以进热食或酸性食物后明显。其发生原因可能与肿瘤及炎症刺激引起的食管肌肉痉挛,或食物潴留诱发食管肌肉强力收缩等因素有关。

3. 食物反流　可在吞咽困难的早期出现,但多在吞咽困难明显时发生,原因为食管癌病变引起唾液和食管黏液分泌增多,这些分泌物因食管腔梗阻而滞留于病变上方,刺激食管发生逆蠕动而造成。反流物以黏液和泡沫为主,严重时表现为呕吐。有时混有血迹或食物残渣,偶尔有脱落坏死的肿瘤组织。如果在呕吐时发生误吸,可致呛咳和吸入性肺炎。

4. 胸背疼痛　表现为胸骨后或背部持续性的隐痛、钝痛、烧灼痛或沉重不适感,尤以溃疡型或肿块型伴有表面溃疡者多见,该症状被认为与肿瘤溃疡面受到刺激或肿瘤生长累及食管及周围感觉神经有关;如果出现剧烈疼痛,可能是肿瘤侵犯椎体;如伴有呕血症状,则可能是肿瘤破溃、穿孔。

5. 其他症状　肿瘤压迫喉返神经可出现声嘶、呛咳;压迫颈交感神经节,可产生 Horner 综合征;侵犯膈神经可导致呃逆;出现肝转移可引起黄疸;发生骨转移可引起疼痛;侵入气管、支气管可引起食管 - 支气管瘘、纵隔脓肿、肺炎、肺脓肿等;侵犯主动脉可造成致死性大出血。晚期病人呈恶病质状态。

(三) 体征

早期体征可缺如,晚期可出现消瘦、贫血、营养不良、脱水或恶病质等。出现转移后,常可在左锁骨上触及肿大而质硬的浅表淋巴结或触及肿大而有结节的肝脏,少数病人可出现腹水或胸腔积液。

五、辅助检查

1. 胃镜　是食管癌诊断的首选方法,可直接观察病灶形态,并取活检以明确病理诊断。色素内镜、电子染色内镜、放大内镜、窄带成像内镜及共聚焦激光显微内镜等可提高早期食管癌的检出率。

早期食管癌的镜下表现:①食管黏膜局限性充血,触之易出血;②黏膜局限性糜烂,呈点、片状分布,边缘不整,形如地图;③黏膜表面粗糙不平,呈小颗粒状或大小不等的斑块,色潮红;④呈息肉状或小蕈伞型肿物,向腔内生长。

中、晚期食管癌的镜下表现较易判定,肿块呈菜花样或结节状,食管黏膜水肿充血或苍白发硬,但触之易出血。晚期肿瘤形成溃疡或造成管腔狭窄。

2. 食管钡剂造影　当病人不宜行内镜检查时,可选用食管钡剂造影检查。

(1)早期食管癌:①隆起型:结节状、乳头状或息肉状隆起,表现为充盈缺损,可有溃疡形成;②凹陷型:病变处黏膜紊乱中断,伴糜烂或浅表溃疡,呈不规则斑点状浅钡区,也可为虚线状或地图状改变;③平坦型:位于黏膜表面,局部管壁略僵硬,黏膜粗糙呈细颗粒状或大颗粒状。

(2)中晚期食管癌:①髓质型:最常见。多侵及食管全周,呈不规则的充盈缺损,食管壁增厚僵硬,黏膜破坏,管腔狭窄。②蕈伞型:常限于部分管壁,呈扁平的蕈状或菜花状充盈缺损,突入管腔内,与正常食管的移行带清晰,局部黏膜破坏。③溃疡型:常为较大的不规则的长形龛影,呈边缘不规则、底部凹凸不平的溃疡,溃疡底可深至肌层或穿透肌层。④缩窄型(硬化型):累及食管全周,管腔呈环状或漏斗状狭窄,范围较短,与正常食管分界清楚。

3. CT　食管癌的胸部 CT 影像表现为食管腔内软组织肿块,管壁增厚,管腔呈不规则或偏心性狭窄,可明确纵隔淋巴结如气管旁、主动脉窗淋巴结肿大情况,以及有无肺部转移。胸部 CT 增强扫描,有助于判断食管癌对邻近脏器的侵犯情况,了解肿瘤分期,判断肿瘤能否手术切除,对合理制订食管癌的治疗方案有重要指导意义。上腹部的 CT 扫描还可确定肝脏、上腹淋巴结有无转移。

4. 超声内镜 超声内镜可判断食管癌的肿瘤侵犯深度、食管周围组织及结构有无受累、局部淋巴结转移情况等,对食管癌手术前的临床分期,选择治疗方案有指导意义。超声内镜对于判断早期食管癌的肿瘤浸润深度及食管壁外有无淋巴结肿大较准确,优于 CT 等影像学检查。

六、诊断与鉴别诊断

(一)诊断

诊断主要依靠典型病史和胃镜检查。40 岁以上病人,出现吞咽困难时,应首先考虑食管癌的可能性,尤其对于来自食管癌高发地区的病人。问诊时应注意了解吞咽困难的进展情况,体重变化,有无声音嘶哑、呛咳、呕血或黑便病史,体格检查应注意触诊锁骨上淋巴结。应首选胃镜结合组织病理检查以确定诊断。在诊断时应根据影像学资料确定临床分期,以指导治疗方案的选择。

(二)分期

目前采用美国癌症联合会和国际抗癌联盟(AJCC/UICC)公布的第 8 版食管癌国际分期标准。

食管癌 TNM 分期(AJCC/UICC,2017 年,第 8 版)

1. T 分期标准:原发肿瘤

Tx:原发肿瘤不能确定

T0:无原发肿瘤证据

Tis:重度异型增生/高级别上皮内瘤变(癌细胞未突破基底膜)

T1:肿瘤侵及黏膜固有层、黏膜肌层或黏膜下层

T1a:肿瘤侵及黏膜固有层或黏膜肌层

T1b:肿瘤侵及黏膜下层

T2:肿瘤侵及固有肌层

T3:肿瘤侵及食管纤维膜

T4:肿瘤侵及食管周围结构

T4a:肿瘤侵及胸膜、心包、奇静脉、膈肌或腹膜

T4b:肿瘤侵及其他邻近器官,如主动脉、椎体、气道等

2. N 分期标准:区域淋巴结

Nx:区域淋巴结转移无法确定

N0:无区域淋巴结转移

N1:1~2 枚区域淋巴结转移

N2:3~6 枚区域淋巴结转移

N3:≥ 7 枚区域淋巴结转移

3. M 分期标准:远处转移

M0:无远处转移

M1:有远处转移

(三)鉴别诊断

1. 早期食管癌的鉴别诊断 早期无吞咽困难时,应与以下疾病鉴别。

(1)反流性食管炎:是胃、十二指肠内容物反流入食管引起胃灼热等症状的疾病,并可导致咽、喉、气道等食管以外的组织损害。反酸和胃灼热是最常见症状,胃镜检查可见黏膜炎症、糜烂或溃疡,黏膜活检未见肿瘤细胞。

(2)食管憩室:食管憩室是食管壁的一层或全层局限性膨出,形成与食管腔相通的覆盖有上皮的盲袋。主要可以通过食管钡剂造影检查来明确憩室部位及大小。

2. 中、晚期食管癌的鉴别诊断   已有咽下困难时,应与以下疾病鉴别。

(1)食管平滑肌瘤:是最常见的食管良性肿瘤。多见于中年男性病人,病史较长;而食管癌多为中、老年病人,病史较短,症状进展较快。内镜检查是鉴别食管良、恶性肿瘤的主要手段。食管平滑肌瘤内镜检查可见凸入食管腔内的圆形、椭圆形或不规则肿物,表面黏膜光滑完整,色泽正常,在吞咽动作时可见肿物有轻微的上、下移动。肿物周围的食管柔软,管壁不僵硬,内镜通过无阻力。食管钡剂造影检查可见食管腔内充盈缺损,多呈"半月形",边界清晰。

(2)贲门失弛缓症:贲门失弛缓症在我国少见,有癌变可能。其主要特征是食管体部缺乏蠕动,食管下段括约肌高压和对吞咽动作的松弛反应减弱。食管钡剂造影检查见钡剂滞留在贲门部,食管下段呈边缘光滑的鸟嘴状狭窄,食管壁正常蠕动减弱或消失。胃镜下可见食管下端及贲门持续性紧闭,食管内滞留有液体或食物,管腔扩大,当食管下段出现结节、糜烂、溃疡时,应警惕并发食管癌可能。

(3)食管良性狭窄:常有食管物理损伤或化学腐蚀伤病史,也可见于长期反流性食管炎、长期留置胃管或食管相关手术病史的病人。依据食管损伤病史以及吞咽不畅等临床表现可做出初步诊断,胃镜检查或食管钡剂造影检查可以明确狭窄部位及程度。

(4)癔球症:女性多见,主要症状为咽部异物感,进食时消失,常由精神因素诱发,食管多无器质性病变。

(5)食管外压性狭窄:某些疾病如肺癌出现纵隔或肺门淋巴结转移、纵隔肿瘤等均可压迫食管造成食管腔狭窄,严重者可引起吞咽困难。通过胸部 CT 检查及胃镜检查,可发现病变在食管腔外,超声内镜可见受累段食管壁结构完整。

七、治疗

食管癌应强调早期发现、早期诊断及早期治疗,其治疗原则是以手术为主的综合治疗。主要治疗方法有手术、内镜治疗、放疗、化疗、免疫及中医中药治疗等。

(一)手术治疗

手术治疗是可切除食管癌的首选治疗方法。食管癌根治术包括肿瘤完全性切除(切除的长度应距离肿瘤上、下缘 5~8cm 以上)、消化道重建和胸、腹两野或颈、胸、腹三野淋巴结清扫。

1. 手术适应证   ① Ⅰ、Ⅱ期和部分Ⅲ期食管癌(T3N1M0 和部分 T4N1M0);②放疗后复发,无远处转移;③全身情况良好,心、肺等各主要脏器功能能耐受手术;④对病变范围较长或瘤体不大但与主要器官,如主动脉、气管等紧密粘连预估切除困难者,可先采用新辅助治疗,待瘤体缩小后再行手术治疗。

2. 手术禁忌证   ①Ⅳ期及部分Ⅲ期食管癌(病变范围大,已有明显外侵及穿孔征象);②全身情况差,呈恶病质,或有严重心、肺或肝、肾功能不全,不能耐受手术者。

3. 手术方式   食管癌切除的手术方式包括单纯左胸切口、右胸及腹部两切口、颈-胸-腹三切口、胸腹联合切口以及不开胸经食管裂孔钝性食管拔脱术等不同术式。目前临床常用经右胸及腹部的两切口或颈-胸-腹三切口入路,因其方便清扫多区域淋巴结,更符合肿瘤外科治疗原则。随着腔镜技术的发展,胸(腹)腔镜下食管癌根治术因其创伤小的特点逐渐取代传统开放手术成为食管癌手术的发展方向,在一定区域已成为主流术式。此外,"达芬奇"机器人食管癌根治术及经单孔充气式纵隔镜联合腹腔镜食管癌根治术等微创手术均逐步开展,取得了良好的治疗效果。各种术式的选择取决于病人的一般情况和肿瘤的大小、部位、外侵程度等特点。

4. 消化道重建   消化道重建的部位因食管癌的位置而有所不同。胸下段及腹段食管癌,食管近端与代食管器官多在主动脉弓上或者弓下吻合,而胸中段或上段食管癌则多在颈部吻合(图 2-8),以此保证切除范围足够,切缘无癌残留。消化道重建中最常用的代食管器官为胃,也可选择结肠或空肠(图 2-9)。吻合口可采用手工缝合或器械吻合方式,目前,器械吻合由于简便、快捷而应用广泛。

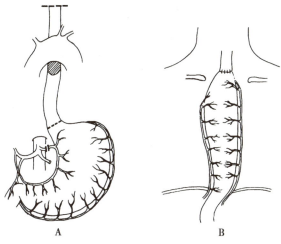

图 2-8　食管癌切除术后胃代食管术

A. 上中段食管癌切除范围;B. 胃代食管、颈部吻合术。

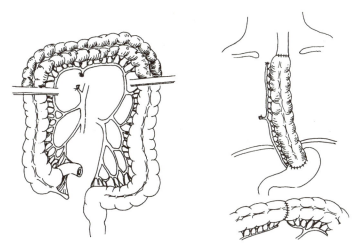

图 2-9　横结肠代食管术

5. 手术后常见并发症　吻合口相关并发症包括吻合口瘘及吻合口狭窄。其中吻合口瘘是严重的食管癌术后并发症之一,尤其是胸内吻合口瘘,死亡率较高,治疗措施包括抗感染、营养支持、通畅引流等,早期瘘的病人,也可试行手术修补;吻合口狭窄相对较为安全,多可经胃镜下球囊扩张或支架治疗后好转。其他并发症还包括乳糜胸、肺部并发症、胸腔感染等。近年,随着超声刀等能量器械在食管癌手术中的广泛使用,喉返神经损伤的发生率较前有所升高。

对晚期食管癌经口进食困难又不能切除的病人,可以根据病人的情况选择姑息性手术,如胃或空肠造瘘术等,解决进食问题,改善生活质量。

近年来,食管癌术前化疗(新辅助化疗)、术前免疫治疗(新辅助免疫治疗)等新辅助治疗取得了良好的治疗效果,不但提高了手术切除率,也改善了病人远期生存,适合于部分局部晚期食管癌。目前,食管癌手术切除率约为 58%~92%,手术并发症发生率约为 6.3%~20.5%。

(二) 早期食管癌的内镜治疗

早期食管癌和癌前病变内镜下切除的绝对适应证:病变局限在上皮层或黏膜固有层(M1、M2);食管黏膜重度异型增生。内镜下切除的相对适应证:病变浸润黏膜肌层或黏膜下浅层(M3、SM1),未发现淋巴结转移的临床证据;范围大于 3/4 环周,因切除后狭窄风险大,术前应向病人充分告知术后狭窄等风险。

内镜下切除的禁忌证:明确发生淋巴结转移的病变;若术前判断病变浸润至黏膜下深层,有相当比例病人内镜下切除无法根治,原则上应行外科手术治疗;一般情况差、无法耐受内镜手术者。内镜下切除的相对禁忌证:非抬举征(non-lifting sign)阳性(指在病灶基底部的黏膜下层注射液体后局部不能形成隆起);伴发凝血功能障碍及服用抗凝剂的病人,在凝血功能纠正前不宜手术;术前判断病变浸润至黏膜下深层,病人拒绝或不适合行外科手术者。

早期食管癌的内镜治疗包括:①内镜黏膜切除术(EMR),在内镜下将病灶整块或分块切除;②多环套扎黏膜切除术(multi-band mucosectomy,MBM),使用改良食管曲张静脉套扎器进行多块黏膜切除;③内镜黏膜下剥离术(ESD),在进行黏膜下注射后分离黏膜下层与固有肌层,将病变黏膜及黏膜下层完整剥离;④内镜下非切除治疗,如射频消融术、光动力疗法、氩离子凝固术及激光疗法等也有一定疗效。

EMR 和 ESD 适合于 0~IA 级黏膜内病灶的治疗,其 T 分期在术前依靠超声内镜明确肿瘤侵犯深度,术后病理学检查再次确定其肿瘤分期,若发现癌症病灶超过黏膜肌层时,应追加手术治疗。在正确术前分期基础之上的这种微创治疗,其 5 年生存率可达 91.5%,与外科手术效果相同,且微创治疗保留了食管结构,在保护食管功能、减少手术后并发症等方面优于传统手术。

内镜下切除治疗的并发症:出血、穿孔、食管狭窄、术后感染。

(三) 放射治疗

我国 70% 的食管癌病人就诊时已处于中晚期,失去了根治性手术的机会。而我国食管癌病理 95% 以上为鳞状细胞癌,对放射线相对敏感。此时,可通过术前放疗联合手术或根治性放化疗的综合治疗模式来改善病人预后。目前,对于中、晚期的可手术、不可手术或拒绝手术的食管癌病人,术前同步放化疗联合手术或根治性同步放化疗是重要的治疗原则。

1. 新辅助放疗　手术之前给予适当剂量的放疗,目的是缩小瘤体,使外侵的肿瘤组织缩小软化,与相邻器官的癌性粘连转变为纤维性粘连而便于手术切除。术前新辅助放疗主要适用于分期 cT1b~4aN0/N+ 的病人(cT1b~2N0 高分化、病灶长度 <2cm 者除外)。

2. 辅助放疗　主要适用于:①未接受过术前放化疗的 R1、R2 切除者;②未接受过术前放化疗,R0 切除的淋巴结阳性,或 pT2~4a 淋巴结阴性的腺癌病人;③未接受过术前放化疗,R0 切除的淋巴结阳性,或 pT2~4a 淋巴结阴性的鳞癌病人,可考虑行术后辅助放(化)疗。

3. 根治性放疗　适用于:① cT1b~2N+ 或 cT3~4aN0/N+ 颈段食管鳞癌或非颈段食管癌拒绝手术者;② cT4bN0/N+ 病人;③胸段食管癌仅伴锁骨上或腹膜后淋巴结转移者;④经过术前放化疗或放疗后评估,不能手术者;⑤存在手术禁忌证或手术风险大的病人,如高龄、严重心肺疾病等。

4. 姑息放疗　主要适用于:①晚期病变化疗后转移灶缩小或稳定,可考虑原发灶放疗;②存在较为广泛的多站淋巴结转移,无法行根治性放疗者;③远处转移引起临床症状者;④晚期病人为解决食管梗阻,改善营养状况者;⑤食管癌根治性治疗后部分未控、复发者。

食管癌病人经放疗后可出现以下并发症:①放射性食管炎;②放射性肺炎;③放射性心脏损伤。

(四) 化学治疗

化疗近年来已逐步成为食管癌综合治疗的重要组成部分。

1. 新辅助化疗　新辅助化疗有利于肿瘤降期、消灭全身微小转移灶,并观察肿瘤对该方案化疗的反应程度,指导术后治疗。对于食管鳞癌,由于目前新辅助化疗证据不足,建议行术前放化疗效果更佳。对于食管腺癌和可手术切除的食管下段及胃食管结合部腺癌,推荐行新辅助化疗。

2. 术后辅助化疗　手术之后辅助化疗被称为巩固化疗,是指食管癌经根治性切除术后,为了进一步消灭体内可能存在的微小转移灶而加用的化疗。对术后病理证实区域淋巴结转移(N+)的病人,可选择行 2~3 个周期术后辅助化疗。辅助化疗一般在术后 4 周以后开始,如果病人术后恢复欠佳,可适当延迟辅助化疗,但不宜超过术后 2 个月。

3. 姑息性化疗　主要针对转移性食管癌或根治性治疗后出现局部复发或远处转移的病人,如能耐受,推荐行化疗。转移性食管癌经全身化疗后出现疾病进展,可更换方案化疗。

手术、放疗、化疗三者联用,是目前治疗食管癌的共识,目的是更彻底的治疗食管癌,以期获得更好的无病生存期和远期生存率。但是无论放疗、化疗均要定期进行血液学检查,评估病人身体承受能力,化疗还应注意化疗药物的不良反应。

(五)分子靶向治疗和免疫治疗进展

分子靶向治疗(如 EGFR-TKI 类药物和 EGFR 单克隆抗体类药物)和免疫治疗(如免疫检查点抑制剂治疗)均应用于转移性食管癌的二线及以后的治疗,目前还未列入常规推荐。

(六)营养支持

对于食管癌合并营养不良的病人,临床中应积极给予营养支持治疗。尚可进食病人,可给予口服配方营养素进行营养支持。食管梗阻病人,可内镜下放置食管支架,或留置空肠营养管行鼻饲。无法放置食管支架和留置空肠营养管鼻饲者,可酌情行胃造瘘术。对于不能行上述肠内营养支持者,可行肠外营养支持治疗。

八、预后

目前食管癌总的 5 年生存率不超过 20%。病人的生存时间除与治疗手段、病人自身的免疫抵抗力等因素有关外,还与食管癌的病期早晚有关。早期食管癌手术治疗预后良好,Ⅰ期食管癌病人 5 年生存率可达 50%~60%,Ⅱ~Ⅲ期食管癌病人术后 5 年生存率仅为 27%~34%,而晚期食管癌鲜有 5 年存活者。因此早期发现、早期诊断并治疗食管癌是提高 5 年生存率的有效措施和主要手段。

九、预防

我国在不少地区特别是食管癌高发区已建立了防治基地,进行食管癌的一级预防,包括改良水质、防霉去毒和改变不良生活习惯等。二级预防是在食管癌高发地区进行普查,对高危人群进行早发现、早诊断、早治疗。三级预防是对食管癌病人采取积极有效的治疗措施,延长生存期,提高生活质量。

(董卫国　李小飞　李晓波)

第六节　食管良性肿瘤

一、概述

食管良性肿瘤(benign tumors of esophagus)较为少见,仅占全部食管肿瘤的 0.5%~0.8%,按其组织发生来源可分为腔内型(息肉及乳头状瘤)、黏膜下型(血管瘤及颗粒细胞成肌细胞瘤)及壁间型(食管平滑肌瘤和食管间质瘤)。食管平滑肌瘤(esophageal leiomyoma)是最常见的食管良性肿瘤,约占食管良性肿瘤的 50%~80%,90% 位于食管中下段,多见于中年男性,男女比约为 2∶1,且多为单发。

二、临床表现

食管良性肿瘤病人的症状和体征主要取决于肿瘤的部位和大小。较大的肿瘤可以不同程度地堵塞食管腔,出现吞咽困难,或进食时哽噎感,严重者可伴有呕吐和消瘦等症状,需进一步检查排除恶性疾病。很多病人可有吸入性肺炎、胸骨后压迫感或疼痛感。食管血管瘤病人可发生消化道出血。

三、辅助检查

1. 食管钡剂造影 表现为食管腔内充盈缺损,多呈"半月形"且边界清晰。充盈缺损的上下端与正常食管交角随肿瘤凸入食管腔,多呈锐角或轻度钝角,表面黏膜完整。随着瘤体的增大,造影可出现外压征,锐角征、环形征、涂抹征等征象,食管壁局部可呈现"纺锤样"改变。

2. CT 可以直观显示肿瘤大小,与周边脏器界限,形态等,对于选择治疗方式及评估手术难度有重要临床价值。此外,尚有助于判断肿瘤良、恶性以及纵隔淋巴结性质。

3. 胃镜 镜下可见凸入腔内的圆形、椭圆形或不规则形肿物,表面黏膜光滑完整,色泽正常,在吞咽动作时可见肿物有轻微的上下移动。肿物周围的食管柔软,运动正常。肿瘤大时食管腔呈偏心性狭窄,但管壁不僵硬,内镜仍可无阻力通过。因为平滑肌瘤质地坚硬,疑为平滑肌瘤时,不应该取活检,以免引起局部黏膜下组织炎症或感染,而且在肿瘤摘除术过程中剥离黏膜时容易导致黏膜破损,增加发生手术并发症的机会。

当前,超声内镜检查应用逐渐增多。食管平滑肌瘤超声内镜表现为边界清晰的均质低回声或弱回声,偶为无回声肿块。少数伴不均质回声和不规则的边缘,表面为正常的黏膜。通常发生在中层,少数表现为固有肌层增厚的超声表现。

四、诊断

大部分食管良性肿瘤病人的临床表现并不明显,在体检时偶然发现。但是不论有无症状,通过影像学检查(食管钡剂造影和胸部 CT)和内镜检查均可作出诊断。

五、治疗

食管良性肿瘤生长缓慢,但由于不断长大,可导致吞咽困难,且有少数恶变的病例,因此内镜下治疗或开胸手术切除是目前较为稳妥的治疗措施。

一般而言,对腔内型小而长蒂的肿瘤可行内镜下摘除。对壁间型和黏膜下型肿瘤,较小的肿瘤可经消化内镜治疗,行内镜下黏膜切除术(EMR)及内镜黏膜下剥离术(ESD),治疗过程中注意避免食管肌层的穿透性损伤。较大的肿瘤可行胸腔镜手术或传统开放手术,用钝性加锐性分离的方法游离并切除肿瘤,术中注意保护食管黏膜防止破损。目前,胸腔镜良性肿瘤切除术由于其创伤小、恢复快的特点,已经逐渐成为食管良性肿瘤的主流手术方式;此外,由于其具有术区放大的功能,因此较传统开放手术更容易发现手术过程中可能出现的食管黏膜损伤。

六、预后

食管良性肿瘤的手术效果满意,预后良好。

(李小飞)

第七节　食管憩室

一、概述

食管憩室（esophageal diverticulum）是指食管壁的一层或全层局限性膨出，形成与食管腔相通的覆盖有黏膜上皮的盲袋。所有年龄段均可发病，老年人居多，男性较女性稍高。

二、分类

1. 根据憩室壁的构成可分为真性憩室和假性憩室。真性憩室包含食管壁全层，假性憩室只包含黏膜或黏膜下层。

2. 根据发病机制可分为内压性憩室和牵引性憩室。

3. 根据发生的部位可分为咽食管憩室（Zenker 憩室）、食管中段憩室、膈上食管憩室。

三、病因与发病机制

病因尚不完全清楚。内压性憩室多认为是在食管腔压力增加时形成的。当存在食管管壁薄弱时，如食管上括约肌或下括约肌松弛不充分，管腔内压力增加可导致薄弱部位的食管壁突出，发生内压性憩室。牵引性憩室发生在食管壁有外力牵拉时，通常发生在食管中部。

四、病理

憩室绝大多数向消化道腔外生长，罕见向腔内生长。常见病理改变为食管黏膜下腺管呈囊状扩张，周围有慢性炎症，并可能形成小脓肿，病变局限于黏膜下层，不累及肌层。腺管的炎性改变及鳞状上皮化生可以使管腔狭窄或完全阻塞，导致近端扩张形成假性憩室。由于慢性炎症，食管黏膜下层纤维化造成食管壁增厚、僵硬，管腔狭窄。

极少数咽食管憩室可发生癌变。

五、临床表现

食管憩室是否产生症状与憩室的大小、开口的部位、是否存留食物及分泌物有关。

（一）咽食管憩室的临床表现

根据咽食管憩室囊袋的大小分四级。

0 级：无憩室，仅有环咽肌痉挛。

Ⅰ级：小憩室，直径小于 2cm，仅有一小部分黏膜突出，开口较大，且与咽食管腔呈直角相通，食物不易残留，无症状或病人仅有咽部异物感，部分病人偶尔因食物粘在憩室壁上引起咽喉部发痒及刺激症状。

Ⅱ级：中憩室，直径 2~4cm，可在病人锁骨上方颈根部触及质软肿块，常有反流误吸症状。当

Zenker 憩室充满食物及分泌物时,在病人屈身平卧,或者在反复压迫肿物或环咽肌水平胸锁乳突肌前缘时,常可诱发反流症状及 Boyce 征(吞咽几口空气或饮水时发出含漱声响)。

Ⅲ级:大憩室,直径大于 4cm,可有吞咽困难,巨大憩室压迫喉返神经时会出现声音嘶哑。

(二)食管中段憩室的临床表现

憩室开口大,囊袋位置多高于囊颈部,利于引流,不易出现食物残留,因此一般没有症状。但在食管被牵拉变位或引起狭窄,以及憩室发生炎症时病人也会出现吞咽困难及疼痛症状。极少数憩室炎病人在发生憩室溃疡、坏死、穿孔时,可引起憩室出血、纵隔脓肿、食管 - 气管瘘等并发症。

(三)膈上憩室的临床表现

其症状多与憩室的大小有直接关系,多数小的膈上憩室病人没有任何症状。较大的憩室临床表现分为两类:①由原发食管疾病(如食管痉挛、贲门失弛缓症、食管运动功能失调等)引起的症状,如吞咽困难或不畅、反流、呕吐及误吸等;②由憩室内食物潴留并腐化引起的临床症状,如口臭、味觉差、反流等,有时伴局部胸痛。

六、辅助检查

1. 食管钡剂造影   主要的检查方法。表现为:①状如三角形,尖端指向外方或外上方,广基底,对比剂残留;②可压迫食管引起梗阻;③多发食管憩室少见,呈小憩室影突出食管壁外。食管各段憩室钡剂造影的特征如图 2-10 所示。

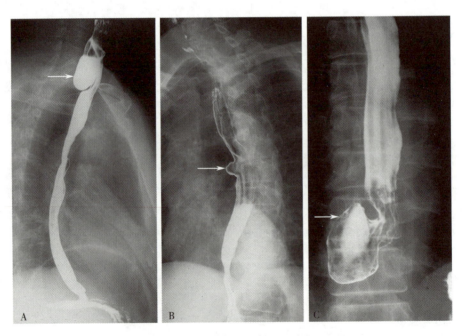

图 2-10   食管憩室钡剂造影表现

A. 咽食管憩室:食管入口下方左侧向外突出的半球形囊袋影,内壁光滑,囊袋积存食物及唾液,压迫食管;B. 食管中段憩室:可见帐篷状光滑的膨出,开口大,造影剂不易存留;C. 膈上憩室:膈肌上方约 3cm 处见一直径约 2.5cm 大憩室,内壁光滑。

2. 超声   可显示咽食管憩室的位置、大小等形态特征。

3. CT   除可显示食管憩室的位置、大小等形态特征,尚可用于鉴别纵隔肿瘤、脓肿。

4. 其他   内镜检查有食管穿孔的危险,不作为常规检查,只在怀疑恶变或合并其他畸形时进行。食管测压用于排除运动障碍性疾病。如果有食管反流症状,应进行食管 24h pH 测定。

膈上憩室常由胸部 X 线检查确诊,胸部平片有时可看到含液平面的憩室腔,服钡剂造影在膈上几厘米处见到憩室。憩室可以同时合并食管裂孔疝。

七、诊断与鉴别诊断

根据病人的临床表现及食管钡剂造影等辅助检查可明确诊断。与贲门失弛缓症、食管癌、食管狭窄、胃食管反流病相鉴别。

八、治疗

较小的无症状的憩室不需手术治疗,症状轻微者可行内科保守治疗,症状明显的较大憩室应择期手术治疗。

(一) 保守治疗

憩室较小、症状轻微或年老体弱病人,多采用保守治疗,如餐后多饮清水冲洗憩室、改变体位、颈部按摩促进憩室排空等;若合并有炎症、水肿时,可用抗酸、消炎及解痉药物缓解症状;合并憩室溃疡者注意饮食,避免不易消化及刺激性食品;食管痉挛及器质性狭窄者可做食管扩张治疗以减轻吞咽困难;由疾病引致的食管痉挛、食管裂孔疝等,应积极治疗原发疾病。

(二) 手术治疗

1. 咽食管憩室　咽食管憩室症状明显或巨大憩室,特别是反复憩室炎、溃疡出血及有癌变者均应进行外科治疗。手术方法包括单纯环咽肌切开术、环咽肌切开加憩室切除或悬吊术等。

2. 食管中段憩室　对于经常残留食物引发炎症者,症状逐渐加重憩室逐渐增大者,或并发出血、穿孔者,应考虑手术治疗。手术方法包括憩室切除术、憩室翻入缝埋术、食管支气管瘘缝扎修补术以及食管部分切除食管胃吻合术等。手术时应去除引起内压或牵引型憩室的病因,游离被外牵的食管壁,予以复位或切除憩室,并将可能合并存在的食管运动失调或梗阻,如贲门失弛缓症、膈疝、食管裂孔疝等一并纠正,以免复发或出现并发症。

3. 膈上憩室　如有吞咽困难和胸痛症状,且进行性加重者;憩室呈悬垂状,或憩室直径大于3cm 者;或合并其他畸形如食管裂孔疝,或合并贲门失弛缓症者均应手术治疗。手术方法包括憩室胃吻合术、憩室悬吊术、憩室翻转术、憩室折叠术以及单纯憩室切除术。手术应特别注意同时纠正合并畸形,否则易出现并发症或复发。胸腔镜、腹腔镜等微创方法也是近年膈上憩室治疗的选择之一。

(三) 内镜治疗

随着内镜技术的普及和提高,内镜技术对食管憩室的治疗的可控性和精确性逐步提高,取得了一定的临床效果。内镜下食管憩室治疗的原理在于分离憩室和食管的桥形组织,使其扁平化,或者扩张憩室向食管的开口,有助于改善憩室内食物的排出,从而缓解临床症状。经口憩室内镜下肌切开术(diverticular peroral endoscopic myotomy,D-POEM)、内镜下经黏膜下隧道憩室间脊切开术(submucosal tunneling endoscopic septum division,STESD)是近年来开展的内镜下治疗新技术,远期治疗效果有待更多研究证实。

九、预后

预后良好。

(吴清明)

第八节　食管囊肿

一、概述

食管囊肿(esophageal cysts)是仅次于食管平滑肌瘤和食管息肉的食管良性肿瘤样病变,因胚胎时期形成消化道的空泡未能与正常消化道融合而产生,绝大多数位于食管壁内。可压迫周围脏器产生相应症状,多需手术治疗。

二、病因与发病机制

食管囊肿病因仍不清楚,有多种假设。目前多数认为是胚胎发育过程中,在第 4~8 周人胚前肠异位细胞发育紊乱所致,并认为是纵隔肠源性囊肿的一种变异。

三、病理

由于在胚胎发生过程中原始前肠后部的异常发育,食管囊肿可沿食管发生在任何地方。大约 60% 的囊肿发生在食管的下 1/3。约 40% 的囊肿发生在食管的上、中 1/3。90% 的食管囊肿不与食管腔连通。食管囊肿可以是囊性,也可能是管状或憩室,囊性更为常见。囊肿的内层可以变化,并且可以包括分层的鳞状、简单的柱状、立方形、假分层和纤毛的组织学变化。

四、临床表现

食管囊肿的临床症状主要取决于病变的位置、大小、结构、范围以及囊肿内壁上皮细胞类型。

(一) 症状

1. 儿童食管囊肿　主要症状为程度不等的呼吸窘迫。多由于巨大食管囊肿压迫肺导致。位于胸廓入口处及气管隆嵴处的食管囊肿,即使体积小同样能引起较为严重的气道梗阻症状。这种情况需要紧急处理。

食管囊肿可压迫造成食管梗阻,患儿表现为食管反流,可导致反复发作的吸入性肺炎,或因为长期反酸刺激而导致食管狭窄。

2. 成人食管囊肿　常无症状。较大的囊肿可压迫气管或支气管,出现胸闷、气短,也可因压迫食管造成吞咽困难。合并囊肿内感染时上述症状加重。

(二) 体征

当因囊肿压迫导致气道梗阻时,查体可见呼吸三凹征、气管移位等体征。若食管囊肿向颈部突出,则颈部可触及囊性肿物。

(三) 并发症

食管囊肿病人可合并有颈椎或胸椎的先天畸形,其中以半椎体畸形最为多见。有的食管重复畸形可以通过膈肌与空肠重复畸形沟通或连接。偶见食管囊肿或食管的重复畸形可以附着于毗邻的椎管或与椎管沟通,称之为神经管原肠囊肿。

五、辅助检查

(一)影像学检查

1. X线胸片　表现为后纵隔块状阴影。该病多位于脊柱旁,需与纵隔神经源性肿瘤等相鉴别。

2. 食管钡剂造影　食管前壁囊肿表现为局部食管壁圆形或卵圆形的充盈缺损,边缘光滑,其上、下缘常呈缓行的斜坡状而非锐角,应与食管平滑肌瘤相鉴别;正位食管钡剂造影片示,食管囊肿阴影的边缘比较锐利,表面覆盖正常黏膜或黏膜消失;钡剂经过病变时可有分流征象,是诊断的依据之一。大的食管囊肿可以导致钡剂在食管腔内滞留或梗阻。成人食管囊肿常见病变阴影的一半位于食管腔内;有的体积较大的食管囊肿呈憩室样改变或者双食管影像。

3. CT　可提示食管囊肿的性质,为囊性肿瘤或实体性肿瘤,对诊断有参考意义。

(二)内镜检查

食管囊肿内镜检查表现为突出食管腔的病变,表面食管黏膜完整无损,色泽正常。同时,可以证实病变表面的食管黏膜有无溃疡形成,对恶性病变鉴别尤为重要。

超声内镜检查(EUS)是评估食管囊肿的一种选择,可显示囊肿的回声性质、大小及其组织层次。通常,超声内镜多表现为黏膜下均匀无回声病变,同时可以通过不存在软骨、邻近食管及周围的双肌层等特征与支气管囊肿区分。

六、诊断与鉴别诊断

确诊主要依靠食管钡剂造影和内镜检查,或胸部CT等影像学检查,组织病理学检查为最终确诊手段。

食管囊肿需要与支气管囊肿、食管平滑肌瘤、神经源性肿瘤等相鉴别。

七、治疗

(一)治疗方法选择

食管囊肿治疗方法的选择取决于病变的大小、结构和病变对食管以及邻近结构的损害程度。一般来说,手术完整切除是最佳选择。

1. 婴幼儿食管囊肿的治疗　婴幼儿的食管囊肿应考虑以手术为主的治疗方式。巨大食管囊肿引起严重的呼吸窘迫症状者,应该及时进行手术或抽吸囊液减压。囊肿若与周围结构粘连严重,或与食管、气管、支气管及主动脉之间的关系密切,手术风险增大,但也应考虑手术切除囊肿的黏膜层。

2. 成人食管囊肿的治疗　食管囊肿小于1cm而无症状者,可以随诊观察。较大的食管囊肿应手术切除。

(二)手术治疗

外科治疗方法包括胸腔镜下切除及开胸手术,穿刺仅限于紧急情况下应用,如严重呼吸困难、发绀及可能窒息时,经穿刺减压可暂时缓解症状。非完整切除、穿刺针吸等因有较高的复发率而不被推荐。

大多数食管囊肿手术方式为食管囊肿黏膜切除术,即切除囊肿的黏膜组织后便能达到治疗目的。因食管囊肿而施行食管切除术的病例极为罕见。囊肿如与周围结构粘连严重,或与食管、气管、支气管及主动脉之间的关系密切,则手术风险极高,一旦术中损伤周围重要器官,便会造成严重后果。

如系肠源性囊肿,为预防其术后复发,须彻底切除。如囊肿与食管之间仅为一层管壁(共壁),则需要切开囊肿,剥除或切除其黏膜组织和大部分囊壁;缝合食管黏膜切口,然后用残留的囊壁(食管肌层)间断缝合、包埋食管黏膜下层的裸露区。

(三) 内镜治疗

射频消融可用于治疗来源于黏膜下的食管囊肿,治疗后食管囊肿囊壁均完全破坏,极少出现出血、穿孔等严重并发症。

内镜下食管囊肿剥离术可对食管囊肿行完整剥离。对于较大囊肿(>2.5cm),或其邻近重要的脏器、血管、气管,行剥离术风险较大时,亦可在囊肿的表面做一大小适中的切口,使囊液引流通畅,缓解病人症状,此方法安全但较易复发。

八、预后

食管囊肿虽可无明显的临床症状,但易并发溃疡穿孔等症状。食管囊肿术后长期随访无复发,但术后发生食管反流、Barrett 食管的概率较高。

(吴清明)

第九节　食管闭锁与气管食管瘘

一、概述

食管闭锁(esophageal atresia,EA)是一种中段食管缺失导致的严重先天性畸形,多伴有气管食管瘘(tracheoesophageal fistula)。发病率约为 1/3 000。该病约有 50% 伴发其他畸形,累及心血管、胃肠道、脊柱、肾脏和呼吸系统等。

二、病因与发病机制

食管闭锁病因不明,可能原因为食管气管分隔障碍,胎儿食管气管均来源于前肠,在宫内第 5 周开始分化,从前肠两侧生长出嵴,逐渐向中线靠拢,将气管与食管分开。故任何原因如胚内压增高、食管腔上皮闭塞或再腔化不全、食管区和肺芽区细胞增生异常、前肠血供异常等导致前肠发育异常均可造成本病。

三、病理生理

胎儿不能正常吞咽羊水,导致羊水循环障碍,孕妇羊水过多。近端食管由于胎儿吞咽羊水致食管盲端肥厚、扩张,远端食管常发育不良,血供差。而正常存在于呼吸道的羊水可能经气管食管瘘漏至食管,使气管、支气管失去了羊水的支撑,造成气管软化。

由于存在气管食管瘘,患儿出生后空气经呼吸道进入胃及消化道,腹部胀气、膈肌上抬,患儿可出现呼吸窘迫。反流入下端食管的消化液可经瘘管进入呼吸道,从而引起吸入性肺炎。此外出生后,婴儿吞咽的唾液、上端食管分泌物及喂入的食物,会误吸入气管,也可发生吸入性肺炎。所以,食管闭锁无论是否合并气管食管瘘的患儿均有程度不同的呼吸道感染。

四、分型

食管闭锁与气管食管瘘的 Gross 分型如下。

Ⅰ型:食管上下端均闭锁,无气管食管瘘,约占 6%。

Ⅱ型:食管上端有瘘管与气管相通,食管下端闭锁,此型占 2%。

Ⅲ型:最常见,约占 85%,食管上端闭锁,食管下端与气管相通形成气管食管瘘,食管上下端间距离 >2cm 为Ⅲa 型,≤ 2cm 为Ⅲb 型。

Ⅳ型:食管上下端均与气管相通形成气管食管瘘,该型占 1%。

Ⅴ型:又称 H 型瘘,食管管腔正常,但与气管间有侧侧相通的瘘管,约占 6%。(图 2-11)

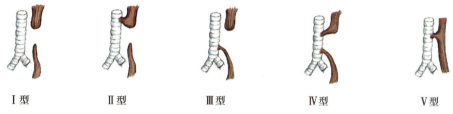

| Ⅰ型 | Ⅱ型 | Ⅲ型 | Ⅳ型 | Ⅴ型 |

图 2-11　食管闭锁与气管食管瘘 Gross 分型

五、临床表现

孕妇多有羊水过多史。

典型的症状是患儿出生后口腔及咽部内有大量黏稠分泌物,口鼻冒白沫;喂奶后,奶从口鼻溢出,出现呛咳、呼吸困难及面色发绀;吸除口鼻内液体及分泌物,症状消失,再次喂奶仍出现同样症状。因误吸及反流可导致吸入性肺炎,病情反复发作,出现发热、呼吸急促、呼吸困难、肺部湿性啰音等。

合并气管食管瘘的患儿,腹部胀气明显,严重者可引起膈肌上抬,加重呼吸道症状,甚至出现呼吸功能衰竭。无气管食管瘘的患儿表现为舟状腹。

六、诊断与鉴别诊断

(一)产前诊断

1. 超声　可发现羊水过多,胎儿颈部出现盲袋、胃泡消失或变小。

2. MRI　可见胎儿近端食管扩张或食管缺失。

(二)产后诊断

1. 新生儿出生后出现口鼻冒白沫,喂奶出现呛咳、面色发绀等症状均应疑诊本病。当从口或鼻腔置入细小胃管时,插至 10cm 左右受阻,并可发现胃管前端折回至口腔内。

2. X 线　插入胃管困难时,可将胃管固定后拍摄颈、胸、腹站立位 X 线片,并行食管碘油造影检查。如平片显示腹部有气体存在,则可认定存在远端气管食管瘘。Ⅱ型、Ⅳ型、Ⅴ型单靠 X 线平片诊断不易,必要时行气管镜检查确诊。

3. CT　CT 扫描及三维重建可判断食管上下盲端的距离和瘘管位置,有助于手术方式的选择和并发症的处理。

(三)鉴别诊断

主要与呼吸窘迫综合征鉴别。

七、治疗

（一）术前准备

患儿出生后注意保温，保持安静减少氧耗量，监测血氧饱和度。半卧位，反复抽吸食管上端盲袋及口鼻内分泌物，防止吸入性肺炎加重。手术一般在出生后 24~48 小时进行，合并肺炎者需治疗 3~5d 后再手术。

（二）手术方法

手术是唯一的治疗手段，目的是重建食管的连续性并关闭气管食管瘘管。可一期完成，或分期进行。

1. 一期食管重建手术　方法一为经右侧第四肋间开胸，从胸膜外入路，切断肋间肌后，从切口周围肋骨及肋间隙分离壁层胸膜；暴露纵隔、食管上下端及瘘管，在靠近支气管或气管边的瘘管入口处闭合瘘管；游离食管盲袋，端 - 端行食管吻合，并将胃管置入到胃内。方法二为经胸腔手术，在切断肋间肌后切开胸膜，其他手术步骤同前，最后放置胸腔闭式引流。方法三为在腔镜下进行食管吻合重建。

2. 替代食管重建手术　对于食管两端间距大于 2cm 以上的，可以用结肠或胃代食管，恢复食管的连续性，因并发症多及舒适性差，现在少用。

3. 分期食管重建手术　目前对于食管两端间距大于 2cm 以上的食管闭锁多采用分期食管重建手术，一期切断瘘管，将远端的食管缝合固定于附近的软骨膜上防止回缩，并行胃造瘘术。等待食管自然生长 8~12 周，或者采用探条扩张食管的上下盲端，促进食管生长，一般 3~5 周，待长度足够时再行食管吻合术。

4. H 型食管闭锁　该型多位于颈根部第 2 胸椎水平，常在右侧锁骨上 1cm 做切口，暴露牵开颈动脉鞘，在食管与气管间找到瘘管，切断缝扎瘘管。

术后机械通气并逐步脱离，控制肺部感染及静脉营养支持。胃肠道功能恢复后早期经鼻胃管鼻饲饮食。

（三）术后并发症

1. 吻合口瘘　吻合口张力过大、吻合方法不正确、食管缺血及纵隔感染等均可导致吻合口瘘。多发生在术后 3~7d，表现为呼吸急促，脉搏增快，胸部平片可发现气胸，胸腔闭式引流中出现泡沫状黏液或脓液，口服亚甲蓝胸腔引流管有蓝色液体流出。采用禁食、充分营养支持、抗感染，保持胸腔引流管充分引流，大多数瘘可于数天内闭合。

2. 吻合口狭窄　食管缺血、高张力吻合、吻合口瘘以及后期胃食管反流等均可导致狭窄发生。表现为进食减慢、呃逆，逐步发展为吞咽困难。食管造影及食管镜检可明确诊断。轻者可多次食管扩张治疗，无效时应再次手术。由胃食管反流引起的应行抗反流手术。

3. 气管食管瘘复发　手术关闭瘘口不完全、吻合口瘘及局部感染均可导致瘘复发。表现咳嗽、呛咳、青紫及反复肺部感染。食管造影或支气管镜检可明确诊断，常需再次手术。

4. 胃食管反流及食管动力障碍　多数患儿术后均会出现不同程度胃食管反流。可能原因有腹腔段食管过短、术中 His 角改变、术后食管动力障碍等。轻者无症状，重者发生吸入性肺炎。可先行保守治疗，无效时行胃底折叠术。

5. 气管软化　瘘管前方不规则的 C 形软骨和宽大的软骨间膜是导致此并发症的原因，术后脱离呼吸机困难，支气管镜检查可确诊，治疗采用主动脉弓悬吊术。

（李笃妙）

本章小结

　　食管通常分为上、中、下三段,由内向外依次由黏膜、黏膜下层、肌层和外膜构成。食管疾病多为临床常见病和多发病,包括先天性、功能性和器质性疾病等。各种致病因素引起的食管结构和功能性损伤可导致食管炎症、狭窄及肿瘤等疾病。食管疾病通常需与纵隔其他组织和器官疾病相鉴别。随着消化内镜技术的快速发展,食管疾病的诊断及治疗已取得较大进步。

思考题

　　1. 食管可分为几部? 三个狭窄的位置分别位于何处?
　　2. 简述 GERD 的发病机制。
　　3. 简述难治性 GERD 的治疗原则。
　　4. 简述食管癌的临床表现。
　　5. 简述食管癌的治疗原则。

第三章

胃、十二指肠疾病

胃、十二指肠疾病主要是由于胃和十二指肠在食物的消化过程中,致病因子对其形态结构和功能引起不同程度的损伤所致。胃与十二指肠疾病在致病因素、临床表现、诊断方法及治疗上有许多相似之处,主要疾病类型包括先天性疾病、消化性溃疡、炎症性疾病、良性及恶性肿瘤等。

第一节　胃、十二指肠的发生、结构与功能

胃(stomach)是消化管各部中最膨大的部分,上连食管,下续十二指肠。成人胃容量约为 1 500ml。胃除了受纳食物和分泌胃液的作用外,还有内分泌功能。

小肠(small intestine)是消化管中最长的一段,成人小肠长 5~7m。上端起于胃幽门,下端接续盲肠,分为十二指肠、空肠和回肠 3 部分。十二指肠(duodenum)介于胃与空肠之间,由于相当于十二个横指并列的长度而得名,全长约 25cm。十二指肠既接受胃液,又接受胰液和胆汁,是肠道中非常重要的消化器官。

一、胃、十二指肠的发生

胃原基出现于第 4 周,是前肠尾段形成的梭形膨大。第 5 周时,胃背侧缘生长较快,形成胃大弯,其头端向上膨起,形成胃底。腹侧缘生长较慢,形成胃小弯。由于胃背系膜生长迅速,发育为突向左侧的网膜囊,使胃沿其长轴顺时针旋转 90°,胃大弯由背侧转向左侧,胃小弯由腹侧转向右侧。胃的头端因肝的增大被推向左侧,胃的尾端则因十二指肠紧贴于腹后壁而被固定。因此,胃由原来的垂直方位变成由左上至右下的斜行方位(图 3-1)。

肠是由胃以下的原始消化管分化而成。十二指肠由前肠尾段与中肠头段共同分化形成。由于中肠生长迅速,其头段与前肠尾段先形成一个突向腹侧的"C"形肠袢。随着胃的旋转,该肠袢转向右侧,形成十二指肠。后因其背系膜消失,十二指肠大部被固定于腹后壁。

二、胃、十二指肠的形态结构

(一)胃

胃呈囊袋状,上以贲门与食管相接,下以幽门与十二指肠相续。

1. 胃的形态和分部　胃的上部较下部稍宽,长约 25cm,宽约 15cm。胃分前、后壁,大、小弯以及入、出口(图 3-2)。胃的前壁朝向前上方,后壁朝向后下方。胃的右侧缘凹陷呈弧形,对向肝门,称

胃小弯(lesser curvature of stomach),其最低点明显转折处为角切迹(angular incisure)。胃的左侧缘凸出对向脾,称胃大弯(greater curvature of stomach)。胃的入口称贲门(cardia),与食管的下端相接。在贲门处,食管末端的左缘与胃底所形成的夹角为贲门切迹(cardiac incisure),临床又称 His 角。胃的远侧端与十二指肠续接处称幽门(pylorus),表面有一环形浅沟,实为深面的幽门括约肌收缩所致。幽门前静脉常在此横过幽门,为临床手术中确认幽门的标志。

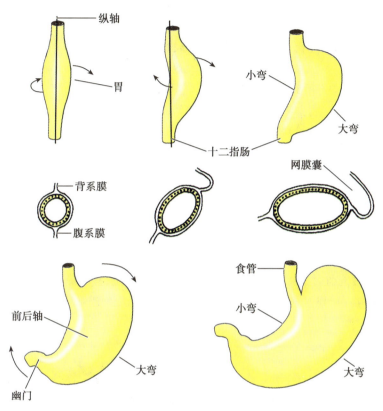

图 3-1 胃的发生模式图
中行图为胃的中部横切面。

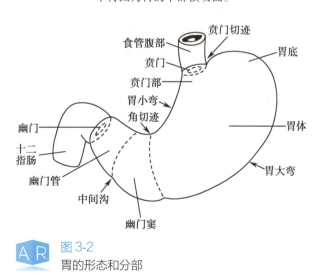

  图 3-2
胃的形态和分部

胃通常可分为 4 部,即贲门部、胃底、胃体和幽门部(图 3-2)。贲门及其附近的区域为贲门部(cardiac part),与邻近区域分界不清楚。贲门平面以上的隆突部分称胃底(fundus of stomach)。此处在 X 线片上常表现为含气空间,故临床习惯称该区为胃穹(fornix of stomach)。从角切迹处作一道与胃的长轴垂直的直线至大弯侧,该线与贲门水平线之间的部分为胃体(body of stomach)。胃体与幽门之间的部分称幽门部(pyloric part)。幽门部在大弯侧有一条不太明显的浅沟将幽门部分为右侧的幽门管(pyloric canal)和左侧的幽门窦(pyloric antrum),此沟称中间沟。幽门窦的下方的胃壁是胃的最低位,胃溃疡和胃癌多发生于此。幽门管长约2~3cm,经幽门与十二指肠相通。

　　胃的形态与个体的体型、年龄和性别相关,表现出相应差异,同时也与体位及充盈程度相关。在完全空虚时,胃略呈管状,在高度充盈时可呈球囊形。除正常的形态外,影像学检查可见钩型胃、角型胃和长胃等形状(图3-3)。

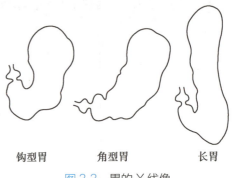

钩型胃　　　角型胃　　　长胃

图3-3　胃的X线像

　　2. 胃的位置　胃在中等度充盈时,大部分位于左季肋区,小部分位于腹上区。胃前壁左侧部分与膈相邻,被肋弓掩盖;前壁的中间部分恰位于剑突下方,是临床进行胃触诊的部位;前壁的右侧部分与肝左叶和方叶相邻。胃后壁隔网膜囊与胰、横结肠、左肾上部和左侧肾上腺相邻。胃底与膈和脾相邻。

　　胃的位置常因体位和胃内容物充盈程度而有较大变化,甚至体型也影响胃的位置。胃的贲门和幽门的位置相对较固定,贲门多位于第11胸椎体的稍左侧,幽门约在第1腰椎体的右侧。胃底的位置相对较为恒定,其最高点在左锁骨中线外侧,约平第6肋间隙。胃大弯的位置较低,其最低点一般在脐平面,但是胃高度充盈时,胃大弯的下缘可以降至脐平面以下,甚至降至髂嵴平面以下。

　　3. 胃壁的结构　胃壁由4层结构组成,从内向外依次为黏膜层、黏膜下层、肌层和外膜(图3-4)。

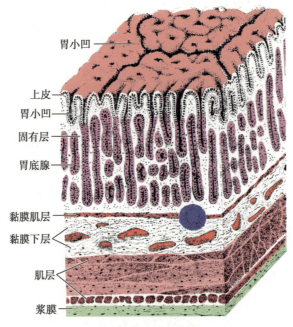

胃小凹

上皮
胃小凹
固有层
胃底腺

黏膜肌层
黏膜下层

肌层

浆膜

图3-4　胃壁结构模式图

　　(1)黏膜层:胃的黏膜层较厚,血供丰富,活体呈橘红色。胃空虚时,由于平滑肌层舒张,整个胃壁弹性回缩,黏膜与黏膜下层在胃腔表面形成许多皱襞。当胃充盈时,随着胃壁的扩张,黏膜皱襞消失,胃腔面的黏膜变平坦。但是在胃的小弯侧,有4~5条与小弯走行方向平行的纵行皱襞比较恒定,不受胃充盈的影响。这几条皱襞之间的纵沟称胃道(图3-5)。

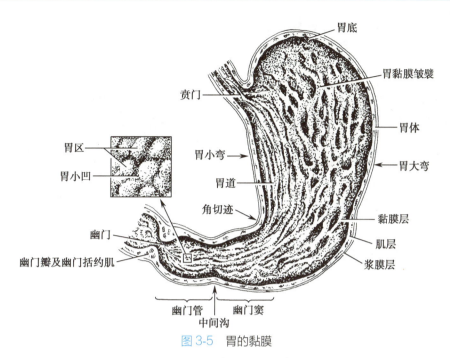

图 3-5　胃的黏膜

　　食管与贲门交界处的黏膜表面有一条呈锯齿状的环行线,称为食管胃黏膜线(临床上常称为齿状线)。该线在行内镜检查时很容易观察到,是判定器官位置的重要标志,但是在经过甲醛固定过的解剖标本上不可见。

　　胃黏膜表面有纵横交错的浅沟,将其分成许多直径 2~6mm 的胃小区。黏膜表面遍布不规则小孔,称胃小凹(gastric pit),由上皮向固有层凹陷形成。每个胃小凹底部有 3~5 条胃腺开口。

　　1)上皮:为单层柱状,主要由表面黏液细胞(surface mucous cell)组成。细胞核位居基底部,顶部胞质充满黏原颗粒,在 HE 染色切片上,黏原颗粒不着色,故细胞顶部呈透明或空泡状。细胞间有紧密连接。细胞分泌含高浓度碳酸氢根的不可溶性黏液,覆盖于上皮表面,既可起润滑作用,又可防止高浓度盐酸与胃蛋白酶对黏膜的消化损伤。表面黏液细胞 3~5d 更新 1 次,脱落的细胞由胃小凹底部和胃腺颈部的干细胞增殖补充。

　　2)固有层:内有大量紧密排列的胃腺,其间有少量结缔组织,结缔组织内有成纤维细胞、浆细胞、肥大细胞、嗜酸性粒细胞和较多淋巴细胞,以及少量散在的平滑肌细胞。胃腺有以下 3 种:①胃底腺(fundic gland):又称泌酸腺(oxyntic gland),是数量最多的一种胃腺,分布于胃底和胃体部,为单管状或分支管状。胃底腺由主细胞、壁细胞、颈黏液细胞、干细胞和内分泌细胞组成(图 3-6)。主细胞(chief cell)又称胃酶细胞(zymogenic cell),主要分布于胃底腺的下半部。细胞呈柱状,核圆形,位于基底部。基部胞质呈强嗜碱性,顶部充满酶原颗粒,在普通固定染色标本上,此颗粒多溶解而呈泡沫状。电镜下,主细胞具有典型的蛋白质分泌细胞的超微结构特点,即胞质内含粗面内质网和高尔基复合体以及分泌颗粒(图 3-7)。壁细胞(parietal cell)又称泌酸细胞(oxyntic cell),在胃底腺的上半部较多。细胞较大,呈圆形或圆锥形。核圆居中,可见双核,胞质内含丰富的线粒体,呈强嗜酸性。电镜下,胞质中有迂曲分支的细胞内分泌小管(intracellular secretory canaliculus),管壁与细胞顶面质膜相连,腔面有许多微绒毛。分泌小管周围有表面光滑的小管和小泡,称微管泡(tubulovesicle)(图 3-8、图 3-9)。壁细胞的结构于分泌活动的不同时相而差异显著。静止期,分泌小管多不与腺腔相通,微绒毛短而稀,微管泡则很发达;分泌期,分泌小管开放,微绒毛增长增多,而微管泡数量锐减。因此,微管泡实为分泌小管膜的储备形式。颈黏液细胞(neck mucous cell)数量很少,位于胃底腺顶部,常呈楔形夹在其他细胞之间。核扁平,居于底部,底部胞质嗜碱性,核上方有大量黏原颗粒,HE 染色浅淡。干细胞位于胃底腺顶部至胃小凹深部一带,胞体较小,呈低柱状,HE 染色切片中不易辨认。干细胞可分裂增殖,增殖的子细胞向上迁移分化为表面黏液细胞,或向下迁移分化为胃底腺的各种细胞。内分泌细胞主要为 ECL 细胞和 D 细胞。②贲门腺(cardiac gland):分布于近贲门处宽 1~3cm 的区域,为黏液性腺。③幽门腺(pyloric gland):分布于幽门部宽 4~5cm 的区域,此区胃小凹最深。幽门腺为弯曲的多分支管状黏液性腺,腺腔较大,有少量壁细胞和较多 G 细胞。

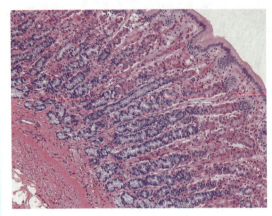

图 3-6　胃底部黏膜光镜像
(注:首都医科大学尚宏伟供图)

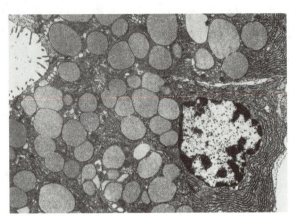

图 3-7　胃主细胞电镜像

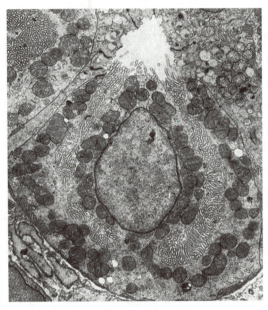

图 3-8　壁细胞电镜像

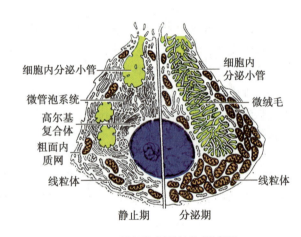

图 3-9　壁细胞超微结构模式图

3)黏膜肌层:由内环行和外纵行两薄层平滑肌组成。

(2)黏膜下层:由疏松结缔组织构成,内含丰富的胶原纤维、血管、淋巴管及黏膜下神经丛,还可见成群的脂肪细胞。

(3)肌层和外膜:与胃机械性消化活动相适应,胃壁的肌层较厚,由外纵、中环、内斜 3 层平滑肌构成(图 3-10)。各层间有少量结缔组织、肌间神经丛和 ICC。外层的纵行平滑肌在小弯和大弯处增厚。中层的环形平滑肌环绕整个胃,较纵行肌发达。环形平滑肌在幽门处特别增厚形成幽门括约肌(pyloric sphincter)。增厚的括约肌将其表面的黏膜顶起,形成环形的黏膜皱襞即幽门瓣(pyloric valve)。幽门瓣突入胃肠腔内,与括约肌一起发挥延缓胃内容物排空、防止肠内容物逆流入胃的作用。内层的斜行平滑肌由食管的环形平滑肌移行而来,主要分布于胃的前、后壁。胃的外膜即腹膜的脏层,由薄层结缔组织与间皮共同构成,称为浆膜(serosa)。浆膜表面光滑,利于胃肠活动。临床上习惯将胃壁的四层结构统称为胃全层,将肌层和浆膜层称为胃的浆肌层。

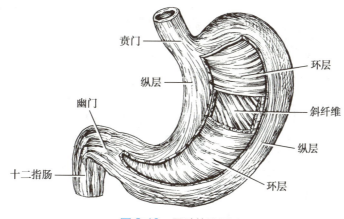

图 3-10　胃壁的肌层

4. 胃的血管、淋巴引流和神经支配

(1)胃的血管:胃的动脉来自腹腔干及其分支,沿胃大弯和胃小弯形成两个动脉弓,再由动脉弓发出小支至胃前、后壁,并在胃壁内进一步分支吻合成网(图 3-11,图 3-12)。胃的动脉有:①胃左动脉(left gastric artery),发自腹腔干,在肝胃韧带两层之间沿胃小弯行向右下;②胃右动脉(right gastric artery),发自肝固有动脉,也可发自肝固有动脉左支、肝总动脉或胃十二指肠动脉,在肝胃韧带内沿胃小弯走行,终支多与胃左动脉吻合成胃小弯动脉弓,沿途分支至胃前、后壁;③胃网膜右动脉(right gastroepiploic artery),发自胃十二指肠动脉,在大网膜前两层腹膜间沿胃大弯行向左,沿途分支营养胃前、后壁和大网膜;④胃网膜左动脉(left gastroepiploic artery),发自脾动脉末端或其脾支,经胃脾韧带入大网膜前两层腹膜间,沿胃大弯行向右,终支多与胃网膜右动脉吻合,形成胃大弯动脉弓,沿途分支至胃前、后壁和大网膜;⑤胃短动脉(short gastric artery),发自脾动脉末端或其分支,通常 3~5 支,经胃脾韧带至胃底前、后壁;⑥胃后动脉(posterior gastric artery),出现率约为 72%,多为 1~2 支,发自脾动脉或其上极支,经胃膈韧带至胃底后壁,分布于胃体后壁上部。胃的静脉多与同名动脉伴行,汇入肝门静脉系统,胃右静脉注入肝门静脉,胃左静脉又称胃冠状静脉,汇入肝门静脉或脾静脉,胃网膜右静脉注入肠系膜上静脉,胃网膜左静脉、胃短静脉、胃后静脉均注入脾静脉。

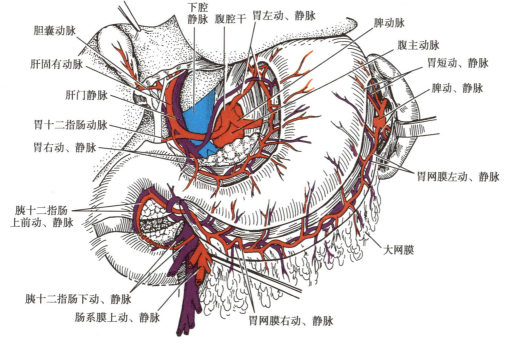

图 3-11　胃的血管(前面观)

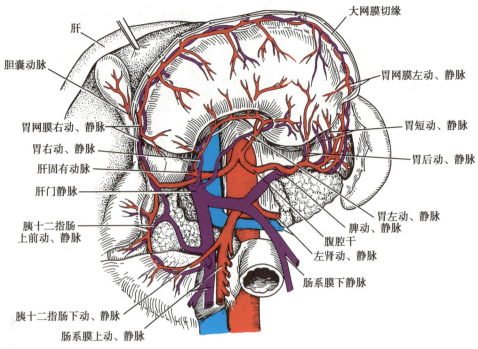

图 3-12　胃的血管（后面观）

（2）胃的淋巴引流：胃的淋巴管分区引流至胃大弯、胃小弯血管周围的淋巴结群，最后汇入腹腔淋巴结（图 3-13）。胃的淋巴引流相关淋巴结有胃左、右淋巴结，胃网膜左、右淋巴结，贲门淋巴结，幽门上、下淋巴结，脾淋巴结等。

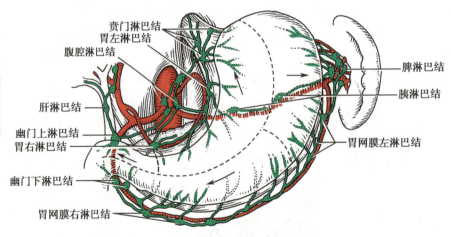

图 3-13　胃的淋巴引流

（3）胃的神经支配：胃的运动神经包括交感神经和副交感神经，感觉神经为内脏感觉神经。胃的交感神经节前纤维经内脏大、小神经至腹腔神经节，自此发出节后纤维随腹腔干分支至胃壁。交感神经抑制胃的分泌和蠕动，增强幽门括约肌的张力，使胃的血管收缩。胃的副交感神经节前纤维随迷走神经前干及后干分出胃前支和胃后支，胃前支和胃后支分别发出小支与胃左动脉的胃壁支相伴行分布于胃前壁和胃后壁，最后以"鸦爪"形分支分布于幽门窦及幽门管前壁和后壁。副交感神经通常促进胃酸和胃蛋白酶的分泌，增强胃的运动。

（二）十二指肠

十二指肠起于胃的幽门，续于空肠。作为起始段的小肠，十二指肠长度最短，管径最大，位置最为固定。全长呈"C"字形弯曲，包绕胰头。根据肠管的走行将其分为上部、降部、水平部和升部 4 部分(图 3-14)。十二指肠除了起始端和终末端被腹膜包裹而成为腹膜内位器官外,其余大部分为腹膜外位器官,被腹膜覆盖固定于腹后壁上。

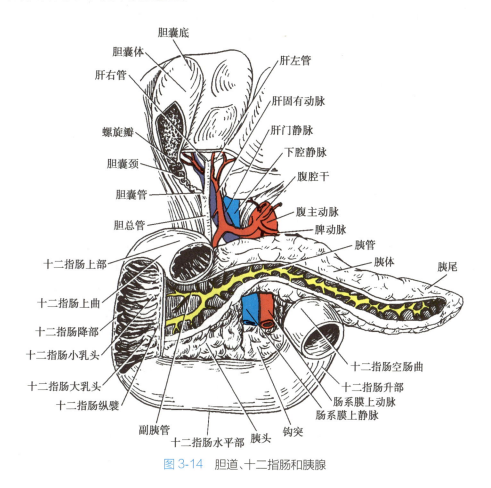

图 3-14 胆道、十二指肠和胰腺

十二指肠的血液供应主要来自胰十二指肠上前、上后动脉(起自胃十二指肠动脉)和胰十二指肠下动脉(起自肠系膜上动脉),胰十二指肠下动脉分前、后两支,分别与胰十二指肠上前、上后动脉相吻合,形成前、后动脉弓,自动脉弓分支营养十二指肠和胰头。此外,十二指肠上部还接受胃十二指肠动脉分出的十二指肠上动脉、十二指肠后动脉以及胃网膜右动脉的上行返支和胃右动脉的小支的血液供应。

1. 十二指肠的分部

(1)上部:上部(superior part)起自幽门,向右后方走行,至胆囊颈的后下方转折向下,移行为降部(图 3-14)。该部长约 5cm,是十二指肠中活动度最大的一部分。十二指肠上曲(superior duodenal flexure)为上部向降部转折时形成的弯曲。十二指肠上部近侧端与幽门连接的一段肠管,管壁较薄,管径较大,内腔黏膜无环状皱襞,光滑平坦,临床称此段为十二指肠球(duodenal bulb),为十二指肠溃疡和穿孔的好发部位。

(2)降部:降部(descending part)起自十二指肠上曲,在第 1~3 腰椎椎体和胰头右侧下行,达第 3 腰椎椎体水平后弯向左行,移行为水平部,全长约 7~8cm。降部转折为水平部的弯曲称为十二指肠下曲(inferior duodenal flexure)。降部的腔内黏膜形成发达的环状皱襞,但在后内侧壁上有一纵行的皱襞,称为十二指肠纵襞(longitudinal fold of duodenum),其下端的圆形隆起为十二指肠大乳头(major duodenal papilla),距上颌中切牙约 75cm,为肝胰壶腹的开口处。大乳头的上方 1~2cm 处,有时可见十二指肠小乳头(minor duodenal papilla),为副胰管的开口处(图 3-14)。

(3)水平部:水平部(horizontal part)又称下部,长约 10cm,自十二指肠下曲起始,横越下腔静脉、第

3 腰椎椎体和腹主动脉前方,达第 3 腰椎椎体左侧后移行为升部。肠系膜上动、静脉从胰体下缘潜出后,紧贴水平部的前面下行(图 3-14)。起于腹主动脉的肠系膜上动脉与腹主动脉之间形成一个尖朝上的夹角,十二指肠水平部远侧段恰穿过该三角区。该夹角的角度受小肠系膜内空回肠产生的重力的影响。如果空回肠重力产生的牵拉力过大,夹角变小,从而挤压穿过夹角的十二指肠水平部,引起肠梗阻,发生肠系膜上动脉压迫综合征。在发育过程中,如果肠系膜上动脉自腹主动脉发出的位置过低,也可以使夹角变小,引起肠梗阻。

(4)升部:升部(ascending part)长约 2~3cm,始于水平部末端,斜向左上方,升至第 2 腰椎椎体左侧急转向下,移行为空肠。此部转折移行为空肠处亦有一弯曲,称为十二指肠空肠曲(duodenojejunal flexure)(图 3-14)。该弯曲的后上壁有一束肌纤维和结缔组织构成的十二指肠悬肌(suspensory muscle of duodenum)将肠管固定于右侧膈脚上。十二指肠悬肌和包绕其表面的腹膜皱襞共同构成十二指肠悬韧带(suspensory ligament of duodenum),又称为 Treitz 韧带(屈氏韧带),该韧带是临床外科手术中确定空肠起始部位的重要标志。

十二指肠壁与胃壁相似,分为黏膜、黏膜下层、肌层和外膜 4 层结构(图 3-15)。其腔面的环形皱襞由黏膜及黏膜下层共同向肠腔突出形成。

2. 十二指肠壁的结构

(1)黏膜:黏膜表面由上皮和固有层向肠腔突出形成许多细小的肠绒毛(intestinal villus)。十二指肠绒毛发达,呈叶片状。绒毛根部上皮向固有层内陷形成管状的小肠腺。

1)上皮:为单层柱状,绒毛部上皮由吸收细胞、杯状细胞和内分泌细胞组成。十二指肠吸收细胞除具有小肠吸收细胞的结构

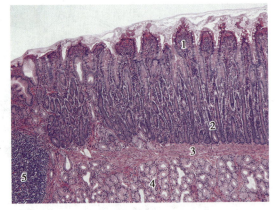

1. 肠绒毛;2. 小肠腺;3. 黏膜肌;4. 十二指肠腺;5. 淋巴小结
图 3-15   十二指肠黏膜和黏膜下层光镜像
(注:首都医科大学供图)

和功能外(见第五章第二节),还向肠腔分泌肠激酶。杯状细胞数量较少,分泌黏液。内分泌细胞种类很多,如 G、I、K、M 和 S 细胞,能分泌多种胃肠激素,在调节消化腺的分泌和消化道的运动等方面发挥重要作用。

2)固有层:由细密结缔组织构成,内有小肠腺(见第五章第二节),还有较多的淋巴细胞、浆细胞、巨噬细胞和嗜酸性粒细胞等。可见孤立淋巴小结。

3)黏膜肌层:由内环行和外纵行两薄层平滑肌组成。

(2)黏膜下层:为较致密的结缔组织,内有大量十二指肠腺,为黏液性腺,其导管穿过黏膜肌层开口于小肠腺底部。此腺分泌黏稠的碱性黏液(pH 8.2~9.3),保护十二指肠免受胃酸侵蚀。人十二指肠腺还分泌尿抑胃素,具有抑制胃液分泌和刺激小肠上皮细胞增殖的作用。此层中也有黏膜下神经丛分布。

(3)肌层和外膜:肌层由内环行和外纵行两层平滑肌组成。平滑肌之间有肌间神经丛,在肌间的结缔组织中有 ICC。外膜在十二指肠后壁为纤维膜,余为浆膜。

三、胃、十二指肠的功能

胃的主要功能是暂时储存食物,初步消化食物中的蛋白质。食团进入胃后,经过胃壁肌肉运动的机械性消化和胃液的化学性消化形成食糜。十二指肠既接受胃液,又接受胰液和胆汁的注入,在整个小肠的消化和吸收中处于重要地位。

(一) 胃液的分泌

胃黏膜具有外分泌和内分泌细胞。胃黏膜的外分泌细胞组成了3种外分泌腺：①泌酸腺，即胃底腺，其中的壁细胞分泌盐酸和内因子；主细胞分泌胃蛋白酶原（pepsinogen），婴儿主细胞还分泌凝乳酶，能促使乳汁凝固；颈黏液细胞分泌碱性黏液。②贲门腺，主要分泌黏液；③幽门腺，分布于幽门，主要分泌碱性黏液。胃液的主要成分就是这3种腺体分泌物的混合液。胃黏膜的内分泌细胞散在于胃黏膜中，其中G细胞分泌促胃液素（gastrin），D细胞分泌生长抑素（somatostatin），肠嗜铬样细胞（enterochromaffin-like cell，ECL）分泌组胺（histamine）。

1. 胃液的性质、成分和作用　胃液（gastric juice）是无色、透明的酸性液体（pH 0.9~1.5），正常成人每天分泌胃液1.5~2.5L。胃液的主要成分有盐酸、胃蛋白酶原、黏液和内因子，此外，还有水、Na^+、K^+等无机成分。

（1）盐酸：胃液中的盐酸（hydrochloric acid，HCl）也称为胃酸（gastric acid），由泌酸腺的壁细胞分泌，分泌量取决于壁细胞的数目和功能状态。正常人在空腹下也少量分泌盐酸，其在昼夜不同时间段分泌量有所不同，平均约为0~5mmol/h，称为基础胃酸分泌量（basal acid output，BAO）。在食物或某些药物刺激下，胃酸分泌量大大增加，正常人的最大胃酸分泌量（maximum acid output，MAO）可为20~25mmol/h。

胃液中的 H^+ 浓度最高时可达150~170mmol/L，比血浆的 H^+ 浓度高300万~400万倍。由此可见，壁细胞分泌 H^+ 是逆着巨大的浓度差进行的主动过程，所需要消耗的能量来源于有氧代谢。壁细胞分泌盐酸所需的 H^+ 来自于胞浆内的水解离产生 H^+ 和 OH^-，借助于壁细胞顶端膜上的 H^+-K^+-ATP酶（质子泵）的作用，H^+ 可被主动地转运入分泌小管腔内。壁细胞内含有丰富的碳酸酐酶（carbonic anhydrase），可将代谢中产生的 CO_2 以及由血液扩散入细胞的 CO_2 与 H_2O 结合形成 H_2CO_3 并解离成 H^+ 和 HCO_3^-。HCO_3^- 解离生成的 H^+ 可以中和 H^+ 分泌后留在细胞内的 OH^-，故壁细胞内的pH不会因为 OH^- 的蓄积而升高；而 HCO_3^- 则通过壁细胞基底膜上的 Cl^--HCO_3^- 交换体与 Cl^- 交换而进入血液。进入壁细胞内的 Cl^- 则通过分泌小管膜上特异性的 Cl^- 通道进入分泌小管腔并与 H^+ 形成HCl（图3-16）。

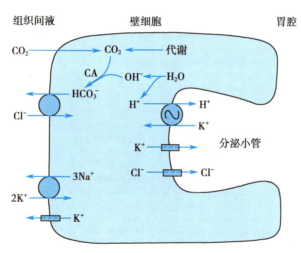

图 3-16　胃黏膜壁细胞分泌盐酸的基本过程模式图

餐后，由于在大量胃酸分泌的同时有大量 HCO_3^- 进入血液，可使血和尿的pH暂时性升高而出现"餐后碱潮"（postprandial alkaline tide）。

胃液中盐酸的生理作用包括：①激活胃蛋白酶原，并为胃蛋白酶提供适宜的pH环境；②使食团中蛋白质变性而易于水解；③杀死进入胃内的细菌，对维持胃和小肠的无菌状态有重要意义；④盐酸随食糜排入小肠后，可间接地引起胰液、胆汁和小肠液的分泌；⑤盐酸形成的酸性环境有助于小肠内铁和钙的吸收。如果盐酸分泌过多，可侵蚀胃和十二指肠黏膜，而诱发或加重消化性溃疡；如果胃酸分泌过少，则会出现腹胀、腹泻等消化不良的症状。

（2）胃蛋白酶原：胃蛋白酶原（pepsinogen）主要由泌酸腺的主细胞合成并分泌，颈黏液细胞和黏液细胞等也能分泌少量的胃蛋白酶原。胃蛋白酶原没有活性，分泌入胃腔后，在盐酸的作用下，被水解掉一个小分子的肽链，转变为有活性的胃蛋白酶（pepsin）。胃蛋白酶本身也可激活胃蛋白酶原（正反馈）。胃蛋白酶能使蛋白质水解成朊和胨以及少量多肽和游离氨基酸。胃蛋白酶作用的最适 pH 为 1.8~3.5，当 pH 超过 5.0 时，胃蛋白酶将发生不可逆的变性而失去活性。

（3）内因子：内因子（intrinsic factor）是由壁细胞分泌的一种分子量约为 6 万的糖蛋白。内因子有两个活性部位，其中一个与维生素 B_{12} 结合成复合物，保护维生素 B_{12} 不被小肠内水解酶所破坏。当内因子 - 维生素 B_{12} 复合物到达回肠时，内因子的另外一个活性部位与回肠黏膜细胞膜上的相应受体结合，促进维生素 B_{12} 在肠内的吸收。若内因子分泌不足，将引起维生素 B_{12} 的吸收障碍，从而影响红细胞的生成，引起恶性贫血（巨幼红细胞性贫血）。

（4）黏液和碳酸氢盐：胃液中的大量黏液由胃黏膜表面的上皮细胞、泌酸腺的颈黏液细胞、贲门腺和幽门腺共同分泌，主要化学成分为糖蛋白。糖蛋白具有较高的黏滞性，可形成凝胶，覆盖于胃黏膜表面，形成厚约 500μm 的凝胶层。这层黏液具有润滑作用，防止食物中粗糙成分的机械损伤。胃黏膜内的非泌酸细胞还可分泌 HCO_3^-，组织液中少量的 HCO_3^- 也能渗入胃内。胃黏膜表面的黏液可与进入胃内的 HCO_3^- 一起构成"黏液 - 碳酸氢盐屏障"（mucus-bicarbonate barrier），可以有效地保护胃黏膜免受盐酸和胃蛋白酶的损伤（图 3-17）。黏液的黏度是水的 30~260 倍，故 H^+ 和 HCO_3^- 等离子在黏液层中的扩散速率明显减慢。当胃腔内的 H^+ 向黏液层深部弥散时，与黏液中的 HCO_3^- 发生中和，在胃黏液层中形成一个 pH 梯度：在靠近胃腔一侧呈酸性（pH 2.0），而靠近胃黏膜侧则呈中性或稍偏碱性（pH 7.0 左右）。因此，黏液 - 碳酸氢盐屏障既能有效地阻挡 H^+ 的逆向扩散，保护胃黏膜不被 H^+ 侵袭，又能维持黏膜处的 pH 环境使胃蛋白酶失去水解蛋白质能力，保护胃黏膜免受胃蛋白酶的侵蚀。除了黏液 - 碳酸氢盐屏障之外，胃黏膜上皮细胞的顶端膜及相邻细胞之间存在的紧密连接还构成了胃黏膜屏障（gastric mucosal barrier），可以防止 H^+ 向黏膜内扩散。另外，胃黏膜还能合成和释放前列腺素 E_2（PGE_2）和前列环素（PGI_2）等生物活性物质，它们能够抑制胃酸和胃蛋白酶原的分泌，促进黏液和 HCO_3^- 的分泌；还可通过扩张胃黏膜的微血管而增加胃黏膜血流量，有助于维持胃黏膜完整，并促进其修复。

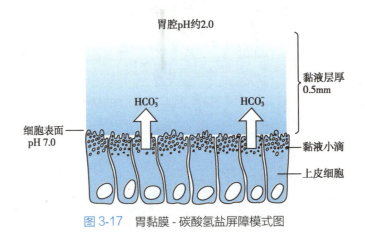

图 3-17   胃黏膜 - 碳酸氢盐屏障模式图

2. 胃和十二指肠黏膜保护作用   胃黏膜经常受盐酸、胃蛋白酶、随食物进入胃内的伤害性物质（如乙醇）以及反流入胃的胆盐和一些药物（如阿司匹林）的攻击。在正常情况下，由于胃和十二指肠黏膜中存在的较完善的自身防御机制，如黏液 - 碳酸氢盐屏障、胃黏膜屏障还有很重要的保护机制——细胞保护作用（cytoprotection），使其免受损伤。细胞保护作用的含义是胃和十二指肠黏膜合成和释放某些物质，防止或减轻各种有害刺激对细胞损伤，保护细胞免受损伤。研究发现，胃和十二指肠黏膜和肌层中含有高浓度的前列腺素类物质（PGE_2 和 PGI_2）、表皮生长因子（epidermal growth factor）和生长抑素等。这些物质能抑制胃酸和胃蛋白酶原的分泌，刺激黏液和 HCO_3^- 分泌，改善胃黏膜血液循环，有助于胃黏膜的修复和维持其完整性,促进胃黏膜细胞增殖等,从而有效地抵抗胃酸等损伤因子对消化道黏膜的损伤。还有,某些胃肠激素,如铃蟾素、神经降压素和降钙素基因相关肽等,也对胃黏膜具有明显的保护作用。通常把上述保护作用称为直接保护作用(direct cytoprotection)。胃内食物、胃酸、胃蛋白酶以及反流的胆汁等,可以对胃黏膜构成弱刺激,使胃黏膜持续少量释放前列腺素、生长抑素等保护因子,有效地减轻或防止强刺激对胃黏膜损伤,这种现象称为适应性保护作用(adaptive cytoprotection)。

吲哚美辛、阿司匹林等药物的大量服用或大量饮酒等,不但抑制黏液及 HCO_3^- 的分泌,破坏黏液-碳酸氢盐屏障,还能抑制胃黏膜合成前列腺素,降低细胞保护作用。相反,硫糖铝等药物能与胃黏膜的黏蛋白络合,并具有抗酸作用,对胃黏液-碳酸氢盐屏障和胃黏膜屏障都有保护和加强作用,因而通常用于消化性溃疡的治疗。

幽门螺杆菌(*Helicobacter pylori*,Hp)感染是引起消化性溃疡的主要原因。幽门螺杆菌可以产生大量的活性很高的尿素酶,将尿素分解成氨和二氧化碳。氨可以中和胃酸,从而使 Hp 在高酸环境中生存。由于高浓度的尿素酶和氨破坏胃黏液-碳酸氢盐屏障和胃黏膜屏障,使 H^+ 向黏膜逆向扩散,导致消化性溃疡发生。

3. 胃液分泌的调节　消化间期(空腹时)胃液分泌量很少。进食可通过神经和体液因素刺激胃液大量分泌,称之为消化期胃液分泌。根据消化道感受刺激的部位,人为将消化期胃液分泌分头期、胃期和肠期 3 个期(图 3-18)。

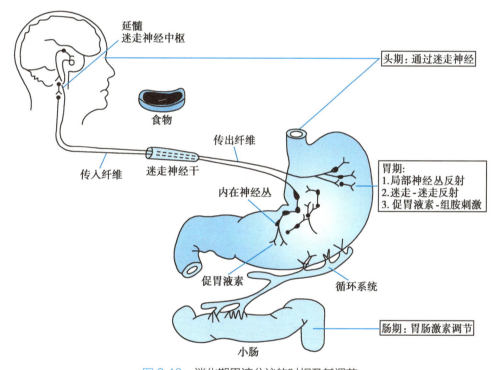

图 3-18　消化期胃液分泌的时相及其调节

(1)头期胃液分泌:头期胃液分泌由条件反射和非条件反射所致。条件反射是指食物相关的形象、声音、气味等对视、听、嗅觉器官的刺激而引起的反射,而非条件反射是在咀嚼和吞咽食物时,食物对口腔、咽等处的机械和化学感受器的刺激而引起的反射。两者的传入冲动都传到位于延髓、下丘脑、边缘系统,甚至大脑皮层的反射中枢。传出神经是迷走神经,主要支配胃腺和胃窦部的 G 细胞,引起胃液分泌。支配胃黏膜壁细胞的迷走神经节后纤维释放的递质是 ACh,而支配 G 细胞的迷走神经节后纤维释放的递质是蛙皮素也称铃蟾素(bombesin),也称促胃液素释放肽(gastrin-releasing peptide,GRP)。

头期胃液分泌特点:持续时间长达 2~4h;分泌的量较大,约占整个消化期胃液分泌量的 30%;酸度和胃蛋白酶原的含量都很高,消化能力强;分泌量与食欲有很大关系,且易受情绪因素影响。

（2）胃期胃液分泌：此期是指进入胃内的食糜刺激胃壁上的机械和化学感受器引起的胃液分泌。引起胃期胃液分泌的途径包括：①食物扩张胃，刺激胃底和胃体部的感受器，通过迷走-迷走神经长反射和壁内神经丛的短反射引起促胃液素释放，间接引起胃液分泌（见后）；②食物的扩张刺激作用于胃窦部的感受器，通过壁内神经丛反射引起 G 细胞释放促胃液素，间接引起胃液分泌；③食物成分中的蛋白质降解产物等可直接刺激 G 细胞顶端的化学感受器，引起促胃液素释放，间接引起胃液分泌（图 3-18）。

胃期胃液分泌特点：分泌量大，约占整个消化期胃液分泌量的 60%；酸度很高，胃蛋白酶原的含量也很高，但较头期少。

（3）肠期胃液分泌：食糜进入小肠后，仍有继续刺激胃液分泌的作用。这种作用在切断支配胃的神经后仍然存在，所以此期胃液分泌是主要通过体液调节来实现的。当食物进入小肠后，其扩张和化学刺激直接作用于十二指肠和空肠上部黏膜，可引起多种胃肠激素的释放，这些激素又可通过血液循环再作用于胃，引起胃液分泌。在食糜的刺激下，十二指肠黏膜除释放促胃液素外，还能释放一种激素-肠泌酸素（entero-oxyntin），也能刺激胃酸分泌。

肠期胃液分泌特点：分泌量较少，约占整个消化期胃液分泌量的 10%；酸度不高，胃蛋白酶原的含量也不高，这可能与食物进入小肠后对胃液分泌还存在着抑制作用有关。

4. 调节胃液分泌的神经和体液因素

（1）促进胃液分泌的主要因素

1）乙酰胆碱：乙酰胆碱（acetylcholine，ACh）是由支配胃的迷走神经末梢和部分内在神经丛的胆碱能神经末梢分泌的递质（图 3-19）。ACh 可直接作用于壁细胞膜上的 M 受体，引起胃酸分泌，还可刺激胃黏膜的 ECL 细胞和 G 细胞，使它们分别释放组胺和促胃液素，从而间接地引起壁细胞分泌胃酸。另外，ACh 还可以抑制 δ 细胞分泌生长抑素（somatostatin），削弱生长抑素对 G 细胞释放促胃液素的抑制作用，从而加强促胃液素对壁细胞的促进作用。

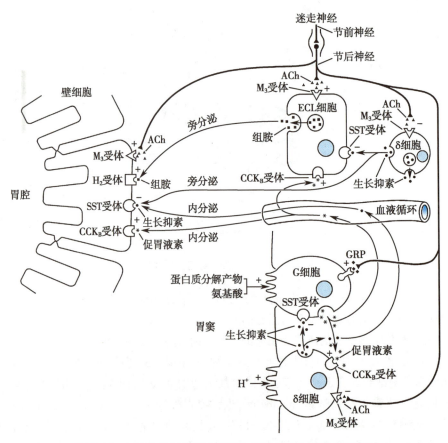

图 3-19　刺激和抑制胃酸分泌的内源性物质相互作用示意图

2)促胃液素:促胃液素(gastrin)又称胃泌素,是由胃窦、十二指肠和空肠上段黏膜的 G 细胞分泌的一种肽类胃肠激素。迷走神经兴奋时可以释放 GRP 促进 G 细胞分泌促胃液素。促胃液素释放入血后,可强烈刺激壁细胞分泌胃酸,而这一作用通过 CCK_B 受体 /G 蛋白 /PLC/IP_3/Ca^{2+} 和 DG/PKC 信号途径实现 ACh 对壁细胞的效应相同,但受体不同(图 3-20)。促胃液素通过相同机制作用于 ECL 细胞分泌组胺,再间接地刺激壁细胞分泌胃酸,这种间接作用比对壁细胞的直接作用更重要。其他的激素可以影响 G 细胞分泌促胃液素,如生长抑素抑制 G 细胞分泌促胃液素,也抑制促胃液素基因表达;促胰液素、胰高血糖素、抑胃肽和血管活性肠肽抑制 G 细胞分泌促胃液素(图 3-20)。胃酸也可以反馈性地抑制 G 细胞分泌促胃液素。

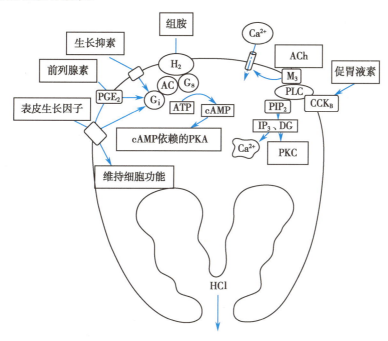

图 3-20 乙酰胆碱、组胺、促胃液素等刺激壁细胞分泌胃酸的细胞机制示意图

3)组胺:组胺(histamine)由胃泌酸区黏膜中的 ECL 细胞分泌,具有极强的促胃酸分泌的作用。组胺通过旁分泌的形式扩散到近旁的壁细胞,与壁细胞膜上的 H_2 受体结合,刺激胃酸分泌。组胺的作用通过 H_2 受体 /G 蛋白 /AC/PKA 途径,使包括质子泵在内的有关蛋白磷酸化而生效。西咪替丁(cimetidine)及其类似物可阻断组胺与 H_2 受体结合而抑制胃酸分泌,故临床上可用于治疗消化性溃疡。

ECL 细胞膜上还含有胆碱能受体和促胃液素 / 缩胆囊素 B 受体(CCK_B),ACh 和促胃液素可通过相应受体刺激 ECL 细胞,使细胞内 Ca^{2+} 浓度增加和激活 PKC 引起组胺分泌,组胺再作用于壁细胞的 H_2 受体从而促进胃酸的分泌。ECL 细胞膜上还有生长抑素受体,生长抑素通过抑制组胺释放,间接抑制胃液分泌(见图 3-16)。

(2)抑制胃液分泌的主要因素:消化期胃液的分泌除受到各种促进因素的调节外,还受到多种抑制因素的调节,胃液的分泌实际上是这两种因素共同作用的结果。抑制胃液分泌的因素主要有食糜中的 HCl、脂肪和高渗溶液 3 种。

1)盐酸:HCl 是泌酸腺的分泌物,当 HCl 分泌过多时,可通过负反馈方式抑制胃酸分泌。当胃窦内 pH 降到 1.2~1.5 时,HCl 可直接抑制 G 细胞释放促胃液素,也可刺激 δ 细胞释放生长抑素,间接抑制促胃液素和胃液的分泌。HCl 随食糜进入十二指肠后,也可以使十二指肠内的酸度增加,当 pH<2.5 时,也能抑制胃酸分泌。进入小肠的 HCl 可刺激小肠黏膜中的 S 细胞释放促胰液素,后者可以抑制促胃液素的释放。此外,十二指肠球部在 HCl 的刺激下还能产生一种可抑制胃酸分泌的肽类物质——球抑胃素(bulbogastrone),但其化学结构尚未确定。

2)脂肪:脂肪及其分解产物进入小肠后,可明显抑制胃液的分泌。我国生理学家林可胜早在 20

世纪 30 年代就发现,脂肪可刺激小肠黏膜释放一种能够抑制胃液分泌和胃的运动的激素,并命名为肠抑胃素(enterogastrone)。近年的研究表明,肠抑胃素并不是一个单独的激素,而是一类激素,可能包括缩胆囊素、抑胃肽、促胰液素等多种激素。

3) 高渗溶液:食糜从胃进入十二指肠后,可形成高渗溶液。高渗溶液可通过两种途径来抑制胃液分泌:①激活小肠内渗透压感受器,引起肠 - 胃反射(entero-gastric reflex)抑制胃液分泌;②刺激小肠黏膜释放多种抑制性胃肠激素而抑制胃液分泌。

(3) 影响胃液分泌的其他因素:生长抑素、缩胆囊素、血管活性肠肽、铃蟾素和抑胃肽等直接或间接参与胃液分泌的调节。

(二) 胃的运动

胃除了具有暂时贮存和消化食物的功能之外,还具有泵的功能,能把胃内容物排入到十二指肠。根据胃壁肌层的结构和功能特点,可将胃划分为头、尾两个区。头区是指胃底和胃体上 1/3,运动较弱,其主要功能是接纳和储存食物;尾区是指胃体的下 2/3 和胃窦,运动较强,其功能是磨碎食物,使之与胃液充分混合,以形成食糜,并将食糜逐步地推进至十二指肠。

1. 胃的运动形式

(1) 紧张性收缩:胃平滑肌经常处于一定程度的微弱而持续的收缩状态,称之为紧张性收缩(tonic contraction)。在空腹时,胃就有一定的紧张性收缩,进餐后略有加强。其生理意义在于:①使胃保持一定的形状和位置;②维持一定的胃内压,有利于胃液渗入食团中,促进化学性消化;③为其他形式运动有效进行的基础;④进食后,头区的紧张性收缩有所加强,可将食物缓慢地推进至胃的尾区。

(2) 容受性舒张:在进食过程中,食物刺激口腔、咽、食管等处的感受器,反射性地引起胃底和胃体上部肌肉的舒张,称之为胃的容受性舒张(receptive relaxation)。胃的容受性舒张是通过迷走 - 迷走反射而实现的,但其传出神经末梢释放的递质可能是一种肽类物质,如 VIP 或 NO。其意义在于接受吞咽入胃的大量食物,而胃内压却无明显升高。

(3) 蠕动:胃壁内的环行肌和纵行肌相互协调的连续性收缩和舒张运动即形成蠕动(peristalsis)。胃的蠕动起始于胃的中部,逐步地向幽门方向推进,形成蠕动波。人胃的蠕动波频率约为 3 次 /min,而每个蠕动波传到幽门约需 1min,因此常常一波未平,一波又起(图 3-21)。蠕动波在传播的过程中逐步加强,速度也明显加快,一直传到幽门,并可将 1~2ml 食糜排入十二指肠。胃蠕动的这种作用被称之为"幽门泵"(pyloric pump)。

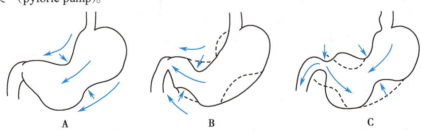

图 3-21   胃蠕动示意图

A. 胃蠕动始于胃的中部,向幽门方向推进;B. 将食糜推入十二指肠;C. 强力收缩波
还可以将部分食糜反向推回到近侧胃窦或胃体,使食糜在胃内进一步被磨碎。

蠕动的生理意义主要在于:①磨碎进入胃内的食团,并使其与胃液充分混合,以形成糊状的食糜;②将食糜少量、多次地推入十二指肠。

2. 胃的排空及其调节

(1) 胃排空:食物从胃排入十二指肠的过程称为胃排空(gastric emptying)。一般食物入胃 5min 后即有部分食糜开始排空。胃排空的速度与食物的物理性状和化学组成密切相关。液体食物比固体食物排空快;颗粒小的食物比大块的食物排空快;等渗液体比非等渗液体快。食物中三种主要营养物的排空速度依次为:糖类、蛋白质及脂肪类。混合食物完全排空通常需要 4~6h。

（2）胃排空的调节

1）胃内促进胃排空的因素：胃和十二指肠之间的压力差，即幽门两侧压力差是胃排空的动力，而胃运动是产生和增高胃内压的原因。胃内容物的体积和某些体液因素等都能加强胃运动，使内压增高，促进胃排空。

食物对胃的扩张刺激可通过胃壁内的机械感受器，引起迷走 - 迷走神经反射（vago-vagal reflex）和壁内神经丛局部反射，使的运动加强，促进胃排空。而食物的化学和扩张刺激还可直接或间接地促进胃窦黏膜中的 G 细胞释放促胃液素，促胃液素对胃的运动有中等程度的兴奋作用。

2）十二指肠内抑制胃排空的因素：食物进入十二指肠后，主要是通过以下两条途径抑制胃排空：①通过胃排空食糜进入十二指肠，其中的酸、脂肪以及高渗透压、机械性扩张可刺激十二指肠壁上的相应感受器，如化学、牵张和渗透压感受器，反射性地抑制胃的运动，使胃排空减慢。此反射称为肠 - 胃反射（entero-gastric reflex）。肠 - 胃反射对酸的刺激特别敏感，当十二指肠内 pH 低到 3.5~4.0 时，即可引起反射，从而延缓酸性食糜进入十二指肠。②食糜中的酸和脂肪还可刺激小肠黏膜释放促胰液素、缩胆囊素、抑胃肽等胃肠激素，它们也可以抑制胃的运动，延缓胃排空，故这些激素统称为肠抑胃素。

胃内促进胃排空的因素与十二指肠内抑制胃排空的因素是相互消长的，两者共同控制着胃的排空（图 3-22）。当食物进入胃后，通过迷走 - 迷走神经反射、壁内神经丛局部反射和促胃液素等促进因素，增强胃的运动，使胃内压增高，当胃窦压力大于十二指肠内压时便发生一次胃排空。食糜进入十二指肠后，通过肠 - 胃反射和肠抑胃素的抑制作用，抑制胃的运动，且这种抑制作用会随着胃的排空而逐渐增强，从而使胃的排空变慢。由此可见，胃的排空是间断进行的，并与十二指肠内的消化和吸收速度相适应。

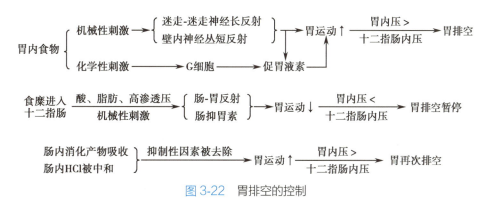

图 3-22　胃排空的控制

3. 消化间期的胃运动　在空腹状态下（消化间期），胃会出现一种特殊的运动形式，称为消化间期移行性复合运动（interdigestive migrating motor complex，MMC）。MMC 是一种周期性胃运动，其特点是伴有较长静息期的间歇性强力收缩。MMC 开始于胃体上 1/3，并以一定速度向回肠末端传播。MMC 的周期为 90~120min，可分为 4 个时相（图 3-23）。MMC（特别是Ⅲ相的强力收缩）可将胃肠道内遗留下来的食物残渣、脱落的细胞碎片和细菌等清除干净，起着"清道夫"的作用。如果 MMC 减弱，则可引起功能性消化不良，还可因肠道内细菌过度繁殖而引起疾病。

4. 呕吐　呕吐（vomiting）是胃及小肠上段内容物从口腔强力驱出的过程。呕吐是在延髓呕吐中枢参与下的一种复杂的反射活动。食物机械扩张、食物的化学成分、颅内压增加、旋转运动以及剧烈疼痛等都可以引起呕吐。能引起呕吐的各种刺激作用到相应的感受器，其传入冲动由迷走神经和交感神经传入到延髓外侧网状结构的背外侧缘的呕吐中枢，传出冲动则沿迷走神经、交感神经、膈神经和脊神经等到达胃、小肠、膈肌和腹肌等。呕吐时，胃和食管下端舒张，膈肌和腹肌强烈收缩，从而挤压胃内容物通过食管而进入口腔。与此同时，十二指肠和空肠上段的蠕动增强、加快并可转为痉挛，而此时胃和食管舒张，胃 - 十二指肠压力梯度倒转，使十二指肠内容物进入胃内，因此呕吐物中常混有小肠液和胆汁。

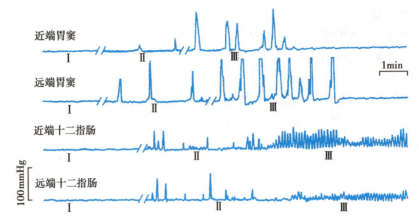

图 3-23　从胃窦和十二指肠记录到的消化期间移行性复合运动（MMC）的时相变化

呕吐是一种防御性反射。当机体摄入有害物质时，可通过呕吐将其排出体外。但长期剧烈的呕吐则会影响进食和正常的消化功能，还会丢失大量的消化液，从而造成机体水、电解质和酸碱平衡紊乱。

（许文燮　刘　芳　朱俊勇）

第二节　胃　　炎

胃炎是消化系统常见病之一，可由各种病因引起。可按照部位、病因、病程长短进行不同分类。通常按照病程长短和起病方式将其分为急性胃炎和慢性胃炎。

一、急性胃炎

急性胃炎（acute gastritis）是由多种病因引起的广泛性或局限性胃黏膜的急性炎症。病理学特点是中性粒细胞浸润为主。内镜下表现为胃黏膜一过性水肿、充血、出血、糜烂或浅表溃疡。急性单纯性胃炎、急性糜烂出血性胃炎、急性腐蚀性胃炎、急性化脓性胃炎等均属于急性胃炎，以上是根据病理改变不同而进行的分类。其中，急性腐蚀性胃炎和急性化脓性胃炎属于特殊病因引起的急性胃炎。

(一) 急性单纯性胃炎

临床上，细菌及其毒素引起的急性单纯性胃炎最为常见。通常由不洁饮食引起，表现为急性腹痛、恶心及呕吐等，常合并急性肠炎。病理组织学表现为黏膜固有层炎症细胞浸润，以中性粒细胞为主。多数为急性起病，临床症状多为上腹部隐痛、饱胀不适、嗳气、恶心呕吐等。可伴有腹泻、发热，严重者可出现水、电解质代谢紊乱等。治疗以去除病因、对症处理为主，细菌感染所致的可予以抗感染治疗。

(二) 急性糜烂出血性胃炎

急性糜烂出血性胃炎（acute erosive gastritis）又称急性糜烂性胃炎、急性胃黏膜病变，可由各种病因引起，以胃黏膜发生程度不一的糜烂、出血为标志的病理变化。常见病因是使用非甾体抗炎药或急性应激。

1. 病因　本病的病因和发病机制尚未完全阐明，常见病因如下。

(1) 药物：许多药物可引起急性糜烂出血性胃炎，如非甾体抗炎药、抗血小板类药物、部分抗肿瘤药等。这些药物直接损伤胃黏膜上皮层，导致黏膜通透性增加，胃液的氢离子反向弥散入胃黏膜，引起胃黏膜糜烂出血。此外，非甾体抗炎药还可通过全身作用对胃黏膜造成损伤，如通过抑制环氧合酶的作用抑制全身前列腺素的合成，使胃肠道黏膜血供减少，更易受损。许多药物引起的急性糜烂出血性胃炎还与白细胞和淋巴细胞免疫调节功能异常相关。氟尿嘧啶等抗肿瘤药可对快速分裂的胃肠道黏膜细胞产生明显的细胞毒作用。

（2）应激性因素：严重创伤、大面积烧伤、大手术、机械通气、全身严重感染、颅内病变及其他严重脏器病变或多器官功能衰竭等均可引起胃黏膜糜烂、出血，严重者发生急性溃疡并大量出血。急性应激引起急性糜烂出血性胃炎的机制尚不明确，推测可能与交感神经及迷走神经兴奋有关，胃黏膜血管痉挛收缩，血流量减少，黏膜缺血缺氧加重，使细胞线粒体功能受损，影响氧化磷酸化进程，导致胃黏膜上皮糜烂和出血病变。应激还可通过减少 HCO_3^- 分泌和前列腺素合成降低胃黏膜屏障功能。

（3）乙醇：通过直接作用、影响胃酸分泌以及降低胃黏膜防御能力参与致病。

（4）其他：各种原因导致的胆汁反流、吸烟、进食刺激性食物等可能与该病相关。

2. 病理　多发性糜烂、浅表性溃疡和出血是本病的病理特点。好发部位为胃底及胃体，亦可累及全胃。组织学特征为胃黏膜上皮呈立方形或四方形，失去原有的正常柱状形态并脱落。黏膜层多发局灶性出血坏死，以腺颈部的毛细血管丰富区为明显，可伴有中性粒细胞浸润。

3. 临床表现　临床表现轻重不一，多数病人症状不明显。如引起消化道出血，则临床表现主要为黑便和呕血，并可出现其他伴随症状。也可表现为腹胀、腹痛、恶心等非特异性消化不良症状。不同病因所致的急性糜烂出血性胃炎的临床表现也略有不同，如为乙醇引起的，则多在饮酒后 0.5~8h 突发上腹痛，多伴有恶心、呕吐，剧烈呕吐可引起贲门黏膜撕裂。短期内服用非甾体抗炎药所致的急性糜烂出血性胃炎临床症状多不明显。

4. 辅助检查　血常规多正常，消化道出血量大的可出现红细胞计数和血红蛋白含量下降，粪常规隐血阳性。胃镜检查可见弥漫性胃黏膜出血、糜烂或浅表溃疡，也可为局限性改变。

5. 诊断　当病人有近期药物服用史、大量饮酒或有严重疾病，短期内出现上腹不适或上腹痛，甚至呕血黑便者，应考虑急性糜烂出血性胃炎的可能。确诊有赖于急诊胃镜检查。一般建议在 24~48h 内进行急诊胃镜检查，因胃内病变（特别是 NSAIDs 或乙醇引起者）可在短期内消失。

6. 治疗

（1）去除病因，治疗原发病。

（2）一般治疗：卧床休息，禁饮食或流质饮食。此外，根据病情予以吸氧、密切观察生命体征等。

（3）药物治疗：可给予胃黏膜保护剂及抑酸剂。

（4）对已发生上消化道大出血者，按上消化道出血治疗原则采取综合措施进行治疗。

（5）其他治疗：如消化道出血经上述治疗后仍不能控制病情者，在病情允许条件下应进行内镜止血。仍不能有效止血者，可考虑介入或外科手术治疗。

（三）急性腐蚀性胃炎

1. 病因　急性腐蚀性胃炎（acute corrosive gastritis）是由于吞服强碱或强酸等腐蚀剂所引起的急性胃壁损伤，多为自服或误服。腐蚀剂的性质、浓度、剂量、当时胃内的情况、有无呕吐以及是否得到及时救治等因素与胃壁损伤范围和严重程度相关。

2. 病理　主要病理变化为黏膜水肿、充血和黏液增多。严重者可发生糜烂、溃疡、坏死、甚至穿孔。强酸类腐蚀剂和强碱类腐蚀剂引起损伤的性质和部位不同。

3. 临床表现　急性腐蚀性胃炎的损伤程度以及临床症状与摄入腐蚀剂的性质、受损部位及损伤的严重程度等相关。吞服腐蚀剂后，可出现口咽部烧伤、胸骨后及中上腹部剧烈疼痛，可伴有吞咽困难、吞咽疼痛、食欲缺乏、恶心、呕吐、呼吸困难等。严重者可出现呕血、休克、消化道穿孔症状。在疾病后期，可逐渐形成食管、贲门或幽门瘢痕性狭窄。唇、口腔及咽喉黏膜与腐蚀剂接触后，可发生颜色不同的灼痂。与硫酸接触后呈黑色痂，与盐酸接触后呈灰棕色痂，与硝酸接触后结深黄色痂，与醋酸和草酸接触后呈白色痂，强碱使黏膜透明水肿。因此，要特别注意口腔黏膜的色泽变化，有助于各种腐蚀剂中毒的鉴别。

4. 诊断　多数可依据病史、临床表现做出诊断。但是不同腐蚀剂中毒需不同的处理方法，因此一方面要重点询问腐蚀剂的种类、吞服量与吞服时间；另一方面唇与口腔黏膜的色泽、呕吐物的色、味及酸碱反应有助于鉴别。如能获得剩余的腐蚀剂做化学分析则为最可靠的依据。特别要注意的是，急性期行钡剂造影及胃镜检查引起食管、胃穿孔的风险极高，应在急性期过后行钡剂或碘水造影检查。

5. 治疗　属于严重的急性中毒，故需积极救治。治疗的主要目标是抢救生命和控制后期的并发症，如食管狭窄和幽门梗阻。

（1）一般处理：因呕吐会使得腐蚀剂对食管、口咽部等黏膜造成二次接触加重损伤，所以禁用催吐药物，避免诱导病人呕吐。保持呼吸道通畅，24h 以内如呼吸困难需行气管切开，不宜气管插管。

（2）抗休克治疗：休克时应首先抗休克治疗。

（3）减少毒物的吸收：吞服强酸者可服牛奶、蛋清或植物油，也可以使用液态黏膜保护剂，但不宜用碳酸氢钠中和强酸，以免产生二氧化碳导致腹胀，甚至胃穿孔。吞服强碱者，可予以食醋 300~500ml 加温水 300~500ml。服用浓食醋会产生热量加重损害。

（4）对症治疗：若有继发感染，应选用抗菌药物。剧痛时可用吗啡、哌替啶镇痛。为减少胃酸对破损胃黏膜病灶的损伤，静脉给予足量抑酸药物，并维持到口服治疗开始。病情好转后可行钡剂造影，了解食管损伤程度和范围，内镜检查了解胃黏膜病变情况。

（5）内镜或手术治疗：对局限性狭窄可施行内镜下治疗，如食管球囊扩张术等。如证实存在消化道穿孔、纵隔炎或腹膜炎，需手术治疗。

（四）急性化脓性胃炎

1. 病因　急性化脓性胃炎（acute purulent gastritis）又称急性蜂窝织炎性胃炎（acute phlegmonous gastritis），是临床上十分少见的一种胃炎，属感染性疾病范畴，病情严重，多由化脓菌通过血液循环或淋巴播散至胃壁所致。致病菌以溶血性链球菌最为多见，其次为金黄色葡萄球菌、大肠埃希氏菌和肺炎球菌。

2. 病理　严重化脓性炎症时，黏膜下层大量中性粒细胞浸润，黏膜坏死，血栓形成和坏死。胃壁可呈弥漫脓性蜂窝织炎或形成局限性胃壁脓肿，并可发展至胃壁坏死和穿孔。

3. 临床表现　以全身败血症和急性腹膜炎为其主要临床表现，多表现为突然出现的上腹部剧痛，前倾坐位可有所缓解，多伴有高热、寒战、恶心、呕吐等。查体可查及上腹部肌紧张和明显压痛。可并发胃穿孔、腹膜炎、血栓性门静脉炎及肝脓肿。

4. 辅助检查　血常规检查可见白细胞增多，以中性粒细胞为主。腹水、血培养、胃内容物可发现致病菌。粪便隐血试验可为阳性。腹部 X 线平片可见胃内大量积气或胃扩张。因钡剂造影有诱发胃穿孔风险，一般为禁忌。胃镜可明确胃黏膜病变范围及程度。胃镜下表现为胃黏膜糜烂、充血及溃疡性病变。超声检查或 CT 检查提示胃壁增厚。

5. 诊断　缺乏特异性症状和体征，早期诊断较困难。对于上腹部剧痛、发热、恶心、呕吐，存在其他部位感染灶且并发急性腹膜炎，有外周血白细胞计数上升，腹部 X 线平片见胃内大量积气，超声检查或 CT 检查提示胃壁增厚时应疑诊本病。如呕吐物有脓性物或坏死的胃黏膜组织、胃液培养查见致病菌，排除其他疾病后可诊断该病。注意与消化性溃疡、急性胆囊炎、急性胰腺炎等鉴别。

6. 治疗　治疗关键为早期诊断，及早积极治疗。大剂量抗生素控制感染，抗休克治疗，纠正水、电解质代谢紊乱等。药物治疗无效或并发胃穿孔、腹膜炎的应及时手术治疗。

二、慢性胃炎

慢性胃炎（chronic gastritis）是由各种病因引起的胃黏膜慢性炎症或萎缩性病变。病理特点以慢性炎性细胞（主要是淋巴细胞和浆细胞）浸润为主。因慢性胃炎病人大多缺乏临床症状，难以获得准确的患病率，但总体是随着年龄增长而呈上升趋势，特别是中年以上人群中更为常见。

（一）慢性胃炎的分类

慢性胃炎的分类尚未统一，一般基于其病因、内镜所见、胃黏膜病理变化和胃炎分布范围等相关指标进行分类。2017 年《中国慢性胃炎共识意见》中提出的分类标准如下。

1. 基于病因可将慢性胃炎分成 Hp 胃炎和非 Hp 胃炎两大类。

2. 根据内镜和病理诊断可将慢性胃炎分成慢性萎缩性胃炎和慢性非萎缩性胃炎两大类。慢性萎缩性胃炎又可分为自身免疫性胃炎和多灶性萎缩性胃炎。自身免疫性胃炎的萎缩改变主要位于胃体部，多由自身免疫引起的胃体胃炎发展而来。多灶性萎缩性胃炎的萎缩性改变在胃内呈多灶性分布，以胃窦为主，多由 Hp 感染引起的慢性非萎缩性胃炎发展而来。自身免疫性胃炎在北欧多见，在我国仅有少数病例报道。

3. 基于胃炎分布可将慢性胃炎分为胃窦为主胃炎、胃体为主胃炎和全胃炎三大类。

(二) 病因

1. 幽门螺杆菌（Hp）感染　最主要的病因。慢性胃炎尤其是慢性萎缩性胃炎的发生与 Hp 感染密切相关。一般认为通过人与人之间密切接触的口 - 口或粪 - 口传播是 Hp 感染的主要传播途径。

Hp 是一种微需氧的、单极多鞭毛、螺旋状弯曲的革兰氏阴性杆菌，具有 4~6 根鞭毛，能在胃内穿过黏液层移向胃黏膜，定植于胃黏膜上皮细胞表面和黏液层底部，以胃窦部居多，亦可栖息于发生胃上皮化生的十二指肠黏膜。在细菌毒力、宿主易感性和环境因素共同参与下 Hp 引起慢性胃炎。可能的致病机制包括：①可释放黏液酶、尿素酶、磷脂酶 A 和脂酶等多种酶；②空泡毒素 A（VacA）和细胞毒素相关蛋白 A（CagA）是常见的毒力因子；③其菌体胞壁还可作为抗原诱导免疫反应。这些因素的长期存在导致胃黏膜的慢性炎症。

Hp 相关性慢性胃炎有两种常见的类型：全胃炎胃窦为主胃炎和全胃炎胃体为主胃炎。前者胃酸分泌增加，发生十二指肠溃疡的危险性增加；后者胃酸分泌减少，发生胃癌的危险性增加。宿主白细胞介素 -1β 等细胞因子基因多态性、环境（吸烟、高盐饮食等）和 Hp 因素（毒力基因）的协同作用决定了 Hp 感染相关性胃炎的类型，以及萎缩和肠上皮化生的发生和发展。

2. 海尔曼螺杆菌及其他病菌　海尔曼螺杆菌引起的胃黏膜炎症比 Hp 引起的炎症要轻，该菌是已知的胃内不同于 Hp 的另一株革兰氏阴性杆菌，可在人类胃黏膜定植引起损伤。人感染海尔曼螺杆菌的报道较少，多为胃镜检出结果。此外，其他细菌如分枝杆菌、巨细胞病毒等病毒、寄生虫、真菌等感染也是慢性胃炎的病因。

3. 自身免疫　具体的发病机制尚未完全阐明，推测与环境因素和遗传易感性相关，使得 T 淋巴细胞异常激活，从而产生针对壁细胞和内因子的抗体，从而引起胃酸分泌减少或缺失，以及维生素 B_{12} 吸收不良。

4. 饮食和环境因素　浓茶、咖啡、烈酒、过于粗糙或刺激、过热、过冷的食物，长期作用可导致胃黏膜损伤。

5. 化学因素　幽门括约肌功能不全时，含胆汁和胰液的十二指肠液反流入胃，可削弱胃黏膜屏障功能。NSAIDs 等药物亦可引起胃黏膜损伤。

6. 放射因素　不同放射剂量对胃黏膜的损伤程度亦不相同，如小剂量放射引起的胃黏膜损伤可恢复，高剂量往往会引起不可逆的损伤。

7. 其他　嗜酸性粒细胞性、淋巴细胞性、肉芽肿性胃炎和 Ménétrier 病相对少见。此外，其他系统的疾病，如尿毒症、心力衰竭、门静脉高压症和糖尿病、甲状腺疾病、干燥综合征等也与慢性非萎缩性胃炎的发病有关。

(三) 病理

慢性胃炎的主要病理学特征是炎症、萎缩、肠化生及不典型增生，其过程是胃黏膜损伤与修复的慢性过程。慢性非萎缩性胃炎是以淋巴细胞和浆细胞浸润为主的慢性炎症，多伴有固有层水肿、充血，甚至灶性出血。病理活检显示固有腺体萎缩时可诊断为萎缩性胃炎（图 3-24、图 3-25）。腺体萎缩可分为化生性萎缩和非化生性萎缩两种类型。肠上皮化生腺体或假幽门化生腺体替代胃固有腺时称为化生性萎缩；而纤维、纤维肌性组织替代胃固有腺，或炎性细胞浸润引起固有腺数量减少时称为非化生性萎缩。胃底腺黏膜内出现幽门腺结构称为假幽门腺化生。假幽门腺化生是胃黏膜萎缩的标志。

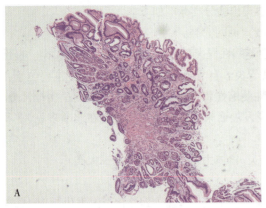
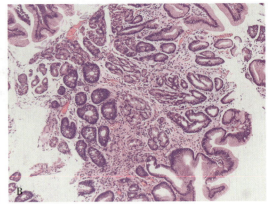
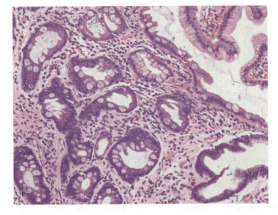

图 3-24   轻度慢性萎缩性胃炎病理

A. 胃黏膜固有腺体轻度减少,轻度肠上皮化生及低级别上皮内瘤变(×40);B. 胃黏膜固有层内结缔组织增生,部分腺体肠上皮化生(×100);C. 固有层内见浆细胞、淋巴细胞及嗜酸性粒细胞浸润,胃黏膜腺体肠上皮化生伴低级别上皮内瘤变(×200)。

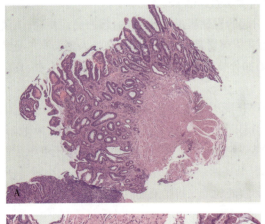
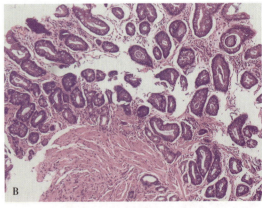
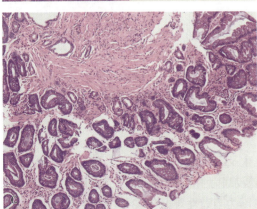
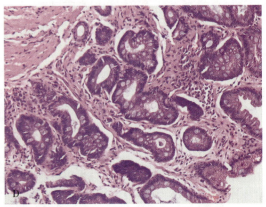

图 3-25   重度慢性萎缩性胃炎病理

A. 胃黏膜固有腺体减少,胃黏膜腺体肠上皮化生(×40);B. 胃黏膜腺体重度肠上皮化生(×100);C. 胃黏膜腺体肠上皮化生伴低级别上皮内瘤变(×100);D. 胃黏膜间质内见浆细胞及淋巴细胞浸润,间质结缔组织增生(×200)。

1. 肠化生 肠化生分成小肠型和大肠型;完全型和不完全型。根据细胞形态和分泌的黏液类型,用组织化学和酶学方法将其分为 4 型:小肠型完全肠化生、小肠型不完全肠化生、大肠型完全肠化生和大肠型不完全肠化生。小肠型肠化生在正常胃内出现,无重要临床意义。大肠型肠化生,尤其是Ⅳ型肠化生与胃癌密切相关,被认为是胃癌的癌前期病变。

2. 组织学改变及分级 慢性胃炎有 5 种组织学变化需要分级(表 3-1),即 Hp、炎性反应(单个核细胞浸润)、活动性(中性粒细胞浸润)、萎缩(固有腺体减少)和肠化生,分成无、轻度、中度和重度 4 级(0、+、++、+++)。

表 3-1 组织学改变及分级

分类	观察内容	具体内容	分级
慢性非萎缩性胃炎	Hp	观察胃黏膜黏液层、表面上皮、腺管上皮表面	无:特殊染色未见 Hp 轻度:偶见或小于标本全长 1/3 中度:1/3 标本全长 <Hp <2/3 标本全长 或连续、薄而稀疏 重度:成堆,基本分布于标本全长
	炎性反应	黏膜层以浆细胞和淋巴细胞为主的浸润	正常:单个核细胞 <5 个 /HPF(若数量略高于正常而内镜下无明显异常,病理可诊断为基本正常) 轻度:慢性炎性细胞浸润局限于黏膜浅层,不超过黏膜层 1/3 中度:浸润超过黏膜层 1/3,小于 2/3 重度:浸润深达黏膜全层
	活动性	慢性炎性病变背景上有中性粒细胞浸润	轻度:黏膜固有层有少数中性粒细胞浸润 中度:主要在黏膜层 重度:较密集的中性粒细胞或可见小凹脓肿
慢性萎缩性胃炎	萎缩	固有腺减少	轻度:固有腺数量下降 <1/3 中度:1/3~2/3 重度:>2/3
	肠化生	肠上皮化生占腺体和表面上皮总面积的比例	轻度:<1/3 中度:1/3~2/3 重度:>2/3

HPF,每高倍镜视野。

(四) 临床表现

慢性胃炎缺乏特异性的临床表现,病人大多无明显自觉症状。有症状者可表现为腹部不适、腹痛、上腹饱胀、嗳气、早饱、恶心、食欲缺乏、反酸等消化不良症状。这些症状多无规律性,且与慢性胃炎的内镜下表现、病理学严重分级无明显相关性。自身免疫性胃炎病人可伴有贫血的相关症状,如乏力、心悸、头晕等。当出现恶性贫血时,典型症状病人除贫血外还可出现神经系统症状(如下肢深感觉缺失、共济失调、肢体感觉异常等),主要是因为维生素 B_{12} 吸收障碍。自身免疫性胃炎病人可合并其他自身免疫性疾病,可表现出相应的临床表现。体征上,大多无明显体征,部分病人有上腹轻压痛。自身免疫性胃炎病人出现恶性贫血时可表现为贫血貌,合并其他自身免疫性疾病时可出现相应体征。

(五) 辅助检查

1. 实验室检查

(1)血常规:自身免疫性胃炎病人可表现为小细胞低色素或巨幼细胞贫血。

(2)血清促胃液素 G17、胃蛋白酶原Ⅰ和Ⅱ测定:胃蛋白酶原Ⅰ水平降低是胃底腺黏膜萎缩的可靠标志。促胃液素 G17 是由胃窦 G 细胞合成和分泌的,能够反映胃窦分泌功能及其萎缩情况。胃体萎缩导致胃内呈低胃酸状态而促胃液素 G17 水平上升,胃窦萎缩因 G 细胞数量减少导致促胃液素 G17 水平降低,全胃萎缩病人促胃液素 G17 亦下降。胃窦萎缩性胃炎者血清促胃液素 G17 水平下降、胃蛋白酶原Ⅰ和胃蛋白酶原Ⅰ/Ⅱ比值正常；胃体萎缩性胃炎者血清促胃液素G17水平显著升高、胃蛋白酶原Ⅰ和/或胃蛋白酶原Ⅰ/Ⅱ比值下降；全胃萎缩者则两者均低。

（3）其他检验：自身免疫性胃炎病人可进行血清自身抗体的检测，即壁细胞抗体和内因子抗体。血清维生素B_{12}浓度测定及维生素B_{12}吸收试验有助于恶性贫血的诊断。壁细胞抗体可作为自身免疫性胃炎的诊断指标，并有助于预测胃体萎缩和血液学表现。

2. 内镜及活组织检查　慢性胃炎的内镜诊断系指肉眼或特殊成像方法所见的黏膜炎性变化，需与病理检查结果结合做出最终判断。

（1）普通白光内镜：内镜下分为慢性非萎缩性胃炎和萎缩性胃炎两大类。非萎缩性胃炎可表现为黏膜红斑（点、片状或条状）、黏膜粗糙、出血点或出血斑、黏膜水肿、充血等；可有出血点或浅小糜烂；亦可同时存在胆汁反流等表现（图3-26）。可以通过一些镜下表现帮助判断胃黏膜有无Hp感染，如集合

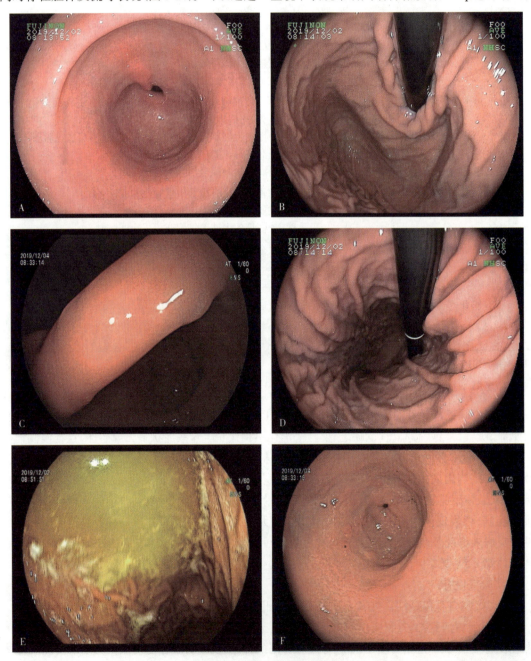

图 3-26　慢性非萎缩性胃炎

A~D. 胃窦（A）、胃底（B）、胃角（C）、胃体（D）可见黏膜轻度充血水肿；E. 胃体可见较多胆汁样液存留；
F. 胃窦可见多发隆起糜烂灶。

细静脉的规律排列(RAC)消失、皱襞异常、结节状胃炎等。萎缩性胃炎内镜下可见黏膜平薄、红白相间、白相为主、血管显露、色泽灰暗、伴有结节或颗粒改变(图3-27)。萎缩性胃炎的确诊需要病理活检证实。

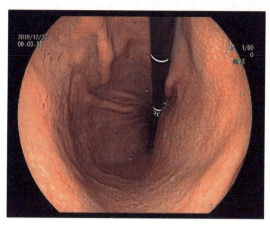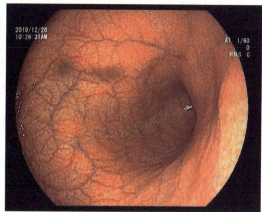

图 3-27 慢性萎缩性胃炎
可见黏膜平薄、红白相间、血管显露。

(2)其他内镜:放大内镜结合染色能清楚地显示胃黏膜微小结构和微血管,对胃炎的诊断和鉴别诊断以及早期发现上皮内瘤变和肠化生具有参考价值。但仍需结合病理,在充分活检基础上以组织病理学诊断为准。共聚焦激光显微内镜则对胃黏膜进行细胞水平的观察,能够分辨胃小凹、胃柱状上皮、血管等结构,有助于慢性胃炎的诊断和组织学变化分级。同时,光学活检可选择性对可疑部位进行靶向活检,有助于提高活检取材的准确性。

3. Hp 感染的检测 Hp 感染的检测方法可分为侵入性和非侵入性两类。侵入性检测方法包括胃黏膜快速尿素酶试验、胃黏膜组织切片染色(如 HE、免疫组化染色等)镜检、细菌组织学检查、基因检测(如 PCR)等。非侵入性检测方法包括碳 -13 或碳 -14 尿素呼气试验(UBT)、粪便 Hp 抗原检测(HpSA)和血清 Hp 抗体检测等。侵入性检查的首选方法是胃黏膜快速尿素酶试验,因其操作简便、费用低;但是受取材部位、组织大小、观察时间、细菌量等因素影响,存在一定的假阳性率和假阴性率,特别是存在严重萎缩性胃炎时可表现为假阴性。组织学检查可直接观察 Hp,与快速尿素酶试验结合,可提高诊断准确率。细菌培养用于 Hp 对抗生素耐药性的检测,但存在一定的假阴性率。碳 -13 或碳 -14 尿素呼气试验检测 Hp 敏感性及特异性高,且无需胃镜检查,可作为根除治疗后复查的首选方法;但检测值处于临界值附近时结果不可靠,可间隔一段时间后再次检测或改用其他方法检测。血清 Hp 抗体检测多用于人群感染的流行病学调查。

此外,病理显示存在活动性炎症时高度提示 Hp 感染,如果检测呈阴性,应高度怀疑假阴性。一些药物会影响检测结果,如应用抗生素、铋剂和某些有抗菌作用中药者,应在至少停药 4 周后进行检测;应用抑酸剂者应在至少停药 2 周后进行检测。根除后复查,应在停药 4 周后进行检查。

4. 消化道钡剂造影 显示胃黏膜超微结构时,萎缩性胃炎可出现胃黏膜皱襞相对平坦、减少。胃窦胃炎表现为胃窦黏膜呈钝锯齿状及胃窦部痉挛,或幽门前段持续性向心性狭窄、黏膜粗乱等。疣状胃炎表现为窦部有结节状粗大皱襞,某些皱襞结节的中央有钡斑。

(六)诊断

主要依赖胃镜检查和胃黏膜活组织病理学检查。病理学检查还有助于慢性胃炎严重程度的判断。由于慢性胃炎的病变呈局灶性分布,为保证诊断的准确性及对慢性胃炎进行分类,活组织检查宜在多部位取材且达到黏膜肌层,取材的多少视病变情况和需要。2017 版《中国慢性胃炎共识意见》指出,临床诊断时建议取 2~3 块,分别在胃窦、胃角和胃体部位活检;可疑病灶处另外多取活检。有条件时,活检可在色素或电子染色放大内镜和共聚焦激光显微内镜引导下进行。慢性非萎缩性胃炎的诊断最好可明确病因,Hp 为最常见病因,建议常规进行 Hp 检测。怀疑自身免疫性胃炎应检测相关自身抗体以及血清维生素 B_{12}。

通过胃镜检查能明确慢性胃炎的诊断,同时对胃癌、消化性溃疡等疾病也可以排除。需要注意的是消化不良症状并不一定由慢性胃炎引起。当按慢性胃炎处理后症状缓解不明显时,需要考虑其他疾病引起。

(七) 治疗

治疗目标为去除病因、保护胃黏膜及缓解症状。慢性胃炎的治疗包括病因治疗和对症治疗。慢性胃炎需要根据不同的临床症状和内镜及病理改变情况选择不同的治疗,遵循个体化原则,无症状的慢性非萎缩性胃炎可不做任何处理。

1. 饮食　食物与慢性胃炎之间的关系尚无明确临床证据。一般推荐,进食易消化无刺激的食物,少吃过酸过甜食物及饮料,避免过多饮用咖啡、大量饮酒和长期大量吸烟、饮浓茶,尽量避免服用对胃黏膜有明显损伤的药物,进食应细嚼慢咽等。

2. 根除 Hp　根据 2017 年《第五次全国幽门螺杆菌感染处理共识报告》及 2017 版《中国慢性胃炎共识意见》,推荐 Hp 阳性的慢性胃炎,无论有无症状和并发症,均应进行根除治疗,除非有抗衡因素存在(如病人伴有某些疾病、社区高再感染率、卫生资源优先度安排等)。

Hp 根除治疗方案详见本章第三节。

3. 对症治疗　对以反酸、上腹烧灼感、上腹痛等症状为主的病人,可酌情予以胃黏膜保护剂、抑酸剂、H_2 受体拮抗剂或质子泵抑制剂。以腹胀和早饱为主要表现者,可使用促动力药物如甲氧氯普胺、多潘立酮、莫沙必利等药物。若伴有胆汁反流,除可予以促动力药物外,还可给予中和胆汁的黏膜保护剂如铝碳酸镁,有条件者可短期口服熊去氧胆酸。这些药物除对症治疗作用外,对胃黏膜上皮的修复及炎症也可能有一定作用。有明显进食相关的食欲减退、腹胀等消化不良症状的慢性胃炎病人可用消化酶制剂。但要注意除外胃排空迟缓、胃出口梗阻、胃黏膜屏障减弱或胃酸过多导致的胃黏膜损伤(如合并有消化性溃疡和较重糜烂者)。服用引起胃黏膜损伤的药物如 NSAIDs(包括阿司匹林)后出现慢性胃炎症状者,建议加强抑酸和胃黏膜保护治疗;根据原发病充分评估,必要时停用损害胃黏膜的药物。

4. 自身免疫性胃炎的治疗　目前尚无有效的根治方案,有恶性贫血时注射维生素 B_{12} 后贫血可获纠正。因恶性贫血病人的胃癌患病率高于一般人群,因此要定期复查胃镜。但最佳的复查时间间隔尚无定论,需更多相关研究进一步探索。

5. 抗焦虑抑郁药物　对伴有明显精神心理因素的,常规治疗无效或效果欠佳的,可考虑予以抗焦虑抑郁药物。

6. 中医中药　中医药对慢性胃炎的主要干预手段有药物治疗、针灸疗法等,临床可根据具体情况选择合适的治疗方式,并配合饮食调节、心理疏导等方法综合调治。治疗过程中,应当审证求因,辨证施治;对于病程较长、萎缩、肠上皮化生者,在辨证准确的基础上,可守方治疗。

7. 萎缩和异型增生的处理　中至重度萎缩性胃炎伴肠化生应每年内镜随访 1 次;不伴肠化生或上皮内瘤变可酌情内镜随访。异型增生是胃癌前病变,应予高度重视。轻度异型增生并证明此标本并非来自癌旁者,可于 6~12 个月内镜随访 1 次;对肯定的重度异型增生则予预防性手术,目前多采用内镜下胃黏膜切除术或手术治疗。

(八) 预后

多数慢性非萎缩性胃炎病情稳定,特别是不伴有 Hp 持续感染者。萎缩性胃炎伴有重度肠化生、不典型增生者有发生癌变的可能,应定期随访胃镜及病理组织学检查。

三、特殊类型胃炎

特殊类型胃炎包括化学性、肉芽肿性、放射性、淋巴细胞性、嗜酸性粒细胞性及其他感染性疾病所致的胃炎。

(一)肉芽肿性胃炎

胃内发现肉芽肿结构时称为肉芽肿性胃炎(granulomatous gastritis),是一种特殊类型的胃炎。肉芽肿是由组织细胞、浆细胞、淋巴细胞浸润、聚集而成。肉芽肿很少出现在胃活检中,主要是肉芽肿性疾病导致,如结节病、克罗恩病、感染、肿瘤和血管炎。根据病因,肉芽肿性胃炎可分为感染性、非感染性及特发性肉芽肿性胃炎。感染性病因包括结核、梅毒、真菌、寄生虫等。非感染性包括异物、克罗恩病、胃嗜酸性粒细胞性肉芽肿、孤立性肉芽肿等。肉芽肿性胃炎有时难以与胃癌相鉴别,可予以多次活检,必要时超声内镜检查以及超声内镜引导下穿刺活检。

(二)胃黏膜肥厚症

胃黏膜肥厚症(hypertrophic gastropathy)又称 Ménétrier 病,病因不明,有观点认为可能与表皮生长因子受体(EGFR)有关,推测是 EGFR 介导的异常信号转导和胃黏膜转化生长因子 α(TGFα)的过度分泌所导致。Ménétrier 病被归类为蛋白丢失性胃肠病,是一种增生性疾病。常见于 50 岁以上男性。典型症状是餐后上腹部疼痛、早期饱腹、恶心、呕吐和体重减轻;此外还可伴有水肿、腹泻。无特异性体征,可有上腹部压痛、水肿及贫血。实验室检查可发现低蛋白血症、血清促胃液素升高和缺铁性贫血。粪便隐血试验可见阳性。内镜可见胃底、胃体部黏膜皱襞巨大,曲折迂回呈脑回状,也可呈结节状或融合为息肉样隆起,大弯侧明显,皱襞嵴上可有多发性糜烂或溃疡。确诊需要胃镜下活检。组织学显示胃小凹增生、延长,伴有明显囊性扩张,炎症细胞浸润不明显,胃底腺主细胞和壁细胞相对减少,代之以黏液细胞化生,导致低胃酸分泌。超声胃镜显示黏膜第二层明显增厚改变,呈低回声间以无回声改变。广泛黏膜皱襞增厚时,在超声内镜下可显示轮状改变,黏膜第一层、黏膜下层显示清晰。CT 增强扫描可见胃体黏膜增厚,有强化。一线治疗通常包括高蛋白饮食。内科治疗无效时可以考虑手术治疗。手术以部分胃切除为主,应尽量保留正常的胃黏膜。此外,Ménétrier 病进展为胃癌的确切风险尚不确定,但目前被认为是癌前病变。

(三)嗜酸性粒细胞性胃炎

嗜酸性粒细胞性胃炎的主要特点为末梢血中嗜酸性粒细胞增多,胃壁各层有嗜酸性粒细胞浸润。本病的病因尚不明确,部分病人可能与过敏反应有关。病变常侵及胃窦部,可同时累及近侧小肠,此时称嗜酸性粒细胞性胃肠炎,按嗜酸性粒细胞浸润程度分为黏膜病变、肌层病变、浆膜下病变。

本病临床表现多种多样,缺乏特异性。临床症状还受病变部位、范围及受累层次等影响。当黏膜受累时常可出现上腹痛、恶心、呕吐、腹泻和因溃疡出血所致的贫血症状;肌层受累时可出现幽门梗阻症状;浆膜层受累出现腹水(但少见)。此外,还可出现生长发育迟缓、体重减轻、腹泻和低蛋白血症等吸收不良相关症状。病人多有家族或个人药物食物过敏史、哮喘、湿疹等病史。外周血常规发现嗜酸性粒细胞增多是重要的线索,但不是诊断的必要条件。有研究发现部分病人无外周血嗜酸性粒细胞升高。有条件的可进行过敏原检测。X 线检查可见皱襞增厚、不规则隆起、溃疡及窦腔狭窄、蠕动减弱。内镜下可无明显异常。内镜下阳性表现有黏膜充血、水肿、糜烂,胃皱襞增厚,浅表溃疡等。胃黏膜活检发现大量嗜酸性粒细胞浸润,结合外周血嗜酸性粒细胞计数增加和近侧小肠受累等对本病诊断有帮助,但应与嗜酸性肉芽肿及伴嗜酸性粒细胞增高的其他胃肠道病变进行鉴别。此外,嗜酸性粒细胞浸润常呈局灶型分布,故内镜检查时应在异常与正常黏膜进行多点活检,以提高诊断率。关于内镜下黏膜组织嗜酸性粒细胞浸润数量的诊断标准尚存争议,目前多采用 Lwin 提出的诊断标准,即至少 5 个高倍镜视野(HPF)中嗜酸性粒细胞 ≥ 30 个。需注意与炎症性肠病、寄生虫感染、结缔组织病和淋巴增生性恶性肿瘤相鉴别。

本病常为自限性疾病,但部分病人症状可持续存在。治疗方案尚无统一标准,一般采用饮食调整、激素治疗等。糖皮质激素是嗜酸性胃炎的主要治疗药物,常用药物包括泼尼松、布地奈德和氟替卡松。泼尼松起始剂量一般按照 $0.5 \sim 1.0 \text{mg}/(\text{kg} \cdot \text{d})$ 计算。大多数病人在泼尼松应用 1 周后即有效,仅少数病人需长期激素治疗。也可试用色甘酸钠、酮替芬等肥大细胞抑制剂、孟鲁司特钠等白三烯受体拮抗剂和抗组胺药,但应用较少,疗效尚不确切。对内科治疗无效或有梗阻者可行外科手术治疗。但外科手术远期疗效欠佳,术后如不予以药物治疗,仍有复发可能。

(四) 慢性淋巴细胞性胃炎

慢性淋巴细胞性胃炎也称胃假性淋巴瘤或胃良性淋巴样增生,系胃黏膜局限性或弥漫性淋巴细胞增生的良性疾病。该病被认为是一种罕见的疾病,占接受上消化道内镜检查的所有慢性胃炎病例的1%~5%。好发年龄为50~60岁,男女比例相当。慢性淋巴细胞性胃炎的发病机制尚未阐明,因83%的病人伴有溃疡存在,多数病人被认为其淋巴组织是对于溃疡的反应性增生或良性肿瘤样增生。目前认为,可能与 Hp 感染引起的免疫反应相关。也有报道认为,此病与乳糜样腹泻有关。此外,还有报道提示,本病可见于胃淋巴瘤、HIV 感染、克罗恩病、Ménétrier 病、炎性息肉或食管癌。

本病的主要病理变化是胃黏膜固有层大量淋巴细胞浸润,并有生发中心,可混有巨噬细胞、浆细胞、多形核细胞等浸润,但常限于黏膜层与黏膜下层,与正常组织境界清楚,细胞异型性不明显,有时可见胃壁全层有淋巴滤泡高度增生。在病损间常有明显纤维化,伴胃黏膜腺体退变。受累的表层上皮可发生溃疡。胃液中可见大量大小形状不一的淋巴细胞存在,全身淋巴结不受侵犯。诊断标准尚无统一定论,一般认为每 100 个胃表面和小凹上皮细胞至少有 25 个上皮内淋巴细胞浸润。

本病临床分为局限性和弥漫性,前者病变主要在胃底腺区或移行区,皱襞肥厚呈脑回状、结节状,多数中心伴有溃疡。后者病变主要在胃窦,黏膜糜烂或浅表溃疡,类似于 ⅡC 型早期胃癌。本病临床表现无特异,常见症状包括消化不良、上腹部疼痛、恶心呕吐、上腹烧灼感、食欲不振及体重减轻,部分病人可出现上消化道出血,出现呕血及黑便。本病的病程较长,症状可反复发作,可与消化道溃疡类似。内镜及 X 线检查可见黏膜皱襞粗大,病变以肿块伴溃疡多见,有时为多发性溃疡,但溃疡边缘常较光整,附近黏膜无明显浸润征象。有时见慢性胃炎样黏膜像。本病的内镜或 X 线表现常被误诊为恶性淋巴瘤和 ⅡC 型早期胃癌,多点活检、深挖活检或大圈套活检有助于鉴别诊断。部分病人因误诊为恶性肿瘤而行手术治疗。亦有部分病人组织学上难与低度恶性的淋巴瘤鉴别。目前大多观点认为,常规治疗胃病的抗酸药、抑酸药效果欠佳,虽可愈合溃疡及糜烂,但停药后容易复发。色甘酸钠和激素类药物效果较好。值得注意的是,由于本病可伴有恶性淋巴瘤,随病程进展,部分病人亦可发展为恶性淋巴瘤,因此,本病诊断后如不做外科手术切除应定期内镜随访,一旦发现可疑恶变应及早手术治疗。

(邹多武)

第三节　消化性溃疡

一、概述

消化性溃疡(peptic ulcer,PU)指胃肠黏膜在某些情况下被胃酸／胃蛋白酶自身消化而形成的炎性缺损,病变深度达到或超过黏膜肌层(区别于糜烂)。该病最常发生于胃和十二指肠,故一般所谓的 PU 多指胃溃疡(gastric ulcer,GU)和十二指肠溃疡(duodenal ulcer,DU)。另外,PU 亦可见于胃食管交界处、胃大部切除术后的胃空肠吻合口、含有胃黏膜的空肠 Meckel 憩室以及其他的胃黏膜异位等。

PU 是全球性常见病,约10%的人在其一生中患过该病,但近20余年来其总体发病率呈下降趋势。

该病在不同国家和地区的发病率存在较大差异,在发达国家每年的发病率为 0.14%~0.19%,在我国人群中的发病率尚无确切的流行病学资料,据报道南方患病率高于北方。PU 的发生与季节密切相关,秋冬季为高发季节,夏季少见。该病可发生于任何年龄,男性多于女性,DU 多于 GU,其中 DU 多见于青壮年,而 GU 多见于中老年,GU 发病高峰比 DU 约迟 10~20 年。

二、病因与发病机制

胃、十二指肠黏膜具有一套防御 - 修复机制,包括黏液 - 碳酸氢盐屏障、黏膜上皮屏障、黏膜血流、黏膜免疫及修复重建因子。正常情况下,完整的防御/修复机制可使胃、十二指肠黏膜接触胃酸和胃蛋白酶,以及微生物、药物、胆盐、酒精等侵袭因素而不受损害。当黏膜的侵袭因素增强和/或防御 - 修复因素减弱时,则会导致 PU 的形成。一般 GU 的发生主要因为防御 - 修复因素减弱,而 DU 的发生则主要因为侵袭因素增强。在侵袭因素中,胃酸起主导作用,1910 年 Schwartz 提出的"无酸,无溃疡"学说是对 PU 病因认识的起点。1983 年,Marshall 和 Warren 从人体胃黏膜活检标本中分离出幽门螺杆菌(*Helicobacter pylori*,Hp),从此,人们对 PU 的病因有了新的认识。PU 的病因及其发生机制阐述如下。

(一) Hp 感染

Hp 是 PU 的重要病因。Hp 在 DU 的检出率约为 95%~100%、在 GU 约为 70%~85%。Hp 感染者发生 PU 的危险性显著增加。根除 Hp 可促进溃疡愈合,降低复发率。

Hp 的尿素酶分解尿素释放氨,使局部黏膜 pH 升高,有利于 Hp 在胃黏膜定植及生存。空泡毒素 A(Vac A)和细胞毒相关基因 A(CagA)是 Hp 的重要致病因子,二者与脂多糖、蛋白酶、脂酶和磷脂酶 A_2 等共同作用,引起局部炎症反应和免疫反应,降低黏膜的防御 - 修复功能。另一方面,Hp 感染可导致高促胃液素血症,使胃酸和胃蛋白酶原分泌增加,增强侵袭因素。这两方面的协同作用导致 PU 形成。

(二) 非甾体抗炎药

非甾体抗炎药(NSAIDs)是引起 PU 的另一常见病因。特别是近年来,随着 Hp 感染率下降和人口老龄化提前,长期服用阿司匹林预防心血管事件的比例增加,使 NSAIDs 相关性溃疡的比例呈上升趋势,并且成为老年人发生 PU 的主要原因。临床研究报道,在长期服用 NSAIDs 的病人中,约 10%~25% 发现胃或十二指肠溃疡,约有 1%~4% 病人发生出血、穿孔等溃疡并发症。

NSAIDs 对胃、十二指肠黏膜的损害作用包括局部作用和系统作用两方面。局部作用是指 NSAIDs 弥散入细胞内积聚直接损伤细胞。NSAIDs 的肠溶制剂和前体药可在很大程度上克服局部作用,但并不能显著降低 NSAIDs 相关性溃疡及其并发症的发生率,提示局部作用并非主要机制。环氧合酶(cyclooxygenase,COX)是花生四烯酸合成前列腺素的关键限速酶,有两种异构体,即结构型 COX-1 和诱导型 COX-2。COX-1 催化生理性前列腺素合成,参与机体生理功能调节;COX-2 主要由炎症刺激诱导产生,促进炎症部位前列腺素的合成。传统的 NSAIDs 如阿司匹林、吲哚美辛等可抑制 COX-2 而减轻炎症反应,但特异性较差,同时抑制 COX-1,导致胃肠黏膜生理性前列腺素 E 合成不足,从而降低胃、十二指肠黏膜的防御、修复功能。

(三) 胃酸和胃蛋白酶

PU 的最终形成是胃酸与胃蛋白酶对黏膜的自身消化所致。盐酸是胃液的主要成分,由胃壁细胞分泌。胃体和胃底的主细胞分泌的胃蛋白酶原经盐酸激活转化成胃蛋白酶。胃蛋白酶的活性是 pH 依赖性的,当 pH 在 1~3 时,胃蛋白酶最活跃,对黏膜有侵袭作用,在 pH>4 时其活性迅速下降。因此,胃酸在溃疡形成过程中起决定性作用。但胃酸的损害作用一般只在正常黏膜的防御 - 修复功能遭受破坏时才会发生。

DU 病人的平均基础酸排量(basal acid output,BAO)和促胃液素刺激的最大酸排量(maximum

acid output，MAO）增高，而 GU 病人的 BAO 及 MAO 多属正常或偏低，可能的解释是 GU 病人多伴多灶萎缩性胃炎，胃体壁细胞的泌酸功能已受影响，而 DU 病人多为慢性胃窦炎，胃体黏膜未受损或受损轻微。胃酸分泌增多的因素主要有壁细胞数量的增多、壁细胞对刺激物质的敏感性增强、胃酸分泌的正常反馈抑制机制缺陷以及迷走神经张力增高。

胃泌素瘤是引起 PU 的一种少见病因。由于肿瘤大量分泌胃泌素（gastrin，又称促胃液素），刺激壁细胞分泌过量胃酸，导致 PU 的发生。其溃疡特点为难治性溃疡，并且胃、十二指肠多同时出现深大溃疡。系统性肥大细胞增多症是另一种引起 PU 的少见病因，是由于肥大细胞分泌组胺通过组胺受体刺激胃酸的过度产生。

（四）胃、十二指肠运动功能异常

正常情况下，胃排空速度随十二指肠内 pH 下降而减慢。研究发现，部分 DU 病人胃排空增快，使十二指肠球部酸负荷增加；部分 GU 病人有胃排空延迟，可增加十二指肠液反流入胃，使胃黏膜屏障受损，更易遭受胃酸和胃蛋白酶的破坏。目前认为，胃肠运动障碍不太可能是 PU 的原发病因，但可加重 Hp 或 NSAIDs 对黏膜的损害作用。

（五）其他因素

除上述主要因素外，长期吸烟、大量饮酒、一些饮食习惯（如辛辣、高盐饮食）等是 PU 的常见诱因。遗传因素曾被认为是 PU 发病的重要因素，但随着 Hp 在 PU 发病中的重要作用得到认识，遗传因素的重要性受到挑战。应激和心理因素也与 PU 发病密切相关。目前研究认为，脑肠轴是介导应激性溃疡发生的主要途径。应激时机体内外环境发生变化并产生相应的刺激信息，由脊髓和各级中枢整合后经脑肠轴作用于胃肠道，影响胃、十二指肠黏膜防御 - 修复因素与侵袭因素之间的平衡，从而导致应激性溃疡的发生。

（六）与 PU 相关的疾病

胃酸分泌和胃肠黏膜防御 - 修复功能可受到全身多系统因素的影响，这使 PU 发病率在某些疾病病人中明显升高，如慢性肺部疾病、肝硬化和慢性肾功能不全等。

总之，PU 是一种多因素疾病，其中 Hp 感染和服用 NSAIDs 是已知的主要病因。溃疡发生是黏膜侵袭因素和防御 - 修复因素失衡的结果，胃酸在溃疡形成中起关键作用。

三、病理

GU 病变与 DU 病变大致相同，故一并叙述。

（一）大体病理改变

胃溃疡多位于胃小弯侧，近幽门处多见，尤多见于胃窦部。胃底及大弯则十分罕见。溃疡常为单个，呈圆形或椭圆形，直径多在 2cm 以内。溃疡边缘整齐，状如刀切，底部平坦、洁净，通常穿越黏膜下层，深达肌层甚至浆膜层。由于胃的蠕动，一般溃疡的贲门侧较深，幽门侧较浅。溃疡周围的胃黏膜皱襞因受溃疡底瘢痕组织的牵拉而呈放射状（图 3-28）。十二指肠溃疡多发生在球部的前壁或后壁，溃疡一般较小，直径常在 1cm 以内，溃疡较浅且易愈合。

（二）显微镜下病理改变

溃疡底部由内向外分四层：①渗出层：最上层由少量炎性渗出物（白细胞、纤维素等）覆盖；②坏死层：由坏死细胞，组织碎片和纤维蛋白样物质构成的凝固性坏死；③肉芽组织层；④瘢痕层：由肉芽组织移行为陈旧瘢痕组织（图 3-29）。瘢痕底部小动脉因炎症刺激常有增殖性动脉内膜炎，使小动脉管壁增厚，管腔狭窄或有血栓形成，因而可造成局部血供不足，妨碍组织再生使溃疡不易愈合，但可防止溃疡血管破裂、出血。溃疡底部的神经节细胞及神经纤维常发生变性、断裂及小球状增生，是引起疼痛的病理基础。溃疡壁处黏膜肌层与肌层常形成粘连、融合。

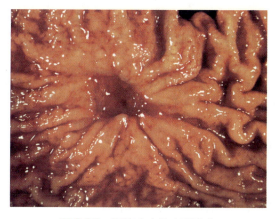

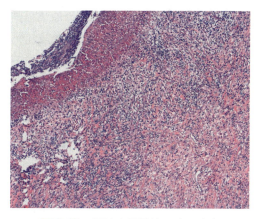

图 3-28 胃溃疡大体病理改变　　图 3-29 胃溃疡显微镜下病理改变

四、临床表现

PU 虽然可急性起病,但易复发,因此多呈慢性迁延病程,病史可达数年至数十年。

(一) 症状

上腹痛是 PU 的主要症状,但部分病人可无症状或症状较轻而以出血、穿孔等并发症为首发症状。上腹痛的性质多为灼痛,亦可为钝痛、胀痛、绞痛或饥饿样不适感。疼痛严重程度不一,一般为轻至中度,可以忍受,如出现疼痛加重或持续性剧痛,提示溃疡穿孔的可能。DU 疼痛多位于中上腹,或脐上方,或脐上方偏右处;GU 疼痛多位于中上腹稍偏高处,或在剑突下和剑突下偏左处。穿透性溃疡可放射至背部。但由于内脏的疼痛在体表定位不准确,有时疼痛的部位与病变的发生部位并不一致。典型的 PU 疼痛发作呈节律性,DU 疼痛常发生在两餐之间或餐前,即餐后 2~4h 和 / 或午夜,进食或服用抗酸药可缓解;GU 疼痛常在餐后 1h 内发生,经 1~2h 后可缓解,直至下餐进食后再出现上述节律。部分病人无上述典型的腹痛表现,而仅表现为无规律性的上腹隐痛或不适。此外,病人可伴反酸、胃灼热、反胃、嗳气、上腹胀、恶心、呕吐等非特异性消化不良症状。如果出现黑便或柏油便,应注意 PU 出血的可能。

PU 腹痛的发作常呈周期性,发作与自发缓解相交替,发作期可为数周或数月,缓解期亦长短不一,短者数周、长者数年;发作常有季节性,多在秋冬或冬春之交发病;可因精神情绪不良、过度劳累、饮食不规律、服用药物等诱发。

(二) 体征

无并发症的 PU 多无体征。溃疡活动时,部分病人可有上腹部局限性轻压痛,但缺乏特异性。少数病人有贫血和营养不良的体征。

(三) 特殊类型的 PU

1. 复合性溃疡　指胃和十二指肠同时发生的溃疡,DU 往往先于 GU 出现,幽门梗阻发生率较高。

2. 幽门管溃疡　幽门管位于胃远端,与十二指肠交界,长约 2cm。幽门管溃疡的病理生理与 DU 相似,胃酸分泌一般较高。幽门管溃疡上腹痛的节律性不明显,对药物治疗反应较差,呕吐较多见,易发生幽门梗阻、出血和穿孔等并发症。

3. 十二指肠球后溃疡　DU 大多发生在十二指肠球部,发生在球部以远的十二指肠溃疡称球后溃疡,约占 DU 的 3%。球后溃疡多位于十二指肠乳头的近端,具有 DU 的临床特点,但午夜痛及背部放射痛更为多见,对药物治疗反应较差,较易并发出血。

4. 巨大溃疡　指直径大于 2cm 的 GU 或 DU。对药物治疗反应较差、愈合较慢,易发生穿孔或出血。胃的巨大溃疡需注意与恶性溃疡相鉴别。

5. **老年消化性溃疡**　老年消化性溃疡临床表现多不典型,胃体中上部甚至胃底部溃疡(高位溃疡)及巨大溃疡多见,需与胃癌鉴别;无症状或症状不明显者较多;疼痛多无典型节律性,食欲缺乏、恶心、呕吐、体重减轻、贫血等症状较为突出。

6. **无症状性溃疡**　约 15% PU 病人可无症状,或以出血、穿孔等并发症为首发症状。可见于任何年龄,以老年人较多见。维持治疗中复发的溃疡半数以上无症状;无症状性溃疡在 NSAIDs 引起的溃疡中占 30%~40%。

7. **难治性溃疡**　指正规质子泵抑制剂(PPI)治疗 8 周(DU)或 12 周(GU)后,经内镜检查确定仍未愈合或频繁复发的 PU。多发生于胃酸分泌过高者,如胃泌素瘤。慢性应激、慢性全身疾病、合并胃癌等情况会影响溃疡的愈合。

8. **吻合口溃疡**　多发生于胃大部切除术后 2~3 年,以吻合口或吻合口附近的空肠黏膜多发。腹痛症状与溃疡病类似,程度较前有所加重,可伴有恶心、呕吐、体重下降等,常并发消化道出血。

(四) 常见并发症

1. **出血**　溃疡侵蚀周围血管可引起出血,是 PU 最常见的并发症,也是上消化道大出血最常见的病因(约占所有病因的 50%)。DU 并发出血的发生率高于 GU,十二指肠球部后壁溃疡和球后溃疡更易发生出血。

临床表现与出血量及出血速度有关,呕血和排柏油样便是主要症状。出血量少者可只表现为黑便,出血量大且速度快者可出现呕血,且色泽红;出血量越大,全身症状越明显,表现为血容量不足甚至发生休克。由于肠腔内出血刺激肠蠕动增加,导致肠鸣音增强。外周血红细胞计数、血红蛋白值和血细胞比容连续检测可评估出血量和速度。

诊断需与胃底食管静脉曲张破裂、应激性溃疡和胃癌引起的出血相鉴别。应争取在出血 12~24h 内进行急诊内镜检查,其确诊率可达 90% 以上,可同时在内镜下止血。

2. **穿孔**　溃疡病灶向深部发展穿透浆膜层则并发穿孔。

溃疡穿孔可分为急性、亚急性和慢性三种类型,以第一种常见。急性穿孔的溃疡常位于十二指肠前壁或胃前壁,穿孔后胃肠内容物漏入腹腔而引起急性腹膜炎。病人多表现为突发的持续性"刀割样"剧烈腹痛,常伴恶心、呕吐,严重时可伴血压下降等感染性休克表现。体格检查呈痛苦貌、屈曲体位;腹式呼吸减弱或消失;腹肌紧张呈"板状腹",全腹压痛、反跳痛明显;肠鸣音减弱或消失;肝浊音界缩小或消失,移动性浊音可阳性。血常规检查白细胞计数升高,立位腹部 X 线检查可见膈下呈新月状的游离气体。十二指肠后壁或胃后壁的溃疡深至浆膜层且与邻近的组织或器官发生粘连时,穿孔时胃肠内容物不流入腹腔,称为慢性穿孔或穿透性溃疡。这种穿透性溃疡改变了腹痛规律,上腹痛变得顽固而持续,疼痛常放射至背部。邻近后壁的穿孔或游离穿孔较小,只引起局限性腹膜炎时称亚急性穿孔,症状较急性穿孔轻而体征较局限,且易漏诊。

部分高龄、体弱及空腹小穿孔病人临床表现往往不典型,诊断时应详细询问病史和仔细体格检查,警惕误诊、漏诊。溃疡穿孔需与急性阑尾炎、急性胆囊炎、急性胰腺炎等急腹症鉴别。

3. **幽门梗阻**　主要由 DU 或幽门管溃疡引起。溃疡活动期时,可因炎症水肿和幽门部痉挛而引起梗阻,此类幽门梗阻属暂时性,可随炎症的好转而缓解。慢性溃疡持续时间较长或频繁复发者,由于瘢痕形成、瘢痕组织收缩而呈持久性梗阻,此时内科治疗无效,需内镜下扩张或外科手术治疗。

幽门梗阻临床主要表现为餐后上腹饱胀、上腹痛加重,伴恶心、呕吐,大量呕吐后症状可改善,呕吐物含发酵酸性宿食。体格检查可见胃型和胃蠕动波,清晨空腹时检查胃内有振水声。

胃镜或 X 线钡剂造影检查有助于确诊。消化道造影检查时注意不选用钡剂,宜选用泛影葡胺等水性造影剂。

4. **癌变**　少数 GU 可发生癌变。GU 癌变发生于溃疡边缘,据报道癌变率在 1% 左右。长期慢性 GU 病史、年龄在 45 岁以上、溃疡顽固不愈者应提高警惕。对可疑癌变者,在胃镜下取多点活检做病理检查;在积极治疗后复查胃镜,直到溃疡完全愈合;必要时定期随访复查。

五、辅助检查

(一) 胃镜检查

胃镜检查是确诊 PU 的首选方法。胃镜检查不仅可对胃、十二指肠黏膜进行直接观察、摄像,还可在直视下取黏膜活组织做病理学检查及 Hp 检测,因此胃镜检查对 PU 的诊断及胃良、恶性溃疡鉴别诊断的准确性均显著高于 X 线钡剂造影检查。胃良、恶性溃疡的鉴别必须由活组织病理检查确定。

内镜下 PU 多呈圆形或椭圆形,也有呈线形,边缘光整,底部覆有灰黄色或灰白色渗出物,周围黏膜可有充血、水肿,可见皱襞向溃疡集中。内镜下溃疡可分为活动期(active stage,A)、愈合期(healing stage,H)、瘢痕期(scar,S),每一病期又分为两个阶段(表 3-2,图 3-30)。

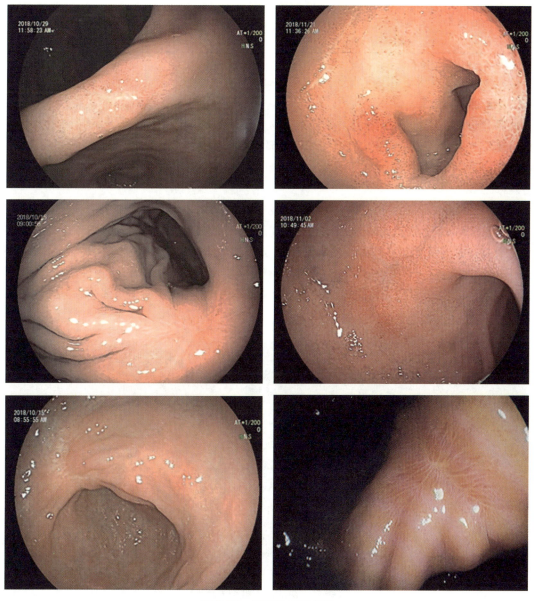

图 3-30 消化性溃疡分期

表 3-2　消化性溃疡(良性)的内镜分期诊断(畸田隆夫分期法)

分期	内镜下表现
活动期(A 期)	
活动Ⅰ期(A1 期)	溃疡底部有较厚白苔,也可有血凝块,周围黏膜肿胀但无黏膜皱襞集中,尚无新生上皮。合并活动性出血的溃疡一般应列为 A1 期溃疡
活动Ⅱ期(A2 期)	溃疡底部白苔已经平坦清洁,周边反应性炎症性水肿减轻,周围黏膜皱襞开始集中,开始出现红色点状新生上皮
*愈合期(H 期)	
愈合Ⅰ期(H1 期)	溃疡底部白苔变薄,面积明显缩小,并有黏膜皱襞向溃疡集中,四周有上皮再生形成的红晕
愈合Ⅱ期(H2 期)	溃疡底部仅有少量白苔,周边黏膜皱襞集中像明显,再生上皮进一步加宽
瘢痕期(S 期)	
红色瘢痕期(S1 期)	白苔基本消失,缺损黏膜已完全被再生上皮覆盖,再生上皮发红,呈星栅状放射样排列,中心可见白色纤维素生成的瘢痕
白色瘢痕期(S2 期)	黏膜基本修复愈合平坦,或虽有黏膜皱襞集中但已不充血,可见线状或星状白色纤维素生成的瘢痕

*H1 期与 H2 期的区别在于后者溃疡已接近完全愈合,但仍有少许薄白苔残留。

(二) 影像学检查

1. **消化道钡剂造影**　适用于对胃镜检查有禁忌或不愿接受胃镜检查者。溃疡的 X 线征象有直接和间接两种:龛影是直接征象,有确诊价值;局部痉挛、激惹现象、十二指肠球部畸形和局部压痛为间接征象,提示可能存在溃疡。在溃疡较小或较浅时钡剂造影检查可能导致漏诊,活动性上消化道出血是禁忌证。

GU 的龛影,多见于胃小弯,切线位突出于胃轮廓外,呈火山口状,边缘光滑整齐,底部较平整。龛影口部常有一圈黏膜水肿造成的透明带,是良性溃疡的特征,依其范围而有不同表现:①黏膜线:龛影口部光滑整齐的透明线,宽 1~2mm;②项圈征:龛影口部的透明带,宽 0.5~1cm,如一个项圈;③狭颈征:龛影口部明显变小,透明带缩短,使龛影犹如有一个狭长的颈(图 3-31A)。慢性溃疡周围瘢痕收缩,造成黏膜皱襞均匀性纠集,犹如轮辐状向龛影口部集中,逐渐变窄直达口部边缘,是良性溃疡的特征(图 3-31B)。

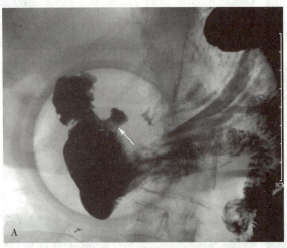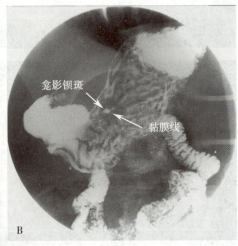

图 3-31　胃溃疡的钡剂造影表现

A. 胃窦部小弯侧胃溃疡切线位投影,龛影呈乳头状突向腔外,边缘光滑整齐,底部平整,龛影口狭小(狭颈征)(↑);B. 胃体部溃疡正面投影,龛影内钡斑和周围黏膜线直达溃疡口。

DU 特别是球部溃疡常较 GU 小,直接征象是龛影(图 3-32A),多仅表现为球部变形,呈"山"字形、三叶草形、葫芦形等(图 3-32B),主要为痉挛、瘢痕收缩、黏膜水肿所致。十二指肠球部激惹征是指钡剂到达球部后不易停留,迅速排出。

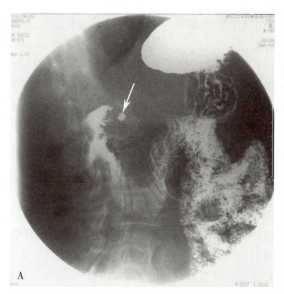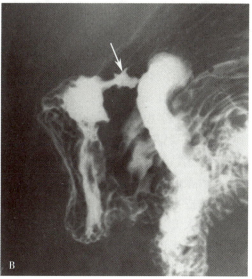

图 3-32 十二指肠球部溃疡的钡剂造影表现
A. 溃疡轴位像,龛影表现为火山口状,呈类圆形钡斑(↑);
B. 同一病人,球部充盈相,球部变形(↑)。

2. CT 可显示较大的溃疡,表现为局限性胃壁增厚及正常明显强化的黏膜线中断。对穿透性溃疡或穿孔,CT 可发现穿孔周围组织炎症、包块、积液,对于游离气体的显示优于立位胸片。

3. 超声 溃疡部位胃壁局限性增厚,黏膜面呈小凹陷状改变,有时呈典型"火山口"样,凹陷表面回声增强,周围结构回声减低。

(三) Hp 检测

是否合并 Hp 感染决定着治疗方案的选择,因此对 PU 病人应常规检测 Hp。检测方法分为侵入性和非侵入性两大类,详见第一章第三节。快速尿素酶试验是侵入性试验中诊断 Hp 感染的首选方法,操作简便、费用低。非侵入性试验中,尿素呼气试验诊断 Hp 感染的敏感性和特异性高,可作为根除治疗后复查的首选方法。

(四) 胃液分析和血清促胃液素测定

胃液分析和血清促胃液素测定对 PU 的诊断价值有限,目前主要用于胃泌素瘤的辅助诊断。

六、诊断与鉴别诊断

(一) 诊断

当病人表现为慢性病程、周期性发作的节律性上腹痛,且上腹痛可为进食或抗酸药所缓解时,可临床疑诊 PU。同时伴有消化不良症状、呕血或黑便等并发症时是诊断本病的重要线索。确诊主要依靠胃镜检查,同时取黏膜活组织做病理学检查可与恶性溃疡鉴别。明确溃疡诊断后,应注意搜寻溃疡的病因。

(二) 鉴别诊断

本病主要与临床表现为上腹痛或其他消化不良症状的各种消化系统疾病及部分非消化系统疾病鉴别。胃镜检查如见胃或十二指肠溃疡,应注意与恶性溃疡或引起溃疡的少见特殊病因鉴别。

1. 有上腹痛或消化不良的其他疾病

(1)其他消化系统疾病:不少消化系统疾病临床可表现为上腹痛、上腹不适、反酸、嗳气、胃灼热、上腹饱胀、恶心、呕吐等消化不良症状,仅根据症状难以鉴别,胃镜检查是最可靠手段。需鉴别的消化系统疾病主要包括:胃食管反流病、慢性胃炎、功能性消化不良、慢性胆囊炎、胆石症、胰腺炎等。

(2)非消化系统疾病:一些非消化系统疾病也可出现上腹痛症状,例如心源性或血管源性疾病,应注意鉴别。

2. 胃癌   内镜或 X 线检查发现胃溃疡,必须进行良、恶性溃疡的鉴别。早期胃癌单凭普通内镜所见与良性溃疡鉴别有困难,放大内镜和染色内镜对鉴别有帮助,但最终必须依靠活组织病理学检查鉴别。恶性溃疡的内镜特点为:①溃疡形状不规则,一般较大;②底凹凸不平、苔污秽;③边缘呈结节状隆起;④周围皱襞中断;⑤胃壁僵硬、蠕动减弱(X 线钡剂造影检查亦可见上述相应的 X 线征)。必须强调,对于怀疑胃癌而一次活检阴性者,必须在短期内复查胃镜再次活检;即使内镜下诊断为良性溃疡且活检阴性,仍有漏诊胃癌的可能,因此必须在完成正规治疗后复查胃镜,溃疡缩小或愈合不是鉴别良、恶性溃疡的最终依据,必须重复活检加以证实。

3. 佐林格 - 埃利森综合征(Zollinger-Ellison syndrome)   亦称胃泌素瘤,是一种胃肠胰神经内分泌肿瘤,可分泌大量促胃液素刺激壁细胞增生,促进胃酸/胃蛋白酶原分泌,使上消化道处于高酸环境,导致多发性溃疡,部分病人可伴腹泻。胃泌素瘤与普通 PU 的鉴别要点是该病溃疡常多发、发生于不典型部位(十二指肠降段、水平段,甚至空肠近端和胃大部切除后的胃吻合口),具有难治性特点、有过高胃酸分泌及高血清促胃液素(停服 PPI 2 周,大于 500ng/L)。除胃液分析及血清促胃液素测定外,血铬粒素 A(chromogranin A)测定及激发试验(胰泌素试验)阳性也有助于胃泌素瘤定性诊断。超声检查(包括超声内镜)、CT(包括胰腺灌注 CT)、MRI、选择性血管造影、生长抑素受体闪烁显像等有助于胃泌素瘤定位诊断。

七、治疗

PU 治疗的目的是消除病因、缓解症状、愈合溃疡、防止复发和防治并发症。针对病因的治疗如根除 Hp,有可能彻底治愈溃疡病,是近年 PU 治疗的一大进展。

(一)一般治疗

注意生活饮食规律,避免辛辣、过咸食物,避免过度劳累和精神紧张。戒烟、酒,慎用或不用 NSAIDs、激素等药物。

(二)药物治疗

目前用于治疗 PU 的药物主要分为抑制胃酸分泌和保护胃黏膜两大类,旨在缓解症状和促进溃疡愈合,常与根除 Hp 治疗配合使用。

1. 抑制胃酸分泌的药物   抑制胃酸分泌的药物主要包括 PPI 和 H_2-RA 两大类(表 3-3)。碱性抗酸药物可中和胃酸,但不能抑制胃酸分泌,溃疡愈合率低,现已少用。

(1)PPI:PPI 作用于壁细胞胃酸分泌步骤中的关键酶,即 H^+-K^+-ATP 酶,属终末抑制,抑酸作用强而持久,是 PU 等胃酸相关性疾病的首选药物,疗效远高于 H_2-RA。同时,由于 PPI 的强大抑酸作用及对 Hp 的直接抑制作用,它还是根除 Hp 方案中的基础药物。PPI 治疗 PU 的常用药物及其剂量见表 3-3。用 PPI 治疗 DU 的推荐疗程一般为 4 周,治疗 GU 的推荐疗程为 6 周,溃疡愈合率可达到 90% 或以上。

(2)H_2 受体拮抗剂(H_2 receptor antagonist,H_2-RA):H_2-RA 的临床疗效明显弱于 PPI,已不作为治疗 PU 的首选药物。西咪替丁可通过血 - 脑脊液屏障,偶有精神异常不良反应;与雄性激素受体结合而影响性功能;经肝细胞色素 P450 代谢而延长华法林、苯妥英钠、茶碱等药物的肝内代谢。雷尼替丁、法莫替丁和尼扎替丁上述不良反应较少。H_2-RA 全日剂量于睡前顿服的疗效与 1 日 2 次分服相仿,现多主张每晚睡前一次性服用。治疗 DU 疗程一般为 4~6 周,治疗 GU 疗程为 6~8 周。H_2-RA 治疗 PU 的常用药物及其剂量见表 3-3。

表 3-3 常用抑酸药物 单位:mg

药物	每粒剂量	治疗溃疡标准剂量	根除 Hp 标准剂量
PPIs			
奥美拉唑	20	20,qd	20,bid
兰索拉唑	30	30,qd	30,bid
泮托拉唑	40	40,qd	40,bid
*雷贝拉唑	10	10,qd	10,bid
艾司奥美拉唑	20	40,qd	20,bid
艾普拉唑	5	10,qd	5,bid
H_2-RAs			
西咪替丁	400 或 800	400,bid 或 800,qn	
雷尼替丁	150	150,bid 或 300,qn	
法莫替丁	20	20,bid 或 40,qn	
尼扎替丁	150 或 300	150,bid 或 300,qn	

*国际上多推荐 20mg。qd,每天一次;bid,每天两次;qn,每晚一次。

2. 保护胃黏膜药物 在抑酸治疗的同时,加用胃黏膜保护剂不仅能缓解症状,还能提高溃疡愈合质量,防止复发。胃黏膜保护剂可分为外源覆盖型(如硫糖铝、铝碳酸镁、果胶铋等)和内源修复型(如米索前列醇、替普瑞酮、瑞巴派特等)。临床常根据临床表现及个体情况进行选择。

(1)以硫糖铝为代表的外源覆盖型黏膜保护剂:在酸性环境下,这类碱性药物一方面起到中和胃酸的作用,同时相关分子如氢氧化铝根可离子化而与硫酸蔗糖复合离子分离,后者聚合成不溶性带负电的胶体,与溃疡面带正电的蛋白质渗出物相结合,形成一层保护膜覆盖胃黏膜面,起到阻止胃酸、胃蛋白酶侵袭溃疡面的作用。另外,还可促进内源性前列腺素合成、增加胃黏液分泌。铝碳酸镁具有抗酸和抗胆汁的双重作用。便秘是这类药物的主要不良反应。

(2)以枸橼酸铋钾(胶体次枸橼酸铋)为代表的铋剂:除有与硫糖铝等外源性黏膜保护剂相似作用外,还有较强的抗 Hp 作用。短期服用此药可有舌发黑、大便发黑、便秘等常见不良反应;此药过量蓄积可引起神经毒性,故不宜连续长期服用。

(3)以米索前列醇为代表的内源修复型黏膜保护剂:这类黏膜保护剂均有增加胃、十二指肠黏膜的黏液及碳酸氢盐分泌和增加黏膜血流等作用,通过提高黏膜屏障防御功能,促进溃疡愈合。米索前列醇属于 PGE_1 类似物,可抑制胃酸分泌,腹泻是其常见不良反应;因会引起子宫收缩,故孕妇忌服。替普瑞酮、瑞巴派特等对胃黏膜有直接保护作用,可促进黏膜表面上皮细胞再生。吉法酯可增加黏膜上皮内前列腺素含量。

3. 胃肠动力药物 部分病人可有恶心、呕吐和腹胀等症状,可同时给予促进胃动力药物,如甲氧氯普胺、多潘立酮及枸橼酸莫沙必利等。

(三) Hp 相关性溃疡的处理

对 Hp 感染引起的 PU,根除 Hp 可促进溃疡愈合、预防溃疡复发,从而彻底治愈溃疡。根据我国《第五次全国幽门螺杆菌感染处理共识报告》(2017 年),凡有 Hp 感染的 PU,不论溃疡初发或复发、活动或静止、有无并发症,均应予以根除 Hp 治疗。

1. 根除 Hp 的治疗方案 目前,我国《第五次全国幽门螺杆菌感染处理共识报告》(2017 年)主要推荐 PPI、铋剂联合两种抗生素的四联疗法,PPI 联合铋剂可在一定程度上克服抗生素耐药,推荐疗程为 10d 或 14d。四联疗法方案中的 7 种抗生素组合和剂量见表 3-4,PPI 剂量见表 3-3,铋剂推荐枸橼酸铋钾 220mg 每天两次。

表3-4　推荐的 Hp 根除四联方案中抗菌药物组合、剂量和用法　　　　单位:mg

方案	抗菌药物 1	抗菌药物 2
1	阿莫西林 1 000,bid	克拉霉素 500,bid
2	阿莫西林 1 000,bid	左氧氟沙星 500,qd 或 200,bid
3	阿莫西林 1 000,bid	呋喃唑酮 100,bid
4	四环素 500,tid 或 qid	甲硝唑 400,tid 或 qid
5	四环素 500,tid 或 qid	呋喃唑酮 100,bid
6	阿莫西林 1 000,bid	甲硝唑 400,tid 或 qid
7	阿莫西林 1 000,bid	四环素 500,tid 或 qid

qd,每天一次;bid,每天两次;tid,每天三次;qid,每天四次。

2. 根除 Hp 治疗结束后的抗溃疡治疗　在根除 Hp 疗程结束后,继续给予常规疗程的抗溃疡治疗。对于 DU 病人,如无并发症史、溃疡面积较小和治疗后症状消失,可考虑停药;但如有并发症史、溃疡面积较大或抗 Hp 治疗结束时症状仍未缓解,应在抗 Hp 治疗结束后继续抑酸治疗 2~3 周,总疗程达到约 4 周。GU 在根除 Hp 治疗后仍应继续抑酸治疗 4 周。

3. 根除 Hp 治疗后的复查　治疗后应常规复查 Hp 是否已被根除,复查应在治疗结束至少 4 周后进行,且复查前应停用 PPI 2 周、停用铋剂 4 周,否则会出现假阴性。可采用非侵入性的 ^{13}C 或 ^{14}C- 尿素呼气试验复查;对于胃溃疡病人,也可在复查胃镜检查溃疡是否愈合的同时,通过胃镜钳取胃黏膜活组织做尿素酶和 / 或组织学检查。

(四) NSAIDs 相关性溃疡的处理

1. 治疗　在病情允许的情况下,首选停用 NSAIDs,并予以常规抗溃疡方案治疗。如病情不允许停服 NSAIDs,则应选用 PPI 治疗。

2. 预防　当病情需继续服用 NSAIDs 时,可换用对黏膜损伤较轻的选择性 COX-2 抑制剂。对于发生 NSAIDs 溃疡并发症的高危病人,如既往有溃疡病史、高龄、同时应用抗凝血药(包括低剂量的阿司匹林)或糖皮质激素者,应给予抗溃疡药物预防,如 PPI 或米索前列醇。

3. 伴 Hp 感染者的处理　Hp 和 NSAIDs 是引起溃疡的两个独立因素,长期服用 NSAIDs 前根除 Hp 可降低相关溃疡的发生率。

(五) 难治性溃疡的处理

1. 积极寻找溃疡病因　包括再次明确是否有 Hp 感染、是否服用 NSAIDs 药物、是否存在胃泌素瘤等;排除恶性溃疡及其他特殊疾病所致的溃疡,如克罗恩病、结核等。吸烟者应戒烟。

2. 优化胃酸抑制　空腹(餐前半小时)服用 PPI 的疗效高于餐后服用。少数病人需加倍 PPI 剂量才能获得满意的抑酸效果。PPI 的抑酸效果存在个体差异,其代谢受宿主细胞色素 CYP2C19 基因多态性影响。选择受 CYP2C19 基因多态性影响较小的 PPI 如艾司奥美拉唑或雷贝拉唑,可提高抑酸效果。

3. 酌情延长疗程　溃疡的愈合速度受溃疡大小的影响,巨大溃疡(直径 >2cm)愈合所需时间常超过 8 周,故应酌情延长疗程。

(六) PU 出血的治疗

1. 补充血容量、抗休克　迅速建立静脉通道输液,恢复血容量,改善微循环,同时进行快速配型输血。注意密切观察生命体征,包括心率、血压、尿量、周围循环等的变化。

2. 放置胃管及局部用药止血　放置胃管可引出胃内积血,并可冲洗胃腔,观察后续出血情况。局部用药止血是最常用的应急处理方法,可用去甲肾上腺素 8mg 加入 200ml 生理冰盐水中,经口服或经胃管注入,并夹闭胃管 30min,每 4~6h 可重复一次,使胃血管暂时性收缩,达到止血目的。也可经胃管将凝血酶等止血药物注入胃腔内进行局部止血。

3. 全身药物治疗　使用H_2受体拮抗剂或质子泵抑制剂抑制胃酸分泌,提高胃内pH,有利于止血;使用生长抑素可抑制胃酸分泌、减低腹腔内脏血流;使用促凝血药和抗纤溶药物,也对止血有一定的帮助。

4. 胃镜治疗　早期胃镜检查对于明确诊断、判断出血性质具有重要意义。在胃镜下观察明确出血部位后可通过电凝、局部喷洒止血药物、采用血管夹等措施进行止血。

5. 介入治疗　选择性腹腔动脉血管造影及栓塞止血术是消化道出血的重要治疗手段,尤其适用于急性大出血的年老体弱不能耐受手术的病人。介入治疗可帮助此类病人度过危险期,避免手术或待病情稳定后再择期手术。详见第一章第七节。

6. 手术治疗　详见"(七)外科治疗"。

(七) 外科治疗

大多数PU通过药物可以治愈,外科手术主要适用于出现并发症的病人。但胃溃疡因有癌变可能,所以外科处理相对积极。对于正规药物治疗3个月仍未痊愈的胃溃疡,可考虑手术治疗。而对于顽固性溃疡,手术前应注意排除胰源性因素。PU外科治疗的适应证为:①内科治疗无效或停药后短期复发的溃疡;②上消化道大出血;③急性穿孔;④瘢痕性幽门梗阻;⑤溃疡癌变。

1. 主要手术方式　目前主要的手术方式为穿孔缝合术、胃大部切除术和迷走神经切断术。

(1)穿孔缝合术:适用于PU急性穿孔。术前一般状况平稳,腹腔污染程度较轻的病例,多采用腹腔镜方式来进行穿孔缝合,少数合并出血和腹腔污染重的病例仍需开放手术。手术方法是在穿孔处沿胃、十二指肠的纵轴进针,贯穿全层缝合,外层可覆盖大网膜予以加强。如果溃疡较大,边缘水肿严重,可将大网膜填塞于穿孔内,再间断全层缝合。术中应注意:对于怀疑癌变者要做术中快速冰冻病理检查。由于穿孔缝合式术未切除溃疡病灶,因此术后需辅以正规PU内科治疗。

(2)胃大部切除术:适用于PU内科治疗无效时或并发出血、穿孔、幽门梗阻、可疑癌变者。胃大部切除术(即远端胃大部切除术)在20世纪40年代已成为PU外科治疗的标准手术,手术切除远端2/3~3/4的胃组织,包括整个胃窦部、幽门和十二指肠球部(图3-33),同时重建胃肠道。其治疗PU的理论依据是手术切除了整个胃窦部,即切除了产生促胃液素的G细胞,降低了胃酸的分泌;切除了含有大量壁细胞和主细胞的远端胃体,减少了胃酸和胃蛋白酶的分泌;切除了PU病灶和PU的好发部位。

胃肠道重建可选择Billroth Ⅰ式(毕Ⅰ式)和Billroth Ⅱ式(毕Ⅱ式),也可采用胃空肠Roux-en-Y术式。毕Ⅰ式(图3-34)是胃和十二指肠吻合,由于该术式符合胃肠道原有的生理状况,是首选的重建方式,但术中应注意无张力吻合。如果预计毕Ⅰ式吻合张力过大,可选择毕Ⅱ式或胃空肠Roux-en-Y术式进行吻合。毕Ⅱ式(图3-35)是将十二指肠断端缝闭,将胃和空肠吻合,分为结肠前和结肠后两种方式,结肠前方式是将空肠襻自横结肠前方与胃断端吻合,结肠后方式是在横结肠系膜打孔,将空肠

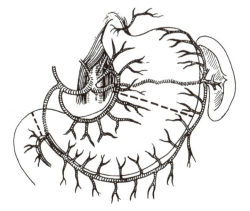

图 3-33　胃大部切除范围

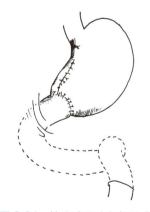

图 3-34　毕Ⅰ式胃大部切除术

祥经此孔自横结肠后方与胃断端吻合。胃空肠吻合时,近端空肠置于胃小弯侧或胃大弯侧均可,但均应高于远端空肠,便于排空。毕Ⅱ式因将十二指肠旷置,可影响脂溶性维生素等一些营养物质的吸收。胃空肠 Roux-en-Y 术式(图 3-36)是将十二指肠断端缝闭,将距 Treitz 韧带 10~15cm 的空肠横断,远断端同残胃吻合,近断端与距胃肠吻合口 45~60cm 的空肠行端侧吻合,该术式可防止胆汁和胰液流入残胃导致碱性反流性胃炎。

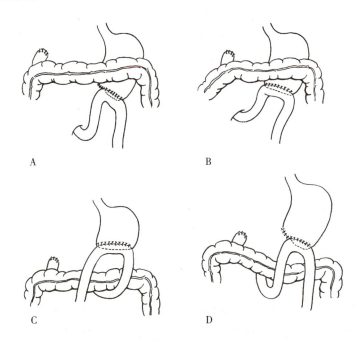

图 3-35　几种常用的毕Ⅱ式胃大部切除术
A. 霍氏(Hoffmeister)法:结肠后,部分胃断端与空肠吻合,输入段对小弯侧;
B. 波式(Polya)法:结肠后,全部胃断端与空肠吻合,输入段对小弯侧;C. 莫氏(Moynihan)法:结肠前,全部胃断端与空肠吻合,输入段对大弯侧;D. 艾式(v.Eiselsberg)法:结肠前,部分胃断端与空肠吻合,输入段对小弯侧。

(3)迷走神经切断术:该方法治疗 PU 的主要机制是消除了神经性胃酸分泌;消除了迷走神经兴奋引起的促胃液素分泌;降低了分泌胃酸的腺体对促胃液素和组胺的反应。具体术式可归纳为下列几类:①迷走神经干切断合并引流术;②选择性迷走神经切断术合并引流术;③高选择性迷走神经切断术;④迷走神经干切断加胃窦切除术或幽门成形术。近年来由于药物治疗 PU 取得很好的效果,迷走神经切断术已很少应用。

2. PU 并发症的手术治疗

(1)出血:PU 出血一般首先通过急诊内镜明确诊断和止血。外科手术指征主要包括:①经积极非手术治疗无效者;②出血速度快,情况危急,短期内出现休克症状者;③伴有血管硬化的高龄病人,估计难以止血者,或者经非手术治疗出血停止,但短期内可能再次出血者;④同时有溃疡穿孔或胃出口梗阻者。手术方式可采用出血部位贯穿缝扎术或胃大部切除术,对于采用溃疡旷置的胃大部切除术,必须贯穿缝扎溃疡和处理周围血管;⑤对于胃溃疡出血,由于潜在的肿瘤风险,一般倾向于手术治疗。

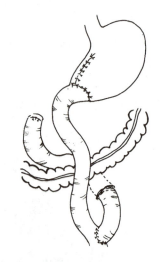

图 3-36　胃空肠 Roux-en-Y 式吻合术

(2)急性穿孔:PU 急性穿孔常起病急、变化快、病情重,一经确诊原则上应尽快手术,对于症状和体征不严重的空腹穿孔可以尝试保守治疗,但需要密切观察病情变化,如病情加重立即进行手术治疗。

对于经保守治疗穿孔愈合的病例,也需要复查胃镜活检以明确 Hp 感染及排除恶性肿瘤。

PU 穿孔多以穿孔缝合术为主要手术方式,仅在溃疡较大缝合困难或合并幽门梗阻时选择胃大部切除术。

(3)瘢痕性幽门梗阻:PU 瘢痕性幽门梗阻一般先行非手术治疗,留置胃管进行胃肠减压,高渗盐水洗胃以减轻胃壁水肿。由于梗阻常常导致营养不良及水、电解质失衡,补充液体、电解质,维持酸碱平衡和营养也十分重要。部分病例可以通过多次胃镜下扩张治疗得到缓解。如非手术治疗症状未能缓解,则须采取手术治疗。手术以解除梗阻、去除病因为目的,首选胃大部切除术。

3. 术后并发症　临床上分为术后早期并发症和术后远期并发症两大类。

(1)术后早期并发症

1)术后胃腔内出血:最常发生的部位是吻合口,其次是胃或十二指肠残端。如果术后从鼻胃管持续不断的引出大量血液,则表明有活动性出血。术后 4~6d 出血常因吻合口黏膜坏死脱落造成。胃肠腔内出血可通过胃镜检查明确出血部位,通过局部使用止血药物、胃镜下血管夹夹闭等措施止血,保守治疗无效者应积极手术治疗。

2)胃排空障碍:也称胃瘫(gastroparesis)。多发生在病人由禁食改为流质或半流质饮食时,常在进食后出现腹部饱胀、恶心、呕吐,呕吐物为胃内容物,有时含胆汁。上消化道造影检查可见胃内有大量潴留物,胃蠕动消失。胃瘫的处理以保守治疗为主,包括禁饮食、胃肠减压和营养支持。可选用胃动力药物甲氧氯普胺、多潘立酮、红霉素等,多数病人 3~4 周可以恢复。

3)十二指肠残端破裂:是毕Ⅱ式术后早期的严重并发症之一,通常发生于术后 2~5d,常见于十二指肠残端处理不当或毕Ⅱ式吻合术后输入袢梗阻。临床表现为突发上腹剧痛,腹腔穿刺可抽出含有胆汁的液体。一旦确诊应立即手术,术中尽量关闭十二指肠残端,并行十二指肠造瘘和腹腔引流,如有输入袢梗阻,应术中一并处理。

4)胃壁缺血坏死、吻合口破裂或瘘:胃壁缺血坏死常见于手术中胃小弯侧血管和大弯侧胃短血管离断过多。十二指肠残端或空肠袢的血运不足也会引起胃壁缺血坏死,造成吻合口破裂或瘘。发现胃肠壁坏死应立即禁食禁水,进行胃肠减压并严密观察。一旦发生坏死穿孔或吻合口破裂应立即手术探查。

5)术后肠梗阻:①吻合口梗阻:常见原因是吻合口过小或吻合时内翻过多,加上术后吻合口水肿。经过胃肠减压、纠正低蛋白血症等治疗后大多数病人可以缓解。如果非手术治疗失败,则需要再次手术探查。②急性输入袢梗阻:一般由于胃空肠吻合时空肠袢过长所致,粘连、扭转、内疝也可导致梗阻。由于梗阻近端为十二指肠残端,因此属于闭袢性梗阻,易发生肠绞窄,常导致十二指肠残端破裂。临床表现为上腹部剧烈疼痛伴呕吐,呕吐物不含胆汁,上腹部常可触及肿块,CT 扫描有助于诊断。确诊后应立即手术治疗。③输出袢梗阻:多因术后肠粘连所致,也可由结肠后吻合方式系膜压迫肠管诱发。临床表现为上腹部饱胀不适、腹痛,严重时出现呕吐,呕吐物含有胆汁。如禁食、胃肠减压等保守治疗失败,则需手术探查。

(2)术后远期并发症:多与手术导致解剖、生理改变对机体正常功能的扰乱有关。

1)倾倒综合征(dumping syndrome):胃大部切除术后控制胃排空的幽门括约肌等结构被切除,导致胃排空过速,产生的一系列临床症状,称为倾倒综合征。多见于毕Ⅱ式吻合,依据发生的时间分为早期和晚期两种类型。①早期倾倒综合征:多在餐后半小时内发生,表现为恶心、呕吐、腹部绞痛等消化道症状,同时伴有心悸、出汗、无力等血容量不足表现。发生机制可能和高渗食物直接进入小肠导致肠道内分泌大量肠源性血管活性物质和渗透作用使细胞外液进入肠腔导致肠腔膨胀有关。治疗上应少食多餐,宜摄入低糖、高脂、高蛋白饮食。症状重者可用生长抑素治疗。②晚期倾倒综合征:又称为低血糖综合征。多在餐后 2~4h 发生,表现为头晕、面色苍白、出冷汗甚至晕厥等临床症状。机制为食物快速进入小肠后刺激胰岛素大量分泌,导致反应性低血糖,同时低血糖能够刺激肾上腺素分泌,引发心悸、大汗等症状。治疗为少食多餐,食物中添加果胶延缓糖的吸收。严重者可皮下注射生长抑素。大多数倾倒综合征病人在术后半年内症状逐渐改善,症状持续者可将毕Ⅱ式胃空肠吻合改为胃十二指肠吻合或胃空肠 Roux-en-Y 吻合。

2）碱性反流性胃炎：碱性胆汁和胰液反流到残胃，引起胃黏膜充血、水肿和糜烂。常发生于毕Ⅱ式吻合术后，临床表现为剑突下持续烧灼痛、胆汁性呕吐和体重减轻。胃镜检查发现残胃内有胆汁，组织活检见黏膜炎症证据且排除输入袢扩张或梗阻即可确诊。治疗可采用胃黏膜保护剂、抑酸剂、胃动力药物治疗。如内科治疗效果不好可采用手术治疗，将毕Ⅱ式吻合改为胃空肠 Roux-en-Y 吻合。

3）溃疡复发：多发生在吻合口边缘或其远端，常见原因是手术未能切除足够的胃组织或迷走神经切断不完全，处理首选内科正规抗溃疡治疗。

4）营养性并发症：主要原因是胃大部切除术后胃容量减小，摄入不足，消化吸收功能降低。主要包括营养不良、贫血、代谢性骨病等。治疗上采用调节饮食，少食多餐，选用高蛋白、低脂肪饮食，注意补充维生素、铁剂和微量元素。

5）残胃癌：指因良性疾病施行胃大部切除术后 5 年以上残胃发生的癌变。残胃癌发病率为 2% 左右，发生原因可能与残胃黏膜萎缩、肠上皮化生等有关，胃镜活检可以确诊。

八、预后

由于抗溃疡药物特别是 PPI 的应用及 Hp 根除治疗，PU 的治愈率大为提高、复发率大幅度降低，预后较过去已极大改善。目前 PU 的病死率已降至 1% 以下。死亡的主要原因是大出血或急性穿孔，尤其是发生于老年或伴有其他严重疾病者。

（李景南　刘原兴　李晓波）

第四节　胃　　癌

一、概述

胃癌在全球恶性肿瘤的发病率中居第四位，其死亡率居恶性肿瘤第二位。总体上，近年国内外胃癌发病率呈下降趋势，其中以男性胃窦癌发病率下降较明显，但胃体癌、贲门癌发病率并无降低。我国胃癌高发，病例数约占全球的 40%。国内胃癌以 55~70 岁多发，男女患病比例约 2∶1，好发于胃窦部，尤以胃小弯侧多见。甘肃、宁夏、青海及东部沿海等地胃癌高发，而湖南、广西、广东、云南、贵州、四川、重庆等地胃癌发病率较低。

二、病因与发病机制

胃癌的病因及确切机制尚不完全清楚，可能与下列因素有关。

（一）生物因素

1994 年，世界卫生组织将幽门螺杆菌（Hp）列为引起胃癌的第Ⅰ类致癌原。目前认为 Hp 感染是人类非贲门部胃癌发病的重要因素，但仅有 Hp 感染还不足以引起癌变，尚需其他因素参与。此外，也有研究显示至少 10% 的胃癌与 EB 病毒感染有关。

（二）饮食因素

饮食因素为胃癌发病的主要因素。某些致癌物质，如亚硝胺、亚硝酸盐、硝酸盐类等，摄入机体后转变为 N- 亚硝基化合物而引发胃癌;其中硝酸盐和亚硝酸盐主要源于蔬菜和肉的腌制品。食物烟熏煎烤后产生的多环芳烃类化合物,进入机体后可活化为高毒性代谢产物而致癌。膳食中如含杂环胺 2- 氨基 -1- 甲基 -6- 苯基咪唑［4,5-b］,患胃癌风险增加近 4 倍;如同时还暴露于亚硝基二甲胺,胃癌风险将增至 12 倍以上。此外,胃癌还与高盐饮食有关。某些营养素、微量元素、抗氧化剂缺乏或减少等也是胃癌发病的重要危险因素。

(三) 遗传因素

胃癌有家庭聚集现象:先证者同胞和父母胃癌患病率明显高于配偶同胞和父母;如父母均患胃癌,其子女胃癌患病率最高达 20% 以上。青少年发生的胃癌中遗传因素的作用可能更大一些。胃癌病人中遗传性胃癌易感综合征占 1%~3%,其中已证实 *E-cadherin* 基因突变可致遗传弥漫性胃癌。

(四) 环境因素

胃癌发病有着明显的地域性差别,我国的西北与东部沿海地区胃癌发病率明显高于我国南方地区。世界范围内,日本发病率最高,美国则较低,但针对迁居美国的日本移民的流行病学调查显示,生活在美国的日裔移民后代的胃癌发病率逐渐降低,这说明环境因素在胃癌的发生中有重要影响。

(五) 癌前变化

胃癌多发生于癌前变化的基础之上,胃癌的癌前变化包括癌前病变和癌前疾病。癌前病变是指容易发生癌变的胃黏膜病理组织学变化,但本身尚不具备恶性改变,现阶段得到公认的是不典型增生。癌前疾病是指一些易发生癌变的胃疾病,主要包括萎缩性胃炎(伴或不伴肠化和恶性贫血)、慢性胃溃疡、残胃、胃息肉和胃黏膜肥厚症(Ménétrier 病)。

三、病理

依据癌组织侵犯的深度,分为早期胃癌与中晚期胃癌。

1. 早期胃癌 不论范围大小以及是否有周围淋巴结转移,癌组织仅限于黏膜层或黏膜下层者均称为早期胃癌。早期胃癌术后 5 年生存率大于 90%。早期胃癌中,直径小于 0.5cm 者称为微小癌,直径 0.6~1.0cm 者称小胃癌。微小癌和小胃癌术后 5 年生存率为 100%。内镜检查时在癌变处钳取活检确诊为癌,但手术切除标本经节段性连续切片均未发现癌,称为一点癌。

早期胃癌大体分为以下三种类型(图 3-37)。

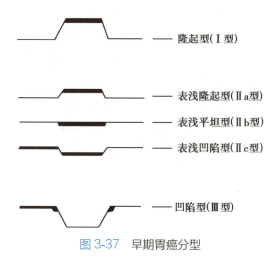

图 3-37 早期胃癌分型

(1)隆起型:肿瘤从黏膜面明显隆起或呈息肉状,高出黏膜,相当于黏膜厚度 2 倍以上。

(2)表浅型:肿瘤呈扁平状,稍隆起于黏膜表面,局部黏膜变化轻微。

（3）凹陷型：病变有明显凹陷或溃疡，但限于黏膜下层，又名溃疡周边癌性糜烂。系溃疡周边黏膜的早期癌，此型最多见。

光镜下，早期胃癌以高分化管状腺癌多见，其次为乳头状腺癌及印戒细胞癌，最少见者为未分化癌。

2. 中晚期胃癌（进展期胃癌）　指癌组织浸润超过黏膜下层的胃癌。癌组织侵袭越深，预后越差，肉眼形态可分以下三型（Borrmann 分型法分四型）。

（1）息肉型或蕈伞型（Ⅰ型）：又称结节蕈伞型，癌组织向黏膜表面生长，呈息肉状或蕈状，突入胃腔内。

（2）溃疡局限型（Ⅱ型）：癌组织坏死脱落形成局限性溃疡，溃疡一般比较大，边界不清，多呈皿状。也可隆起如火山口状，边缘清楚，底部凹凸不平（表 3-5）。

表 3-5　胃良、恶性溃疡的大体形态鉴别

鉴别要点	良性溃疡（胃溃疡）	恶性溃疡（溃疡型胃癌）
外形	圆形或椭圆形	不整形，皿状或火山口状
大小	溃疡直径一般 <2cm	溃疡直径常 >2cm
深度	较深	较浅
边缘	整齐、不隆起	不整齐，隆起
底部	较平坦	凹凸不平，有坏死，出血明显
周围黏膜	黏膜皱襞向溃疡集中	黏膜皱襞中断，呈结节状肥厚

（3）溃疡浸润型（Ⅲ型）、弥漫浸润型（Ⅳ型）：癌组织向胃壁内弥漫性浸润，与周围正常组织分界不清楚。其表面胃黏膜皱襞大部消失，有时可见浅表溃疡。如为弥漫性浸润，可导致胃壁普遍增厚，变硬，胃腔变小，状如皮革，因而有"革囊胃"之称。

当癌细胞形成大量黏液时，癌组织肉眼呈半透明的胶冻状，故称之胶样癌。其肉眼形态可表现为上述三型中的任何一种（图 3-38）。

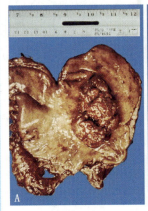 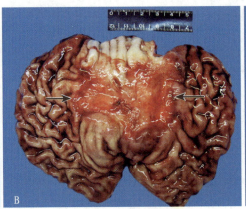 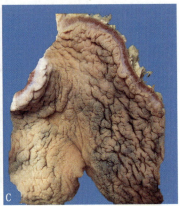

图 3-38　进展期胃癌大体类型
A. 结节蕈伞型；B. 胃贲门癌溃疡型；C. 革囊胃。

光镜下，主要为腺癌，可分为管状腺癌、乳头状腺癌、黏液腺癌、低黏附性癌（印戒细胞癌）和混合性癌等。还有一些其他少见类型，如腺鳞癌、鳞状细胞癌、未分化癌等。需要指出的是，在同一胃癌标本中，往往有两种以上的组织类型同时存在。

3. 扩散途径

(1)直接蔓延:癌组织向胃壁各层浸润,当穿透浆膜后,癌组织可向周围组织和邻近器官广泛蔓延生长,例如向肝脏、大网膜等部位浸润蔓延。

(2)淋巴转移:为其主要转移途径,首先转移到局部淋巴结,最常见者为幽门下胃小弯的局部淋巴结。进一步转移至腹主动脉旁淋巴结、肝门或肠系膜根部淋巴结。晚期可经胸导管转移至左锁骨上淋巴结(Virchow 信号结)(图 3-39)。少数病例呈"跳跃式"淋巴结转移。

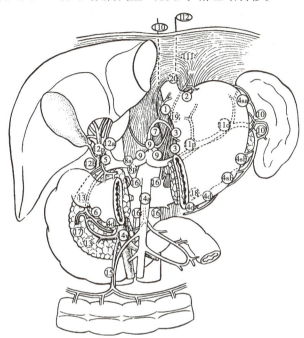

1. 贲门右区;2.贲门左区;3.沿胃小弯;4sa.胃短血管旁;4sb.胃网膜左血管旁;4d.胃网膜右血管旁;5.幽门上区;6.幽门下区;7.胃左动脉旁;8a.肝总动脉前;8p.肝总动脉后;9.腹腔动脉旁;10.脾门;11p.近端脾动脉旁;11d.远端脾动脉旁;12a.肝动脉旁;12p.门静脉后;12b.胆总管旁;13.胰头后;14a.肠系膜上动脉旁;14v.肠系膜上静脉旁;15.结肠中血管旁;16.腹主动脉旁(a_1,膈肌主动脉裂孔至腹腔干上缘;a_2,腹腔干上缘至左肾静脉下缘;b_1,左肾静脉下缘至肠系膜下动脉上缘;b_2,肠系膜下动脉下缘至腹主动脉分叉处);17.胰头前;18.胰下缘;19.膈下;20.食管裂孔;110.胸下部食管旁;111.膈上;112.后纵隔。

图 3-39　胃周淋巴结分组

(3)血行转移:多发生于胃癌的晚期,常经门静脉转移至肝,也可转移到肺、脑、骨等器官。

(4)种植性转移:胃癌特别是胃黏液癌细胞浸润至胃浆膜表面时可脱落至腹腔,种植于腹腔及盆腔器官的浆膜上。常在双侧卵巢形成转移性黏液癌,称克鲁根勃(krukenberg)瘤,该瘤也可经淋巴和血行转移而致。

四、临床表现

(一)症状

病人可有上腹不适、"心窝"隐痛等非特异性症状,约 50% 的早期胃癌病人无任何症状和体征。进展期胃癌可有上腹痛,伴饱胀、食欲缺乏或体重减轻;随病情进展,病人可有上腹痛加重、食欲不振、消瘦、乏力、呕血或黑便,合并幽门梗阻者可呕吐隔夜宿食;贲门癌和高位小弯侧胃癌可有进食哽噎感。

(二)体征

早期病人多无明显体征。若病情进展到晚期,可能出现上腹肿块、左侧锁骨上淋巴结肿大、腹水等,直肠指检可能触及直肠前凹的转移肿块。

五、辅助检查

(一) 实验室检查

合并消化道出血病人血常规常提示贫血,进展期胃癌病人肝功可有低蛋白血症。胃癌无特异的肿瘤标记物,但动态监测肿瘤标记物有助于评估病情、疗效及预后。胃癌病人中 CEA 阳性率为 14%~29%,可作为肿瘤转移后系统性治疗疗效的监测指标;治疗后复查 CEA 升高,提示有病变残留或进展,预后不良。胃癌病人中 CA19-9 阳性率为 21%~40%,其水平随分期递增而增高;CA72-4 阳性率为 21%~59%,其水平高低可反应胃癌浸润、淋巴结转移情况及肿瘤负荷;CA242 阳性率为 13%~26%,可随胃癌 TNM 分期递增而升高,尤以Ⅳ期胃癌和有肝转移者最明显。胃癌发生远处转移,尤其腹腔转移时,CA125 常升高。CA125 结合腹腔镜检查是判断胃癌腹腔转移的较好指标。AFP 升高的胃癌病人提示肝转移,预后差,多见于进展期胃癌,动态监测有助于评估化疗疗效及预后。

(二) 影像学检查

1. 消化道钡剂造影　目前胃癌的主要诊断手段之一,数字化胃肠造影技术使影像更加清晰,分辨率进一步提高。早期胃癌 X 线诊断需借助气钡双重对比造影。进展期胃癌 X 线钡剂造影表现与 Borrmann 分型一致,即为肿块(充盈缺损)、溃疡(龛影)或弥漫浸润(胃壁僵硬、胃腔狭窄)。

2. CT　表现为附着于胃壁的大小不等的软组织肿块,呈结节状,胃壁增厚、僵硬、弹性消失,胃腔狭窄,腔内溃疡。侵犯浆膜层为浆膜面毛糙,轮廓不清,胃周脂肪层模糊不清。显著强化,早期明显不均匀强化,静脉期整个病灶均一强化。

3. MRI　表现为 SE 序列 T_1WI 多为等信号,FSPGR 序列 T_1WI 多为低或等信号,FIESTA 序列多为等或不均匀稍高信号。显著强化。

4. PET-CT　部分早期胃癌 PET-CT 图像表现异常放射性浓聚。中晚期胃癌细胞生长活跃,常可见病灶内示踪剂异常浓聚。一般 SUV ≥ 2.5 考虑恶性,高 SUV 提示肿瘤代谢活跃,预后不良。PET-CT 诊断胃癌的敏感性为 70%~94%,特异性为 69%~100%。对 T2 期或 T2 期以上的原发胃癌,PET-CT 是一种灵敏的检测手段,在胃癌分期、疗效评估、复发、随访及预后判断上有一定价值。

(三) 内镜检查

绝大多数胃癌可通过普通内镜活检得到确诊,但仍有少部分胃癌特别是小胃癌及微小胃癌可能被漏诊。色素内镜能显露隐匿的凹陷病灶;窄波图像系统(narrow band imaging,NBI)和放大内镜有助于区分小的早期胃癌和局部胃炎,评估早期胃癌内镜下切除外侧缘。超声内镜可评估肿瘤的浸润深度及周围淋巴结肿大情况;腹腔镜探查可发现 CT 等影像检查无法检出的腹膜转移。

六、诊断与鉴别诊断

(一) 诊断

对上腹不适、早饱、食欲缺乏或体重减轻、食欲缺乏、消瘦、乏力、呕血或黑便、呕吐物隔夜宿食及进食有哽噎感者,查体发现上腹肿块、左侧锁骨上淋巴结肿大、腹水、直肠指检触及直肠前凹肿块者,应警惕胃癌。

X 线钡剂造影和胃镜活检是诊断胃癌的主要方法。内镜检查和对高危人群进行筛查是提高早期胃癌检出率的有效方法。色素内镜、窄波图像系统和放大内镜有助于确诊早期胃癌。

超声内镜、CT、PET-CT 等检查有助于评估病变浸润深度、局部淋巴结有无肿大以及有无远处转移,为临床分期及可切除性评估提供依据,指导后续治疗。

(二) 鉴别诊断

胃癌需与以下疾病进行鉴别。

1. **胃良性溃疡**　与胃癌相比较,胃良性溃疡一般病程较长,曾有典型溃疡疼痛反复发作史,抗酸治疗有效,多无食欲减退。除有出血、幽门梗阻等严重并发症外,多无明显体征,无近期明显消瘦、贫血、腹部包块、左侧锁骨上窝淋巴结肿大。X 线钡剂造影可见良性溃疡常小于 2.5cm,圆形或椭圆形龛影,边缘整齐,蠕动波可通过病灶;胃镜下可见黏膜基底平坦,有白色或黄白苔覆盖,周围黏膜水肿、充血,黏膜皱襞向溃疡集中,癌性溃疡与此有很大不同。

2. **胃肉瘤**　胃肉瘤 X 线钡剂造影多表现为凸向胃腔的透光影,肿瘤形态规则,为类圆形,瘤体表面光滑、基底胃壁较柔软,且有以下 3 个特征:①桥状皱襞,肿瘤附近的胃黏膜纹延伸至肿瘤表面,但未到其顶端时即展平消失;而胃癌的黏膜纹均在肿瘤外围断裂。②脐样溃疡,在肿瘤的顶端可见边缘整齐的圆形充盈缺损,有时在充盈缺损的中心可见典型的脐样溃疡龛影,直径多在 0.5~1.0cm。③吻触现象,较大的肿瘤有时与对侧胃壁发生部分接触,在造影片上显示为不规则地图样环形钡剂影,胃镜活检多能明确诊断。

3. **胃良性肿瘤**　多无明显临床表现,X 线钡剂造影多见圆形或椭圆形的充盈缺损,而非龛影。胃镜下表现为黏膜下包块。

(三) 胃癌分期

1. **肿瘤浸润深度用 T 表示**　Tx:原发肿瘤无法评价;T0:切除标本中未发现肿瘤;Tis:原位癌,肿瘤位于上皮内,未侵犯黏膜固有层;T1a:肿瘤侵犯黏膜固有层或黏膜肌层(M);T1b:肿瘤侵犯黏膜下层(SM);T2:肿瘤侵犯固有肌层(MP);T3:肿瘤穿透浆膜下层(SS)结缔组织,未侵犯脏腹膜(SE)或邻近结构;T4a:肿瘤侵犯浆膜(脏腹膜);T4b:肿瘤侵犯邻近组织结构。

2. **淋巴结转移用 N 表示**　国际抗癌联盟(The Union for International Cancer Control, UICC)病理分期主要强调淋巴结转移的数目。Nx:区域淋巴结无法评价;N0:区域淋巴结无转移;N1:1~2 个区域淋巴结有转移;N2:3~6 个区域淋巴结有转移;N3a:7~15 个区域淋巴结有转移;N3b:16 个(含)以上区域淋巴结有转移。区域淋巴结分为三站,超出上述范围的淋巴结归为远处转移(M1)。

3. **远处转移用 M 表示**　M0:无远处转移;M1:远处转移。

4. **胃癌 TNM 病理分期**　UICC 和美国癌症联合委员会(American Joint Committee on Cancer, AJCC)2016 年共同公布的第 8 版胃癌 TNM 病理分期见表 3-6。

表 3-6　胃癌的分期

胃癌分期	N0	N1	N2	N3a	N3b	任何 N,M1
Tis	0					
T1	ⅠA	ⅠB	ⅡA	ⅡB	ⅢB	Ⅳ
T2	ⅠB	ⅡA	ⅡB	ⅢA	ⅢB	Ⅳ
T3	ⅡA	ⅡB	ⅢA	ⅢB	ⅢC	Ⅳ
T4a	ⅡB	ⅢA	ⅢA	ⅢB	ⅢC	Ⅳ
T4b	ⅢB	ⅢB	ⅢB	ⅢC	ⅢC	Ⅳ
任何 T,M1	Ⅳ	Ⅳ	Ⅳ	Ⅳ	Ⅳ	Ⅳ

七、治疗

无淋巴结转移的早期胃癌,可行内镜治疗或手术治疗,术后不需放化疗。局部进展期胃癌或有淋巴结转移的早期胃癌,采用以手术为主的综合治疗。成功实施根治术者,根据其病理分期制订术后化疗方案。对于进展期胃癌分期较晚者(如ⅢB、Ⅳ期胃癌),需采用多学科综合治疗(multidisciplinary team, MDT)模式。复发胃癌、转移性胃癌一般采取以药物治疗为主的综合治疗手段,手术与否取决于病变可切除性,必要时予镇痛、支架置入、营养支持等对症支持治疗。

(一)手术治疗

1. 手术治疗基本原则　手术切除是胃癌的主要治疗手段,也是目前唯一可能治愈胃癌的途径,分为根治手术及姑息手术两类。胃癌根治术需充分切除胃癌原发病灶,一般应距肿瘤边缘 4~6cm 并切除胃的 3/4~4/5,Borrmann Ⅰ型、Ⅱ型可稍近,Borrmann Ⅲ型、Ⅳ型则稍远;根治性近端胃癌根治和全胃切除应在贲门上 3~4cm 切断食管;根治性远端胃癌根治或全胃切除应在幽门下 3~4cm 切断十二指肠;邻近食管及十二指肠的胃癌,必要时可行术中冰冻病理检查,以确保切缘无癌残留。此外胃癌根治术还须彻底清扫胃周淋巴结。手术切除的根治程度可记录为:Rx,癌残留无法评价;R0,镜检无癌残留;R1,镜检癌残留;R2,肉眼残留癌。

(1)对于可切除的胃癌:① T1a~T3:应切除足够的胃壁,并保证显微镜下切缘阴性(一般应距肿瘤边缘 ≥ 5cm);② T4 期肿瘤需将受侵组织整块切除;③胃切除术应包括区域淋巴结清扫术,推荐 D2 手术,至少清除 15 个淋巴结;④脾或脾门受累时加行脾切除术,不需常规或预防性脾切除;⑤必要时术中放置空肠营养管(尤其术后需放化疗者)。

(2)对无法切除的胃癌:①无症状不需姑息手术;②不必清扫淋巴结;③短路手术有助于缓解梗阻症状;④必要时行胃造口术或放置空肠营养管。

(3)无法手术治愈的标准:①影像证实、高度怀疑或活检证实 N3 以上淋巴结转移;②肿瘤侵犯或包绕大血管;③远处转移或腹膜种植;④腹水细胞学阳性。

2. 手术方式及适应证、禁忌证

(1)早期胃癌

1)经内镜黏膜切除术(endoscopic mucosal resection,EMR):EMR 适用于非溃疡性病变、病灶直径小于 1.5cm、高或中分化、浸润深度未超过黏膜下层浅肌层、无脉管浸润的早期胃癌。此操作创伤小,但切缘肿瘤残留率可达 10%。

2)经内镜黏膜下剥离术(endoscopic submucosal dissection,ESD):相对于 EMR 是可最大限度地减少肿瘤残留和复发的诊治方法,适用于无固有肌层浸润、无淋巴和血行转移的早期胃癌。ESD 禁忌证:凝血功能异常,不具备开展无痛内镜的医疗单位,黏膜下层注射盐水后局部无明显隆起者(提示病变基底部黏膜下层与肌层有粘连或浸润),可能出现胃穿孔等并发症。

3)胃切除术:适用于侵犯黏膜下层的胃癌或直径超过 2cm 黏膜内癌,以及早期胃癌行 EMR 或 ESD 后病理为低分化、有脉管浸润、淋巴结转移或侵犯黏膜下层深肌层者。如第 1 站淋巴结有转移者应同时予以清扫(D1)。

(2)进展期胃癌

1)胃癌 D2 根治术:进展期胃癌的标准术式,适用于肿瘤浸润深度超过黏膜下层,或伴有淋巴结转移但尚未侵犯邻近脏器者。以 L 区胃癌(胃窦癌)为例说明远端胃癌根治术(D2)切除范围:切除大、小网膜,横结肠系膜前叶和胰腺被膜,清除第 1 站淋巴结(3、4d、5、6 组),清除第 2 站淋巴结(1、7、8a、9、11p、12a、14v 组),幽门下 3~4cm 切断十二指肠,距肿瘤近侧 4~6cm 切断胃。不同部位胃癌根治术淋巴结清扫范围以 D(dissection)表示,具体见表 3-7。

表 3-7　不同部位胃癌 D1 及 D2 淋巴结清扫范围

	远端胃切除	近端胃切除	全胃切除
D1	1、3、4sb、4d、5、6、7	1、2、3、4sa、4sb	1、2、3、4sa、4sb、4d、5、6、7
D2	D1+ 8a、9、11p、12a	D1+7、8a、9、10、11	D1+ 8a、9、10、11p、11d、12a

2)胃癌扩大根治术:对胃癌淋巴结转移到第 2 站以远者,为保证 R0 切除,可扩大淋巴结清扫范围到 D2 以远,称为胃癌扩大根治术。

3）胃癌联合脏器切除术：对于已侵犯脾、胰腺体尾部、胰头及十二指肠、肝脏等周围脏器的胃癌，为获得 R0 切除，如病人能承受，可在胃癌切除胃病变及转移淋巴结基础上，切除受累部分周围脏器，此为胃癌联合脏器切除术。

4）晚期胃癌姑息手术：如胃癌姑息性切除术、胃空肠短路术、胃空肠营养管置入术等，适用于有远处转移或肿瘤侵犯重要脏器无法切除，且合并出血、穿孔、梗阻等并发症者，有望解除症状、提高生活质量。

5）晚期胃癌内镜下对症治疗：内镜下肿瘤消融术可用于短期控制出血；对肿瘤未侵犯胃远端、厌食、吞咽困难或营养不良者可在内镜下行胃造口或空肠造口；胃食管结合部或胃流出道肿瘤梗阻者可在内镜下扩张或置入金属支架扩张。

（3）残胃癌、复发胃癌手术：残胃癌、复发胃癌仍以手术治疗为主。早期残胃癌或复发癌可参照早期胃癌手术方式，包括内镜下手术；进展期残胃癌或复发胃癌采用以手术为主的综合治疗，通过 MDT 模式充分评估，给予合理的"个体化"治疗。

（4）腹腔镜下胃癌手术：腹腔镜下胃癌手术包括完全腹腔镜下胃癌手术及手助腹腔镜下胃癌手术，均应遵循开腹手术的肿瘤根治原则及清扫范围。目前公认的腹腔镜胃癌手术主要限于 I 期胃癌，尤其是早期 I 期胃癌；腹腔镜下 D2 根治术等尚需进一步验证其疗效。腹腔镜下胃癌手术的禁忌证：大面积浆膜受侵；肿瘤直径大于 10cm；转移淋巴结融合并包绕重要血管；肿瘤广泛侵犯周围组织；腹腔严重粘连、重度肥胖、急诊手术、心肺肝肾等脏器严重疾病。

（5）机器人胃癌手术：与传统腹腔镜手术不同，机器人手术系统具有手颤抖消除、动作比例设定和动作指标化功能，显著提高了手术操作的稳定性、精确性和安全性，同时其传输的高清晰三维立体图像实现了真正的三维景深和高分辨率，使术者拥有如同开放手术般的视野。机器人胃癌手术的适应证：胃癌侵犯深度 T3 以下；胃癌探查及分期；晚期胃癌短路手术。机器人胃癌手术禁忌证同腹腔镜下胃癌手术。

（6）胃癌根治性手术禁忌证：全身状况无法耐受手术；局部广泛浸润无法完整切除；已有远处转移的确切证据，包括远处淋巴结转移、腹膜广泛播散、肝脏 3 个以上转移灶等；心、肺、肝、肾等重要脏器功能明显缺陷、严重低蛋白血症、贫血、营养不良等无法耐受手术。

（二）化学治疗

胃癌化学治疗分为姑息化疗、术后化疗和新辅助化疗。应综合考虑胃癌分期、体力状态、不良反应、生活质量，避免治疗过度或不足，及时评估疗效，密切注意不良反应，必要时酌情调整方案及剂量。

1. 姑息化疗　对体力状态差、高龄病人，用口服氟尿嘧啶类或紫杉类药物的单药化疗。对于全身状况良好、主要脏器功能基本正常的无法切除、复发或姑息性切除术后的病人，可予姑息化疗缓解症状、改善生活质量。常用药物包括氟尿嘧啶（5-FU）、卡培他滨、替吉奥、顺铂（FP）、表柔比星、多西紫杉醇、紫杉醇、奥沙利铂、伊立替康等。常用方案有两药或三药方案，两药方案包括 5-FU/ 亚叶酸钙（LV）加顺铂、卡培他滨加顺铂、替吉奥加顺铂、卡培他滨加奥沙利铂（XELOX）、奥沙利铂加亚叶酸钙加氟尿嘧啶（FOLFOX）、卡培他滨加紫杉醇、伊立替康加亚叶酸钙加氟尿嘧啶（FOLFIRI）等。三药方案包括 ECF 及其衍生方案（EOX、ECX、EOF）、DCF 及其改良方案等，适用于体力状况好的晚期胃癌病人。对 HER-2 表达呈阳性的晚期胃癌病人，可在化疗基础上加用分子靶向治疗药物，如曲妥珠单抗。

2. 术后化疗　术后化疗适用于病理分期为 I B 期伴淋巴结转移者、II 期及以上者。一般在术后 3~4 周病人体力状况基本恢复后开始，推荐氟尿嘧啶类联合铂类的两药方案，为期 6 个月。对分期为 I B 期、体力状况差、高龄、不耐受两药方案者，可予口服氟尿嘧啶类药物的单药化疗，总疗程不超过 1 年。

3. 新辅助化疗　新辅助化疗是指在手术或放疗前先全身化疗数程，手术或放疗后继续完成剩余疗程化疗。这与以往术后或放疗后才开始的辅助化疗不同，故称新辅助化疗。对无远处转移的局部进展期胃癌（T3/4、N+），推荐两药或三药联合的新辅助化疗方案，如 ECF 及其改良方案，一般不超过 3

个月,应及时评估疗效,注意观察不良反应,避免增加手术并发症。术后辅助治疗应结合分期及新辅助化疗疗效,有效者延续原方案或根据耐受性酌情调整,无效者更改方案。

(三) 放射治疗

主要用于胃癌术后辅助治疗、手术无法切除的局部晚期胃癌的同步放化疗及晚期转移性胃癌的姑息治疗。多采用以顺铂、氟尿嘧啶及其类似物为基础的同步放化疗,需待肝肾功能和血常规恢复正常后实施。采用常规放疗技术或调强适形放疗技术时,应注意保护胃周围脏器,特别是肠道、肾脏、和脊髓,避免严重放射性损伤。三维适形放疗技术(three-dimensional conformal radiation therapy, 3DCRT)和调强放疗技术(intensity-modulated radiotherapy, IMRT)是先进的放疗技术,可用 CT 或 PET-CT 设计放疗计划。

(四) 生物治疗

包括针对胃癌细胞表达的特异性抗原的疫苗的特异性免疫治疗及添加 IL-2 等细胞因子的非特异性免疫治疗。

(五) 支持治疗

包括镇痛、肠内外营养支持、控制腹水、中医中药治疗等,目的为缓解症状、减轻痛苦、改善生活质量。

八、预后

早期胃癌 5 年生存率达 90%,Ⅱ期胃癌约 66%,Ⅲ期胃癌约 51%,Ⅳ期胃癌约 14%。胃癌病人需定期随访,监测疾病复发或治疗相关不良反应、评估并改善营养状态。随访项目包括血液学、影像学、内镜检查等。随访频率:3 年内每 3~6 个月一次;3~5 年每 6 个月一次;5 年后每年一次;内镜检查每年一次。全胃切除术后应当补充维生素 B_{12} 和叶酸预防巨细胞性贫血。

(杨 桦 李晓波)

第五节 胃 淋 巴 瘤

一、概述

原发性胃淋巴瘤(primary gastric lymphoma, PGL)是最常见的结外淋巴瘤之一,起源于胃及邻近淋巴结。PGL 占胃恶性肿瘤的 2%~5%,约占所有淋巴瘤的 2%。60~70 岁为该病高发期,男性较女性偏多,好发于胃窦和胃体。大部分胃淋巴瘤为高度恶性 B 细胞淋巴瘤,部分由低度恶性的黏膜相关淋巴组织(mucosa-associated lymphoid tissue, MALT)发展而来;低度恶性的 PGL 几乎全部是 B 细胞淋巴瘤;胃的 T 细胞淋巴瘤及霍奇金淋巴瘤极其罕见。

二、病因与发病机制

原发性胃淋巴瘤的病因与确切机制尚不清楚,可能与下列因素有关。

1. 幽门螺杆菌(Hp)感染　PGL 与幽门螺杆菌感染密切相关,尤其是低度恶性 MALT 淋巴瘤。在有低度恶性成分的高度恶性淋巴瘤中,Hp 检出率为 52%~71%,在高度恶性淋巴瘤中,Hp 阳性率为

25%~38%。研究显示 Hp 感染出现在淋巴瘤发展之前,胃淋巴瘤 Hp 阳性者根除 Hp 后部分病例 PGL 也可以消退。

2. 免疫抑制　23% 的胃肠道非霍奇金淋巴瘤发生于 HIV 感染者,其中少数为低度恶性 MALT 淋巴瘤,绝大部分为大 B 细胞性淋巴瘤或 Burkitt 淋巴瘤。

三、病理

PGL 包括霍奇金淋巴瘤和非霍奇金淋巴瘤,后者占绝大多数,以 B 细胞为主。多见于胃体中部小弯侧和后壁,始于胃黏膜相关淋巴样组织,逐渐向周围蔓延并侵犯全层。瘤体两面的黏膜或浆膜可隆起但外观完整,随病情进展黏膜表面可形成溃疡、出血或穿孔。胃恶性淋巴瘤以淋巴结转移为主。

四、临床表现

临床上以腹痛最常见,其次为恶心、呕吐、食欲减退、黑便及体重下降等。虽然呕血比较少见,但半数以上的胃淋巴瘤病人都有大便隐血及贫血;自发性胃穿孔的发生率较低。胃淋巴瘤早期一般无明显体征,晚期常见体征有贫血、腹部包块、肝脾大、恶病质等。

五、辅助检查

1. 胃镜　怀疑胃淋巴瘤的病人首选胃镜检查。与胃癌不同,PGL 常位于中 - 远端胃,近端胃较少见。胃恶性淋巴瘤源于黏膜下层,单次活检难确诊,可疑者如未能确诊应采用大口径内镜钳对可疑部位多点活检或行黏膜下切除活检。

2. 超声内镜　诊断准确率为 77%~93%,判断浸润深度的准确率可达 92%,判断淋巴结转移的准确率为 77%。

3. CT　表现为胃壁局部增厚或弥漫性增厚,可达 4cm。黏膜纹粗大,轻度增强,此点与浸润型胃癌呈明显增强不同。此外,胃淋巴瘤常可见肾蒂上、下及腹主动脉旁淋巴结肿大。经内镜确诊的胃淋巴瘤需行 CT 检查排除继发性胃淋巴瘤。

4. 消化道钡剂造影　分为肿块型、溃疡型和浸润型三种类型。以肿块型最常见,表现为多数大小不等的充盈缺损,从数毫米到数厘米,彼此可粘连,也可分散存在,其间黏膜有多发浅溃疡或深糜烂。病变多累及胃两个分区以上,但胃壁的柔软性改变不大,透视下观察胃腔可随着胃内气量增加而充分扩开。

5. 分子生物学技术　包括 Southern 印迹基因重组和聚合酶链反应,敏感性较高,对少数内镜活检仍难确诊及治疗后复发者也有较高敏感性。

6. 其他　血生化检查常提示乳酸脱氢酶及 β2 微球蛋白升高。骨髓穿刺和骨髓活检可为晚期胃淋巴瘤病人提供病理诊断并指导化疗。PET-CT 可为临床分期提供依据。

六、治疗

1. 根除幽门螺杆菌治疗　早期确诊胃淋巴瘤时应予根除 Hp 治疗,约 75% 的 MALT 淋巴瘤根除 Hp 后病灶消退,仅限于胃壁的 MALT 淋巴瘤首选根除 Hp 治疗。无效者应考虑染色体异常,如 t(11;18)/API2-MALT1。根除 Hp 后放化疗可提高肿瘤完全消退率,但病变可复发,故需定期胃镜随访。

2. 手术　手术治疗原发性胃淋巴瘤尚存在争议,主要用于处理其并发症;非手术治疗正逐渐取代手术并成为 PGL 主要治疗方法。

3. 化学治疗 胃侵袭性淋巴瘤治疗可参照结内淋巴瘤治疗指南:局限性淋巴瘤一线治疗采用 3~4 周期标准的 R-CHOP 方案,并序贯受累野放疗;播散型淋巴瘤采用 6~8 周期 R-CHOP 方案治疗。目前常规应用 CHOP 方案(环磷酰胺、阿霉素、长春新碱、泼尼松)或联合利妥昔单抗(rituximab,R)治疗各期胃淋巴瘤,疗效显著;COP 方案(环磷酰胺、长春新碱、泼尼松)可用于治疗低度恶性胃淋巴瘤;AVmCP 方案(阿霉素、替尼泊苷、环磷酰胺、泼尼松)用于治疗高度恶性胃淋巴瘤。

4. 放射治疗 放疗常作为化疗或手术切除后的辅助治疗,也用于抗 Hp 治疗无效的 MALT 淋巴瘤,它是局限性胃 MALT 淋巴瘤的标准治疗方案。术后放疗仅用于瘤灶已穿透浆膜、区域淋巴结有转移、胃内有多中心瘤灶、切缘有瘤残留、周围脏器受累以及手术局部复发等情况。

5. 联合治疗 多种治疗手段联用是原发性胃淋巴瘤的主要治疗模式。手术切除联合化疗和放疗被学术界广泛认可,可明显改善 5 年生存率。最佳治疗方式的选择需综合考虑临床分期、病理学分型、病人年龄与其他伴随疾病等。

七、预后

原发性胃淋巴瘤的预后优于胃癌。其预后主要与病理类型、肿瘤分期、切除是否彻底及术后是否行化疗、放疗有关。预后较好的指标包括:①低度恶性病理分型;②年龄 <65 岁;③切缘无瘤;④达到第一次完全消退。低度恶性者 5 年生存率可达 91%;继发性高度恶性者 5 年生存率可达 73%;原发性高度恶性者 5 年生存率约为 56%。

(杨 桦)

第六节 胃肠间质瘤

一、概述

胃肠间质瘤(gastrointestinal stromal tumors,GISTs)是胃肠道最常见的间叶组织来源的肿瘤,占消化道肿瘤的 1%~3%。这类肿瘤可能起源于肠道 Cajal 细胞,85% 由突变的 *c-kit* 或血小板源性生长因子受体 α(platelet-derived growth factor receptor alpha,PDGFRα)基因驱动。绝大多数病人无明显危险因素,然而有部分病人继发于遗传性突变或某些特殊的肿瘤综合征,如 Carney 三联征、Carney-Stratakis 综合征、I 型神经纤维瘤病等。GISTs 好发年龄为 50~60 岁,男女比例约为 1.2:1,其中发生于胃占 50%~70%,小肠占 20%~30%,结、直肠占 10%,也可发生在食管、网膜、肠系膜等部位。

二、病理

胃肠间质瘤大小不等,直径可在 0.2~44cm,数目不一,位于黏膜下层、固有肌层或浆膜下,可向腔内、腔外或同时向腔内、腔外生长,根据肿瘤主体位置可分为腔内型、壁内型、哑铃型和腔外型。GISTs 多呈膨胀性生长,边界清楚,质硬易碎,表面呈结节状;切面灰白、灰红或暗红色,中心可有出血、坏死或囊性变等继发性改变。组织学上依据细胞形态将胃肠间质瘤分为三大类:梭形细胞为主型(50%~70%)、上皮样细胞为主型(20%~40%)和混合型(10%)。免疫组化检测 CD117 阳性率约 95%,

DOG-1 阳性率约 98%，CD34 阳性率约 80%。良性 GISTs 的 CD34 表达较高，且表达特异性强，在区别 GISTs 与平滑肌瘤或神经源性肿瘤时具有重要价值。此外，GISTs 也可有肌源性或神经源性标记物的表达，如 α-SMA、desmin、S-100 等，但阳性率低，且多为局灶阳性。除上述免疫组化检测外，推荐检测 *KIT* 基因和 *PDGFRA* 基因的突变状况，至少包括 *KIT* 基因第 9、11、13、17 外显子和 *PDGFRA* 基因第 12、18 外显子。上述位点未检测到基因突变者，有条件的实验室可以加做 *KIT* 和 *PDGFRA* 基因的其他外显子，或加做 *BRAF* 和 *SDH* 基因检测。局限性 GISTs 的危险度评估（表 3-8）包括肿瘤部位、大小、核分裂象及是否破裂等。完整切除的局限性胃肠间质瘤，可依据形态学特征分为良性、潜在恶性和恶性。

表 3-8　原发 GISTs 危险度评估

危险度分级	肿瘤大小 /cm	核分裂象计数 /(50/HPF)	肿瘤原发部位
极低	≤ 2	≤ 5	任何部位
低	2.1~5	≤ 5	任何部位
中等	2.1~5	6~10	胃
	<2	6~10	任何部位
	5.1~10	≤ 5	胃
高	任何	任何	肿瘤破裂
	>10	任何	任何部位
	任何	>10	任何部位
	>5	>5	任何部位
	>2 且 ≤ 5	>5	非胃原发
	>5 且 ≤ 10	≤ 5	非胃原发

三、临床表现

胃肠间质瘤的症状依赖于肿瘤的大小、位置和生长方式，可表现为腹部不适、腹痛、腹胀或腹部包块等。胃肠道出血是最常见症状。部分病人可因胃肠穿孔就诊，这类病人腹腔种植和局部复发的风险增加。GISTs 病人首诊时约 11%~47% 已有肝和腹腔转移，而淋巴结和腹腔外转移即使在晚期病例也较罕见。

四、诊断与鉴别诊断

（一）诊断

根据病人胃肠出血或腹部不适的临床表现，结合消化道钡剂造影、CT 检查等可作出初步诊断。CT、MRI 扫描有助于发现胃腔外生长的结节状肿块以及有无肿瘤转移。组织标本镜下可见较多梭形细胞，但其确诊需依据免疫组化结果，典型 GISTs 免疫组化表型为 CD117 和 CD34 阳性。评估 GISTs 恶性程度的因素包括局部浸润、转移、复发、肿瘤大小及核分裂数。

1. 消化道钡剂造影　①腔内型肿瘤：表现为局限性充盈缺损影；②腔外型肿瘤：多为外压性改变，胃黏膜受压移位，部分黏膜可见破坏，肠管受压推移，肠间距增宽，胃肠蠕动减弱。

2. CT　大小不等、境界清楚的团块影。①良性肿瘤：压迫和推移，边界清晰，密度均匀，体积较小。②恶性肿瘤：浸润和远处转移，多呈分叶状，形态欠规则，边界不清，易出血坏死囊变，体积较大。增强扫描：实性部分轻中度强化，内可见迂曲走行血管影，门静脉期及延迟期持续进行性强化。

3. MRI　平扫时信号不均匀,T_1WI 低信号为主,T_2WI 高信号为主。增强扫描时实性部分轻中度强化,坏死区无强化。

(二) 鉴别诊断

1. 胃癌　腔内型胃间质瘤可能破坏黏膜层,且胃间质瘤可能同时合并胃癌,如内镜下鉴别困难,可通过活检病理及免疫组化进行鉴别。

2. 胃平滑肌瘤 / 肉瘤　胃间质瘤大多 CD117 和 CD34 弥漫性阳性表达,SMA 不表达或为局灶性表达,而平滑肌瘤 / 肉瘤 CD117 和 CD34 阴性表达,SMA 弥漫性阳性表达。

3. 胃神经鞘瘤　胃间质瘤中只有少部分病例中有 S-100 表达,而胃肠道神经鞘瘤 S-100 弥漫性阳性表达,CD117 和 CD34 阴性表达。

4. 胃自主神经瘤　CD117、CD34、S-100、SMA 和 desmin 均阴性表达,电镜下可见神经分泌颗粒。

五、治疗

对于临床上考虑为 GISTs 的病人,应先进行临床评估,判定肿瘤部位、大小、是否局限、有无转移,综合评判进而决定治疗方式。

(一) 手术治疗

直径 2cm 及以下的 GISTs 伴临床症状者,可考虑行手术切除;无症状的拟诊 GISTs,应根据其内镜和超声内镜表现确定是否具有进展风险(边界不规整、溃疡、内部强回声和异质性),决定手术或随访观察。对可切除的胃间质瘤,可采用局部切除、楔形切除或胃大部切除等术式,切缘距肿瘤 1~2cm、完全切除即可,不需清扫淋巴结。腹腔镜手术较开腹手术近期优势明显,远期效果无差异。为防止肿瘤破裂增加复发及转移风险,腹腔镜手术一般限于直径 5cm 以下胃间质瘤。对胃间质瘤多灶、巨大或伴发胃癌者可采用全胃切除术。规范的肿瘤外科手术操作也是预防肿瘤复发的关键,包括完整切除肿瘤、防止破溃及确定安全切缘等。对切除风险较大或严重影响脏器功能者,宜先行术前药物治疗,待肿瘤缩小后再手术。对分子靶向治疗有效且肿瘤维持稳定的复发或转移性胃间质瘤,在估计所有病灶均可切除的情况下,可切除全部病灶。对复发或转移性胃间质瘤,如只有单个或少数几个病灶进展,如全身情况良好,可行姑息性减瘤术,切除进展的病灶,同时尽可能切除更多的转移灶。

(二) 分子靶向治疗

对于不可切除、转移或复发的胃间质瘤,可口服分子靶向药物伊马替尼,初始剂量 400mg/d;对 c-kit 外显子 9 突变的胃间质瘤,初始剂量 600mg/d。如伊马替尼有效,需持续用药直至病变进展或毒性不耐受。标准剂量伊马替尼治疗后病变进展或不耐受者,可加量或改用舒尼替尼。对肿瘤进展但尚可手术者,可停药 1 周后手术。危险度分级是评估辅助治疗适应证最主要的标准,目前推荐具有中高危复发风险的病人作为辅助治疗的适应人群。

(三) 其他治疗

如病变转移到肝、骨骼等其他部位,可行射频消融、介入栓塞及放疗等治疗。

六、预后

所有胃间质瘤病人均需建立完整的病例档案系统随访。胃间质瘤术后最常见的转移部位是腹膜和肝脏,推荐腹盆腔 CT 增强扫描或 MRI 作为常规随访项目。①中、高危病人每 3 个月进行 CT 或 MRI 检查,持续 3 年,之后每 6 个月 1 次,直至满 5 年;②低危病人每 6 个月进行 CT 或 MRI 检查,持续 5 年;③至少每年 1 次胸部 X 线检查或低剂量胸部 CT 检查,出现相关症状时可行全身骨显像。

(杨　桦)

第七节　先天性肥厚性幽门狭窄

一、概述

先天性肥厚性幽门狭窄（congenital hypertrophic pyloric stenosis，CHPS）是常见的消化道畸形，主要特征是幽门环肌层肥厚、幽门管狭窄和胃排空障碍。白种人常见，非洲、亚洲较低，我国发病率大约 1/1 000~1/3 000，男女比例约 4：1，多见于足月儿。

二、病因

病因尚不清楚，有三种学说。

（一）遗传因素

本病是多基因性遗传，有家族性发病倾向，这些遗传基因在某些环境因素作用下，发生突变而发病。

（二）神经发育异常

本病的幽门肥厚层神经丛和神经节细胞有明显改变，包括细胞形态、成熟程度及分布异常。

（三）消化道激素紊乱

免疫组织化学研究提示，在幽门环肌层中脑啡肽、P 物质及血管活性肠多肽等肽能神经纤维明显减少甚至缺如，此外血清促胃液素含量明显增高。

三、病理

幽门环行肌纤维异常增生、肥厚，纵行肌层纤维数量仅轻度增厚。幽门部呈橄榄状，质地硬而有弹性，表面光滑，色泽略苍白。病变的幽门直径约 10~16mm，长度 20~30mm，肌层厚 4~7mm。

四、临床表现

（一）症状

典型表现为患儿生后 2~3 周出现非胆汁性喷射性呕吐。开始时仅为溢奶，以后呕吐进行性加重。呕吐之前常无恶心，呕吐物不含胆汁，仅为奶汁、奶凝块和胃液。少数呕吐严重的患儿因胃黏膜出血或反流性食管炎，呕吐物呈咖啡色。呕吐后患儿即因饥饿有很强的食欲，但喂奶后呕吐再次发作。

长期呕吐引起患儿体重下降、脱水，排尿量明显减少，粪便干燥。严重者出现营养不良，低氯低钾性碱中毒。

（二）体征

喂奶后可见上腹部膨隆，常可见起自左肋下向右上腹移行的胃蠕动波，下腹部平坦或凹陷。特有的体征是在右上腹肋缘下腹直肌外缘处触及橄榄样肿块，质地较坚硬，大小 1~2cm，可稍活动，在患儿熟睡或胃排空、呕吐或胃肠减压后较易触及。

五、辅助检查

(一) 实验室检查

血常规、血生化等可提示贫血和电解质代谢紊乱。

(二) 影像学检查

1. 超声　首选检查方法,诊断标准:幽门肌层的厚度 4mm 及以上、幽门管内径小于 3mm 和幽门管长度大于 15mm。

2. 消化道钡剂造影　表现为幽门管狭窄,呈线样征、双轨征、鸟嘴征,胃排空延迟。

六、诊断与鉴别诊断

(一) 诊断

根据典型的生后 2~3 周出现喷射性呕吐,且进行性加重;呕吐物为奶汁或奶块,不含胆汁;上腹部可见从左到右的胃蠕动波并触及橄榄样肿块,即可诊断。对高度怀疑而又未能触及肿块的患儿,超声检查可助诊断。

(二) 鉴别诊断

1. 幽门痉挛　多为出生后即发病,表现为不规则间歇性呕吐,无进行性加重,呕吐量相对较少;未触及幽门肿块,超声提示无幽门肌层肥厚。

2. 胃食管反流　正常新生儿常见,表现为不规则的溢奶,多在 6~9 周内自愈。

3. 胃扭转　多为胃体沿着贲门、幽门线由右转到左方。移动患儿体位后呕吐更明显,腹部无阳性体征,X 线检查显示胃大弯位于小弯之上、双胃泡和双液平面。

4. 喂养不当　喂奶过多、过快或者人工喂养时奶瓶倾斜将瓶中气体吸入胃内,或喂奶后使婴儿头部过低,都可使婴儿发生呕吐。

5. 先天性幽门闭锁、先天性幽门膜状狭窄　是极为罕见的消化道畸形,其特点是出生喂奶后即出现喷射性呕吐,呕吐物为奶及奶块,不含胆汁,无胎便或有少量胎便排出,上腹饱满,进食后可见胃型及蠕动波,但触及不到橄榄形包块,X 线平片见胃扩张和广阔液平。

七、治疗

诊断确立后,完善术前准备,尽早实施手术治疗。开腹或在腹腔镜下行幽门肌切开术。

取右上腹横切口或脐上弧形切口。进腹后扪及幽门肿块后将其提出切口外。在幽门肿块前壁中部无血管区,纵行切开浆膜层及浅肌层,切口胃侧端达肿块边缘,十二指肠端止于肿块边缘近侧,幽门分离钳钝性分离深肌层至黏膜完全膨出(图 3-40)。

术后继续纠正水、电解质、酸碱平衡紊乱。除出现十二指肠黏膜破损外,患儿可尽早恢复饮食。术后 1 年内每 3 个月复查 1 次,内容为血常规、血生化、生长发育测评等。

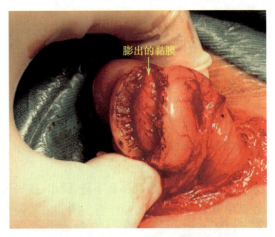

膨出的黏膜

图 3-40　术中分离至幽门黏膜完全膨出

(李笃妙)

第八节　十二指肠憩室

一、概述

十二指肠憩室(duodenal diverticulum)是指十二指肠肠壁局限性向外突出所形成的圆形、椭圆形或管形的袋状物。

本病多见于40~60岁的病人,发病率随着年龄的增长呈上升趋势,男女比例分布无明显差异。十二指肠憩室的发病率仅次于结肠憩室,是小肠憩室中的常见类型,占全部小肠憩室的45%~79%,可发生于十二指肠各段,多见于降部。90%以上十二指肠憩室病人无消化系统症状,仅少数病人在发生梗阻、穿孔、出血后会出现继发于胆管炎、胰腺炎或腹膜炎的临床表现。

二、病因与发病机制

1. 先天性憩室　少见,属先天性发育异常,出生时即存在。此类型憩室壁包括肠黏膜、黏膜下层及肌层,组织结构与正常肠壁完全相同,故又称为真性憩室。

2. 原发性憩室　形成的基本原因是十二指肠肠壁局限性薄弱和肠腔内压增高。十二指肠乳头部是前肠和后肠的结合部,为先天性薄弱区。Vater壶腹周围因为有胆管、胰管、血管穿过,缺乏结缔组织支撑,加之Oddi括约肌的收缩牵拉作用,故十二指肠憩室在此处多发。肠腔压力增高的具体病因目前尚不甚明确,通常认为与肠道肌层节段性痉挛有关。肠道痉挛导致肠腔内压力升高时,肠黏膜及黏膜下层组织从肌层最薄弱点突出形成憩室。由于此类憩室壁的肌层组织多缺如或薄弱,故又称为假性憩室。

3. 继发性憩室　多由于十二指肠溃疡或慢性胆囊炎等肠壁外炎症组织所形成的粘连瘢痕牵拉所致,常位于十二指肠球部。

三、病理

十二指肠憩室90%为单发,多发憩室仅占10%。60%~70%憩室发生于十二指肠降部,20%的憩室位于十二指肠的水平部,10%位于上升部。继发性憩室多见于十二指肠的球部。

位于十二指肠降部的憩室中约85%位于肠道内侧壁,其中绝大部分位于十二指肠乳头附近,常在胆总管开口处2.5cm的范围内,亦称为Vater壶腹周围憩室(periampullary diverticula,PAD)或乳头旁憩室。根据憩室与乳头的解剖关系,乳头旁憩室又分为A、B两型:十二指肠乳头位于憩室旁为A型,乳头位于憩室内为B型。乳头旁憩室常位于胰腺表面或胰腺后面,甚至嵌入胰腺组织中。憩室膨胀可压迫胆总管下段或胰管,导致胆管炎及胰腺炎等并发症发生。

根据憩室突出方向与十二指肠肠腔的关系,可分为腔内型憩室和腔外型憩室,后者常见。腔内型憩室的憩室壁是由两层肠黏膜和其间少许黏膜下结缔组织构成,呈息肉状或囊袋状附着于十二指肠乳头附近,于肠腔外触之似肠腔内息肉,此类病例常伴有其他器官的先天性畸形。

四、临床表现

90%的十二指肠憩室通常无任何症状,仅于行十二指肠钡剂造影检查、内镜检查或剖腹探查时偶然发现,憩室本身也没有特殊体征。临床症状与憩室开口大小、部位、与周围脏器的毗邻关系等密切相关。常见症状为上腹部不适、隐痛,但定位常不准确,腹痛程度和持续时间不定,抑酸药物对腹痛缓解程度往往有限;症状于饱食后加重,但无确切的规律;可伴有饱胀、嗳气、恶心等消化系统非特异性表现;有时体位改变可改善症状。

五、辅助检查

1. 消化道钡剂造影　表现为突出于肠壁的袋状龛影,轮廓整齐清晰,窄颈与肠腔相连,加压法或双对比法可显示憩室内正常黏膜,在憩室内有时可见气液面(图3-41)。有时与溃疡龛影相似,临床诊断中应注意加以鉴别。

2. 消化内镜　十二指肠镜为侧视镜,在检查过程中,可通过镜下直接观察到十二指肠憩室的囊袋状结构确定诊断。另外内镜检查能够明确憩室与十二指肠乳头的位置关系,为下一步制定手术及治疗方案提供依据。

3. 胆道造影　可用静脉胆道造影、经皮经肝穿刺胆道造影(PTC)、经十二指肠镜逆行胆道造影(ERCP)等方法检查。目的在于了解憩室与胆管胰管之间的关系,对下一步外科治疗方法的选择有参考意义。

4. CT　多表现为突出于十二指肠肠壁之外的圆形或卵圆形囊袋状影,浆膜面轮廓光滑。通过后处理技术可清楚显示十二指肠憩室的多种征象。值得注意的是,十二指肠降段内侧壁的憩室内存在阳性造影剂时,有可能会被误诊为胆总管下端结石(图3-42)。

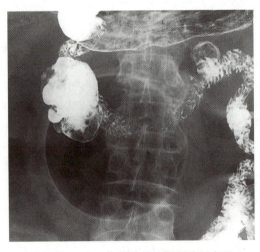

图 3-41　十二指肠憩室的钡剂造影表现

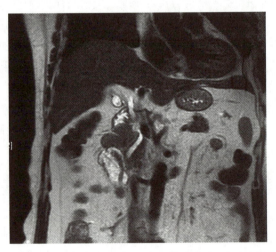

图 3-42　CT 示十二指肠憩室

六、治疗

无明显临床症状或仅有轻微腹部症状的十二指肠憩室病人无需治疗。如确认临床症状为十二指肠憩室所致,首先应考虑进行内科保守治疗。若内科治疗无效或已出现严重并发症,则应立即采取手术治疗。

(一) 内科治疗

内科治疗以调节饮食、应用抑酸剂、解痉药及抗生素为主;通过采取侧卧位进行体位引流或按摩腹部帮助憩室内容物的排空,也可以在一定程度上缓解腹痛症状。

(二) 手术治疗

出现下述情况时,则应立即手术治疗:①憩室发生坏疽或穿孔,合并腹膜炎、腹腔后蜂窝织炎或腹腔脓肿形成;②内科治疗效果差,憩室易导致大出血危及生命;③憩室直径大于 2cm,有腹痛等临床症状并对周围组织器官产生压迫;④憩室伴有肿瘤,性质不能明确者。目前临床上治疗十二指肠憩室多采用憩室切除术,该方法效果确切,但手术操作难度大,风险较高。近些年开展的腹腔镜十二指肠憩室旷置术可有效减少术中出血量,降低并发症的概率。

（柴宁莉）

第九节　十二指肠淤滞症

一、概述

十二指肠淤滞症(duodenal stasis)是指各种原因引起的十二指肠阻塞,十二指肠内容物经常性或间歇性停滞,导致十二指肠阻塞部位的近端扩张、食糜壅积而产生的临床综合征。主要症状为上腹部疼痛和饱胀,多在进食过程中或进食后发生,伴恶心、呕吐胆汁样物。该疾病较少见,多发于体形瘦长的青中年女性。

二、病因

引起本症原因很多,以肠系膜上动脉压迫十二指肠形成壅积者居多(占 50%),也称肠系膜上动脉综合征(superior mesenteric artery syndrome)。

其他常见原因:①胆囊和胃手术后发生粘连牵拉十二指肠,或术后功能性十二指肠梗阻;胃空肠吻合术后粘连、溃疡、狭窄或输入祥综合征。②肿瘤:十二指肠良、恶性肿瘤;腹膜后肿瘤;十二指肠的转移癌等。③十二指肠远端或近端空肠浸润性疾病和炎症;如进行性系统性硬化症、克罗恩病以及憩室炎性粘连或压迫等。④先天异常:如先天性腹膜束带阻断十二指肠;十二指肠远端先天性狭窄或闭塞;Vater 壶腹位置异常等。

三、病理

由于先天性解剖变异和 / 或后天性因素引起局部解剖的改变,使肠系膜上动脉压迫十二指肠水平部,导致十二指肠淤滞和扩张。

（一）先天解剖变异

1. 肠系膜上动脉和腹主动脉之间的角度过小　肠系膜动脉在胰腺颈部下缘自腹主动脉发出,十二指肠水平部位于腹膜后,其前方被肠系膜根部内的肠系膜上血管神经束所横跨(图 3-43)。肠系膜上动脉与主动脉呈 30°~42° 夹角,当肠系膜上动脉过长、过短或肠系膜上动脉变异,从腹主动脉分出的部位过低或分出时角度狭窄等原因,造成肠系膜上动脉与腹主动脉之间形成的夹角变小,造成肠腔狭窄和梗阻。

2. 十二指肠位置较高　由于十二指肠悬韧带过短或增厚,致使十二指肠位置较高,引起肠系膜上动脉对十二指肠的压迫。

3. 脊柱前凸　脊柱前凸畸形使十二指肠占有的空隙减少,导致肠系膜上动脉和腹主动脉之间的角度过小。

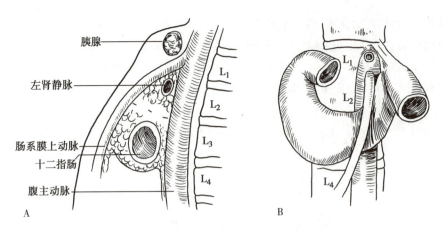

图 3-43　肠系膜上动脉与腹主动脉间正常解剖

(二) 其他导致肠系膜上动脉压迫十二指肠的情况

1. 瘦长体形　瘦长体形及消瘦可削弱肠系膜对十二指肠水平部的支撑作用,内脏下垂牵拉肠系膜根部。

2. 手术后粘连　腹腔内手术后粘连牵拉肠系膜可造成肠系膜上动脉对十二指肠水平部的压迫。

四、临床表现

突出症状为长期反复发作的餐后上腹慢性绞痛,伴有上腹饱胀,间断隐痛、钝痛、嗳气、恶心和呕吐。呕吐常于餐后数小时或夜间发作,呕吐物常为隔餐食物及胆汁,呕吐后或改变体位后(俯卧位、左侧卧位、胸膝位、前倾坐位)可缓解。症状常呈周期性间歇发作,长期反复发作者可出现消瘦、营养不良、贫血和水电解质代谢紊乱。

症状发作时查体,可见胃型及蠕动波,上腹部振水音阳性,肠鸣音高亢。

五、辅助检查

1. 食管钡剂造影　表现为:①十二指肠水平部可见"笔杆样"压迹;②近端肠管扩张,蠕动增强,并有频繁逆蠕动;③常于十几分钟后,少量对比剂通过狭窄处进入空肠。

2. 胃镜　可发现十二指肠腔内的梗阻原因及在梗阻部位胃镜行进受阻。

3. 空腹抽取十二指肠液　常可发现有食物残渣等。

4. CT　CT 血管造影常显示肠系膜上动脉与腹主动脉夹角小于 30°,CT 显示该部位十二指肠梗阻表现。

5. 腹部血管超声　肠系膜上动脉与腹主动脉之间的夹角正常为 30°~50°,有淤滞者小于 13°;夹角内肠系膜上动脉压迫处十二指肠腔前后径多小于 1.0cm,近端十二指肠腔前后径多大于 3.0cm。

六、诊断与鉴别诊断

诊断依据主要包括:①典型的症状:病人一般病程较长,周期性反复发作,临床表现与幽门梗阻相似,但呕吐物中含有胆汁;②改变体位可使症状减轻或缓解,偶可触及扩张的十二指肠。

需与引起十二指肠横段或上升段排空障碍的其他病变鉴别,如环状胰腺、十二指肠癌、肠结核、克罗恩病等。这些病的影像学征象与肠系膜上动脉压迫明显不同,相对容易鉴别。也有报道因为腹主动脉瘤压迫十二指肠引起本症的。另外,本病也需与十二指肠内的结石、蛔虫团、异物所致十二指肠梗阻相区别。另需注意鉴别先天性巨十二指肠症及硬皮病伴有的十二指肠扩张,此类疾病为十二指肠动力性排空障碍。

七、治疗

无明显症状者可不必处理。平时宜少量多餐,进少渣而富营养的饮食,餐后腹部轻柔按摩,采取左侧卧位、俯卧位或胸膝位半小时,加强腹肌锻炼。

急性发作期十二指肠梗阻时给予禁食、胃肠减压、纠正水电解质代谢紊乱和肠外营养支持。如内科保守治疗效果不明显,可采用手术治疗,手术方式可选用:①十二指肠空肠吻合术,适用于十二指肠水平段梗阻,手术要求空肠距 Treitz 韧带 10~15cm 与胀大的十二指肠水平段吻合,吻合口直径至少为 5cm,以防肠内容物通过不畅;②胃空肠吻合术,十二指肠周围粘连多、暴露困难时方可使用,以免发生肠瘘;③十二指肠悬韧带松解术,适用于十二指肠悬韧带过短者;④十二指肠复位术。

(柴宁莉)

本章小结

胃是消化道中最为膨大的部分,上以贲门与食管相连,下以幽门与十二指肠相连,分为四个部分,贲门部、胃底、胃体和幽门部。十二指肠呈“C”字形弯曲,分上部、降部、水平部和升部,十二指肠既接受胃液,也接受胰液和胆汁,因此是非常重要的消化器官。胃的主要功能是暂时储存食物并通过胃运动和胃黏膜分泌的胃液对食物进行初步消化,再通过胃排空把食物排入十二指肠。各种致病因素,可以损伤或削弱胃、十二指肠的正常结构和功能,例如破坏黏膜的自身保护机制、黏膜分泌功能的紊乱等,进而导致胃、十二指肠的疾病。

胃、十二指肠疾病包括炎症性疾病、消化性溃疡、先天性疾病、良性肿瘤及恶性肿瘤等。胃炎是多种不同因素引起的胃黏膜急慢性炎症,是消化道最常见疾病,常见的临床表现为上腹部疼痛、腹胀、嗳气、恶心、食欲不振,甚至消化道出血等。胃肠道黏膜被胃酸和胃蛋白酶损伤而发生的溃疡称为消化性溃疡,好发于胃和十二指肠。胃溃疡和十二指肠溃疡是最常见的消化性溃疡,多数表现为中上腹反复发作性节律性疼痛。胃常见的良恶性肿瘤有胃癌、胃淋巴瘤和胃间质瘤。胃癌是起源于胃黏膜上皮的恶性肿瘤,发生于胃的任何部位,其中半数以上发生于胃窦部,胃大弯、胃小弯及前后壁均可受累。绝大多数胃癌属于腺癌,早期无明显症状,或仅有上腹不适、嗳气等非特异性症状。此外,胃、十二指肠疾病还有肥厚性幽门狭窄、十二指肠憩室和十二指肠淤滞症等。

思考题

1. 比较胃和十二指肠的组织结构。
2. 试述胃液分泌的调节机制以及影响胃液分泌的因素。
3. 消化性溃疡与胃癌的鉴别要点有哪些?
4. 试述慢性萎缩性胃炎的诊断和处理措施。

第四章

小 肠 疾 病

小肠是消化道中最长、黏膜最发达的部位,能接受肝胆汁和胰液,也是食物的主要消化和吸收部位。在多种消化酶作用下,三大营养物质在小肠内转化为可吸收的小分子物质,如葡萄糖、脂肪酸和氨基酸等。小肠常见疾病包括肠梗阻、小肠炎性疾病、小肠血管相关性疾病、小肠肿瘤等,其常见症状为腹痛、腹胀、腹泻、腹部包块、发热等。

第一节 小肠的发生、结构与功能

一、小肠的发生

中肠最初为一条直管,借背系膜连于腹后壁。由于中肠的生长速度较快,致使十二指肠以下的一段中肠向腹侧弯曲,形成“U”形的中肠袢(midgut loop),其顶端与卵黄蒂相连并以此为界分为头支和尾支(图 4-1A),肠系膜上动脉行于中肠袢背系膜的中轴部位。尾支近卵黄蒂处的突起,称盲肠突(caecal bud),为小肠和大肠的分界,也是盲肠和阑尾的原基。

第 6 周,中肠袢生长迅速,同时由于肝和肾的发育,腹腔容积相对较小,迫使中肠袢突入脐带中的胚外体腔,即脐腔(umbilical coelom),形成生理性脐疝。中肠袢在脐腔内生长的同时,以肠系膜上动脉为轴逆时针方向旋转 90°(胚胎腹面观),致使中肠袢由矢状位转为水平位,即头支由上方转至右侧,尾支由下方转至左侧(图 4-1B)。第 10 周,由于腹腔容积增大,中肠袢开始从脐腔退回腹腔,脐腔随之闭锁。中肠袢退回腹腔及旋转过程至第 11 周完成。在中肠袢退回腹腔的过程中,头支在前,尾支在后,并继续逆时针旋转 180°,使头支转至左侧,演化形成空肠和回肠的大部分,位居腹腔中部;尾支转至右侧,盲肠突以前的部分形成回肠尾段(图 4-1C、D)。

小肠的主要畸形包括以下几种。

1. 先天性脐疝 由于肠袢未从脐腔退回腹腔或脐腔未闭锁,胎儿出生时,肠管从脐部膨出,称为先天性脐疝(congenital umbilical hernia)。

2. 脐粪瘘 脐粪瘘(umbilical fistula)是由于卵黄蒂未退化,在脐和回肠之间残留瘘管所致。腹内压增高时,肠内容物可通过瘘管自脐部溢出。

3. Meckel 憩室 Meckel 憩室(Meckel diverticulum)又称回肠憩室,是由于卵黄蒂近端未退化所致。表现为距回盲部 40~50cm 处,可见盲囊连于回肠,顶端可有纤维索与脐相连。

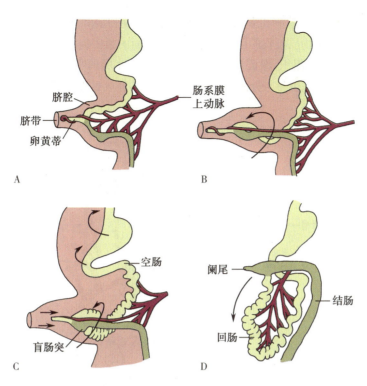

图 4-1　中肠袢的旋转示意图
A、B、C. 左侧观；D. 正面观。

二、系膜小肠的形态结构

空肠(jejunum)和回肠(ileum)盘曲迂回的肠管被肠系膜完全包裹悬系固定于腹后壁，故又称为系膜小肠，此结构保证该段肠管具有较大的活动度。系膜小肠分为系膜缘和游离缘，前者是肠系膜附着的边缘，后者则是系膜缘对侧游离的边缘，故又称对系膜缘。系膜小肠为消化道中最长的一段，成人长约 6m，起于十二指肠空肠曲，末端接续于盲肠，是消化道中食物消化和吸收的主要场所。

空肠和回肠无明显界限，一般将系膜小肠的近侧段 2/5 部分称为空肠，远侧段 3/5 部分称为回肠。空肠多位于左腰区和脐区，回肠则常位于脐区、右腹股沟区和盆腔内。空肠和回肠形态的变化是逐渐发生的。通常空肠管径较粗，管壁较厚，血管分布丰富，颜色较红；回肠的管径较细，管壁较薄，血管分布较少，颜色较浅淡。另外，肠系膜的厚度从空肠向回肠逐渐增厚，系膜内的脂肪含量逐渐增加。空肠系膜内动脉弓的级数较少，一般 1~2 级，末级动脉弓发出的直动脉较长；回肠系膜内动脉弓的级数较多，可达 4~5 级，末级动脉弓发出的直动脉较短(图 4-2)。

空肠和回肠的管壁结构基本相似，均由黏膜、黏膜下层、肌层和外膜组成。

1. 黏膜　空肠和回肠腔面由黏膜和黏膜下层共同向管腔面突起，形成环形、半环形或螺旋状走行的皱襞，空肠头段最发达，向下逐渐减少、变矮，至回肠中段以下基本消失。空肠黏膜表面有发达的肠绒毛，呈长指状(图 4-3)，回肠则为短锥状。皱襞和肠绒毛使小肠内表面积扩大约 30 倍。

(1) 上皮：为单层柱状，绒毛部上皮由吸收细胞、杯状细胞和少量内分泌细胞组成。小肠腺除上述细胞外，还有帕内特细胞和干细胞(图 4-4)。

1) 吸收细胞：吸收细胞(absorptive cell)最多，呈高柱状，核椭圆形，位于基部。胞质中含丰富的高尔基复合体和滑面内质网，可将细胞吸收的脂类物质结合形成乳糜微粒，并从细胞侧面释出。细胞游离面在光镜下可见纹状缘(striated border)，电镜下为密集的微绒毛。每个吸收细胞约有 2 000 根微绒毛，使细胞游离面面积扩大约 20 倍。微绒毛质膜外覆有一层较厚的细胞衣，主要由细胞膜内镶嵌蛋白的胞外部分构成,其中有双糖酶和多肽酶,还有吸附的胰淀粉酶和胰蛋白酶等,故微绒毛和细胞衣既是消化的关键场所,又是物质吸收的门户。相邻细胞侧面的紧密连接具有重要的屏障作用,可阻止肠腔内物质由细胞间隙进入组织,保证选择性吸收的进行。小肠的吸收细胞可将摄入的营养物质几乎全部吸收。此外,吸收细胞也参与分泌性免疫球蛋白 A 的释放过程,空肠上段的吸收细胞还向肠腔分泌肠激酶。

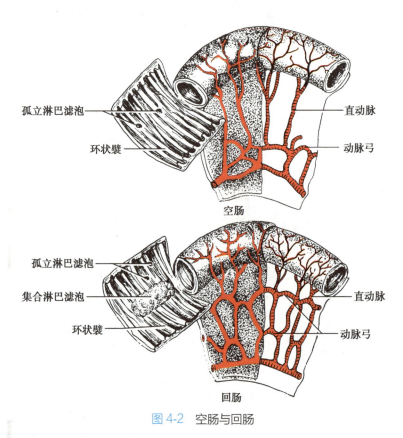

图 4-2　空肠与回肠

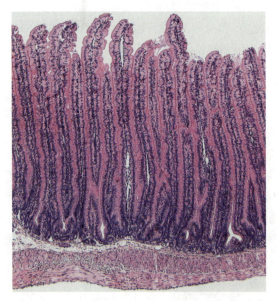

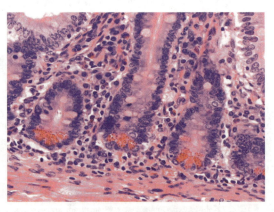

图 4-3　空肠黏膜光镜像　　　　　　图 4-4　小肠腺光镜像

2）杯状细胞：杯状细胞（goblet cell）散在于吸收细胞之间，形似高脚酒杯，底部狭窄，细胞核深染，顶部充满黏原颗粒（含黏蛋白的颗粒，PAS 反应阳性）。杯状细胞分泌黏液，具有润滑和保护作用。从小肠近端至回肠末端，杯状细胞逐渐增多。

3）帕内特细胞：帕内特细胞（Paneth cell）是小肠腺的特征性细胞，以回肠为多，常三五成群位于腺底部。细胞呈锥体形，核卵圆，位于基部，顶部胞质含粗大的嗜酸性颗粒，基部胞质嗜碱性。具有蛋白质分泌细胞的超微结构特点。帕内特细胞分泌溶菌酶和防御素，对肠道微生物有杀灭作用。

4）内分泌细胞：种类很多，如 I、K、M、S 和 N 细胞等，分泌多种胃肠激素，调节消化腺的分泌和消化运动。

5）干细胞：位于小肠腺下半部，光镜下不易与吸收细胞区别。干细胞不断增殖分化为吸收细胞和其他小肠腺细胞。人小肠上皮细胞每 3~5d 更新一次。

（2）固有层：在疏松结缔组织中除有大量的小肠腺外，还有丰富的淋巴细胞、浆细胞、巨噬细胞和嗜酸性粒细胞等。绒毛中轴的结缔组织内有 1~2 条纵行的毛细淋巴管，称中央乳糜管（central lacteal），其起始端为盲端，向下穿过黏膜肌层进入黏膜下层形成淋巴管丛。中央乳糜管管腔较大，管壁由薄层内皮细胞围成，无基膜，内皮细胞间隙宽，乳糜微粒等易进入管腔内。中央乳糜管周围有丰富的有孔毛细血管，肠上皮吸收的氨基酸、单糖等水溶性物质主要经此入血。绒毛内还有少量纵行的平滑肌细胞，其收缩利于淋巴和血液运行。固有层中除有大量散在的淋巴细胞外，还可见淋巴小结。在空肠多为孤立淋巴小结，在回肠多个淋巴小结聚集形成集合淋巴小结，可穿过黏膜肌层抵达黏膜下层（图4-5）。集合淋巴小结又称为 Peyer 斑，呈长椭圆形，其长轴往往与肠管的长轴一致，常分布于回肠对系膜缘的肠壁内。肠伤寒的病理组织学变化发生于集合淋巴小结，可在此处引发肠出血或肠穿孔。

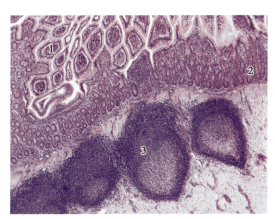

1. 肠绒毛（横切面）；2. 小肠腺；3. 淋巴小结。
图 4-5 回肠（横切面）光镜像
（注：首都医科大学路欣供图）

（3）黏膜肌层：由内环行和外纵行两薄层平滑肌组成。肌纤维收缩可促进固有层内的小肠腺分泌物排出和血液运行，利于物质吸收和转运。

2. 黏膜下层 为较致密的结缔组织，含有较多的血管和淋巴管，并有黏膜下神经丛分布。回肠可见集合淋巴小结穿过黏膜肌层伸抵此层。

3. 肌层和外膜 肌层由内环行和外纵行两层平滑肌组成。小肠的环行肌较厚，纵行肌较薄，两层平滑肌之间有肌间神经丛和 Cajal 间质细胞。外膜均为浆膜，与小肠系膜相连续。

三、系膜小肠的血管、淋巴引流和神经支配

空、回肠的动脉来自肠系膜上动脉（superior mesenteric artery），该动脉在行程中向左发出 12~18 条

空、回肠动脉(图 4-6)。空、回肠动脉在肠系膜内呈放射状延伸至肠壁,分支彼此吻合形成动脉弓。小肠近侧段一般为 1~2 级动脉弓,远侧段可达 3~4 级,回肠最末段又成单弓。末级血管弓发出直动脉分布于肠壁,直动脉间缺少吻合。空、回肠静脉与动脉伴行,汇入肠系膜上静脉。

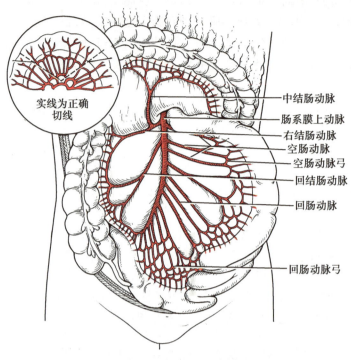

图 4-6 空、回肠的动脉

空、回肠的淋巴管伴血管走行,注入肠系膜淋巴结(可达百余个),其输出管注入肠系膜上动脉根部的肠系膜上淋巴结,后者的输出管直接经肠干或先注入腹腔淋巴结、再会合成肠干注入乳糜池。

空、回肠的运动除了受肠神经系统的调节外,还接受内脏运动神经即交感和副交感神经的双重支配。它们来自腹腔丛和肠系膜上丛,沿肠系膜上动脉分布至肠壁。交感神经抑制肠的蠕动和分泌,使其血管收缩;副交感神经则促进肠的蠕动和分泌。空、回肠的内脏感觉纤维随交感和副交感神经分别传入脊髓第 9~12 胸节和延髓,其中痛觉冲动主要经交感神经传入脊髓,故小肠病变时牵涉性痛出现于脐周围(第 9~11 胸神经分布区)。

四、小肠的功能

小肠内的消化包括小肠平滑肌运动所致的机械消化和小肠液、胰液及胆汁中丰富的消化酶所致的化学消化。在多种消化酶作用下,三大营养物质在小肠内变成可吸收的小分子物质,如葡萄糖、脂肪酸和氨基酸等。另外,食物在小肠内停留的时间较长,随食物的性质而不同,一般为 3~8h,有利于充分的消化和吸收。因此,食物通过小肠后,消化过程基本完成,未被消化的食物残渣进入大肠。

(一) 小肠液的分泌

小肠液主要由小肠内两种腺体分泌,即十二指肠腺和小肠腺。十二指肠腺也称勃氏腺(Brunner gland),分布于十二指肠黏膜下层,分泌碱性液体。小肠腺也称李氏腺(Lieberkühn gland),分布于全部小肠的黏膜层内,主要分泌小肠液。此外,十二指肠接受胰液和胆汁,参与小肠内的化学性消化(有关内容参见第九章和第十章)。

1. 小肠液的成分和作用 小肠液呈弱碱性,pH 为 7.6,渗透压接近血浆。成人每天分泌量为 1.5~3.0L,除水分外还含有无机盐、黏蛋白和肠激酶等。小肠液中还常混有脱落的肠上皮细胞、白细胞,以及由肠上皮细胞分泌的免疫球蛋白等。小肠液中通常检测到由脱落肠上皮细胞释放的多种消化酶，如肽酶（寡肽酶、二肽酶、三肽酶等）、麦芽糖酶和蔗糖酶等，但目前研究表明上述酶对小肠内消化并不起作用。

小肠液的主要生理作用包括：保护十二指肠黏膜免受胃酸侵蚀并在黏膜表面形成一道抵抗机械损伤的屏障；肠激酶可激活胰蛋白酶原，从而有利于蛋白质的消化；小肠液可以稀释消化产物，降低渗透压，有利于吸收。

2. 小肠液分泌调节　小肠液受神经体液因素的调节，内脏神经的作用并不明显，但肠神经的局部反射起到非常重要的作用。食糜对小肠黏膜的机械或化学刺激均可引起小肠液的分泌，尤其是扩张刺激最为敏感，小肠内食糜量越多，分泌也越多，上述刺激主要是通过肠壁内神经丛的局部反射引起。在胃肠激素中，促胃液素、促胰液素、缩胆囊素和血管活性肠肽均有刺激小肠液分泌的作用。

（二）小肠的运动

小肠是整个消化道最重要的消化和吸收场所，小肠的运动不仅提供机械动力也对化学消化起协同作用。小肠平滑肌层由内环行和外纵行两层肌肉组成，小肠运动就是这两层肌肉的协调收缩。

1. 小肠的运动形式

（1）紧张性收缩：紧张性收缩（tonic contraction）是小肠各种形式运动的基础，能使小肠保持一定的形状和位置，维持肠腔内的压力。当小肠紧张性升高时，食糜在肠腔内混合推进加速；而紧张性降低时，推进则减慢。

（2）分节运动：分节运动（segmentation contraction）是以小肠壁环行肌的收缩和舒张为主的节律性运动。空腹时，分节运动几乎不存在，食糜进入小肠后逐步加强。在食糜所在的肠管，环行肌隔一定间距多点同时收缩，将食糜分割成许多节段；数秒后，原收缩处舒张，原舒张处收缩，使食糜原来的节段分成两半，邻近的两半合在一起，形成新的节段，如此反复进行，使食糜不断分节并不断形成新的节段（图4-7）。小肠上部运动频率较快，如在十二指肠约11次/min，向小肠远端频率逐渐减慢，在回肠末端仅6~8次/min。

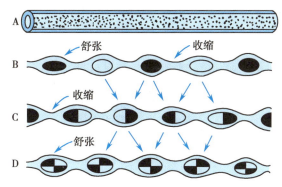

图4-7　小肠分节运动示意图

A. 肠管表面观；B、C、D. 肠管纵切面观，表示不同阶段的食糜节段、分割与合拢的情况。

分节运动的生理意义是：①使食糜与消化液充分混合，增加消化酶与食糜的接触面积和机会，有利于化学性消化；②增加小肠黏膜与食糜的接触，并不断挤压肠壁以促进血液与淋巴液的回流，从而有助于吸收；③由于分节运动存在由上至下的活动梯度，因此对食糜有较弱的推进作用。

（3）蠕动：蠕动是一种纵行肌和环行肌共同参与的节律性运动。小肠从近端向远端传播的环状收缩波，可起始于小肠的任何部位，推进速度为0.5~2cm/min，行约3~5cm后自行消失。蠕动的意义在于使经过分节运动作用的食糜向前推进，到达一个新肠段，再开始分节运动。此外，小肠还有一种进行速度很快、传播较远的蠕动（2~25cm/s），称为蠕动冲（peristaltic rush），可将食糜从小肠的始端一直推送至回肠末端及结肠。蠕动冲可能是一种由吞咽动作或食糜对十二指肠的刺激引起的反射活动。回肠末端可出现与正常蠕动波方向相反的蠕动运动,称为逆蠕动(anastalsis)。逆蠕动防止小肠内食糜过早地进入结肠,保证食糜在小肠内充分消化和吸收。小肠蠕动推送肠内容物(包括水和气体)时产生的声音称肠鸣音(bowel sound),肠蠕动增强时,肠鸣音亢进;肠麻痹时,肠鸣音减弱或消失。

(4)移行性复合运动:小肠在消化间期发生电活动和收缩活动呈现周期性变化,这种运动形式称为移行性复合收缩。

2. 回盲括约肌的功能 在回肠末端与盲肠交界处的环行肌明显加厚,长度约4cm,具有括约肌的作用,称为回盲括约肌(ileocecal sphincter)。静息时保持轻度收缩状态,使回肠末端压力高出结肠15~20mmHg。食物进入胃后,可通过胃-回肠反射(gastro-ilium reflex)引起回肠蠕动,当蠕动波传播至近回盲括约肌时,括约肌舒张,随着蠕动波进一步向括约肌传播,约4ml食糜被推入结肠。回盲括约肌一方面防止了小肠内容物过快排入结肠,延长了食糜停留的时间,有利于小肠内容物的完全消化和吸收;另一方面也阻止了结肠内的食物残渣倒流。

3. 小肠运动的调节 小肠运动受内脏神经、肠神经系统以及体液因素等因素调控(图4-8)。

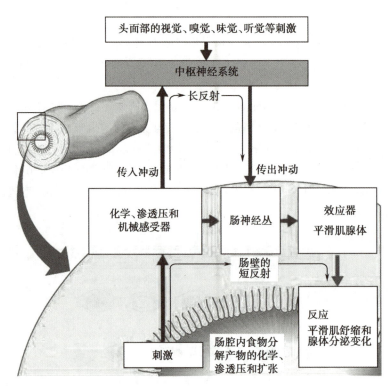

图 4-8 消化道神经调节示意图

(1)肠神经系统的调节:小肠内食糜的机械扩张或消化产物的化学刺激均可通过壁内神经丛的兴奋性和抑制性运动神经元调控。小肠肌间神经丛的运动神经元可分为两类:①兴奋性运动神经元末梢释放乙酰胆碱等兴奋性递质;②抑制性运动神经元末梢释放NO、VIP等抑制性神经递质。

(2)内脏神经的调节:迷走神经和交感神经是调节小肠运动的主要内脏神经。一般来说,交感神经兴奋抑制小肠运动,副交感神经兴奋增强小肠运动。但上述效果与组织所处的状态相关。

(3)体液因素的调节:肠壁内的神经丛和平滑肌对化学物质具有较高和广泛的敏感性。多种体液因素可直接或间接对小肠运动起调节作用,其中胃肠激素在调节小肠运动中意义重大。例如促胃液素、5-HT、缩胆囊素(cholecystokinin,CCK)、脑啡肽和胃动素能促进小肠收缩。相反,胰泌素、胰高血糖素、血管活性肠肽和抑胃肽等则抑制小肠运动。

(刘 芳 朱俊勇)

第二节　肠　梗　阻

一、概述

肠梗阻(intestinal obstruction)是指任何原因引起的肠内容物通过障碍,是外科常见急腹症之一,严重时可危及病人的生命。

(一)病因与发病机制

肠梗阻的病因复杂,临床上按以下几方面进行分类。

1. 按梗阻原因分类

(1)机械性肠梗阻:是由于各种原因引起的肠腔狭小或不通,致使肠内容物不能通过,是临床上最常见的类型。其主要病因包括:①肠管受压,如粘连带压迫、肠管扭转、肿瘤压迫或疝嵌顿等。②肠腔堵塞,如蛔虫梗阻、粪块、较大胆石、柿石和异物等。③肠壁病变,如肿瘤、先天性畸形、炎症性狭窄、肠套叠等。

(2)动力性肠梗阻:动力性肠梗阻属功能性肠梗阻,分为麻痹性和痉挛性两类。在神经反射或毒素刺激的作用下,肠壁肌肉可被抑制而出现麻痹性肠梗阻,亦可因兴奋而发生痉挛性肠梗阻,但肠管本身并无器质性病变。麻痹性肠梗阻(paralytic ileus)较为常见,多继发于腹腔手术、腹部创伤、弥漫性腹膜炎、感染、电解质代谢紊乱以及使用某些药物(麻醉剂、抗抑郁药和抗癌药)后。痉挛性肠梗阻较少见,可见于肠道功能紊乱、急性肠炎或慢性铅中毒病人。

(3)血运性肠梗阻:继发于急性肠系膜血管缺血性疾病,由于肠管血运障碍致使肠蠕动功能丧失,不能正常转运肠内容物。肠系膜血管的闭塞一般是由于血管栓塞或血栓形成而引起,罕见情况下由动脉夹层造成。随着人口老龄化和动脉硬化等疾病的发病率上升,血运性肠梗阻的发病率已有明显上升趋势,此种肠梗阻可迅速继发肠壁血运障碍和肠坏死,临床上应予以重视。

2. 按肠壁血运有无障碍分类

(1)单纯性肠梗阻:仅有肠内容物通过受阻,而无肠壁血运障碍。

(2)绞窄性肠梗阻:在肠梗阻发生过程中同时出现肠壁血运障碍,继而可引起肠坏死、穿孔。主要是由于肠系膜血管或肠壁小血管受压、血管腔栓塞或血栓形成而使相应肠段血运障碍等原因引起。

3. 按梗阻部位分类

分为高位小肠、低位小肠和结肠梗阻,后两种肠梗阻也可统称低位肠梗阻。

(1)高位小肠梗阻:一般发生在十二指肠及空肠。

(2)低位小肠梗阻:一般发生在远端回肠。

(3)结肠梗阻:大多发生在左半结肠,以乙状结肠或乙状结肠与直肠交界处好发。

4. 按发病过程的快慢分类　分为急性和慢性肠梗阻。

5. 按梗阻的程度分类　分为不完全性和完全性肠梗阻。不完全性肠梗阻时,部分肠内容物仍可通过梗阻部;完全性肠梗阻时,肠内容物已完全不能通过梗阻部,两者在一定条件下可以互相转化。若有一段肠袢两端完全阻塞,如肠扭转,则称闭袢性肠梗阻,也属完全性肠梗阻。而结肠肿瘤引起的肠梗阻,即使在发病早期仅有一端肠腔发生完全阻塞,但由于回盲瓣致使肠内容物不能向小肠反流,使得结肠成为闭袢,发展成闭袢性肠梗阻。

肠梗阻的发生发展是一个不断变化的动态过程,不同类型的肠梗阻之间可以互相转化:如机械性肠梗阻在早期大多是单纯性和不完全性肠梗阻,当肠管内压力持续增高、肠腔过度扩张,则可转变为麻痹性肠梗阻。在此阶段,若能积极治疗,尚有逆转可能,若病情进一步加重,则可发展为完全性肠梗阻甚至绞窄性肠梗阻。而一旦发生绞窄性肠梗阻,则进入了不可逆转的病理阶段。特别要注意的是,单纯性肠梗阻进展到了一定的程度,就有可能在短时内迅速演变成不可逆的绞窄性肠梗阻,产生严重的后果。血运性肠梗阻继发于肠系膜血管闭塞,早期即存在肠管血运障碍,若不迅速恢复血供,容易迅速发展为绞窄性肠梗阻。

(二) 病理生理

肠梗阻发生后,由于肠内容物通过障碍,肠管局部和机体全身相继发生一系列的病理和病理生理变化。此种变化可因肠梗阻的类型不同而有所差异,其中以机械性肠梗阻的演变发展过程较为典型。

1. 局部变化　机械性肠梗阻发生后,梗阻部位以上肠段的蠕动增强,以克服梗阻障碍;梗阻部以上肠腔内因大量气体和液体的积聚而膨胀,梗阻以下肠管则瘪陷、空虚,扩张、塌陷的肠管交界处即为梗阻所在,这对于术中寻找梗阻部位至关重要。肠管内气体来源主要为吞咽的气体,其余大部分是细菌分解所产生的气体。肠管内的液体大部分是积存在肠腔的消化液。由于强烈的肠蠕动,病人出现程度不同的肠绞痛。肠内压增高会造成肠壁肌肉的麻痹,肠蠕动逐渐减弱;当肠管内压力继续增高,可造成肠壁的血液循环障碍,最终引起肠壁坏死。

2. 全身变化

(1) 水、电解质代谢紊乱和酸碱平衡失调:体液丧失和体液失调是肠梗阻的重要病理生理改变,肠梗阻往往导致体液丧失并由此而引起水、电解质代谢紊乱与酸碱平衡失调。急性肠梗阻病人,由于不能进食及频繁呕吐,从而大量丢失胃肠液;由于肠管内压力增高和肠管水肿,影响肠黏膜的吸收功能,而梗阻部位以上的肠壁静脉回流受阻,黏膜分泌及渗出增多,更加重体液的丢失。若有肠绞窄发生,还会发生肠壁通透性增加和腹腔渗液,甚至丢失血液,直接导致血容量减少。

伴随着胃肠液的丢失,会发生电解质和酸碱平衡失调,其性质和程度可因梗阻部位的不同而有所差别。若十二指肠第一段发生梗阻,丢失的消化液主要是含高浓度氢离子和氯离子的胃液,从而产生代谢性低氯碱中毒。多数的小肠梗阻,丢失的主要为碱性或中性肠液,钠离子和钾离子的丢失较氯离子为多,容易产生代谢性酸中毒和低钾血症,严重缺钾可引起肠麻痹,加重肠腔膨胀,并可出现肌无力和心律失常。

(2) 感染和毒素吸收:在梗阻以上的肠道内容积聚,造成细菌过度繁殖和菌群失调,并产生多种强烈的毒素。由于肠壁的血运障碍,肠黏膜屏障受到破坏,发生肠道细菌移位和毒素吸收,并有可能发生假膜性肠炎。当发展到绞窄性肠梗阻时,更会因为肠管坏死或穿孔,导致严重的腹膜炎和全身感染中毒。

(3) 休克和多器官功能障碍:在肠梗阻发展的后期,因严重的脱水、血容量减少、电解质代谢紊乱、酸碱平衡失调、感染中毒等情况,可引起休克。由于肠腔膨胀和腹水使腹内压持续增高,可以造成腹腔间隔室合征 (abdominal compartment syndrome, ACS)。而肠坏死穿孔,可继发急性弥漫性腹膜炎,全身中毒症状尤为严重,最终导致多器官功能障碍综合征 (multiple organ dysfunction syndrome, MODS) 和死亡。

(三) 临床表现

1. 症状

(1) 腹痛:机械性肠梗阻发生时,由于梗阻以上肠管强烈的肠蠕动,即发生腹痛。肠管肌过度疲劳而呈暂时性弛缓状态,腹痛随之缓解,即为典型的阵发性腹部绞痛;如果腹痛的间歇期不断缩短甚至发展为持续性剧烈腹痛,则应该警惕绞窄性肠梗阻的可能。麻痹性肠梗阻可表现为腹部胀痛不适,听诊时肠鸣音减弱或消失。

(2) 呕吐:呕吐可因梗阻部位高低而有所不同:通常高位梗阻呕吐出现较早、较频繁,呕吐物主要为胃及十二指肠内容物,可含有胆汁。低位肠梗阻时,呕吐出现迟而次数少,呕吐物量小但可呈粪样。

结肠梗阻时,呕吐到晚期才出现。麻痹性肠梗阻时,呕吐多呈溢出性。若呕吐物呈棕褐色或血性,是肠管血运障碍的表现。

(3)腹胀:腹胀一般在腹痛后出现,其程度与梗阻部位有关。高位肠梗阻腹胀一般不明显;低位肠梗阻腹胀显著,遍及全腹。结肠梗阻时,由于回盲瓣的存在,梗阻以上结肠形成闭袢,腹周膨胀表现显著。

(4)停止排气排便:完全性肠梗阻发生后,病人停止肛门排气排便。但在梗阻早期,尤其是高位肠梗阻,梗阻以下肠腔内尚有残存粪便和气体,病人仍有可能排便。在绞窄性肠梗阻、肠套叠和肠系膜血管闭塞性疾病时,则可排出血性或黏液样粪便。

2. 体征

(1)一般情况:单纯性肠梗阻,在早期脱水不严重时,心率可正常;心率加快与低血容量及脱水严重程度正相关。绞窄性肠梗阻时,心率可明显加快。在肠梗阻早期,体温可正常或略有升高,而在肠绞窄和肠坏死时体温则明显升高。肠梗阻腹部膨胀严重时或在绞窄性肠梗阻感染中毒情况下,病人出现呼吸急促等反应。

(2)腹部体征:单纯性肠梗阻时,因肠管膨胀可有轻度压痛,但无腹膜刺激征。绞窄性肠梗阻时,出现固定压痛和腹膜刺激征,具有压痛的包块常为发生绞窄的肠袢。肿瘤性肠梗阻时,有时可在腹部触及包块。因肠腔膨胀积气,叩诊常为鼓音。

(四)辅助检查

1. 实验室检查 单纯性肠梗阻随着病情发展,因体液丧失和中毒,出现血液浓缩现象:红细胞计数、血红蛋白值及血细胞比容升高,尿比重也可增高。当病情发展出现肠绞窄时,白细胞计数和中性粒细胞计数明显增加。血气分析、血电解质和尿素氮、肌酐测定可反映相关的酸碱平衡失调、电解质代谢紊乱和肾功能状况。呕吐物和粪便检查,有大量红细胞或隐血阳性时,应考虑存在肠管血运障碍。

2. 影像学检查

(1)X线:肠梗阻后4~6h,X线检查即可见肠腔内积气,伴胀气肠袢及气液平面。不同部位肠梗阻的X线表现:①十二指肠梗阻,可见胃和十二指肠充气扩张,立位可见较大的液平面,余肠内无液平面;②空肠梗阻,左上腹或中上腹偏左可见扩张肠曲,液平面数量少,肠曲黏膜皱襞排列较密集(图4-9A);③回肠梗阻,大部腹腔可见积气扩张的空回肠,肠曲横贯或斜贯腹腔,平行排列,立位可见位置高低不平、呈阶梯状排列的液平面(图4-9B);④结肠梗阻,梗阻近侧的结肠积气扩张,根据回盲瓣关闭情况,小肠可以扩大或不扩大(图4-9C)。

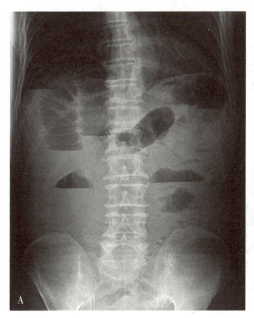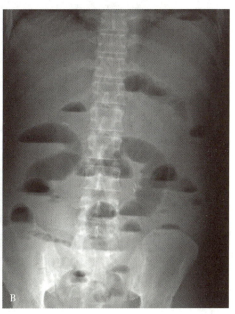

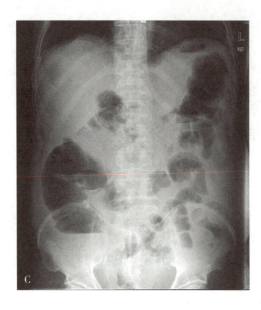

图 4-9 肠梗阻Ｘ线表现
A.高位空肠梗阻；B.低位小肠梗阻；C.结肠梗阻。

（2）CT：CT 检查对于明确梗阻病因、部位以及判断肠绞窄等方面均有较大价值，可显示扩张的肠曲，并可见多个肠腔内气液平面（图 4-10）。

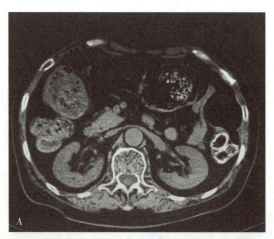

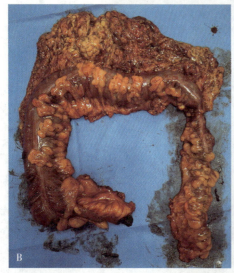
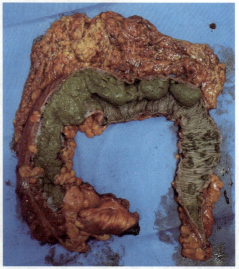

图 4-10 肠梗阻 CT 表现及手术切除标本
A.肠梗阻 CT 表现，系粪块堵塞肠腔所致；B.术后全结肠标本。

(3) 超声：超声作为肠梗阻的辅助检查，可以发现肠管扩张和积气积液，彩色多普勒超声检查可直接显示肠系膜血管血栓等病变，可为诊断提供可靠依据。

(五) 诊断

根据临床表现和辅助检查常可做出相应的诊断。但肠梗阻往往临床表现复杂，变化迅速，在诊断过程中，需密切观察病情变化及时确定和修正诊断，特别是注意明确下列有关肠梗阻的类型、性质和程度等问题以指导和调整治疗方案。

1. 有无肠梗阻　典型肠梗阻具有腹痛、呕吐、腹胀、停止肛门排气排便四大症状以及腹部可见肠型或蠕动波，肠鸣音亢进等。但需注意，肠梗阻有时可不完全具备这些典型表现，特别是某些绞窄性肠梗阻的早期，可能与输尿管结石、急性胃肠炎、急性胰腺炎等混淆，X线等检查对诊断有较大帮助。

2. 判定肠梗阻类型　临床上机械性肠梗阻最多见，大多数病人症状典型，但在肠梗阻的早期腹胀可不显著。麻痹性肠梗阻无阵发性绞痛和肠蠕动亢进等表现，常有肠蠕动减弱或消失，腹胀显著，X线检查可显示大肠和小肠全部充气扩张，而机械性肠梗阻引起的腹胀仅限于梗阻以上的部分肠管。粘连性肠梗阻多有既往手术史，在病程上常有慢性反复发作情况。绞窄性肠梗阻大多发病急骤凶险，常有心血管基础疾病。

3. 明确有无绞窄发生　由于绞窄性肠梗阻必须及早进行手术治疗，所以判定是否存在绞窄极为重要。有下列表现者，应考虑绞窄性肠梗阻的可能：①发病急骤，起始即为持续性剧烈疼痛，或在阵发性加重之间仍有持续性疼痛；②病情发展迅速，早期出现休克，抗休克治疗后改善不显著；③有明显腹膜炎的表现，体温上升、脉率增快、白细胞计数增高；④腹胀不均匀对称，腹部有局部隆起或触及有压痛的肿块(孤立胀大的肠袢)；⑤呕吐出现早而频繁，呕吐物、胃肠减压抽出液、肛门排出物为血性，腹腔穿刺液抽出血性液体；⑥X线检查见孤立而胀大肠袢、假肿瘤状阴影或肠间隙增宽和腹水；⑦CT检查发现肠壁积气，肠系膜静脉与门静脉内出现气体影，增强扫描时发现肠系膜动、静脉血栓形成；⑧经过积极的非手术治疗症状体征无明显改善。

4. 了解梗阻位置　高位小肠梗阻的特点是呕吐发生早而频繁，腹胀不明显。低位小肠梗阻的特点是腹胀明显，呕吐出现晚而次数少，并可呕吐粪样物。X线和CT检查常对于肠梗阻定位有很大帮助。

5. 判断梗阻程度　不完全性梗阻呕吐与腹胀都比较轻或无呕吐，X线所见肠袢充气扩张不明显，而结肠内仍有气体存在。完全性梗阻呕吐频繁，可伴有停止排便排气。腹部X线检查见梗阻以上肠袢明显充气扩张，梗阻以下结肠内无气体。

6. 分析梗阻原因　临床上引起肠梗阻的原因众多，应根据病人年龄、病史、体征、影像学检查等综合分析。在临床上粘连性肠梗阻最为常见，多发生在既往有腹部手术、损伤或炎症史的病人。嵌顿性或绞窄性腹外疝也是较常见的肠梗阻原因，所以机械性肠梗阻的病人应仔细检查可能发生腹外疝的各个部位。结肠梗阻多系肿瘤所致，需特别提高警惕。新生儿则以肠道先天性畸形为主。老年病人，有高血压和动脉硬化病史，特别是出现与体征不符的剧烈腹痛时，应考虑急性肠系膜血管缺血性疾病的可能。

(六) 治疗

肠梗阻的治疗原则是纠正肠梗阻引起的全身生理紊乱和解除梗阻，包括非手术治疗和手术治疗，具体治疗方法需根据肠梗阻的病因、类型、部位、病人的全身情况和病情严重程度而制定。

1. 非手术治疗　非手术治疗包括基础治疗和缓解梗阻的各种措施。非手术治疗期间应密切观察病情，发现有疾病恶化征象应及时转为手术治疗。对于急性完全性肠梗阻，保守治疗一般不宜超过24~48h，若不能有效解除梗阻，往往需要手术治疗。但在确认无绞窄和腹膜炎情况下，尚有可能再恰当延长保守治疗的时间。

(1) 基础治疗：对于肠梗阻病人，无论后续采用非手术或手术治疗，均需首先进行基础的处理。对于非手术治疗的病人，基础治疗已属主要的治疗措施，可以有效地帮助病人度过急性发作期而获得缓解的机会。对于最终需手术治疗的病人,基础治疗也是一种必不可少的术前准备内容。

1)胃肠减压:是治疗肠梗阻的重要方法之一。通过胃肠减压吸出胃肠道内的气体和液体,可以减轻腹胀,降低肠腔内压力,改善肠壁血液循环,有利于改善局部病变和全身状况。一般情况下,可使用鼻胃管减压引流。对于低位肠梗阻,在减压效果不佳时,可选用较长的鼻肠管,其长度达到3m,头端带有薄膜囊可注入气体或液体。目前临床上使用较多的是肠梗阻导管,在胃镜或X线引导下操作,将导管通过幽门而插入十二指肠或更远端,随后借助水囊重力和肠蠕动的动力下行至接近梗阻部位的肠管,这样可以有效地吸引肠道内容物,降低肠腔压力。对部分病人可达到避免手术或充分术前准备的目的,其确切的疗效尚有待进一步的循证医学研究结果来证实。

2)解痉止痛和镇静等对症治疗:应用山莨菪碱等抗胆碱药可使平滑肌松弛,解除痉挛和梗阻。对于肠梗阻引起的腹痛,并不禁忌使用止痛剂,但应遵循急腹症治疗的原则,在达到止痛效果的同时,避免掩盖对肠绞窄和腹膜炎的判断。如果手术指征已确立,术前准备期间使用止痛药物,可以有效地减轻病人痛苦。

3)纠正水、电解质代谢紊乱和酸碱平衡失调:在肠梗阻治疗中,纠正水、电解质代谢紊乱和酸碱平衡失调是十分重要的措施。补液量和种类需根据呕吐情况、缺水体征、血液浓缩程度、尿量和尿比重,并结合血清钾、钠、氯和血气分析监测结果而定。在单纯性肠梗阻晚期和绞窄性肠梗阻,尚需输给血浆、全血或血浆代用品,以补偿丧失至肠腔或腹腔内的血浆和血液。

4)防治感染:应用抗肠道细菌包括抗厌氧菌的抗生素。一般单纯性肠梗阻并不需使用,但对肠梗阻时间较长,特别是绞窄性肠梗阻以及手术治疗的病人,应该使用足量的抗生素。

(2)其他治疗:非手术方法解除梗阻,主要适用于一些单纯性肠梗阻、粘连性肠梗阻、麻痹性或痉挛性肠梗阻、粪块或蛔虫等堵塞引起的肠梗阻、肠结核等炎症性疾病引起的不完全性肠梗阻、早期肠套叠等。除了前述胃肠减压之外,针对不同的病因尚有采用低压空气或钡灌肠、经乙状结肠镜插管和腹部按摩等多种复位方法,在临床实践中已有成功的经验。在药物方面,生长抑素可显著减少胃肠道分泌,减轻梗阻近端肠腔内消化液的淤积,从而减轻肠腔的扩张,有利于肠壁水肿的消退和肠梗阻的缓解。口服或胃肠道灌注植物油能起到治疗作用。近年来,水溶性造影剂的应用受到了重视,此类造影剂进行消化道造影不但可以帮助诊断肠梗阻,高渗性的造影剂本身也能够促进不全性小肠梗阻和麻痹性肠梗阻的缓解。在非手术治疗期间,必须严密观察,若症状和体征不见好转或反有加重,特别是出现腹膜刺激征和发热、心动过速、白细胞升高等中毒症状,即应转为手术治疗。

2. 手术治疗　手术治疗主要用于解除梗阻、去除病因。手术适应证为:各种绞窄性肠梗阻、各种肿瘤、重度粘连、严重的炎症性疾病和先天性肠道畸形引起的肠梗阻,以及非手术治疗无效的肠梗阻。根据梗阻的病因、性质、部位及病人全身情况,肠梗阻手术大体上可归纳为下述4种类型。

(1)单纯解除梗阻的手术:如粘连松解术,肠切开取除肠石、蛔虫等,肠套叠或肠扭转复位术等。

(2)肠切除肠吻合术:当肠梗阻是由肠管肿瘤和炎症性狭窄等原因引起,或局部肠段已经失活坏死,为解除肠梗阻、去除梗阻病因和控制病情,应做肠切除和肠吻合术。对于绞窄性肠梗阻,应争取在肠坏死以前解除梗阻,尽早恢复肠管血液循环,避免肠坏死或减少坏死的范围。正确判断肠管的生机对于外科手术十分重要。若在手术中解除了梗阻原因后仍有下列表现,则说明肠管已无生机:①肠壁已呈黑色并塌陷;②肠管麻痹扩大,失去张力和蠕动能力,对刺激无收缩反应;③相应的肠系膜终末小动脉无搏动。如有可疑,可用等渗盐水纱布热敷,或用0.5%普鲁卡因溶液做肠系膜根部封闭等。观察10~30min,倘若仍无好转,说明受累肠段已坏死,应做肠切除术。若肠管生机一时难以确定,特别当病变肠管过长,切除后可能导致短肠综合征(short bowel syndrome, SBS)时,则可将其回纳入腹腔,缝合腹壁,于18~24h后计划性地再次剖腹探查(second look laparotomy)。但在此期间必须严密观察,一旦病情恶化,应及时再次剖腹手术。

(3)肠短路吻合术:当梗阻的部位切除有困难,如肿瘤广泛侵犯周围组织,或肠粘连广泛而难以分离时,为解除梗阻,可游离梗阻部位远近端肠管做肠短路吻合术,旷置梗阻部位。但应注意旷置的肠管尤其是梗阻部位的近端肠管不宜过长,以免引起盲袢综合征(blind loop syndrome)。

(4)肠造口或肠外置术:如梗阻部位病变复杂,或病人一般情况差,难以耐受复杂手术时,可采用这类术式解除梗阻。主要适用于低位肠梗阻,如急性结肠梗阻。对单纯性结肠梗阻,一般采用梗阻近侧(盲肠或横结肠)造口,以解除梗阻。如已有肠坏死,则切除坏死肠段后将两断端外置做双腔造口术,以后二期手术,进行造口回纳或再解决结肠病变。

二、粘连性肠梗阻

粘连性肠梗阻(adhesive intestinal obstruction)是由肠粘连或腹腔内粘连带所致,临床上最为常见,国内占全部肠梗阻的 40% 以上,在西方国家甚至可达 60%~70%。

(一) 病因与病理生理

肠粘连和腹腔内粘连带形成可分先天性和后天性两种。先天性者较少见,可因发育异常或胎粪性腹膜炎所致。后天性者远为多见,常由于腹腔内手术、炎症、创伤、出血、异物等引起,其中以手术后所致的粘连性肠梗阻最多。虽然肠粘连在手术后普遍存在,但只有在一定的条件下才会引起肠梗阻。常见的原因有:①肠袢间紧密粘连成团或固定于腹壁,使肠腔变窄或影响肠管的蠕动和扩张;②肠管因粘连牵扯扭折成锐角(图 4-11);③粘连带压迫肠管(图 4-12);④肠袢套入粘连带构成的环孔,形成内疝(图 4-13);⑤肠袢以粘连处为支点发生肠扭转等。由于上腹部的肠管相对较为固定,而下腹部和盆腔内肠管活动度较大,因此,下腹部和盆腔手术后肠粘连的发生率要高于上腹部手术。除了上述病理基础以外,肠梗阻的发生常伴一些诱因,如肠道功能紊乱、暴饮暴食、突然改变体位等。鉴于手术创伤与肠粘连的发生直接相关,以下措施有助于减少粘连的形成:手术中应贯彻微创和损伤控制的理念,注意保护健康组织,尽量减少腹膜撕裂和缺损,缩短肠管暴露和接触空气时间。关腹前彻底止血、冲洗清除积血和可能存在的异物。术后早期活动,促进肠蠕动恢复。

(二) 临床表现

急性粘连性肠梗阻主要表现为小肠机械性肠梗阻,病人通常有腹腔手术、创伤或感染病史。既往有慢性肠梗阻症状和多次急性发作者多为广泛粘连引起的梗阻。长期无症状而突然发作急性肠梗阻,腹痛较重,出现腹膜刺激征,应考虑是粘连带、内疝、肠扭转等引起的绞窄性肠梗阻。术后早期发生的粘连性肠梗阻应与手术后肠蠕动功能失调和麻痹性肠梗阻相鉴别,肠蠕动功能失调多发生在手术后5~7d,当肛门恢复排气排便后,症状即逐渐自行消失。而麻痹性肠梗阻的鉴别通常需排除机械性肠梗阻因素存在,在临床表现上往往缺乏急性粘连性肠梗阻的肠绞痛症状和体征。

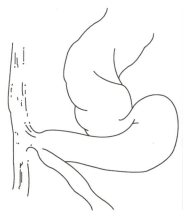
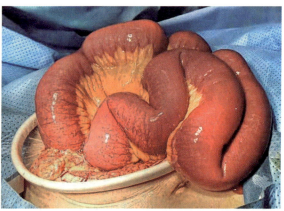

图 4-11　肠管因粘连牵扯扭折成角

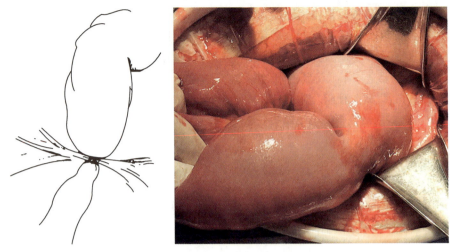

图 4-12　粘连带压迫肠管

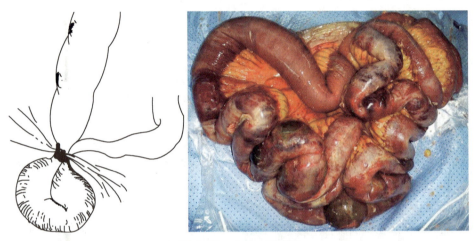

图 4-13　内疝,肠坏死

(三) 辅助检查

1. 腹部 X 线平片　常用的检查方法。表现为:①梗阻处或邻近肠曲扩张位置固定,不随体位改变;②扩张肠曲程度不一,分层排列,具有倾向性;③扩张肠曲向腹部某一区域聚集牵拉;④仰卧前后位平片呈三角形、条状、带状或不规则蜘蛛状的粘连带;⑤肋腹脂线清晰,后腹壁脂线模糊。

2. CT　目的在于明确诊断,发现有无伴随其他疾病及并发症。表现为移行性狭窄、扩张/塌陷肠管相连、粘连带、鸟嘴征、成角征、肠管扩张大于等于 25mm,肠管与腹壁之间、肠管与肠管之间的脂肪间隙消失,粘连处明显强化。

(四) 治疗

首先需区别肠梗阻是单纯性还是绞窄性,是完全性还是不完全性。因为手术治疗并不能消除粘连,相反,术后还可能形成新的粘连,所以对单纯性肠梗阻和不完全性梗阻,特别是广泛性粘连者,一般选用非手术治疗。又如术后早期炎性肠梗阻,除纤维素性粘连以外,尚与术后早期腹腔炎症反应有关,此时既有肠壁水肿和肠腔狭窄,又存在炎症引起的局部肠动力性障碍,一般应采用非手术治疗。

粘连性肠梗阻如经非手术治疗不见好转甚至病情加重,或怀疑存在绞窄性肠梗阻时,须尽早手术,以免发生肠坏死。对反复频繁发作的粘连性肠梗阻也应考虑手术治疗。

手术的方式应按粘连的具体情况而定:①粘连带和小片粘连,可施行简单的切断和粘连松解。

②广泛粘连难以分离,且容易损伤肠壁浆膜和引起渗血或肠瘘,并再度引起粘连,所以对那些并未引起梗阻的部分,不应强行分离。如因广泛粘连而屡次引起肠梗阻者,可选择小肠插管内固定排列术(图4-14),即经胃造瘘或空肠造瘘插入肠梗阻导管,将其远端插至回肠末端或盲肠,然后将小肠顺序折叠排列,借胃肠道内的导管达到内固定的目的。③若有一组肠袢紧密粘连成团而引起梗阻,且不能分离,可将此段肠袢切除并一期肠吻合;倘若无法切除,则作梗阻部位近、远端肠段侧侧吻合的短路手术,或在梗阻部位以上切断肠管,远断端闭合,近断端与梗阻以下的肠管作端侧吻合。近年来,腹腔镜技术也被应用于肠梗阻手术,已有临床研究显示,肠粘连索带松解等腹腔镜手术安全有效,并有创伤小和术后恢复快等优点。

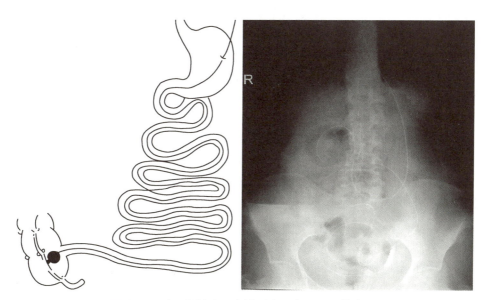

图 4-14　小肠插管内固定排列术示意图及 X 线表现

三、肠扭转

肠扭转(volvulus)是一段肠袢及其系膜沿其系膜长轴扭转 360°~720° 而造成的闭袢性肠梗阻。多数发生在小肠,其次是结肠,既有肠管的梗阻,又有肠系膜的血液循环受阻,病情凶险且发展迅速,病死率达 15%~40%。

(一) 病因

肠扭转的发生常常与局部的解剖结构特点和有关病理改变有关,如肠袢及其系膜过长、系膜根部附着处过窄或粘连收缩靠拢、手术后局部粘连、肠系膜肿瘤等,并因肠内容重量骤增、肠管动力异常以及突然改变体位等诱因而引发。临床上扭转程度轻者在 360° 以下,严重者扭转可达 2~3 转,形成闭袢性肠梗阻,此时肠系膜血管同时受压,极易发展成绞窄性肠梗阻。常见的肠扭转有部分小肠、全部小肠和乙状结肠扭转,罕见盲肠扭转。

(二) 临床表现

肠扭转表现为急性机械性肠梗阻,根据其发生的部位,临床上有不同特点。

1. 小肠扭转　急性小肠扭转多见于青壮年,常有饱食后剧烈活动等诱因,儿童病人常与先天性肠旋转不良等有关。临床上多为高位小肠梗阻,表现为突然发作剧烈腹部绞痛,部位多在脐周,常为持续性疼痛阵发性加重,疼痛可放射至腰背部,腹膜炎时则有全腹疼痛。呕吐频繁,腹胀不显著或者在某一部位腹胀特别明显。腹部有时可触及扩张肠袢伴压痛。病程稍晚,病人极易发生休克。腹部 X 线检查符合闭袢性和绞窄性肠梗阻的表现,另外,还可见空肠和回肠换位,或排列成多种形态的小跨度蜷曲肠袢等特有的征象。

2. 乙状结肠扭转 多见于乙状结肠冗长、常有便秘习惯的老年人,以往有多次腹痛发作经排便、排气后缓解的病史。临床表现为中下腹急性阵发性绞痛,有明显腹胀,排气排便停止,而呕吐一般不明显。体检可见不对称性腹胀伴压痛,扭转早期肠鸣音活跃,扭转肠袢绞窄坏死时出现腹膜炎和休克。低压灌肠时,灌入液往往不足 500ml。腹部 X 线检查显示腹部偏左巨大的马蹄状双腔充气肠袢,可自盆腔直达上腹或膈肌,立位可见两个液平面,降、横、升结肠和小肠可有不同程度的胀气。钡剂灌肠造影见钡剂充盈乙状结肠下部,扭转部位钡剂受阻,逐渐变细,钡剂影尖端呈"鸟嘴"形。

3. 盲肠扭转 盲肠扭转罕见,约占全部肠梗阻的 1%,好发于 40 岁以下的成年女性,也属闭袢性肠梗阻,容易发生肠绞窄。临床表现为低位机械性肠梗阻,出现中腹或右下腹急性腹痛,右中下腹可触及囊性包块伴压痛。腹部 X 线平片检查显示盲肠显著扩张及液气平面,钡剂灌肠造影见钡剂通过升结肠受阻征象。

(三) 治疗

肠扭转是一种较严重的机械性肠梗阻,常在短时期内发生肠绞窄、坏死,病死率较高。一般应及时手术治疗,仅全身情况良好、无腹膜刺激征的早期肠扭转病人可接受初步的对症保守疗法。

1. 扭转复位术 将扭转的肠袢按其扭转的相反方向回转复位。复位后如肠系膜血液循环恢复良好,肠管未失去生机,可以考虑进一步解决预防复发的问题。对于移动性盲肠引起的盲肠扭转,可将盲肠与侧腹壁缝合固定。过长的乙状结肠可将其平行折叠,固定于降结肠内侧,也可行二期手术,切除过长的乙状结肠。

2. 肠切除术 适用于已发生肠坏死的病人。小肠应做一期切除吻合;对于结肠和盲肠,特别是病情严重、有穿孔或弥漫性腹膜炎者,切除坏死肠段后一般将断端做肠造口术,二期行肠吻合术。

四、肠套叠

肠套叠(intestinal intussusception)是指一段肠管套入与其相连的肠管腔内。绝大多数肠套叠是近端肠管向远端肠管内套入,逆性套叠较罕见。肠套叠可导致肠内容物通过障碍,幼儿肠套叠多见,成人少见,但有其特点。

(一) 病因

肠套叠分原发性和继发性两类。原发性肠套叠多发于婴幼儿,80% 发生于 2 岁以下的儿童,肠管本身无病理变化。因为小儿肠蠕动活跃,容易肠功能失调而发生肠套叠;小儿上呼吸道或胃肠道感染时,常引起肠系膜淋巴结肿大,也可能影响肠管的正常蠕动而导致肠套叠。继发性肠套叠多见于成人,肠管本身多已存在器质性疾病,如肠道肿瘤、息肉、结核以及梅克尔憩室。这些病变影响肠管的正常蠕动,从而诱发肠套叠。腺病毒感染时,显著肿胀肥大的回肠远端可以作为套叠的起点。肠蛔虫症、痉挛性肠梗阻有时也是发病的诱因。肠套叠根据套叠发生的部位分为小肠套小肠(小肠套叠)、回肠套盲肠(回盲部套叠)、回肠套结肠、结肠套结肠(结肠套叠)等类型(图4-15),其中以回盲部套叠最常见。被套入的肠段进入鞘部后,其顶点可沿肠管继续推进,肠系膜也被牵入,肠系膜血管受压迫,造成局部循环障碍,逐渐发生肠管水肿、肠腔阻塞,套入肠段发生绞窄而坏死。鞘部肠管扩张并可发展为缺血性坏死,甚至穿孔而导致腹膜炎。

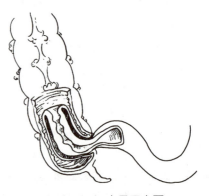

图 4-15 肠套叠示意图

(二) 临床表现

肠套叠的三大典型临床表现是腹痛、血便和腹部肿块，表现为突然发作的剧烈阵发性腹痛，患儿阵发哭闹不安、面色苍白、出汗，伴有呕吐和果酱样血便。腹部可触及表面光滑的腊肠形肿块，常位于脐右上方，稍可活动，而右下腹呈空虚感。成人肠套叠临床表现可不典型，多呈不完全性肠梗阻，腹痛症状较轻、呈阵发性，较少发生血便；套叠常可自行复位，往往表现为慢性反复发作，需与各种慢性腹痛相鉴别，特别注意发现引起肠套叠的肠管病变。

(三) 辅助检查

1. 腹部 X 线平片　是常用的检查方法。表现为：①右腹密度均匀或呈致密影；随病变的发展，可见低位小肠梗阻表现；②充气检查时套叠部的远端呈杯口状的充盈缺损，为最可靠的诊断依据。

2. CT　目的在于明确诊断，发现有无伴随其他疾病及并发症。肠套叠表现为肠管明显积液、积气、扩张。清晰显示肠套叠的解剖结构，由内到外分别为套入的肠管、肠系膜以及脂肪、套鞘。

3. 超声　较为常用的检查方法，表现为：①混合性包块，套叠肠管纵向截面呈“套筒征”；②肠壁增粗，近端肠腔扩张，可探及血流。

(四) 治疗

原发性肠套叠早期可用灌肠法复位，常用空气、氧气或钡剂灌肠，复位效果可达 90% 以上，但发病已超过 48h 或怀疑有肠坏死者禁用。空气压力一般先用 60mmHg(8.0kPa)，经肛管灌入结肠内；X 线透视再次明确诊断后，继续注气加压至 80mmHg(10.6kPa)左右，直至套叠复位。如果套叠不能复位、灌肠复位后出现腹膜刺激征、全身情况恶化，应行手术治疗。手术方法应根据探查情况决定，肠管情况良好者适合行手法复位。若手法复位失败，可切开外鞘颈部，松解紧缩环，将套入肠管复位，然后修补肠壁。对手术复位失败、肠壁损伤严重或已有肠坏死者，可行一期肠切除吻合术。如果患儿全身情况不良，则可先切除坏死肠管，或断端造口，以后再行二期肠吻合术。成人肠套叠多有引起套叠的病理因素，一般主张手术治疗。

五、功能性肠梗阻

功能性肠梗阻一般是指肠壁神经肌肉活动紊乱，导致肠内容物不能通过，而肠腔内外并无机械性梗阻因素，因此也称为假性肠梗阻(pseudoobstruction)。功能性肠梗阻可分为麻痹性和痉挛性两种。麻痹性肠梗阻是由于肠壁肌肉运动受抑制而失去蠕动能力，肠腔内容物不能被运行向下，亦称无动力性肠麻痹。痉挛性肠梗阻是因肠壁肌肉强烈收缩，不能正常蠕动运送肠内容物。

(一) 病因

肠管是一条肌性管道，肠管的运动通常依赖肠管平滑肌和神经电活动。支配肠管的神经包括：交感神经、副交感神经和肠管自身的壁内神经丛。交感神经发自脊髓胸 5 至腰 2 段的侧角，副交感神经主要来自脑干发出的迷走神经，支配远端结肠的副交感神经则来自脊髓骶部发出的盆神经。如果各种原因影响上述肠道自主神经系统的生理平衡、肠道局部神经的传导或平滑肌的收缩，肠壁肌肉就会被抑制而丧失蠕动能力或因肌肉兴奋而发生肠管痉挛，两者均会导致肠梗阻。

1. 麻痹性肠梗阻　麻痹性肠梗阻相对较为常见，发生于急性弥漫性腹膜炎、腹部大手术、腹膜后出血或感染、电解质代谢紊乱和药物作用等，由于肠壁肌肉运动受抑制而失去蠕动能力。

(1)术后麻痹性肠梗阻：一些手术以后可出现肠梗阻，这种肠梗阻无机械性梗阻的因素存在。其发病一般认为与下列原因有关。

1)手术后交感神经系统兴奋，此种术后神经反射可抑制胃肠道蠕动。

2)手术中的机械性刺激，术中肠管及其系膜受牵拉刺激后肠蠕动功能暂时丧失或肠蠕动不协调。

3)手术引起的组织创伤、腹腔积血、无菌性炎症和免疫反应，激活肠道肌层中性粒细胞释放大量炎性介质,导致肠壁炎症水肿和肠道蠕动抑制。另有一些病人在术后肠功能恢复后再次出现肠梗阻,其主要原因是肠壁炎症造成的肠蠕动减弱,其次是肠壁水肿引起的肠腔阻塞,也被称为术后早期炎性肠梗阻,是一种动力性与机械性同时存在的肠梗阻。

4)腹膜后血肿、炎症,手术后全身性或腹腔内感染,也可引起反射性肠麻痹。

5)肠道缺血、麻醉、镇静等药物作用。

6)合并糖尿病酮症、尿毒症和代谢性酸中毒,低钾、低钠和低镁血症。

7)脊柱、盆腔手术对神经的直接影响。

(2)非手术麻痹性肠梗阻:与手术无直接关系,但病理生理机制可与术后麻痹性肠梗阻相似。常见于以下原因。

1)电解质代谢紊乱、尿毒症等代谢紊乱。

2)全身性或腹腔内感染炎症、重金属中毒,如败血症、腹腔内脓肿、重症胰腺炎及肾盂肾炎、肺炎等。

3)中枢神经、肠平滑肌或肠管肌间神经丛等病变,如脊髓炎、系统性硬化症、结缔组织病、淀粉样变性、帕金森病和结肠神经节细胞缺乏症等。

4)药物作用,如镇静剂、抗抑郁和抗癌药等。

2. 痉挛性肠梗阻　此种肠梗阻十分少见,一般是由于外伤、炎症或异物等刺激等引起,也可见于如一些肠道功能紊乱、某些药物反应和慢性铅中毒等。

(1)肠管刺激:肠腔内的异物、寄生虫、炎症、刺激性食物、肠壁溃疡及血运障碍等,有时可引起肠壁痉挛和梗阻。

(2)神经丛反射:腹部的外伤等,通过腹腔神经丛及肠系膜神经丛的反射作用,可引起肠管痉挛。

(3)中枢神经作用:脑肿瘤、脑脓肿、癔症甚至精神过度紧张等原因,偶尔也可通过中枢神经的作用,导致肠痉挛。

(二)临床表现

功能性肠梗阻病人主要有腹胀等症状,常与机械性梗阻表现相似。除痉挛性肠梗阻外,腹痛相对轻微,通常无绞痛样发作;病人可有或无恶心呕吐,仍可有肛门排气排便,均有助于与机械性肠梗阻鉴别。麻痹性肠梗阻肠鸣音极度减弱或消失。痉挛性肠梗阻肠壁肌肉强烈收缩,常可闻及肠鸣音亢进,甚至气过水声。在肠梗阻的早期可无全身症状,腹胀严重者可引起呼吸、心跳加快以及少尿;伴有反复呕吐者,可产生水、电解质代谢紊乱表现。

(三)辅助检查

腹部 X 线平片检查可见小肠和结肠少量气液平面。CT 及肠道造影有助于功能性肠梗阻的诊断和鉴别诊断。

(四)治疗

治疗上依赖非手术疗法,主要采用补液、营养支持和胃肠减压等对症处理,控制相关的感染、水电解质代谢紊乱和酸碱平衡失调等问题。灌肠、肛管排气、腹部按摩、应用生长抑素等措施对术后麻痹性肠梗阻有治疗作用。在经胃肠减压等治疗失败或不能排除绞窄性肠梗阻等情况下,也可考虑行剖腹探查和肠造口术。

六、血运性肠梗阻

血运性肠梗阻继发于急性肠系膜血管缺血性疾病(acute mesenteric ischemia),由于肠管血运障碍而发生肠麻痹和肠梗阻。这种缺血的主要原因是肠系膜血管栓塞或血栓形成,罕见情况下由动脉夹层造成。此外,血运性肠梗阻的病因还包括以肠系膜动脉痉挛为主的非闭塞性肠系膜血管缺血

（nonocclusive mesenteric ischemia）。

(一) 病因

肠系膜血管阻塞后,受累肠管缺血。若不及时纠正,因肠黏膜不易耐受缺血而坏死脱落,继而肠壁充血水肿,血液淤滞,血浆渗至肠壁,肠壁发生出血性梗死。

1. 肠系膜上动脉栓塞　最常见,约占急性肠系膜血管缺血性疾病的50%。栓子多来自心脏(40%),如心肌梗死后的附壁血栓,心房颤动、心瓣膜病和心内膜炎赘生物及人工瓣膜置换术后的血栓等,也可来自主动脉壁的粥样斑块。动脉栓塞的发生与肠系膜上动脉腹主动脉呈锐角分出,管腔较粗,走行与腹主动脉平行,脱落的栓子易于进入有关。多见的栓塞部位于肠系膜上动脉远侧较窄处,可引起大部分小肠坏死。

2. 肠系膜上动脉血栓形成　大多在动脉硬化性阻塞或狭窄的基础上发生,常会涉及整个肠系膜上动脉,但也有较局限者。

3. 肠系膜上静脉血栓形成　肠系膜上静脉血栓形成占全部肠系膜血管缺血性疾病的5%~15%,可继发于腹腔感染、肝硬化门静脉高压症致血流淤滞、真性红细胞增多症、高凝状态和外伤或手术造成血管损伤等。口服避孕药占年轻女性肠系膜上静脉栓塞病人的9%~18%。

4. 非闭塞性肠系膜血管缺血　占急性肠系膜血管缺血性疾病的20%~30%。往往发生于心力衰竭的老年人,起病多与低血容量性休克、充血性心力衰竭、主动脉供血不足、头颅损伤、使用血管收缩剂和洋地黄中毒等有关。肠系膜上动脉本身并无阻塞,但其主干或分支有普遍或节段性痉挛,肠系膜血管血流速度下降,肠壁血管床呈收缩状态。若持续时间稍长,即使原发因素能够去除,但系膜血管仍会持续收缩,容易导致肠坏死甚至穿孔和腹膜炎。

(二) 临床表现

急性肠系膜血管缺血性疾病常常是一种凶险的外科急症,病死率极高。阻塞发生越急,范围越广,病情也就越严重;动脉阻塞又较静脉阻塞发病急骤而严重。肠系膜上动脉栓塞和血栓形成的临床表现大致相仿;但肠系膜上动脉血栓形成的病人,常先有数日至数周的慢性肠系膜上动脉缺血征象,即饱餐后腹痛和慢性腹泻等肠道吸收不良症状。肠系膜上静脉血栓形成的病人,早期可有轻度全腹痛或腹部不适的症状。不论动脉或静脉血栓形成,均表现为突发的剧烈腹部绞痛,严重程度与病人轻微的体征明显不相称,是此病的重要特点。病人伴有胃肠道排空症状,呕吐频繁或呈持续性,呕血和便血常见。查体见上腹部平坦、柔软,可有轻度压痛。以上腹痛特点、胃肠道排空症状,再加上患有器质性心脏病或心房颤动、动脉瘤等心血管疾病的现象,即构成典型的肠系膜上动脉栓塞"Bergan 三联征"。发病早期全身改变不明显,如果血管闭塞范围广泛,也可较早出现休克。随着肠坏死和腹膜炎的发生发展,腹胀渐趋明显,肠鸣音消失,出现腹部压痛、腹肌紧张等腹膜刺激征,腹腔穿刺也可抽出血性液。在病程早期即有明显白细胞计数升高,常达 $20 \times 10^9/L$ 以上,代谢性酸中毒常较明显。

(三) 辅助检查

1. 腹部 X 线平片　可显示受累小肠、结肠轻度或中度扩张胀气。梗阻后期由于肠腔和腹腔内大量积液,亦可见腹部密度普遍增高。

2. CT　CT 和 CT 血管造影（CT angiography,CTA）是常用的检查方法,不仅可以显示肠系膜血管病灶(图 4-16),还能辅助确定受累肠管的范围。

3. 超声　可发现肠系膜血管血栓,但易受肠道气体干扰。

4. MRI　有较高的敏感性和特异性,但检查过程较为复杂,临床实际应用受到限制。

5. DSA　目前仍然是诊断急性肠系膜动脉缺血的"金标准",能显示阻塞位置、有无侧支循环存在,也有助于鉴别血管栓塞、血栓形成或痉挛,并且能够为介入溶栓提供条件。但 DSA 属有创操作,不作为首选检查。

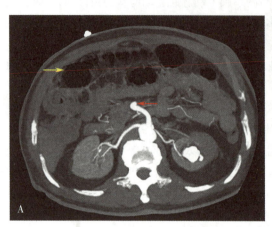
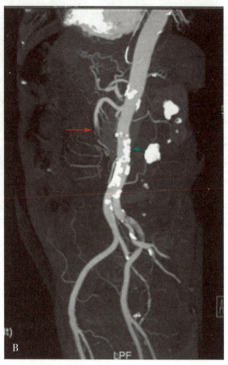

图 4-16　肠系膜血管的 CT 血管造影表现

A. CT 血管造影（CTA）示肠系膜上动脉阻塞（红色箭头），小肠积气（黄色箭头）；

B. CTA 示肠系膜上动脉阻塞（红色箭头），主动脉钙化斑（绿色箭头）。

（四）治疗

　　急性肠系膜血管缺血性疾病进展迅速，预后凶险。诊断明确后应及早治疗，包括全身支持和手术治疗。初始治疗均是液体复苏和维持循环稳定，有明显肠管缺血表现者应给予广谱抗生素。对于肠管尚未坏死，动脉造影证实肠系膜上动脉分支栓塞、远端侧支循环存在的病人，可肌内注射罂粟碱扩张肠系膜血管及解除肠管痉挛，全身肝素抗凝，同时去除诱发疾病，如治疗心律失常等。肠系膜上动脉栓塞可行取栓术。肠系膜上动脉血栓形成可选择内膜切除或动脉搭桥术，动脉阻塞不严重者可先采用抗凝溶栓等非手术疗法。肠系膜上静脉血栓形成病人，诊断明确后即应开始抗凝治疗，有腹膜炎体征者须紧急手术，肠切除的范围应包括有静脉血栓形成的全部肠系膜，以防术后静脉血栓继续发展。

　　随着近年来介入治疗技术的发展，可以通过介入插管持续输注罂粟碱和尿激酶等进行解痉、溶栓治疗，对治疗肠系膜血管血栓已有成功的报道，但其确切的治疗效果尚需进一步的临床试验证实。

（王夫景）

第三节　短肠综合征

一、概述

　　短肠综合征（short bowel syndrome，SBS）是指大段的小肠切除使得小肠吸收面积极度减少，残留的功能性肠管不能维持病人营养需要的吸收不良综合征。

二、病因与发病机制

(一) 病因

1. 成人　多种原因可导致成人短肠综合征。其中肠系膜血管闭塞、肠系膜血管创伤后破裂以及急性肠扭转导致大范围小肠坏死切除是常见病因(切除 75% 以上的小肠)。此外多次肠道切除手术、放射性肠炎引起的广泛肠道功能受损也常导致短肠综合征。

2. 儿童　儿童短肠综合征的病因主要为先天性疾病,包括小肠闭锁、中肠旋转不良导致的小肠异位固定或异常扭转,可发生于子宫内或出生后任何时间;新生儿期坏死性小肠炎被认为是新生儿短肠综合征的主要原因。

(二) 发病机制

成人小肠的长度约 5~6m。小肠被广泛切除后,参与肠腔内物质吸收的肠黏膜面积减少,食物在肠腔中通过的时间缩短,从而导致短肠综合征发生。其严重程度取决于下列因素:①切除肠管的范围;②切除肠管的部位;③是否保留回盲瓣;④残留肠管及其他消化器官(如胰和肝)的功能状态等。

1. 切除肠管的范围　目前认为,对于肠黏膜无病变的病人,如果保留回盲瓣及部分结肠,75cm 小肠肠管可维持机体所需营养;如丧失回盲瓣则至少需要保留 100cm 小肠。而对于肠黏膜有病变的病人,如克罗恩病、放射性肠炎,则需要保留更多肠管。

2. 肠管切除的部位　正常情况下脂肪、蛋白质、碳水化合物、矿物质、水溶性维生素的消化吸收在十二指肠和空肠中进行;维生素 B_{12}、结合型胆盐、胆固醇在回肠吸收。当切除近端小肠后,回肠将代偿部分吸收功能;回肠切除后造成的代谢紊乱明显重于空肠。

3. 是否保留回盲瓣　回盲瓣能延长小肠内容物的通过时间。当保留回盲瓣时,小肠内容物在肠腔内停留时间相对延长,从而增加了与营养物质接触的时间。因此,回盲瓣的缺失更容易导致短肠综合征。此外,回盲瓣的缺失还可导致结肠内的细菌进入小肠,损伤小肠黏膜。

4. 残留肠管和其他消化器官的状态　例如病人由于克罗恩病、胃肠淋巴瘤、放射性肠炎等疾病而行小肠切除术,因其疾病本身的功能性损害仍然存在,残留肠管的吸收功能将进一步减少。

三、病理生理

小肠切除术后肠道和机体的适应性改变一般在几个月至一年内完成。残余肠道会出现一系列代偿性改变,包括肠腔周径增大、肠管延长、肠腺陷凹加深,肠壁微绒毛增大、高度增加,从而使吸收面积增加。同时,机体的生理功能也出现诸如胃酸分泌增多、胆盐代谢异常和小肠细菌过度繁殖等相应改变。

四、临床表现

短肠综合征的临床演变过程可划分为 3 个阶段。

(一) 急性反应期

小肠广泛切除术后 2 个月以内。主要临床表现:①营养不良:因为营养摄取相对不足,成人主要表现为消瘦、虚弱无力等,儿童病人常发育迟缓。②腹泻:在术后 2~3 周内出现程度不同的腹泻和脂肪泻,每天从大便中丢失液体约 2.5~5L,可导致严重的水、电解质代谢紊乱。③感染:长期蛋白质缺乏,免疫功能低下,容易发生感染。④消化性溃疡:约半数病人可能由于手术后应激状态和肠抑胃肽、胰泌素、缩胆囊素分泌减少而并发消化性溃疡。⑤抽搐:钙、镁吸收不良可引起神经肌肉兴奋性增强而导致肢体抽搐。

（二）功能代偿期

术后 2 个月至 2 年。病人小肠适应性改变逐渐完善，可进行肠内营养。主要临床表现：①腹泻：仍然常见，但较前期症状减轻。②营养不良及其并发症加重：体重减轻、乏力、倦怠、贫血、低蛋白血症及水肿、低钙等营养物质吸收不良的表现趋于明显；部分病人出现维生素缺乏相关的角膜干燥、视力减退、手足搐搦症、代谢性骨病及凝血机制障碍。

（三）维持期

术后 2 年以后，剩余小肠有效面积代偿性增加，病人机体代谢稳定在较低水平。小肠切除过长者可能无法获得长久的维持期，容易出现严重的营养不良，甚至死亡。维持期病人消化性溃疡和腹泻较常见，也常会出现胆系结石和泌尿系结石。

五、辅助检查

病人粪便中常见脂肪球和未消化的食物残渣，提示有营养吸收不良。血常规常提示缺铁性贫血或巨幼细胞贫血。右旋木糖吸收试验可用来评估小肠吸收功能，木糖在体内不被代谢而由尿排出。在肾功能正常条件下大段小肠切除后，血或尿中木糖浓度显著降低。

钡剂造影常用来明确残留小肠的长度、排空时间、肠黏膜皱襞等情况。内镜有助于观察残留肠道黏膜的形态和进行肠黏膜活检。

六、诊断与鉴别诊断

诊断应具备下列 3 个基本条件：①小肠广泛切除的病史；②吸收不良的临床表现；③吸收不良的实验室证据。

本病主要应与其他原因引起的吸收不良相鉴别。病史、小肠黏膜内酶活性测定、小肠内镜检查加活检或胶囊内镜检查等对其鉴别均有帮助。甲状腺和肾上腺功能检查可排除继发性内分泌疾病所致的吸收不良。

七、治疗

根据不同临床分期采用不同的营养支持治疗策略：急性反应期以肠外营养维持水、电解质平衡为主；功能代偿期采用肠外营养与肠内营养相结合的治疗，并逐步增加肠内营养；维持期使病人逐步过渡到肠内营养为主。

（一）非手术治疗

1. 急性反应期

（1）选择肠外营养，补充足够的能量，维持机体的水、电解质和酸碱平衡。术后 2~3d 可开始全胃肠外营养（total parenteral nutrition，TPN）。空肠短于 50cm 的病人还应注意补充铁和钾离子。

（2）防治并发症：①针对肠源性感染的可能性，应选择抗厌氧菌和需氧菌的抗生素。②控制腹泻，必要时可应用生长抑素及其合成类似物抑制胃肠道的分泌。③ H2 受体阻断剂或质子泵抑制剂抑制胃酸分泌。

2. 功能代偿期　加强肠内营养，一旦从急性期恢复，就应尽早经口或管饲进行肠内营养支持。同时静脉补充肠内营养无法提供或提供不足的能量和营养素，如必需脂肪酸、脂溶性维生素和微量元素。谷氨酰胺以及各种促生长激素有助于预防小肠黏膜萎缩。

3. 维持期　此期残存小肠功能已得到最大代偿，但仍有 30% 的病人在此阶段存在营养吸收不良的现象，若无法维持正常代谢的要求，则需考虑长期肠外营养支持或特殊的肠内营养。

(二) 手术治疗

短肠综合征病人无绝对手术适应证,仅对小肠适应性变化长时间无改善的病人可考虑外科治疗。外科治疗的目的是通过增加小肠吸收面积或减慢肠运输时间以延缓食糜排空来增加小肠的吸收能力,具体术式包括:末段小肠倒置吻合或者通过制造重复循环肠袢,延缓食糜排空;对于肠段扩张的病人,可以通过小肠缩窄延长术将一段小肠沿长轴切开一分为二,分别缝合成为两个细的肠管,或在扩张肠道两侧交替 Z 形对肠腔进行缩窄,从而增加食物通过肠道的距离。但上述手术均存在治疗效果不恒定且并发症较多的问题,应慎重考虑。

对于需要永久性完全依赖肠外营养的短肠综合征病人,小肠移植术是较为理想和有效的方法,小肠移植手术常见并发症包括:移植免疫排斥反应、移植小肠功能不能恢复以及脓毒症、多源性感染等。

(刘原兴)

附:小肠移植

(一) 概述

小肠移植(small bowel transplantation)是指将异体的一段小肠通过血管吻合、肠道重建的方式移植至由于各种原因切除或损毁了大部或全部小肠病人的一门外科技术,是治疗短肠综合征或不可逆转肠衰竭疾病较为理想的治疗手段。小肠是人体内最大的淋巴库,且为有菌的空腔脏器,移植免疫反应较其他脏器移植更为强烈和复杂,既有排斥反应,又有移植物抗宿主反应;与此同时肠源性感染发生率高,严重影响了小肠移植的临床应用,一直是临床上难度最大的移植手术之一。

小肠移植始于 20 世纪初期,但其发展远远落后于其他器官和组织移植。1905 年,Carrel 首先报道了小肠移植技术,1964 年,Deterling 首次为一婴儿施行同种异体小肠移植手术(母亲为供体),但因排斥等问题而失败。1988 年,德国的 Deltz 成功进行的首例人体单独小肠移植,被公认是第 1 例成功的临床小肠移植。直到 20 世纪 90 年代,新型免疫抑制剂 FK506(tacrolimus)应用于临床小肠移植领域后,小肠移植的成功率与存活率才有所提高。小肠移植登记处(Intestine Transplant Registry,ITR)全球 82 个移植中心资料的统计显示:到 2013 年 2 月已登记小肠移植 2 887 例,2005—2007 年全球进行的单独和联合小肠移植病人的 1 年存活率已达到 80%~90%。目前美国匹兹堡移植中心小肠移植术后病人 1 年和 5 年存活率分别达 91% 和 75%。约 2/3 病人术后半年能够停止肠外营养支持并恢复正常的活动。我国临床小肠移植工作起步较晚,东部战区总医院(原南京军区南京总医院)于 1994 年完成国内首例尸体来源的单独小肠移植,但近年来我国小肠移植手术例数及手术效果已经呈明显上升趋势。

(二) 分类

小肠移植根据小肠来源的不同可分为尸体供肠小肠移植和活体供肠小肠移植两种。目前亚洲中心采用活体小肠移植的比例为 34%,而世界其他地区仅为 1%。与尸体供肠小肠移植相比,活体小肠移植的优势有:活体供肠具有较高的组织相容性,可以减少免疫抑制剂的用量;活体小肠移植可选择手术时机,在供体、受体均处于最佳状态时施行手术,可以最大程度地减少冷缺血时间。但活体供肠也存在取材受限、容易导致吻合血管易狭窄并形成血栓等缺点。

根据移植内容不同,小肠移植类型包括以下三种:单纯小肠移植,主要适用于单纯小肠功能缺失的病人;肝 - 小肠联合移植,适用于伴肝衰竭的小肠功能缺失的病人;多脏器联合移植,适用于由吸收、动力和血管病损引起的广泛胃肠道病变合并肝衰竭者。

(三) 小肠移植的适应证和禁忌证

1. 适应证   各种原因所致的不可逆小肠功能衰竭。小儿常见疾病包括小儿先天性、多发性小肠闭锁症、腹裂、肠扭转、坏死性肠炎等。成人常见疾病包括由于肠系膜缺血、外伤等造成的短肠综合征，以及克罗恩病、肠系膜根部肿瘤等。

2. 禁忌证   包括全身性肿瘤、转移性疾病、获得性免疫缺陷综合征、心肺功能不全、无法控制的感染等。

(四) 手术时机

由于小肠移植疗效的提高，一般建议对不可逆肠衰竭病人尽早行小肠移植，这样无论小肠移植的医疗费用还是疗效均优于出现肠衰竭行全胃肠外营养后再行小肠移植。一旦短肠综合征病人康复治疗和非移植的外科手术治疗失败，并无法摆脱全胃肠外营养而生存，就应尽早接受小肠移植治疗。小肠移植的手术时机正从过去不可逆肠衰竭合并全胃肠外营养支持失败病人的救命治疗措施，向着尽早接受小肠移植、提前获益并显著提高生活质量的理念转变。

(五) 手术步骤

1. 供者手术   活体小肠移植需连带一定长度的肠系膜上动、静脉；尸源性供肠可保留肠系膜上静脉蒂或门静脉蒂，肠系膜上动脉尽量游离足够长度或带腹主动脉蒂；肝 - 肠和腹腔多脏器移植时，供者器官切取按原位灌注、整块切取的原则进行。

2. 受者手术

(1) 血管吻合：供肠肠系膜上动脉 - 受者腹主动脉或髂总动脉端侧吻合。静脉重建根据回流途径主要分为供肠肠系膜上静脉 - 受者下腔静脉或髂总静脉端侧吻合、供者肠系膜上静脉 - 受者门静脉（或肠系膜上静脉、脾静脉）端侧吻合两种。

(2) 肠管吻合：近端供受者肠管端 - 端吻合；远端造瘘供术后定期内镜组织学检查，6~12 个月后关闭，还可辅加供者远端肠管 - 受者肠管侧端吻合；近端肠管置入空肠饲管供术后应用免疫抑制剂和早期胃肠内营养。

(六) 术后处理

1. 一般处理   术后密切观察移植肠腹壁造口的颜色及造口量的变化，高度重视移植肠血管并发症的发生。观察有无腹腔出血、淋巴漏、消化道吻合口瘘等外科并发症的发生。术后早期应严密监测排斥反应的发生，联合应用窄谱、强效抗细菌、真菌和病毒药物预防感染的发生。

2. 营养支持   在移植肠功能恢复之前，全胃肠外营养维持受者的主要营养需求，随着移植肠功能的逐渐恢复，受者逐步过渡到肠内营养维持，并最终摆脱肠外营养。

3. 免疫抑制   小肠属于高免疫源性器官，排斥的发生率极高。近年来强效免疫抑制药物已将排斥反应的致死率大幅降低。目前大部分小肠移植中心常使用单克隆或多克隆抗体进行预处理的诱导治疗。最常用的诱导药物是抗胸腺细胞球蛋白（antithymocyte globulin，ATG）、人源化的白介素 -2 受体单克隆抗体（daclizumab）、人源化的抗 CD52 单克隆抗体（campath-1H）等。目前普遍应用免疫抑制维持方案以 FK506 和激素为基础，联合应用西罗莫司（雷帕霉素，rapamycin）等。

(七) 常见并发症

1. 出血   小肠移植术后有较高的出血风险，直接原因可以是创面渗血、凝血机制障碍和既往手术的腹腔粘连等。如内科止血不能改善病情者，应积极进行外科手术干预。

2. 吻合口瘘   移植肠的肠道往往愈合能力差，消化道吻合口瘘的发生率较高。治疗包括腹腔通畅引流、胃肠减压、抗感染及必要时手术探查。

3. 术后感染   包括腹腔感染、导管感染、肺部感染等。病原体包括细菌、真菌以及病毒感染。其中巨细胞病毒（cytomegalovirus，CMV）感染常会导致严重败血症。而 Epstein-Barr 病毒（Epstein-Barr virus，EBV）感染引发的移植后淋巴组织增生性疾病（post-transplant lymphoproliferative disease，PTLD）在小肠移植中的发生率也明显高于其他实体脏器移植。因此移植术后对这些病原体予以常规监测和早期处理。

4. 血管并发症　主要是血栓形成,虽然发生率不高,但后果严重。动脉吻合口血栓形成,可致小肠坏死,一旦确诊应积极手术切除已坏死肠段,并准备再次小肠移植。

(刘原兴)

第四节　小 肠 肿 瘤

一、概述

小肠占胃肠道总长的 70%~80%,但小肠肿瘤的发病率仅占胃肠道肿瘤的 5%。小肠肿瘤发病率低可能与小肠内容物通过快、黏膜细胞更新快、肠内容物为碱性液状、肠壁内含有较高 IgA、肠内细菌含量低等因素有关。

二、病因

小肠肿瘤的确切病因目前尚不清楚。目前较认同的病因有:①小肠腺瘤样息肉、遗传性家族性息肉病;②厌氧菌;③免疫增生性小肠疾病;④炎症性肠病;⑤神经纤维瘤病、某些回肠手术术后等与腺癌的发生有关,结节性淋巴样增生、艾滋病等则与非霍奇金淋巴瘤有关;⑥化学性致癌剂如二甲基肼、氧化偶氮甲烷。

三、病理

小肠肿瘤类型多样可来自小肠的各种组织。良性肿瘤以腺瘤、平滑肌瘤、纤维瘤、血管瘤等较多见。恶性肿瘤以淋巴肉瘤、腺癌、平滑肌肉瘤、类癌等较多见,还包括转移性肿瘤。

四、临床表现

小肠肿瘤的临床表现很不典型,与肿瘤的类型、部位、大小、性质、是否有梗阻、出血和转移有关。常表现为以下一种或几种症状。

1. 腹痛　最常见,肠梗阻、肿瘤的牵拉及其引起的肠管蠕动失调、瘤体发生中心坏死引起的炎性反应、溃疡、穿孔等都可以引起腹痛。可为隐痛、胀痛、持续性剧痛或间歇疼挛性疼痛。

2. 肠道出血和贫血　出血一般于肿瘤发生溃疡或表面糜烂后出现。小肠良性肿瘤出血以平滑肌瘤和血管瘤多见。平滑肌肉瘤最易出血。小肠腺癌可有柏油样便。小肠癌和恶性淋巴瘤病人常伴明显的贫血。

3. 肠梗阻　是小肠肿瘤较常见的并发症。多为肿瘤所引起的肠套叠、肠管挛缩、狭窄或扭转等所致。

4. 腹内肿块　以向肠腔外生长的肿瘤为多见,肿块活动度较大、位置不定。良性肿瘤病人多数触不到肿块。触及肿块者多为平滑肌肉瘤、纤维瘤、较大的淋巴瘤或肿瘤引起的肠套叠。

5. 穿孔　在小肠良、恶性肿瘤中均可能发生,常发生于溃疡型腺癌和平滑肌肉瘤。急性穿孔引起弥漫性腹膜炎;慢性穿孔形成局限性脓肿和肠瘘。

6. 消化道症状　有时小肠肿瘤会引起类似溃疡病的上腹部不适和疼痛,同时伴有恶心、腹胀和消化不良等症状。腹泻以恶性淋巴瘤病人为多见。

7. 发热　可为小肠恶性淋巴瘤的首发症状,其次以平滑肌肉瘤较多见。

8. 其他　可出现下肢水肿、腹水、出血性休克、梗阻性黄疸或胆道感染等表现。

五、辅助检查

1. 5- 羟色胺　类癌病人血中 5- 羟色胺升高,若怀疑类癌,可测定病人尿中的 5- 羟色胺的降解物 5- 羟吲哚乙酸。

2. 钡剂造影　可分次口服少量钡剂,在逐段连续仔细观察下可提高检出率。小肠良性肿瘤表现:①管腔内充盈缺损,表面光滑、境界清楚;常单发、无蒂;②钡剂造影时呈轨道样双线征;正面观呈双环征。小肠恶性肿瘤表现:①范围较小、形态不规则、边界清楚的管腔狭窄和肠壁僵硬。②黏膜皱襞破坏,钡剂通过受阻。钡剂灌肠时,如钡剂进入末段回肠,有时可显示末段回肠肿瘤,但发现率很低。

3. CT　小肠良性肿瘤表现:①平扫时肠腔内软组织密度肿块,境界清楚,轮廓光滑呈菜花状;②增强扫描呈中度强化。小肠恶性肿瘤:①平扫时肠腔内单发息肉状、菜花状软组织结节及团块影,部分肠壁不规则及环状增厚,厚薄不均、僵硬,内缘欠光滑,相应肠腔狭窄;②增强扫描时动脉期强化较门静脉期明显,坏死区无强化。

4. 十二指肠镜　对诊断十二指肠局部肿瘤的正确率甚高。

5. 小肠镜　可检出部分上段空肠的病变,但对整个小肠的检查尚受限。

6. 胶囊内镜　胶囊内镜对小肠黏膜、黏膜下血管及黏膜隆起性病变检出率达 86.8%;对原因不明消化道出血诊断率为 60%~70%;对克罗恩病的诊断率为 65%。但其无法进行病理检查且不能进行内镜下治疗。

7. 选择性肠系膜血管造影　可显示血管丰富或有出血的病变(出血量估计每分钟超过 3~5ml),或较大的肠壁占位性病变。

六、诊断与鉴别诊断

小肠肿瘤病人多因腹痛、黑便或便血来诊。具有上述症状者,如初步检查排除常见病因,或全面检查仍未能做出诊断,应考虑小肠肿瘤的可能而做进一步检查。必要时可考虑腹腔镜或剖腹探查。

七、治疗

诊断一旦确立,应尽早手术切除。

1. 小肠良性肿瘤的治疗　手术切除是唯一有效的治疗方法,可预防因肿瘤引起的肠套叠、肠梗阻等并发症。肿瘤小、带蒂、位于系膜对侧者,可行肠壁楔形切除。肿瘤较大或位于系膜侧肠壁,可行肠段切除。距回盲瓣 5cm 以上的回肠良性肿瘤,可保留回盲瓣;不足 5cm 者做回盲部切除。肠套叠如无明显粘连,复位后肠管亦无血液循环障碍,按上述原则处理。如套叠肠段粘连严重,不宜勉强复位,应将套叠肠段连同肿瘤一并切除。肿瘤较大,有坏死或合并溃疡,该区肠系膜淋巴结肿大,难与恶性肿瘤鉴别者,按术中冰冻病理结果进行相应处理。

2. 小肠恶性肿瘤的治疗　以手术切除为主,切除范围应包括肿瘤两侧各 10cm 的肠管,清扫区域淋巴结。位于距回盲瓣 20cm 以内的回肠恶性肿瘤,行右半侧结肠切除,以利于清除该区引流淋巴结。对腹腔内转移的病例,只要病灶可切除,病人一般情况良好,仍应切除原发灶。

3. 其他　放疗、化疗对小肠恶性淋巴瘤有较好疗效,对其他恶性肿瘤疗效不确定。

八、预后

小肠良性肿瘤病人除少数死于肿瘤并发症外,绝大多数手术效果好。小肠恶性肿瘤预后较差,腺癌预后最差,5 年生存率约为 20%;恶性淋巴瘤、肉瘤次之,恶性淋巴瘤约为 35%,平滑肌肉瘤约为 40%。

(李 强)

第五节 肠 瘘

一、概述

肠瘘是指肠与其他器官,或肠与腹腔、腹壁外出现异常通道,分为外瘘和内瘘。肠瘘穿破腹壁与外界相通者称为外瘘,如管状瘘、唇状瘘;与其他空腔脏器相通,肠内容物不流出腹壁外者称为内瘘,如胆囊十二指肠瘘、胃结肠瘘、肠膀胱瘘等。内瘘中小肠 - 小肠内瘘可不出现症状;高位小肠 - 结肠内瘘可导致腹泻和营养不良;肠管与其他空腔脏器如胆囊、膀胱、阴道等的内瘘则都有相应的临床表现,主要为感染。由于内瘘在临床肠瘘所占比例较小,且症状、治疗各异,本节主要介绍肠外瘘。

二、病因

肠外瘘的病因:①手术是造成肠瘘的主要原因,多见于胃肠和胆道手术。②肠损伤处若感染或组织缺血可破溃成瘘。③肿瘤穿破成瘘,多发生于结肠。④炎性肠病、肠结核以及腹腔内感染导致肠瘘。⑤由于卵黄管未闭,在脐部发生肠外瘘,即脐肠瘘。

三、病理生理

肠外瘘发生后,主要病理生理改变为:①大量肠液丢失于体外,引起水、电解质代谢紊乱和酸碱平衡失调。②蛋白质大量丢失且无法经胃肠道补充营养,加之感染致高分解代谢状态,可迅速出现营养不良。③含有消化酶的肠液外溢,引起瘘口周围组织和皮肤腐蚀、糜烂,继发感染和出血。

四、临床表现

肠外瘘的第一阶段临床表现为:创伤或手术后短期内,肠液外溢至腹腔导致弥漫性或局限性腹膜炎。经过局部破溃形成瘘管、手术探查引流或观察到引流管引出肠液后进入第二阶段,此时轻者仅少量肠液自瘘管流出,重者可出现下列症状。

1. 瘘口局部　腹壁瘘口可分两类:一类为肠壁瘘口与腹壁破口之间有一段距离,或已有周围组织包裹形成管状,称为管状瘘;另一类为肠壁瘘口与腹壁瘘口紧贴,肠黏膜与腹壁组织愈着形成唇状,称唇状瘘。管状瘘有自行愈合可能,但易导致腹腔内感染。唇状瘘无自愈可能,其肠液直接流至腹腔外,腹腔内感染较轻,但肠液流出量较多。腹壁瘘口周围皮肤因肠液腐蚀而剧痛、红肿。

2. 内稳态失衡　由于大量肠液丢失,可导致水、电解质代谢紊乱,多见低钾、低钠血症,高位、高流量瘘(空腹时肠液流出量大于 500ml/24h)较明显。此外易有酸碱平衡失调,以酸中毒多见,也可见代谢性碱中毒、呼吸性碱中毒。

3. 营养缺乏　腹腔感染较重、禁饮食时间较长后可出现体重减轻,皮下脂肪与肢体肌肉明显减少等。

4. 感染　肠外瘘发生后如未能及时引流溢出的肠液,将发生弥漫性或局限性腹膜炎。感染是导致肠外瘘病人死亡的主要原因,多器官衰竭者占死亡病人的 80%。

五、辅助检查

1. 瘘管造影　从瘘口部直接注入造影剂摄片。可显示瘘管的走行、观察造影剂进入肠管和显示肠壁瘘口、瘘管情况。适用于瘘管已经形成的病例。

2. 亚甲蓝检查　口服亚甲蓝,观察创口或引流管,及时记录亚甲蓝的排出时间及排出量,可初步估计瘘口大小和部位。适用于肠外瘘形成初期。

3. 钡剂造影　可判断瘘口所在位置、瘘上下端肠管通畅情况等,表现为钡剂通过受阻,常伴逆流,局部肠管黏膜不规则、表面不光滑,排钡或加压后瘘口显示。

4. CT、彩超　可见腹腔脓肿。

六、诊断与鉴别诊断

发现感染的切口、引流管等有肠液或气体逸出,甚至见到肠管或肠黏膜时,肠外瘘的诊断可明确,可行辅助检查进一步明确。注意与肠穿孔等相鉴别,同时关注全身情况。

七、治疗

1. 纠正水、电解质代谢紊乱和酸碱平衡失调　肠瘘病人丢失大量肠液,每天可高达 5 000~6 000ml,应根具体情况进行补液,同时纠正酸碱平衡失调。

2. 控制感染　感染是导致肠外瘘治疗失败的主要原因,因此需及时控制感染、引流漏出肠液。当出现腹膜炎时,宜及时行剖腹探查术,清除腹腔内肠液及分泌物。此外可根据具体情况行腹腔造口术或敞开裂开的腹壁切口,但需注意体液丧失过多以及暴露肠祥穿孔形成新瘘的可能。

3. 瘘口局部的处理

(1) 双套管负压引流:属于最基本且重要的瘘口处理方法。60%~70% 的管状瘘经有效引流后可以愈合。空肠瘘、回肠瘘与结肠瘘自然愈合的平均时间分别为 3~4 周、4~6 周与 6~8 周。

(2) 水压、管堵、黏合胶封堵:若部分病人需起床活动、恢复饮食,可采用水压、管堵、黏合胶封堵等外堵方式。

(3) 硅胶片内堵:适用于唇状瘘。由于肠壁瘘口暴露在腹壁表面,因此可采用硅胶片内堵。硅胶片是中心较厚(2~3mm)而周围较薄(0.3~0.5mm),直径 0.9~3.0cm 或更大的特制圆形片。可将其卷成筒状置入瘘内,后任其弹起成瓦筒状而将瘘口严密堵住,每天更换 1 次敷料。如漏出量较多,还可加用负压吸引。这一方法可使唇状瘘的病人依靠肠内营养支持。

4. 营养支持　在肠瘘发生初期,宜采用全肠外营养支持。肠瘘口小、流量少时,可采用口服或鼻饲少渣的要素膳。肠内营养有较多优势,应首选并尽量应用。

5. 手术治疗　分为辅助性与确定性手术。剖腹探查、引流、肠造口术等属辅助性手术,可按需随时施行。为消除肠瘘而施行的修补、切除等确定性手术的时机取决于腹腔感染控制与病人营养状况,一般在瘘发生后 3~6 个月进行。常用术式包括:①含肠瘘的局部肠袢切除吻合术;②肠管部分切除吻合术;③带蒂肠浆肌层片覆盖修补术;④瘘口部肠外置造口术;⑤肠旷置术。

(李　强)

第六节　先天性肠闭锁和肠狭窄

一、概述

先天性肠闭锁(congenital intestinal atresia)和肠狭窄(intestinal stenosis)是指从十二指肠到直肠间发生的肠道先天性闭锁和狭窄,是引起新生儿肠梗阻常见的原因。发病率1/5 000,男女比例为1.25∶1。

二、病因

病因尚不明,主要有以下三种学说。

1. 肠管空泡化障碍　胚胎发育第 5 周时形成原始肠管,此后管腔阻塞,至 12 周时管腔又贯通。再通阶段发育停止即形成闭锁,管腔贯通不全则形成狭窄。

2. 血管或肠管损伤　胎儿肠道局部血液循环发生障碍,一段肠管发生坏死、吸收、断裂或者缺如。

3. 炎症　胎儿期腹腔内炎症,导致坏死肠管被吸收、修复而形成。

三、病理

肠闭锁多见于回肠,10% 病例为多发性闭锁。肠狭窄多见于十二指肠。

(一) 病理表现

肠闭锁近侧肠管显著扩张,直径可达 3~5cm,肠壁肥厚、血运不佳、蠕动差,常存在神经肌肉发育异常。闭锁远端肠管异常细小,直径不足 4mm,肠管萎陷,肠腔内仅有少量黏液。如果在产前发生穿孔,会导致胎粪性腹膜炎,腹腔内可见广泛的肠粘连和钙化的胎粪。

(二) 分型

1. 肠狭窄　近端扩张和远端变细的肠管连续,狭窄常呈隔膜状,中央有一个 2~3mm 的小孔,偶见环状狭窄。

2. 肠闭锁

(1) Ⅰ型:肠管外形连续,肠腔内存在一个或多个隔膜使肠腔完全闭锁,肠管长度正常。

(2) Ⅱ型:闭锁两侧呈盲端,有一条纤维索带连接,其毗邻的肠系膜正常或呈 "V" 形缺损,肠管长度通常正常。

(3) Ⅲ型:近、远侧盲端完全分离,毗邻的肠系膜呈 "V" 形缺损,小肠长度变短。可分为Ⅲa 型和Ⅲb 型。

(4) Ⅳ型:多发性闭锁,可包括 Ⅰ ~ Ⅲ型闭锁,各闭锁段间多有索带相连,酷似一串香肠。小肠长度变短(图 4-17)。

3. 合并畸形　常伴发腹壁、肠道以及其他系统畸形。

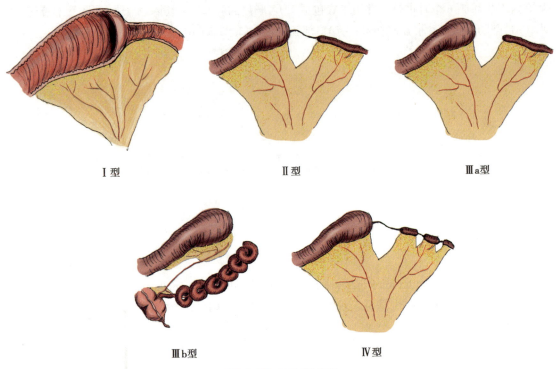

I 型　　　　　　　　　II 型　　　　　　　　　IIIa型

IIIb型　　　　　　　　　IV型

图 4-17　肠闭锁分型

四、临床表现

(一)肠闭锁

1. 羊水过多。

2. 呕吐　发生于首次喂奶后或生后第 1d,呈进行性加重。高位肠闭锁呕吐出现早;回肠、结肠闭锁所致呕吐的可于生后 2~3d 出现,结肠闭锁呕吐物可呈粪便样并带臭味。

3. 腹胀　闭锁位置越低、就诊时间越晚,腹胀越严重;反之则较轻。低位肠闭锁时常可见扩张的肠祥。

4. 胎便排出异常　生后无胎粪排出,或仅排出少量灰白色或青灰色黏液样物,为闭锁远段肠管的分泌物和脱落的细胞。

5. 其他　因呕吐频繁出现脱水,常伴吸入性肺炎。如有肠穿孔,可出现腹膜炎症状。

(二)肠狭窄

多数为慢性不完全性肠梗阻表现,反复间歇性呕吐;若狭窄显著,出生后即有完全性肠梗阻表现。

五、辅助检查

1. 产前超声　显示羊水过多,胎儿肠管扩张。

2. 腹部 X 线平片

(1)肠闭锁:十二指肠闭锁者表现为胃和十二指肠球充气扩张,呈"双泡征"。空肠上段高位闭锁者表现为空肠充气扩张形成第三个气泡,呈"三泡征"。多发肠闭锁者仅能显示较高一处肠闭锁的影像表现。

(2)肠狭窄:严重肠狭窄者 X 线平片表现与肠梗阻相仿。钡剂造影可显示狭窄及扩张的肠段,有助于明确狭窄的部位和程度。

3. 钡剂灌肠造影　显示胎儿型结肠。

六、诊断与鉴别诊断

(一) 诊断

有羊水过多病史,胎儿期超声发现肠管扩张,新生儿出现持续性呕吐、进行性腹胀以及无正常胎粪排出。

(二) 鉴别诊断

主要与先天性巨结肠鉴别。巨结肠直肠指检可诱发排气、排便,结肠灌洗后腹胀可明显减轻,钡剂灌肠造影可见结肠呈痉挛性狭窄。

七、治疗

手术是本病治疗的首选方式。

(一) 方法

1. 肠切除肠吻合术　对于小肠闭锁病人,需切除近侧膨大的盲端并行小肠端端吻合术。吻合前向闭锁远端的肠管腔内注入生理盐水以除外多发闭锁。对于十二指肠闭锁病人,若两端距离近,可行十二指肠与十二指肠侧侧吻合术;若闭锁两端距离较远,可行十二指肠与空肠侧侧吻合。

2. 隔膜切除术　用于十二指肠、空肠上段隔膜闭锁或狭窄。

3. 肠造口术　用于腹腔有污染、肠管活性不确定、一期吻合不安全的肠闭锁病人。结肠闭锁行闭锁近端结肠造瘘,3 个月后再做结肠 - 结肠吻合。

(二) 术后处理

需持续胃肠减压。因吻合口和远端小肠狭小,功能恢复较慢,常需禁饮食较长时间并给予肠外营养。当胃液变清、排便后可逐渐开始喂养。

(三) 并发症

1. 吻合口梗阻　非手术治疗不缓解需再次手术。

2. 吻合口瘘　需再次手术。

3. 短肠综合征　需长期肠内外营养支持,个别可行小肠延长术。

(李笃妙)

第七节　先天性肠旋转不良

一、概述

先天性肠旋转不良(congenital malrotation of intestine)是胚胎发育中中肠正常的旋转、固定出现障碍,引起十二指肠压迫和中肠扭转。多见于新生儿,但大龄儿童及成人亦可发病。

二、病因

胚胎第 6 周,中肠袢被挤至脐腔内。胚胎第 10 周,十二指肠空肠袢先还纳入腹腔,再以肠系膜上动脉为轴,从其前上方逆时针旋转,定位于脊柱和肠系膜上动脉的左上方区域,形成十二指肠和空肠起始部,借 Treitz 韧带固定。随后盲肠结肠袢还纳,自肠系膜上动脉下方逆时针旋转至肠系膜上动脉右侧。经此旋转、迁移和固定后,小肠系膜从 Treitz 韧带开始斜向右下腹,固定于腹腔中部的后腹壁;结肠凭借表面的腹膜固定于腹部四周的后腹壁。如肠旋转受阻,则中肠位置异常,异常的腹膜和系膜可造成肠管压迫。

三、病理

1. 腹膜索带(Ladd 韧带)压迫十二指肠　因中肠旋转异常,盲肠可异位于右上腹或中腹,由盲肠和升结肠发出的腹膜索带附着于后腹壁,索带跨越十二指肠第二、三部压迫十二指肠。

2. 肠扭转　因小肠起始部与回盲部之间距离缩短,小肠系膜变窄,容易发生肠扭转。

3. 上段空肠膜状粘连　Treitz 韧带未达左上腹仅位于中线附近,上段空肠挤压折叠,形成膜状粘连。

四、临床表现

(一) 新生儿期

多因腹膜索带压迫十二指肠,表现为高位肠梗阻。典型症状是出生后有正常胎粪排出,生后 3~5d 反复发作的间歇性呕吐,呕吐物含胆汁,吐后腹胀缓解。如合并肠扭转,则频繁呕吐伴腹痛,可因吸奶减少或改变体位逐渐复位而缓解。如呕吐剧烈且进行性加重,呕吐物呈咖啡色,停止排气排便,提示完全性肠扭转。如伴上腹压痛、腹肌紧张、便血、休克,提示肠绞窄伴坏死可能。

(二) 婴儿和儿童

早期多有轻度胆汁性呕吐,后为间歇性呕吐、腹胀、便秘。大龄患儿病程较长,特点为间歇性腹痛和呕吐。如发生肠扭转,则腹部剧烈绞痛、频繁呕吐及腹胀。

(三) 乳糜腹

因肠系膜根部扭转使淋巴干发生阻塞形成淋巴管内高压、破裂,引起乳糜腹。

(四) 合并畸形

常合并腹壁和消化道其他畸形。

五、辅助检查

1. 腹部 X 线平片　症状较轻或发病初期可无异常改变,此后出现胃和十二指肠扩大,有液平面,表现为"双泡"征。

2. 钡剂灌肠造影　盲肠多异位于右上腹、中上腹,或大部分结肠在左腹部重叠。如盲肠、升结肠游离或病变仅局限于十二指肠空肠袢时,盲肠位置可显示正常。

3. 上消化道钡剂造影　胃和十二指肠扩大、钡剂滞留或通过缓慢,十二指肠空肠袢位于右侧腹部垂直下行。部分梗阻时,近端肠管不同程度扩张,钡剂通过狭窄段缓慢并通过延迟。完全梗阻时近端肠管扩张,蠕动增强,钡剂不能通过梗阻点。

4. 超声　肠管、肠系膜以及肠系膜上静脉围绕肠系膜上动脉顺时针旋转而形成"漩涡征"。

5. CT　肠系膜上动脉、静脉位置"互换征"是肠旋转不良的特征。中肠扭转时小肠肠袢及系膜以肠系膜上动脉为中心聚集,呈"漩涡征"。CT 血管重建可见扭转肠系膜血管呈螺旋形。未被转入漩涡的近端肠袢充气并扩张、积液,呈"鸟喙征"。

六、诊断与鉴别诊断

(一) 诊断

胎儿期羊水过多,超声胎儿腹部"漩涡状"及"双泡征"者;新生儿期有反复呕吐,呕吐物含胆汁、有正常胎粪排出者;婴幼儿期有反复间歇性呕吐、腹痛,呕吐物含胆汁者,均应考虑先天性肠旋转不良。

(二) 鉴别诊断

需要与先天性十二指肠梗阻进行鉴别,如十二指肠狭窄、闭锁、环状胰腺及肠系膜上动脉综合征等。辅助检查有助于鉴别诊断。

七、治疗

除少数早产儿和轻型病例在密切观察下暂时非手术治疗外,绝大多数需尽早行 Ladd 手术治疗,手术过程主要包括以下步骤。

1. Ladd 韧带松解　异常索带常横跨于十二指肠第二、三段。术中充分松解此韧带及上段空肠之间粘连,使十二指肠、空肠在脊柱右侧垂直向下。将结肠推至脊柱左侧,适当扩展肠系膜上动脉根部(图4-18)。

2. 肠扭转复位　小肠系膜扭转多为顺时针方向,应逆时针转动整个肠管或顺小肠近端或远端逐段复位,直至整个小肠系膜根部在同一平面。经胃管注入生理盐水,确定肠管通畅。

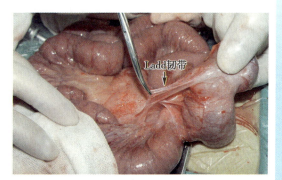

图 4-18　松解 Ladd 韧带

(李笃妙)

第八节　坏死性肠炎

一、概述

坏死性肠炎(necrotizing enterocolitis)是一种好发于小肠的急性出血坏死性炎症,可累及十二指肠和结肠,少数累及全胃肠道。本病为急性暴发性疾病,春秋季高发。其主要临床表现为腹痛、腹胀、呕吐、腹泻和便血,重症者可出现肠梗阻、肠穿孔、休克等并发症。

坏死性肠炎多见于儿童和青少年,在新生儿中尤为多见,农村发病率高于城市。本病曾有两次大规模暴发:一次发生于第二次世界大战后的德国,另一次发生于 20 世纪 60 年代巴布亚新几内亚,均因进食了未煮熟或变质的肉类引起。我国多地均有报道,以辽宁和广东两省报道的病例数最多。

二、病因与发病机制

本病的病因十分复杂,尚未完全阐明,可能为多因素共同所致。目前认为细菌感染是坏死性肠炎最主要病因,常见细菌为 Welchii 梭菌(C 型产气荚膜梭菌),它产生的 β 毒素可引起肠道组织坏死。其他细菌还包括:肺炎克雷伯氏菌、梭状芽孢杆菌、铜绿假单胞菌、产气荚膜杆菌及肠球菌等。本病的发生还与饮食因素有关,如以甘薯等含胰蛋白酶抑制因子为主食的人群、营养不良及抵抗力低的人群,其肠腔内的胰蛋白酶缺乏,导致其对 β 毒素的破坏减少。饮食习惯的改变导致的肠道微生态环境失调,有利于病原菌的繁殖。此外,寄生虫感染、变态反应、肠道缺血和肠屏障功能不全等亦参与本病的发生。

三、病理

本病主要病理改变为肠壁小动脉内类纤维蛋白沉着、栓塞而致小肠出血和坏死。病变常呈节段性,或呈多发性。病变始于黏膜,与正常黏膜分界清楚,表现为肿胀、广泛性出血,皱襞顶端被覆污绿色的假膜,可延伸至肌层或浆膜层。

病变肠壁明显增厚、变硬,严重者出现溃疡和/或穿孔。镜下见病变黏膜呈深浅不一的坏死改变。黏膜下层见广泛出血、水肿和炎症细胞浸润。肠平滑肌可见肿胀、坏死。血管壁呈纤维素样坏死,且常伴血栓形成。部分病例伴肠系膜局部淋巴结肿大。

四、临床表现

(一)症状

起病急,病情轻重不一,发病前有不洁饮食史。受凉、劳累、肠道蛔虫感染及营养不良等为诱发因素。

1. 腹痛 起病急骤,常为首发和主要症状,疼痛多位于脐周或上腹。常表现为阵发性或持续性疼痛,可伴阵发性加剧。

2. 腹泻、便血 腹泻轻重不一,多为 2~10 次/d,无里急后重。粪便多具恶臭,初为糊状,后渐为黄水样,继之出现血便。便血是本病的特征之一。出血量从粪便隐血阳性到每天数百毫升不等,稍多者可呈血水状或赤豆汤样,严重者呈暗红色血块或鲜血状。

3. 恶心、呕吐 呕吐物为黄水样、咖啡样或血水样,可伴胆汁。

4. 全身中毒症状 起病后即可出现精神不振、乏力不适和发热等全身症状。体温一般 38~39℃,少数可达 41~42℃。病重者有明显腹胀或麻痹性肠梗阻,伴高热和/或抽搐;部分病例由于脱水、失血、肠毒素大量吸收,出现休克或昏迷,体温可呈正常或下降。

(二)体征

病人胃肠道反应虽重,但腹部体征相对较少。体检可见腹部膨隆或肠型,脐周和上腹部可有明显压痛,早期肠鸣音亢进,晚期可减弱或消失。

(三)常见并发症

病变侵及黏膜肌层、浆膜层者,易出现肠梗阻、肠穿孔,严重者出现休克和弥散性血管内凝血等并发症。其他并发症包括:肠系膜局部淋巴结肿大及软化、肝脏脂肪变性、急性脾炎、间质性肺炎、肺水肿,少数伴肾上腺灶性坏死。

五、辅助检查

(一)实验室检查

外周血白细胞计数可高达 40×10^9/L 以上,以中性粒细胞增多为主,常伴核左移;红细胞及血红蛋白常降低。降钙素原、C 反应蛋白增高(早期可能正常)。血细菌培养阳性有助于诊断。粪便检查可见隐血试验强阳性或镜下大量红细胞,偶见少或中等量脱落的肠黏膜。有条件可行粪便产气荚膜梭菌培养和内毒素检测。

(二)影像学检查

1. 腹部 X 线平片

(1)早期:小肠局限性扩张充气,部分肠管连续管型僵直,可见小气液平。

(2)病变进展:病变肠管出现肠壁间积气,为特征性 X 线征象。

1)黏膜下积气:黏膜下细小而密集的小泡状透亮影。

2)浆膜下积气:肠壁内细线条状透亮影,进展后可形成门静脉积气,表现为肝实质区枯枝样透亮影向肝外缘方向延伸。

2. CT　早期肠腔扩张积液,伴或不伴皱襞增厚。中期肠壁水肿增厚,肠腔积液,肠系膜水肿,肠壁间积液,肠壁强化减弱或不增强。晚期肠壁坏死积气。

3. 超声　肠黏膜下可见短条状或线状回声或肠壁周围半圆形、圆形颗粒状高回声环绕。门静脉主干或分支存在串珠样或气泡状光点,并高回声环绕。

急性期禁行钡剂造影检查,以免诱发肠穿孔。腹部 CT 可以协助判断有无并发症(如腹腔脓肿、肠穿孔等),监测治疗效果。

六、诊断与鉴别诊断

坏死性肠炎病情轻重不一,诊断主要根据临床症状。突发腹痛、腹泻、便血及呕吐,伴中度发热,或突发腹痛后出现麻痹性肠梗阻或休克等症状,应考虑本病的可能。腹部 X 线平片和 CT 有助于诊断。根据临床表现可分为 5 型。

1. 胃肠炎型　见于疾病的早期或轻症病人,主要表现为腹痛、腹泻(多为水样便,便血不明显)、低热伴恶心、呕吐。

2. 肠出血型　以血水样或暗红色血便为主要症状,排便量可多达 1~2L/d,有明显贫血和脱水表现。

3. 肠梗阻型　临床表现与肠梗阻相同。有关内容参阅第四章第二节。

4. 腹膜炎型　有明显腹痛、腹胀及腹膜刺激征,受累肠壁坏死或穿孔,腹腔穿刺可抽出血性或脓性渗出液。

5. 中毒性休克型　出现高热、寒战、神志淡漠、嗜睡、谵语及休克等表现,常在发病 1~5d 内发生。

本病需与中毒性菌痢、细菌性食物中毒、过敏性紫癜、克罗恩病、急性重症溃疡性结肠炎、绞窄性肠梗阻、肠套叠、阿米巴肠病以及肠息肉病等鉴别。

七、治疗

本病治疗以非手术治疗为主,配合病因治疗及全身支持疗法。早期抗感染治疗,纠正水、电解质代谢紊乱,缓解中毒症状,并积极防治休克等并发症,必要时予以手术治疗。

(一)非手术治疗

1. 一般治疗　腹痛、便血和发热期应完全卧床休息并禁饮食。直至呕吐停止、腹痛减轻、无便血方可进少量流质饮食并逐渐加量,禁食时间视病情而定。

2. 纠正水、电解质代谢紊乱　本病脱水、低钠和低钾者较多见,需根据病情决定输液总量和成分。

3. 抗休克治疗　休克是引起病人死亡的主要原因。早期发现并及时处理休克是治疗本病的重要环节。除补充晶体溶液外,应适当输血浆、新鲜全血或人血白蛋白等胶体液,以提高治疗效果。血压不升者可配合血管活性药物治疗。

4. 抗感染治疗　一般选择两种抗生素联合应用。可选择氨苄西林、哌拉西林、头孢菌素类如头孢他啶及甲硝唑等。如血培养阳性,参考药敏结果选择抗生素。疗程视病情轻重而异,一般不少于1周,并根据病情变化及时调整。

5. 肾上腺皮质激素　可减轻中毒症状,抑制过敏反应,但有加重肠出血和诱发肠穿孔的风险。一般应用不超过3~5d,儿童用氢化可的松 4~8mg/(kg·d)或地塞米松 1~2.5mg/d;成人用氢化可的松 200~300mg/d 或地塞米松 5~20mg/d,静脉滴注。

6. 对症治疗　严重腹痛者可给予盐酸哌替啶止痛。腹胀者应及早行胃肠减压,胃管持续抽吸排空胃内容物。维持呼吸功能,必要时予以机械通气。

7. 其他治疗　补充胰蛋白酶可水解 β 毒素并减少 β 毒素的吸收。采用 Welchii 梭菌抗毒血清静脉滴注,可取得较好疗效,但尚未在临床广泛运用。

(二) 手术治疗

经内科治疗无效,出现下列情况时可考虑手术治疗:①肠穿孔或严重肠坏死,腹腔有脓性、血性渗出液者(腹腔穿刺阳性);②严重腹胀、肠梗阻,内科治疗无效且持续恶化者;③反复大量肠出血,内科治疗无效或引起失血性休克者;④脓毒症休克,积极治疗后血压不稳定,提示肠道内毒素持续吸收者;⑤不能排除其他急需手术治疗的急腹症。手术治疗方法:①肠管尚无坏死或穿孔者,可予普鲁卡因行肠系膜封闭,以改善病变肠段的血液循环;②肠坏死或肠穿孔者,剖腹探查后可行肠段切除、穿孔修补、肠造口术或腹腔引流术。

八、预后

本病的预后与是否合并脓毒症、弥散性血管内凝血、腹水等并发症有关,在新生儿中极低出生体重儿的预后差,本病的病死率可达 20%~30%。轻症病人远期预后良好,部分重症病人手术治疗后出现短肠综合征、吸收不良综合征等远期并发症。

(董卫国)

本章小结

空肠和回肠又称为系膜小肠,上接十二指肠,下续盲肠,其管壁均由黏膜、黏膜下层、肌层和外膜组成。空肠黏膜表面有发达的长指状肠绒毛,在回肠则为短锥状。绒毛部上皮由吸收细胞、杯状细胞和少量内分泌细胞组成。小肠内的消化包括小肠平滑肌运动所致的机械消化和小肠液、胰液和胆汁中丰富的消化酶所致的化学消化。小肠的运动形式有分节运动、紧张性收缩和蠕动运动,其中分节运动是小肠固有的运动形式。

发生在小肠的疾病包括肠梗阻、短肠综合征、小肠肿瘤、肠瘘、先天性小肠闭锁和狭窄、先天性肠旋转不良、坏死性肠炎等。

肠梗阻是急腹症,小肠运动性改变和食物不能顺利通过是肠梗阻的基本病理。肠梗阻主要表现为腹痛、腹胀、呕吐、肛门停止排便、排气。治疗以解除梗阻和纠正梗阻引起的全身生理紊乱为原则,分为非手术治疗和手术治疗两大类,具体治疗方法需根据病因、类型、部位和病人的全身情况而定。

短肠综合征是由于小肠长度的减少以至于不能充分吸收营养而产生。治疗早期以控制腹泻、维持水电解质平衡和肠外营养为主;后期可逐渐增加肠内营养。

肠外瘘以医源性因素多见。主要并发症为败血症,水、电解质代谢紊乱,瘘口周围皮肤坏死和营养不良。治疗原则为控制外溢肠液,控制感染,防治水、电解质代谢紊乱,保护皮肤和充分的营养支持。

先天性小肠闭锁和狭窄主要表现为肠梗阻症状,这是新生儿肠梗阻的重要原因。先天性肠旋转不良是在胚胎期中肠发育过程中,以肠系膜上动脉为轴心的旋转运动不完全或异常所致,引起出生后肠梗阻或肠扭转。绝大多数病例需要手术治疗。

坏死性肠炎是一种好发于小肠的急性出血坏死性炎症,病变主要在空肠或回肠。临床表现为腹痛、腹泻、便血、恶心、呕吐,甚至发热等全身症状。治疗上强调全身支持疗法,纠正水、电解质代谢紊乱,缓解中毒症状,积极防治中毒性休克和其他并发症,必要时予以手术治疗。

思考题

1. 与小肠吸收功能相适应的结构有哪些? 简述其组织结构。

2. 试述小肠液的成分、性质和生理功能。

3. 试述小肠平滑肌运动形式及其生理意义。

4. 简述肠梗阻的分类及诊断要点。

5. 手术中预防粘连性肠梗阻的措施有哪些?

6. 短肠综合征不同临床分期的诊治要点包括哪些?

7. 简述先天性小肠闭锁的分型

8. 简述肠外瘘的治疗措施。

9. 简述坏死性肠炎的主要病理改变和诊断要点。

第五章

阑 尾 疾 病

阑尾疾病主要为阑尾炎。根据病理生理及临床特征,阑尾炎可分为急性阑尾炎、慢性阑尾炎和特殊类型的阑尾炎。急性阑尾炎最为常见,慢性阑尾炎多由急性阑尾炎转变而来,少数也可开始即呈慢性过程。无论是急性阑尾炎还是慢性阑尾炎,一经诊断明确,原则上均应手术切除。此外,阑尾疾病还包括阑尾肿瘤,但相对少见。

第一节　阑尾的发生、结构与功能

阑尾于胚胎时期起源于中肠。在胚胎发育至 17mm 时中肠弯折顶端呈锥形向外突出,5 个月后锥形凸起的近段向外扩张发育成为漏斗形的盲肠。阑尾则由盲肠顶端沿其纵轴向下。出生时阑尾从两侧对称生长的盲肠尖端继续向下延伸。盲肠两侧在出生后发育呈现不对称现象,前纵肌和右后纵肌间的盲肠壁呈袋状突出生长,左侧和后侧壁发育较少,导致成人阑尾常在盲肠内侧居后。

阑尾是附着于盲肠末端内侧的条形管状器官,长度 2~20cm,直径 0.5~0.7cm。阑尾腔的远端为盲端结构,近端则与盲肠腔联通,两者交界处有半月形的黏膜皱襞,称为 Gerlach 瓣。Gerlach 瓣缺失或关闭不全,则粪便可以进入阑尾腔内,成为阑尾"肠石"的核心。

阑尾壁的结构与盲肠壁的差异在于阑尾壁的纵形肌平均分布在环行肌的外侧,而盲肠壁的纵形肌则集合成三条纵带,但其纤维仍与结肠带相延续。因此沿着结肠带向回盲部追踪,可到达阑尾根部,这是手术中寻找阑尾的一种常用方法。当阑尾壁的肌层局部较薄弱时,此处可形成黏膜憩室,急性感染时容易穿孔,导致感染向腹腔扩散。

阑尾基底部与盲肠的相对关系虽固定不变,但因盲肠位置不定,阑尾系膜的宽窄差别较大,故阑尾在腹腔内的实际位置和活动范围变化较多。阑尾的根部通常位于腹部的右下象限,其投影在体表的位置约在脐与右髂前上棘连线中外 1/3 交界处,称为麦氏点(McBurney 点),但实际上阑尾基底部的位置也可以略有高低或偏左、偏右。

阑尾位置有几种最常见的类型(图 5-1):①盲肠内侧:阑尾位于末段回肠的前方或后方,尖端指向左上方。②盲肠下方:阑尾下垂指向髂窝或盆腔。③盲肠后方:阑尾在盲肠和升结肠的后面,尖端指向上方。在此位置的阑尾大多数还在腹膜的前面,称为盲肠后阑尾。④盲肠外侧:阑尾位于盲肠外侧腹腔内。

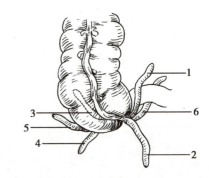

1. 回肠前位;2. 盆位;3. 盲肠后位;4. 盲肠下位;
5. 盲肠外侧位;6. 回肠后位。

图 5-1　阑尾的解剖位置

　　阑尾系膜为两层腹膜包绕阑尾形成的三角形皱襞,是末段回肠系膜的延续,系膜内有阑尾血管、淋巴管和神经组织通过。

　　阑尾动脉为回结肠动脉分支,沿回肠末段背侧向阑尾走行,沿途分出多支终末血管。当阑尾发生扭转或炎症时,可造成血运障碍导致阑尾坏死。阑尾静脉经肠系膜上静脉回流至门静脉。化脓性阑尾炎并发静脉炎时,带细菌的栓子可经门静脉上行入肝,从而引起门静脉炎和肝脓肿。

　　阑尾具有丰富的淋巴组织(图5-2),其黏膜下层有较多淋巴滤泡集合,壁内有丰富的淋巴网,常沿阑尾系膜血管的方向汇入回盲肠淋巴结,也可以汇入盲肠后的淋巴结。

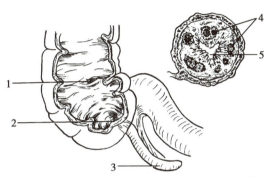

1. 回盲瓣;2. 阑尾开口;3. 阑尾;4. 淋巴组织;5. 阑尾腔。

图 5-2　阑尾的解剖

　　阑尾神经源于肠系膜上动脉周围的交感神经。阑尾炎转移性右下腹疼痛的机制:早期的上腹部疼痛或脐周疼痛是内脏神经的反射痛,由于定位不准确,病人不能准确描述疼痛部位;而后期的右下腹疼痛是因阑尾炎症发展至浆膜进而刺激壁腹膜所致,壁腹膜的神经支配来自躯体神经,定位比较准确,感知疼痛也比较强烈。

（李　强）

第二节　急性阑尾炎

一、概述

　　急性阑尾炎(acute appendicitis)是外科急腹症中最为常见的疾病。目前急性阑尾炎的病死率较过去已有很大下降,总体病死率在 0.1%~0.5%。

二、病因与发病机制

　　急性阑尾炎的本质是阑尾壁的化脓性感染,其病因与发病机制主要有以下几种。

(一)阑尾腔梗阻

该学说认为阑尾腔的机械梗阻是诱发急性阑尾炎的最基本原因。当细小、狭长的阑尾腔梗阻时,阑尾分泌的黏液不断堆积,引起腔内压力逐渐升高,导致阑尾血运障碍,最终可造成阑尾的坏死和穿孔。引起阑尾腔梗阻的常见原因有阑尾壁中淋巴滤泡增生、肠石阻塞、阑尾腔炎性狭窄及盲肠和回盲部病变。

(二) 细菌感染

正常阑尾腔中定植有各种肠道细菌,一旦黏膜破损,细菌可侵入阑尾壁引起急性炎症,最终演变为急性化脓性阑尾炎。另外,身体其他部位(如扁桃体)化脓性感染时,细菌可经血液循环到达阑尾壁定植,在身体抵抗力下降时发展成化脓性感染。

三、病理分型与转归

(一) 病理分型

急性阑尾炎可根据其病理特征分为 4 种类型。这些不同类型可以是急性阑尾炎在其病变发展过程中不同阶段的表现,也可以是不同病因引起的不同病理结果。

1. 急性单纯性阑尾炎 病变主要局限于黏膜和黏膜下层。表现为阑尾轻度肿胀、浆膜充血,常因附有少量纤维素样渗出物而失去光泽。镜下可见阑尾壁各层组织水肿和中性粒细胞浸润,以黏膜和黏膜下层最为明显,黏膜表面可见小溃疡和出血点,阑尾腔内可有少量渗出液。此型一般为急性阑尾炎的早期变化。

2. 急性化脓性阑尾炎 也称蜂窝织炎性阑尾炎。此型累及阑尾壁全层,阑尾显著肿胀,浆膜高度充血,表面常有较多纤维素样渗出物和脓苔,阑尾周围也常有少量稀薄脓液,可与周围组织粘连。镜下可见阑尾各层组织大量中性粒细胞浸润,常见有小脓肿形成,黏膜表面的溃疡和坏死更加严重,阑尾腔内充满稀薄的脓液。脓液细菌培养常为链球菌和结肠杆菌的混合感染。

3. 坏疽性及穿孔性阑尾炎 阑尾壁全层坏死,坏死的范围可局限于部分管壁或累及整个阑尾。局部坏死多见于肠石梗阻的远端或嵌顿之处,而广泛的坏死则多为急性化脓性蜂窝织炎性病变。坏死部分呈黑色或绿色,黏膜大部分糜烂,腔内充满血性脓液。后期伴有阑尾高度肿胀,炎症累及血管时可见血栓形成,极易穿孔,穿孔部位多在阑尾根部和尖端。

4. 阑尾周围脓肿 约 10% 的急性阑尾炎在就诊时便已形成阑尾周围脓肿,主要表现为右下腹边界清晰的压痛性肿块。

(二) 转归

各型阑尾炎根据其病情早晚、诊治是否及时、治疗手段是否合理以及病人自身免疫状况,可以有下列几种不同转归。

1. 炎症消退 一般急性单纯性阑尾炎通过抗感染治疗后炎症可以逐渐消退。但阑尾黏膜已有溃疡形成时,即使炎症消退,也会因瘢痕收缩使阑尾腔狭窄而导致阑尾炎易复发。

2. 炎症局限 急性化脓性或坏疽性阑尾炎,若病程进展较慢,经过大网膜包裹会发展成局限性脓肿。多数病例经过抗感染治疗、理疗、热敷等措施,脓液可逐渐吸收,炎症和肿块逐渐消散;但常遗留管腔部分或完全梗阻,可在其梗阻远端形成黏液囊肿,也可由于阑尾腔部分梗阻、粘连或扭曲等导致慢性阑尾炎反复发作。

3. 炎症扩散 阑尾化脓及坏疽时易发生阑尾穿孔。若阑尾穿孔早期发生,由于周围尚无足够的炎症粘连反应,易导致急性弥漫性腹膜炎。少数病例可因脓肿破溃造成弥漫性腹膜炎。个别病例脓肿穿破邻近器官,如子宫、肠袢、膀胱、腹壁形成各种内瘘、窦道等慢性感染性病变。严重者还可发展为化脓性门静脉炎、感染性休克等。

四、临床表现

(一) 症状

急性阑尾炎起病急骤,常因饮食不当、生活不规律或精神情绪剧烈变化等诱发突发腹痛和不适,伴乏力、腰腿酸痛、食欲缺乏、头痛或便秘等早期症状。

1. 转移性右下腹疼痛　腹痛是急性阑尾炎最常见、最早出现的症状。典型的腹痛始发于上腹部或脐周围,经过几小时或十几小时后,腹痛转移至右下腹,同时腹痛也由间断性或阵发性变成持续性。70%~80%的病人具有这种典型的转移性腹痛表现,但也有病人初始即为右下腹痛,特别是复发性阑尾炎病人。

腹痛的程度与阑尾炎病变的严重性无直接关联。疼痛突然减轻一般提示阑尾腔梗阻解除或者炎症正在消退。但有时也因为阑尾腔内压力过大或组织缺血坏死,神经末梢失去了感知和传导疼痛的能力,导致腹痛减轻。阑尾穿孔后腔内压力的突然释放也可以使腹痛减轻。

2. 胃肠道症状　恶心、呕吐、便秘或腹泻等是急性阑尾炎常见的表现。恶心、呕吐见于病程早期,可能是由于阑尾炎症导致胃痉挛,这对于鉴别阑尾炎和胃肠道以外疾病引起的腹痛非常重要。病程晚期,病人可出现恶心、呕吐、食欲不振、腹胀、便秘等症状,为腹膜炎导致肠麻痹所致。

3. 全身症状　一般不显著,体温通常38℃左右,但高热、寒战少见。如果出现寒战且体温超过38.5℃,多表明已导致腹膜炎或栓塞性门静脉炎等较为严重的并发症。

(二) 体征

体征决定于阑尾的位置和炎症的程度。常见体征有以下几个。

1. 病人的体位　病人就诊时常弯腰行走,用双手按住右下腹部。卧位时常为右侧髋关节屈曲位。

2. 局部压痛　为急性阑尾炎最常见也是最重要的体征。根据阑尾所在位置的不同可有特殊压痛,临床上有多种方法可以测试。

(1)右下腹压痛:压痛点通常位于麦氏点(图5-3),可随阑尾位置的不同而改变,但至少在右下腹存在固定压痛点。有时压痛最明显处在Lenz点,即在左、右髂前上棘连线之右侧1/3处;有时压痛在Morris点,即右侧髂前上棘至脐的连线与腹直肌外侧缘的交叉点。发病早期腹痛尚未转移至右下腹时,右下腹部便可出现固定压痛,常依此获得早期诊断。但值得注意的是,老年病人压痛反应较轻。当炎症加重,甚至因穿孔而出现弥漫性腹膜炎时,压痛范围也随之扩大,但此时,阑尾部位的压痛仍最显著,由此可推断腹膜炎的病因。

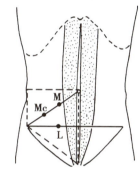

M,Morris点;Mc,McBurney点;
L,Lenz点。

图5-3　阑尾炎压痛点

(2)反跳痛(Blumberg征):是急性阑尾炎最常见也是最重要的体征,诊断上具有重要意义。而身体肥胖、腹肌发达,或阑尾位置较深且处于盲肠后位时,反跳痛可不显著。

(3)结肠充气试验(Rovsing征):病人仰卧位,用右手按压左下腹降结肠,左手挤压近侧结肠,肠内的气体将被挤入盲肠和阑尾,引起右下腹疼痛,称为Rovsing征阳性。Rovsing征阳性提示阑尾炎可能。

(4)直肠内触痛:如果阑尾低至盆腔内者,腹壁的压痛可能不明显,而行直肠指诊时,常可发现直肠前壁右侧有触痛,有时甚至可触及条索样肿胀的阑尾。

(5)腰大肌试验(Psoas征):病人左侧卧位,右腿伸直或过度后伸,引起右下腹痛者为腰大肌试验阳性,提示阑尾位于盲肠后位。

(6)闭孔内肌试验(Obturator征):病人仰卧位,使右腿屈曲并内旋髋关节,引起右下腹疼痛者为阳性。提示阑尾靠近闭孔内肌。

腰大肌试验和闭孔内肌试验只有在阑尾炎症刺激相应被粘连的肌肉时才有阳性表现。因此,阑尾炎于前腹壁已有明显压痛者,腰大肌试验和闭孔内肌试验已无必要。

3. 腹肌紧张　出现明显的腹肌紧张,表示炎症已经扩散至阑尾的浆膜及其周围,多见于阑尾周围炎症较重、坏疽性阑尾炎或阑尾穿孔。

五、辅助检查

急性阑尾炎的实验室检查可辅助阑尾炎的诊断及常见需要鉴别的疾病。如果对急性阑尾炎的诊断不肯定时,可选择腹部CT等影像学检查,甚至对于难于鉴别诊断的阑尾炎可采用腹腔镜检查。

(一) 实验室检查

白细胞计数可升高至$(10\sim20)\times10^9$/L甚至以上,中性粒细胞比例85%以上。少数病人白细胞无明显升高,多见于单纯性阑尾炎或老年体弱病人。白细胞计数高于20×10^9/L以上者,多表示阑尾穿孔、腹膜炎、门静脉炎等并发症。尿液检查一般无阳性发现,如尿红细胞、白细胞阳性则提示输尿管结石可能,对鉴别诊断有一定帮助。但需注意少数急性阑尾炎病人可因炎症累及邻近的输尿管和膀胱而出现尿白细胞和红细胞阳性。

(二) 影像学检查

1. X线平片　表现为:①阑尾区气体影:阑尾腔内出现条状影,或者阑尾腔外有不规则的气体影;②右下腹部盲肠区出现软组织影;③右下腹回肠或者盲肠末端的肠腔积气或者存在气液平面;④若阑尾穿孔可见阑尾腔外存在气体影或者气腹征象。

2. 超声

(1)急性单纯性阑尾炎:表现为:①阑尾管样结构轻度肿胀,管壁轻度增厚,为双边管状;②阑尾底部为盲端,管腔内可见条状的液性暗区,内部回声呈细小点状,少数存在粪石强回声团。

(2)急性化脓性阑尾炎:表现为:①阑尾明显膨胀,阑尾张力显著增高,阑尾为囊袋样状,管壁不对称增厚、模糊以及毛糙,管腔中有脓性光点样的回声;②若阑尾中存在粪石,可发现强回声光团,且伴有声影。

(3)坏疽性与穿孔性阑尾炎:表现为:①阑尾明显肿大,外形尚可,囊壁明显增厚,但轮廓不清楚且不连续,存在不规则的低回声区,有杂乱不清的内部回声;②若合并穿孔,右下腹出现不规则低回声包块,且包块中的回声通常为气体样和点状的强回声,包块与周围组织粘连,分界不清楚。

3. CT

(1)单纯性阑尾炎:表现为:①平扫:阑尾腔积液增多;阑尾肿大伴有腔内粪石;②增强扫描:强化均匀,程度较周围肠壁更高。

(2)急性化脓性阑尾炎:表现为:①阑尾周围脂肪条纹征;②阑尾肿大;③伴有腔内粪石。满足前二者即可确诊。

(3)穿孔性阑尾炎:表现为:①平扫:阑尾腔外结石;阑尾腔外积气;阑尾周围脓肿;阑尾周围蜂窝织炎;②增强扫描:无强化。

六、诊断与鉴别诊断

(一) 诊断

诊断主要依据病史、临床症状、体征和实验室检查。转移性右下腹痛、右下腹固定的压痛或伴有反跳痛、肌紧张是诊断典型急性阑尾炎的主要依据。但也有部分病例由于临床表现并不典型,容易发生误诊。

(二) 鉴别诊断

大多数引起"腹痛"症状的疾病,均需与急性阑尾炎鉴别。

1. 消化性溃疡急性穿孔　穿孔后胃内容物沿升结肠旁沟流至右侧髂窝内,可引起转移性腹痛。但病人多有消化性溃疡病史,且表现为突然发作的剧烈腹痛。腹膜刺激征的范围和程度都比阑尾炎严重。腹部X线平片或CT检查可见膈下游离气体。

2. 急性胆囊炎　当胆囊肿大、下垂时,其疼痛和压痛的位置可达脐部以下,高位阑尾炎疼痛和压痛的位置也可达右上腹,两者易混淆。一般急性胆囊炎病人曾有反复发作的病史,表现为右上腹部不适、消化不良、厌食油腻等症状,超声检查可发现胆囊肿大,胆囊壁增厚水肿,内可见胆结石。

3. Meckel憩室炎　Meckel憩室炎与阑尾炎的位置相近,因此两者临床症状大致相似。憩室炎一般在发病初始即为右下腹疼痛,腹痛和压痛的位置在脐附近。临床上如诊断急性阑尾炎而手术中发现阑尾正常者,应立即检查末段回肠至少 100cm,以确定有无 Meckel 憩室炎。

4. 输尿管结石 盲肠后位阑尾炎与右侧输尿管结石的右腰部疼痛相似。但典型的输尿管结石在腰部和右下腹疼痛的同时常伴有血尿。输尿管结石的疼痛起始即在右侧腰部,呈剧烈绞痛,向右大腿内侧和阴囊放射,右腰部有明显叩击痛,无右下腹压痛、肌紧张和反跳痛。尿常规、超声检查及 X 线检查有助鉴别诊断。

5. 急性肠系膜淋巴结炎 本病有时与急性阑尾炎很难鉴别。急性肠系膜淋巴结炎有 6 个特点可供鉴别诊断参考:①常见于儿童,3 岁以后发病多;②曾有类似腹痛的病史;③发病前有呼吸道感染症状;④起病初期即有高热,呕吐少见;⑤腹痛开始即在右下腹,压痛范围广,靠近脊柱侧明显,可触及多个肿大淋巴结;⑥腹肌紧张和反跳痛不明显。

6. 妇产科疾病 育龄妇女需特别注意。异位妊娠破裂通常有腹腔内出血刺激腹膜,引起突发的下腹部疼痛,易误诊为急性阑尾炎。此时要仔细询问月经史,有无不规则的阴道出血、有无避孕措施的性交史等。必要时请妇科会诊,行妇科检查及阴道后穹窿穿刺等。右侧的卵巢囊肿如发生蒂部扭转致血供中断,可致囊肿绞窄、坏死,产生右下腹剧痛,坏死后的渗出液可引起明显右下腹压痛、腹肌紧张和反跳痛,与阑尾炎症状相似。卵巢囊肿扭转所产生的腹痛发作来势更加突然和猛烈,性质为阵发性的绞痛,有时甚至极早期出现休克(强烈疼痛刺激的反应)。查体时除压痛、腹肌紧张、反跳痛外,有时可触及包块。妇科检查可有更特异的发现。

7. 其他 急性胃肠炎时,恶心、呕吐和腹泻等消化道症状较重,无右下腹固定压痛和腹膜刺激征;右侧肺炎、胸膜炎时可出现反射性右下腹痛,但有呼吸系统的症状和体征。此外,回盲部肿瘤、克罗恩病、小儿肠套叠等,亦需进行临床鉴别。

七、治疗

绝大多数急性阑尾炎一旦诊断确立,应早期采取手术治疗。但少数老年病人伴有严重的代谢性疾病及心、肺、肾、脑等重要器官功能不全或已有阑尾周围脓肿形成的情况下,也可采取非手术治疗。阑尾切除术是治愈阑尾炎的唯一手段。

(一) 手术治疗

早期手术指阑尾管腔阻塞初期或仅有阑尾壁充血水肿时手术切除,此时手术操作较简易,术后并发症少。如化脓坏疽或穿孔后再手术,不但操作困难且术后并发症会明显增加。术前即应用抗生素,有助于防止术后感染的发生。

1. 阑尾切除术(开腹)

(1)适应证:全部急、慢性阑尾炎,或经非手术治疗效果不佳,是阑尾切除术的主要指征。有阑尾穿孔病史或阑尾脓肿未能切除而实行引流的病人,应在引流术后 3~6 个月内行阑尾切除术,遗留有腹壁瘘管、窦道者一并切除。阑尾黏液囊肿、良性及恶性肿瘤也是阑尾切除的适应证。

(2)术前准备:确诊后,即可给予解痉止痛治疗,以减轻病人的疼痛、缓解焦虑、减少呼吸道分泌物。手术前禁饮食,需纠正脱水、酸中毒等内环境紊乱,术前应用抗生素。

(3)麻醉选择:开腹阑尾切除术可以酌情选择局部麻醉、硬膜外麻醉或全麻,儿童手术需选择全麻。

(4)切口部位:①麦氏切口:此为阑尾手术最常用切口。皮肤切口在右髂前上棘与脐部连线的中外1/3 交界处,并与之相垂直,长约 6~8cm,切口的 1/3 位于连线的上方,2/3 位于连线的下方。②右下腹旁正中切口或经腹直肌切口:当阑尾的位置比较靠近中线或深入到盆腔时,可采用右侧旁正中或经腹直肌切口。诊断不肯定而需要较大范围探查者,切口也以近中线纵行切口为宜。儿童多采用纵行切口。

(5)手术步骤(图 5-4)

1)寻找阑尾:切开腹膜进入腹腔后,将小肠向左内侧推开找到盲肠,沿结肠带向远端追踪找到阑尾。

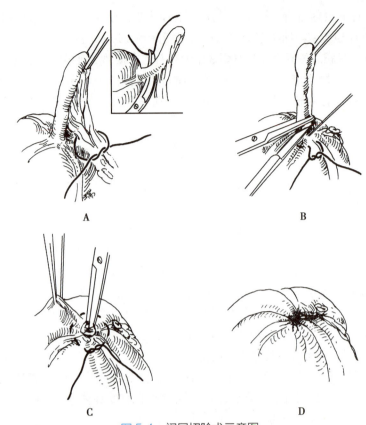

图 5-4　阑尾切除术示意图

A. 阑尾系膜结扎；B. 切断系膜，作荷包缝合；

C. 阑尾切除，残端内翻；D. 收紧和荷包线结扎。

2）阑尾系膜处理：用 1~2 把组织钳提起阑尾（不要直接夹阑尾），显露阑尾系膜，在阑尾系膜的无血管区用血管钳穿过系膜，以一根 2 号丝线在系膜根部结扎，而后用两把血管钳夹住系膜并切断。靠近阑尾侧以 1 号丝线结扎，系膜根部再以 1 号丝线贯穿缝合结扎一道，以保证系膜血管结扎确切。

3）阑尾根部处理：在距盲肠壁 0.5cm 处用血管钳轻轻挤压阑尾根部并以丝线结扎，在距结扎线远侧 0.5cm 处切断阑尾，残端以碘酊、乙醇涂擦消毒。

4）荷包缝合包埋阑尾残端：在距阑尾根部结扎线 1cm 的盲肠壁以 1 号丝线做荷包缝合，针距约 3mm（避开阑尾系膜），将阑尾残端包埋于荷包内，荷包不宜过大，以免形成死腔。

（6）术后处理：单纯性阑尾炎于切除术后采用半坐位，术后 24h 禁饮食，禁食期间应静脉补充生理需要量的水、电解质，待肠道蠕动功能恢复后逐渐恢复正常饮食。一般采用对革兰阴性杆菌敏感的二代头孢和甲硝唑治疗，约 3~5d。术后如有呕吐、腹胀、肠功能恢复不良，应给予静脉营养，补充水、电解质等。腹胀严重者应行胃肠减压术。术后 3d 无大便者应给予灌肠（甘油、液状石蜡）。因腹腔内感染较重或有弥漫性腹膜炎术后留有引流者，视引流物的量和性质决定何时拔除，一般术后 24~48h 可去除引流管。

（7）阑尾切除术后并发症

1）切口感染：为阑尾切除术后最常见的并发症。多发生于化脓性阑尾炎、坏疽性阑尾炎及合并阑尾穿孔者。表现为术后数日出现体温升高、切口胀痛，切口局部红肿，压痛明显，甚至有波动感。感染多发生在皮下组织层，有时可蔓延至腹外斜肌腱膜下或更深位置。处理原则：于压痛或波动最明显处拆除部分缝线，排除脓液，敞开引流。必要时可用生理盐水等进行冲洗，引流的同时清除伤口内缝线等异物。预防的关键在于术中保护切口创缘、避免污染。

2)腹膜炎及腹腔内脓肿:术前即存在阑尾化脓、穿孔及阑尾周围脓肿者术后易并发腹膜炎或腹腔脓肿。表现为术后体温持续不降或继续升高,伴腹痛、腹胀和全身中毒症状,腹部压痛和腹肌紧张。超声检查腹腔有积液或脓腔,诊断性穿刺可抽出脓液。此类并发症一经发现应立即考虑穿刺或切开彻底引流并营养支持治疗,根据细菌培养和药敏试验结果合理选用抗生素。如弥漫性腹膜炎处理不当,病死率较高,即使经过积极治疗后全身感染症状得以控制,也常会遗留盆腔脓肿、膈下脓肿或肠袢间脓肿等后续并发症,需要多次穿刺或手术引流;也可形成肠粘连、肠瘘、腹壁窦道等复杂的慢性感染。

3)粪瘘:早期粪瘘常发生于术后 3~5d。此类粪瘘多因阑尾基底部炎症水肿较重、组织脆弱或有部分坏死,致使阑尾根部结扎缝合不牢靠所致;也可因腹腔引流物放置不当、引流物过硬压迫肠壁坏死形成粪瘘。晚期粪瘘大多数发生在阑尾伤口愈合以后。此类粪瘘少数因对阑尾周围脓肿分离、引流不彻底,致阑尾残端愈合不良形成。其他情况因肠道的原有病变(局限性肠炎、肠结核、放线菌病、肿瘤等)造成肠道穿孔而形成粪瘘。

多数粪瘘形成时感染已经局限于盲肠周围。早期瘘经保守治疗多数可以自愈。特殊病因所致的晚期瘘往往经久不愈。

4)出血:阑尾术后的出血常见以下两种情况:①腹腔内出血。最常见的原因是手术切除阑尾时剥离面渗血,阑尾残端结扎不牢导致出血,经非手术治疗多能自行停止;阑尾系膜血管结扎不牢引起的出血量较大,甚至可导致失血性休克,需手术止血。当病人术后出现腹痛、腹胀、休克、贫血表现时,应考虑腹腔内出血的可能,此时应行腹腔穿刺以明确诊断,尽早再次手术止血。②腹壁出血。腹壁下动脉走行在阑尾切口附近,如不慎损伤且没有采取可靠的缝合或结扎,术后可在腹膜外形成较大血肿,病人术后伤口胀痛、局部肿胀、贫血要考虑到切口血肿的可能,尽早行超声检查明确诊断,及时手术清除血肿缝扎血管,切口妥善引流。

5)切口疝:属术后晚期并发症。阑尾切除多采用麦氏切口,该切口对腹壁的神经和肌肉损伤小,切口疝的发生概率较低。

6)肠粘连、肠梗阻:阑尾切除术后右下腹切口附近常形成肠粘连,严重时出现机械性肠梗阻的表现。多数病人经禁饮食、胃肠减压、静脉液体治疗后症状可以缓解,但容易反复发作。对发作频繁、症状较重者可手术治疗,松解粘连的肠管。

2. 腹腔镜阑尾切除术 腹腔镜手术技术已经在腹部外科普遍应用,目前阑尾切除术已有超过半数在腹腔镜下完成。腹腔镜阑尾切除的手术原理、适应证、禁忌证及手术步骤同开腹阑尾切除术基本一致。腹腔镜阑尾切除术优势明显,近期优势包括手术创伤更小、寻找阑尾更方便、疼痛轻、康复快、切口感染率低,便于腹腔内大范围的探查;远期优势包括伤口的疼痛和腹壁疝的发生率低、腹腔粘连轻、肠梗阻的发生率低、造成育龄期妇女不孕症的发生率低。

(二)非手术治疗

非手术治疗主要包括禁饮食、胃肠减压、抗感染治疗、卧床休息、补充热量,纠正水、电解质代谢紊乱及维持体液、内环境平衡等措施,使炎症逐渐消退、局限,病情缓解。

(三)阑尾周围脓肿的治疗

急性阑尾炎发作后,右下腹出现肿块是阑尾周围炎或阑尾穿孔所致的网膜、肠管包裹阑尾形成的炎性包块,是机体对炎症的防御反应。阑尾周围炎性肿块形成后由于阑尾包裹其中,此时切除阑尾比较困难,强行分离会造成肠管损伤、肠瘘等严重并发症,此阶段以保守治疗为主:①全身支持疗法:休息并给予足够的热量、营养增强免疫力;②抗感染治疗:选用对革兰氏阴性菌和厌氧菌敏感的抗生素;③硫酸镁局部湿热敷、理疗,加快炎症的吸收和消退。经保守治疗,绝大多数病人的炎性包块可逐渐吸收、缩小至完全消退。少数病人肿块液化形成脓肿,部分脓肿也能吸收消退。个别脓肿破裂、扩散形成弥漫性腹膜炎、膈下脓肿,或发冷、发热等全身中毒症状较重者,需要超声引导下引流或手术引流。近年来随着腹腔镜技术在急性阑尾炎手术中的广泛应用,很多学者提出,利用腹腔镜对阑尾周围脓肿进行早期处理,可以大大加快疾病的愈合进程,减少二期手术的麻烦。

(李　强)

第三节　特殊类型的阑尾炎

一、小儿急性阑尾炎

儿童时期的急性阑尾炎发病率远远低于青壮年,但 1 岁以内婴儿的急性阑尾炎几乎 100% 发生穿孔,2 岁以内病人阑尾穿孔发生率 70%~80%,5 岁病人阑尾穿孔率仍在 50% 以上。

(一) 小儿阑尾炎的特点

1. 病情重且发展较快,病死率高,为成年人高 10 倍以上。

2. 腹痛不典型、容易误诊误治。小儿经常腹痛,家长容易忽略,误以蛔虫、肠炎、积食、便秘等内科疾病进行治疗,延误病情。

3. 穿孔发生早,穿孔率高。小儿阑尾壁薄,发育不完善,极易发生坏死、穿孔。儿童大网膜发育尚不完善,防御和局限炎症的能力很差,一旦阑尾穿孔,易迅速扩散成弥漫性腹膜炎。儿童腹膜吸收能力强,大量的毒素被吸收,很容易演变成全身炎症反应综合征、严重的代谢紊乱,甚至造成患儿短期内死亡。

(二) 诊治策略

1. 婴幼儿无法自己提供病史,发现小儿腹痛、呕吐、腹泻、发热首先要想到急性阑尾炎的可能。

2. 对腹痛、呕吐、腹泻、发热的患儿要严密诊察,特别是腹部压痛、腹肌紧张需反复耐心检查。

3. 小儿急性阑尾炎发病前常有上呼吸道感染的病症,对咳嗽、发热继而发生腹痛的患儿也要警惕急性阑尾炎的可能。

4. 对可疑腹膜炎患儿需常规做腹腔穿刺。若抽出少许腹水,涂片检查可见白细胞、脓细胞和细菌,有助确诊。

5. 小儿急性阑尾炎需要和肺炎、急性肠系膜淋巴结炎、肠套叠、急性胃炎及肠道蛔虫病等疾病鉴别。

6. 小儿急性阑尾炎一经确诊,应早期行阑尾切除术。小儿急性阑尾炎全身反应重,易造成脱水和酸碱平衡紊乱,需精确缜密的抗生素和支持治疗。

二、老年急性阑尾炎

老年急性阑尾炎发病率虽然不高,但其对健康、生命的威胁远比青壮年急性阑尾炎大。

(一) 老年人急性阑尾炎的特点

1. 老年人往往基础疾病较多,特别是心脑血管疾病、糖尿病,发生阑尾炎后,阑尾坏死、穿孔的概率大,病情严重且进展快。

2. 老年人机体免疫力下降,防御功能减退,炎症易扩散,由局部感染发展成全身感染。

3. 术后并发肠系膜血管血栓形成、下肢静脉血栓形成、切口感染、切口裂开、腹腔脓肿、肺炎肺不张、呼吸衰竭、多脏器功能障碍的概率高。

4. 老年病人对腹痛的反应能力差,症状和体征都表现得比较轻,往往与急性阑尾炎的实际病变程度不相符。很多病人病情发展至阑尾穿孔,腹膜炎已经很明确,仍然无明显自觉症状。

(二) 诊治策略

急性阑尾炎的一般治疗原则适用于老年病人。诊断明确的阑尾炎,有化脓、坏死、穿孔趋势的,必须手术治疗。年龄并非手术治疗的禁忌证,如不及时手术阻断炎症继续发展,对老年人的生命威胁大。老年人机体免疫力、修复能力差,术后并发症多,故行老年人阑尾切除术时发现阑尾坏死、粘连、脓肿形成,不必勉强分离,单纯放置引流多能解决问题。术后注意预防肺部并发症、血栓性并发症等。

三、孕妇急性阑尾炎

孕妇患急性阑尾炎的患病率与相同年龄组的未孕者基本相同,但妊娠期患急性阑尾炎的病死率比非妊娠病人高 10 倍。

(一) 孕妇急性阑尾炎的特点

1. 随着子宫的逐渐增大,盲肠和阑尾的位置也随之改变,因此腹部疼痛和压痛的部位也是随着妊娠月份的增加而逐渐升高。

2. 妊娠后期,盆腔器官充血,阑尾发炎的概率增多。而且由于增大的子宫影响机体对炎症的局限能力,炎症的发展速度较快,坏死、穿孔的发生率比非妊娠病人要高。因子宫已经将前腹壁撑起,前腹壁可能无压痛、腹肌紧张和反跳痛,压痛也仅限于子宫两侧。因此妊娠后期阑尾炎的体征表现多不典型,容易延误诊断。

3. 由于大网膜和小肠被增大的子宫推挤到一侧,子宫和胎儿的活动又比较频繁。因此阑尾穿孔后,炎症很难被局限,常会引起弥漫性腹膜炎,病情危险性增加,还容易引起早产。

(二) 诊治策略

妊娠并发急性阑尾炎需早期诊断、及时处理,特别是妊娠后期,要注意增大子宫的影响,需外科医生与产科医生密切合作,全面考虑影响母子安危的各方面因素,做出正确、合理的判断。如:选择保守治疗还是手术治疗、胎儿会不会流产或早产、胎儿能否存活等问题。

1. **妊娠初期**　妊娠后 1~3 个月。治疗原则与一般阑尾炎病人相同,以手术切除阑尾为宜。从长远和全局考虑应该意识到:①妊娠初期子宫不大,阑尾切除术对子宫影响较小,引起流产的概率不大;②即便流产,对孕妇的危害相对较轻;③即使非手术治疗可以治愈,孕期内阑尾炎仍可复发,复发后处理更为复杂。

2. **妊娠中期**　妊娠后 4~7 个月。症状较轻可采取保守治疗,症状严重也应手术治疗,对阑尾穿孔、弥漫性腹膜炎的病人则必须手术治疗。此时行阑尾切除术难免对子宫会产生影响,一旦早产对母体影响较大,胎儿也很难存活。如若非手术治疗能使炎症消退,即使阑尾炎再发也已临近分娩或分娩以后,此时对胎儿和母体的影响均较小。

3. **妊娠晚期**　妊娠后 8 个月以上。基本上采取手术治疗。手术后即使发生早产,婴儿绝大多数都能健康存活,对孕妇的影响也不大。相反,如果对阑尾炎处理不及时,任其发展成阑尾穿孔、弥漫性腹膜炎,对孕妇和胎儿都有生命危险。

对已经临产的孕妇发生的急性阑尾炎,先处理阑尾还是先接生婴儿,需依据具体条件,由产科医生和外科医生协商进行。

(李　强)

第四节 慢性阑尾炎

一、概述

慢性阑尾炎可分为原发性慢性阑尾炎和复发性慢性阑尾炎。原发性慢性阑尾炎病人无急性发作病史,但阑尾腔有肠石、蛔虫卵、阑尾扭曲等因素造成阑尾腔狭窄,发生机械性刺激或慢性炎症可引起相应临床症状。复发性慢性阑尾炎则为急性阑尾炎或阑尾周围脓肿经保守治疗或自行痊愈后,因阑尾壁纤维组织增生、管腔狭窄或梗阻、炎症所致的阑尾与腹壁、肠管、网膜粘连致使阑尾扭曲、挛缩等改变,造成阑尾腔排泄不畅,常有轻度炎症反复发作史。

二、临床表现

既往常有急性阑尾炎发作病史,常表现为右下腹疼痛,疼痛程度大多较轻,或仅为隐痛,疼痛可因运动、长久站立或行走引起。可伴不同程度的消化不良,食欲减退,体重减轻。右下腹有轻微的压痛或深压痛,麦氏点为著。若阑尾无粘连、不固定,压痛点随阑尾移位而改变,即"移动性压痛"。

三、诊断

由于慢性阑尾炎的表现不典型,需注意排除其他疾病,特别是胃肠道的肿瘤。可选用 X 线钡剂造影检查进一步辅助诊断,如有需要可加行腹部 CT 等。

1. X 线钡剂造影 可见:①阑尾显影不全;②阑尾变形:外形不规则,边缘粗糙不整齐;③阑尾、末端回肠和盲肠存在粘连征象。

2. 超声 可见:①卷曲型:阑尾细长卷曲、折叠,与邻近组织分界不清;②管壁增厚型:阑尾壁增厚,管径粗细不均;③异物阻塞型:阑尾内粪石,远端管腔扩张,周围血流丰富。

3. CT 可见:①阑尾内粪石,不规则增厚;②邻近网膜和系膜组织密度增高、粘连。

四、治疗

慢性阑尾炎常有急性发作的可能,一经确诊,原则上行阑尾切除术。但若诊断不明确,不宜立即行阑尾切除术,可先以重点疑诊的疾病进行经验性治疗,治疗无效再考虑行阑尾切除术。手术建议在腹腔镜下进行,若术中发现阑尾外观正常,则应探查回肠末段 100cm 范围以及小肠系膜、盲肠、胆囊等,女性病人还应探查子宫、附件、盆腔,这样可以弥补术前诊断上依据的不足。盲目切除阑尾效果不佳,术后多数病人症状可不缓解,甚至加重。

(李 强)

第五节 阑尾肿瘤

理论上所有发生在小肠、结肠的肿瘤，均可在阑尾上发生，如癌、类癌、间质瘤等。

一、阑尾类癌

类癌在胃肠道任何部位均可发生，但阑尾是其发病率最高的部位。

(一) 病理

类癌细胞呈小椭圆形，细胞核大而圆，细胞质中含有某种酶颗粒，用硝酸银溶液可将其染成黑色，故类癌又称嗜银细胞癌。类癌细胞不仅有癌细胞的形态特征，而且有浸润和转移的现象，但恶性程度较低，如能及时完整地切除，预后良好。

阑尾类癌一般多累及阑尾远端部分，致阑尾尖端肿大成一硬块，其切面呈灰白色或黄色。癌细胞主要是在黏膜和黏膜下层，偶尔可侵入肌层或浆膜下层。少数病例可有区域淋巴结或肝脏转移，但此病即使转移，其病程进展也比较缓慢。

(二) 临床表现

类癌病人无特殊的临床表现，肿瘤位于阑尾尖端时，可引起阑尾黏液囊肿；位于阑尾根部时，阻塞阑尾腔可引起急、慢性阑尾炎的发作。但实际发现的多数阑尾类癌是手术切除后的病理诊断。

(三) 治疗

类癌局限于阑尾本身者，予单纯阑尾切除。若肿瘤侵犯盲肠壁或有区域淋巴结转移，行右半结肠根治性切除。

二、阑尾癌

阑尾癌非常少见，依据其表现形式分为两种类型。

1. 囊肿型阑尾癌 即阑尾恶性黏液囊肿。其外观与良性阑尾黏液囊肿相似，但囊内的上皮细胞可见乳头状增生突起。这种恶性黏液囊肿上皮细胞可直接浸润肠壁浆膜，并继续分泌黏液，形成腹膜假黏液瘤。病理切片可见在大团的黏液中有少量上皮细胞或腺样结构悬浮，或在上皮囊肿内有大量黏液积滞。其病变与卵巢假黏液性囊性乳头状癌很相似。当病变局限于阑尾本身时，单纯阑尾切除可达治愈目的。

2. 结肠型阑尾癌 此型阑尾癌最为罕见，其病变同结肠腺癌相同，黏膜可见溃疡或菜花样肿物形成；晚期可见局部淋巴结转移或远处转移。治疗同右半结肠癌，行右半结肠根治性切除。

(李 强)

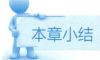

本章小结

阑尾呈蚓状结构，平均长度为 6~8cm。超过 90% 成年人的升结肠和盲肠上的三条结肠带汇聚到阑尾根部，并与肠壁的纵行肌融合。前结肠带通常较明显，可沿该结肠带追踪至阑尾根部，是手术中寻找阑尾的一种常用方法。麦氏点是选择阑尾手术切口的标记点。

　　急性阑尾炎是临床常见的急诊外科疾病,也是最常见的急性腹部疾病。急性阑尾炎的 4 种病理类型相互联系亦可单独发展。急性阑尾炎的诊断取决于其特征性的临床表现和腹部体征,转移性右下腹痛和右下腹固定性压痛为诊断要点,但并非特异性表现。急性阑尾炎需要与其他腹部疾病进行鉴别,例如消化性溃疡穿孔、右侧输尿管结石、急性肠系膜淋巴结炎、急性胆囊炎、回肠穿孔、结肠癌、急性盆腔炎、卵巢囊肿破裂、异位妊娠、急性胃肠炎等。小儿和老年人急性阑尾炎病情发展迅速、穿孔发生较早、阑尾穿孔率较高,虽发病率较低,但因症状不典型,容易延误诊断和治疗;孕妇急性阑尾炎较为常见,炎症刺激易导致流产或早产,严重威胁母胎生命安全。急性阑尾炎一经诊断,原则上应尽早进行阑尾切除术。

　　大多数慢性阑尾炎由急性阑尾炎转变而来,少数也可初始即呈慢性过程。主要病变为阑尾壁不同程度的纤维化及慢性炎症细胞浸润。阑尾因纤维组织增生、脂肪增多、管壁增厚、管腔狭窄且不规则甚至闭塞,导致阑尾排空障碍,进而压迫阑尾壁内神经而产生疼痛症状。

思考题

1. 在急性阑尾炎的鉴别诊断中,特别强调的是与哪一类疾病鉴别?
2. 小儿急性阑尾炎有哪些特点?
3. 妊娠哪个时期的急性阑尾炎需要优先考虑保守治疗?

第六章
结、直肠和肛管疾病

结、直肠及肛管是消化道的最后一部分。虽然消化能力远不如上消化道,但可对摄入物质进行进一步分解代谢、吸收水和电解质、储存内容物,并将粪便通过肛门排出体外。结、直肠及肛管的常见疾病包括肿瘤、良性疾病以及盆底功能性疾病,这些疾病发病率高、涉及人群广,多数为外科常见疾病。随着临床诊疗技术的发展,目前大多结、直肠及肛管相关疾病都可通过外科手术进行干预且预后良好。因此,熟悉结、直肠及肛管相关解剖生理,掌握其常见疾病的发病机制、临床表现、诊断、治疗和预防,对临床医生非常重要。

第一节　结、直肠和肛管的发生、结构与功能

一、结、直肠和肛管的发生

(一) 结肠的发生

当中肠襻退回腹腔时,后肠的大部被推向左侧,形成横结肠的左 1/3 和降结肠;中肠襻尾支盲肠突以前的部分形成回肠尾段,盲肠突以后的部分形成横结肠的右 2/3。盲肠突的近段发育为盲肠,远段发育为阑尾。盲肠突最初位于肝右叶下方,后降至右髂窝,升结肠随之形成。降结肠尾段移向中线,形成乙状结肠(见图 4-1)。

(二) 直肠和肛管的发生

后肠末段的膨大部分为泄殖腔(cloaca),其腹侧头端与尿囊相连,末端以泄殖腔膜(cloacal membrane)封闭。人胚第 4~7 周,尿囊与后肠之间的间充质增生,形成突入泄殖腔的镰状隔膜,称尿直肠隔(urorectal septum)。最后与泄殖腔膜融合时,泄殖腔被分隔为腹侧的尿生殖窦(urogenital sinus)和背侧的原始直肠。尿生殖窦参与泌尿生殖管道的形成。原始直肠分化为直肠和肛管上段。泄殖腔膜也被分为腹侧的尿生殖膜(urogenial membrane)和背侧的肛膜(anal membrane)。肛膜的外方为外胚层凹陷形成的肛凹(anal pit)。第 8 周末,肛膜破裂,肛凹加深并演变为肛管下段。肛管上段的上皮来自内胚层,下段上皮来自外胚层,二者之间以齿状线为界(图 6-1)。

结、直肠和肛管的主要畸形包括以下几种。

1. 先天性巨结肠　先天性巨结肠(congenital megacolon)又称 Hirschsprung disease,多见于乙状结肠。由于神经嵴细胞未迁移至结肠壁内,使肠壁内副交感神经节细胞缺如,导致该段肠管处于无法蠕动的麻痹状态,粪便淤积其内,久之造成肠管极度扩张成为巨结肠。

2. 不通肛　不通肛(imperforate anus)又称肛门闭锁,是由于肛膜未破或肛凹未能与直肠末端相通所致,常因尿直肠隔发育不全而伴有直肠尿道瘘。

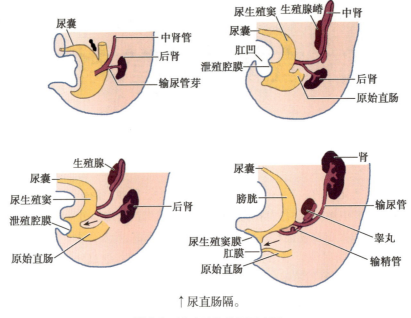

↑尿直肠隔。

图 6-1　泄殖腔的分隔示意图

　　3. 肠袢转位异常　肠袢转位异常是由于肠袢在发育过程中反向转位所致,可表现为左位阑尾和肝、右位胃和乙状结肠等,并可影响胸腔器官,形成右位心,又称内脏反位。

二、结、直肠和肛管的形态结构

　　大肠(large intestine)为下段消化道,起自盲肠止于肛门,全长约 1.5m。自近侧端向远侧端可分为盲肠、阑尾、结肠、直肠和肛管 5 部分。盲肠(cecum)长约 6cm,下端为盲端,上方接续于升结肠。回肠末端通向盲肠的开口称回盲口(ileocecal orifice),此处有回盲瓣(ileocecal valve),为回肠末端突入盲肠腔内所形成的上、下两片半月形的黏膜皱襞。回盲瓣的作用是防止小肠内容物过快地流入大肠,以便食物在小肠内充分消化,并可阻止盲肠内容物逆流进入回肠。由于回肠和盲肠以"端侧"形式相连接,两者连结处形成的夹角几成直角,且盲肠管径明显大于回肠,故易形成肠套叠,尤以小儿多见。回盲口下方约 2cm 处为阑尾的开口。结肠分为升结肠、横结肠、降结肠和乙状结肠,它们形成一个近似四边形的框架,将空肠和回肠围于其中。盲肠和结肠的表面具有三大结构特点,即结肠带、结肠袋和肠脂垂。结肠带(colic band)有三条,由肠壁的纵行平滑肌增厚形成,沿肠管的纵轴走行,三条结肠带在阑尾根部相汇。因此临床手术中,结肠带是指示阑尾位置的标志。结肠袋(haustra of colon)是结肠表面连续不断的囊袋状膨起。其形成原因为结肠带比肠管的长度短,牵拉固定肠管使其皱褶缩短以适应结肠带的长度所致。肠脂垂(epiploic appendices)是分布在结肠带两侧的多个含脂肪的小突起状结构,由浆膜和其包裹的脂肪组织构成。(图 6-2)

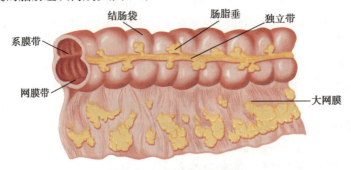

图 6-2　结肠的特征性结构

(一) 结肠

结肠(colon)在右侧髂窝内续于盲肠,在第 3 骶椎平面移行为直肠,分为升结肠、横结肠、降结肠和乙状结肠。升结肠和降结肠被腹膜包被固定于腹后壁;横结肠和乙状结肠由系膜固定于腹后壁,活动度较大。结肠的直径由近向远逐渐变小,由起始端的 6cm 逐渐减小为乙状结肠末端的 2.5cm(图 6-3)。

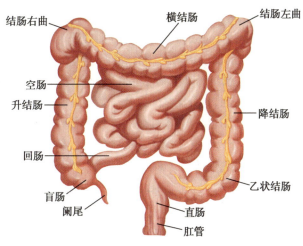

图 6-3 小肠和大肠

1. 结肠的分部、位置和形态结构

(1)升结肠(ascending colon):长约 15cm,位于右侧髂窝内,下方与盲肠相接,沿腰方肌和右肾前面上升至肝右叶下方,然后转折向左前下方移行为横结肠。转折处形成结肠右曲(right colic flexure),亦称肝曲。升结肠为腹膜间位器官,后壁借 Toldt 筋膜固定于腹后壁,活动度小。

(2)横结肠(transverse colon):长约 50cm,起自结肠右曲,先向左前下方走行,过中线后转向左后上方走行,至脾脏内侧面下方转折形成结肠左曲(left colic flexure),亦称脾曲。横结肠整体呈一向前下悬垂的弓形弯曲,其最低点可达脐平面甚至更低。横结肠为腹膜内位器官,有较长的横结肠系膜将其固定于腹后壁,活动度较大。

(3)降结肠(descending colon):长约 25cm,起自结肠左曲,在左肾外侧缘和腰方肌前面下行,至左侧髂嵴移行为乙状结肠。降结肠为腹膜间位器官,借 Toldt 筋膜贴附于腹后壁,活动度小。

(4)乙状结肠(sigmoid colon):长约 40cm,呈"乙"字形弯曲,自左侧髂嵴处起于降结肠,经左侧髂窝向内侧转入盆腔内,在第 3 骶椎平面续于直肠。乙状结肠为腹膜内位器官,由较长的乙状结肠系膜连于盆腔左后壁,活动度较大。

结肠壁由黏膜层、黏膜下层、肌层和外膜组成(图 6-4)。

1)黏膜层:表面光滑,无绒毛。上皮为单层柱状,由吸收细胞和大量杯状细胞组成。固有层内含大量直管状大肠腺,由吸收细胞、杯状细胞、少量干细胞和内分泌细胞组成。固有层内可见孤立淋巴小结。黏膜肌层同小肠。

2)黏膜下层:为疏松结缔组织,含有血管、淋巴管、神经纤维和黏膜下神经丛等。

3)肌层:由内环行和外纵行两层平滑肌组成。内环行肌节段性局部增厚形成结肠袋;外纵行肌局部增厚形成 3 条结肠带,带间的纵行肌很薄,甚至缺如。

4)外膜:在盲肠、横结肠和乙状结肠为浆膜;在

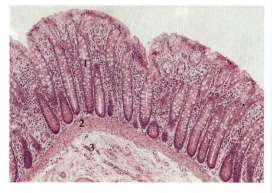

1. 大肠腺;2. 黏膜肌;3. 黏膜下层。

图 6-4 结肠(横切面)光镜像

升结肠和降结肠的前壁为浆膜,后壁为纤维膜。外膜结缔组织中常有脂肪细胞聚集而成的肠脂垂。

2. 结肠的血管、淋巴引流和神经支配　结肠的动脉包括起自肠系膜上动脉的回结肠动脉、右结肠动脉和中结肠动脉,以及起自肠系膜下动脉的左结肠动脉和乙状结肠动脉(图 6-5)。结肠的静脉基本与动脉伴行,结肠脾曲以上的静脉血汇入肠系膜上静脉,结肠脾曲以下的静脉血汇入肠系膜下静脉,最终均汇入肝门静脉。回结肠动脉(ileocolic artery)于回盲部附近分出升结肠支,营养升结肠下 1/3 部。右结肠动脉(right colic artery)在近升结肠内侧缘发出升、降两支,再分支营养升结肠上 2/3 部和结肠肝曲。中结肠动脉(middle colic artery)在近结肠肝曲处分为左、右两支,营养横结肠,并与左、右结肠动脉吻合。左结肠动脉(left colic artery)分为升、降两支营养结肠脾曲和降结肠,并与中结肠动脉和乙状结肠动脉的分支吻合。乙状结肠动脉(sigmoid artery)有 1~3 支,大多为 2 支(53%),在乙状结肠系膜内呈扇形分布,营养乙状结肠,其分支之间以及与左结肠动脉降支之间形成吻合。肠系膜上、下动脉的各结肠支相互吻合,在近结肠边缘形成动脉弓,称为边缘动脉(colic marginal artery)(图 6-6)。边缘动脉发出多条直动脉,后者又分为长支和短支。这些分支在穿入肠壁前很少吻合,因此,结肠手术分离和切除肠脂垂时不可牵拉,以免切断长支影响肠壁血供。

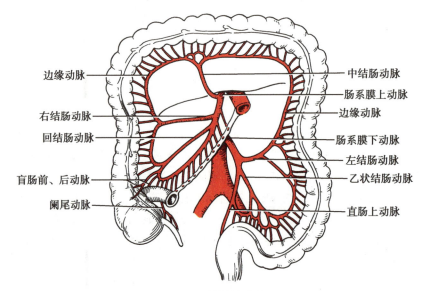

图 6-5　结肠的动脉

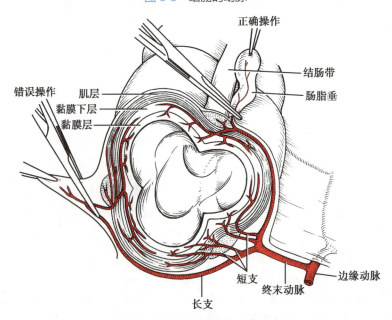

图 6-6　结肠边缘动脉的分支分布

结肠的淋巴管穿出肠壁后沿血管走行,包括4组淋巴结:①位于肠壁浆膜深面的结肠壁上淋巴结,数量少;②沿边缘动脉排列的结肠旁淋巴结;③沿各结肠动脉排列的中间淋巴结;④位于肠系膜上、下动脉根部的肠系膜上、下淋巴结。右半结肠的淋巴大部分汇入肠系膜上淋巴结,左半结肠的淋巴大部分汇入肠系膜下淋巴结,最终直接或经腹腔干根部的腹腔淋巴结汇入肠干。

结肠的运动受交感神经和副交感神经双重支配,感觉神经为内脏感觉神经。交感神经纤维穿经下胸段交感神经节(形成内脏大、小神经)和腰交感神经节(形成腰内脏神经),分别分布于结肠脾曲以上及以下消化道,抑制肠壁平滑肌的活动和腺体分泌,并使其血管收缩。副交感神经纤维随迷走神经和骶神经行走,前者的纤维起自迷走神经背核,分布于结肠脾曲以上的肠管;后者的纤维起自脊髓骶部第2~4节段的骶副交感核,后从骶神经分出组成盆内脏神经加入盆丛,分布于降结肠和乙状结肠,兴奋肠壁平滑肌的活动和腺体分泌。

(二) 直肠

1. 直肠的位置和形态结构　直肠(rectum)位于盆腔内,在第3骶椎平面起于乙状结肠,循骶、尾骨前面下行,穿过盆膈后在会阴区移行为肛管,全长10~14cm。直肠在矢状面上有两个弯曲:直肠骶曲(sacral flexure of rectum)是直肠上段沿骶尾骨的盆面下降时形成的凸向后方的弓形弯曲,距肛门7~9cm;直肠会阴曲(perineal flexure of rectum)是直肠绕过尾骨尖时形成的凸向后的弯曲,距肛门3~5cm。直肠在冠状面上有3个不太明显凸向侧方的弯曲,一般中间的弯曲较大,凸向左侧;上、下两个弯曲凸向右侧(图6-7)。

直肠与乙状结肠交界处的管径较细,肠腔向下迅速扩大形成直肠壶腹(ampulla of rectum)。直肠腔面有3条横行的黏膜皱襞,称为直肠横襞,又称Houston瓣,是肠腔黏膜包绕增厚的环形平滑肌形成的结构,具有拦阻排泄物,协助肛门括约肌活动的作用。最上方的横襞位于直肠与乙状结肠交界处,肠腔左侧壁,距肛门约11cm。中间的横襞最大,位置恒定,通常位于肠腔右前壁,直肠壶腹稍上方,距肛门约7cm,恰在直肠前壁腹膜移行至前方盆腔脏器的返折水平面。中直肠横襞是乙状结肠镜检时确定肠腔位置的结构标志。下方的直肠横襞位置不恒定,多位于肠腔左侧壁上,距肛门约5cm(图6-8)。

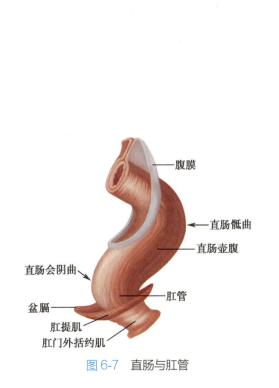

图 6-7　直肠与肛管

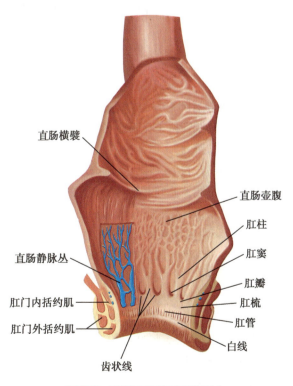

图 6-8　直肠和肛管腔面的形态

直肠上段黏膜结构与结肠相似。腺体几乎全由杯状细胞组成。外纵行平滑肌薄而连续,不形成结肠带。在直肠上 1/3 段的大部和中 1/3 段的前壁为浆膜,余为纤维膜。

2. 直肠的血管、淋巴引流和神经支配   直肠上动脉为肠系膜下动脉的终支,分布于直肠上部;直肠下动脉起自髂内动脉,分支至直肠下部和肛管上部;骶正中动脉发自腹主动脉,分支分布于直肠后壁(图 6-9)。直肠的静脉与同名动脉伴行。

直肠的淋巴向上引流,故直肠癌的淋巴转移以向上转移为主。直肠黏膜层的淋巴引流至直肠外表面的直肠上淋巴结和直肠旁的直肠旁淋巴结,随后沿直肠上血管到达肠系膜下动脉起始处的主动脉前淋巴结。直肠下份的淋巴管可沿直肠下动脉和肛动脉到达髂内淋巴结。

直肠的运动受交感神经和副交感神经双重支配。交感神经来自上腹下丛和盆丛,副交感神经纤维来自盆内脏神经是直肠功能的主要调节神经。与排便反射相关的传入纤维也经盆内脏神经传入。

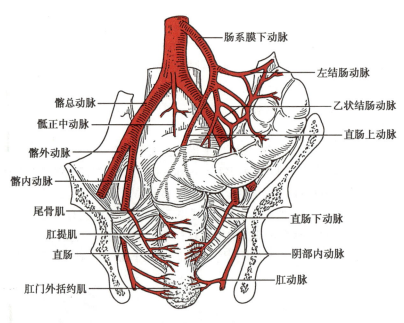

图 6-9   直肠和肛管的动脉

(三) 肛管

1. 肛管的位置和形态结构   肛管(anal canal)为直肠穿过盆膈后下行至肛门的一段肠管,为消化道的最后一段。肛管位于会阴的肛区内,长约 4cm,周边被肛门外括约肌包绕,平时处于收缩状态,起到控制排便的作用。

肛管腔内面有 6~10 条纵行黏膜皱襞称肛柱(anal columns),由黏膜包裹深面的血管和纵行平滑肌形成。各肛柱下端彼此间有半月形黏膜皱襞相连,称肛瓣(anal valves)。一片肛瓣与两个相邻肛柱下端共同围成的小隐窝称肛窦(anal sinuses),其开口向上,深约 3~5cm,底部有肛腺的开口。肛窦内易于积存粪屑,感染后易致肛窦炎。各肛柱上端的连线称为肛直肠线(anorectal line),该线可视为直肠与肛管的分界线。各肛柱的下端与肛瓣边缘可连成一锯齿状环线称为齿状线(dentate line),或称肛皮线(anocutaneous line)(图 6-8)。

齿状线是直肠腔内组织结构的一条重要分界线。齿状线上、下的组织结构分别来自胚胎时期的内胚层和外胚层,由此造成了齿状线上、下方组织结构的差异:齿状线上方的上皮为单层柱状上皮;下方的为复层扁平上皮,大肠腺及黏膜肌层消失。

在齿状线下方宽约 1cm 略显凸隆的环形带称肛梳(anal pecten)(见图 6-8),由肛门内括约肌收缩形成。肛梳表面光滑,因其深面含有静脉丛外观呈浅蓝色。肛梳部的皮下组织和肛柱部的黏膜下层内含有丰富的静脉丛,无静脉瓣。

肛梳下缘的环形线,称白线(white line)或 Hilton 线,其位置相当于肛门内括约肌和外括约肌之间(图 6-8)。肛门指诊时可触及环形浅沟,即括约肌间沟。肛门(anus)为肛管的下口,略呈前后纵行,前后径约 2~3cm。肛门周围皮肤因其含有较丰富的色素呈暗褐色,此外肛周皮肤亦含有汗腺和皮脂腺,男性还生有体毛。

环绕肛管周围括约肌分为肛门内括约肌和肛门外括约肌两大类。肛门内括约肌(sphincter ani internus)属平滑肌,为肠壁环形平滑肌增厚形成的肌性管样结构,环绕肛管上 3/4 段,其下界为白线。肛门内括约肌有协助排便的作用,但无括约肛门的功能。肛门外括约肌(sphincter ani externus)属于骨骼肌,围绕在肛管肛门内括约肌的外面。肛门外括约肌依其纤维所在的位置可以分为皮下部、浅部和深部 3 部分。皮下部(subcutaneous part)位于肛门周围皮下,为环绕肛管下端的稀疏环行肌束。此部纤维被切断不会引起大便失禁。浅部(superficial part)位于皮下部的深面,是一圈环绕肛门内括约肌下部的椭圆形肌束,前端附着于会阴中心腱和尾骨尖。深部(deep part)位于浅部的深面上方,为环绕内括约肌上部的较厚环行肌束。浅部和深部是维持肛门括约功能的主要肌束,损伤会导致大便失禁(图 6-8)。实际上环绕肛管周围的肌性结构统称肛门直肠环,包括肛门外括约肌的浅部和深部、肛门内括约肌、直肠下份的纵行肌和耻骨直肠肌,均对肛管有括约作用,若术中损伤肛门直肠环可导致大便失禁。

2. 肛管的血管、淋巴引流和神经支配　肛管齿状线上、下方的动脉供应、静脉回流、淋巴引流及神经支配均存在差异,见表 6-1。

表 6-1　齿状线上、下的动脉供应、静脉回流、淋巴引流及神经支配

差异点	齿状线以上	齿状线以下
动脉供应	直肠上、下动脉	肛动脉
静脉回流	肠系膜下静脉、髂内静脉	阴部内静脉
淋巴引流	肠系膜下淋巴结、髂内淋巴结	腹股沟浅淋巴结
神经支配	内脏神经(痛觉不敏锐)	躯体神经(痛觉敏锐)

直肠和肛管静脉丛管腔大、壁薄、缺乏静脉瓣;且斜行穿过肠管壁,血流慢;加之肠腔内粪便的压力影响,易引起血液淤积、静脉丛迂曲扩张成团而形成痔。内痔位于齿状线以上,由直肠静脉丛形成;外痔位于齿状线以下,由肛管静脉丛形成;而混合痔的痔核跨越齿状线,由直肠静脉丛(上半部分)和肛管静脉丛(下半部分)共同形成。

三、结、直肠和肛管的功能

大肠内没有重要的消化活动,其主要功能是:吸收水和电解质,参与机体对水、电解质平衡的调节;吸收由结肠内微生物产生的维生素 B 和维生素 K 等;完成对食物残渣的加工,形成和暂时贮存粪便,并控制定期的排便。

(一)大肠液的分泌

由大肠黏膜的柱状上皮细胞和杯状细胞分泌的大肠液,富含黏液和碳酸氢盐,其 pH 为 8.3~8.4。大肠液几乎不含消化酶,基本没有消化功能。大肠液中的黏液蛋白可以润滑粪便使其易于下行,保护大肠黏膜免受机械损伤和细菌侵蚀。

大肠内食物残渣对肠壁的机械性刺激是引起的大肠液分泌的主要自然刺激。神经系统参与大肠液分泌调节,如刺激副交感神经可使大肠液分泌增加,而刺激交感神经则可使其分泌减少。

(二)大肠内细菌的活动及其意义

大肠内细菌约占粪便固体重量的 20%~30%,主要来自食物和空气。大肠内的 pH 和温度对一般细菌的繁殖极为适宜,可使细菌大量繁殖。细菌分解食物残渣中的糖和脂肪,其产物有乳酸、醋酸、二

氧化碳、沼气、脂肪酸、甘油、胆碱等,这一过程称为发酵(fermentation)。细菌也分解蛋白质,称为腐败(putrefaction),其产物有䏭、氨基酸、硫化氢、氨、组胺、吲哚等,其中有些成分被肠壁吸收经门静脉至肝脏解毒。

大肠内的细菌还利用较为简单的物质合成维生素 B 复合物和维生素 K,可被人体吸收和利用。

(三) 大肠的运动和排便

大肠作为粪便的暂时贮存场所,其运动较小肠少、弱而慢,对刺激的反应也较迟缓。

1. 大肠的运动形式

(1) 袋状往返运动:由环行肌无规律地收缩所致,也是空腹时最多见的运动形式。这种运动使结肠袋中的内容物向两个方向作短距离的位移,但并不向前推进。

(2) 分节或多袋推进运动:由一个结肠袋或一段结肠收缩,把内容物推进到下一段的运动。进食后或副交感神经兴奋时,这种运动增加。

(3) 蠕动:大肠的蠕动运动是由一些稳定向前的收缩和舒张波所组成。收缩波前方的肌肉舒张,往往充有气体;收缩波后方的肌肉则保持收缩状态,使肠管闭合并排空。

大肠还有一种进行很快且前进很远的蠕动,称为集团蠕动(mass peristalsis)。集团蠕动开始于横结肠,可将一部分大肠内容物推送至降结肠或乙状结肠,每天发生 3~4 次。集团蠕动常见于进食后,可能是胃内食物进入十二指肠引起十二指肠 - 结肠反射所致。

2. 排便反射　肠内容物可在大肠内停留 10h 以上,在此期间食物残渣中的一部分水和无机盐等被大肠黏膜吸收;食物残渣和部分未被吸收的营养物质经过大肠内细菌的发酵和腐败作用形成粪便。粪便中除食物残渣外,还包括:脱落的肠上皮细胞、大量的细菌,以及机体代谢后的废物如:由肝排出的胆色素衍生物、由血液通过肠壁排至肠腔中的某些重金属(钙、镁、汞等)。

正常情况下直肠腔内无粪便。当结肠的蠕动将粪便推入直肠时,可引起排便反射(defecation reflex)。排便反射属于低级和高级中枢协调的复杂反射。当直肠壁内的感受器受到粪便刺激时,冲动沿盆神经和腹下神经传入脊髓腰骶段,从而使初级排便中枢兴奋,同时上传至大脑皮层引起便意。初级排便中枢兴奋,一方面使盆神经的传出冲动增加,引起降结肠、乙状结肠和直肠的收缩,肛门内括约肌的舒张;另一方面使阴部神经的传出冲动减少,引起肛门外括约肌舒张,使粪便排出体外(图 6-10)。此外,由于支配腹肌和膈肌的神经兴奋,腹肌和膈肌也发生收缩,腹内压增加,促进粪便的排出。

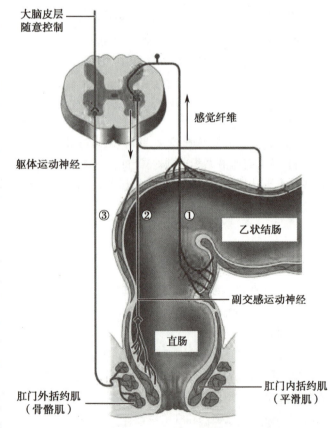

大脑皮层随意控制

感觉纤维

躯体运动神经

③　②　①

乙状结肠

副交感运动神经

直肠

肛门外括约肌(骨骼肌)

肛门内括约肌(平滑肌)

图 6-10　排便反射弧

正常情况下直肠对粪便压力刺激具有一定的阈值。当达到阈值时即可产生便意,大脑皮层可以加强或抑制排便。如果便意经常被抑制,会使直肠渐渐地对粪便压力刺激的敏感性降低,导致粪便在大肠内停留过久,水分吸收过多而变得干硬,引起排便困难,这是产生便秘最常见的原因之一。

(刘 芳　朱俊勇)

第二节　结、直肠和肛管疾病的检查方法

一、检查体位

病人的体位对直肠、肛管检查很重要,体位不当可引起病人不适甚至漏诊,应根据病人身体情况和检查目的选择以下不同的体位(图 6-11)。

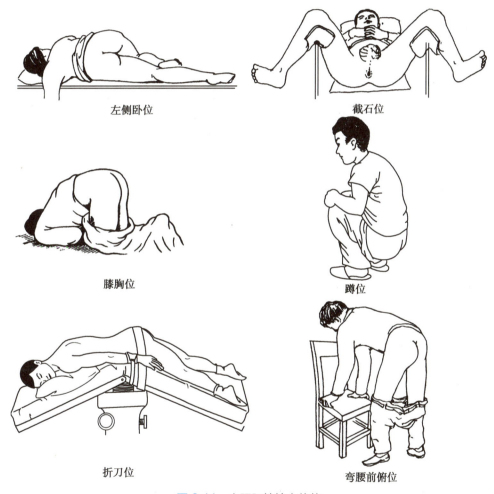

左侧卧位　　　　　　　　　　截石位

膝胸位　　　　　　　　　　蹲位

折刀位　　　　　　　　　　弯腰前俯位

图 6-11　直肠肛管检查体位

　　1. 左侧卧位　　是肛肠检查最为常用的体位。病人左侧卧位,臀部靠近床边,左腿伸直,右腿向腹部屈曲,使肛门及臀部充分暴露。此体位尤其适用于老年体弱及重症病人。

　　2. 截石位　　是直肠肛管手术的常用体位。肛管病变发生的部位常用截石位表示,以时钟面的十二等分标记法(图 6-12)。病人仰卧,两腿分开放在截石位架上,屈髋屈膝,将臀部移至手术台边缘,使肛门暴露充分。

　　3. 膝胸位　　病人跪俯检查床上,两肘和胸部紧贴床铺,臀部高抬,使肛门充分暴露。由于此体位不能持久,因此对年老体弱及重症病人应酌情采用。

4. 蹲位 病人下蹲作排便的姿势,用力增加腹压,适用于检查直肠脱垂、内痔和直肠下段息肉。

5. 折刀位 病人俯卧于手术床上,双手放在身体两侧,臀部放在手术床的连接处,两腿稍外展分开,髋部下垂,用胶布将臀部牵开,完全暴露肛门。此体位显示肛管手术野清楚,适用于肛管直肠小手术及检查。

6. 弯腰前俯位 病人向前弯腰,双手扶椅露出臀部。此种体位方便、不需特殊设备,适用于团体检查。

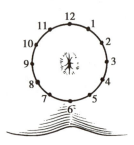

图 6-12 肛门检查的时钟定位记录法(截石位)

二、肛门部检查

(一) 视诊

肛门视诊常用体位有弯腰前俯位、左侧卧位、膝胸位和截石位。用双手拇指或示、中、环三指分开臀沟,观察肛门处有无红肿、血、脓、粪便、黏液、瘘口、外痔、疣状物、溃疡、肿块及脱垂等,以便分析判断病变性质。视诊有时可发现很有诊断价值的佐证。肛瘘可见瘘管外口或肛周沾有粪便或脓性分泌物;肛门失禁可观察到肛门松弛;血栓性外痔可见暗紫色的圆形肿块,与周围分界清楚;疣状物或溃疡常为性病或特殊感染;肛裂在肛管后正中处可见条形溃疡或前哨痔;肛周脓肿可见炎性肿块。分开肛门后,嘱病人用力屏气或取蹲位,有时可使内痔、息肉或脱垂的直肠从肛门脱出。肛门视诊是诊断肛裂、环状痔和直肠脱垂的首选,尤其是蹲位并用力做排便样动作,对诊断环状内痔很有价值。

(二) 触诊

首先触诊肛周皮温、弹性是否正常。肛周脓肿可触及肛门周围肿胀、皮温升高等。肛瘘往往可触及条索状硬结等。

(三) 直肠指诊

直肠指诊是简单而重要的临床检查方法,应在视诊之后进行,不仅能诊断肛门、直肠的疾病,对盆腔的其他疾病,如阑尾炎、髂窝脓肿、前列腺与精囊病变、子宫及输卵管的病变等也是重要的诊断方法,尤其是对及早发现肛管、直肠癌意义重大。据统计 70% 左右的直肠癌可在直肠指诊时被发现。

直肠指诊时应注意的步骤:①右手戴手套或指套涂以润滑剂,首先进行肛门周围指检,肛周有无肿块、压痛,皮下有无疣状物,有无外痔等,也是病人对下一步检查的适应过程;②测试肛管括约肌的松紧度,正常时直肠仅能伸入一指并感到肛门环缩,在肛管后方可触到肛管直肠环;③检查肛管直肠壁有无触痛、波动感、肿块及狭窄,触及肿块时要确定肿块的大小、形状、位置、硬度及活动度等;④直肠前壁距肛缘 4~5cm,男性可触及直肠壁外的前列腺,女性可触及子宫颈,不要误认为病理性肿块;⑤根据检查的具体要求,必要时做双合诊检查;⑥抽出手指后,观察指套,有无血迹或黏液,若有血迹而未触及病变,应行结肠镜检查。

经直肠指诊可发现的常见病变包括以下几种。

1. 内痔 内痔多较柔软不易触及,如有血栓形成可触及硬结,有时伴触痛、出血。

2. 肛瘘 沿瘘管外口向肛门方向延伸,双指合诊常可触及条索状物或肛瘘内口处小硬结。

3. 直肠息肉 可触及质软可推动的圆形肿块,多发息肉者可触及大小不等的质软肿块,移动度大的息肉多可触及蒂部。

4. 肛管、直肠癌 在肛管或示指可及的直肠内,可触及高低不平的硬结、溃疡或菜花状肿物,肠腔可有狭窄,指套上常有脓血和黏液。

5. 其他疾病 如前列腺炎、盆腔脓肿、急性附件炎、骶前肿瘤等;此外,如在直肠膀胱陷凹或直肠子宫陷凹触及硬节,应考虑腹腔内肿瘤的种植转移。

三、内镜检查

(一) 肛门镜检查

肛门镜长度一般为 7cm,内径大小不一。用于低位直肠病变和肛门疾病的检查,能了解低位直肠癌、痔、肛瘘等疾病的情况。肛门镜检查时多选膝胸位或其他体位。肛门镜检查之前应先做肛门视诊和直肠指诊,如有局部炎症、肛裂、妇女月经期或指诊时病人已感到剧烈疼痛,应暂缓肛门镜检查。肛门镜检查的同时还可进行简单的治疗,如取活组织检查等。检查及记录方法详见第一章第五节。

(二) 结肠镜检查

结肠镜检查是目前诊断结、直肠疾病最直接和最准确的方法,可显著提高结、直肠疾病,包括回肠末端和盲肠疾病的检出率和诊断率,并可行息肉切除、下消化道出血的止血、结直肠吻合口良性狭窄的扩张、肿瘤标本活检等治疗,但也有一定的并发症发生的风险,如出血、穿孔等。结肠镜检查前通常需要清洁肠道。口服泻药是目前最常用方法,常用的口服泻药主要有聚乙二醇电解质散剂、50% 硫酸镁溶液和磷酸钠盐。对于不能口服泻药的病人及只需观察直肠、乙状结肠的病人,可使用生理盐水或温水行清洁灌肠。

四、影像学检查

1. X 线钡剂灌肠或气钡双重造影　对结、直肠内的肿瘤以及憩室、直肠黏膜脱垂等病变有重要诊断价值。

2. 腔内超声　可以观察直肠壁厚度及各层结构,适用于肛管直肠肿瘤的术前分期,可以明确肿瘤浸润深度和有无淋巴结肿大,也适用于肛门失禁、复杂肛瘘、直肠肛管周围脓肿、未确诊的肛门疼痛的检查。

3. CT　对直肠癌的诊断、分期、有无淋巴转移以及向外侵犯的判断有重要意义。

4. MRI　在判断直肠肛管癌浸润扩散范围、正确分期以及术后复发的鉴别诊断方面较 CT 优越;在肛瘘、直肠肛管周围脓肿的诊断上有着更明显的优势。

5. PET-CT　并非结直肠癌的常规检查方法,但对肿瘤复发、转移的诊断有重要价值。

五、结直肠肛管功能检查

结直肠肛管功能在排便过程中占有重要的作用,功能检查的方法主要有直肠肛管测压、直肠感觉试验、模拟排便试验(包括球囊逼出试验和球囊保留试验)、排粪造影、结肠传输实验和盆底肌电图检查。有关内容详见第一章第六节。

(兰 平)

第三节　结 肠 扭 转

结肠扭转(Colonic volvulus)是以结肠系膜为轴的部分肠袢扭转及以肠管本身纵轴为中心扭曲。乙状结肠是结肠扭转最常见的发生部位,约占 90%,其次为盲肠,偶见横结肠及脾曲扭转。有资料显示 60 岁以上老年人结肠扭转的发病率是年轻人的 20 倍。

一、病因

结肠扭转的发生通常为下列三个因素同时存在。

1. 解剖因素　①肠管活动度较大；②肠系膜较长，但系膜根部较窄，对造成扭转起着支点作用。

2. 物理因素　如饱餐后、肠腔内常有粪便积存、肿瘤等。

3. 动力因素　由于重力作用，体位突然改变或强烈的肠蠕动可诱发扭转。

二、病理

肠旋转超过180°时可造成肠梗阻。超过360°则肠壁血运可能受到影响，如不及时治疗，可导致肠壁坏死穿孔。肠扭转造成的主要病理改变是肠梗阻和肠管血运的改变。乙状结肠扭转后，肠襻的入口及出口均闭塞，属闭襻性梗阻（图6-13），肠腔内积气、积液、压力增高也会影响肠壁血运。除扭转的肠襻外，扭转对其近侧结肠也造成梗阻。乙状结肠扭转后发生肠管血运障碍来自两方面：一是系膜扭转造成系膜血管扭转不畅，另一方面是由于肠襻的膨胀影响肠壁血供，最终发生肠坏死和肠穿孔。

盲肠扭转是由于盲肠没有固定而具有高度活动性，容易发生扭转，扭转后盲肠迅速膨胀，压力增高，引起浆膜破裂、血运障碍，导致肠坏死。

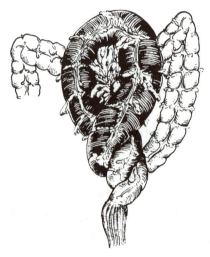

图6-13　乙状结肠扭转

三、临床表现

主要症状为腹痛和进行性腹胀。临床上分为亚急性（约80%）和急性（约20%）两类。

亚急性乙状结肠扭转多见于老年男性，常有慢性便秘史，并有排便排气后腹痛自行减轻的病史。发病大多缓慢，主要表现为中下腹部的持续性隐痛、阵发性加剧和进行性腹胀。查体可见腹部明显膨隆，不对称，有时可触及有压痛的囊性包块，无显著腹膜刺激征，主要为低位不完全性肠梗阻或完全性肠梗阻的表现。如果腹痛加重或转为持续性，伴有体温升高和脉率加快，腹部出现腹膜刺激征，则表明已存在肠绞窄。

急性乙状结肠扭转多见于青年人，起病急骤、腹痛剧烈、呕吐出现早而频繁，主要为典型的绞窄性低位肠梗阻的表现，查体可发现急性腹膜炎体征。

四、辅助检查

1. X线平片　乙状结肠扭转的腹部X线典型表现是显著充气的孤立肠襻，范围可自盆腔至上腹或膈下。腹部立位平片可见两个巨大且相互聚拢的气液平面。近端结肠及小肠也出现不同程度的积气。盲肠扭转时腹部X线平片显示单个卵圆形胀大肠襻伴气液平面。

2. X线钡剂灌肠造影　钡剂在直肠与乙状结肠交界处受阻，尖端呈锥形或"鸟嘴"样螺旋形狭窄，这是乙状结肠扭转的典型影像学表现。盲肠扭转时钡剂灌肠充盈整个左侧结肠和横结肠，可与乙状结肠扭转鉴别。需要注意的是，病人有腹膜刺激征时常提示肠壁可能已出现缺血坏死，应禁行此项检查,以免导致肠壁破裂穿孔。

3. CT CT 是目前诊断结肠扭转最有意义的检查方式,也是急腹症病人的常用检查之一。乙状结肠扭转的典型 CT 表现:①平扫:结肠积液积气扩张、"鸟嘴征"和"漩涡征";②CT 仿真结肠成像:倒"U"型弯曲闭袢的肠管;③CTA 血管成像:可以直接显示肠系膜血管扭转的形态,而且根据其肠管支配的血管在肠梗阻的定位上更准确。

4. 超声 乙状结肠扭转的典型超声表现为脐下"U"型液性包块,内壁结肠袋之间可见黏膜向腔内隆起,形成半月襞及多个膨大囊状相连的管道。

5. 结肠镜 对疑为结肠扭转者可明确诊断,并可同时对肠扭转进行复位。

五、诊断与鉴别诊断

(一) 诊断

根据病史、临床表现以及影像学检查进行诊断。老年男性病人,长期便秘或既往有类似腹痛史;此次起病急骤;具有典型的低位肠梗阻表现,如左下腹绞痛、腹胀、呕吐等表现;体检见明显腹胀,左下腹可触及扭转的肠曲等,应考虑乙状结肠扭转。

(二) 鉴别诊断

应注意与小肠扭转、粘连性肠梗阻、急性肠系膜血管病变,尤其是结肠癌相鉴别。

六、治疗

应按肠梗阻治疗原则进行处理,包括禁饮食、胃肠减压、解痉止痛、纠正水、电解质平衡失调,防治休克及抗生素预防治疗等。

(一) 非手术治疗

适用于全身情况良好,临床症状较轻的早期扭转病人和年老体弱病人,在无绞窄性肠梗阻表现时试用非手术复位。

1. 温盐水低压灌肠法 将 37℃ 的生理盐水加少量肥皂水灌入直肠和乙状结肠,压力不可过高,但成功率不高。

2. 结肠镜复位 直视下边充气边缓慢插入结肠镜,将镜头插入扭转上方的肠袢内,以盐水冲洗,吸出气体和粪便,使扭转复位,并可检查扭转上下方的肠壁情况。此法盲目性小、比较安全,成功率也很高。

尽管非手术疗法复位成功率高,但由于发生扭转的根本原因仍然存在,治疗后容易复发,且一旦出现绞窄性乙状结肠扭转,病死率高,故复位后应尽早施行择期手术治疗。

(二) 手术治疗

1. 适应证 ①复杂的结肠扭转合并腹膜炎、肠坏死、休克;②非手术疗法无效,病程超过 48h,有肠坏死趋势;③手术复位后再次复发,或非手术治疗复位后,由于乙状结肠冗长,为了防止复发施行根治性乙状结肠切除术。

2. 手术原则 如有肠坏死、积粪较多、污染严重,病人一般情况较差,可行病变肠段切除、远端封闭 + 近端结肠造口术(Hartmann 手术)。如病人一般情况尚好,术中能较好地灌洗结肠,可行乙状结肠切除(对于盲肠扭转者行回盲部切除或右半结肠切除)并一期吻合。非手术复位成功后可择期行腹腔镜下乙状结肠切除术(对于盲肠扭转者行回盲部切除或右半结肠切除)。

(兰 平)

第四节　结、直肠息肉与息肉病

一、结、直肠息肉

(一) 概述

结、直肠息肉(polyps of colon and rectum)是指结、直肠黏膜表面突向肠腔的隆起性病变。约占肠道息肉的 80%，可以单发，也可多发。

约 2/3 的结、直肠息肉为腺瘤。年龄增长、体重指数(BMI)增加、缺乏体力活动等均与结直肠腺瘤发病风险增加有关。男性发病率高于女性。

(二) 病理

病理上常将息肉分为肿瘤性息肉和非肿瘤性息肉。

1. 腺瘤性息肉　包括传统的腺瘤性息肉(即管状腺瘤、绒毛状腺瘤及管状绒毛状腺瘤等三种亚型)和锯齿状腺瘤。具有恶变倾向。

(1)管状腺瘤：最常见。常为圆形或椭圆形，表面光滑或有分叶，多有蒂，大多直径小于 2cm，色暗红，易出血。组织学表现多为管状腺体，上皮排列规则，分化好。

(2)绒毛状腺瘤：又称乳头状腺瘤，发病率与管状腺瘤相比约为 1:(6~10)。常为单发，基底较宽且无蒂，表面呈暗红色伴绒毛状突起或小结节状，质软易碎，触之可活动。组织学表现为上皮呈乳头状或绒毛状增生、隆起，中心为血管结缔组织，上皮细胞多呈明显不典型增生。癌变率较管状腺瘤增加 10 倍以上。

(3)管状绒毛状腺瘤：同时具有上述两种结构的腺瘤。

(4)锯齿状腺瘤：属于锯齿状病变的亚型，分为传统锯齿状腺瘤(traditional serrated adenoma, TSA)和无蒂锯齿状腺瘤(sessile serrated adenoma, SSA)。无蒂锯齿状腺瘤多见于近端结肠，扁平无蒂，表面光滑，组织学表现为包含锯齿状结构的扩大畸形的隐窝。传统锯齿状腺瘤发病率相对较低，一般带蒂，多见于远端结肠，组织学表现包括锯齿状结构、嗜酸性细胞质及异位隐窝灶。无蒂锯齿状腺瘤及传统锯齿状腺瘤均易癌变。

2. 增生性息肉　以远端结肠和直肠多见，直径很少超过 1cm。其外形为黏膜表面的小滴状凸起，表面光滑，基底较宽。此种息肉是由增大而规则的腺体形成，腺体上皮细胞增多导致上皮皱缩呈锯齿形，细胞核排列规则，核分裂象少见。一般不会恶变。

3. 炎症性息肉　由基质和上皮成分以及炎性细胞组成的黏膜面非肿瘤性腔内隆起病变，包括炎性假息肉和脱垂型炎性息肉。

4. 幼年性息肉　由固有层和扩张的囊性腺体组成的错构瘤性病变，90% 发生于 10 岁以下儿童，男性多见。外观为圆球形或卵圆形，表面光滑。90% 生长于距肛门 25cm 范围以内，直径多数小于 1cm，绝大多数有蒂，约 25% 为多发性。组织学上表现为分化好而大小不规则的腺体，伴大量炎性细胞浸润，有时表面有溃疡形成。

(三) 临床表现

大多无临床症状，常在体格检查或因其他症状进行结肠镜或其他下消化道影像学检查时发现。

除幼年性息肉多见于 10 岁以下儿童尤其是 5 岁以下小儿外，其余结、直肠息肉多见于 40 岁以上的成人，男性稍多。部分病例可具有以下症状。

1. 便血 以直肠和左侧结肠息肉较多见,多呈鲜红色,尤以绒毛状腺瘤及幼年性息肉较多见。

2. 粪便改变 可以有较多黏液排出,有时息肉为多发性或体积较大时,亦可引起腹泻或排便困难。

3. 腹痛 少见。

4. 息肉脱垂 小儿多见,长蒂息肉可在排便时脱出肛门外,呈鲜红色,樱桃状,便后自行缩回。

(四)诊断

多数结、直肠息肉并无特殊症状。儿童息肉常因患儿便血或息肉脱出肛门外而就诊。结肠镜及组织病理学检查是诊断结、直肠息肉的最准确的方法。

X 线钡剂灌肠造影表现为:①境界光滑锐利的圆形充盈缺损,也可为分叶状或绒毛状;②息肉恶变征象:体积迅速增大,形态不规则;带蒂息肉顶端增大并进入蒂内,呈广基底肿块;浸润肠壁产生凹陷切迹。

(五)鉴别诊断

大肠息肉样病变或黏膜下病变包括:脂肪瘤、平滑肌瘤、血管瘤、神经内分泌肿瘤等,其上可覆黏膜呈现息肉样外观。超声内镜、黏膜下病变深度活检可协助鉴别。

(六)治疗

结、直肠息肉的治疗主要根据其病理类型、大小、是否有蒂及其恶性潜能选择治疗方式。绝大多数结、直肠息肉可于内镜下进行治疗,开腹手术较少。

炎性息肉以治疗原发病为主;增生性息肉症状不明显者,无需特殊治疗。

1. 内镜下治疗 腺瘤型息肉、黏膜内癌,甚至有蒂的浸润癌,其未侵犯血管时,均可进行内镜下局部切除。

(1)有蒂息肉:可用圈套器自息肉蒂根部电灼切除。部分蒂较粗大的息肉,可内镜下先用尼龙圈套器(或止血夹夹闭)结扎息肉根部,再行电凝切除术。

(2)广基底息肉:对良性或直径小于 2cm 的息肉可行电活检钳灼除,或行内镜下黏膜切除术(Endoscopic mucosal resection,EMR);对直径在 2cm 及以上的息肉则需行内镜黏膜下剥离术(Endoscopic submucosal dissection,ESD)切除病变。

2. 外科手术治疗 对于内镜及放大内镜检查,或经内镜黏膜下注水(浮起征试验)或超声内镜检查确定病变已侵犯黏膜下层深层或固有肌层的病变,则应选择外科手术切除,并按结、直肠癌手术原则处理。

(七)预后

腺瘤性息肉摘除后,容易复发,需要定期复查结肠镜。

二、结、直肠息肉病

临床上将多发性结、直肠息肉数目多于 100 颗称为结、直肠息肉病(polyposis of colon and rectum)。分为腺瘤性息肉综合征与错构瘤性息肉综合征两大类。

(一)腺瘤性息肉综合征

特点是多发性腺瘤且癌变率较高。主要有以下三种。

1. 家族性结肠息肉病 一种常染色体显性遗传性疾病,子代 50% 患病,外显率达 95%。约 1/3 的病人无家族史,为自发性基因突变形成,其后代遗传的可能性仍相同。通常 9~10 岁时发现息肉,20 岁后大量息肉出现,多发生于远端结肠和直肠,小肠一般无病变。息肉数量可为 300~3 000 个,平均约为 1 000 个,300 个以下者少见;大小自数毫米至 5cm 以上,多数小于 1cm。

腺瘤性息肉综合征癌变率为 100%,呈多中心性。一般 40 岁以后逐渐演变成癌,癌变的平均年龄为 39 岁,死亡的平均年龄为 42 岁。

其组织结构与腺瘤无异,大多数病人可无症状,明显症状时常常已发生癌变。诊断主要依靠结肠镜检查。

2. Gardner 综合征　是一种伴有骨和软组织肿瘤的肠息肉病。一般认为由常染色体显性遗传引起,此病多在 30~40 岁出现,其息肉性质和分布与家族性结肠息肉病相似,但息肉数目较少(一般 <100),体积较大。Gardner 综合征具有高度癌变倾向,但癌变年龄稍晚。其主要症状为:①结、直肠息肉病;②颅骨及下颌骨多发性骨瘤,常常早于结、直肠息肉发现;③皮肤及皮下组织病变,可为皮脂囊肿、脂肪瘤、纤维肉瘤等,常发生于面部、背部和四肢。

3. Turcot 综合征　是一种较少见的遗传性疾病。其特征为病人有家族性结肠腺瘤病伴有其他脏器的肿瘤,通常为中枢神经系统肿瘤,如脑、脊髓胶质母细胞瘤或髓母细胞瘤,因此也有胶质瘤息肉综合征之称。多见于 10~30 岁的青少年,结肠息肉数常少于 100 个。随时间推移,其恶变率几乎为 100%。

对于腺瘤性息肉综合征病人,其治疗原则相同,均为将可能发生癌变的肠管进行预防性全切除。术后仍需定期复查肠镜,如发现新的息肉可予内镜下治疗。

对于已确定诊断为家族性结肠息肉病的病人,其下一代及同代兄弟姐妹均应定期检查结肠镜,每年 1~2 次。

(二) 错构瘤性息肉综合征

包含一组疾病,其特点是某些肠段被一些组织无规律的混合体所累及,属非肿瘤性疾病,但有肿瘤样增殖的特征。

1. 色素沉着息肉综合征(Peutz-Jeghers syndrome,PJS)由 Peutz 及 Jeghers 两人分别在 1921 年及 1949 年报道,具有三大特征:①多发性胃肠道息肉;②特定部位的皮肤及黏膜黑色素斑点;③遗传性。

Peutz-Jeghers 综合征比较少见,为常染色体显性遗传,男女均可患病,后代遗传机会相等,但临床上仅半数病例有家族史。息肉可为有蒂或广基底,大小不一,多数 1~4cm。

皮肤及黏膜黑色素斑于出生后不久即可出现,以后逐渐增多。黑斑好发于口唇周围皮肤、口唇及颊部黏膜,亦可发生于手掌、指、足跖、趾等处。色素斑平坦,呈黑色或棕黑色,边缘清楚,直径 1~2mm。青年期最明显,年长后口唇部色素斑可逐渐消退,但颊黏膜色素斑多不消退。息肉发展至一定阶段可导致慢性小肠套叠,引起反复发作的阵发性腹痛、不完全梗阻等症状,亦可造成消化道出血及贫血。

本病需长期随诊,对较大及有症状之息肉,应内镜摘除或手术切除。

2. 幼年性息肉综合征　部分病例具有家族遗传性。病变部位可以发生于全胃肠道,最常见于直肠,具有带蒂及表面易形成溃疡两大特点。约 20% 病人可伴有其他先天性异常,如先天性心脏病、梅克尔(Meckel)憩室等。

幼年性息肉综合征包括下列三种息肉病:

(1)幼年性结肠息肉病(juvenile polyposis coli,JPC):平均发病年龄为 6 岁,无家族史。临床表现为消化道出血,常伴有贫血、低蛋白血症、营养不良和生长迟缓等症状,还常伴有先天性畸形,如肠旋转不良和脑水肿等。

(2)家族性幼年性结肠息肉病(familial juvenile polyposis coli,FJPC):有家族史,系常染色体显性遗传。大部分呈典型的错构瘤特征,少数合并存在腺瘤性息肉,有恶变可能。

(3)家族性全身性幼年性息肉病(familial generalized juvenile polyposis,FGJP):具有遗传性,多分布于结、直肠;也可见胃或空肠息肉,单独或与结、直肠息肉并存;部分病人伴有单个或多个消化系统脏器恶性肿瘤,如胃、十二指肠、胰或结肠癌。

幼年性结肠息肉病的组织学结构为错构瘤,一般无恶性潜能。但由于息肉数量多,需定期复查结肠镜动态随访。

3. Cronkhite-Canada 综合征　主要特点:①息肉遍布胃肠道;②外胚层变化,如脱发、指甲营养不良和色素沉着等;③无息肉病家族史;④成年发病。

症状以腹泻最为常见,排便量大并可含脂肪或便中带血,多数病人体重明显减轻;其次为腹痛、厌食、乏力、呕吐、性欲和味觉减退等症状。几乎均有指(趾)甲的改变、脱发、色素沉着。治疗主要为对症处理,少数病人需通过皮质激素、抗生素或手术切除病变肠段缓解病情。本病有恶变可能,一般发病时病情较重,预后差。

附:大肠侧向发育型肿瘤

(一)概述

大肠侧向发育型肿瘤(laterally spreading tumor,LST)最早由工藤进英提出。由于该肿瘤极少向肠壁深层垂直侵犯,而主要沿黏膜表面呈侧向浅表扩散,故称之为侧向发育型肿瘤。

大肠侧向发育型肿瘤病理亚型较多,形态多样,发生途径不详,但与结、直肠癌关系密切。目前认为大肠侧向发育型肿瘤的特点为直径 10mm 以上,侧向扩展而非垂直生长,具有比腺瘤性息肉更高的恶性潜能,多发生在直肠、乙状结肠和盲肠。

(二)诊断

内镜下主要表现为黏膜局限性色泽变化,如淡红、褪色、局部易出血或局部血管透见像消失、变形及无名沟中断等。一旦发现这些可疑征象,则须行黏膜(电子)染色。

(三)治疗

一旦发现大肠侧向发育型肿瘤病变,不主张行组织活检,主要原因为活检不能反映病变全貌,且活检后易造成病变组织破坏导致与黏膜下层或肌层粘连,造成肿瘤组织剥离困难。目前主要的内镜治疗方式为 EMR、ESD 及外科手术治疗。

(吴清明)

第五节 结 直 肠 癌

一、概述

结直肠癌(colorectal cancer)是威胁人类健康的主要恶性肿瘤之一。世界范围内其发病率居恶性肿瘤第三位。我国结直肠癌发病率居恶性肿瘤第三位,死亡率位居第五位,发病率及死亡率仍呈上升趋势。与此同时,近年来美国的结直肠癌发病率及死亡率均呈下降趋势,这可能得益于完善的疾病一、二级预防和治疗模式的进步。我国结直肠癌与西方国家比较有两个特点:①直肠癌比结肠癌发病率高,约为 60%;②中低位直肠癌所占直肠癌比例高,约为 70%,因此大多数直肠癌可在直肠指诊时触及。但近几十年来,随着人民生活水平的提高及饮食结构的改变,结肠癌比例亦逐渐增多,发病率上升较快;直肠癌的发病率比较稳定。

二、病因

结直肠癌的病因尚未明确,现有的流行病学、分子生物学研究结果认为其发病过程是内部因素(遗传易感性)与外部因素(环境、饮食、生活习惯等)交互作用的过程。

1. 遗传因素 结直肠癌是一类具有比较明显家族聚集倾向的恶性肿瘤,这提示了遗传因素对于结直肠癌发病的重要作用(图 6-14)。相关研究认为,结直肠癌病例中约 10% 具有明确的遗传性,属于特定的遗传性恶性肿瘤综合征的结直肠表现,通常呈现不严格的常染色体显性遗传特征。其中比较常见的有四类:①遗传性结直肠癌综合征又称林奇综合征(Lynch syndrome),也称为遗传性非息肉病性结直肠癌(hereditary nonpolyposis colorectal cancer,HNPCC),其发病与错配修复基因突变有关,罹患该病时除有结直肠癌风险,也可能合并胃、乳腺、肺、前列腺等系统上皮细胞的恶性病变;②家族性腺瘤性息肉病(familial adenomatous polyposis,FAP),其所致结直肠癌约占结直肠癌总数的 1%,其发病与 APC 基因突变直接相关,临床上常表现为成百上千枚结直肠息肉伴随癌变;③错构瘤性息肉综合征,包含色素沉着息肉综合征(PJS)在内,以消化道错构瘤性息肉及癌变为特点;④遗传性混合息肉病综合征,包括除错构瘤性息肉综合征之外的各种混合类型的结肠息肉。

在上述遗传性结直肠癌之外,剩余的散发性结直肠癌虽不具有明显遗传性,但病人直系亲属的结直肠癌发病率亦高于普通人群。

2. 结直肠良性病变 ①结直肠的慢性炎症:如溃疡性结肠炎、血吸虫病等使肠黏膜反复破坏及增生,提高了黏膜上皮癌变的概率。②癌前病变:如结直肠腺瘤,尤其是绒毛状腺瘤更为重要。人们已逐渐接受了结直肠癌并非在结、直肠黏膜上突然发生的观点,而是具有"正常黏膜 - 腺瘤 - 癌变"这种顺序发展的规律。

3. 环境因素 ①饮食中的致癌物质:统计资料表明,结直肠癌高发国家的人均动物蛋白质、动物脂肪的摄入量与结直肠癌发生呈正相关。而高纤维饮食的摄入可增加粪便的体积、重量,使得粪便通过肠道速度加快,减少肠道中有害物质的形成及活性,缩短致癌物质与肠黏膜的接触时间。②维生素:摄入胡萝卜素、维生素 B_2、维生素 C、维生素 E、维生素 D 和钙元素,均与结直肠癌发病率的降低相关。

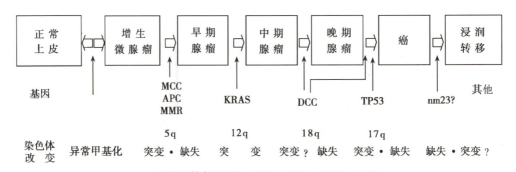

MMR(错配修复基因):MLH1、MSH2、PMS1、PMS2。

图 6-14 结直肠癌发生发展相关分子事件

三、病理

结直肠癌是结直肠黏膜上皮和腺体发生的恶性肿瘤。根据 WHO 对结直肠癌的定义,结直肠肿瘤组织只有穿透黏膜肌层到达黏膜下层才称为癌。只要不超过黏膜肌层,就不称为癌,而称为上皮内瘤变。无论形态如何,如不超过黏膜肌层均不转移。原来的上皮重度异型增生和原位癌都归入高级别上皮内瘤变(high grade intraepithelial neoplasia,HGIN),而黏膜内癌则称为黏膜内瘤变(intramucosal neoplasia)。

(一) 大体分型

根据肿瘤的大体形态,可分为四型。①隆起型:肿瘤呈息肉状或盘状向肠腔突出,有蒂或广基底,多见于右半结肠,多为腺癌。②溃疡型:最常见,肿瘤表面形成较深溃疡或呈火山口状,多见于直肠和乙状结肠。③浸润型:癌组织向肠壁深层弥漫浸润,常伴有肿瘤间质组织明显增生,累及肠管全周,导致局部肠壁增厚、变硬,使局部肠管周径明显缩小,形成环状狭窄,也多见于直肠和乙状结肠。④胶样型:肿瘤表面及切面均呈半透明、胶冻状,此型肿瘤预后较差,多见于右半结肠和直肠。

(二) 组织学分类

光镜下,结直肠癌可分为:①乳头状腺癌:细乳头状,乳头内间质很少;②管状腺癌;③黏液腺癌或印戒细胞癌:以形成大片黏液湖为特点;④未分化癌;⑤腺鳞癌;⑥鳞状细胞癌。结直肠癌主要以高分化管状腺癌及乳头状腺癌多见。少数为未分化癌或鳞状细胞癌,后者常发生于直肠肛门附近。

(三) 扩散和转移

1. 直接浸润　结直肠癌可向三个方向浸润扩散,即肠壁深层、环状浸润和沿纵轴浸润。多组大样本临床资料表明:仅 1%~3% 直肠癌标本向远侧肠壁浸润超过 2cm。下切缘无癌细胞浸润的前提下,切缘的长短与 5 年生存率、局部复发无明显相关性,说明直肠癌向下的纵向浸润很少。这是目前保肛手术适应证适当放宽的病理学依据。癌肿浸润肠壁一周约需 1~2 年。直接浸润可穿透浆膜层侵及邻近脏器,如肝、肾、子宫、膀胱等。下段直肠癌由于缺乏浆膜层的屏障作用,易向四周浸润,侵及附近脏器,如前列腺、精囊、阴道、输尿管等。

2. 淋巴转移　为主要转移途径。结肠的引流淋巴结分为 4 组:结肠上淋巴结、结肠旁淋巴结、中间淋巴结和中央淋巴结。通常淋巴转移呈逐级扩散。直肠癌的淋巴转移分三个方向:向上沿直肠上动脉、腹主动脉周围的淋巴结转移;向侧方经直肠下动脉旁淋巴结到达盆腔侧壁的髂内淋巴结;向下沿肛管动脉、阴部内动脉旁淋巴结到达髂内淋巴结。直肠癌淋巴转移以向上、侧方转移为主,很少发生逆行性的淋巴转移。齿状线以下的淋巴引流有两条途径:向周围沿闭孔动脉旁引流到髂内淋巴结;向下经外阴及大腿内侧皮下入腹股沟浅淋巴结。齿状线周围的癌肿可向侧方、下方转移,向下方转移可表现为腹股沟淋巴结肿大。淋巴转移途径是决定直肠癌手术方式的依据。

3. 血行转移　癌肿侵入静脉后可转移至肝,也可转移至肺、骨和脑等。结直肠癌手术时有 10%~20% 的病例已发生肝转移。结直肠癌所致的肠梗阻和手术时的挤压,易造成血行转移。

4. 种植转移　腹腔内播散最常见为大网膜的结节和肿瘤周围壁腹膜的散在砂粒状结节,亦可融合成团块继而全腹腔播散。在卵巢种植生长的继发性肿瘤,称 Krukenberg 肿瘤。腹腔内种植播散后产生腹水。结直肠癌如出现血性腹水多为腹腔内播散转移。由于直肠相对固定、游动性小,所以直肠癌种植转移的机会较少,癌肿穿透肠壁全层后多直接浸润邻近的脏器。切口种植、吻合口种植、会阴部复发亦属种植转移。

四、临床表现

(一) 症状

结直肠癌早期可无症状或缺乏特异性的症状,与常见消化道良性疾病症状有时不易区分,因而容易被忽视。进展后常见的临床症状如下。

1. 排便习惯与大便性状改变　常为最早出现的症状。多表现为排便次数增加、腹泻、便秘、粪便中带血或黏液等。低位直肠癌常有便意频繁、肛门下坠感、里急后重、排便不尽感等直肠刺激的症状。

2. 腹痛　疾病早期腹痛少见,偶有腹部隐痛,多为便前隐痛,排便后缓解。当肿瘤进展至肠梗阻时,会出现腹痛加重或阵发性绞痛。

3. 腹部包块　肿瘤生长至一定大小后,可触及腹部包块,多为瘤体本身,有时可能为梗阻近侧的扩张肠管。

4. 肠梗阻症状　一般属于肿瘤中晚期的表现,初期为不完全性肠梗阻,出现腹胀、腹部不适及排便困难,排气、排便减少。随着梗阻加重,腹胀加重,可出现阵发性腹痛。此外,值得注意的是肿瘤引起的肠套叠会出现急性肠梗阻表现。

5. 全身症状　随着结直肠癌的进展,病人往往会有贫血、消瘦、乏力、发热、恶病质等慢性消耗性表现。若结直肠癌局部进展严重,可出现肿瘤压迫或浸润局部脏器的临床表现。肿瘤出现转移后,可出现相应转移部位的临床表现。

6. 结肠癌临床表现与解剖部位相关　由于左、右半结肠在胚胎学、解剖学、生理功能和病理基础上都有所不同,以及可能存在的分子分型的不同,因而两者发生肿瘤后的临床表现也不同。右半结肠癌特点:右半结肠肠腔大,大便水分较多,为稀便,不易产生梗阻;右半结肠肿瘤病理类型多为隆起型,易在宽大的肠腔内生长形成临床体检可触及的肿块,右侧腹部可出现隐痛,逐渐加重,后期呈持续性钝痛;右半结肠的吸收能力较强,当肿瘤生长至一定程度后,肿瘤远端供血不足,出现缺血坏死,继发感染,伴有毒素吸收表现,多引起贫血、消瘦或恶病质。因此右侧结肠癌有三大临床特点:腹部隐痛、腹部包块、贫血。左半结肠癌特点:左半结肠的肠内容物经右半结肠吸收水分后,形成固体状态的粪便;左半结肠管腔内径较右半结肠小,同时左半结肠癌常为浸润型,易引起环状狭窄,易导致急、慢性肠梗阻;左半结肠癌易早期出现排便习惯改变,如便频或腹泻或便秘或者交替出现;左半结肠癌出血,血液很快随大便排出,易被病人发现;罕见贫血、消瘦、恶病质等症状。因此左侧结肠癌有三大临床特点:便血、便频及肠梗阻。左、右半结肠癌临床表现差异的原因,可归纳成表 6-2。

表 6-2　左、右半结肠癌临床表现差异的原因

区别	右半结肠	左半结肠及直肠
胚胎发生	中原肠	后原肠
动脉血供	肠系膜上动脉	肠系膜下动脉
静脉回流	肠系膜上静脉→门静脉→右肝	肠系膜下静脉→脾静脉→门静脉→左肝
生理功能	吸收水、电解质为主	贮存粪便、排便
肠腔大小	大	小
肠内容物	稀、糜粥样	成形、干、块状
病理学	以隆起型(肿块型)多见	以浸润型(缩窄型)多见
临床表现	常广泛溃烂、出血、感染、包块、全身症状、非特异性症状	易引起肠梗阻、便血、肠道刺激症状

(二) 体征

1. 腹部查体　早期结直肠癌常无明显异常表现。肿瘤进展后,可出现腹部包块;肠梗阻可表现为腹部隆起、肠鸣音亢进;肝转移时可出现肝大、黄疸;出现腹水时有移动性浊音。少数病人可见锁骨上肿大淋巴结。低位直肠癌病人还可出现腹股沟肿大淋巴结。

2. 直肠指诊　直肠指诊是临床常用的一种简便而又重要的检查方法,也是诊断直肠癌简单易行而且可靠的方法之一。约 70% 的直肠癌可在指诊时发现。故直肠指诊在直肠癌诊断中尤显重要。

指诊时应记录肿物的方位、距肛缘的距离、大小、硬度、形状、活动度以及指套染血的情况。并要查清与女性的阴道、子宫颈、男性的前列腺等周围组织的关系。

五、辅助检查

(一) 实验室检查

1. 粪便隐血试验　粪便隐血试验为常用的结直肠癌筛查方法,阴性结果不能简单地排除结直肠

肿瘤的存在,阳性结果需要进一步深入检查以明确诊断。

2. 肿瘤标志物 血清肿瘤标志物检测已成为肿瘤病人早期诊断的重要辅助检查手段之一,在结直肠癌的辅助诊断、判断肿瘤治疗效果和预后及监测肿瘤复发和转移等方面均有较大的实用价值。癌胚抗原(carcinoembryonic antigen,CEA)是对结直肠癌诊断和术后监测较有意义的肿瘤标志物。但CEA 敏感性较低,对于早期结直肠癌诊断价值不大,对中晚期结肠癌具有一定诊断价值。血清 CEA 水平与 TNM 分期呈正相关,TNM Ⅰ期、Ⅱ期、Ⅲ期、Ⅳ期病人的血清 CEA 阳性率依次为 25%、45%、75%和 85% 左右。CEA 主要用于术后监测肿瘤复发和转移。CA19-9 的临床意义与 CEA 相似。

(二) 内镜检查

内镜检查包括肛门镜、乙状结肠镜和结肠镜检查。大多数结肠癌是由结肠息肉等癌前病变演变而来,而且早期结肠癌可行内镜下治疗,因此结肠镜检查对于减少结肠癌发病率具有重要意义。直肠指诊与全结肠镜检查是结直肠癌最基本的筛查手段。由于多数肠癌在 50 岁以后发生,推荐 50 岁接受第一次结肠镜检查,有肠癌家族史可提前到 40 岁。

结肠镜配合病理检查是诊断结直肠肿瘤的标准方法。在结肠镜下可观察结肠肿瘤的部位、形态等生物学特点,同时可获取瘤体标本,为肿瘤诊断及治疗提供重要依据,也是结肠癌术后随访的重要手段。一般主张行全结肠镜检查,可避免遗漏同时性多原发癌和其他腺瘤的存在。

(三) 影像学检查

结直肠癌获得病理诊断后,仍需进一步通过影像学检查评估临床分期,用于制定治疗方案和评估预后。

1. 超声

(1)经直肠腔内彩超检查(endorectal ultrasonography,ERUS):多用于直肠癌的诊断,特别是用于直肠癌术前局部分期,包括浸润深度、肠周淋巴结等,具有无创伤、无辐射、操作方便、费用低等优点,但对操作者经验有一定要求。

(2)超声内镜(endoscopic ultrasonography,EUS):可以观察浸润深度,同时还可判断有无淋巴结转移,对于术前诊断、选择手术方案、预后判断均有重大意义。

另外,肝脏超声造影目前也常用于结直肠癌病人肝转移瘤的定性诊断。

2. CT CT 平扫表现为管腔内分叶状肿块,管壁增厚,与周围组织分界欠清,局部可见小龛影或低密度影;增强扫描可见管壁及肿块明显强化。溃疡型结肠癌可见“火山口”改变。癌组织浸润性生长可造成肠管狭窄,浆膜面毛糙。CT 检查对结肠癌早期病变、分期、周围组织受累情况、有无淋巴结转移及远处转移的评估有重要的价值。

3. MRI 可用于评估侵犯范围、浸润深度及直肠周围结构受累情况,准确进行肿瘤分期,对临床制订治疗方案、手术计划及对术后进行疗效观察意义重大。术后 MRI 检查意义则在于鉴别肿瘤复发与纤维瘢痕。

T 分期是依据肿瘤浸润到肠壁不同层次及相关肠周筋膜来判断的。

T1 期:肿瘤未超过黏膜下层,与黏膜下层的高信号相比肿瘤呈相对低信号。

T2 期:肿瘤信号侵及肌层,肌层与黏膜下层间分界消失。

T3 期:肿瘤信号穿透肌层,侵入肠周脂肪,肌层与周围脂肪间分界消失。

T4 期:肿瘤信号侵犯周围脏器和盆壁结构。

平扫表现为 T_1WI 呈中等信号,T_2WI 呈等或高信号,脂肪抑制序列呈高信号。肿瘤边界欠清,除管壁弥漫增厚型外,病灶往往与肠壁呈广基相连,表面不光整,呈菜花状外观。侵犯邻近脏器表现为与邻近脏器正常分界消失、界限不清,周围脂肪间隙内异常信号灶,且与原发肿瘤信号一致。晚期周围脏器受累,局部或远处淋巴结转移,远隔器官转移以肝、肺、骨多见。增强扫描与 CT 增强表现类似,呈明显强化。

4. PET-CT 不作为结直肠癌的常规检查方法,但其对肿瘤复发及转移瘤诊断有重要价值。

六、诊断与鉴别诊断

(一) 诊断

结直肠癌根据病史、症状、体征、内镜、影像学检查等不难做出临床诊断。

(二) 鉴别诊断

结直肠癌应与结、直肠息肉、间质瘤、淋巴瘤、克罗恩病、溃疡性结肠炎、肠结核和结直肠血吸虫病肉芽肿等疾病相鉴别。最可靠的鉴别手段是经内镜取活检组织行病理检查。

七、分期

结直肠癌诊断明确后,对肿瘤进行准确分期是制定有效治疗方案、评估病人预后的关键。目前采用美国癌症联合会(AJCC)和国际抗癌联盟(UICC)公布的第 8 版 TNM 分期标准(表 6-3)。

表 6-3　结直肠癌 TNM 分期

分期	T	N	M
0	Tis	N0	M0
I	T1	N0	M0
	T2	N0	M0
II A	T3	N0	M0
II B	T4a	N0	M0
II C	T4b	N0	M0
III A	T1~2	N1/N1c	M0
	T1	N2a	M0
III B	T3~4a	N1/N1c	M0
	T2~3	N2a	M0
	T1~2	N2b	M0
III C	T4a	N2a	M0
	T3~4a	N2b	M0
	T4b	N1~2	M0
IV A	任何 T	任何 N	M1a
IV B	任何 T	任何 N	M1b

结直肠癌 TNM 分期(AJCC/UICC,2017 年,第 8 版)

1. T 分期标准:原发肿瘤

　　Tx:原发肿瘤无法评价

　　T0:无原发肿瘤证据

　　Tis:原位癌,局限于上皮内或侵犯黏膜固有层

　　T1:肿瘤侵犯黏膜下层

　　T2:肿瘤侵犯固有肌层

　　T3:肿瘤穿透固有肌层到达浆膜下层,或侵犯无腹膜覆盖的结直肠旁组织

　　T4a:肿瘤穿透腹膜脏层

　　T4b:肿瘤直接侵犯或粘连于其他器官或结构

2. N 分期标准:区域淋巴结

    Nx:区域淋巴结无法评价

    N0:无区域淋巴结转移

    N1:有 1~3 枚区域淋巴结转移

        N1a:有 1 枚区域淋巴结转移

        N1b:有 2~3 枚区域淋巴结转移

        N1c:浆膜下、肠系膜、无腹膜覆盖结肠 / 直肠周围组织内有癌结节(tumor deposit,TD),无区域淋巴结转移

    N2:有 4 枚以上区域淋巴结转移

        N2a:4~6 枚区域淋巴结转移

        N2b:7 枚及更多区域淋巴结转移

3. M 分期标准:远处转移

    M0:无远处转移

    M1:有远处转移

        M1a:远处转移局限于单个器官(如肝、肺、卵巢,非区域淋巴结),但没有腹膜转移

        M1b:远处转移分布于一个以上的器官

        M1c:腹膜转移有或没有其他器官转移

八、治疗

近 20 年来,随着外科手术技术的进步、手术器械的发展、对器官胚胎学发生的再认识,结直肠癌的治疗取得了长足的进步。以外科、内科、放疗为基础的综合治疗已成为结肠癌的标准治疗,多学科协作诊疗模式(multidisciplinary team,MDT)也越来越受到临床医生的重视。

目前,结直肠癌治疗的原则是:早期局限肿瘤,应尽早行根治性完整切除手术;进展期肿瘤,应行手术 + 辅助治疗(直肠癌须行新辅助治疗);晚期肿瘤,以姑息化疗为基础,依具体情况配合非根治性手术治疗、放射治疗、靶向治疗及免疫治疗等多学科治疗。

(一) 手术治疗

手术切除是结直肠癌的主要治疗方法。根治性结肠癌手术切除的范围应包括肿瘤在内的足够的两端肠段,一般要求距肿瘤边缘 10cm,还应包括切除区域的全部系膜。根治性直肠癌切除的范围包括癌肿在内的两端足够肠段(低位直肠癌的下切缘应距肿瘤边缘 2cm)、全部直肠系膜或至少包括癌肿下缘下 5cm 的直肠系膜(注意中下段直肠癌无系膜覆盖)、周围淋巴结及受浸润的组织。具体要求是:①直视下锐性解剖直肠系膜周围盆筋膜壁层和脏层之间无血管的界面;②切除标本的直肠系膜完整无撕裂,或在肿瘤下缘 5cm 切断直肠系膜。由于近年来保留盆腔自主神经(pelvic autonomic nerve preservation,PANP)、全直肠系膜切除术(total mesorectal excision,TME)等新观念的融入,以及直肠癌浸润转移规律的重新认识和吻合器的广泛使用,使直肠癌手术得到了不断完善和发展。低位直肠癌的保肛率也较以往明显提高,有效降低了直肠癌局部复发率,提高了病人的生存率和术后生活质量。

1. 结直肠癌的内镜治疗　①圈套器切除:适用于有蒂、亚蒂或无蒂的早期结直肠癌;②黏膜切除:包括 EMR 和 ESD,主要用于切除消化道扁平息肉、T1 期肿瘤;③经肛门内镜显微手术(transanal endoscopic microsurgery,TEM)。在完成上述内镜下局部治疗后,应当高度重视对切除肿瘤基底面的病理学检查,若发现癌细胞或切缘阳性,需要追加根治性手术治疗。

2. 右半结肠癌的手术适用于盲肠、升结肠、结肠肝曲部癌以及阑尾腺癌。无法切除时可行回 - 横结肠侧侧吻合,解除梗阻。右半结肠切除术(right hemicolectomy)的范围包括末端回肠 10~15cm,盲

肠、升结肠、横结肠右半部及部分大网膜和胃网膜血管;切断及切除回结肠动静脉、右结肠动静脉、中结肠动静脉右支及其伴随的淋巴结(图6-15)。对于结肠肝曲的癌,除上述范围外,还需切除横结肠和胃网膜右动脉组的淋巴结,也称为扩大右半结肠切除术。

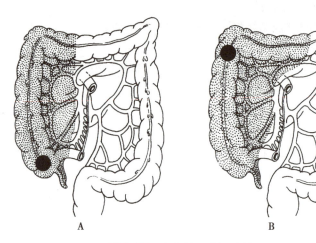

图 6-15　右半结肠癌切除范围

3. 横结肠癌的手术　由于横结肠肝曲、脾曲癌在治疗上分别采取扩大右半结肠切除术和扩大左半结肠切除术,所以从治疗角度看,横结肠癌主要指横结肠中部癌。手术方式为横结肠切除术(transverse colon resection),切除范围包括横结肠及其系膜、部分升结肠和降结肠、大网膜(图6-16)。

4. 左半结肠癌的手术　适用于结肠脾曲、降结肠和乙状结肠癌。其常规手术方式是左半结肠切除术(left hemicolectomy)。常规的左半结肠切除术的切除范围应包括横结肠左半、降结肠和乙状结肠及其相应的系膜、左半大网膜(图6-17)。

5. 乙状结肠癌的手术　常规术式为乙状结肠切除术(sigmoid colectomy),适用于乙状结肠癌(图6-18)。

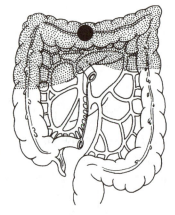

图 6-16　横结肠癌切除范围

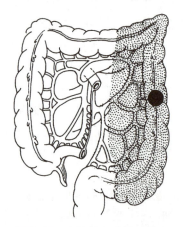

图 6-17　左半结肠癌切除范围

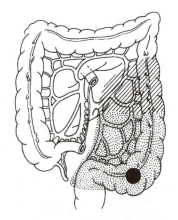

图 6-18　乙状结肠癌切除范围

6. 直肠癌的手术　直肠癌根据其部位、大小、分期、细胞分化程度、肿瘤下缘距齿状线的距离等有不同的手术方式:

（1）局部切除术：是指完整地切除肿瘤及其周围1cm的全层肠壁。它区别于传统的直肠癌根治术。手术仅切除肿瘤原发病灶，不行区域淋巴结清扫。多用于早期癌，亦有根治性切除的含义。

直肠癌具备如下条件者可考虑做局部切除：①肿瘤位于直肠中下段；②肿瘤直径在2cm以下，占肠壁周径应小于30%；③大体形态为隆起型，无或仅有浅表溃疡形成；④肿瘤T分期为T1期；⑤组织学类型为高分化、中分化腺癌者。

（2）腹会阴联合直肠癌切除术（abdominoperineal resection，APR）：即Miles手术，是在1908年由Miles在其观察和总结直肠癌转移规律的基础上提出的一种经典直肠癌术式，切除范围包括乙状结肠及其完整系膜、直肠及全部系膜、肛提肌、坐骨肛门窝内脂肪组织、肛管和肛门周围3cm范围以上皮肤，并于肠系膜下动静脉根部进行结扎切断，清扫肠系膜下动脉根部和周围淋巴结，于左下腹壁做永久性结肠造口（图6-19）。

（3）直肠低位前切除术（low anterior resection，LAR）：即经腹直肠癌切除Dixon手术（图6-20），是由Dixon于1948年提出的一种术式。该手术是将直肠癌肿根治性切除后作乙状结肠与直肠端-端吻合，恢复肠管的连续性，其最突出的优点是比较符合生理功能要求，是目前应用最多的直肠癌根治术。临床病理学研究提示，直肠癌向远端肠壁浸润的范围较结肠癌小，只有不到2%的直肠癌向远端浸润超过2cm。根治原则要求远端切缘距癌肿下缘2cm以上，低位直肠癌至少1cm。

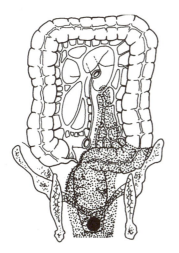 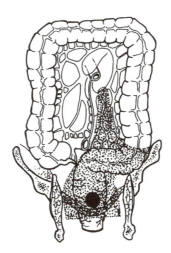

图 6-19　Miles 手术　　　　　图 6-20　Dixon 手术

（4）经腹直肠癌切除、近端造口、远端封闭手术：即Hartmann手术。切除肿瘤后近端结肠造口，远端残腔封闭。适用于全身一般情况很差，不能耐受Miles手术或急性梗阻不宜行Dixon手术的直肠癌病人（图6-21）。

（5）全盆腔脏器切除术（total pelvic exenteration，TPE）：是指在男性整块切除直肠、膀胱、输尿管下段、前列腺和精囊；女性整块切除直肠、膀胱、输尿管下段、子宫和阴道。盆腔脏器切除术范围广、创伤大，是一种破坏性极大、较复杂的手术。泌尿系重建一般采用回肠代膀胱，消化道重建一般采用永久性乙状结肠造口。

直肠癌根治术有多种手术方式，但经典术式仍然是Miles手术和Dixon手术。许多学者曾经将Dixon手术改良成其他术式（如各种拖出式吻合术），但由于吻合器可以完成直肠、肛管任何位置的吻合，所以其他各种改良术式在临床上已较少采用。

腹腔镜结、直肠手术相比传统手术，具有创伤小、恢复快的

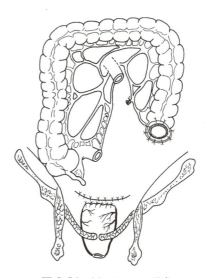

图 6-21　Hartmann 手术

特点。有数据显示,腹腔镜结直肠癌根治术在肿瘤根治性和远期疗效方面与开腹手术并无差异。因此,可将腹腔镜手术作为结直肠癌病例的可选手术方案之一。

(二) 结直肠癌的新辅助治疗

新辅助治疗目的在于提高手术切除率,提高保肛率,延长病人无瘤生存期。推荐新辅助放化疗仅适用于距肛门小于 12cm 的直肠癌。

1. 直肠癌的新辅助放化疗　①直肠癌术前治疗推荐以氟尿嘧啶类药物为基础的新辅助放化疗。②T1~2N0M0 或有放化疗禁忌的病人推荐直接手术,不推荐新辅助治疗。③T3 和 / 或 N+ 的可切除直肠癌病人,推荐术前新辅助放化疗。④T4 或局部晚期不可切除的直肠癌病人,必须行新辅助放化疗。治疗后必须重新评价,并考虑是否可行手术。

新辅助放化疗中,化疗方案推荐首选持续灌注 5- 氟尿嘧啶(5-FU),或者 5-FU/LV(左亚叶酸钙),或者卡培他滨单药。建议化疗时限 2~3 个月。

2. 结直肠癌肝转移新辅助化疗　结直肠癌病人合并肝转移和 / 或肺转移,可切除或者潜在可切除,推荐术前化疗或化疗联合靶向药物治疗:西妥昔单抗(推荐用于 *K-ras* 基因状态野生型病人),或联合贝伐珠单抗。

化疗方案推荐 FOLFOX(奥沙利铂、氟尿嘧啶加醛氢叶酸),或者 FOLFIRI(伊立替康、氟尿嘧啶加醛氢叶酸),或者 CAPEOX(卡培他滨加奥沙利铂)。建议治疗时限 2~3 个月。

治疗后必须重新评价,并考虑是否可行手术。

(三) 结直肠癌辅助治疗

Ⅰ期(T1~2N0M0)或者有放化疗禁忌的病人不推荐辅助治疗。

1. 结直肠癌辅助化疗　①Ⅱ期结直肠癌的辅助化疗:Ⅱ期结直肠癌病人,应当确认有无以下高危因素:组织学分化差(Ⅲ或Ⅳ级)、T4、血管淋巴管浸润、术前肠梗阻或肠穿孔、标本检出淋巴结不足(少于 12 枚)。②Ⅱ期结直肠癌,无高危因素者,建议随访观察。③有高危因素的Ⅱ期结直肠癌及Ⅲ期结直肠癌,建议辅助化疗。

化疗方案推荐选用 5-FU/LV、卡培他滨、5-FU/LV/ 奥沙利铂或 CAPEOX 方案。化疗时限应当不超过 6 个月。有条件者建议检测组织标本 MMR(错配修复)或 MSI(微卫星不稳定性),如为 dMMR 或 MSI-H,不推荐氟尿嘧啶类药物的单药辅助化疗。

2. 直肠癌辅助放化疗　如术前未行新辅助放疗,且术后病理提示局部复发风险高的情况,如环周切缘阳性、盆侧壁淋巴结转移等情况,建议辅助放化疗。

(四) 介入治疗

对结直肠癌进行选择性动脉插管化疗灌注、栓塞治疗肿瘤导致的肠道出血和应用支架治疗结直肠癌导致的肠梗阻是比较成熟的介入治疗方法,已成为目前以手术为主的结直肠癌临床综合治疗中不可缺少的一部分。

(五) 免疫治疗

近年来,以 PD-1 抗体为代表的免疫治疗是肿瘤药物治疗的焦点。在结直肠癌病人中有 MSI(微卫星不稳定)或 MMR(错配修复缺陷)的仅仅占 5%;但是 PD-1 抗体对这部分病人具有良好的效果。

九、预后与随访

结肠癌根治性切除术后 5 年生存率为 60%~80%,直肠癌为 50%~70%。TNM Ⅰ期病人根治性切除术后的 5 年生存率可达 90% 以上,而Ⅳ期的病人的 5 年生存率小于 5%。

结直肠癌病人施行根治性手术后应进行随访监测。目前主要的随访手段有:病史询问和体格检查,检测血清肿瘤标志物,复查 CT/MRI 等了解有无局部复发或肝、肺转移,结肠镜,PET-CT 检查。具体随访监测包括:每 3 个月进行 1 次病史询问和体格检查及血清肿瘤标志物监测并持续 2 年,然后每 6 个月 1 次,至满 5 年,5 年后每年 1 次;结肠镜检查推荐在手术切除后 1 年内进行(如果术前因为梗阻没有行肠镜检查者在术后 3~6 个月时进行),如无异常,推荐 3 年内复查肠镜,然后每 5 年检查 1 次;一旦肠镜发现进展期腺瘤(绒毛状腺瘤性息肉,息肉 >1cm 或高级别上皮内瘤变),应切除,并于 1 年内复查肠镜。如果病人发病年龄 <50 岁则应该行更频繁的肠镜检查。胸腹 / 盆腔 CT 或 MRI 检查,每 6 个月 1 次,共 2 年,然后每年 1 次,至满术后 5 年。PET-CT 不推荐作为术前检查或随访监测的常规检查,对已有或疑有复发及远处转移的病人,可考虑 PET-CT 检查,以排除复发转移。

(兰 平　李晓波)

第六节　直肠肛管周围脓肿

一、概述

直肠肛管周围脓肿(peri-anorectal abscess)是指直肠肛管周围软组织内或其间隙发生的急性化脓性感染并形成脓肿。脓肿在破溃或切开引流后常形成肛瘘。脓肿是肛管直肠周围炎症的急性期表现,而肛瘘则为其慢性期表现。

二、病因与发病机制

(一)病因

绝大多数直肠肛管周围脓肿是由肛腺感染所致,其次是肛门外伤、异物、注射和手术后并发感染引起,极少部分可继发于其他疾病,如克罗恩病、溃疡性结肠炎、糖尿病、白血病等。

(二)发病机制

肛腺开口于肛窦,部分肛腺位于内外括约肌之间。因肛窦开口向上,呈口袋状,存留粪渣易引发肛窦炎。感染延及内外括约肌间隙的肛腺后引起括约肌间感染。直肠肛管周围间隙为疏松的脂肪组织和结缔组织,感染极易蔓延、扩散。感染向上可达直肠周围形成高位肌间脓肿或骨盆直肠间隙脓肿;向下至肛周皮下,形成肛周脓肿;向外穿过外括约肌,形成坐骨肛管间隙脓肿;向后可形成肛管后间隙脓肿或直肠后间隙脓肿(图 6-22)。感染在一个区域形成脓肿之后,如不及时处理,可进一步累及其他区域,以致直肠肛管周围可有两个或两个以上的脓肿同时存在,彼此之间仅有一个狭小的连通呈"哑铃样"。

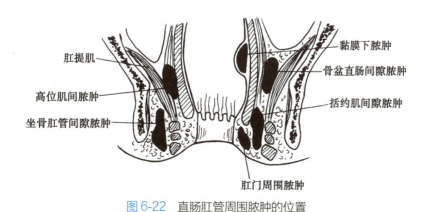

图 6-22　直肠肛管周围脓肿的位置

三、临床表现

因脓肿的部位不同,临床表现也不一致。

1. 肛周脓肿　最常见。常位于肛门后方及侧方的皮下组织内,部位较局限。主要表现为局部明显的疼痛,甚至有持续性跳动性疼痛,而全身感染症状不明显。病变部位红肿,有硬结和压痛,脓肿形成后可触及波动感,穿刺可抽出脓液。

2. 坐骨肛管间隙脓肿　又称坐骨肛门窝脓肿,较为常见。位于坐骨直肠间隙内,由于此处间隙较大,形成的脓肿范围亦较大。疼痛较剧烈,为持续性跳动性疼痛,排便或行走时疼痛加剧,可有排尿困难和里急后重,并伴明显的全身症状,如发热、头痛、乏力、寒战等。早期体征不明显,随着炎症的加重,脓肿增大时局部大片红肿,明显触痛。如不及时切开,脓肿多向下穿入肛管周围间隙,再由皮肤穿出,形成肛瘘;或向坐骨直肠间隙的对侧发展,形成复杂的马蹄形脓肿。

3. 骨盆直肠间隙脓肿　又称骨盆直肠窝脓肿,少见但较重要。位于肛提肌以上,位置较深,容易被误诊。病人早期即可出现全身中毒症状,如发热、寒战、全身疲倦不适。局部表现为会阴部胀感、便意不尽、排尿不适。局部体征不明显,会阴部检查多无异常,直肠指诊可在直肠壁上触及肿块隆起,有压痛和波动感。经直肠以手指定位,从肛门周围皮肤进针,穿刺可抽出脓液。

4. 其他　包括直肠后间隙脓肿、肛管后间隙脓肿、括约肌间脓肿、黏膜下脓肿(直肠壁内脓肿)及高位直肠肌间脓肿。由于位置较深,局部症状大多不明显,主要表现为会阴、直肠坠胀感,排便时疼痛加重,病人同时有不同程度的全身感染症状。直肠指诊可触及痛性肿块。

四、诊断

根据病人疼痛、肿胀和发热等典型症状,结合直肠指诊,一般不难诊断。局部穿刺抽出脓液可以确诊,但须与肛周毛囊炎、疖肿、化脓性大汗腺炎、肛周子宫内膜异位症、骶前畸胎瘤破溃后感染、阴茎海绵体炎以及骶骨结核和骶骨骨髓炎所形成冷、热脓肿等鉴别。

在诊断上需要明确两点:①脓肿与肛门括约肌的关系;②有无感染内口及内口至脓肿的通道。必要时采取经肛管直肠超声和 CT 检查协助诊断。MRI 检查也可明确与括约肌的关系及有无多发脓肿,部分病例可观察到内口。

五、治疗

处理直肠肛管周围脓肿的基本方法是脓肿的切开和引流。通过抗感染治疗、温水坐浴、局部理疗、口服缓泻剂或液状石蜡以减轻排便时的疼痛等非手术方法可缓解症状。

1. 脓肿切开引流　是治疗直肠肛管周围脓肿的主要方法,诊断明确后,即应手术切开引流。因脓肿部位的不同而采取不同的手术方式。①肛周脓肿切开引流术可以在局麻下进行。于波动最明显处做放射状切口,边缘修剪、无须填塞以保证引流通畅。②坐骨肛管间隙脓肿切开引流术,因术中进行脓腔探查,故要在全麻或椎管内麻醉下进行。在压痛或波动感最明显处做一平行于肛缘的弧形切口,切口应足够长,且距离肛缘 3~5cm,避免损伤括约肌。脓液排出后应用手指探查脓腔,明确脓腔壁是否完整,或是否穿破其与其他腔隙相通,也可分离脓腔中可能存在的纤维间隔。术后留置引流条或引流管引流。③骨盆直肠间隙脓肿确诊后需及时切开引流,但因脓肿形成的来源不同,切开部位也不同:源于括约肌间的感染,应行相应部位直肠壁切开引流,若经坐骨肛管间隙引流,术后易出现肛管括约肌外瘘;源于经括约肌瘘的感染,应经会阴引流,若经直肠壁切开引流,易导致难以治疗的肛管括约肌上瘘;其他部位的脓肿,若位置较低,在肛周皮肤上直接切开引流;若位置较高,则应在肛门镜下切开直肠壁或经阴道后穹窿切开引流。

2. 脓肿切开引流并挂线手术 在波动处切开脓肿，探查脓腔后寻找内口，在内口与切开脓腔之间的括约肌上挂线，既可达到引流目的，又可避免肛瘘的形成。

（何 真）

第七节 痔、肛裂、肛瘘

一、痔

（一）概述

痔（hemorrhoids）是一种常见病，其发病率占肛门直肠疾病的首位，且随着年龄的增长逐渐增高。内痔（internal hemorrhoid）是肛垫的支持结构、静脉丛及动静脉吻合支发生病理性肥大或移位而形成的团块。外痔（external hemorrhoid）是齿状线远侧皮下静脉丛病理性扩张、血栓形成或结缔组织增生。混合痔（mixed hemorrhoid）是内痔通过丰富的静脉丛吻合支和相应部位的外痔相互融合而成。

（二）病因

痔的病因尚未完全明确，目前主要存在以下几种学说。

1. 肛垫下移学说 肛垫是人体正常的生理结构，由肛管黏膜下的静脉（或静脉窦）、平滑肌和结缔组织组成。正常情况下起闭合肛管、节制排便的作用。肛垫的支持组织包括 Treitz 肌及联合纵肌为轴心的纤维肌性复合体。正常情况下，肛垫借支持组织附着在肛管肌壁上；排便时，受到向下的压力被推向下移；排便后由于自身的弹性回缩，回到肛管内。如果长期便秘、腹压加大使其回缩功能减弱，肛垫则充血、下移并病理性肥大形成痔。

2. 静脉曲张学说 痔组织内可见到扩张的静脉，因此认为痔的形成主要是由肛管黏膜下静脉扩张淤血所致。原因为：①直肠肛管位于腹腔的最下方，常因久坐、便秘、前列腺肥大、盆腔肿瘤、妊娠等使静脉回流受阻；②末端直肠黏膜下组织疏松；③直肠上下静脉壁薄、位置表浅；④门静脉的分支无静脉瓣膜。以上因素均易引起血液淤滞和静脉扩张。

另外，慢性腹泻、大量饮酒、大量进食刺激性食物等因素都可诱发痔的发生。

（三）分类

根据其所在的部位不同可分为三类（图 6-23）。

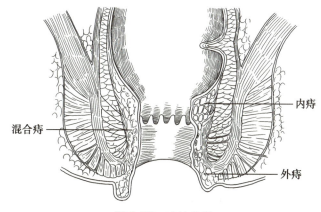

图 6-23 痔的分类

1. 内痔 最多见,位于齿状线上方,表面为直肠黏膜所覆盖,常见于截石位的 3、7、11 钟点位。根据内痔的脱出程度,将内痔分为四度:Ⅰ度,无痔脱出;Ⅱ度,排便时有痔脱出肛门外,便后可自行还纳;Ⅲ度,排便后或久站、久行、咳嗽、劳累、负重时有痔脱出肛门外,需用手辅助还纳;Ⅳ度,痔脱出肛门外,不能还纳,或还纳后又脱出。

2. 外痔 位于齿状线下方,表面为肛管皮肤所覆盖。

3. 混合痔 位于齿状线上、下,表面被直肠黏膜和肛管皮肤覆盖。内痔发展到Ⅱ度以上时多形成混合痔。混合痔逐步发展,周围组织被破坏和发生萎缩,肥大的肛垫逐渐增大、下移、脱出到肛门外。当脱出痔块在肛周呈梅花状或环状,称为"环形痔"。脱出痔若被痉挛的括约肌嵌顿,以致发生水肿、淤血甚至坏死时,临床上称为嵌顿性痔或绞窄性痔。

(四) 临床表现

内痔的主要临床表现是出血和肿物脱出。外痔的主要临床表现是肛缘突起和肛门疼痛。混合痔则表现为内痔和外痔的症状同时存在。

1. 便血 无痛性、间歇性便后出鲜红色血,是内痔及混合痔的早期常见症状。也有排便前出血、粪便表面或手纸上带血、滴血,甚至喷射状出血。

2. 肿物脱出 Ⅱ、Ⅲ、Ⅳ度内痔或混合痔可出现肿物脱出。

3. 肛门疼痛 单纯性内痔无疼痛,可有坠胀感。当合并有内痔嵌顿、外痔血栓形成或感染时,可出现肛门剧烈疼痛,行动不便。

4. 肛门瘙痒 痔块外脱时常有黏液或分泌物流出,可刺激肛周皮肤引起肛门瘙痒。

(五) 诊断与鉴别诊断

痔的诊断主要靠肛门直肠检查。首先做肛门视诊,除Ⅰ度内痔外,其余类型的痔都可在肛门视诊时见到。血栓性外痔表现为肛周暗紫色椭圆形肿物,表面皮肤水肿、质硬、压痛明显。对有脱出者,最好在蹲位排便后立即观察,可清晰见到痔的大小、数目及部位。直肠指诊虽对内痔诊断意义不大,但也应进行,可了解直肠内有无其他病变,如低位直肠癌、直肠息肉、脓肿等。肛门镜检查不仅可见到痔的情况,还可观察到直肠黏膜有无充血、水肿、溃疡、肿块等。

痔的诊断不难,但仍需要与其他疾病相鉴别,特别是结直肠恶性肿瘤的临床表现与痔较为相似。

1. 直肠癌 临床上常有将直肠癌误诊为痔而延误治疗的病例,主要原因是仅凭症状诊断,未进行直肠指诊和肠镜检查。直肠癌在直肠指诊时可触及高低不平的肿块,而痔为暗红色圆形柔软的血管团。病理检查可明确诊断。

2. 直肠息肉 肛门指检可触及球状肿物,较硬,有蒂;若是无蒂息肉,在直肠内可触及丛生颗粒,低位有蒂息肉,触及活动度大,便时易脱出肛门外,可伴有便血症状。

3. 直肠脱垂 直肠黏膜、肛管或直肠全层脱出。脱出成环状,表面光滑,常有由肛门向外而具有多层次的黏膜皱襞。无静脉曲张,出血也较少,多伴有肛管括约肌松弛。

(六) 治疗

痔的治疗原则是:①无症状的痔无须治疗;②有症状的痔重在减轻或消除其主要症状,而非根治;③以非手术治疗为主,非手术治疗无效时才考虑手术。

1. 一般治疗 在痔的初期和无症状的痔,进行饮食调节和生活习惯改善,可控制痔的症状。如增加膳食纤维性食物及水的摄入,改变不良的大便习惯,保持大便通畅,防治便秘或腹泻。温水坐浴,改善局部血液循环。血栓性外痔有时经局部热敷、外敷消肿止痛药物后,疼痛可缓解而不需手术。嵌顿痔初期也可采用一般治疗,用手轻轻将脱出的痔块推回肛门内,阻止其再脱出。

2. 注射疗法 治疗Ⅰ、Ⅱ、Ⅲ度出血性内痔的效果较好。注射硬化剂的作用是使痔和痔周围产生无菌性炎症反应,黏膜下组织纤维化,致使痔萎缩,同时也可使肛垫固定、悬吊于内括约肌上。用于注射的硬化剂种类很多,常用的有 5% 苯酚植物油、5% 鱼肝油酸钠、5% 盐酸奎宁尿素水溶液、4% 明矾水溶液等。

注射方法为肛周局麻下使肛管括约肌松弛,插入肛门镜,在齿状线上痔的上方刺入黏膜下层约0.5cm,抽吸无血后即可注射2~3ml。注射后轻轻按摩注射部位。避免将硬化剂注入黏膜层,导致黏膜坏死;当硬化剂注入黏膜层时,黏膜立即变白,应将针进一步插深。如果一次注射效果不够理想,可在1个月后重复一次。如果痔较多,也可分2~3次注射。

3. 胶圈套扎疗法 用于治疗Ⅰ、Ⅱ、Ⅲ期内痔。方法是将特制的胶圈套入内痔的根部,利用胶圈的弹性使痔慢性缺血、坏死脱落,对多个痔块应行分期套扎,避免出现明显不适感觉及剧烈的炎症反应。应注意痔块脱落时,有时可发生继发性出血。

4. 手术治疗 目的在于切除痔块和悬吊下移肛垫、阻断增生痔核血运。常用的方法主要有以下几种。

(1)痔切除术:主要适用于Ⅱ、Ⅲ、Ⅳ度内痔和混合痔的治疗。痔切除术以传统的外剥内扎术为主,其主要目的为切除痔块,以期达到根治的效果。

取侧卧位、截石位或俯卧位,骶管麻醉或局麻后,扩肛并显露痔块,在痔块基底部两侧皮肤上做"V"形切口,分离至显露肛管外括约肌。钳夹、贯穿缝扎后并切除痔核。齿状线以上的黏膜先予以缝合;齿状线以下的皮肤切口可不予缝合,创面用凡士林油纱布填塞。嵌顿性痔可用同样方法行急诊切除。

(2)吻合器痔上黏膜环形切除术(procedure for prolapse and hemorrhoids,PPH):主要适用于Ⅲ~Ⅳ度内痔、环形痔和部分Ⅱ度大出血内痔,直肠黏膜脱垂也可采用。其方法是利用特制的圆形痔吻合器,将齿状线上方2cm以上的直肠黏膜及黏膜下层环形切除2~4cm,然后将远近端黏膜吻合,使脱垂的肛垫向上悬吊和固定,同时切断直肠上动静脉的终末支,减少痔核供血量,使痔核逐渐萎缩,并解除痔核出血(图6-24)。与传统手术相比具有术后疼痛轻、住院时间短、恢复快等优点。

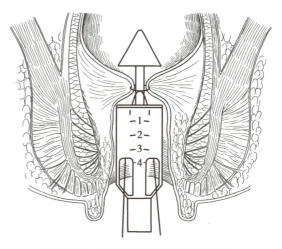

(3)血栓外痔剥离术:用于治疗血栓性外痔。在局麻下将痔表面的皮肤行梭形切除,摘除血栓,伤口内填入油纱布,不缝合创面。

图6-24 吻合器痔上黏膜环形切除术

二、肛裂

(一) 概述

肛裂(anal fissure)是齿状线下肛管皮肤层裂开后形成的溃疡。其方向与肛管纵轴平行,呈梭形或椭圆形,常引起肛周剧烈疼痛。多发于青中年人,绝大多数肛裂位于肛管的后正中线或前正中线上,侧方出现肛裂极少。若侧方出现肛裂,原因可能为炎症性肠病(克罗恩病、溃疡性结肠炎)、结核、肿瘤、梅毒、HIV等疾病。

(二) 病因

肛裂的发病原因尚未清楚,可能与多种因素有关。

1. 解剖因素 因肛管外括约肌浅部在肛管的后方形成的肛尾韧带较硬、弹性差,加之血液供应亦较差,一旦损伤,愈合较慢;肛管与直肠成角,排便时肛管后壁承受的压力大,故后方易受损伤。

2. 损伤因素 局部机械性损伤是形成肛裂的直接原因。长期便秘、粪便干硬、分娩、排便时过度用力、不正当的肛门直肠检查等均可造成肛管损伤,形成肛裂。

3. 感染因素 肛周湿疹、皮炎、肛窦炎、肛乳头炎、直肠炎等慢性炎症的刺激,可导致肛管皮肤纤维化和组织弹性减弱,易造成损伤。

(三) 病理

急性肛裂可见裂口边缘整齐,底浅,呈红色且有弹性,无瘢痕形成。因括约肌痉挛或粪便摩擦可导致溃疡转为慢性,底部有较多的灰白色纤维坏死组织,底部深且不整齐,常可见到肛门内括约肌;边缘增厚纤维化、肉芽灰白。在溃疡的最下端,皮肤常因炎症、水肿及静脉、淋巴回流受阻而形成袋状皮垂向下突出于肛门外,状似外痔,常称为"前哨痔",而肛裂之上端因肛门瓣和肛乳头水肿,形成肥大的乳头,与肛裂相接。肛裂、前哨痔、乳头肥大常同时存在,称为肛裂"三联征",是肛裂的典型临床表现之一。(图 6-25)。

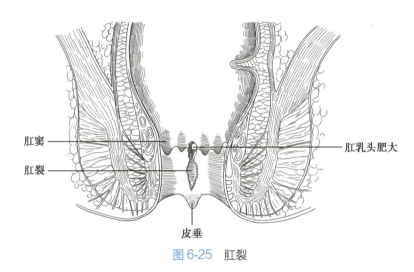

图 6-25　肛裂

(四) 临床表现

1. 疼痛　疼痛多剧烈,有典型的周期性。肛裂的疼痛表现为排便时由于肛裂病灶内神经末梢受刺激,立刻感到肛门烧灼样或刀割样疼痛,称为排便时疼痛;便后数分钟可缓解,称为间歇期;随后因肛管括约肌收缩痉挛,再次出现排便后疼痛,此期可持续半小时到数小时,称为括约肌挛缩痛。直至括约肌疲劳、松弛后,疼痛缓解,但再次排便时又发生疼痛,这种现象称为肛裂疼痛周期。急性肛裂疼痛可能是短暂的,慢性肛裂疼痛可以持续数小时甚至数天。

2. 便秘　因害怕疼痛,恐惧排便,久忍大便,粪块水分被吸收而干硬,长时间后引起便秘,便秘又可加重肛裂,形成恶性循环。

3. 出血　粪便表面或擦便纸上染鲜红色血迹,或滴少量鲜血,大量出血少见。

(五) 诊断与鉴别诊断

根据典型的临床表现,肛门检查时发现肛裂"三联征",不难作出诊断。但应注意与其他疾病引起的肛周溃疡相鉴别,如克罗恩病、溃疡性结肠炎、结核、肛周肿瘤、艾滋病、梅毒、软下疳等引起的肛周溃疡,必要时可以取活组织做病理检查以明确诊断。

(六) 治疗

肛裂的治疗原则为减少疼痛和促进创面愈合。急性或初发的肛裂可采用坐浴和软化大便的方法治疗;慢性肛裂可用坐浴、软化大便加以扩肛的方法;经久不愈、保守治疗无效且症状较重者可采用手术治疗。

1. 非手术治疗　原则是解除括约肌痉挛、止痛,帮助排便,中断恶性循环,促使局部愈合。具体措施:①增加膳食纤维及水的摄入,可口服缓泻剂,保持大便松软、通畅。②用 1∶5 000 高锰酸钾温水坐浴,保持局部清洁,缓解内括约肌痉挛,改善局部血液循环;③扩肛:局麻下适当用力使肛管逐渐扩张,维持扩张 5min,解除肛管括约肌痉挛。但此法复发率高,可并发出血、肛周脓肿、大便失禁等。

2. 手术治疗

(1)肛裂切除术:切除肛裂下缘前哨痔、肥大的肛乳头、肛裂溃疡及周围不健康的组织,必要时切断肛管内括约肌及部分外括约肌皮下部,创面敞开引流。缺点为愈合较慢。

(2)肛管内括约肌切断术:肛管内括约肌为环形的不随意肌,其痉挛收缩是引起肛裂疼痛的主要原因。肛管内括约肌切开术降低了肛管静息压,阻断内括约肌痉挛,给肛裂愈合提供了机会。手术方法是在肛管一侧距肛缘 1~1.5cm 做小切口达括约肌下缘,确定括约肌间沟后分离内括约肌至齿状线,剪断内括约肌,然后扩张至 4 指,电灼或压迫止血后缝合切口,可一并切除肥大乳头、前哨痔,肛裂在数周后自行愈合。该方法治愈率高、愈合快,但手术不当可导致肛门失禁。

三、肛瘘

(一) 概述

肛瘘(anal fistula)是指肛管直肠与肛门周围皮肤之间的异常管道,由内口、瘘管和外口三部分组成。内口常位于肛窦内及其附近,多为一个;外口在肛门周围皮肤上,可为一个或多个。经久不愈或间歇性反复发作为其特点,是常见的直肠肛管疾病之一,任何年龄都可发病,多见于青壮年男性。

(二) 病因

1. 直肠肛管周围脓肿 为肛瘘最主要的病因。脓肿向皮肤或黏膜侵犯、破溃或手术切开排脓后,随脓液流出脓腔逐渐萎缩,脓腔壁结缔组织增生,出现直或弯的管道,形成肛瘘。

2. 直肠肛管损伤 当直肠肛管因肛裂、外伤、会阴部手术导致局部皮肤黏膜破损时,细菌侵入伤口局部反复感染可以形成皮下肛瘘。

3. 其他 克罗恩病、结核、溃疡性结肠炎、恶性肿瘤、肛管外伤感染也可引起肛瘘,但较为少见。

(三) 病理

大部分肛瘘由直肠肛管周围脓肿引起,脓肿自行破溃处或切开引流处形成外口,位于肛周皮肤上。由于外口生长较快,脓肿常假性愈合,导致脓肿反复发作破溃或反复手术切开,形成多个瘘管和外口,使单纯性肛瘘成为复杂性肛瘘。瘘管由反应性的致密纤维组织包绕,近管腔处为炎性肉芽组织,后期腔内可上皮化。

(四) 分类

肛瘘的分类方法很多,临床上较为重要的有以下两种。

1. 按瘘管位置高低分类 ①低位肛瘘:瘘管位于外括约肌深部以下。可分为低位单纯性肛瘘(只有一个外口和瘘管)和低位复杂性肛瘘(有多个外口和瘘管);②高位肛瘘:瘘管位于外括约肌深部以上。可分为高位单纯性肛瘘(只有一个外口和瘘管)和高位复杂性肛瘘(有多个外口和瘘管)。此种分类方法,临床较为常用。

2. 按瘘管与括约肌的关系(Parks 分类法) 分为四类(图 6-26):①肛管括约肌间型:多为低位肛瘘,最常见,约占 70%。内口位于齿状线附近肛窦开口处,瘘管位于内、外括约肌间,外口位于肛周皮肤,多因肛管周围脓肿破溃或切开引流后形成。②经肛管括约肌型:可以为低位或高位肛裂,约占 25%。瘘管穿过肛管外括约肌、坐骨肛管间隙,外口在肛周皮肤,多因坐骨肛管间隙脓肿破溃或切开引流后形成。③肛管括约肌上型:为高位肛瘘,少见,约占 4%。瘘管在肛管括约肌间向上延伸,越过耻骨直肠肌,向下经坐骨直肠间隙穿透肛周皮肤形成外口。④肛管括约肌外型:最少见,约占 1%,瘘管位于括约肌外侧,向上下分别穿透直肠和肛周皮肤,形成内、外口。多为骨盆直肠间隙脓肿合并坐骨肛管间隙脓肿的后果。这类肛瘘常因外伤、恶性肿瘤、克罗恩病引起,治疗较为困难。

(五) 临床表现

1. 流脓 肛门周围的外口处有脓性、血性、黏液性分泌物流出,有时有粪便及气体排出。

2. 硬结 多数可在肛门周围摸到条索状硬结,如果炎症急性发作时肛瘘外口封闭,还可触及较大的肿块。

3. 疼痛 一般无疼痛,当外口闭合或引流不畅时,可感到胀痛。

4. 瘙痒 由于分泌物反复刺激,使肛门周围皮肤潮湿、瘙痒或形成肛周湿疹。

5. 其他 当瘘管中有脓肿形成且引流不畅时,可出现发热、寒战、乏力等全身感染症状。

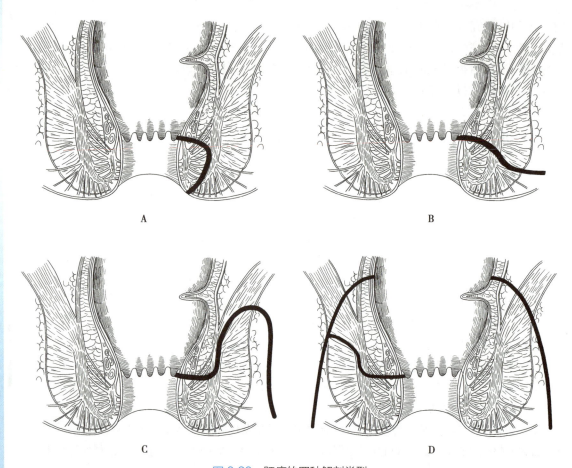

图 6-26　肛瘘的四种解剖类型
A. 肛管括约肌间型;B. 经肛管括约肌型;C. 肛管括约肌上型;D. 肛管括约肌外型。

(六) 诊断

结合病史、临床表现、体征及 MRI 等影像学检查手段,通常可确诊。确定内口的位置,明确肛瘘的复杂程度,对于肛瘘的治疗非常重要。

1. Goodsall 规律　可帮助确定内口的位置和瘘管行径方向(图 6-27)。其内容如下:通过肛门中心画一横线,若肛瘘外口在此线前方,瘘管多呈直线走向肛管,内口常位于肛门相应的放射状方向的肛窦上;若外口在此线的后方,瘘管常呈弯曲形,内口多在后正中的齿状线附近。外口数目越多,距离肛缘越远,肛瘘越复杂。

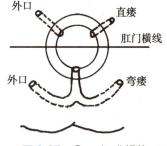

图 6-27　Goodsall 规律

2. 直肠指诊　有时可触及硬结样内口及条索样瘘管。

3. 肛门镜检查　手术前或者手术中,通过肛门镜检查,结合直肠指诊或自外口处插入软质探条,沿瘘管轻轻探查,有时可见到肛瘘内口。

4. 染色检查　自外口注入 1% 亚甲蓝溶液,检查确定内口位置。

5. X 线　碘油造影或 70% 泛影葡胺造影,适用于高位复杂性肛瘘的检查。检查自外口注入造影剂,可判定瘘管的多少、位置、走行和内口的位置。

6. CT　能清晰观察肛门括约肌、肛提肌、肛旁、盆腔、盆壁的情况和病变范围。了解复杂性肛瘘的位置、形态、边缘、长度及分支,有无与直肠相通,以及死腔、窦道的大小、形态等。

7. MRI　对肌肉及软组织有良好的分辨率,可较好的确定瘘管走行及肛瘘类型,部分病人可显示内口所在位置,对指导手术有重大意义。

8. 超声 能清晰显示瘘管和脓肿的部位、范围、走行情况。

对于复杂、多次手术、病因不明的肛瘘病人,应注意排除克罗恩病、溃疡性结肠炎等疾病。

(七) 治疗

1. 非手术治疗 采取堵塞法,0.5% 甲硝唑、生理盐水冲洗瘘管后,用生物蛋白胶自外口注入。该方法无创伤、无痛苦,适用于单纯性肛瘘,但治愈率较低。最近亦有用动物源生物条带填充在瘘管内,疗效与生物蛋白胶相当。

2. 手术治疗 手术的基本原则是准确寻找和处理内口,消除瘘管,防止复发以及保护括约肌功能。

(1)肛瘘切开术(fistulotomy):适用于低位肛瘘。手术在局麻或骶管麻醉下进行。先找到内口,用探条从外口插入经瘘管在内口穿出;然后在探条上切开瘘管,将瘘管完全切开,刮除瘘管内的肉芽组织及坏死组织,修剪皮缘,使之成为一个"V"形敞开的创面,靠肉芽组织由底向外生长,使伤口二期愈合。因瘘管在肛管外括约肌深部以下,切开后只损伤肛管外括约肌皮下部和浅部,不会出现术后严重肛门失禁。

(2)瘘管切除术(fistulectomy):适用于低位肛瘘。切开瘘管,并将瘘管周围的瘢痕组织及内口全部切除至健康组织,创面不予缝合;若创面较大,可部分缝合,部分敞开,使创面由底部向外生长直至愈合。

(3)肛瘘挂线术(seton therapy):适用于距肛缘 3~5cm 内,有内外口的低位单纯性肛瘘或高位单纯性肛瘘,或作为复杂性肛瘘切开、切除的辅助治疗。用橡皮筋或丝线穿过瘘管,扎紧,被结扎的组织发生缺血、坏死、断开。但因为炎症反应引起的纤维化使切断的肌肉与周围组织粘连,肌肉断端不会回缩过多,且逐渐愈合,从而可防止被切断的肛管直肠环回缩引起的肛门失禁。若挂线引流组织较多,在适当的时机应在此扎紧挂线。挂线疗法的优点是既有切割作用,又有引流作用,在切割的同时基底部创面逐渐愈合,不易发生肛门失禁。此法操作简单、出血少、引流充分、换药方便。

(4)肛瘘切开挂线术:即低位切开、高位挂线。适用于高位复杂性肛瘘。先将高位肛瘘的低位瘘管切开,高位瘘管部分采取挂线处理。

(何 真)

第八节 直 肠 脱 垂

一、概述

直肠脱垂(rectal prolapse)是指肛管、直肠、甚至乙状结肠下端肠壁黏膜或全层向下移位而脱垂于肛门。直肠脱垂分两型,一型是指直肠黏膜脱垂,又称为不完全脱垂;二型指的是直肠全层脱垂,又称完全脱垂。若近端下移的直肠黏膜层或全层套叠入远端直肠或肛管,而未脱出肛门,称直肠内脱垂;若下移的直肠黏膜或全层脱出肛门,在肛门口可见脱垂的组织,称直肠外脱垂。本病多发于小儿、老人、体弱营养不良者和从事重体力劳动的青壮年,女性多于男性。

二、病因与发病机制

直肠脱垂的致病因素尚未完全阐明,目前认为与下列因素有关。

1. 解剖因素   婴幼儿的骶尾弯曲度较正常浅,直肠与肛管呈垂直状态;某些成年人直肠前陷凹处腹膜较正常低;老年人肌肉松弛、女性生育过多、分娩时会阴撕裂、婴幼儿发育不良可导致肛提肌及盆底筋膜发育不全、萎缩,不能支持直肠于正常位置,直肠周围组织对其固定作用减弱而发生脱垂。

2. 腹压增加   如长期便秘、慢性腹泻、咳嗽、前列腺肥大、多次妊娠、重体力劳动等均可增加腹压,推动肠管下移脱出。

3. 其他因素   如内痔、直肠息肉、消耗性疾病、直肠癌等原因也可导致直肠脱垂。

直肠不完全脱垂是直肠下部黏膜与肌层分离,向下移位,形成皱褶。有的是部分黏膜脱垂,而有的是全周黏膜下脱改变。如果脱出于肛门,其突出黏膜常形成环状,呈紫红色有光泽,表面有散在出血点。脱出时期长,黏膜增厚,紫色状,可伴糜烂。完全脱垂者呈椭圆形,而且脱出较长。由于括约肌收缩,静脉回流受阻,黏膜红肿及糜烂。如在脱出后长时间未能回纳,肛门括约肌受刺激收缩持续加强,肠壁可因血液循环不良发生坏死、出血及破裂等。随着脱垂的加重也可发生肛门失禁,失禁后会进一步加重脱垂。

三、临床表现

直肠脱垂早期可无明显症状。典型的临床症状主要有:

1. 脱出   早期仅在排便时脱出,便后可自行回缩。随着病情的发展,肿物逐渐增大,需手托帮助回纳或不易回纳。若未能及时复位,脱垂肠段可发生水肿、绞窄甚至坏死的危险。

2. 坠胀   直肠脱垂发生黏膜下脱而导致直肠或者结肠套叠,压迫至肛门,出现坠胀感,有时还会出现臀部和腰骶部坠胀。

3. 排便困难   有排便不尽、下坠感及排便困难。

4. 黏液   病人长期直肠脱垂,有黏液自肛门流出,偶尔因脱出的黏膜表面糜烂、溃疡而造成血便。

5. 肛门瘙痒   因黏液分泌增多,粪便污染和反复清洗,可继发肛门部皮肤病变,引起肛门瘙痒。

四、诊断

单纯直肠脱垂的诊断并不难,往往根据病史及症状即可作出初步判断。但究竟是黏膜脱垂或肠壁全层脱垂,则在诊断时需加以鉴别。检查时嘱病人下蹲后用力屏气,使直肠脱出。若为直肠部分脱垂,可见圆形、红色、表面光滑的肿物,黏膜皱襞呈"放射状",肛门指检仅触及两层折叠的黏膜,可感到肛管括约肌收缩无力,嘱病人用力收缩时,仅略有收缩感觉。若为完全性直肠脱垂,则一般伴有乙状结肠脱垂,而肛管可以同时脱出或不脱出,此时脱垂的长度多较长,前壁的脱出常较后壁多,其翻出在肛门以外的黏膜呈"同心环"皱襞(图6-28),脱出的部分为两层肠壁折叠,触诊较厚。直肠指诊时见肛门口扩大,感到肛管括约肌松弛无力。如肛管未随同脱出,则可在脱出肿物基底部与肛管壁之间,触及环状深沟。

临床上将直肠外脱垂分为三度:Ⅰ度,排便后腹内压增高时直肠黏膜下移脱出肛门外,便后自行还纳,肛门括约肌功能良好;Ⅱ度,排便时直肠全层脱出肛门外,需用手还纳,肛门松弛,脱出黏膜圆锥形,出现环状;Ⅲ度,肛管、直肠、部分乙状结肠脱出肛门外,肛门括约肌松弛,大便失禁。

结肠镜可见到远端直肠充血、水肿。排粪造影检查时可见远端乙状结肠和近端直肠套入远端直肠内。由于慢性脱垂通常会损害肛门内括约肌从而导致肛管静息压减弱,因此可以运用肛管直肠测压,来判断肛门括约肌受损程度,有利于制订合理的外科治疗方案。

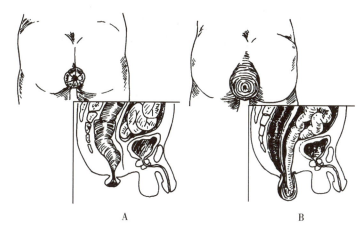

图 6-28 直肠脱垂
A. 不完全直肠脱垂；B. 完全直肠脱垂。

五、治疗

直肠脱垂的治疗，取决于病人的年龄、脱出的类型以及脱出的程度等因素，主要是消除直肠脱垂的诱发因素；5 岁以内幼儿随着身体发育直肠脱垂多能自愈，故多采用保守疗法；成人的黏膜脱垂多采用硬化剂注射治疗；而完全性直肠脱垂则以手术治疗为主，同时尽量消除直肠脱垂的诱发因素。

（一）一般治疗

幼儿直肠脱垂有自愈的可能，应注意缩短排便时间，便后立即将脱出的直肠复位，取俯卧或侧卧位，用胶布固定双臀等。成人应积极治疗便秘、咳嗽等引起腹内压增高的疾病，以避免加重脱垂程度和手术治疗后复发。

（二）注射治疗

主要适用于直肠黏膜内脱垂。将硬化剂注射到脱垂部位的黏膜下层内，在局部可使蛋白质、胶体变性凝固，形成凝固性坏死、瘢痕增生，黏膜与肌层产生无菌性炎症，形成较强的粘连而达到治疗目的。常用硬化剂为 5% 苯酚植物油和 5% 盐酸奎宁尿素水溶液。注射治疗的近期疗效尚好，但远期易复发。

（三）手术治疗

成人完全性直肠脱垂的手术方法很多，各有其优缺点，均有一定的复发率，应根据不同病情而定。手术途径为 4 种：经会阴、经腹部、经腹会阴和经骶部，前两种途径应用较多。

1. 经会阴部手术

（1）经会阴直肠乙状结肠部分切除术（Altemeier 术）：将脱垂的直肠尽力下拉后，将脱出的直肠甚至乙状结肠自肛门直接切除缝合。

（2）经会阴直肠黏膜切除肌层折叠术（Delorme 术）：将脱垂的直肠全部脱出，将黏膜层与黏膜下层从肌层（肠壁固有肌层）剥离。剥离的范围是从脱垂顶端到肛管黏膜，然后将剥出的黏膜离断，保留并折叠缝合直肠肌肉层，最后完成黏膜吻合。

（3）直肠黏膜脱垂还可采用传统经肛吻合器直肠黏膜环形切除术（procedure for prolapse and hemorrhoids，PPH）切除脱垂黏膜。

（4）年老、体质虚弱者不能耐受其他经会阴部手术者，可简单地行肛门环缩术。该术式并非为了纠正直肠脱垂症状，而是用来使肛门变得足够狭窄从而使脱垂的直肠保持在肛门上方。

2. 经腹部手术

（1）经腹部直肠悬吊固定术：术中完全游离直肠至肛提肌，并保持直肠后壁筋膜完整；使直肠保持向上的张力并通过多种方法将直肠固定在周围组织上，主要为骶骨前、骶骨岬及两侧的组织上。由于单纯行直肠固定而不伴切除会使病人便秘加重,所以该术式主要用于治疗不伴便秘的直肠脱垂病人。

(2)经腹部直肠固定、乙状结肠切除术:对于合并便秘的病人,除了行直肠固定外,可同时切除部分冗长的乙状结肠并进行断端吻合。

(何　真)

第九节　肛管及肛周恶性肿瘤

肛管癌是指发生在齿状线上方 1.5cm 处至肛缘的恶性肿瘤,主要有鳞状细胞癌、腺癌、基底细胞癌、一穴肛原癌和恶性黑色素瘤。肛周癌是指发生在肛缘外,以肛门为中心直径约为 6cm 圆形区域内的恶性肿瘤,肛周癌主要包括鳞状细胞癌、Bowen 病、Paget 病和基底细胞癌。肛管癌的发病率约为肛周癌的 4~7 倍,女性多见,约为男性的 2~5 倍;而肛周癌男性多见。肛周癌的预后一般较肛管癌好。

一、鳞状细胞癌

鳞状细胞癌约占肛管及肛周恶性肿瘤的 85%,肛管发病与肛周皮肤发病比率为 5∶1,主要位于肛管下半部和肛门周围皮肤。癌肿边缘隆起、溃疡,有些呈斑块状或结节状,少数可呈菜花状。

(一) 临床表现

肛门区域肿块,是典型的首发临床表现,常常伴有周围炎症刺激症状,如便血、肛门瘙痒、肛门疼痛、里急后重、肛周肿胀感等,有时以腹股沟淋巴结肿大为首要症状。需要注意的是,约 20% 肛管鳞癌病人无明确临床症状,常常导致误诊为肛门良性疾病。

(二) 诊断与临床分期

病理活检是诊断"金标准",完整的诊断必须包含临床分期。分期采用美国癌症联合会(AJCC)和国际抗癌联盟(UICC)对鳞状细胞癌的分期,第 8 版 TNM 分期见表 6-4。

1. T 分期标准:原发肿瘤

Tx:原发肿瘤无法评估

T0:没有原发肿瘤证据

Tis:原位癌[Bowen 病、高级别鳞状上皮内病变(HSIL)、肛门上皮内瘤变Ⅱ~Ⅲ(AIN Ⅱ~Ⅲ)]

T1:肿瘤最大直径 ≤ 2cm

T2:肿瘤最大直径 2~5cm

T3:肿瘤最大直径 ≥ 5cm

T4:肿瘤侵犯周围器官,例如阴道、尿道、膀胱等;肿瘤直接侵犯直肠壁、直肠周围皮肤、皮下组织、括约肌不属于 T4

2. N 分期标准:淋巴结

Nx:区域淋巴结无法评估

N0:没有区域淋巴结转移

N1:直肠周围淋巴结转移

N2:单侧的髂窝淋巴结和 / 或腹股沟淋巴结转移

N3:转移至周围直肠和腹股沟淋巴结和 / 或转移至双侧髂窝淋巴结和 / 或腹股沟淋巴

3. M 分期标准:远处转移

　　M0:无远处转移

　　M1:有远处转移

表 6-4　肛管及肛周鳞状细胞癌的 TNM 分期

分期	T	N	M
0	Tis	N0	M0
Ⅰ	T1	N0	M0
Ⅱ	T2,3	N0	M0
Ⅲa	T1,2,3	N1	M0
Ⅲb	T4	N0	M0
Ⅲc	T3,4	N1	M0
Ⅳ	任何 T	任何 N	M1

(三) 治疗

　　联合放化疗是肛管鳞癌首选治疗方案。单纯放疗效果虽不及联合放化疗,但对于存在明显化疗禁忌的病人,仍推荐单纯放疗。

　　手术治疗主要用于放化疗失败(肿瘤残留或复发)或不接受放化疗的病例。肿瘤局部残留指肿瘤进展出现在放化疗后 6 个月内,肿瘤复发指肿瘤进展出现在放化疗 6 个月以后,需要注意的是肛管鳞癌联合放化疗后残留及复发概率达 30%。这类手术统称补救性手术,其标准术式为腹会阴联合直肠切除(APR),若证实有腹股沟淋巴结转移,需同时行腹股沟淋巴结清扫。手术治疗前必须仔细评估手术指征,需要注意盆壁侵犯是补救性手术的禁忌证,其他类型的周围脏器侵犯只要能完整切除并切缘阴性,则不是手术的绝对禁忌。

　　对于单独腹股沟淋巴结转移,手术也可以作为备选治疗方案。

　　对于早期肛管鳞癌,可进行保留肛门肌性结构的局部切除。目前公认的局部切除的指征是:①癌变直径小于 2cm;②已排除淋巴结和远处转移;③组织学分化良好;④ T1 期以内;⑤切缘必须大于1cm;⑥术后仍建议追加辅助放化疗。

二、肛管腺癌

　　肛管的腺癌可分为 3 种类型:①来源于肛管上端交界区的黏膜层,与直肠腺癌难以区分;②来源于肛腺的基底部,底部为分泌黏蛋白的柱状上皮;③在慢性肛瘘基础上癌变,临床较少见。腺癌约占所有肛管及肛周恶性肿瘤的 5%~19%,与鳞癌相比更具侵袭性。

　　临床上主要表现为疼痛、硬结、脓肿、瘘管或出现可触及的肿块,其他症状包括出血、瘙痒、渗液、脱垂和体重减轻等。由于腺癌单独行放化疗的疗效比鳞癌要差,治疗上主要以手术治疗为主。对于直径较小、高分化且未侵犯括约肌复合体的"直肠型"肿瘤,可行广泛的局部切除,其他情况均需行腹会阴联合切除术。

三、基底细胞癌

　　基底细胞癌在肛周的发病率仅次于鳞状细胞癌,但只占所有部位基底细胞癌的 0.1%,其病因可能与放射线、慢性刺激、感染、外伤或烧伤史有关。肛周基底细胞癌多发生在肛缘,肿瘤常呈扁平肥厚状或息肉状,通常不产生溃疡。以男性多见(60%~80%),平均年龄为 65~75 岁,大约 1/3 的病人有过其他部位的基底细胞癌病史。

临床表现可为红色斑丘疹、结节、斑块或是溃疡，多可移动且在皮肤表面，具有低度侵袭性和转移潜能。治疗上多选择广泛的局部切除以确保适当的切缘，适用于小于 2cm 的病变，较大的病变切除时需要植皮，或是使用 Mohs 显微手术来保留未受侵犯的组织，侵犯到肛管的病变最好行放疗或行腹会阴联合切除。

四、恶性黑色素瘤

恶性黑色素瘤恶性程度高，非常少见，约占所有肛管直肠恶性肿瘤的 0.5%~5%，大多起源于肛管的移行部。通常缺乏特异性临床表现，常见便血、排便时肿物脱垂并伴肛管刺激症状、低位发病时可表现为肛门外肿物，呈菜花样，表面多见糜烂及溃疡，肿瘤表面颜色多变，可呈黑、紫、褐色或红色，肿瘤周围黏膜可见斑片状色素沉着。

黑色素瘤易发生早期转移。血行转移多向远处部位如肝、肺以及骨髓转移，而淋巴结转移则多向髂外淋巴结和腹股沟淋巴结转移。

肛管直肠黑色素瘤仍以外科手术为主，化疗效果不理想。近年生物免疫治疗逐渐兴起，在恶性黑色素瘤的治疗中地位日趋重要。

五、肛周 Paget 病

肛周 Paget 病较为罕见，又称湿疹样癌，属于乳腺外 Paget 病，是一种少见的上皮内腺癌。

临床表现为难治性的瘙痒，伴有出血、可触及的肿块、腹股沟淋巴结肿大、体重减轻等。病变初起为肛周丘疹或斑丘疹，类似湿疹，后可形成溃疡。病理检查为诊断的"金标准"，组织学上可分为两类：①不侵犯真皮组织，是一种原位癌，称表浅型；②合并深度浸润的浸润型。肛周 Paget 病病人中内脏相关恶性肿瘤的发病率明显升高，最常见的部位包括胃肠道、肛门、皮肤、前列腺、颈部和鼻咽部。

治疗时应依据病变位置制定适当治疗方案，手术切除是主要治疗方式。表浅型病灶可行局部切除或扩大局部切除合并皮瓣修复，浸润型或累及肛管齿状线时须行腹会阴联合的根治性切除；若腹股沟淋巴结阳性，则应行腹股沟淋巴结清扫术。

六、一穴肛原癌

一穴肛原癌发生于直肠肛管移行部的移行上皮，组织胚胎学认为该肿瘤来源于肛肠交界处胚胎残留的肛穴膜，约占肛管直肠肿瘤的 1%。早期症状以便血、肛门坠胀及肛管肿块为主，直肠指诊时，多在齿线处可触及不规则结节。组织学检查是诊断的"金标准"。一穴肛原癌恶性程度高，转移早而快，预后不良。围绕着肛管和直肠蔓延，广泛侵及肛管及直肠周围组织，多发生在肛管前壁，常侵犯阴道、前列腺、尿道和膀胱。最容易侵犯直肠周围的淋巴结和骶淋巴结，远处可转移到肝和肺。

早期应行腹会阴联合切除术，如有腹股沟淋巴结转移，应附加腹股沟淋巴结清扫术。高分化、无侵犯的小病灶也可做广泛局部切除，术后辅助放化疗可改善手术效果。

七、肛周 Bowen 病

肛周 Bowen 病，又称肛周原位鳞状细胞癌，较罕见。临床表现为肛门瘙痒，治疗方面参照鳞状上皮高级别上皮内瘤变，主张积极手术切除，或激光、冷冻、局部 5-FU 注射等理化治疗。

（何 真）

第十节　先天性巨结肠

一、概述

先天性巨结肠（congenital megacolon）又称肠管无神经节细胞症（aganglionosis）、希尔施普龙病（Hirschsprung disease，HD）。发病率为 0.02%~0.05%，男女比约 4∶1。

二、病因

（一）神经嵴细胞移行障碍

由于神经嵴细胞迁移失败造成远端肠管无神经节细胞，起病越早，无神经节肠段越长。

（二）遗传因素

目前已发现的与先天性巨结肠可能相关基因有 *GDNF*、*NRTN*、*ECE1*、*EDN3*、*EDNRB*、*SOX10*、*ZFHX1B*、*PHOX2B*、*KIAA1279* 等。有基因突变的患儿多为家族性、全结肠型或长段型。

三、病理

（一）病理表现

结肠肠管远端狭窄肠管细小，与扩大的结肠连接部形成漏斗状的移行区（图 6-29）。扩张段多位于乙状结肠，严重者可波及降结肠、横结肠，甚至小肠。病变肠管中，肌层间的神经丛和黏膜下神经丛内，神经节细胞完全缺如，病变肠管的自主神经系统分布紊乱。

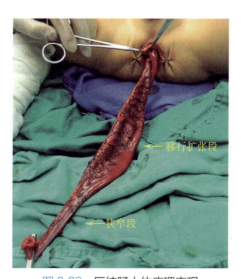

图 6-29　巨结肠大体病理表现

（二）分型

1. 超短段型　病变局限于直肠远端，新生儿期狭窄段在耻尾线以下。
2. 短段型　病变位于直肠近、中段，相当于第 2 骶椎以下，距肛门不超过 6.5cm。

3. 常见型　病变自肛门开始向上延至第 1 骶椎以上,到乙状结肠。

4. 长段型　病变延至降结肠或横结肠。

5. 全结肠型　病变波及全部结肠及距回盲瓣 30cm 以内回肠。

6. 全肠型　病变波及全部结肠及距回盲瓣 30cm 以上回肠,甚至累及十二指肠。

四、临床表现

(一) 症状

1. 胎粪性便秘　出生 24h 未排胎粪,3d 后未排黄色粪便。

2. 腹胀　腹胀程度与病变的程度以及有无进行有效处理有关。患儿腹部呈蛙形,早期突向两侧,继而全腹胀大。严重时膈肌上升影响呼吸。

3. 呕吐　新生儿先天性巨结肠呕吐者不多,但长段型及全结肠型先天性巨结肠可以在早期出现呕奶,甚至胆汁或粪渣。

4. 其他　可出现消瘦、贫血、低蛋白血症引起全身水肿、皮下脂肪菲薄等营养不良的表现。

(二) 体征

腹部膨隆明显,腹壁变薄,缺乏皮下脂肪并显示静脉曲张。稍有刺激即可出现粗大的肠型及肠蠕动波。听诊时肠鸣音亢进。直肠肛管指诊可触及肠管狭窄段,退出手指后,常有大量粪便、气体排出呈"爆炸样",腹胀立即好转。

五、辅助检查

1. X 线

(1)腹部 X 线平片:低位不完全肠梗阻征象,直肠充气少或无,结肠及小肠不同程度扩张。

(2) X 线气钡双重造影:典型的 HD 可见狭窄段、移行段及扩张段,各型表现有所不同。①超短型:局限于肛门括约肌部位,新生儿位于耻尾线以下。无明显狭窄段,直肠扩张为其特征;②短段型:痉挛段位于直肠中远段。直肠上段为移行段,乙状结肠明显扩张;③中段型:痉挛段位于直肠、乙状结肠交界处或乙状结肠近端;④长段型:痉挛段上界位于乙状结肠近端至升结肠;⑤全结肠型:痉挛段包括全部结肠和回肠末段。

2. CT　结肠不同程度的扩张,肠壁增厚,内见大量的粪便及气体影;直肠肛管段管壁不规则增厚;邻近脏器受压、移位。

3. 超声　近端扩张肠管不同程度的混杂强回声,后壁明显衰减;随着肠管管径缩小,肠段走形逐渐僵硬,蠕动减弱或消失。

4. 直肠肛管测压　90% 以上的先天性巨结肠患儿内括约肌松弛反射又称直肠肛管抑制反射(rectoanal inhibitory reflex,RAIR)消失。但部分正常新生儿,特别是早产儿,因肠神经未发育完全,亦可表现异常,应在 2 周后复查确定。

5. 直肠黏膜乙酰胆碱酯酶(AChE)组织化学检查　用黏膜吸取钳在距直肠后壁齿状线上 1.5~3cm 取一块组织,用 AChE 染色组织化学法检测,可见先天性巨结肠病变肠管靠近黏膜肌层的乙酰胆碱酯酶阳性的副交感神经纤维直径增粗、数目增多。

六、诊断与鉴别诊断

(一) 诊断

本病典型表现为:典型的顽固性便秘、全腹型腹胀和胎粪排出延迟史;腹部 X 线平片示结肠扩张全腹型腹胀、不完全低位肠梗阻；钡剂灌肠显示结肠典型的狭窄、移行和扩张影像，24h 仍有大量钡剂滞留；乙酰胆碱酯酶染色有副交感神经纤维增生；直肠肛管测压没有直肠肛管抑制反射。

（二）鉴别诊断

1. 新生儿期先天性巨结肠需与以下疾病鉴别。

（1）胎粪塞综合征：症状与巨结肠类似，但经灌肠刺激后可排出大量胎粪，且从此不再便秘。

（2）先天性肠闭锁：直肠指诊仅见少量灰绿色分泌物，灌肠后无墨绿色胎粪排出，造影见胎儿型结肠。

2. 儿童期先天性巨结肠需与以下疾病鉴别。

（1）继发性巨结肠：继发于器质性病变，与长期排便不畅或受阻有关。常见于先天性肛门直肠狭窄、直肠外肿物压迫、肛门直肠畸形术后。

（2）特发性巨结肠：与排便训练不当有关，无新生儿期便秘，2~3 岁发病。

（3）先天性巨结肠同源病：症状酷似先天性巨结肠，病理表现为神经节细胞减少症、神经节细胞未成熟症、神经节细胞发育不良和肠神经元发育异常等。

（4）先天性乙状结肠冗长：乙状结肠过长而大量储存粪便导致慢性便秘。

七、治疗

（一）术前准备

除部分短段型外，均需要根治手术。术前应纠正全身营养状态，并进行至少 2 周的肠道准备：每天温生理盐水回流洗肠。患儿一般情况差、梗阻症状重、合并小肠结肠炎，尤其是全结肠型者，宜暂行肠造瘘。

（二）根治手术常用术式

1. 拖出型直肠结肠切除术（Swenson 手术）　特点是经腹腔游离扩张的结肠、直肠，然后将结肠套叠式由直肠腔内拖出肛门外进行环状斜行吻合。

2. 结肠切除、直肠后结肠拖出术（Duhamel 手术）　切除扩张结肠，直肠于腹膜反折下方切断，直肠远断端关闭；分离直肠后骶前间隙；于齿状线上方 0.5cm 切开直肠后壁，将近端结肠从此切口拖出，结肠后壁与直肠切口远端吻合，直肠后壁与结肠前壁用结肠夹钳夹固定。

3. 经肛门直肠黏膜剥除、鞘内结肠拖出术（Soave 手术）　经肛门剥离直肠黏膜、切除远端病变肠管、近端结肠拖出与肛管吻合。

4. 回肠降结肠侧侧吻合术（Matin 手术）　用于全结肠型巨结肠，切除升结肠、横结肠，回肠游离，由直肠骶前间隙拖出至肛门口。回肠、降结肠均在系膜及血供对侧纵形剖开，将两肠管前后壁缝合形成一新的肠腔。回肠后壁与肛管吻合，前壁与直肠后壁钳夹。

（三）并发症

1. 小肠结肠炎（enterocolitis，EC）　可出现在先天性巨结肠病程的任何阶段，表现为发热、腹泻、腹胀、大便腥臭等，是引起先天性巨结肠死亡最常见原因。一旦发生，需全身使用广谱抗生素并药物保留灌肠。治疗无效者行肠造口术。

2. 吻合口瘘　是根治术早期最严重的并发症，可造成盆腔脓肿、腹膜炎，甚至危及生命。原因有吻合口肠管血供不良、盆腔感染等。腹腔引流、禁食、抗感染不能控制者，应及时行回肠造口术。

3. 吻合口狭窄　早期可由吻合口水肿所致，术后瘢痕挛缩环形狭窄更多见。早期扩肛可预防。

4. 直肠回缩　最主要的原因是近端结肠游离长度不够。多需行肠造口术，再根据情况选择手术方式。

5. 尿潴留　主要为盆丛神经受损，多数可在 5d 内恢复。留置导尿管，辅以针灸、理疗，可促进恢复。

6. 盲袋和闸门症状群　为 Duhamel 手术特有并发症，主要是直肠结肠间隔钳夹过低，常需重新钳夹去除直肠结肠间隔。

（李笃妙）

第十一节　先天性直肠肛管畸形

一、概述

先天性直肠肛管畸形（congenital anorectal malformations，CARM）是常见的消化道畸形，发病率约为 0.02%~0.1%，男女之比约为 3∶1。

二、病因

病因不明，可能与遗传因素有关。胚胎第 4~6 周时尿直肠隔从头端向尾端生长，将原肠分隔为前方的泌尿生殖窦和后方的直肠肛管。最后尿直肠隔与泄殖腔膜融合，形成会阴体。若尿直肠隔在第 4~8 周向泄殖腔移行受阻，则形成直肠肛管畸形。

三、分型

1970 年国际上将先天性直肠肛管畸形分为高、中、低位。2005 年国际小儿外科界认同 Krinkenbeck 分类（表 6-5）。

表 6-5　Krinkenbeck 分类

主要类型	少见类型
会阴（皮肤）瘘	球形结肠
直肠尿道瘘	直肠闭锁或狭窄
前列腺部瘘	直肠阴道瘘
球部瘘	H 形瘘
直肠膀胱瘘	其他畸形
阴道前庭（舟状窝）瘘	

四、临床表现

（一）症状

完全性肛门闭锁及男婴合并直肠膀胱或直肠尿道瘘者，出生后即有低位肠梗阻症状。不排大便，腹胀、呕吐，重者可导致结肠坏死穿孔、腹膜炎甚至死亡。瘘管较大和肛门狭窄患儿，常于数月后因饮食改变而出现排便困难，形成粪石，导致慢性肠梗阻或继发性巨结肠。

（二）体征

1. 高位畸形　直肠盲端位于肛提肌以上，男婴较多。外观无肛门，局部轻度凹陷，患儿啼哭时触摸肛门部无冲击感。多合并较细瘘管，有低位梗阻症状。合并直肠膀胱或尿道瘘者，出现尿粪混合排出，前者排尿全部混浊，后者仅有少量粪渣，不与尿液混合。常合并脊椎和泌尿系畸形、支配盆腔肌肉的神经发育不良,影响术后肛门控便。

2. 中间位畸形　无瘘管者直肠盲端在尿道球海绵肌边缘或阴道下端附近,处于耻骨直肠肌包绕之中;有瘘管者男婴开口于尿道球部,女婴开口于阴道下段或前庭,也称舟状窝瘘。常可维持排便,无梗阻症状。

3. 低位畸形　直肠盲端已通过耻骨直肠肌环。如完全闭锁,婴儿啼哭时肛门部向外膨出,触之有冲击感。如为膜状闭锁,则可看见蓝色薄膜覆盖肛门。低位畸形常有肛门狭窄、肛门前移以及阴囊根部、舟状窝、阴唇后联合瘘管等。

(三)合并畸形

泌尿生殖系合并畸形最多见,包括肾缺失、膀胱输尿管反流、肾积水、尿道下裂畸形等。畸形位置越高,越易合并泌尿生殖系畸形。骶椎畸形,如骶椎数目减少和发育不良。神经系统畸形包括脊髓栓系、髓腔狭窄、脊髓纵裂、脊髓脊膜膨出、神经源性膀胱等。其他畸形有消化道畸形、先天性心脏病等。

五、辅助检查

目的在于了解直肠盲端距肛门皮肤的距离、骶骨是否畸形、括约肌群发育情况、瘘管与其他器官的关系等。

1. 倒立侧位片及骶骨摄片　可确定直肠盲端位置。一般在出生 12h 后摄片,如时间过早,吞下气体尚未到达直肠,易出现误差。X 线片上从耻骨联合中心至骶尾关节作一连线,为 PC 线。坐骨下缘划一线与 PC 线平行,为 I 线。PC 线与 I 线中间划一平行线为 M 线。直肠盲端位于 PC 线以上为高位,I 线以下为低位,两线之间为中间位。中间位又可根据 M 线分为中间偏高或中间偏低,便于预计手术难度及术后效果。腰骶椎拍片可了解骶骨是否有缺损等异常。(图 6-30)

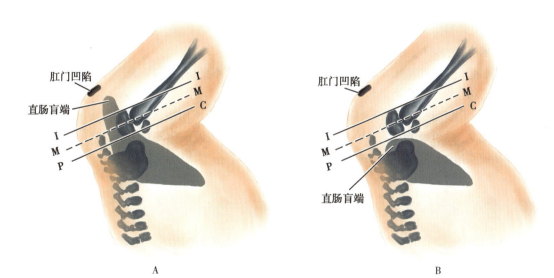

PC,耻尾线;I,坐骨尖线;M,中间线。

图 6-30　直肠肛管畸形倒立侧位 X 线摄片标记线

A. 低位畸形;B. 高位畸形。

2. 超声　可用于测量肛门皮肤距直肠盲端距离。

3. 瘘管造影　了解瘘管走向、长度及直肠扩张情况。

4. 尿道直肠造影　显示直肠尿道瘘管的部位,直肠膀胱瘘者膀胱内可见气液平面。

5. CT、MRI　提供直肠盲端距肛门的距离、直肠扩张、括约肌群发育情况,并显示瘘管的大小、走向及其开口部位,可预测术后排便的控制能力。

六、治疗

(一) 手术治疗

1. 手术原则   ①挽救生命;②尽量保留耻骨直肠肌和肛门括约肌,尽可能减少对盆腔神经的损伤,避免损伤尿道、会阴体,最大限度保留原有的排便控制功能;③对早产儿、未成熟儿及有严重心脏血管畸形的患儿可酌情先行结肠造口术,争取分期手术;④重视肛门直肠畸形的首次手术,如选择不当,再次手术往往非常困难,而且将显著影响远期治疗效果。

2. 手术方法

(1)肛门扩张:适用于肛门狭窄。

(2)会阴肛门成形术:适用于会阴瘘、低位无瘘的肛门闭锁和直肠前庭瘘。可在生后 2 天内完成手术。如直肠前庭瘘管较大,不影响排便,可待生后 3 个月手术。

(3)后矢状入路直肠肛门成形术(posterior sagittal anorectoplasty, PSARP):又称 Peña 术式,适用于直肠尿道瘘、阴道瘘、一穴肛和较高位置无瘘的肛门闭锁。除直肠阴道瘘因瘘孔较大能维持排便者外,其他各型应在生后行结肠造口术,3 个月后行肛门成形术。

(4)腹腔镜辅助下腹(骶)会阴直肠肛门成形术:适应证与 PSARP 相同,可减少对盆腔和肛门直肠周围组织和神经的损伤。

(二) 并发症

1. 肛门狭窄   最多见,原因为直肠末段坏死、直肠回缩、吻合口裂开后瘢痕愈合、术后未坚持肛门扩张等,应着重术中预防。

2. 尿道损伤   因直肠尿道瘘常为共壁,分离困难。可术前放置带金属芯的导尿管,便于术中探触辨认。骶部手术应切开直肠盲端,在直视下修补瘘口。一旦损伤尿道应立即修补。

3. 肛门括约肌损伤   高、中位畸形术中可能撕裂外括约肌,切忌经会阴部手术。术中需电刺激仪刺激,了解外括约肌的部位、分布和发育情况。

4. 黏膜外翻   多因直肠保留过长或直肠与周围肌肉固定不良,有时瘢痕狭窄使肛门不能关闭,黏膜难以回缩,需切除瘢痕及多余黏膜。

5. 瘘管复发   多因术前诊断不明确,术中未加处理或处理不当,术后感染所致。

6. 污粪失禁   高位畸形发生率约 80% 以上。原因为骶神经及肌肉发育不良、耻骨直肠肌未予充分利用、外括约肌损伤、直肠回缩、瘢痕形成等。

七、预后

术后肛门功能与畸形的位置密切相关,位置越高,术后排便功能障碍的发生率越高、程度越严重,并影响患儿身心发育。

(李笃妙)

本章小结

结、直肠的不同部位,有着不同的动脉供应、静脉回流、淋巴引流和神经支配,尤其齿状线上下的直肠和肛管差异更为明显。结、直肠主要功能是吸收水、电解质和维生素,形成和储存粪便,并控制排便。结、直肠及肛管疾病包括肿瘤、感染性疾病、先天性疾病等。其中,结直肠癌的发病率位居恶性肿瘤前列,是严重威胁人类健康的主要恶性肿瘤之一。直肠指诊是直肠肛管疾病简单而重要的检查方法。内镜技术(包括结肠镜和肛门镜)在结、直肠及肛管疾病的诊治中发挥着重要作用。

思考题

1. 结肠各段是如何演化形成的? 结肠与小肠的组织结构比较有何异同?

2. 大肠分为哪几个部分? 各部有何形态特点?

3. 试述结肠的运动形式及其生理学意义。

4. 试述大肠内细菌活动的生理意义。

5. 结、直肠内细菌的功能是什么?

6. 试述结、直肠肛管各部分的动脉血供、静脉回流、神经支配和淋巴引流的情况及临床意义?

7. 结直肠癌可能的病因是什么? 如何进行结直肠癌的预防和筛查工作?

8. 肛门良性疾病有哪些? 它们的病因、分类和治疗原则是什么? 在肛门良性疾病的诊治中,如何避免对结直肠肿瘤的误诊或漏诊?

第七章
炎症性肠病

炎症性肠病(inflammatory bowel disease,IBD)专指原因不明的一组非特异性慢性胃肠道炎症性疾病,主要包括溃疡性结肠炎和克罗恩病,临床表现为腹痛和腹泻,具有病程迁延和反复发作等特点。

第一节　溃疡性结肠炎

一、概述

溃疡性结肠炎(ulcerative colitis,UC)又称慢性非特异性结肠炎,是一种以病变主要局限于大肠黏膜和黏膜下层为特征的慢性非特异性肠道炎症性疾病。溃疡性结肠炎的流行病学与种族和地域相关。北美溃疡性结肠炎年发病率为(2.2~14.3)/10万,患病率为(37.5~229)/10万;亚洲较西方国家为低,溃疡性结肠炎的年发病率为(1.0~2.0)/10万,患病率为(4.0~44.3)/10万。基于区域性的流行病学调查数据提示我国溃疡性结肠炎发病率为(0.42~2.22)/10万,存在明显的地域差异。

二、病因与发病机制

溃疡性结肠炎的病因及发病机制迄今尚未明确,目前认为可能为遗传、免疫、微生物和环境等多种因素的综合作用所致。

(一) 遗传因素

众多的证据提示遗传因素在溃疡性结肠炎中发挥重要的作用,譬如种族间有明显发病率差异、家庭聚集倾向性和同卵双生子的患病率明显高于异卵双生子等。传统的连锁分析认为溃疡性结肠炎的易感基因主要位于第1、2、3、5、6、7、10、12 和 17 号染色体。其中第 7 号染色体的多药耐药基因1(multidrug resistance 1,MDR1)的 C3435T 多态性与溃疡性结肠炎相关,该基因在肠上皮高度表达,其产物 P- 糖蛋白为肠道屏障功能的重要组成。全基因组关联研究(genome-wide association study,GWAS)相关荟萃分析发现溃疡性结肠炎的易感位点达到 47 个,包括 *IL1R2*、*IL8RA*、*IL8RB*、*IL7R*、*IL12B*、*DAP*、*PRDM1*、*JAK2*、*RF5*、*GNA12* 和 *LSP1* 等,其中有 28 个位点为溃疡性结肠炎和克罗恩病所共有。

(二) 环境因素

流行病学研究报道发达国家的溃疡性结肠炎发病率高于发展中国家,城市居民的溃疡性结肠炎发病率高于农村地区。有学者推测良好的卫生环境使得儿童期肠道免疫系统接受的外源性刺激减少,进而影响了其黏膜免疫系统的成熟,当后期再接触一些感染性病原体时会产生过度的免疫反应。目前报道的炎症性肠病环境因素较多,其中最典型的例子是吸烟,相比正在吸烟的人群,不吸烟的人群患溃疡性结肠炎的概率要高 2~6 倍。其他保护因素有阑尾切除和母乳喂养,而口服避孕药则为可能危险因素。

(三) 微生物

相比正常人群而言,既往患有胃肠道感染的人群发生溃疡性结肠炎的概率升高 1 倍之多,由此表明急性胃肠道感染导致肠道菌群紊乱,从而触发易感人群的慢性肠道炎症。虽然多种病原体(包括分枝杆菌和病毒等)可能涉及炎症性肠病的发病,然而与克罗恩病一样,目前还未能从溃疡性结肠炎病人中分离到特异性的致病菌。

(四) 免疫反应

众多证据支持溃疡性结肠炎是一种非典型的 Th2 型反应,由非典型的天然杀伤 T 细胞产生的 IL-5 和 IL-13 介导。研究表明肠道黏膜免疫的多个层面可能发生缺陷,如黏蛋白 2 合成减少和功能缺陷等可导致上皮屏障功能破坏,Toll 样受体(toll-like receptor,TLR)多态性则改变人体对肠道共生菌的先天性免疫反应能力。

三、病理

病变位于大肠,呈连续性非节段性分布。主要病变在直肠和乙状结肠,其次为左半结肠,全结肠受累者相对少见。

溃疡性结肠炎的基本病理变化如图 7-1 所示,主要表现为:①腺体紊乱、破坏,基底膜断裂、消失;②多种炎性细胞浸润;③隐窝脓肿形成;④黏膜下层水肿和纤维化;⑤上皮再生。

固有膜内弥漫性淋巴细胞、浆细胞、单核细胞等细胞浸润是溃疡性结肠炎的基本病变,活动期出现大量中性粒细胞和嗜酸性粒细胞浸润。大量中性粒细胞浸润发生在固有膜、隐窝上皮(隐窝炎)、隐窝内(隐窝脓肿)及表面上皮。当隐窝脓肿融合溃破,黏膜出现广泛的小溃疡,并可逐渐融合成大片溃疡。肉眼可见黏膜弥漫性充血、水肿,表面呈细颗粒状,脆性增加,糜烂及溃疡。由于结肠病变一般局限于黏膜与黏膜下层,很少深入肌层,所以并发结肠穿孔、瘘管或周围脓肿少见。少数重型病人病变涉及结肠全层,可发生中毒性巨结肠,肠壁重度充血、肠腔膨大、肠壁变薄,溃疡累及肌层至浆膜层,可并发急性穿孔。

结肠炎症在反复发作的慢性过程中,黏膜不断破坏和修复,致正常结构破坏。显微镜下见隐窝结构紊乱表现为腺体变形、排列紊乱及数目减少等萎缩改变,伴杯状细胞减少和潘氏细胞化生。可形成炎性息肉。由于溃疡愈合瘢痕形成、黏膜肌层及肌层肥厚,使结肠变形缩短。结肠袋消失,甚至肠腔缩窄。

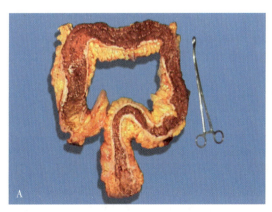
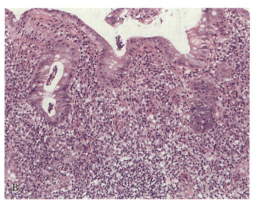

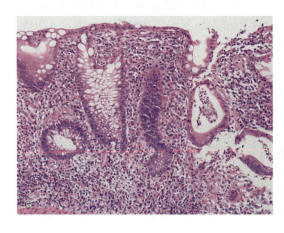

图 7-1　溃疡性结肠炎大体及组织病理
A. 溃疡性结肠炎手术切除大体标本;B. 隐窝破
坏减少(HE 染色,×200 倍);C. 隐窝脓肿(HE
染色,×200 倍)。

四、临床表现

临床表现为持续或反复发作的腹泻、黏液脓血便、腹痛和里急后重等。可发生在任何年龄,多见于青壮年,性别无明显差异。

(一) 症状

起病多缓慢,少数急性起病。病程可为持续性,或呈发作期和缓解期交替的慢性过程。饮食失调、劳累、精神刺激、感染、外科手术、精神创伤及甲状腺功能亢进等常为发病或病情加重的诱发因素。临床表现与病变范围、临床分型及病期等有关。

1. 腹部症状

(1)腹泻:肠道炎症导致大肠黏膜对水钠吸收障碍以及结肠运动功能失常,从而出现腹泻,而肠道炎性渗出、黏膜糜烂及溃疡可以形成肉眼所见的黏液脓血。黏液脓血便、水样便、黏液便、稀便等粪便性状改变较为常见。黏液脓血便是本病活动期的重要表现,大便次数及便血的程度一般反映了病情的轻重。轻者每天排便 2~4 次,便血轻或无;重者每天 10 次以上,脓血肉眼可见,甚至大量便血。

(2)腹痛:轻型及缓解期病人可无此症状。一般腹痛为轻度或中度,多为痉挛性疼痛,常局限于左下腹或下腹部,亦可涉及全腹。有疼痛—便意—排便后缓解的规律,常有里急后重。若发生中毒性结肠扩张或炎症波及腹膜,有持续性剧烈疼痛。

(3)其他:重型病人可有食欲缺乏、恶心、呕吐、上腹部饱满等症状。

2. 全身症状　一般出现在中、重型病人,常有发热、心率加快、衰弱、消瘦、贫血、低蛋白血症、水和电解质代谢紊乱、营养障碍等表现。若病人出现高热,多提示并发症或见于急性重型病人。

3. 肠外症状　本病可伴发多种肠外表现,包括外周关节炎、结节性红斑、巩膜外层炎、前葡萄膜炎、坏疽性脓皮病、口腔复发性溃疡等。这些肠外表现,在结肠炎控制或结肠切除后可缓解或恢复。骶髂关节炎、强直性脊柱炎和原发性硬化性胆管炎等,可与溃疡性结肠炎共存,但与溃疡性结肠炎本身的病情变化无关。

(二) 体征

轻、中型病人除下腹可稍有压痛外,多无其他体征。重型病人可有腹胀、腹肌紧张、腹部压痛和反跳痛。

(三) 并发症

1. 中毒性巨结肠　多见于重型溃疡性结肠炎病人。约 5% 的重型溃疡性结肠炎病人可出现中毒性巨结肠,此时结肠病变广泛而严重,累及肌层与肠肌神经丛,肠壁张力减退,结肠蠕动消失,肠内容物与气体大量积聚,致急性结肠扩张,一般以横结肠最为严重。常因低钾、钡剂灌肠、使用抗胆碱能药物或阿片类制剂而诱发。临床表现为病情急剧恶化，中毒症状明显，体温升高。X线腹部平片可见肠腔加宽、结肠袋形消失等。易并发急性肠穿孔，预后很差。

2. 直肠、结肠癌变　本病有 5%~10% 发生癌变，多见于合并原发性硬化性胆管炎、广泛性结肠炎和幼年起病而病程漫长者。

3. 其他　可伴下消化道大出血、肠穿孔、肠梗阻。结肠大出血发生率约 3%，肠穿孔多与中毒性巨结肠有关。肠梗阻少见，发生率远低于克罗恩病。

五、辅助检查

（一）血液检查

血红蛋白在轻型病人多正常或轻度下降；中重型病人轻或中度下降，甚至重度降低。白细胞计数在活动期可有增高，血沉和 C 反应蛋白增高是活动期的标志。

（二）粪便检查

肉眼观察常有黏液脓血便。显微镜检查见红细胞和白细胞。粪便钙卫蛋白（fecal calprotectin，FC）可以用于评估疾病的严重度。粪便病原学检查是本病诊断的一个重要步骤，需反复多次进行（至少连续 3 次），其目的是要排除感染性结肠炎。

（三）自身抗体检测

近年来研究发现，外周型抗中性粒细胞胞质抗体（p-ANCA）和抗酿酒酵母抗体（ASCA）可能分别为溃疡性结肠炎和克罗恩病的相对特异性抗体，同时检测两种抗体有助于溃疡性结肠炎和克罗恩病的诊断和鉴别，但是在国人中两种抗体的敏感性和特异性尚待进一步研究。

（四）结肠镜

该检查是本病诊断和鉴别诊断的重要手段之一。应做全结肠及回肠末端检查，直接观察肠黏膜变化，取活检，并确定病变范围。本病病变多从直肠开始，呈连续性、弥漫性分布。内镜下所见特征性病变有：①病变明显处见弥漫性糜烂或多发性浅溃疡；②黏膜粗糙不平，呈细颗粒状，弥漫性出血、水肿，黏膜血管模糊，质脆、易出血，可附有脓血性分泌物；③慢性病变见假息肉及桥状黏膜，结肠袋往往变钝或消失（图 7-2）。遇肠腔狭窄镜端无法通过时，要高度注意癌变，可应用 X 线钡剂灌肠、CT 或磁共振成像结肠显像显示内镜未及部位。

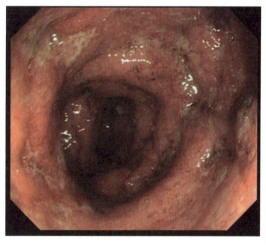

图 7-2　溃疡性结肠炎结肠镜下表现

（五）X 线钡剂灌肠造影

1. 急性期　表现为：①肠管痉挛及激惹征象，严重时可细如绳，状如"绳样征"。②肠壁黏膜皱襞钡剂呈细颗粒状或絮状改变。③多发溃疡：充盈时肠壁外缘呈锯齿状改变，排空期黏膜呈小刺影，双对比造影时多发溃疡内钡剂可见小斑点影。④急性暴发期，结肠外缘模糊不清；溃疡较大时结肠外缘呈不规则的锯齿状。⑤黏膜水肿明显呈对称一致的隆起性缺损，外缘呈花边状或指印状。

2. 亚急性期　表现为：①明显的黏膜颗粒状、结节状及息肉状改变。②溃疡较深且广泛时，结肠外形多不规则。③病情较轻时，结肠袋可无异常；病情较重时，结肠袋常有变形、粗大、不规则。④肠管僵直、肠腔狭窄。

3. 慢性期　表现为：①结肠变短，结肠袋消失，肠腔变细；②回肠末端张力减低，回盲瓣开放，或黏膜上出现颗粒征象。

六、诊断与鉴别诊断

(一) 诊断

溃疡性结肠炎缺乏诊断的"金标准",主要结合临床表现、内镜和病理组织学进行综合分析。在排除细菌性痢疾、阿米巴痢疾、慢性血吸虫病、肠结核等感染性肠炎,以及克罗恩病、缺血性肠炎、放射性肠炎等基础上,具有持续或反复发作腹泻和黏液血便、腹痛,伴(或不伴)不同程度的全身症状者,并具有上述结肠镜或(及)放射影像特征者可考虑为临床疑诊。如再联合上述黏膜活检组织病理学特征和/或手术切除标本病理检查特征者,可以确诊。初发病例如临床表现、结肠镜及活检组织学改变不典型者,暂不确诊溃疡性结肠炎,应予随访。

完整的诊断应包括其临床类型、病情严重程度、病变范围、病情分期及并发症。

(二) 鉴别诊断

1. 慢性细菌性痢疾 常有急性细菌性痢疾的病史。抗生素治疗有效。粪便检查可分离出痢疾杆菌,结肠镜检查时采取脓性分泌物培养,阳性率较高。

2. 慢性阿米巴肠炎 病变主要侵犯右半结肠,亦可累及左半结肠,呈散在性,溃疡较深,溃疡间黏膜多属正常。粪便及结肠镜检查可找到溶组织滋养体或包囊。血清抗阿米巴抗体阳性。高度疑诊病例行抗阿米巴治疗可能有效。

3. 克罗恩病 鉴别要点详见表 7-1

表 7-1 溃疡性结肠炎和克罗恩病的鉴别要点

鉴别要点	溃疡性结肠炎	克罗恩病
症状	脓血便多见	有腹泻但脓血便较少见
病变分布	病变连续	呈节段性
直肠受累	绝大多数受累	少见
肠腔狭窄	少见,中心性	多见,偏心性
内镜表现	溃疡浅,黏膜弥漫性充血水肿、颗粒状,脆性增加	纵行溃疡、卵石样外观,病变间黏膜外观正常(非弥漫性)
活检特征	固有膜全层弥漫性炎症、隐窝脓肿、隐窝结构明显异常、杯状细胞减少	裂隙状溃疡、非干酪性肉芽肿、黏膜下层淋巴细胞聚集

4. 结直肠癌 多见于中年以上。远端直肠癌时直肠触诊可触及包块。结肠镜及 X 线钡剂灌肠检查对诊断有价值,活检可确诊。需注意与溃疡性结肠炎引起的结肠癌变区别。

5. 肠易激综合征 常有结肠外的神经症症状。粪便中可有黏液,但无脓血。显微镜检查示正常或仅见少量白细胞。结肠镜及 X 线钡剂灌肠检查排除器质性病变。精神紧张可诱发或使症状加重。

6. 其他 肠结核、血吸虫病、真菌性肠炎、抗生素相关性肠炎(包括伪膜性肠炎)、缺血性结肠炎、放射性肠炎、免疫检查点抑制剂相关结肠炎、嗜酸粒细胞性肠炎、过敏性紫癜、胶原性结肠炎、白塞病、结肠息肉病、结肠憩室炎以及人类免疫缺陷病毒感染合并的结肠病变应与本病鉴别。

(三) 临床分型

按本病病程、程度、范围及病期进行综合分型。

1. 临床类型 ①初发型:指无类似病史而首次发作者;②慢性复发型:临床上最多见,发作期与缓解期交替。

2. 临床严重程度(改良 Truelove 和 Witts 疾病严重程度分型标准) ①轻型:腹泻每天 4 次以下,

无发热、脉速,贫血和便血轻或无,血沉正常;②中型:介于轻、重型之间,腹泻每天 4 次以上,仅伴轻微全身症状;③重型:腹泻每天 6 次以上,多为肉眼脓血便,体温大于 37.8℃,脉搏大于 90 次 /min,血红蛋白小于 75% 的正常值,血沉大于 30mm/h。

3. 根据病变范围分型(蒙特利尔分型)　可分为直肠炎、左半结肠炎(结肠脾曲以远)及全结肠炎(病变扩展至结肠脾曲以近或全结肠)。

4. 根据病情分期　可分为活动期和缓解期。

七、治疗

(一)治疗目标
诱导并维持临床缓解以及黏膜愈合,防治并发症,改善病人生命质量。

(二)一般治疗
重型病人和急性发作期病人应卧床休息,密切观察病情变化。给予易消化、少纤维、高营养饮食,补充多种维生素,避免食用牛奶等乳制品。发作期应给予流质饮食,严重者应禁食,通过静脉给予营养治疗,使肠道得到休息。腹痛或腹泻明显者使用抗胆碱能药物或止泻药地芬诺酯(苯乙哌啶)或洛哌丁胺(易蒙停)时宜慎重,特别是大剂量使用在重型病人中可能诱发中毒性巨结肠。

(三)药物治疗
1. 常用药物

(1)氨基水杨酸制剂:柳氮磺吡啶(sulfasalazine,SASP)是治疗本病的常用药物。该药适用于轻、中型或重型经糖皮质激素治疗已有缓解者。用法为活动期 4g/d,分 4 次口服;维持剂量 2~3g/d 分次口服,并应补充叶酸。副作用主要分为 2 类:①剂量相关副作用,如恶心、呕吐、食欲减退、头痛、可逆性男性不育等,餐后服用可减轻消化道副作用。②过敏,如有皮疹、粒细胞减少、自身免疫性溶血、再生障碍性贫血等。因此服药期间必须定期复查血象,一旦出现此类副作用,应改用其他药物。

新型氨基水杨酸制剂剔除了引起大多数常见副作用的磺胺吡啶部分,同时仍能将 5- 氨基水杨酸 (5-aminosalicylic acid,5-ASA)运送至小肠和结肠的病变区域。这类制剂有美沙拉嗪、奥沙拉嗪和巴柳氮,对治疗轻至中度的结肠炎有效,而且能维持缓解,疗效与柳氮磺吡啶相仿,但降低了不良反应,适宜于对柳氮磺吡啶不能耐受者。其中临床使用较多的美沙拉嗪在成人溃疡性结肠炎活动期用法为 4g/d,维持剂量为活动期剂量的一半或全量维持,维持 3~5 年或更长。主要的不良反应有过敏反应,个别病人可出现血尿素氮升高、胰腺炎、头晕、头痛、定向力障碍,有报道偶见胆汁淤积性黄疸及可能的肝细胞损害。

(2)糖皮质激素:是目前控制病情活动的有效药物。作用机制为非特异性抗炎和抑制免疫反应。一般适用于氨基水杨酸制剂治疗无效、急性发作期或重型病人。按泼尼松 0.75~1mg/(kg·d)(其他类型全身作用激素的剂量按相当于上述泼尼松剂量折算)给药。重型病人可予甲泼尼龙 40~60mg/d,或氢化可的松 300~400mg/d,剂量加大并不会增加疗效,但剂量不足会降低疗效。达到症状完全缓解开始减量,注意减药速度不宜过快,以防反跳。减药期间应加用氨基水杨酸制剂或免疫抑制剂逐渐接替激素治疗。布地奈德为新型糖皮质激素,主要在肠道发挥作用,全身副作用明显减少。

(3)免疫抑制剂:硫唑嘌呤(azathioprine,AZA)或 6- 巯嘌呤(6-mercaptopurine,6-MP)起效慢(硫唑嘌呤用药 12~16 周后才达到最大疗效),主要用于激素诱导症状缓解后,继续维持撤离激素的缓解。剂量为硫唑嘌呤 1.5~2.5mg/(kg·d)或巯嘌呤 0.75~1.5mg/(kg·d),维持用药时间尚未达成共识。严重副作用主要是骨髓抑制和肝功能损害等。

环孢菌素起效快,主要适用于对大剂量静滴糖皮质激素无反应的急性重型溃疡性结肠炎病人,连续静滴环孢菌素能诱导缓解,使 80% 的病人避免施行手术。待症状缓解改为口服继续使用,6 个月内逐渐过渡到硫嘌呤类药物维持治疗。由于可发生严重的并发症(如肾脏毒性、癫痫发作和机会性感染)，所以一般不常规应用环孢菌素治疗。

(4)生物制剂：目前国内常用的有抗 TNF-α 单抗，如英夫利西(infliximab, IFX)和阿达木单抗。英夫利昔为人鼠嵌合型抗 TNF-α 的单克隆抗体，是目前较为有效的诱导及维持缓解的药物，主要用于激素及上述免疫抑制剂治疗无效或激素依赖者，或不能耐受上述药物治疗者。其不良反应主要为过敏及机会性感染。是否增加淋巴瘤或其他恶性肿瘤发病风险目前不确定。在使用英夫利昔前需要注意是否存在禁忌证，如感染、充血性心衰、恶性肿瘤病史、神经系统脱髓鞘病变和对鼠源蛋白成分过敏等。结合我国国情，特别需要注意病人是否合并现症或潜在的结核分枝杆菌感染和乙型肝炎病毒感染。

2. 治疗原则　药物的选择依赖于疾病活动度，病变部位及疾病严重程度，既往用药史以及结合病人本身的意愿。

病变局限在直肠者使用 5- 氨基水杨酸栓剂，局限在直肠乙状结肠用灌肠剂。也可以联合口服与局部用 5- 氨基水杨酸制剂，甚至局部或口服激素治疗。针对左半结肠炎、广泛结肠炎和全结肠炎病人，联合 5- 氨基水杨酸口服和直肠局部用药可以使疾病得到缓解，无效时可考虑激素治疗。

重型病人应入院治疗，及时纠正水、电解质代谢紊乱；贫血严重者可输血；低蛋白血症可输入人血白蛋白。抗生素治疗对一般病人并无指征。但重型病人有继发感染时应积极抗菌治疗，可予以广谱抗生素。重型溃疡性结肠炎病人首选静脉使用激素。针对静脉用足量激素治疗 3 天无效者，可予以免疫抑制剂或者生物制剂作为"挽救治疗"。环孢素(cyclosporine A, CsA)是一种"挽救治疗"的方案，起效快，短期有效率较高，但需定期监测血药浓度和不良反应。其他"挽救治疗"的方法包括使用生物制剂如英夫利昔单抗，内科治疗无效者应及时转手术治疗。

缓解期远段结肠炎或直肠炎以美沙拉嗪局部用药为主，由氨基水杨酸制剂或糖皮质激素诱导缓解后以氨基水杨酸制剂维持，选用诱导缓解剂量的全量或半量的 5- 氨基水杨酸制剂。由硫嘌呤类药物或英夫利昔诱导缓解后以原剂量维持。

(四) 外科手术治疗及术后复发的预防

多数轻症病人病变局限于直肠和乙状结肠，经休息、饮食控制和药物等内科治疗可以得到缓解。但对于病情严重、病变范围广泛和出现某些严重并发症者常需外科手术治疗。

绝对指征：大出血、穿孔、癌变以及高度疑为癌变。相对指征：①积极内科治疗无效的重型溃疡性结肠炎，合并中毒性巨结肠内科治疗无效者宜更早行外科干预。②内科治疗疗效不佳和 / 或药物不良反应已严重影响生存质量者，可考虑外科手术。

全结直肠切除 + 回肠储袋肛管吻合术(ileal pouch-anal anastomosis, IPAA)是治疗溃疡性结肠炎的标准手术方式。IPAA 手术通常分二期进行，一期行全结直肠切除、IPAA 加末端回肠保护性造瘘(造瘘口远端关闭)，二期行回肠造口还纳术。IPAA 既能保留较好的排尿功能及男性性功能，又因其贮袋的贮粪功能可减少排便次数，生活质量较好，易为病人所接受。

八、预后

本病一般呈慢性过程，大部分病人反复发作。严重发作或有并发症，以及年龄 >60 岁的病人预后不良。慢性持续活动或反复发作频繁，预后较差，若能合理择期手术治疗，亦可望恢复。病程漫长者癌变危险性增加，应注意随访。起病 8~10 年的所有溃疡性结肠炎病人均应行一次肠镜检查以确定当前病变范围。如为广泛结肠型，则从此隔年肠镜复查，达 20 年后每年肠镜复查；如为左半结肠型，则从起病 15 年开始隔年肠镜复查；如为直肠型，无须肠镜监测。合并原发性硬化性胆管炎者，从该诊断确立开始每年肠镜复查。

(冉志华)

第二节　克 罗 恩 病

一、概述

克罗恩病（Crohn's disease，CD）是一种胃肠道慢性肉芽肿性炎症，病变可累及胃肠道各个部位，以末端回肠及其邻近结肠为主，呈节段性或跳跃式分布，具有透壁性病变和反复发作的特点。克罗恩病发病率在种族和地域分布上存在显著差异，且随时间迁移而变化。在北美，克罗恩病发病率约为（3.1~20.2）/10 万，患病率约为 201/10 万。相比西方国家而言，亚洲国家的发病率较低，然而近些年来，包括我国在内的一些发展中国家克罗恩病发病率有迅速上升趋势。基于区域性的流行病学调查数据提示我国的克罗恩病发病率为（0.07~1.31）/10 万。

二、病因与发病机制

克罗恩病的病因尚未完全明确，与溃疡性结肠炎类似，普遍的观点认为是外界环境作为始动因素导致易感人群对肠腔内微生物产生过度的炎症反应。

（一）遗传因素

早期的家族聚集性和双胞胎一致性研究均提示克罗恩病存在遗传易感性。2001 年人们发现了克罗恩病的第一个易感位点 NOD2 基因（又称 CARD15 基因），其三个主要的多态性位点（Arg702Trp、Gly908Arg 和 Leu1007fsinsC）与欧美人群显著相关，而在亚洲人群中未得到证实。随后的研究还发现自噬基因 ATG16L1 和 IRGM 与克罗恩病的发病相关，而 IL23R 基因的突变则为克罗恩病的保护因素。一项 GWAS 相关荟萃分析发现了与克罗恩病关联的 71 个遗传易感位点，如 NOD2、ATG16L1、IRGM、NALP3、IL-23R、IL-10、IL-27、PTPN2 和 FUT2。

（二）环境因素

炎症性肠病的发病率逐年上升提示环境因素在炎症性肠病发病中起了重要的作用。流行病学研究报道了许多的保护因素和危险因素，值得一提的是吸烟人群的溃疡性结肠炎发病率较低，而克罗恩病的发病率更高，并且吸烟的克罗恩病病人病程中手术率和术后复发率更高。另外母乳喂养被认为是克罗恩病的保护因素。

（三）微生物

许多病原体被认为是克罗恩病的致病细菌。1913 年 Dalziel 发现人类特发性肉芽肿性肠炎（现称克罗恩病）与约尼病（Johne's disease）相像，而后者为发生在反刍动物的肉芽肿性肠病，多由副结核分枝杆菌所致。因此人们推测副结核分枝杆菌也可能为克罗恩病的致病菌，然而目前仍无定论。最新研究表明，黏附侵袭性大肠埃希氏菌（adherent-invasive E.coli，AIEC）也可能是潜在的克罗恩病致病细菌。

近些年来，许多研究提示正常存在的肠道菌群在克罗恩病发病中发挥着重要的作用。如许多炎症性肠病遗传易感的动物模型在无菌环境下不会发生肠道炎症或者延迟出现炎症性肠病表型，一旦恢复肠道菌群，则出现了肠道炎症。另一方面粪便移植可以治疗克罗恩病也是强有力的证据。基于第二代测序手段研究也发现，相比健康人，克罗恩病病人出现肠道微生物多样性的减少以及失衡，厚壁菌减少，拟杆菌增加。

(四) 免疫反应

极化的单层肠上皮细胞、杯状细胞分泌的黏液层以及上皮之间的紧密连接被认为是肠黏膜免疫系统的第一道防线。当一些致病因子使得肠通透性增加,肠腔内抗原就会进入肠黏膜内,进而被上皮内和固有层黏膜的多种先天性免疫细胞通过 Toll 样受体和 NOD 样受体(nucleotide-binding oligomerization domain-like receptors,NLR)所识别,从而激活先天免疫反应。然而一些克罗恩病病人存在 NOD2 基因多态性,因此存在异常的先天性免疫,从而增加微生物入侵的机会。

肠腔内微生物进入固有层后激活 T 细胞,使之释放细胞因子如肿瘤坏死因子 α 和 γ 干扰素等,使肠道产生炎症。一般认为适应性免疫系统的失衡在克罗恩病中的作用不是启动炎症,而是介导或维持肠道炎症,其表现为效应 T 细胞(如 Th1 和 Th17 细胞)和天然 Treg 细胞与诱导性 Treg 细胞的失衡。总的说来,克罗恩病是一种典型的 Th1 型反应。

三、病理

克罗恩病好发于末端回肠和邻近结肠,以回结肠同时累及者最多,其次局限在小肠,主要在回肠,以末端回肠为主,结肠单独累及次之。上消化道单独累及少见,多伴有末端回肠或结肠病变。

大体形态上有如下特点:①病变呈节段性或跳跃性,病变浆膜侧可见充血或炎性渗出物,病程长者可发生粘连;②肠壁增厚和肠腔狭窄;③早期克罗恩病呈阿弗他样溃疡,逐渐进展为融合的线性溃疡;④溃疡将周围水肿黏膜分隔成卵石样外观的小岛;⑤小肠克罗恩病易在系膜对侧出现脂肪缠绕。

组织学上的典型显微镜下改变包括:①节段性、透壁性炎症;②隐窝结构异常,腺体增生,个别隐窝脓肿,黏液分泌减少不明显,可见幽门腺化生或潘氏细胞化生;③黏膜下层水肿和淋巴管扩张,晚期黏膜下层增宽或出现黏膜与肌层融合;④活动期有深入肠壁的裂隙状溃疡,周围重度活动性炎;⑤非干酪样坏死性肉芽肿见于黏膜内、黏膜下、肌层甚至肠系膜淋巴结;⑥肠道神经系统的异常(黏膜下神经纤维增生和神经节炎,肌间神经纤维增生);⑦相对比较正常的上皮-黏液分泌(杯状细胞通常正常)(图 7-3)。

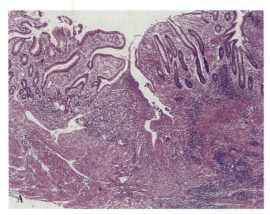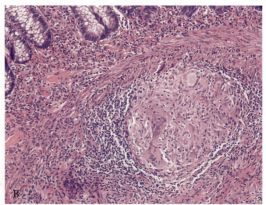

图 7-3　克罗恩病组织病理
A. 黏膜全层炎及裂隙状溃疡(HE 染色,×40 倍);B. 非干酪样坏死性肉芽肿(HE 染色,×200 倍)。

局灶性的慢性炎症、局灶性隐窝结构异常和非干酪样肉芽肿是公认最重要的在结肠内镜活检标本上诊断克罗恩病的光学显微镜下特点。克罗恩病的病理学诊断通常要求观察到 3 种以上特征性表现(无肉芽肿时)或观察到非干酪样肉芽肿和另一种特征性光学显微镜下表现,同时需要排除肠结核等。

四、临床表现

克罗恩病好发于青年,根据我国统计资料发病高峰年龄为18~35岁。起病多数缓慢,呈慢性病程,多表现为长短不等的发作期与缓解期相交替,有终生复发倾向。少数呈急腹症样急性起病。临床表现呈多样化,症状也轻重不一,包括消化道表现、全身性表现、肠外表现及并发症。

(一)症状

1. 消化道表现　消化道表现主要有慢性腹泻和腹痛。慢性腹泻为最常见的症状,粪便多为糊状,偶见肉眼脓血,里急后重感较溃疡性结肠炎少见。腹泻的严重程度与肠道累及范围和严重程度存在一定的相关性。腹泻的发生与黏膜炎症渗出、细菌过度生长以及结肠动力障碍有关。而腹痛为另一常见症状,约70%的病人诊断前就存在,多位于右下腹或脐周围,间歇性发作,常为痉挛性阵痛或肠鸣。多为进餐后加重,排便或肛门排气后缓解。腹痛的发生机制目前尚不明确,目前认为肠内容物通过狭窄的肠段时激活肠壁牵张受体(stretch receptors),导致腹痛,甚至呕吐,而肠段浆膜层炎症将导致内脏痛。

瘘管形成是克罗恩病的透壁性表现,也是其临床特征之一。免疫激活触发释放各类蛋白酶和基质金属蛋白酶,从而直接损害组织,形成窦道,进而穿透邻近组织。瘘分内瘘和外瘘,前者可通向其他肠段、肠系膜、膀胱、输尿管、阴道、腹膜后等处,后者通向臀部,大腿部,腹壁或肛周皮肤等。约15%~35%的克罗恩病病人出现肛周瘘管,其他肛周病变包括肛周脓肿、皮赘、肛裂等。需要注意的是肛周脓肿和肛周瘘管可为少部分克罗恩病病人的首诊表现。

2. 全身表现　全身性表现主要有体重减轻、发热、食欲缺乏、疲劳、贫血等,青少年病人可见生长发育迟缓。

广泛的小肠病变或切除(肠吸收不良)、炎症肠段(丢失过多)以及药物治疗可导致一些特殊营养因子(如铁、叶酸、维生素B_{12}、钙、镁、锌和脂溶性维生素等)的缺乏,然而值得关注的是部分病人担心腹痛而害怕进食导致摄入过少。

与疾病活动相关的发热多为低热,与促炎症因子释放增加有关。当高热出现时需要考虑是否存在感染因素。

3. 肠外表现　与溃疡性结肠炎相似。

(二)体征

部分病人查体可触及腹部包块,常位于右下腹与脐周,多由于肠粘连、肠壁增厚、肠系膜淋巴结肿大、内瘘或局部脓肿而形成。当病人出现肠道狭窄所致的不完全性肠梗阻时也可见肠型及蠕动波,肠鸣音亢进等。体重下降也是本病常见的体征。

(三)并发症

常见的有瘘管、腹腔脓肿、肠狭窄和梗阻、肛周病变(肛周脓肿、肛周瘘管、皮赘和肛裂等),较少见的有消化道大出血、肠穿孔,病程长者可发生癌变。

五、辅助检查

(一)实验室检查

血液检查中可见异常包括:贫血、炎症指标(C反应蛋白和血沉)上升、血清铁下降、电解质代谢紊乱(腹泻引起)、白蛋白降低(炎症及营养物质吸收障碍引起)和维生素缺乏。C反应蛋白水平与疾病活动程度相关。粪便钙卫蛋白和乳铁蛋白可以用于判断肠道炎症严重程度。ASCA和pANCA(ASCA阳性或pANCA阴性)常见于克罗恩病,可以用于鉴别克罗恩病和溃疡性结肠炎,但临床意义有限。如果病人存在腹泻时,应该进行粪便培养和寄生虫检测,必要时行难辨梭菌毒素检测。

(二) 内镜检查

1. 肠镜　结肠镜检查和活检应列为克罗恩病诊断的常规首选检查,镜检应达末段回肠。具特征性的内镜表现为节段性病变、纵行溃疡和卵石样外观(图7-4)。

2. 小肠胶囊内镜　主要适用于疑诊克罗恩病但结肠镜及小肠放射影像学检查阴性者。对发现小肠黏膜异常相当敏感,但对一些轻微病变的诊断缺乏特异性,且有发生滞留的危险。

3. 小肠镜　主要适用于其他检查(如小肠胶囊内镜或放射影像学)发现小肠病变或尽管上述检查阴性而临床高度怀疑小肠病变,需进行确认及鉴别者;或已确诊克罗恩病需要气囊辅助小肠镜检查以指导或进行治疗者。该检查可直视下观察病变、取活检及进行内镜下治疗,但为侵入性检查有一定并发症的风险。小肠镜下克罗恩病病变特征与结肠镜所见相似。

4. 胃镜　少数克罗恩病病变可累及食管、胃和十二指肠,但一般很少单独累及。目前推荐胃镜检查应列为克罗恩病的常规检查,尤其是有上消化道症状、儿童和炎症性肠病类型待定(inflammatory bowel disease unclassified,IBDU)病人。

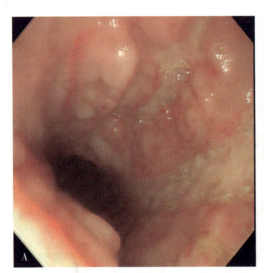
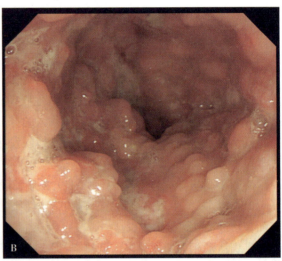

图 7-4　克罗恩病结肠镜下表现
A. 纵行溃疡;B. 卵石样外观。

(三) 影像学检查

1. CT 或磁共振肠道显像(CT/MR enterography,CTE/MRE)　根据胃肠道造影剂的引入方式的不同,将插管法称为肠道造影,口服法称为肠道显像。CTE 或 MRE 是迄今评估小肠炎性病变的标准影像学检查,该检查可反映肠壁的炎症改变、病变分布的部位和范围、狭窄的存在及其可能的性质(炎症活动性或纤维性狭窄)、肠腔外并发症如瘘管形成、腹腔脓肿或蜂窝织炎等。MRE 对评估小肠炎性病变的精确性与 CTE 相似,优势在于无放射线暴露。

CTE 下的表现为:①肠壁增厚,局限性或弥漫性,周围黏膜及浆膜呈炎症性改变;②活动期增强扫描可见管腔狭窄,肠壁增厚且分层,黏膜层明显强化;静止期时,黏膜层无强化,肠壁呈分层强化或均匀强化(图7-5);③周围肠系膜脂肪间隙增厚时,肠间距可扩大,伴发炎症时,肠系膜密度增高;④部分出现肠系膜淋巴结肿大,一般大于 3mm;⑤肠系膜血管增多、增粗、扭曲,导致肠管的直小动脉被拉长,间距增宽,呈梳齿状排列,称为"梳样征",是表明克罗恩病处于活动期的重要征象。

2. X 线钡剂造影　钡剂灌肠和插管法小肠钡剂灌肠造影为既往检查克罗恩病的两种方法。X 线所见为:①早期:黏膜钡剂涂布不良,黏膜面可见多发小点状溃疡;②结肠袋变化:结肠袋增厚,肠壁僵硬;③假憩室形成:病变肠管壁僵硬、凹陷,病变对侧肠管呈外膨性改变,呈一个或多个假憩室样变形;④鹅卵石征:黏膜表面呈纵横交错裂隙状溃疡及结节状突起,钡剂充盈时可见结节状充盈缺损影,呈鹅卵石状,称为"鹅卵石征";⑤深的领扣状溃疡:黏膜溃疡穿透整个肠壁,形成凸出肠壁外的领扣状溃疡;⑥肠狭窄:肠管壁增厚、僵硬,管腔不同程度狭窄,钡剂充盈时呈现长短不一、宽窄不一的"线样征";⑦瘘管形成:裂隙状溃疡穿透至邻近脏器或肠管,可形成曲折的钡剂影;⑧腹腔内脓肿与肠壁肌内脓肿:腹腔内包裹性脓肿或肠壁内脓肿,肠管围绕排列。

3. 超声 表现为肠壁的增厚和僵硬、蠕动减少、系膜纤维脂肪增生、淋巴结增大等,然而诊断准确性较低,对发现瘘管、脓肿和炎性包块具有一定价值。

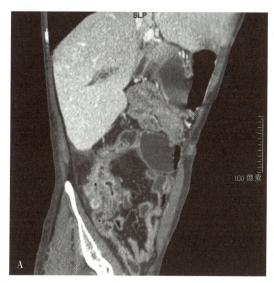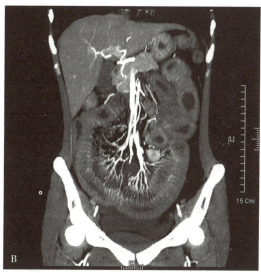

图 7-5 克罗恩病 CT 肠道显像
A. 肠壁增厚伴肠腔狭窄;B. "梳样征"。

六、诊断与鉴别诊断

(一) 诊断

克罗恩病缺乏诊断的"金标准",诊断需要结合临床表现、内镜、影像学和病理组织学进行综合分析并随访观察,同时排除一些症状相似的疾病后才能做出诊断。有时鉴别诊断困难,需手术探查才能获得病理诊断。诊断标准可参考世界卫生组织(WHO)所提出的6个诊断要点(表 7-2)。

表 7-2 世界卫生组织推荐的克罗恩病诊断标准

项目	临床	放射影像	内镜	活检	切除标本
①非连续性或节段性改变		+	+		+
②卵石样外观或纵行溃疡		+	+		+
③全壁性炎性反应改变	+ (腹块)	+ (狭窄)*		+ (狭窄)	+
④非干酪性肉芽肿				+	+
⑤裂沟、瘘管	+	+			+
⑥肛周病变	+				

具有①、②、③者为疑诊;再加上④、⑤、⑥三者之一可确诊;具备第④项者,只要加上①、②、③三者之二亦可确诊(*:应用CTE 或 MRE 检查多可清楚显示全肠壁炎而不必仅局限于发现狭窄)。

(二) 疾病评估

一个完整的克罗恩病诊断应该包括疾病的病变范围、临床类型及并发症、病情分期和严重程度。因此一旦诊断确定,应根据蒙特利尔分类法对病人进行分型和克罗恩病活动指数(CDAI)进行疾病严重程度评估,并且筛查肠外表现以及相关的自身免疫性疾病。简化 CDAI 法,又称 Harvey-Bradshaw 指数,在临床应用较为简便,计算方法见表 7-3。

表 7-3　简化 CDAI 计算法

项目	分数
腹痛	0：无；1：轻；2：中；3：重
腹泻	稀便每天 1 次记 1 分
腹块	0：无；1：可疑；2：确定；3：伴触痛
伴随疾病(关节痛、虹膜炎、结节性红斑、坏疽性脓皮病、阿弗他溃疡、裂沟、新瘘管及脓肿等)	每种症状记 1 分

注：≤ 4 分为缓解期,5~7 分为轻度活动期,8~16 分为中度活动期,>16 分为重度活动期。

(三) 鉴别诊断

克罗恩病的诊断为排他性诊断,常见的需要鉴别的疾病有溃疡性结肠炎、肠结核、肠淋巴瘤、肠道白塞病和其他肠道炎症等。

1. 溃疡性结肠炎　鉴别要点详见溃疡性结肠炎章节。

2. 肠结核　肠结核病人可能既往或现有肠外结核史,临床表现少有肠瘘、腹腔脓肿和肛周病变,内镜检查病变节段性不明显,溃疡多为环行,浅表而不规则。组织病理学特征对鉴别诊断最有价值,肠壁和肠系膜淋巴结内大而致密且融合的干酪样肉芽肿和抗酸杆菌染色阳性是肠结核的特征。不能除外肠结核时应行抗结核治疗。亦可作结核菌培养、血清抗体检测、采用结核特异性引物行 PCR 检测组织中结核杆菌 DNA 或特异性 IFN-γ 的检测等。

3. 肠道恶性淋巴瘤　小肠恶性淋巴瘤多见于回肠末端,进展相对较快。肠瘘、肛周病变及口、眼和骨关节病少见。无裂隙样溃疡和鹅卵石征。CT 可见腹腔淋巴结肿大。病理可见淋巴瘤样组织而无非干酪样肉芽肿。内镜活检及组织病理学检查是确诊的依据,反复、多块、深取活检至关重要。

4. 肠道白塞病　推荐白塞病国际研究组的诊断标准：①反复发生口腔溃疡,过去 12 个月内发病不少于 3 次；②反复发生生殖器溃疡；③眼病；④皮肤病变；⑤皮肤针刺试验阳性(无菌穿刺针刺入病人前臂,24~48h 后出现大于 2mm 的无菌性红斑性结节或脓疱)；⑥血管病变。

七、治疗

(一) 治疗目标

同溃疡性结肠炎。

(二) 一般治疗

吸烟者必须戒烟。推荐病人每天摄入高热量、高蛋白、低脂肪、富含维生素及必需微量元素的饮食,避免粗纤维食物。适量的体育锻炼和健康的起居习惯对维持缓解、预防复发也有很大帮助。

(三) 营养支持治疗

克罗恩病病人合并营养不良比溃疡性结肠炎病人更为多见,活动期合并营养不良比缓解期更为普遍。克罗恩病营养不良的原因主要包括三大类：摄入不足、消耗和丢失过多以及药物副作用。

营养支持治疗应该作为克罗恩病治疗的一个重要组成部分。营养支持不但能够改善病人营养状况,提高生活质量,减少手术并发症,还能诱导和维持克罗恩病缓解,促进黏膜愈合,改善自然病程。

营养途径遵循"只要肠道有功能,就应该使用肠道,即使部分肠道有功能,也应该使用这部分肠道"的原则,首选肠内营养。

(四) 药物治疗

药物的选择依赖于疾病活动度,病变部位,疾病严重程度,既往用药史以及结合病人本身的意愿。升阶梯和降阶梯为目前存在的两种治疗策略,然而从改变克罗恩病的自然病程来看,5-氨基水杨酸和糖皮质激素皆不能改变克罗恩病的自然病程,因此更倾向于降阶梯策略,尤其对具有预测"疾病难以控制"高危因素的病人。强调早期治疗和个体化治疗,以期让病人获得最大的获益。

1. 氨基水杨酸类制剂 美沙拉嗪 3~4g/d 可用于轻中度回肠、回结肠或结肠克罗恩病治疗,但疗效可能有限。柳氮磺吡啶(3~4g/d,分次口服)可用于结肠型,由于副作用发生率高,限制其临床应用。美沙拉嗪通过作用于肠道炎症黏膜,抑制引起炎症的前列腺素合成及炎性介质白三烯的形成,从而对肠黏膜起一定的抗炎作用。

2. 糖皮质激素 传统的激素制剂依然是治疗中-重型复发性克罗恩病的主要药物,但是不宜长期使用,宜与免疫制剂联合使用。泼尼松的剂量为 0.75~1mg/(kg·d)。经泼尼松 0.75mg/(kg·d) 治疗超过 4 周,疾病仍处于活动期,可以认为激素无效。激素依赖的定义为:①激素治疗 3 个月后,泼尼松不能减量至 10mg/d(或布地奈德低于 3mg/d),但没有疾病复发的体征、症状;②在停用激素 3 个月内,临床症状复发过一次。布地奈德用于回-盲肠及升结肠克罗恩病,比传统激素的全身副作用少,疗效相当,然而对远端结肠炎疗效欠佳。

3. 免疫抑制剂 激素无效或激素依赖时加用硫嘌呤类药物,但起效慢,因此其作用主要是在激素诱导症状缓解后,继续维持撤离激素的缓解。常用的硫嘌呤类药物有硫唑嘌呤和 6-巯基嘌呤,所推荐剂量分别为 1.5~2.5mg/(kg·d) 和 0.75~1.5mg/(kg·d)。

硫嘌呤类药物的不良反应发生率可达 20%~28%,包括胃肠道反应(恶心、呕吐)、头晕、骨髓抑制、肝功能损害、胰腺炎等。需要监测外周血常规和肝功能等。当硫嘌呤类药物不耐受时,也可以考虑使用甲氨蝶呤(methotrexate,MTX),尤其适用于伴有关节病变的克罗恩病病人。其肌肉或皮下注射的生物利用度优于口服。

4. 生物制剂 用于中至重型的活动性克罗恩病,瘘管型克罗恩病,对糖皮质激素治疗无效或激素依赖者,和/或免疫抑制剂(如硫唑嘌呤等)治疗无效者,或不能耐受上述药物治疗(存在禁忌证或严重不良反应)者。对确诊时具有预测疾病预后不良高危因素的克罗恩病病人,可早期应用抗肿瘤坏死因子药物。预后不良的高危因素包括:①伴肛周病变;②病变范围广泛,小肠受累长度大于100cm;③伴食管、胃、十二指肠病变;④发病年龄小于 40 岁;⑤首次发病即需要激素治疗。

5. 其他 环丙沙星和甲硝唑仅用于有合并感染者。沙利度胺、益生菌、干细胞等治疗克罗恩病的价值尚待进一步研究。

6. 缓解期药物治疗 使用氨基水杨酸制剂诱导缓解后仍以氨基水杨酸制剂作为缓解期的维持治疗。氨基水杨酸制剂对激素诱导缓解后维持缓解的疗效未确定。硫唑嘌呤是激素诱导缓解后用于维持缓解最常用的药物,能有效维持撤离激素的临床缓解或在维持症状缓解下减少激素用量。硫唑嘌呤不能耐受者可试换用 6-巯嘌呤。硫嘌呤类药物无效或不能耐受者,可考虑换用 MTX。使用 IFX 诱导缓解后应以 IFX 维持治疗。

(五) 外科手术治疗及术后复发的预防

1. 外科手术治疗 大部分病人在病程中需要接受至少一次外科手术,然而手术治疗只能延缓临床症状,并不能从本质上治愈疾病。因此手术治疗目的是解除症状、预防和延缓术后复发。鉴于术后复发率高,内科医师应在克罗恩病治疗过程中慎重评估手术的必要性,并与外科医师和病人充分沟通,力求在最合适的时间施行最有效的手术。

外科手术指征主要包括纤维性狭窄所致的肠梗阻、药物治疗无效的瘘管、穿孔、腹腔内脓肿、大出血、癌变和内科治疗无效等。

手术治疗克罗恩病的手术方式主要为病变肠段切除和吻合术。目前认为回结肠切除术采用器械吻合发生的吻合口瘘明显低于手工吻合。发生吻合口瘘风险较高的病人有：长期使用激素，营养不良，低蛋白血症（白蛋白 <30g/L），贫血（Hb<10g/ml），急诊手术和存在脓肿或瘘管等。免疫抑制剂和生物制剂的作用目前尚不明确。

2. 术后复发的预防　克罗恩病肠切除术后复发率相当高，其高危因素包括吸烟、肛周病变、穿透性疾病行为及有肠切除术史等。对有术后早期复发的高危因素病人宜尽早（术后 2 周）予积极干预。必须戒烟，美沙拉嗪、硫嘌呤类药物、咪唑类抗生素及英夫利西对预防内镜及临床复发有一定疗效。嘌呤类药物疗效略优于美沙拉嗪，但因不良反应多，适用于有术后早期复发高危因素的病人。术后半年、1 年及之后定期行肠镜复查，根据内镜复发与否及程度给予或调整药物治疗。

（六）肛瘘的处理

克罗恩病肛瘘可以同时伴有肛周脓肿、肛裂、肛门失禁或肛管直肠狭窄，局部疼痛轻微或无痛，剧烈的疼痛提示有潜在的感染。

造影、超声内镜，联合多种检查手段有助于提高诊断的准确性。肛瘘分为单纯性肛瘘和复杂性肛瘘，又可细分为高位和低位肛瘘（Parks 分类），有利于指导外科治疗手段的选择。

肛瘘的近期治疗目标是脓肿引流及缓解症状，长期目标是瘘管愈合、提高生活质量和避免直肠切除等。

无症状的单纯性肛瘘无须处理。有症状的单纯性肛瘘以及复杂肛瘘首选抗生素如环丙沙星或/及甲硝唑治疗，并以硫嘌呤类药物作为维持治疗。英夫利昔单抗和阿达木单抗对肛瘘愈合的疗效较为显著。生物制剂与硫嘌呤类联合应用较单药治疗效果更佳，尤其是合并活动性肠道克罗恩病的病人。有症状的肛瘘病人通常伴有肛周脓肿，肛周脓肿手术引流有助于减少由于使用免疫抑制剂引发感染相关并发症的风险。对于并发直肠炎的肛瘘病人宜采用脓肿引流和非切除性挂线疗法，当内镜下确认直肠炎缓解后才考虑确定性手术治疗（如瘘管切开术/切除术、移瓣修补术等）。其他有症状的单纯性肛瘘可以接受挂线疗法或肛瘘切开术，复杂性肛瘘可以接受长期挂线引流的姑息性治疗。少数广泛进展型复杂性克罗恩病肛瘘，药物和挂线引流治疗无效，为控制肛周感染，需接受肠造口术或直肠切除术。

八、预后

本病病程长，急性期与缓解期交替，病情迁延不愈。随访发现约 50% 的病人在 10 年后发展为狭窄性或穿透性病变。多数病人在其病程中因出现并发症而手术治疗，甚至多次手术治疗，预后不佳。结肠累及克罗恩病发生结直肠癌的风险与溃疡性结肠炎类似，年轻时起病、广泛性病变和病程持续久等增加其癌变风险。因此对病程超过 10 年的克罗恩病病人应加强监测，具体可参照溃疡性结肠炎，视情况每 1~3 年行 1 次肠镜检查，尽可能早期发现癌变和及时治疗。

（冉志华）

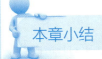

本章小结

炎症性肠病包括溃疡性结肠炎和克罗恩病，其病因不明，为遗传、环境和微生物等多因素所致免疫紊乱相关的胃肠道慢性非特异性炎症。炎症性肠病好发于青壮年，其发病率在我国逐年升高，人们对该类疾病的认识也从陌生到熟悉。溃疡性结肠炎则多累及直肠和乙状结肠，甚至全结肠，病变局限于黏膜和黏膜下层。临床表现为腹泻、腹痛、黏液脓血便和里急后重等，结肠镜检查病变呈连续性分布。相比之下,克罗恩病可累及从口腔至肛门的全消化道,但以末端回肠及其邻近结肠多见,为透壁性炎症。临床表现以慢性腹泻和腹痛多见,可伴瘘管和肛周病变。肠镜下具特征性的内镜表现为节段性病变、纵行溃疡和卵石样外观,需与肠结核、肠淋巴瘤和肠白塞病相鉴别。当炎症性肠病诊断确定后,需考虑疾病的病变范围、临床类型及并发症、病情分期和严重程度,以助于治疗方法的抉择。治疗上,炎症性肠病的主要治疗有氨基水杨酸制剂、糖皮质激素、免疫抑制剂和生物制剂等药物,部分病情严重或出现某些严重并发症者尚需外科手术治疗。

思考题

1. 阐述溃疡性结肠炎的基本病理变化。
2. 简述溃疡性结肠炎和克罗恩病的常见并发症。
3. 简述溃疡性结肠炎和克罗恩病的主要鉴别要点。
4. 简述克罗恩病的发病机制。
5. 简述炎症性肠病的药物治疗。

第八章
功能性胃肠病

功能性胃肠病（functional gastrointestinal disorders，FGIDs）是指具有消化道症状，但没有特异的解剖学异常，或病理生理学改变，更没有血清学标志物异常。FGIDs 的病因和发病机制尚未完全明了，目前对 FGIDs 的认识转化为整体化，从生物 - 心理 - 社会模式着手，将其称为肠 - 脑互动异常（disorders of gut-brain interaction）。罗马委员会根据专家们的流行病学追踪、FGIDs 的症状组合分析等，建立了 FGIDs 的症状诊断标准、分型标准，罗马标准已成为 FGIDs 分类与诊断的统一标准，我国专家们根据中国人的发病特点制定了国人临床指南。本章只纳入功能性消化不良、肠易激综合征。

第一节 功能性消化不良

一、概述

消化不良是指位于上腹部的一个或一组症状，临床十分常见。当消化不良症状无法用器质性、系统性或代谢性疾病等来解释其症状产生的原因时，称为功能性消化不良（functional dyspepsia，FD）。FD 病人特征为反复或慢性发作的上腹部症状，主要包括早饱，餐后饱胀，上腹部痛和上腹部烧灼感。根据罗马Ⅳ诊断标准，FD 分为餐后不适综合征（postprandial distress syndrome，PDS）和上腹痛综合征（epigastric pain syndrome，EPS）两个亚型，两型可重叠出现。

二、病因与发病机制

FD 的病因和发病机制尚不明确，可能是多种因素共同参与的结果。

（一）胃动力障碍

胃动力紊乱可能为 PDS 亚型主要的病理生理机制。主要表现为 FD 病人近端胃适应性容纳舒张功能受损和胃排空障碍及延迟。近端胃容受性受损与早饱症状相关，胃排空延迟，固体食物排空延迟明显，与餐后症状相关。

（二）内脏高敏感

内脏高敏感可能为 EPS 亚型的主要病理生理机制，主要表现为胃和十二指肠对机械和化学刺激的高敏感。部分病人餐后对胃扩张的高敏感与进餐相关症状的严重程度相关；病人胃对酸刺激更敏感，酸诱发了消化不良的症状，除了胃酸外，FD 病人胃、十二指肠可能对胆汁、部分营养物质等也存在高敏感。

(三)精神心理社会因素

精神心理社会因素与 FD 的发生密切相关。FD 病人负性生活事件如家族成员患病、伤亡、受虐史等明显增加,焦虑、抑郁评分更高。与生活质量相关的评分如社会功能、情感职能、精神健康维度和精神心理健康总评分显著降低,表明 FD 病人生活质量更低。

(四)脑 - 肠轴失调

FD 病人存在脑 - 肠轴调节的异常。FD 病人大脑额叶和躯体感觉皮质等大脑区域存在明显异常。中枢对外周刺激的调节异常(脑 - 肠)和内脏感觉信号向中枢传递了过度的刺激信号(肠 - 脑)可能都参与了 FD 的病理生理过程。中枢心理因素(如焦虑、抑郁)、肠道环境因素(如致病菌的感染、肠道微生物的改变、食物过敏、炎症等)均可导致脑 - 肠轴异常。

(五)饮食、生活方式因素

FD 发病可能与饮食、不良生活方式有关。有研究显示部分食物可能与 FD 症状产生相关,如与上腹胀症状有关的食物可能有牛奶、豆类、洋葱、香蕉、碳酸饮料,而与胃灼热症状相关的食物包括咖啡、奶酪、洋葱、胡椒、牛奶、巧克力等。不良生活习惯如饮食不规律、进食速度过快、不吃正餐、额外加餐等与 FD 的症状发生也相关。

(六)其他

急性胃肠道感染后约 9.5% 的病人发展为 FD,称为感染后功能性消化不良(postinfectious functional dyspepsia,PI-FD),病原体包括诸如病毒、贾地鞭毛虫、沙门氏菌和空肠弯曲菌等。最近研究显示 FD 病人十二指肠肠上皮通透性增加,十二指肠局部免疫紊乱,肥大细胞、嗜酸性粒细胞浸润,释放炎症物质增多。FD 的发生与遗传及基因多态性有一定关系。目前已经发现多种基因的多态性与FD 可能相关。

三、临床表现

FD 并无特征性的临床表现,病程迁延,症状多反复发作,可以某一症状为主,也可有多个症状的重叠。目前尚未发现某一症状与某一病理生理改变有特定的关联。

(一)餐后饱胀不适、早饱

餐后饱胀即食物长时间存留于胃内引起的不适感。早饱指进少量食物后即有胃饱胀不适感,病人摄入食量远远少于平时。PDS 病人以餐后饱胀不适、早饱为主要表现,症状多在进食后加重,过饱时会出现胀痛、恶心,甚至呕吐。

(二)中上腹痛、上腹烧灼感

中上腹痛无明确规律性,与进餐关系不明显。疼痛常因进餐诱发或缓解,也可发生于空腹状态,主要位于胸骨下端及脐之间,两侧锁骨中线以内,间断性发作,主观感觉强烈,无明显放射痛,持续时间长短不等,排气排便不能缓解,可伴有或不伴有烧灼感。

(三)其他胃肠道症状

包括上腹胀气、恶心、嗳气等,嗳气常与餐后饱胀、早饱和上腹胀气重叠,但不是 FD 特异性症状。病人还可能与 GERD 和 IBS 等有症状重叠。

(四)胃肠外症状

FD 病人可能有胃肠道外的症状,包括焦虑、抑郁、睡眠障碍等精神心理异常。也可同时存在四肢关节痛、头痛、胸痛、头晕、气促、心悸等躯体化症状。

(五)体征

FD 病人多无明显的阳性体征,部分中上腹痛病人可能有中上腹部轻压痛。

四、辅助检查

(一) 常规检查

确诊 FD 首先需排除器质性疾病引起的相关症状,尤其是出现报警症状和体征的病人,应立即进行全面的体检,并根据不同的情况选择必要的排除器质性疾病的检查。"报警征象"包括:①年龄40 岁以上,近期出现症状;②近期出现消瘦、体重下降 >3kg;③贫血、呕血或黑粪;④黄疸;⑤发热;⑥吞咽困难;⑦腹块;⑧症状进行性加重;⑨内科治疗无效;⑩有上消化道肿瘤家族史。通过包括血常规、血生化、粪便隐血、腹部超声或 CT 等检查排除肝胆胰疾病,可通过结肠镜检查排除右半结肠肿瘤。有多饮、多食、出汗、消瘦者等可行甲状腺功能检查以排除甲状腺功能亢进。

(二) 上消化道内镜检查

我国上消化道肿瘤(胃癌和食管癌)高发,往往以消化不良症状就诊,及时行上消化道内镜检查可以减少肿瘤的漏诊,对于初诊的病人必须进行内镜检查。

(三) Hp 的检测

少部分消化不良的症状与 Hp 感染有关,有 Meta 分析提示中国地区 FD 病人在根除 Hp 后消化不良症状改善,因此检测 Hp 成为经验性治疗无效的 FD 病人的重要手段。

(四) 胃功能学检测

临床治疗效果不佳的病人,为明确其病理生理机制,可以进行胃功能学检查。主要包括胃排空试验、胃容受性检测、胃电图、饮水负荷试验。

五、诊断与鉴别诊断

(一) 诊断标准

FD 的罗马Ⅳ诊断标准见表 8-1。PDS 和 EPS 均首先应满足 FD 的诊断标准,诊断前症状出现至少 6 个月,近 3 个月符合以下诊断标准。

表 8-1 功能性消化不良的罗马Ⅳ诊断标准

1. 包括以下 1 项或多项
  a. 餐后饱胀不适
  b. 早饱不适感
  c. 中上腹痛
  d. 中上腹烧灼不适

2. 无可以解释上述症状的结构性疾病的证据(包括胃镜检查)

1. 餐后不适综合征(PDS)诊断标准　必须包括以下 1 项或 2 项,且至少每周 3d:a. 餐后饱胀不适(以致影响日常活动);b. 早饱不适感(以致不能完成平常餐量的进食)。常规检查(包括胃镜检查)未发现可解释上述症状的器质性、系统性或代谢性疾病的证据。支持诊断的条件:a. 也可存在餐后中上腹痛或烧灼感、中上腹胀气、过度嗳气和恶心;b. 呕吐要考虑其他病症;c. 胃灼热不是消化不良的症状,但常与本病并存;d. 如症状在排便或排气后减轻,通常不应将其考虑为消化不良的症状;e. 其他个别消化症状或症状群(如 GERD 和 IBS 症状)可与 PDS 并存。

2. 上腹痛综合征(EPS)诊断标准　必须包括以下 1 项或 2 项,且至少每周 1d:a. 中上腹痛(以致影响日常活动);b. 中上腹烧灼不适感(以致影响日常活动)。常规检查(包括胃镜检查)未发现可解释上述症状的器质性、系统性或代谢性疾病的证据。支持诊断的条件:a. 疼痛可因进餐诱发或缓解,或者可发生在空腹时;b. 也可存在餐后中上腹胀气、嗳气和恶心;c. 持续呕吐提示可能为其他病症;d. 胃灼热不是消化不良的症状,但常与本病并存;e. 疼痛不符合胆囊或 Oddi 括约肌功能障碍的诊断标准;f. 如症状在排便或排气后减轻,通常不应将其考虑为消化不良的症状;g. 其他消化症状(如 GERD 和 IBS 症状)可与 EPS 并存。

对消化不良病人的评估包括症状频率和严重程度,心理状态,有无报警症状等。需要注意的是 FD 为排他性诊断,需排除各种器质性疾病所引起的消化不良症状,尤其在中国要排除上消化道肿瘤,病人应进行内镜检查及相关实验室检查、影像学检查,以排除器质性和代谢性疾病。

(二) 鉴别诊断

鉴别诊断时应注意:①食管、胃、十二指肠器质性疾病:包括胃食管反流病、消化性溃疡、胃癌等;②肝胆胰腺疾病:慢性肝病、胆石症、胰腺炎、胰腺癌等;③由全身或其他系统性疾病引起的消化不良症状:如糖尿病、肾病、风湿免疫类疾病和神经精神类疾病,药物如 NSAIDs 引起的症状等;④与其他 FGIDs 的鉴别:如功能性胃灼热、慢性便秘和 IBS 等,需注意 FD 与 GERD、IBS 可存在重叠。

六、治疗

FD 尚未发现确切的病因、特异性的病理生理改变和病理学上的异常,故无标准治疗方案,以个体化为宜。

(一) 一般治疗

建立良好的生活习惯,避免饮食不规律、烟、酒、刺激性食物。进食后消化不良症状加重者,在不改变热量基础上,减少食入容量,减少脂肪成分。尽量避免服用非甾体类抗炎药物(NSAIDs),对于无法停用 NSAIDs 者应同时服用 PPI。

(二) 药物治疗

1. 促动力药 促动力药物是 PDS 治疗的首选,Meta 分析显示促动力药物在减轻 FD 症状上优于安慰剂,治疗疗程一般为 2~8 周。常用的促动力药物主要包括:①多巴胺 D_2 受体拮抗剂,如多潘立酮和伊托必利。多潘立酮每天 3 次,每次 10mg,中枢副作用小,但需要注意心脏副作用,有报告认为该药可造成 QT 间期延长、室性心律失常等,注意每天剂量不超过 30mg,60 岁以上病人慎用。伊托必利除了阻断多巴胺 D_2 受体外,还可抑制乙酰胆碱酯酶活性,每天 3 次,每次 50mg。② $5-HT_4$ 受体激动剂,主要为莫沙必利每天 3 次,每次 5mg。③胆碱酯酶抑制剂和毒蕈碱受体拮抗剂:阿考替胺(acotiamide),同时有抑制胆碱酯酶和拮抗突触前毒蕈碱受体的作用,可同时加快胃排空速度及增加胃的容受性,对 PDS 有效,副作用包括头痛和催乳素水平增加。

2. 抑酸治疗 目前国内外共识意见均推荐抑酸剂可作为 FD 的一线用药,包括质子泵抑制剂(PPI)及 H_2 受体拮抗剂(H_2RA)。抑酸治疗的疗效与病人的类型、疗程和剂量有关,PPI 在改善 FD 病人症状上优于 H_2RA。有研究显示抑酸治疗 EPS 病人获益更多。推荐治疗疗程为 4~8 周。

3. 根除 Hp 研究发现根除 Hp 可使部分 FD 病人的症状得到持续改善,有专家认为 FD 病人合并 Hp 感染应进行根除治疗。根除 Hp 还能减少消化性溃疡、胃癌和胃淋巴瘤的发生风险。

4. 神经调节剂 神经调节剂如抗抑郁和抗焦虑治疗也用于治疗难治性的 FD 病人。主要包括三环类抗抑郁药,四环类抗抑郁药,5- 羟色胺去甲肾上腺素再摄取抑制剂(SNRIs)和选择性 5- 羟色胺再摄取抑制剂(SSRIs)。注意神经调节剂的副作用如困倦、头晕、自杀倾向等。如病人的焦虑抑郁症状比较明显,应建议病人咨询精神心理科医师,进行更专业的治疗。

此外,抗焦虑药物 $5-HT_{1A}$ 激动剂坦度螺酮(tandospirone)及丁螺环酮(buspirone)能提高 FD 病人容受舒张功能,改善病人症状。

5. 中草药治疗 中草药作为 FD 的替代治疗在中国、日本和韩国使用广泛,不少汤剂、中成药对 FD 有效。

(三) 非药物治疗

1. 穴位刺激治疗　当传统药物治疗和中草药治疗无效时,难治性的 FD 病人可考虑给予穴位刺激治疗。

2. 精神心理治疗　与 FD 病人建立良好的医患信任关系,加强安慰、教育指导和沟通。常用于 FD 的精神心理治疗方法包括认知行为治疗、催眠疗法和灵活应对疗法。

七、预后

FD 为慢性病程,症状易反复发作,影响病人生活质量,甚至干扰日常活动,但多数无明显发展,是一种良性疾病,并不会危及病人生命。

(侯晓华)

第二节　肠易激综合征

一、概述

肠易激综合征(irritable bowel syndrome,IBS)的临床特征为腹痛或腹部不适伴有排便习惯改变或大便性状改变,但临床缺乏可解释症状的形态学和生化指标的异常。欧美 IBS 的人群发病率约为10%~22%,而中国人群 IBS 患病率为 1.0%~16.0%,总体患病率为 6.5%,消化专科门诊就诊的 IBS 患病率为 10%~30%。发病年龄多在 30~50 岁之间,西方国家女性较男性 IBS 发病率更高,大约(2.0~2.5):1,但亚洲男性 IBS 发病率较女性稍高或男女无差异,我国人群 IBS 发病率女性略高于男性,但就诊病人女性明显高于男性。中国人腹泻型 IBS 最多见,西方也显示腹泻型 IBS 和混合型 IBS 较便秘型 IBS 更常见,其中女性病人中排便困难和大便干结多见,而男性以腹泻和稀便为主。

二、病因与发病机制

IBS 病因仍不明确,发病机制复杂,目前认为是多因素综合作用的结果。

(一) 心理社会因素

IBS 病人存在多种精神心理共病,如焦虑、抑郁、睡眠障碍等,精神心理共病是 IBS 的危险因素,并且预示着更差的生活质量和预后。IBS 病人还具有很高的神经质水平,神经质被认为是 IBS 最明显的病理性人格特征。童年时期的创伤性经历(主要是虐待史和母爱剥离)是成年人 IBS 发生的独立危险因素,父母的不良养育方式(惩罚、过度保护和忽视)增加了儿童 IBS 的发病率。生活中的慢性应激也与 IBS 的发生、临床表现相关,近 2/3 的 IBS 病人有负性生活事件经历,日常生活的压力过大。

(二) 脑 - 肠轴失调

脑 - 肠轴失调包括中枢神经系统异常、自主神经系统异常和肠神经系统异常,可能导致胃肠动力紊乱、内脏高敏感等。中枢神经系统对肠道传入信号的处理及对肠神经系统的调节异常与 IBS 的发病有关,可能与自主神经系统(autonomic nervous system,ANS)失衡、下丘脑 - 垂体 - 肾上腺轴(hypothalamic-pituitary-adrenal axis,HPA)功能紊乱、中枢和外周的促肾上腺皮质激素释放因子(corticotropin releasing factor,CRF)信号通路异常激活有关。

(三) 胃肠动力障碍

胃肠动力异常被认为是 IBS 症状发生的重要病理生理机制,不仅累及结肠,还可能存在小肠、肛门直肠以及食管和胃等广泛的胃肠道运动异常。

便秘型 IBS 表现为结肠传输时间延长,而腹泻型 IBS 结肠传输时间缩短;腹泻型 IBS 病人结肠收缩运动频率和高幅推进收缩波(high amplitude propagated contraction,HAPC)增加,而便秘型 IBS 病人则减少。

腹泻型病人肛门内括约肌压、肛门直肠压差低于正常人;便秘型病人排便时肛门外括约肌有不协调异常收缩;部分病人直肠顺应性降低,易受肠内容物刺激产生排便反射。

部分 IBS 病人存在食管和胃动力异常,可能与下消化道对上消化道抑制反射异常相关,是病人伴发上消化道症状重叠的可能机制。

(四) 内脏高敏感性

内脏高敏感性是指内脏组织对刺激的感受性增强,可以出现对化学或机械刺激的敏感,表现为疼痛阈值的下降,即痛觉过敏,甚至在生理状态下不引起痛觉的刺激也能诱发疼痛,即痛觉异常。内脏高敏感是 IBS 的核心发病机制,在 IBS 症状发生中有重要作用,存在肠道(外周)、脊髓和大脑 3 个层面的敏感性。

IBS 病人直肠扩张时痛阈下降,敏感性增高,病人传入神经纤维兴奋性增加。刺激直肠 IBS 病人出现感觉的腹部皮肤发射区较正常人增大,说明脊髓敏感性增加。IBS 病人大脑活动反射区域(如扣带皮质区、岛叶等)对直肠扩张反应表现出较正常人更高的兴奋性,长期反复出现内脏疼痛的 IBS 病人会出现大脑内微观结构的变化,特别是与融合感觉信息和情绪情感调节有关的核团。

(五) 肠道感染和炎症

约 3.6%~36%IBS 病人有胃肠道急性感染的病史,称之为感染后 IBS(post-infectious irritable syndrome,PI-IBS)。肠道细菌感染是最常见的 PI-IBS 的原因,空肠弯曲杆菌感染后发展为 PI-IBS 危险性较沙门菌感染后要高,在我国志贺痢疾杆菌感染是 PI-IBS 发生的危险因素;南亚(印度、巴基斯坦)寄生虫感染(阿米巴原虫、贾第鞭毛虫、布氏旋毛虫)是 IBS 的危险因素;病毒性胃肠炎后发展为 PI-IBS 的风险相对较低。

(六) 肠道菌群紊乱

IBS 病人肠道菌群失调,表现为肠道菌群结构变化,如厚壁菌门的丰度高、拟杆菌门丰度较低,双歧杆菌和乳酸杆菌数量减少,肠杆菌数量增多。

肠道菌群的另外一个方面是小肠细菌过度生长(small intestinal bacterial overgrowth,SIBO),SIBO 与腹胀和排便异常等症状有关。

(七) 饮食因素

饮食因素被认为可能是 IBS 症状复发的诱因或伴随情况,特别是食物不耐受研究较多,少数 IBS 病人伴有食物过敏,可能存在血清 IgE 升高以及黏膜 IgE 阳性细胞增多。

西方临床研究显示可发酵(fermentable)、寡聚糖(oligosaccharides)、二糖(disaccharides)、单糖(monosaccharides)、多元醇(polyls),简称 FODMAPs。FODMAPs 加重或诱发部分病人 IBS 症状,FODMAPs 在国人 IBS 发病中的作用还没有证实,初步临床经验提示中国 IBS 病人食物因素主要是生冷、油腻、过辣多见。

(八) 其他

IBS 病人有外周和肠道局部免疫失调,但更多地表现为肠道局部低度免疫激活。遗传因素可能会促进 IBS 的发生。部分 IBS 病人有家族性发病倾向,单卵双胞胎 IBS 发生率较双卵双胞胎高。有研究认为多种功能蛋白的基因单核苷酸多态性(single nucleotide polymorphisms,SNPs)与 IBS 发病相关。

三、临床表现

IBS起病隐匿,常反复发作,临床特征为慢性、反复发作的腹痛或者腹部不适,同时伴有排便频率和/或大便性状的改变。病程至少6个月。

(一)症状

1. 腹痛   腹痛为IBS最突出的临床表现,最常发生于进食后和/或排便前,多数排便或排气后明显缓解或改善。疼痛的部位可以是局限性,也可能较为广且定位模糊,西方以左下腹多见,我国及亚洲病人以脐周及上腹更为多见。疼痛程度不一,大多可以耐受,极少因剧痛而影响工作和生活,不会出现睡眠中痛醒。可多为痉挛性痛,也可表现为隐痛、刺痛,可放射至腰背部、季肋部或会阴部。

2. 腹部不适   即腹部难以用腹痛来形容的不适感,但不是腹胀,腹部不适的部位不固定,程度不一。尽管罗马Ⅳ诊断标准将“腹部不适”从IBS的诊断中去除,但在中国及亚洲地区,对腹部不适有较为明确的理解,在IBS病人中比例较高。

腹胀也是中国人群IBS常见的症状,中国人诉说的腹胀包括腹部胀气(bloating)和腹部膨胀(distension),胀气是主观性腹胀,无客观体征,而膨胀存在客观体征。腹胀、腹部不适也是我国IBS病人的主要表现。

3. 排便习惯与大便性状改变   根据IBS病人不同的亚型,排便习惯改变可以表现为腹泻、便秘、腹泻和便秘交替,或腹泻向便秘转换等。大便性状可表现为稀水样或糊状,干球粪或硬粪。

(1)腹泻:大便数次增加,多为3~5次/d,多在晨起或餐后发生,腹泻不会发生在夜间,无大便失禁。粪便多呈稀糊状,部分病人可为水样,有黏液但无脓血便。便前常伴有腹部绞痛、胀气、腹部不适或有排便窘迫感,排便后这些症状多缓解或改善。腹泻可持续多年,但极少造成营养不良、脱水、水电解质和酸碱平衡失调,也不影响病人的生长发育。腹泻常常在情绪变化、劳累、受凉、不当饮食时发生。

(2)便秘:每周排便少于3次,粪便呈羊粪状或板栗状,干硬。绝大多数病人伴有腹痛或腹部不适,排便后腹部症状可有不同程度改善。便秘病人在排便过程中常伴有不适,如排便困难、排便费力、排便时间延长、肛门阻塞感、直肠坠胀感、排便不尽感。

(3)便秘与腹泻交替:有病人表现为便秘与腹泻交替,一段时间为便秘,一段时间出现腹泻。便秘与腹泻交替的频率及病程因人而异,差别较大。亦有经过一段时间的便秘腹泻交替后转变成持续便秘或持续腹泻者。

4. 其他腹部症状   有相当多的病人可出现上消化道症状,如胃灼热、反流的胃食管反流病症状;还可能有功能性消化不良症状,如上腹痛、上腹灼热、早饱、餐后腹胀等。

5. 胃肠外症状   相当多IBS病人伴有焦虑、抑郁、疑病、睡眠障碍等精神心理异常,胃肠外的症状与他们伴有的神经精神异常有关,常表现为躯体化症状,部分病人与纤维性肌痛、慢性盆腔痛和慢性疲劳综合征等并存。IBS病人可伴有如头痛、疲劳、肌痛、性交困难、尿频、尿急、排尿不尽感、头晕、胸闷、心悸、气促、手心潮热等症状。

(二)体征

IBS病人多无明显的阳性体征,部分病人可能有腹部轻压痛。

四、辅助检查

对于有报警征象的病人应进行辅助检查予以排除器质性疾病:①年龄≥40岁;②发热、体重下降>3kg、便血或黑粪、贫血、腹部包块,夜间腹泻、腹痛,以及其他不能用功能性疾病解释的症状和体征者;③新近出现持续的大便习惯(频率、性状)改变或发作形式发生改变或症状逐步加重者;④有结直肠癌、乳糜泻及IBD家族史者;⑤短期经验性治疗无效。

血常规、血生化检查了解肝功能、肾功能和血糖情况。多饮、多食、出汗、消瘦等可行甲状腺功能检查。对于腹泻型和混合型 IBS,C 反应蛋白和钙卫蛋白可行排除肠道炎症性疾病,血清抗肌内膜抗体和谷氨酰胺转移酶抗体水平定性检测可以排除乳糜泻的可能性。可行粪便相关检查以排除细菌感染、寄生虫感染。腹部超声、腹部或盆腔 CT 可以排除腹部器官疾病。

结肠镜检查用于排除结肠器质性疾病,除了上述的报警征象外,下面情况需要尽快做结肠镜:新近出现下消化道症状,或随诊过程中消化道症状有变化,有结直肠癌或息肉家族史。对于 40 岁以下,有典型 IBS 症状以及无报警症状的病人不推荐常规检查结肠镜。

对怀疑有乳糖不耐受的病人可行呼气氢试验,呼气氢试验在小肠细菌过度生长诊断中有一定作用,但不作为 IBS 诊断的常规检查。呼吸氢试验还可以了解肠道对单糖的耐受情况(如乳糖不耐受、果糖不耐受)、了解肠道传输时间等。

五、诊断与鉴别诊断

(一)诊断

IBS 的诊断是以临床症状为基础,因此详细地询问病史和细致的系统体格检查在 IBS 的诊断和鉴别诊断中至关重要。

目前采用国际公认的罗马Ⅳ诊断标准(表 8-2)。此外,支持诊断的常见症状有:①排便频率异常:每周排便少于 3 次,或每天排便多于 3 次;②粪便性状异常:干球粪或硬粪,或糊状粪/稀水粪;③排便费力;④排便急迫感、排便不尽、排黏液以及腹胀。

表 8-2　IBS 的罗马Ⅳ诊断标准

1. 反复发作的腹痛,近 3 个月内平均发作至少 1d/ 周,伴有以下 2 项或 2 项以上
a. 与排便相关
b. 伴有排便频率的改变
c. 伴有粪便性状(外观)改变
2. 诊断前症状出现至少 6 个月,近 3 个月符合以上诊断标准

罗马Ⅳ诊断标准删除了腹部不适症状,仅保留了腹痛,但中国专家们讨论后建议腹部不适、腹胀应该作为 IBS 的临床诊断,但为保持与国际统一在科学研究中仍采用罗马Ⅳ诊断标准。

根据病人粪便性状的不同,罗马Ⅳ诊断标准进一步将 IBS 分为四种亚型,分别为便秘型 IBS、腹泻型 IBS、混合型 IBS、未定型 IBS(表 8-3)。粪便性状分型采用 Bristol 粪便性状量表:1 型为分散的干球粪,如坚果,很难排出;2 型为腊肠状,多块的;3 型为腊肠样,表面有裂缝;4 型为腊肠样或蛇状,光滑而柔软;5 型为柔软团块,边缘清楚容易排出;6 型为软片状,边缘毛糙,或糊状粪;7 型为水样粪,无固形成分。其中,1~2 型为便秘,6~7 型为腹泻,不少 3 型亚洲病人也被认为属于便秘型。

表 8-3　IBS 的罗马Ⅳ亚型分类标准[*]

1. 便秘型 IBS(IBS-C)块状 / 硬便 >25%,且稀 / 水样便 <25%
2. 腹泻型 IBS(IBS-D)稀 / 水样便 >25%,且块状 / 硬便 <25%
3. 混合型 IBS(IBS-M)稀便和硬便均 >25%
未定型 IBS(IBS-U)排便性状改变未达到上述三型要求

[*] 需要指出分型除了基于 Bristol 大便性状量表外,其设定的时间是以病人排便异时的天数为准。

(二)鉴别诊断

鉴别诊断时主要考虑引起腹痛、腹胀、腹部不适和排便习惯改变的消化道疾病或者全身性器质性疾病。需要鉴别的疾病有：①肠道感染性疾病：如肠道寄生虫感染、病毒感染、慢性细菌性感染；②食物与饮食：注意乳糖不耐受、果糖不耐受、乳糜泻、食物过敏等；③炎症性肠病或其他器质性胃肠病：常见的疾病包括克罗恩病、溃疡性结肠炎、缺血性肠炎、胰腺功能不全、胆汁酸相关疾病等；④妇科相关的疾病：如子宫内膜异位症，痛经，卵巢癌等；⑤内分泌或者代谢性疾病：如甲状腺疾病、糖尿病、胰腺内分泌肿瘤、高钙血症、卟啉病等；⑥精神类疾病：相当多的 IBS 病人存在胃肠外症状，如头痛、头晕、焦虑等，需要与精神类疾病如惊恐障碍、躯体化症状以及焦虑障碍等进行鉴别；⑦药物相关的胃肠道症状：如抗生素、化疗药物、阿片制剂、抗抑郁药、非甾体抗炎药、抑酸药以及降压药等。

需要强调在鉴别诊断中一定要关注与其他功能性胃肠病的混淆与重叠。首先需要明确是上消化道抑或下消化道功能性疾病，临床医生工作繁忙，经常在询问病史时不够细致，对于以上腹部症状为主诉的病人多认为是胃部疾病；其次，需与功能性便秘（FC）和功能性腹泻（FDr）相鉴别，病人临床表现便秘或腹泻，但没有腹痛、腹部不适症状，或极其轻微腹部症状。最后，腹胀是 IBS 病人常伴有的症状，需与功能性腹胀/腹部膨胀（FAB/D）相鉴别，后者以反复发作的腹部胀气和/或膨胀（distension）为突出表现，且没有或很少发生便秘或腹泻等排便习惯异常和腹痛症状。

六、治疗

目前尚无一种方法或药物有肯定的疗效，主要是个体化对症处理。治疗目的是消除病人顾虑、减轻或缓解症状、减少发作频率及减轻症状严重程度、提高生活质量。

（一）一般治疗

首先应该建立良好的医患关系，安慰和建立良好的医患关系是有效、经济的治疗方法，也是所有治疗方法得以有效实施的基础。了解病人就诊的目的，分析出现症状的可能原因，明确病人的担心，用病人能够理解的语言，向病人进行充分地解释，回答病人关切的问题，使病人真正了解和认知 IBS 的发病因素、病程特点，对病人进行支持，给病人以希望。嘱病人调整生活方式，建立规律的排便习惯。

（二）饮食治疗

饮食疗法的原则是以病人的自己体验为依据，避免或减少食用诱发 IBS 症状的食品。从已有的研究表明以下饮食可能有关：过度饮食、生冷或辛辣食物、高脂食物、奶制品、碳水化合物、咖啡因、乙醇以及高蛋白食物。

对 IBS 病人推荐增加饮食中纤维素的摄入，尤其是可溶性纤维素及车前草能改善 IBS 病人的症状，改善病人的肠道功能，但不可溶性纤维素能导致腹胀和腹部不适，加重症状，对于便秘病人可增加纤维素，但对于腹痛、腹胀等症状为主的病人需要减少纤维素的摄入。

无麸质饮食和低 FODMAPs 饮食近年来被西方作为重要治疗措施。接受低 FODMAPs 饮食疗法的 IBS 病人，总体胃肠道症状和生活质量改善均获益，且不同亚型病人在低 FODMAPs 饮食时均可获得更满意的大便性状，腹泻型病人排便次数减少。

（三）药物治疗

药物选择方案主要是对症治疗。

1. 便秘型 IBS 的药物治疗

（1）轻泻药：纤维素和膨胀剂，又称容积性泻剂，补充纤维素通常作为便秘型 IBS，而平时纤维素摄入不足的首要措施，包括欧车前子、甲基纤维素和多羧钙。渗透性轻泻药如聚乙二醇、乳果糖，刺激性的轻泻药如比沙可啶，对慢性便秘的病人疗效明确，需要注意不良反应如腹胀、腹痛、腹泻，此类药物不被吸收。

酌情选用润滑性泻剂如蓖麻油、液状石蜡、甘油等，盐类泻剂如硫酸镁，容积性泻剂如纤维素。应尽可能避免长期应用刺激性泻剂（如酚酞类及大黄、番泻叶等蒽醌类），因为这类泻剂易引起或加重便前腹痛，且长期使用会导致结肠黑变病。

（2）促动力剂：普卢卡必利是高选择性 5-HT$_4$ 受体激动剂，每次口服 2mg，每天 1 次，可以改善慢性便秘的症状，最常见的副作用是头痛、恶心和腹泻，但通常是短暂性的。

（3）氯离子通道激动剂：鲁比前列酮（lubiprostone）能选择性激活氯离子通道，促进氯离子、钠离子和水转运至肠腔，每次口服 24μg，每天 2 次，能改善病人便秘症状，疗程 12 周，由于临床研究数据绝大多数来自女性，目前用于女性病人。主要的不良反应为恶心、腹泻和腹痛，胃肠道梗阻和孕妇病人禁用。

利那洛肽（linaclotide）作用于肠上皮细胞鸟苷酸环化酶 C（GC-C）受体，促进氯离子分泌，还能提高结肠疼痛阈值，缓解疼痛。利那洛肽（每次口服 290μg，每天 1 次）治疗成年 IBS-C 病人明显优于安慰剂，腹泻是最常见的不良事件。

（4）胆汁酸调节剂：增加肠道内胆汁酸含量可能有效改善便秘型 IBS 病人症状。鹅脱氧胆酸（CDCA）是一种初级胆汁酸，750~1 000mg/d 将能促进结肠分泌、加快结肠传输、改善大便性状、增加排便频率。回肠胆汁酸转运体抑制剂（如 elobixibat）则可抑制回肠胆汁酸重吸收，增加结肠胆汁酸浓度，进而促进肠道分泌和排便。胆汁酸螯合剂（如考来维仑）可减少胆汁酸对肠道分泌和运动的促进作用，改善腹泻症状。

2. 腹泻型 IBS 的药物治疗

（1）止泻药：轻症腹泻病人可选用吸附剂八面体蒙脱石，吸附水分及致病菌，促进黏膜修复，调整和恢复结肠运动功能，降低结肠的敏感性。对腹泻症状较重者，选用阿片受体激动剂。洛哌丁胺（Loperamide）属于外周 μ 阿片受体激动剂，减缓结肠传输，增加水和离子的吸收，改善粪便性状，减少排便频率，但对腹痛症状无明显效果。过量服用易引起便秘，应注意剂量个体化。艾沙度林（eluxadoline）是混合型 μ 阿片受体激动剂和 δ 阿片受体拮抗剂，抑制肠道蠕动弱于洛哌丁胺，每天 1 次 100mg 艾沙度林。

（2）5-HT$_3$ 拮抗剂：阿洛司琼是一种高度选择性 5-HT$_3$ 受体拮抗剂，能抑制胃肠道动力、减少内脏敏感性和腹痛，但因其能导致便秘、缺血性肠炎等较严重的不良反应限制了临床应用，近年来美国 FDA 重新批准初始剂量（每次口服 0.5mg，每天 2 次）阿洛司琼治疗严重性 IBS-D 女性病人。

（3）利福昔明：作为广谱抗生素，很少被肠道吸收，对革兰氏阳性和阴性的厌氧菌及需氧菌均有作用，短期内使用能缓解非便秘型 IBS 病人的腹泻、腹胀症状，每次口服 550mg，每天 3 次。

（4）其他：活性炭吸附剂（如 AST420）为口服肠道内吸附剂，可吸附肠道内毒物，降低内脏高敏感性和肠道通透性，改善非便秘型 IBS 病人腹痛或腹部不适症状，改善大便性状。

3. IBS 病人腹痛的治疗

（1）解痉药：消化道选择性钙通道阻滞剂，如匹维溴铵和奥替溴胺，可以缓解肠道痉挛性收缩、抑制餐后结肠运动反应、减轻 IBS 病人的腹痛症状。其他解痉剂如抗胆碱药（如东莨菪碱）、平滑肌抑制剂（如美贝维林和阿尔维林）以及外周阿片受体激动剂（曲美布汀）等对缓解 IBS 腹痛均有一定的作用。解痉剂虽可以短期内缓解 IBS 病人腹痛的症状，但长期效果尚不明确。

（2）抗抑郁药物：抗抑郁药可以降低内脏敏感性，从而缓解腹痛，同时处理 IBS 病人并存的心理障碍，常用的药物包括三环类抗抑郁药、选择性 5-HT 再摄取抑制剂（SSRIs）。抗抑郁药治疗 IBS 剂量应比抗抑郁症治疗量小，可以缓解 IBS 总体症状和腹痛症状，即使对于没有明显伴随精神和心理障碍表现的病人也有效。

4. 益生菌　益生菌如双歧杆菌和乳酸杆菌可以减少 IBS 病人腹痛、腹胀、排便不尽感等症状，对腹泻病人的效果得到认可，但针对不同亚型病人选取哪种益生菌尚不明确，用药剂量和用药时间也不明确。多菌种多菌株优于单一菌株，具有足够数量的活菌也是保证益生菌治疗效果的关键。

5. 心理行为学治疗　认知行为治疗（CBT）、心理治疗、催眠疗法和应激处理能改善 IBS 的症状，提高 IBS 病人的生活质量，可用于难治性 IBS 病人和作为药物治疗的辅助治疗。

6. 补充及替代治疗　中药治疗和针灸疗法等补充替代治疗已经成为越来越多功能性胃肠病或

IBS 病人的选择。临床研究表明中药和针灸对 IBS 有一定的疗效,但高水平双盲随机研究较少,特别是根据不同的中医辨证的组方过多,难以明确哪种或哪类有效。研究较广泛为痛泻要方,12 个随机临床研究的荟萃分析显示,治疗腹泻型 IBS 明显优于安慰剂。中药和针灸等补充替代疗法可能有潜在的治疗作用。

七、预后

IBS 病程长,反复发作,可长达数年至数十年,症状易迁延难愈,严重影响病人生活质量,但对病人生命无影响,提示预后不好的危险因素包括严重心理障碍、病程长和有既往手术史等。

(侯晓华)

本章小结

随着现代化的发展和人们各方面压力的增加,FGIDs 发病率也呈逐年增加趋势。但目前,其病因和发病机制尚不十分清楚,且暂无特异高效的治疗方法,临床上仍以对症治疗为主。功能性消化不良和肠易激综合征是临床上最常见的 FGIDs。FGIDs 影响病人生活质量,病人仅有不同严重程度的消化系统症状,但无相关器质性疾病,不会危及生命,经科学合理治疗后症状可缓解。

思考题

1. 简述功能性消化不良的诊断标准。
2. 简述肠易激综合征的诊断标准。

第九章
肝 胆 疾 病

肝脏和胆道是解剖和功能上关系紧密的两个脏器,由肝细胞产生的胆汁经各级胆管收纳、汇集后最终排入十二指肠,参与小肠的化学消化。此外,肝脏还参与多种物质代谢过程,具有解毒、免疫防御等多种生理功能。本章介绍肝脏和胆道的发生、结构与功能以及肝胆常见疾病。其中,病毒性肝炎、自身免疫性肝病将在其他相关课程中学习,但因临床诊治的特殊性,本章保留肝棘球蚴病和一些先天性疾病的内容,这些内容的学习可同时参阅相关教材。

第一节　肝胆的发生、结构与功能

一、肝胆的发生

胚胎发育第 4 周初,前肠末端腹侧壁内胚层上皮增生,形成一囊状突起,称肝憩室(hepatic diverticulum)。肝憩室生长迅速并伸至原始横膈内,末端膨大,分为头、尾两支。头支形成肝的原基,尾支形成胆囊及胆道的原基。头支很快形成树枝状分支,近端分化为肝管及小叶间胆管,末端分支形成肝细胞索,肝索上下叠加形成肝板。肝板互相连接成网,网间隙形成肝血窦。肝板与肝血窦围绕中央静脉,共同形成肝小叶。第 2 个月,肝细胞之间形成胆小管。

肝憩室尾支近端伸长形成胆囊管,远端扩大形成胆囊,根部发育为胆总管(图 9-1)。

二、肝胆的形态结构

肝(liver)是人体最大的腺体。我国成人肝重量男性为 1 230~1 450g,女性为 1 100~1 300g,约占体重的 1/50~1/40。

(一)肝的形态

肝呈不规则楔形,分为上、下两面,前、后、左、右四缘。肝上面膨隆,与膈相接触,称膈面(diaphragmatic surface)(图 9-2)。膈面上有镰状韧带和冠状韧带附着,镰状韧带(falciform ligament)呈矢状位,将肝分为左、右两叶。肝左叶(left lobe of liver)小而薄,肝右叶(right lobe of liver)大而厚。冠状韧带(coronary ligament)呈冠状位,分前、后两层。膈面后部冠状韧带两层之间没有腹膜被覆的部分称裸区(bare area),裸区左侧部分有一较宽的沟,称为腔静脉沟,内有下腔静脉通过。肝下面称脏面(visceral surface)(图 9-3),凹凸不平,邻接一些腹腔器官。脏面中部有略呈 H 形的三条沟,中间横沟称肝门(porta hepatis),位于脏面正中,有肝左、右管,肝固有动脉左、右支,肝门静脉左、右支和神经、淋巴管出入,亦称第 1 肝门。出入肝门的这些结构被结缔组织包绕形成肝蒂。左侧纵沟较窄而深,沟的

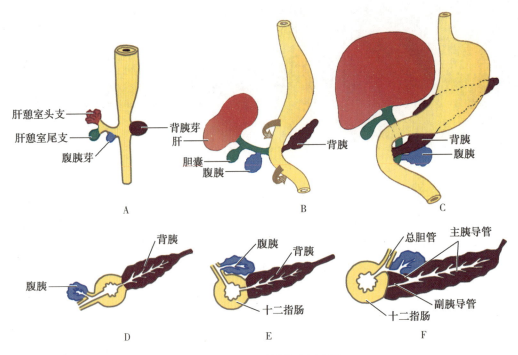

图 9-1　肝、胆、胰的发生示意图
下行图为横切面。

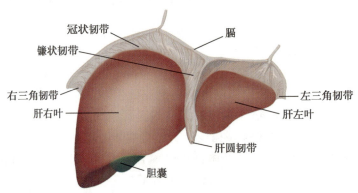

图 9-2
肝（膈面）

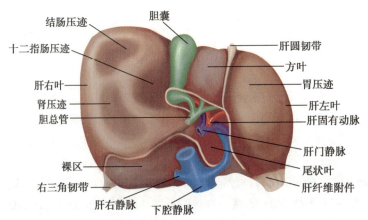

图 9-3
肝（脏面）

前部称肝圆韧带裂（fissure for ligamentum teres hepatis），有肝圆韧带通过。肝圆韧带（ligamentum teres hepatis）由胎儿时期的脐静脉闭锁而成，经肝镰状韧带的游离缘内行至脐。沟的后部称静脉韧带裂（fissure for ligamentum venosum），容纳静脉韧带。静脉韧带由胎儿时期的静脉导管闭锁而成。右侧纵沟比左侧的宽而浅，沟的前部为一浅窝，容纳胆囊，故称胆囊窝（fossa for gallbladder）；后部为腔静脉沟（sulcus for vena cava），容纳下腔静脉。腔静脉沟向后上伸入膈面，与胆囊窝虽不相连，但可视为肝门右侧的纵沟。在腔静脉沟的上端，有肝左、中、右静脉出肝后立即注入下腔静脉，临床上常称此处为第2肝门。

　　肝在脏面借 H 形的沟、裂和窝将肝分为 4 个叶：肝左叶、肝右叶、方叶和尾状叶（图 9-3）。肝左叶位于肝圆韧带裂和静脉韧带裂的左侧，即左纵沟的左侧；肝右叶位于胆囊窝与腔静脉沟的右侧，即右纵沟的右侧；方叶（quadrate lobe）位于肝门之前，肝圆韧带裂与胆囊窝之间；尾状叶（caudate lobe）位于肝门之后，静脉韧带裂与腔静脉沟之间。脏面的肝左叶与膈面的一致。脏面的肝右叶、方叶和尾状叶一起，相当于膈面的肝右叶。

　　肝的前缘是肝的脏面与膈面之间的分界线，薄而锐利。在胆囊窝处，肝前缘上有一胆囊切迹，胆囊底常在此处露出于肝前缘；在肝圆韧带通过处，肝前缘上有一肝圆韧带切迹，或称脐切迹。肝后缘钝圆，朝向脊柱。肝的右缘是肝右叶的右下缘，亦钝圆。肝的左缘即肝左叶的左缘，薄而锐利。

　　肝表面除膈面后份与膈愈着的部分（即肝裸区）以及脏面各沟处以外，均覆有浆膜。浆膜与肝实质间有一层结缔组织构成的纤维膜。在肝门处，肝的纤维膜较发达，并缠绕在肝固有动脉、肝门静脉和肝管及其分支的周围，构成血管周围纤维囊或称 Glisson 囊。

（二）肝的位置和毗邻

　　肝大部分位于右季肋区和腹上区，小部分位于左季肋区。肝前面大部分被肋所掩盖，仅在腹上区左、右肋弓之间有一小部分露出于剑突的下方，直接与腹前壁相贴。

　　肝上界与膈穹窿一致。可用三点的连线表示：右锁骨中线与第 5 肋的交点，前正中线与剑胸结合线的交点，左锁骨中线与第 5 肋间隙的交点。肝下界与肝前缘一致，右侧与右侧肋弓一致；中部超出剑突下约 3cm；左侧被肋弓掩盖。故体检时，在右肋弓下方不能触及肝。但 3 岁以下的健康婴幼儿，由于腹腔容积较小，肝体积相对较大，肝前缘常低于右侧肋弓下 1.5~2.0cm，到 7 岁以后，儿童肝下缘与肋弓的关系就接近成人，在右肋弓下不能触及肝，若能触及，应考虑病理性肝大。

　　肝上方为膈，膈上有右侧胸膜腔、右肺及心等脏器相邻。肝右叶下面，前部与结肠右曲邻接，中部近肝门处邻接十二指肠上曲，后部邻接右肾上腺和右肾。肝左叶下面与胃前壁相邻，后上方邻接食管腹部。

　　肝借镰状韧带和冠状韧带连于膈下面和腹前壁，呼吸时，肝可随膈的活动而上下移动。平静呼吸时，肝的上下移动范围为 2~3cm。

（三）肝的分叶与分段

　　1. 肝叶与肝段　根据肝的表面标志可将肝分为左叶、右叶、方叶和尾状叶。这仅是一种解剖学意义上的划分，并没有考虑肝内重要结构的配布及其位置关系，无太大临床意义。肝内有 4 套管道结构：肝门静脉、肝固有动脉、肝管和肝静脉。形成两个系统：Glisson 系统和肝静脉系统（图 9-4）。肝门静脉、肝固有动脉和肝管的各级分支在肝内的走行、分支和配布基本一致，并被共同的 Glisson 囊包被，形成 Glisson 系统。

　　肝段是依据 Glisson 系统在肝内的分布状态提出的。按照 Couinaud 肝段划分法，可将肝分为左、右半肝，进而再分成 5 个叶和 8 个段（图 9-5、图 9-6）。Glisson 系统位于肝叶和肝段内，肝静脉系统的各级属支行于肝段之间，而其主干即肝左、中、右静脉相应行于各肝裂中，最后在腔静脉沟的上端即第 2 肝门处出肝，分别注入下腔静脉（图 9-4）。有若干条肝静脉系统的小静脉，如来自右半肝脏面的副肝右静脉和尾状叶的一些小静脉，在腔静脉沟的下段内汇入下腔静脉，该处称第 3 肝门。

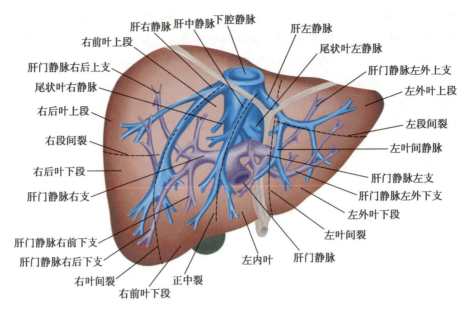

图 9-4　肝内管道与肝裂

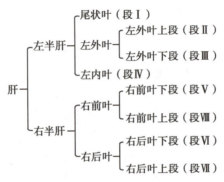

图 9-5　Couinaud 肝段

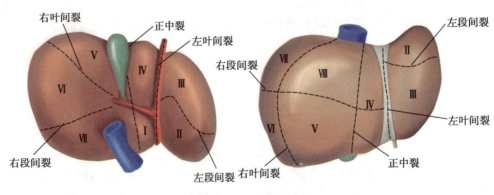

图 9-6　肝裂与肝段

2. 肝裂和肝段划分法　肝内缺乏 Glisson 系统分布的部位称肝裂(hepatic fissure)。肝裂不仅是肝内分叶、分段的自然界线,也是肝部分切除的适宜部位。肝内有三个叶间裂(正中裂、左叶间裂和右叶间裂),三个段间裂(左段间裂、右段间裂和背裂)(图 9-6)。正中裂(middle hepatic fissure)在肝的膈面相当于自肝前缘的胆囊切迹中点,至下腔静脉左缘连线的平面,在脏面以胆囊窝和腔静脉沟为标志。裂内有肝中静脉走行。此裂将肝分为对称的左、右半肝,直接分开相邻的左内叶与右前叶。右叶间裂(right interlobar fissure)位于正中裂右侧,在膈面相当于从肝前缘的胆囊切迹右侧部的外、中 1/3 交界处,斜向右上方到达下腔静脉右缘连线的平面,转至脏面连于肝门右端。裂内有肝右静脉走行。此裂将右半肝分为右前叶和右后叶。左叶间裂(left interlobar fissure)位于正中裂左侧,起自肝前缘的肝圆韧带切迹,向后上方至肝左静脉汇入下腔静脉处连线的平面。在膈面相当于镰状韧带附着线的左侧1cm,脏面以左纵沟为标志。裂内有肝左静脉的左叶间支走行。此裂将左半肝分为左外叶和左内叶。左段间裂(left intersegmental fissure)相当于自肝左静脉汇入下腔静脉处与肝左缘的中、上 1/3 交界处连线的平面。裂内有肝左静脉走行。此裂将左外叶分为上、下两段。右段间裂(right intersegmental fissure)在脏面相当于肝门横沟的右端与肝右缘中点连线的平面,再转到膈面,向左至正中裂。此裂相当于肝门静脉右支主干平面,既把右前叶分开右前上、下段,又将右后叶分开右后上、下段。背裂(dorsal fissure)位于尾状叶前方,将尾状叶与左内叶和右前叶分开。它上起自第 2 肝门,下至第 1 肝门,在肝上极形成一弧形线。

(四) 肝的组织结构

1. 肝小叶(hepatic lobule)　是肝的基本结构单位,呈多角棱柱体,长约 2mm,宽约 1mm,成人肝约有 50 万~100 万个肝小叶。有的动物(如猪)肝小叶间因结缔组织较多而分界明显。人的肝小叶间结缔组织很少,相邻肝小叶常连成一片,分界不清(图 9-7、图 9-8)。肝小叶中央有一条沿其长轴走行的中央静脉(central vein),周围是呈放射状排列的肝索和肝血窦。

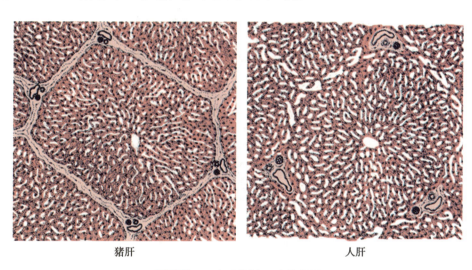

猪肝　　　　　　　　　　　　人肝

图 9-7　肝小叶(横切面)仿真图

肝细胞单行排列成凹凸不平的板状结构,称肝板(hepatic plate)。相邻肝板吻合连接,形成迷路样结构,切面呈索状,故也称肝索(hepatic cord)。在肝小叶周边肝板中的肝细胞较小,嗜酸性较强,称界板。肝板之间为肝血窦,血窦经肝板上的孔互相通连(图 9-9)。肝细胞相邻面的质膜局部凹陷,形成微细的胆小管。

(1)肝细胞(hepatocyte):占肝小叶体积的 79.3%,呈多面体形,直径 15~30μm,有三种不同的功能面:血窦面、细胞连接面和胆小管面(图 9-10)。血窦面和胆小管面有发达的微绒毛,使细胞表面积增大,有利于进行物质交换。相邻肝细胞的连接面有紧密连接、桥粒和缝隙连接等结构,有的肝细胞之间还有贯通的细胞间通道。

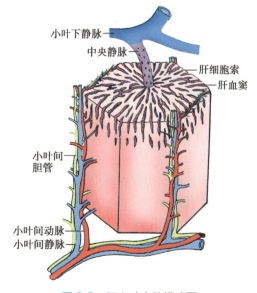

小叶下静脉
中央静脉
肝细胞索
肝血窦
小叶间胆管
小叶间动脉
小叶间静脉

图 9-8　肝小叶立体模式图

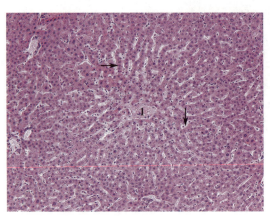

1. 中央静脉；→ 肝板；↑ 肝血窦。

图 9-9　人肝小叶光镜图
（注：首都医科大学郭晓霞供图）

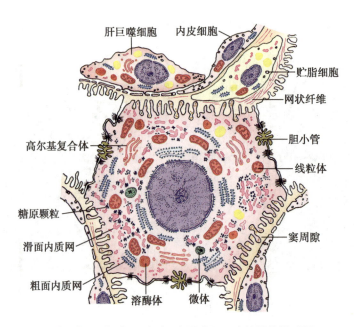

图 9-10　肝细胞、肝血窦、窦周隙及胆小管结构模式图

肝细胞核大而圆，居中，常染色质丰富，有一至数个核仁，双核细胞较多。肝中多倍体肝细胞数量大，成人肝的 4 倍体肝细胞占 60% 以上，这可能与肝细胞长期保持活跃状态，与肝潜在的强大再生能力相关。电镜下胞质内线粒体、溶酶体、粗面内质网、滑面内质网、高尔基复合体等各种细胞器丰富而发达，并富含多种内含物（图 9-11、图 9-12），这与肝细胞参与胆汁合成，蛋白质、脂类、糖代谢及生物转化、解毒等功能有关。

（2）肝血窦（hepatic sinusoid）：位于肝板之间，腔大不规则。窦壁由内皮细胞围成，窦内有肝巨噬细胞和 NK 细胞。内皮细胞有大量内皮窗孔，大小不

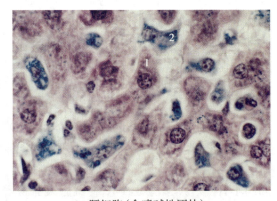

1. 肝细胞（含嗜碱性团块）；
2. 肝巨噬细胞（含台盼蓝颗粒）。

图 9-11　肝小叶（鼠肝局部）光镜图

等,无隔膜,直径多为 0.1μm 左右,大的可达 1~2μm(图 9-10、图 9-13)。内皮外无基膜,仅有少量网状纤维附着,通透性大,除血细胞和乳糜微粒外,血浆各种成分均可进入窦周隙。

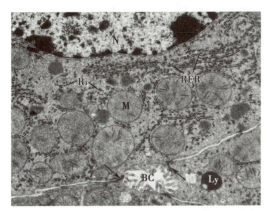

N,细胞核;RER,粗面内质网;M,线粒体;Ri,游离核糖体;Ly,溶酶体;BC,胆小管;↑连接复合体。

图 9-12　肝细胞电镜图

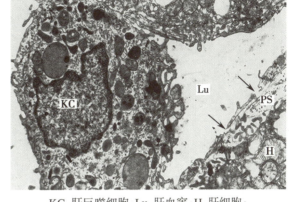

KC,肝巨噬细胞;Lu,肝血窦;H,肝细胞;
PS,窦周隙;↑内皮窗孔。

图 9-13　肝巨噬细胞电镜图

肝巨噬细胞(hepatic macrophage)又称库普弗细胞(Kupffer cell)(图 9-10、图 9-13、图 9-14),由血液单核细胞分化而来,形态不规则,胞质嗜酸性。细胞表面有大量皱褶和微绒毛,并以板状和丝状伪足附着在内皮细胞上,或穿过内皮窗孔和细胞间隙伸入窦周隙。胞质内含丰富的溶酶体,并常见吞噬体和吞饮泡。肝巨噬细胞在清除抗原异物和衰老的血细胞及肿瘤监视等方面发挥重要作用。

NK 细胞又称肝内大颗粒淋巴细胞(hepatic large granular lymphocyte),附着在内皮细胞或肝巨噬细胞上。核呈肾形,常偏于一侧,胞质内含较多溶酶体。NK 细胞在抵御病毒感染、防止肝内肿瘤及其他肿瘤肝转移方面起重要作用。

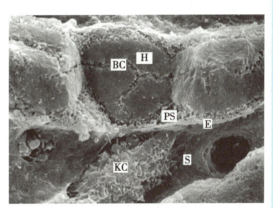

H,肝细胞;BC,胆小管;S,肝血窦;KC,肝巨噬细胞;E,内皮;PS,窦周隙。

图 9-14　肝小叶扫描电镜图

(3)窦周隙(perisinusoidal space):肝血窦内皮细胞与肝细胞之间的狭小间隙,是肝细胞和血液之间进行物质交换的场所,宽约 0.4μm(图 9-10、图 9-13、图 9-14)。窦周隙内充满血浆,肝细胞血窦面的微绒毛伸入间隙,浸于血浆中。其内有散在的贮脂细胞(fat-storing cell),又称肝星状细胞(hepatic stellate cell),有突起附着于内皮细胞基底面和肝细胞表面,或伸入肝细胞之间。其最主要的特征是胞质内含有许多大的脂滴。在 HE 染色切片中,贮脂细胞不易鉴别,用氯化金或硝酸银浸染法,或免疫组织化学法可清楚显示。贮脂细胞主要参与维生素 A 的代谢,储存脂肪。

(4)胆小管(bile canaliculi):是相邻两个肝细胞的膜局部凹陷形成的微细管道,在肝板内连接成网。HE 染色不易看到,用银染法或 ATP 酶组织化学染色可清楚显示(图 9-15)。电镜下,肝细胞胆小管面形成许多微绒毛突入管腔。靠近胆小管的相邻肝细胞膜形成由紧密连接、桥粒等组成的连接复合体,封闭胆小管周围的细胞间隙,防止胆汁外溢至细胞间或窦周隙。胆小管内的胆汁从肝小叶中央流向周边。胆小管于肝小叶边缘处汇集成若干短小的管道,称赫令管(Hering canal)。赫令管在门管区汇入小叶间胆管。

2. 门管区　相邻肝小叶之间呈三角形或椭圆形的结缔组织小区称门管区(portal area)(图 9-16)。每个肝小叶周围约有 3~4 个门管区,内有小叶间静脉、小叶间动脉和小叶间胆管,小叶间静脉管腔较大而不规则,管壁薄;小叶间动脉管腔小,管壁较厚;小叶间胆管管壁为单层立方上皮,在肝门处汇合成左右肝管出肝。

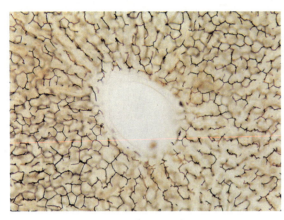

图 9-15　胆小管光镜图(镀银染色)
胆小管呈黑色。

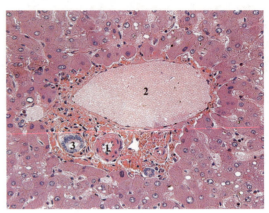

1. 小叶间动脉;2. 小叶间静脉;3. 小叶间胆管。
图 9-16　肝门管区光镜图
(注:首都医科大学郭晓霞供图)

门管区外的小叶间结缔组织中,还有单独走行的小叶下静脉,由中央静脉汇集形成,在肝门部汇集为肝静脉。

(五) 肝的血供

正常人全肝血流量每分钟约为 1 500ml,其中 25%~30% 来自肝动脉,70%~75% 来自门静脉。由于肝动脉压力大,血液含氧量高,故供给肝所需氧量的 40%~60%。门静脉汇集来自肠道的血液,供给肝营养。门静脉主干由肠系膜上、下静脉和脾静脉汇合而成,其中约 20% 的血液来自脾。门静脉左、右两干分别进入左、右半肝后逐渐分支,其小分支和肝动脉小分支的血流汇合于肝小叶内的肝窦(肝毛细血管网),然后汇入肝小叶的中央静脉,再汇入小叶下静脉、肝静脉,最后汇入下腔静脉。所以门静脉系位于两个毛细血管网之间,一端是胃、肠、脾、胰的毛细血管网,另一端是肝小叶内的肝窦。

门静脉和肝动脉的小分支血流还在肝小叶间汇管区借无数动静脉间的小交通支相互沟通。这种动静脉交通支一般仅在肝内血流量增加时才开放而被利用。所以,两种压力不同的血流(肝动脉压力约为门静脉压力的 8~10 倍)经过肝小叶内的肝窦和利用肝小叶间汇管区的动静脉交通支后得到平衡,再汇入肝小叶的中央静脉。

门静脉系与腔静脉系之间存在四个交通支。

1. 胃底、食管下段交通支　门静脉血流经胃冠状静脉、胃短静脉,通过食管胃底静脉与奇静脉、半奇静脉的分支吻合,流入上腔静脉。这是最主要的交通支。

2. 直肠下端、肛管交通支　门静脉血流经肠系膜下静脉、直肠上静脉与直肠下静脉、肛管静脉吻合,流入下腔静脉。

3. 前腹壁交通支　门静脉(左支)血流经脐旁静脉与腹上深静脉、腹下深静脉吻合,分别流入上、下腔静脉。

4. 腹膜后交通支　在腹膜后有许多肠系膜上、下静脉分支与下腔静脉分支相互吻合。

(六) 肝外胆道系统

肝外胆道系统由肝左管、肝右管、肝总管、胆囊、胆囊管和胆总管构成(图 9-17)。这些管道与肝内胆道一起将肝分泌的胆汁输送到十二指肠腔。

1. 胆囊(gallbladder)　位于胆囊窝内,为储存和浓缩胆汁的器官。呈长梨形,长 8~12cm,宽 3~5cm,容量为 40~60ml。胆囊分底、体、颈和管四个部分。胆囊底(fundus of gallbladder)为胆囊伸向前方的盲端,圆钝略显膨大,多超出肝下缘,与腹前壁的腹腔面直接接触。胆囊底的体表投影相当于右腹直

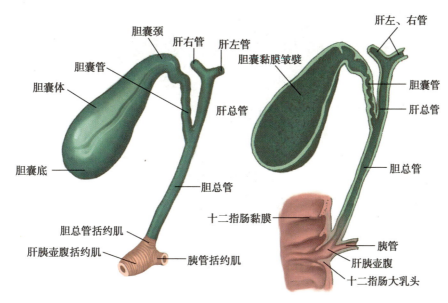

图 9-17　胆囊与输胆管道

肌外侧缘与右侧肋弓相交处。胆囊体（body of gallbladder）是胆囊底与胆囊颈之间的部分，充盈空虚时伸缩性较大。胆囊颈（neck of gallbladder）为胆囊体向后延续变细的一段，内腔黏膜呈螺旋状皱襞，称螺旋襞（spiral fold）。此结构便于控制胆汁的流动，较大结石常嵌顿于此。胆囊管（cystic duct）比胆囊颈稍细，长 3~4cm，直径 0.2~0.3cm，在肝十二指肠韧带内与其左侧的肝总管汇合，形成胆总管。胆囊管与肝总管汇合处与肝的脏面共同围成一个三角形区域，称胆囊三角（Calot 三角），此处常有胆囊动脉通过，为临床手术中寻找胆囊动脉的标志区。

胆囊壁由黏膜、肌层和外膜组成。黏膜有许多高而分支的皱襞突入腔内，胆囊收缩排空时，皱襞高大明显；充盈扩张时，皱襞减少变平。黏膜上皮为单层柱状，固有层为薄层结缔组织，肌层的平滑肌厚薄不一，胆囊底部较厚，颈部次之，体部最薄。外膜较厚，大部分为浆膜（图 9-18）。

2. 肝总管　肝左、右管分别由左、右半肝内的毛细胆管逐级汇合而成，走出肝门即合成肝总管（common hepatic duct），长约 3cm，下行于肝十二指肠韧带内，其下端与胆囊管以锐角汇合成胆总管。

3. 胆总管（common bile duct）　由肝总管与胆囊管汇合而成，全长约 4~8cm，管径 3~6mm。胆总

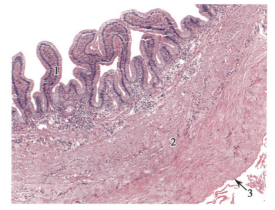

1. 黏膜；2. 肌层；3. 外膜。

图 9-18　胆囊光镜图

管起始于肝十二指肠韧带内，然后经十二指肠上部的后方、胰头与十二指肠降部之间或胰头的后方，最后斜穿十二指肠降部后内侧壁，在肠壁内与胰管汇合，形成略为膨大的肝胰壶腹（hepatopancreatic ampulla，Vater 壶腹），开口于十二指肠大乳头。肝胰壶腹周围有肝胰壶腹括约肌（sphincter of hepatopancreatic ampulla）包绕，在胆总管和胰管末端也有少量平滑肌包绕，分别称胆总管括约肌和胰管括约肌。以上三部分括约肌统称为 Oddi 括约肌。Oddi 括约肌平时维持收缩状态，使肝外输送胆汁的管道系统处于关闭状态。此时肝细胞分泌的胆汁只能经胆囊管进入胆囊储存。进食尤其是摄入高脂肪食物后，胆囊收缩，Oddi 括约肌舒张，胆囊内的胆汁经胆囊管和胆总管排入十二指肠腔（图 9-17、图 9-19）。

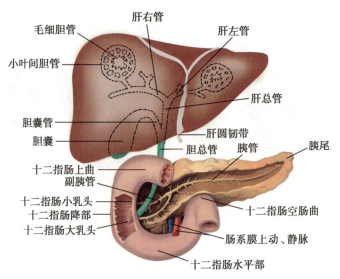

图 9-19 胆道、十二指肠和胰

肝外胆管管壁分黏膜、肌层和外膜三层。黏膜有纵行皱襞,上皮为单层柱状,有杯状细胞。固有层内有黏液性腺。肝管和胆总管上 1/3 段肌层很薄,平滑肌分散;胆总管中 1/3 段肌层渐厚,纵行平滑肌增多;胆总管下 1/3 段的肌层分内环行、外纵行两层。胆管外膜为较厚的结缔组织。

三、肝脏的生理功能

肝脏是人体内最大的消化腺,也是机体新陈代谢的中心站,是维持生命活动必不可少的重要器官。从消化角度,胆汁分泌是其最重要功能(图 9-20)。

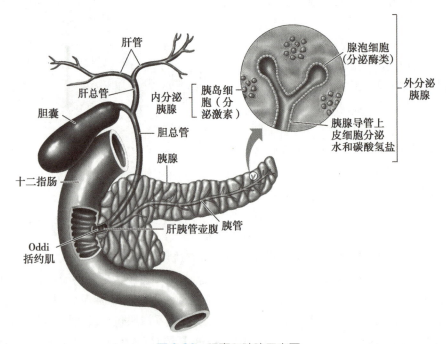

图 9-20 胆囊和胰腺示意图

(一)胆汁分泌作用

胆汁(bile)由肝细胞合成和分泌,成人每天分泌 800~1 000ml。在消化间期,肝细胞分泌的胆汁经肝胆管进入胆囊内贮存,并被胆囊吸收胆汁中的无机盐和水分后可被浓缩 4~10 倍。在消化期,肝脏分泌和胆囊内的胆汁经胆总管排入十二指肠(图9-20),参与小肠的化学消化。

1. 胆汁成分　胆汁是一种苦味的液体,刚从肝分泌的胆汁为金黄色,pH 7.4,胆囊内胆汁为橘棕色,pH 6.8。胆汁中不含消化酶,成分中除水分外,主要含有胆盐、胆固醇、卵磷脂、脂肪酸、黏蛋白、胆色素和无机盐。胆盐是胆汁参与消化及吸收的主要成分,胆色素是血红蛋白的分解产物,不仅决定胆汁颜色,排入小肠后也影响大便颜色。

2. 胆汁的作用　胆汁对脂肪的消化和吸收具有重要意义。

(1)乳化脂肪:胆汁中的胆盐、胆固醇和卵磷脂等都可作为乳化剂,降低脂肪表面张力,使其裂解成微滴,分散在肠腔内,从而增加脂肪酶与脂肪的接触面积,促进脂肪分解。

(2)促进脂肪吸收:胆盐为双嗜性分子,当达到一定浓度后,可聚合形成疏水性部分朝内,亲水性部分朝外的微胶粒(micelle)。脂肪酸、甘油一酯等均可掺入到微胶粒中,形成水溶性复合物,对脂肪消化产物的吸收意义重大。

(3)促进脂溶性维生素的吸收:胆汁通过促进脂肪分解产物的吸收,也促进脂溶性维生素(维生素A、维生素D、维生素E、维生素K)的吸收。

3. 胆汁分泌的调节　肝细胞不断分泌胆汁,但消化间期贮存在胆囊内,而在消化期肝脏分泌和胆囊内的胆汁才排入小肠内。胆汁分泌和排放通过神经体液调节来实现(图9-21)。

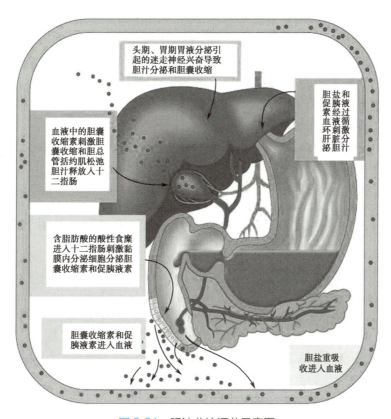

图 9-21　胆汁分泌调节示意图

进入小肠内的胆盐发挥生理作用后,90%以上被回肠末端黏膜吸收,通过门静脉又回到肝脏,再形成胆汁排放到十二指肠,这一过程称为胆盐的肠肝循环(enterohepatic circulation of bile salt)。返回到肝脏的胆盐可较强刺激肝细胞分泌胆汁,但对胆囊无明显作用。

(二) 肝脏在代谢中的作用

肝脏参与机体多种营养物质的代谢,如糖的分解、贮存糖原,参与蛋白质、脂肪、维生素、激素的代谢等。

1. 糖代谢　经小肠黏膜吸收的单糖由门静脉到达肝脏,在肝内转变为肝糖原而贮存。一般成人储存的肝糖原仅够禁食24h。肝糖原在调节血糖浓度,维持血糖稳定具有重要作用。

2. 蛋白质代谢　从消化道吸收的氨基酸在肝脏内经历蛋白质合成、脱氨和转氨等作用,蛋白质进入血液循环供全身器官组织需要。血浆蛋白主要在肝脏合成,可作为体内各种组织蛋白更新之用,因此血浆蛋白对维持机体蛋白质代谢意义重大。

3. 脂肪代谢　肝脏是脂肪运输的枢纽,消化吸收的一部分脂肪进入肝脏,再转变为体脂而贮存。饥饿时,储存的脂肪可先被运送到肝脏被氧化分解。

4. 热量的产生　安静时机体的热量主要由内脏器官提供,劳动和运动时主要由肌肉产热。

5. 维生素、激素代谢　人体95%的维生素A贮存在肝内,维生素C、维生素D、维生素E、维生素K、维生素B_1、维生素B_6、维生素B_{12}、烟酸、叶酸等多种维生素贮存和代谢的场所也为肝脏。正常情况下血液中各种激素的水平保持动态平衡,多余的经肝脏处理失去活性。

(三) 肝脏的解毒作用

肝脏是人体的主要解毒器官,可使毒物转变成为无毒的或溶解度大的物质,随胆汁或尿排出体外,保护机体免受损害。肝脏解毒主要有以下四种方式:①化学方法:如氧化、还原、分解、结合和脱氧作用;②分泌作用:一些重金属如汞,以及来自肠道的细菌,可随胆汁分泌排出;③蓄积作用:某些生物碱(如士的宁、吗啡等)可蓄积于肝脏,然后逐渐少量释放,以降低中毒程度;④吞噬作用:细菌、染料及其他颗粒性物质,可被肝脏的库普弗细胞吞噬。

(四) 其他作用

1. 防御功能　肝脏是最大的网状内皮细胞吞噬系统。肝静脉窦内皮层含有大量的库普弗细胞,有很强的吞噬能力,门静脉血中99%的细菌经过肝静脉窦时被吞噬。

2. 调节血液循环量　正常时肝内静脉窦可以贮存一定量血液,机体失血时,从肝内静脉窦排出较多的血液,以补偿周围循环血量的不足。

3. 制造凝血因子　人体内12种凝血因子,其中4种都是在肝内合成的。肝病时可引起凝血因子缺乏,造成凝血时间延长及出血倾向。

4. 肝脏的再生功能　肝脏具有其他器官无法比拟的旺盛的再生和恢复能力,如经手术切除肝脏75%的大鼠于3周后便能恢复原状,犬需8周,人类需4个月左右。肝细胞还有非常旺盛的功能活动,即使被割掉一半,或者受到严重伤害,残留的正常肝细胞仍能维持正常的肝功能。

四、肝功能不全的病理生理

各种致病因素严重损害肝脏细胞,使其代谢、分泌、合成、降解、解毒、免疫等功能严重障碍,机体可出现黄疸、出血、感染、腹水、肾功能障碍及肝性脑病等临床综合征,称为肝功能不全(hepatic insufficiency)。肝功能不全晚期一般称为肝功能衰竭(hepatic failure),肝性脑病为其主要临床表现之一。

(一) 肝功能不全的常见病因及分类

1. 病因

(1) 生物性因素:肝炎病毒感染是肝功能障碍的最常见病因,尤其是乙型病毒性肝炎,肝细胞被肝炎病毒感染后,可引起机体的细胞免疫和体液免疫反应,T细胞介导的细胞免疫反应是引起肝细胞损伤的主要原因。另外,某些细菌、寄生虫也可引起肝损伤。

(2) 药物:肝脏在药物代谢中起着十分重要的作用,大多数药物在肝内经生物转化后被排出体外,主要解毒方式是通过与肝细胞P450酶系及葡萄糖醛酸、硫酸酯甲基、巯基等基团结合来实现;如果毒物过量或解毒功能异常,则可造成肝脏损害和病变。

(3) 乙醇及肝毒性物质:肝脏是乙醇的主要代谢器官,乙醇或其代谢产物乙醛可引起肝脏损伤,乙醛对肝细胞具有很强的毒性作用,可引起肝脏结构与功能代谢异常。肝脏毒性物质是指以肝脏为主要靶器官或主要靶器官之一的各种化学毒物,如四氯化碳、氯仿、磷、锑、砷剂等,长期反复接触可导致中毒性肝脏疾病。此外,黄曲霉素、亚硝酸盐及毒蕈等也可引起肝功能受损。

(4)免疫性因素:免疫反应一方面可杀灭病毒,另一方面也可攻击感染病毒的肝细胞,使肝功能受损,如乙型肝炎病毒引起的体液免疫和细胞免疫均能损害肝细胞;又如原发性胆汁性肝硬化病人,血中可检测到多种抗体,是一种自身免疫性肝脏疾病。

(5)营养性因素:长期营养缺乏对肝病的发生、发展可能有促进作用。近年来人们生活水平提高,由于营养过剩使脂肪在体内过多堆积而发生超重和肥胖,与脂肪肝等疾病的发生密切相关。

(6)遗传性因素:多种肝病的发生、发展常与遗传因素有关,如肝豆状核变性(Wilson病),是铜代谢障碍的常染色体隐性遗传病,由于肝合成铜蓝蛋白障碍,使铜不能被分泌到胆汁中,过量的铜在肝沉积导致肝硬化。

2. 分类 肝功能不全在临床上根据病情经过可分为急性和慢性两种类型。

(1)急性肝功能不全:起病急骤,发展迅速,发病数小时后出现黄疸,病人很快进入昏迷状态,有明显出血倾向并常伴发肾衰竭。病毒及药物等所致的急性重症肝炎是急性肝功能不全的主要原因。

(2)慢性肝功能不全:病程较长,进展缓慢,呈迁延性过程。临床上常因上消化道出血、感染、碱中毒、服用镇静剂等诱因使病情突然恶化,进而发生昏迷。慢性肝功能不全多见于各种类型肝硬化失代偿期和部分肝癌晚期。

(二)肝功能不全时机体的功能与代谢变化

1. 代谢障碍

(1)糖代谢障碍:肝功能不全时,由于肝糖原转化为葡萄糖过程障碍、糖异生能力下降、肝糖原储备减少以及血中胰岛素含量增加,病人空腹时易发生低血糖;同时由于糖原合成障碍,病人在饱餐后可出现持续时间较长的血糖升高,即糖耐量降低。

(2)脂类代谢障碍:肝功能不全时,由于胆汁分泌减少可引起脂类吸收障碍;磷脂及脂蛋白的合成减少使肝内脂肪输出障碍而出现脂肪肝;因胆固醇酯化发生障碍、转运能力下降以及肝脏将胆固醇转化为胆汁酸的能力下降,可导致血浆胆固醇总量升高。

(3)蛋白质代谢障碍:肝功能障碍时,可导致血浆白蛋白浓度下降;此外,肝细胞多种运载蛋白的合成障碍也可导致相应病变发生。

(4)维生素代谢障碍:肝脏在维生素的吸收、储存和转化方面均起着重要作用。脂溶性维生素的吸收需要胆汁酸盐的协助;维生素A、维生素D、维生素E、维生素K等主要储存在肝脏。因此,肝功能不全时维生素代谢障碍较为常见。

2. 水、电解质代谢紊乱

(1)肝性腹水:严重肝病病人常有腹水出现。其发生机制主要包括以下几种。

1)门静脉高压:门静脉压、肠系膜静脉压及肠系膜毛细血管内压升高,肝动脉-门静脉异常交通支的形成,使肝动脉血流入门静脉,门静脉压增高,液体渗入腹腔增多,形成腹水。

2)血浆胶体渗透压降低:血浆白蛋白合成减少,使血浆胶体渗透压下降,引起组织液生成增多。

3)淋巴回流受阻:肝静脉受挤压引起肝血窦内压升高,淋巴生成增多,而淋巴管由于受压导致回流受阻,引起包括蛋白在内的血浆成分经肝窦壁进入肝组织间隙增多,由肝表面漏入腹腔,形成腹水。

4)钠、水潴留:门静脉高压导致脏器淤血,使有效循环血量下降而发生少尿;肾血流量减少可激活肾素-血管紧张素-醛固酮系统;另外,因肝脏对醛固酮和抗利尿激素灭活减少,使二者水平增高;而心房钠尿肽减少,故使肾小管重吸收钠水功能增强。若病人合并肝肾综合征,会进一步加重水钠潴留。

(2)电解质代谢紊乱

1)低钾血症:由于食欲缺乏、厌食等导致钾摄入不足,同时,因醛固酮增多,经肾排钾增加所引起。

2)低钠血症:因有效循环血量减少,引起抗利尿激素分泌增加或因肝脏灭活抗利尿激素功能减退,使肾小管及集合管对水重吸收增多;限盐饮食或长期使用利尿药导致钠丢失过多等,常发生稀释性低钠血症。

3. 胆汁分泌和排泄障碍　肝功能不全时,可发生高胆红素血症和肝内胆汁淤滞。胆红素是一种脂溶性的有毒物质,肝细胞对胆红素的摄取、运载、酯化、排泄等功能发生障碍时,可出现高胆红素血症,病人常伴有皮肤、黏膜及内脏器官等黄染的临床表现,称为黄疸。肝内胆汁淤滞是指肝细胞对胆汁酸摄取、转运和排泄功能障碍,以致胆汁成分(胆盐和胆红素)在血液中潴留。

4. 凝血功能障碍　大部分凝血因子、重要的抗凝物质及纤溶酶原及抗纤溶酶等都由肝细胞合成。因肝病引起凝血功能障碍十分常见,临床上常表现为自发性出血,其发生原因可能与以下因素有关:①凝血因子合成下降;②抗凝血因子减少;③纤维蛋白溶解功能异常;④血小板数量及功能异常等。

5. 生物转化功能障碍　肝功能不全时,由于其生物转化功能障碍,机体可出现下列变化:①药物代谢障碍,易发生药物中毒;②解毒功能障碍;③激素灭活功能减弱,可出现相应的临床症状,如男性病人常有乳房发育等表现。

6. 免疫功能障碍　肝功能不全时,由于库普弗细胞功能障碍及补体水平下降,常常伴有免疫功能低下,易发生肠道细菌移位、内毒素血症及感染等,主要原因为内毒素入血增多及内毒素清除减少等。

(朱俊勇　李　聪)

第二节　脂肪性肝病

一、概述

脂肪性肝病(fatty liver disease,FLD,简称脂肪肝)是与遗传 - 环境 - 代谢应激相关的临床综合征,定义为肝脏弥漫性脂肪浸润,可伴有肝内炎症、肝细胞坏死和凋亡、肝再生受损、肝星状细胞活化和肝纤维化形成等病理学改变。正常人肝内脂肪含量占肝湿重的 2%~4%,若肝内脂肪含量超标或 1/3 以上的肝细胞有脂肪变性时,即称为脂肪肝。

脂肪性肝病现已成为西欧、美国、澳大利亚及日本第一大慢性肝病以及肝酶异常的重要病因。普通成人脂肪肝患病率高达 20%~33%,随着生活水平的提高,我国脂肪肝患病率也明显上升,约15%~25%。

(一)病因与危险因素

在脂肪肝的发生发展过程中,引起肝细胞脂肪变性的因素很多,大致可分为营养性、化学性、内分泌代谢性、生物性、遗传性、免疫性以及精神、心理和社会性因素等几大类。

1. 营养性因素　营养不良性脂肪肝主要因为饮食中蛋白质摄入不足,或者摄入氨基酸不均衡,缺乏必需氨基酸如精氨酸、亮氨酸及异亮氨酸等。多发生于发展中国家或经济落后地区,婴幼儿最为多见。营养过剩性脂肪肝可导致肥胖,多由于长期能量摄入超量所致。肥胖症现已成为发达国家和富裕地区脂肪肝的重要病因,体重指数和腰围与脂肪肝及脂肪性肝炎的发生发展有明显的关系。另外,长期接受全胃肠外营养,成人多发生肝细胞脂肪变和脂肪性肝炎,儿童(婴儿为主)则发生胆汁淤积。

2. 化学性因素　某些亲肝毒物(苯、二氯乙烷、二氯乙烯、钡盐、砷、溴苯、磷及铬等)、药物(糖皮质激素、四环素、雌激素类制剂、三苯氧烷、门冬酰胺酶及甲氨蝶呤等)、乙醇等均可诱发脂肪肝。乙醇是全球范围内最频繁饮用并被社会广泛认可的造成肝损伤的毒物。一般而言,男性饮酒折合乙醇量≥ 40g/d 或女性≥ 20g/d,持续饮酒 5 年以上,或 2 周内有 >80g/d 的大量饮酒史即可发病。

3. 内分泌代谢因素　许多内分泌代谢疾病可引起肝细胞脂肪变性。如临床上约 40% 的非胰岛素依赖性糖尿病病人合并脂肪肝,且大多为中度或中度以上脂肪肝,可能与肥胖和运动不足有关。高甘油三酯血症可见于脂肪肝病人,常伴随肥胖和糖尿病。代谢综合征多有家族史,可出现肥胖、高血压、高胰岛素血症、高脂血症以及脂肪肝,血脂异常多表现为甘油三酯升高,高密度脂蛋白胆固醇下降。高脂饮食、含糖饮料以及乙醇中毒均可诱发高脂血症,进而参与脂肪肝的发生。

4. 生物性因素　嗜肝病毒、某些细菌等病原微生物及寄生虫感染可引起肝细胞变性坏死及炎症。近来研究发现,丙型肝炎病毒感染可引起大泡性肝细胞脂肪变性,丁型肝炎病毒感染可引起小泡性肝细胞脂肪变性。

5. 遗传因素　遗传因素致病主要是通过遗传物质基因突变或染色体畸形发生的。可见于肝豆状核变性(Wilson disease)、半乳糖血症、肝糖原贮积症、果糖耐受不良及尿素循环酶先天性缺陷等疾病。另外,某些遗传易感性疾病如肥胖、2 型糖尿病、原发性高脂血症易伴发脂肪肝,可能与胰岛素抵抗相关的遗传易感性有关。嗜酒性肝病的发生也与遗传因素有一定的关系。

6. 其他　慢性心肺功能衰竭以及睡眠呼吸暂停综合征通过缺血、缺氧导致肝细胞脂肪变性和坏死。此外,现代化的工作和居住环境、多坐少动的生活方式、高脂肪高热量的膳食结构以及生活懒散等因素与肥胖及脂肪肝的发生有关。另外,各种工业化学制剂及药物可能导致更多脂肪肝的发生。

(二)脂肪肝分类

根据起病方式可分为急性、慢性两大类。急性脂肪肝非常少见,多为小泡性脂肪肝,可见于妊娠期发病、四氯化碳中毒、药物性肝脏损害等。慢性脂肪肝最常见,近年发病率不断增加,临床上脂肪肝通常指慢性脂肪肝,病理上多为大泡性或以大泡性为主的混合性脂肪肝,病因主要包括长期乙醇摄入、肥胖及代谢综合征等。脂肪肝根据是否大量饮酒可分为酒精性脂肪性肝病和非酒精性脂肪性肝病。非酒精性脂肪性肝病现更名为代谢相关性肝病(metabolic associated fatty liver disease,MAFLD),以下重点介绍。

二、酒精性脂肪性肝病

(一)概述

酒精性脂肪性肝病(alcoholic fatty liver disease,AFLD,简称酒精性肝病)是由长期大量饮酒所致的慢性肝脏疾病。酒精性肝病的基本病变包括脂肪变、炎症和纤维化。病情的演变起初多为轻症酒精性肝病,进而发展为酒精性脂肪肝、酒精性肝炎、酒精性肝纤维化,最终为酒精性肝硬化。

(二)病因与发病机制

大约 90% 的重度饮酒者会出现脂肪肝,而只有 10%~35% 演变为酒精性肝炎,肝炎病人中 5%~15% 进展成为肝硬化,摄入乙醇造成的肝损伤的差异与多种因素相关。饮酒后乙醇主要在小肠吸收,其中 90% 以上在肝内代谢。酒精性肝损伤的发病机制尚不完全明确,主要有以下机制。

1. 乙醇的毒性作用　摄入的乙醇代谢过程诱发一系列炎症级联反应,产生大量活性氧,导致脂质过氧化、肝细胞脂肪变性等。

2. 线粒体功能障碍　乙醇可直接导致线粒体肿胀、肥大,细胞呼吸链、氧化磷酸化过程受损,ATP 产生减少,增加膜的通透性。

3. 缺氧　乙醇导致肝内血管收缩、血流和氧供减少,且乙醇代谢耗氧高,导致小叶中央区缺氧。

4. 内毒素、细胞因子和免疫系统　乙醇及其代谢产物可以直接导致细胞损伤,肠道内毒素产生增加,肠壁通透性增加,可进一步激活 Toll 样受体 4(Toll-like receptor 4,TLR4)等一系列信号转导过程,释放肿瘤坏死因子 α(tumor necrosis factor α,TNFα)等细胞因子,促进 T 细胞和 B 细胞分化。

5. 环氧合酶 -2(COX-2)　肝脏库普弗细胞受到乙醇、乙醛、氧自由基、脂质过氧化物和内毒素等各种刺激后上调 COX2,干扰脂肪、糖类及蛋白质代谢,促进脂肪肝的形成,引起前列腺素 E2(Prostaglandin E2,PGE2)和血栓素 B2(Thromboxane B2,TXB2)等炎症介质产生。

6. 肝星状细胞活化　乙醇、乙醛、各类细胞因子等代谢产物均可以不同方式激活肝星状细胞和胶原产生,促进肝纤维化进展。

7. 维生素及微量元素的缺乏　长期摄入乙醇可以直接或间接引起营养摄入减少、失调,叶酸缺乏最为常见,叶酸缺乏和肝脏甲基代谢异常可进一步促进肝细胞凋亡和坏死。

(三) 病理

酗酒不但可引起肝实质细胞即肝细胞变性、坏死及炎症反应,同时也可引起肝非实质细胞,包括肝窦的库普弗细胞、内皮细胞、肝星形细胞的活化。酒精性肝病最早、最常见的病变是脂肪变性,以大泡性脂肪变为主,主要分布于小叶中央区,进一步发展呈弥漫分布。脂肪变性是可逆的,一般戒酒 2~6 周可消退。严重病变时可出现肝细胞凋亡、坏死、炎症,肝细胞骨架损伤可导致肝细胞气球样变性和 Mallory 小体形成。Mallory 小体在 HE 染色中呈紫红色不规则形团块,其阳性率与日均饮酒量有关,乙醇摄入越多,Mallory 小体形成越多。故 Mallory 小体在酒精性肝病中有明确的诊断意义,其广泛形成是酒精性肝病发展为肝硬化的危险因素。酒精性肝纤维化发生较早,且较弥漫,常见窦周纤维化、汇管区及汇管区周围纤维化及中央静脉周围纤维化三类病变。

根据病变程度,可将酒精性肝病分为轻症酒精性肝病、酒精性脂肪肝、酒精性肝炎、酒精性肝纤维化和酒精性肝硬化。①轻症酒精性肝病:病理改变程度轻,可见酒精性肝病的基本病变,如大泡性脂肪变、灶性气球样变、坏死灶伴中性粒细胞浸润及小叶中心窦周纤维化,但病变轻,肝小叶结构无变化,戒酒后可恢复。②酒精性脂肪肝:病理以大泡脂变为主,大于 30% 的肝细胞发生大泡性脂肪变。③酒精性肝炎:病理以肝细胞坏死,中性粒细胞浸润,Mallory 小体形成为主,由肝细胞骨架损伤、炎症、坏死和纤维化组合而成。④酒精性肝纤维化:酒精中毒可直接引起纤维化,不经肝炎阶段而直接进入肝硬化,其主要病变是不同程度的窦周纤维化和终末静脉周围纤维化。⑤酒精性肝硬化:典型的小结节性肝硬化,肝脏肿大,再生结节大小较一致,约为 1~3mm。

(四) 临床表现

酒精性肝病临床表现为非特异性,轻重不一,可从无症状单纯性肝大至出现门静脉高压和肝衰竭的征象。

轻症酒精性肝病和酒精性脂肪肝病人无明显自觉症状,偶有肝区疼痛。

酒精性肝炎病人则症状相对重,但轻重不一。轻的酒精性肝炎肝脏轻度肿大,余无明显症状。一般病人发病前往往有短期内大量饮酒史,可有食欲减退、恶心、呕吐、全身疲倦等症状。病情较重的酒精性肝炎可出现腹痛、黄疸、体重明显减轻、肝脾大和肝区压痛,甚至出现可逆性门静脉高压、腹水、胃肠道出血及肝性脑病等危重症状。

酒精性肝硬化病人早期常无明显不适,也可伴有慢性酒精中毒的表现,如神经精神症状、慢性胰腺炎等,以后渐渐出现肝功能损害和门静脉高压的症状及体征,与其他原因导致的肝硬化症状相似。酒精性肝硬化合并肝癌的发病率很高,一旦发生肝硬化,即使戒断饮酒也不能防止肝癌的发生。

(五) 辅助检查

1. 实验室检查

(1) 用于筛查慢性乙醇中毒的实验室指标:主要有:①平均血细胞比容(MCV)在乙醇大量使用 6 周后升高(MCV ≥ 95fl);②酒精性肝损伤时血清天冬氨酸氨基转移酶(AST)升高程度大于丙氨酸氨基转移酶(ALT),AST/ALT 比值大于 2,且 AST 小于 350IU/L;③血清 γ- 谷氨酰转移酶(GGT),早期即可升高,GGT 增高幅度通常大于碱性磷酸酶(ALP),男性灵敏度高于女性;④血清缺糖基转铁蛋白(carbohydrate deficient transferrin,CDT),升高是当前反映慢性乙醇中毒的最为敏感的生化指标。

(2) 反映病情的指标:总胆红素(TB)和凝血酶原时间(PT)检测有助于酒精性肝病的病情的判断。两者均正常或仅有胆红素轻度升高为轻度,总胆红素大于 85.5μmol/L 为中度,如同时伴有 PT 延长 4s

以上则为重度酒精性肝炎。酒精性肝硬化时血清转氨酶正常或轻度升高,白蛋白下降伴随球蛋白、免疫球蛋白 G 和 A 增高,PT 延长,以及血小板计数减少。

2. 影像学检查

(1)超声:是首选的影像检查方法。肝组织脂肪化达到 10% 即可发现超声异常,肝脂肪变达到 30% 以上超声可准确诊断。常见诊断标准是:①肝脏回声弥漫性增强("明亮肝"),即肝实质回声增强(回声水平肝最高,脾次之,肾最低);②肝脏远场回声衰减;③肝内血管模糊,显示不清。凡具第①项加第②、③项之一者可确诊;仅具备第①项者可作疑似诊断。超声表现为肝脏正常大小或轻到中度肿大,肝脏一叶或数叶局限的不规则稍高回声或相对低回声,后方无衰减,周围无声晕,为非均匀性脂肪肝,但是容易误诊为肝脏占位性病变,需要根据部位、有无占位效应、内部血管变化情况鉴别,也可以通过超声造影进一步明确,肝内不均匀脂肪区域出现与肝实质同步强化和同步消退表现,动脉期及门静脉期无异常回声显示,可与局灶性肝脏病变鉴别。

(2)CT:在形态学和半定量诊断方面有一定的价值。正常肝脏实质密度均匀,稍高于脾脏密度。脂肪肝时为全肝密度降低,低于脾脏,肝细胞内脂肪含量越高,CT 值越低,严重者可呈负 CT 值,由于肝实质密度降低,衬托之下,肝内血管密度相对高而清楚显示,出现"血管反转征",但血管分布、走行及管径均正常(图 9-22)。如果肝脏 CT 值低于脾脏,可诊断脂肪肝。局灶性脂肪浸润时,该区域的 CT 值明显低于周围正常肝组织。局灶性未被脂肪浸润的肝组织,呈片状的相对高密度,称为肝岛。增强时肝岛表现与脂肪浸润区同步均匀强化。

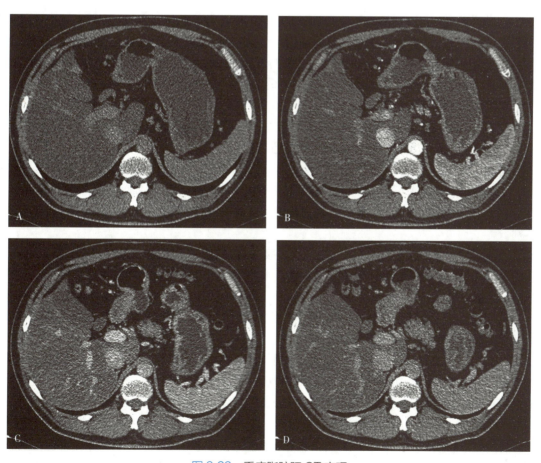

图 9-22 重度脂肪肝 CT 表现

A. CT 平扫,示肝实质密度明显减低,肝内血管呈相对高密度;B. 增强扫描动脉期;
C. 门静脉期;D. 平衡期,示肝脏强化程度减低。

(3) MRI:轻度脂肪肝 MRI 表现可正常。严重脂肪肝 T_1WI 变化不明显,T_2WI 等或略高信号,无特异性;应用梯度回波(gradient echo,GRE)序列采用 T_1WI 同反相位检查,均表现为与同相位相比,反相位信号明显减低。当 CT 难以区分肝脏恶性肿瘤还是局灶性脂肪肝或弥漫性脂肪肝伴正常肝岛时,MRI 反相位较同相位相比,局灶性脂肪肝信号减低,肝岛均同于正常肝实质,其内血管分布、走行及管径均正常。

(4) 瞬时弹性超声:是一种新型的肝纤维化无创检测方法。利用弹性波检测肝脏硬度,从而更准确地评估肝脏纤维化程度。现已开发出一种同时定量测定肝脂肪含量的新方法,预期不久将应用于临床的诊断和评估。

3. 病理学检查　肝穿刺活检是酒精性脂肪性肝病确诊及分期的"金标准"。但病理学无法区分酒精性和非酒精性脂肪性肝病,且肝活检有创伤,存在采样误差和标本穿刺偏移现象。

(六) 诊断与鉴别诊断

1. 诊断标准

(1) 长期饮酒史:饮酒史需达到一定的饮酒年限(5 年以上)和饮酒量,乙醇量男性 ≥ 40g/d,女性 ≥ 20g/d;或 2 周内有大量饮酒史,折合乙醇量 >80g/d。乙醇量(g)= 饮酒量(ml)× 乙醇含量(%)× 0.8。疑似乙醇滥用或过量饮酒的病人,需采用合适的乙醇调查量表等进一步评估。对于有肝功能损伤、影像学检查提示脂肪肝或肝活检提示脂肪变的病人,达到诊断标准的饮酒史,需排除病毒性肝炎或药物性肝炎、代谢障碍引起的肝损害及其他肝病,即可诊断为酒精性肝病。少数病人同时合并病毒性肝炎如乙型肝炎、丙型肝炎等。

(2) 辅助检查:超声及 CT 检查明确脂肪肝表现。各种肝功能检查发现 AST、ALT、GGT、血清甘油三酯和平均血细胞比容(MCV)等指标升高,凝血酶原时间(PT)延长,凝血酶原活动度下降。其中 AST/ALT 比值大于 2、GGT 升高、MCV 升高为酒精性肝病的特点;凝血酶原活动度在 50% 以下,白细胞升高者预后不良。另外,可有血红蛋白下降、白蛋白下降、结合胆红素升高等临床表现。必要时,可对诊断不确定者行肝穿刺活检。

(3) 合并症诊断:对确定酒精性肝病的病人,需进一步检查了解是否合并其他器官功能障碍,如心肌病、骨骼肌萎缩、胰腺功能障碍和酒精性神经毒性。

2. 鉴别诊断

(1) 表现为肝大的相关疾病:酒精性肝病需与非酒精性脂肪性肝病、病毒性肝炎、血吸虫性肝病、药物性肝损伤、自身免疫性肝病、累及肝的代谢疾病和血液病、原发性肝癌、假性 Budd-Chiari 综合征等相鉴别。

(2) 引起腹水的疾病:酒精性肝硬化晚期出现腹水与其他原因引起的肝硬化腹水发病机制一样。需与胆囊创伤后胆汁性腹水、肿瘤转移所致癌性腹水、黏液性水肿导致的腹水相鉴别。

(七) 治疗

酒精性脂肪肝的治疗原则是:戒酒和营养支持,减轻脂肪性肝病的严重程度,对症支持治疗酒精性肝硬化及其并发症。

1. 戒酒　酒精性肝病病人需要戒酒或长时间禁酒,这是影响预后的关键性因素。戒酒对于单纯性酒精性脂肪肝有效,肝内脂肪沉积一般在戒酒数周或数月内完全消退。戒酒可改善各类型酒精性脂肪肝病人的预后,但一部分病人戒酒后脂肪性肝炎仍持续存在,并发肝硬化。

2. 营养支持　酒精性肝病病人通常合并营养不良,主要是蛋白质、维生素、热量缺乏,而营养不良又可加剧酒精性肝损伤。因此,在戒酒的基础上给予优质蛋白、高热量、低脂饮食,补充多种维生素(维生素 B 类、叶酸、维生素 A、维生素 E 等)。

3. 药物治疗　氧化应激、脂质过氧化损伤是酒精性肝病的发病基础,N- 乙酰半胱氨酸、水飞蓟宾、维生素 E 等抗氧化剂通过减少活性氧可减轻酒精性肝损伤的程度。抗纤维化药物(秋水仙碱)、抗甲状腺药物(丙硫氧嘧啶)、多不饱和卵磷脂(多烯磷脂酰胆碱)、肝再生促进剂(胰岛素和高血糖素)等对轻症酒精性肝炎有一定的疗效,但对重症酒精性肝炎疗效不佳。糖皮质激素用于治疗重症酒精性肝炎,可缓解症状改善生化指标,但仍存在争议。另外,阿坎酸(acamprosate)可帮助戒酒。苯二氮䓬类有助于改善乙醇戒断症状。

4. 肝移植　对于满足下列条件的 Child-Pugh 分级 C 级酒精性肝硬化病人可行肝移植:禁酒 6 个月以上,情绪稳定,社会经济状况稳定,无其他酒精性器官损伤,愿意在移植术后接受心理治疗。重症酒精性肝硬化病人可考虑进行早期肝移植,但由于肝源紧张、费用昂贵等原因只能让小部分病人受益。

(八)预后

酒精性脂肪肝通过戒酒可部分恢复,预后良好。酒精性肝炎如能及时发现并戒酒治疗,大多数可改善症状,恢复正常,预后好。如果不戒酒,可直接发展为酒精性肝硬化,死亡原因多为肝功能衰竭或门静脉高压相关并发症,预后差。

三、非酒精性脂肪性肝病

(一)概述

非酒精性脂肪性肝病(non-alcoholic fatty liver disease,NAFLD)与代谢综合征(metabolic syndrome,MS)的关系密切,现称为代谢相关性肝病(metabolic associated fatty liver disease,MAFLD),是一种与胰岛素抵抗和遗传易感密切相关的代谢应激性肝损伤,病变主体多在肝小叶,以肝实质细胞脂肪变性和脂肪贮积为病理特征,同时伴有高血糖、高血压、肥胖(或中心性肥胖)、高甘油三酯、低高密度脂蛋白 - 胆固醇等多种代谢异常的综合征,但无过量饮酒史。非酒精性脂肪性肝病疾病谱随病程的进展表现不一,主要包括单纯性脂肪肝(simple steatosis)、非酒精性脂肪性肝炎(non-alcoholic steatohepatitis,NASH)、脂肪性肝纤维化、肝硬化和肝细胞癌。非酒精性脂肪性肝病是 21 世纪全球重要的公共健康问题之一,也是我国越来越重视的慢性肝病问题,非酒精性脂肪性肝病的有效防治可阻止慢性肝病进展并改善病人预后。

(二)病因与发病机制

非酒精性脂肪性肝病的形成机制复杂,至今未完全阐明,主要涉及肝细胞内甘油三酯堆积、细胞变性坏死、炎症细胞浸润及肝纤维化等环节。发病机制中,"二次打击"或"多重打击"学说被广泛接受。

初次打击主要指脂肪在肝脏实质细胞内过度聚集,由于胰岛素抵抗,引起肝细胞内脂质,特别是甘油三酯堆积,引起线粒体形态异常和功能障碍。第二次打击为氧化应激反应,在初次打击的基础上,活性氧化代谢产物增多,形成脂质过氧化产物,导致肝细胞膜内磷脂膜氧化损伤,溶酶体自噬异常,凋亡信号通路活化;内质网应激,炎症细胞因子 TNF-α、IL-6 等激活,JNK1、NF-κB 通路活化,肝星状细胞激活,肝纤维化形成。

(三)病理

非酒精性脂肪性肝病在病理上特征表现:以大泡为主的混合性肝细胞脂肪变性,伴或不伴有肝细胞气球样变,小叶内混合性炎症细胞浸润以及窦周纤维化。

其系列性病变分三个阶段:从单纯的脂肪变性发展为脂肪性肝炎,进一步发展为肝纤维化和肝硬化。非酒精性脂肪性肝病具有脂肪性病变的多项病理改变,如脂肪变、气球样变、Mallory 小体、炎症及纤维化,但又有许多不同之处。如脂肪变性和炎症较重,表现为大泡性脂肪变伴随小泡性脂肪变,而骨架损伤及纤维化程度较轻,进展较慢。病理分级可参考表 9-1,三阶段是连续过程,很难严格区分。

表 9-1 非酒精性脂肪性肝病病理分级

分级	病理表现
1级	仅有肝细胞脂肪变
2级	肝细胞脂肪变和气球样变
3级	在 2 级基础上可出现 Mallory-Denk 小体或纤维化
4级	肝纤维化甚至肝硬化

(四)临床表现

除可能有的基础疾病以及诱因的相关表现外,绝大多数非酒精性脂肪性肝病病人无任何症状,或可出现右上腹轻度不适、隐痛或上腹胀痛、乏力等非特异症状,在儿童病人更常见。乏力可能是最常见的症状,但其程度与组织学损伤的严重程度无关。严重脂肪肝可出现瘙痒、食欲减退、恶心、呕吐等症状。进展至失代偿期的肝硬化病人可出现腹水、食管胃底曲张静脉破裂出血、水肿以及肝性脑病的发作。黄疸常常发生于脂肪性肝炎晚期,提示病变进展。

体格检查时,约 30%~100% 的病人存在肥胖。无痛性肝大为非酒精性脂肪性肝病的常见体征,呈轻至中度肿大,表面光滑、边缘圆钝,质地正常或稍硬,无明显压痛。肝硬化阶段的病人可伴有脾大、肝掌、蜘蛛痣、腹壁静脉曲张等慢性肝病的体征。肝硬化失代偿期,病人可出现明显黄疸、腹水、扑翼样震颤以及门静脉高压侧支循环开放相关的体征,甚至肌肉萎缩。

(五)辅助检查

1. 实验室检查

(1)血糖、血脂、胰岛素抵抗的检测:脂肪肝病人大多营养过剩,通常近期内体重增长和 / 或体重过重、内脏性肥胖,通过测定空腹血糖、餐后 2h 血糖,可发现空腹血糖异常、糖耐量损害、糖尿病。血脂全套检测可发现总胆固醇、低密度脂蛋白 - 胆固醇、甘油三酯、游离脂肪酸增高,血尿酸增高。可根据空腹血糖和空腹胰岛素来计算胰岛素的抵抗。

(2)血清转氨酶检测:血清 AST 和 ALT 通常轻度升高,多在正常值上限的 2~3 倍以内,甚至仅为正常值范围高限,持续时间长,短期内无明显波动,除非肥胖者体重明显下降。通常以 ALT 升高为主,AST/ALT 比值小于 1,AST/ALT 比值大于 1.3 提示并发进展性肝纤维化。

2. 影像学检查   同酒精性脂肪性肝病影像学检查。

3. 病理学检查   经皮肝穿刺活检组织学检查对于非酒精性脂肪性肝病的病理分型及其预后的判断非常重要,迄今尚无能够取代肝活检而准确判断肝组织炎症和纤维化程度的无创伤性诊断技术。但由于大多数非酒精性脂肪性肝病病人预后良好,且确诊后缺乏有效治疗措施,肝活检是否为确诊非酒精性脂肪性肝病的常规措施尚有争论。目前肝活检推荐用于以下临床问题:①局灶性脂肪肝或弥漫性脂肪肝伴正常肝岛难与恶性肿瘤区别;②排除某些少见的脂肪性肝病,如胆固醇酯贮积病、糖原贮积症、Wilson 病等;③肥胖合并脂肪肝病人减少原有体重的 10% 或以上,血清转氨酶和 GGT 仍持续异常;④可疑无症状的脂肪性肝炎,肝活检是唯一确诊手段;⑤任何怀疑多种病因引起的脂肪肝或肝功能损害;⑥肝活检作为"金标准"用于客观评价肝组织脂肪变性、炎症和坏死程度的诊断试验等。

非酒精性脂肪性肝病的病理学诊断和临床疗效评估推荐参考美国国立卫生研究院脂肪性肝炎临床研究网病理工作组指南,常规进行非酒精性脂肪性肝病活动度积分(NAFLD activity score,NAS)和肝纤维化分期(表 9-2、表 9-3)。NAS 为半定量评分系统而非诊断程序,NAS<3 分可排除脂肪性肝炎,NAS>4 分则可诊断脂肪性肝炎,介于两者之间者为脂肪性肝炎可能。规定不伴有小叶内炎症、气球样变和纤维化但肝脂肪变大于 33% 者为非酒精性脂肪性肝病,脂肪变达不到此程度者仅称为肝细胞脂肪变。

表 9-2　非酒精性脂肪性肝病活动度积分

病理特征	评分标准
肝细胞脂肪变	0 分(<5%);1 分(5%~33%);2 分(34%~66%);3 分(>66%)
小叶内炎症(20 倍镜计数坏死灶)	0 分,无;1 分(<2 个);2 分(2~4 个);3 分(>4 个)
肝细胞气球样变	0 分,无;1 分,少见;2 分,多见

表 9-3　肝纤维化分期(分为 4 期)

肝纤维化分期	病理特征
0	无纤维化
1a 期	肝腺泡 3 区轻度窦周纤维化
1b 期	肝腺泡 3 区中度窦周纤维化
1c 期	仅有门静脉周围纤维化
2 期	腺泡 3 区窦周纤维化合并门静脉周围纤维化
3 期	桥接纤维化
4 期	高度可疑或确诊肝硬化,包括脂肪性肝炎合并肝硬化、脂肪性肝硬化以及隐源性肝硬化*

* 由于肝脂肪变和炎症可能随着肝纤维化进展而减轻。

(六) 诊断与鉴别诊断

1. 诊断　对肝功能异常临床疑似非酒精性脂肪性肝病的病人可通过以下步骤来诊断。

(1)通过联合无创性的影像学检查明确脂肪肝的诊断:超声、CT、MRI 等。

(2)排除过量饮酒导致的酒精性肝病:至今尚无一个公认的区分酒精性肝病和非酒精性脂肪性肝病的饮酒阈值,事实上非酒精性脂肪性肝病病人即使少量饮酒也可诱发和加剧脂肪性肝炎。非酒精性的范畴为:男性饮酒折合乙醇量小于 30g/d,女性小于 20g/d。

(3)明确支持原发性非酒精性脂肪性肝病的病因:肥胖、糖尿病、高脂血症、高血压病等代谢综合征相关的指标。出现不明原因的血清 ALT 和 / 或 AST、GGT 持续升高半年以上。减肥和改善胰岛素抵抗后,异常酶谱和影像学脂肪肝改善甚至恢复正常。

(4)判断非酒精性脂肪性肝病的类型:合并肥胖症、2 型糖尿病、代谢综合征、年龄大于 45 岁和血清 ALT 持续增高是脂肪性肝炎存在的危险因素,肝组织活检仍是诊断脂肪性肝炎的"金标准",对存在上述情况的病人应该考虑肝穿刺,评估炎症是否存在及其程度,以指导治疗和评估预后。

2. 鉴别诊断　很多肝病可继发肝细胞脂肪变,如病毒性肝炎(丙型肝炎多见)、自身免疫性肝炎、肝豆状核变性等,需要首先排除。全胃肠外营养、药物(糖皮质激素、胺碘酮、丙戊酸钠等)、库欣综合征、炎症性肠病等也可导致脂肪肝发生。

(七) 治疗

非酒精性脂肪性肝病的主要死因为动脉硬化性血管事件,而肝脏相关死亡几乎仅见于脂肪性肝炎进展到肝硬化失代偿病人。为此,非酒精性脂肪性肝病的治疗目标是控制代谢紊乱,防治糖尿病和心脑血管事件;次要目标为逆转肝细胞脂肪变,减少胆囊炎和胆石症的发生;其他包括防治脂肪性肝炎,阻止肝病进展、减少肝硬化和肝细胞癌发生。

1. 去除病因和诱因　肥胖是导致肝组织损害的重要危险因素,所以肥胖者控制体重,减少腰围尤为关键。通过健康宣教纠正不良的生活方式和行为,如推荐中等程度的热量限制,肥胖成人每天热量摄入需减少 500~1 000kcal;建议低糖低脂平衡膳食,增加膳食纤维含量;中等量有氧运动(每周累积锻炼时间至少 150min）。避免体重急剧下降,禁用极低热量饮食。若重度肥胖病人在药物减肥治疗无效时可以考虑减重手术(胃旁路术和垂直袖状胃切除术),慎用空 - 回肠短路手术减肥,避免小肠细菌过度生长。避免接触肝毒性物质,慎用可能有肝毒性的中西药物和保健品,严禁过量饮酒。

2. 改善胰岛素抵抗,纠正代谢紊乱   血管紧张素受体阻断剂、胰岛素增敏剂(二甲双胍、吡格列酮)以及深海鱼油和他汀等药物,以控制血压和防治糖脂代谢紊乱及动脉硬化。但肝功能不全病人慎用。

3. 保肝抗炎药物防治肝炎和纤维化   对于脂肪性肝炎病人,特别是肝活检提示有纤维化者,可用 1~2 种多烯磷脂酰胆碱、水飞蓟宾、甘草酸制剂、双环醇、维生素 E 等药物,疗程至少 1~2 年。

4. 积极处理肝硬化并发症   根据临床需要采取相关措施,防治肝硬化门静脉高压和肝功能衰减等并发症。

(八) 预后

非酒精性脂肪性肝病早期通过饮食控制和运动锻炼可完全恢复。早期发现经过积极的治疗多能明显改善,部分脂肪性肝炎会进展成肝硬化,甚至出现肝衰竭、并发肝细胞癌,预后不良。

(陈世耀)

第三节   药物性肝病

一、概述

药物性肝病(drug-induced liver disease,DILD)亦称药物性肝损伤(drug-induced liver injury,DILI),是指在药物使用过程中,由于药物或其代谢产物引起的肝细胞毒性损害或肝脏对药物及代谢产物的过敏反应所致的疾病。据世界卫生组织(WHO)统计,DILI 已经上升为全球死亡原因的第五位。DILI 也是常见的肝病之一,其发病率仅次于病毒性肝炎、脂肪性肝病(酒精性和非酒精性)。但是由于临床表现不明显或被原发病掩盖,以及缺乏特异性诊断方法,常常被忽视或误诊。其肝脏损害的临床表现和病理类型很多,可以具有所有肝脏疾病的表现。

二、病因与发病机制

(一) 引起 DILI 常见药物

目前报道已有 1 100 余种药物可导致药物性肝病,随着新药的不断问世,药物性肝病发病率不断增加。DILI 约占药物不良反应的 6%,也是药物上市后被撤回的最常见原因。文献报道 DILI 的发病率为 0.001%~0.01%。常见药物包括中草药、抗感染药、抗肿瘤药、激素类药、心血管药、非甾体抗炎药、免疫抑制剂等。

(二) 影响药物肝毒性的因素

1. 营养状况和饮食习惯   营养缺乏可导致细胞色素 P450 酶的活力和量降低,同样也可以导致肝细胞内具有保护作用的物质缺乏,如谷胱甘肽、维生素 C、维生素 B_2。肥胖者对氟烷、对乙酰氨基酚、甲氨蝶呤的易感性增加。

2. 年龄   高龄是 DILI 的重要易感因素,老年人肝细胞内微粒体酶活性降低,肝肾功能减退,对某些药物的代谢能力下降,容易发生药物性肝病;婴儿出生时由于第二相反应几乎缺失,也对药物毒性更敏感。

3. 性别　男性的细胞色素 P450 酶的量较女性多,临床上某些药物所致的肝病女性较男性多见。特异性变态反应所导致的药物性肝损害也多见于女性。

4. 基础疾病　多种基础疾病可以影响药物在体内的代谢。合并慢性肝病的病人更容易发生 DILI,且容易出现肝功能衰竭。

5. 遗传因素　遗传性特异体质或遗传因子的变异均可使特定人群对一些药物的敏感性增加,主要是药物代谢酶、药物转运蛋白和人类白细胞抗原系统等基因多态性与 DILI 相关。

(三) 发病机制

DILI 发病机制复杂,各种药物导致药物性肝病的发病机制不尽相同,但本质都是药物的毒性和人体功能状况、个体易感性等因素相互作用的结果。

1. 直接损害　造成直接肝损害的药物及其代谢产物对肝细胞及其细胞器直接发生化学反应,使细胞膜及膜结构受到损害,直接破坏细胞代谢的结构基础。这些药物不但引起肝脏损害,而且可以造成胃肠道、肾、胰、脑、心脏等多脏器损伤。

2. 免疫介导的肝损害　药物或其代谢物与肝特异蛋白质结合成为抗原,经巨噬细胞加工后,被免疫活性细胞识别,导致变态反应。肝细胞的损害可能由于 T 杀伤细胞或抗体依赖的细胞介导的细胞毒性作用(antibody-dependent cell-mediated cytotoxic, ADCC)攻击所致。

(四) 药物的剂量、疗程、用药方式和联合用药

药物剂量越大,疗程越长,肝损伤越严重。某些药物在联合应用时,其肝毒性增大。用药方式也对药物性肝损害有影响。

预防需要提高安全用药意识:尽量选用肝毒性较小的药物,严格掌握药物剂量与疗程,了解有无药物性肝病的易患因素,长期用药需要定期检查并及时发现药物性肝损害。一出现肝功能异常,怀疑药物所致,应立即停药,并避免再次使用。

三、病理

药物性肝病可以发生在临床上应用的各种药物,临床表现各异,DILI 损伤的细胞包括肝细胞、胆管上皮细胞及肝窦内皮细胞等,损伤模式复杂多样,其病理改变几乎涵盖了肝脏病理改变的全部范畴。

(一) 肝细胞型

药物引起的急性肝细胞损伤的典型病理表现是肝细胞变性、坏死。可见嗜酸性小体,汇管区和肝小叶内有多种炎症细胞浸润,库普弗细胞增多,有时可见纤维化,大片状坏死可伴有肝脏网状结构的塌陷。药物可引起脂肪变性,包括大泡型和小泡型。

(二) 肝内胆汁淤积型

药物引起的胆汁淤积分为 3 类:①非炎症性胆汁淤积又称单纯淤胆型,表现为肝细胞分泌胆汁异常。病理变化主要是肝小叶中心区淤胆,没有或很少有肝细胞变性、坏死,毛细胆管内有胆栓,肝细胞和库普弗细胞内有色素沉着,电镜下可见毛细胆管扩张、微绒毛缩短或消失、毛细胆管周围溶酶体增多。②炎症性胆汁淤积其特征以胆汁淤积为主,伴明显的肝细胞变性、坏死,汇管区有多种炎症细胞浸润。③胆管性胆汁淤积较少见,损伤的特征是小叶间淤胆,并有进行性小胆管破坏、消失。

(三) 慢性药物性肝病

药物还可引起慢性肝损害,临床过程呈慢性发展,其组织学变化类似于慢性肝炎,肝活检肝细胞局灶变性、坏死,伴有汇管区和小叶内炎症细胞浸润,甚至可引起肝纤维化和肝硬化。

(四) 特殊类型

特殊类型的药物肝损害的病理学表现:①药物诱发免疫反应导致的肝损害;②肝肉芽肿;③肝磷脂病;④肝脏紫斑病;⑤肝静脉血栓形成;⑥肝脏肿瘤;⑦特发性门静脉高压症:病理特点是肝内门静

脉末梢闭塞、门静脉血栓形成、汇管区纤维化。

四、临床表现

DILI 多有潜伏期,用药后 2 周内发病者占 50%~70%,8 周内发病者达 80%~90%。

急性损伤临床表现主要有乏力、食欲缺乏、恶心、皮肤巩膜黄染等急性肝炎样症状,重者可发生急性或暴发性肝衰竭。胆汁淤积可以皮肤瘙痒为主要表现。慢性损伤可无症状或症状轻微。病人常有乏力、食欲缺乏、厌食、上腹不适等症状,部分病人有肝外表现,如关节痛、多毛、闭经、皮肤病变等。除上述症状外,可有发热、皮疹、关节炎、肾炎等过敏反应表现。

五、辅助检查

(一) 实验室检查

发病初期外周血嗜酸性粒细胞增高。血清酶学指标、胆红素水平是评价肝细胞损伤的敏感指标。自身抗体如抗线粒体抗体 6(抗 M6)、抗肝肾微粒体抗体 2(抗 LKM2)、抗人细胞色素 P4501A2(抗 CYP1A2)、抗人细胞色素 P4502E1(抗 CYP2E1)有助于诊断。

(二) 影像学检查

超声检查对肝硬化、肝脏占位性病变、脂肪肝和肝血管病变有一定的诊断价值,CT 和 MRI 优于超声。

(三) 肝组织学活检

在药物性肝病的诊断中,有一定提示价值,主要帮助判断严重程度、病理类型,同时排除其他肝胆疾病所造成的肝损伤。

六、诊断与鉴别诊断

(一) 诊断线索

药物性肝病没有特异诊断方法,根据服药史、临床症状、实验室检查、肝活检以及停药后的效应,排除其他因素后作出综合诊断。急性药物性肝病常常有明确的服药史、较典型的临床症状和血清学改变,结合停用可疑药物后的效应可以作出诊断。慢性药物性肝病症状隐匿,需要详细了解病人的全部用药史。

(二) 临床诊断方法

1. 肝损害的诊断标准　根据欧洲肝病学会 2019 年药物性肝损的指南,肝损害的生化诊断标准为:①ALT ≥ 5 × 正常值上限(upper limit of normal,ULN);②ALP ≥ 2 × ULN(除外骨病);③ALT ≥ 3 × ULN 伴 TB ≥ 2 × ULN。临床上,DILI 的临床表现、生化异常和病理改变多样,三者之间不一定都是正相关,任何形式的肝脏损害,包括蛋白质代谢、糖代谢、脂肪代谢、肝酶学指标,或者其他检查发现的肝脂肪变性、纤维化、肝硬化及其失代偿表现如腹水或食管胃底静脉曲张,甚至肝癌等,都需要考虑药物因素。

2. 诊断药物性肝病可参考以下标准　①用药后 1~4 周内出现肝损害;②初发症状可有发热、皮疹等过敏征象;③有肝细胞损害或肝内淤胆的病理改变和临床表现;④末梢血嗜酸性粒细胞比例超过 5%;⑤药物淋巴细胞转化试验或巨噬细胞移动抑制试验阳性;⑥有 DILI 史,再次应用相同的药物可诱发。符合上述第①条,加②~⑥条中任意两条,可考虑诊断药物性肝病。此外还需要排除其他能够解释肝损伤的病因。

临床上,药物与肝损伤的因果关系分为药物相关性肝损害、非药物相关性肝损害和不确定性 DILI

三类。药物性肝损伤因果关系评价表(Roussel Uclaf Causality Assessment Method,RUCAM)量表评估可协助药物性肝病的诊断。其他评估方案还有临床诊断量表(clinical diagnostic scale,CDS)积分法、药物性肝损伤网络法等量表。

3. 分型诊断　目前国际上基本达成了共识,将肝损害分为肝细胞损伤型、胆汁淤积型和混合型。①肝细胞损伤型:ALT ≥ 3×ULN 且 ALT/ALP ≥ 5；②胆汁淤积型:ALP ≥ 2×ULN 且 ALT/ALP ≤ 2；③混合型:ALT ≥ 3×ULN,ALP ≥ 2×ULN,且 ALT/ALP ≤ 5；④肝血管损伤型:相对少见,可表现为肝窦阻塞综合征、布加综合征、特发性门静脉高压等。

(三) 鉴别诊断

药物性肝损伤临床表型复杂,几乎涵盖目前已知的所有急性、亚急性、慢性肝损伤表型,诊断 DILI 时需与各型病毒性肝炎、代谢性肝病、酒精性肝病、自身免疫性肝病、胆汁淤积型肝病、遗传性疾病、肿瘤肝浸润等相鉴别。应用免疫调节药物(化疗、激素、生物制剂等)造成肝炎病毒激活引发肝损伤,应与治疗药物本身的肝损伤鉴别。

七、治疗

药物性肝损伤迄今仍缺乏特异的治疗。轻症病人在停药后或经一般对症治疗后可很快好转,对于有明显临床表现或出现中毒症状的病人,应密切监测病情发展。

(一) 停用相关药物
立即停用与肝损害相关的药物是治疗的关键。很多病人在停用相关药物后,肝功能可恢复正常。

(二) 清除或促进毒性药物排泄
误服大量肝毒性药物的病人,宜早期洗胃、导泻,以清除胃内残留药物;对血液残留,可采用利尿、血液透析、血浆置换及分子吸附再循环系统等人工肝脏支持治疗方法处理。

(三) 加强支持治疗
病人应卧床休息,减轻肝脏负担,可酌情补充血浆、白蛋白、支链氨基酸等,注意补充热量以及维生素 C、维生素 B 和维生素 E,维持水、电解质和酸碱平衡,以利于肝细胞修复和再生。

(四) 药物治疗
1. 保肝治疗　谷胱甘肽可以保护肝细胞膜,并与药物代谢产物结合,消除脂质过氧化,减轻药物肝毒性。多烯磷脂酰胆碱是体内不能合成的必需磷脂,有益于肝细胞的再生。也可选用水飞蓟宾、腺苷甲硫氨酸等。

2. 缓解胆汁淤积　有明显胆汁淤积者,可用熊去氧胆酸。苯巴比妥可促进胆红素与葡糖酸、γ 球蛋白的结合,增加其转运,降低血浆胆红素浓度;还可增加细胞膜 Na^+、K^+-ATP 酶的活性。

3. 应用特殊解毒剂　如早期应用 N-乙酰半胱氨酸可有效治疗对乙酰氨基酚中毒性肝损伤。

4. 纠正凝血功能　有出血倾向者可用维生素 K_1,对于肝小静脉闭塞的病人,排除禁忌后,需要早期进行低分子肝素和华法林联合抗凝治疗。

5. 糖皮质激素　对于有过敏征象的病人,或肝内胆汁淤积、肉芽肿肝炎和肝紫癜病等病人,可谨慎使用糖皮质激素。在肝衰竭的早期,若病情发展迅速且无严重感染、出血等并发症者,亦可酌情短期使用,但应同时注意其可能导致的副作用。

(五) 肝移植
病情严重发生肝性脑病、肝衰竭,或静脉曲张等并发症难以纠正可考虑肝移植。

八、预后

急性药物性肝损害如能及时诊断立即停药,经适当处理后大多数病人预后良好,一般 1~3 个月内肝功能逐步恢复。如有大片状或弥漫性肝细胞坏死,可发生肝衰竭或合并肾功能损害,病死率高。慢性药物性肝病进展为肝硬化,预后较差。

(陈世耀)

第四节 肝 硬 化

一、概述

肝硬化(hepatic cirrhosis)是由一种或多种原因长期作用于肝脏引起的,以肝组织弥漫性纤维化、假小叶形成和再生结节为组织学特征的慢性进行性肝病终末阶段。代偿期通常无明显症状,失代偿期以门静脉高压和肝功能减退为特征,后期有多器官受累,常并发上消化道出血、肝性脑病、严重感染、肝肾综合征、肝肺综合征及自发性细菌性腹膜炎等。全球每年超过 100 万人因肝硬化并发症而死亡。我国是全球肝纤维化及肝硬化发病率和死亡率最高的国家,存在超过 700 万的肝硬化病人,对家庭和社会造成沉重的负担,因此肝硬化是我国严重的公共卫生问题之一。

二、病因与发病机制

(一) 病因

在我国,目前引起肝硬化的病因仍以乙型病毒性肝炎为主;在欧美国家,常见的病因是丙型病毒性肝炎、酒精性肝病和代谢相关性脂肪性肝病。

1. 病毒性肝炎　乙型肝炎病毒(hepatitis B virus,HBV)为我国最常见的病因,其次为丙型肝炎病毒(hepatitis C virus,HCV)。从病毒性肝炎发展为肝硬化短至数月,长达数十年。病毒的持续存在和中重度的肝炎是发展为肝纤维化,继而进展为肝硬化的主要原因。甲型肝炎病毒和戊型肝炎病毒感染所致肝炎一般不发展为肝硬化。

2. 慢性酒精性肝病　长期大量饮酒导致肝细胞损害、脂肪沉积及肝脏纤维化,逐渐发展为肝硬化,营养不良、合并 HBV 或 HCV 感染及损伤肝脏药物等因素将增加酒精性肝硬化发生的风险。酒精性肝硬化为欧美国家肝硬化最常见的原因,在我国相比肝炎后肝硬化较为少见,但近年来有升高趋势。

3. 代谢相关性脂肪性肝病　肥胖、糖尿病、高脂血症、肠外营养、药物和体重明显下降等是非酒精性脂肪性肝病的危险因素,多见于欧美发达国家。

4. 长期胆汁淤积　任何原因引起持续的肝外胆道梗阻、肝内胆汁淤积,皆可发展为胆汁性肝硬化。高浓度胆汁酸和胆红素的毒性作用可导致肝细胞变性、坏死、纤维化。根据胆汁淤积的原因,可分为原发性和继发性胆汁性肝硬化。

5. 免疫疾病　自身免疫性肝炎与累及肝脏的多种免疫性疾病可进展为肝硬化。近年来发病率呈上升趋势。

6. 药物或毒物　长期服用损伤肝脏的药物如对乙酰氨基酚、抗结核药物、抗肿瘤化疗药物及部分中草药(雷公藤、何首乌、土三七等),或接触四氯化碳、磷、砷等化学毒物可引起药物性或中毒性肝炎,最终演变为肝硬化。

7. 肝脏血液循环障碍　肝窦阻塞综合征(hepatic sinusoidal obstruction syndrome,HSOS)、布加综

合征(Budd-Chiari syndrome,BCS)、慢性心功能不全及缩窄性心包炎等导致肝脏血液回流受阻,引起肝脏长期淤血、缺氧,导致肝小叶中心肝细胞变性及纤维化,最终发展为肝硬化。

8. 遗传和代谢性疾病　由于遗传或先天性酶缺陷,某些代谢产物沉积于肝脏,引起肝细胞坏死和纤维组织增生,又称代谢性肝硬化。

(1)铜代谢紊乱:也称肝豆状核变性,即 Wilson 病(Wilson's disease),是一种常染色体隐性遗传病,其致病基因定位于 13q14.3,该基因编码产物为转运铜离子的 P 型 -ATP 酶。由于该酶的功能障碍,铜在体内沉积,损害肝、脑等器官而致病。

(2)血色病:因第 6 对染色体上基因异常,导致小肠黏膜对食物内铁吸收增加,过多的铁沉积在肝脏,引起纤维组织增生及脏器功能障碍。

(3)α1- 抗胰蛋白酶缺乏症:α1- 抗胰蛋白(α1-AT)是肝脏合成的一种低分子糖蛋白,由于遗传缺陷,正常 α1-AT 显著减少,异常的 α1-AT 分子量小而溶解度低,以致不能被肝脏排至血中,大量积聚在肝细胞内,肝组织受损,引起肝硬化。

其他如半乳糖血症、血友病、酪氨酸代谢紊乱症、遗传性出血性毛细血管扩张症及肝性卟啉病等亦可导致肝硬化。

9. 寄生虫感染　血吸虫感染在我国南方依然存在,虫卵在肝内主要沉积在门静脉分支附近,造成嗜酸性粒细胞浸润、纤维组织增生。肝纤维化常使门静脉回流障碍,所致的肝硬化常以窦前性门静脉高压为突出特征。

10. 原因不明　部分病人因病史不详、组织病理特征不清、与特异性诊断标准不符等原因,无法用目前已知的病因解释肝硬化的发生,也称隐源性肝硬化,约占 5%~10%。

(二)发病机制

上述一种或多种病因引起的肝脏持续损伤,使相关细胞因子分泌增加,可激活位于 Disse 间隙的肝星状细胞。活化的肝星状细胞分泌细胞外基质增加,同时刺激更多的肝星状细胞活化。细胞外基质沉积于 Disse 间隙,致使间隙增宽,肝窦内皮细胞间窗孔减少,基底膜形成,导致肝窦毛细血管化(sinusoid capillarization)。肝窦血流因此受阻,肝内阻力增加,造成肝细胞缺血、缺氧,加重肝细胞坏死。细胞外基质弥漫性沉积、肝细胞广泛坏死及再生导致肝小叶正常结构破坏,增生的纤维组织将残存的肝小叶重新分隔形成假小叶。肝内血管增殖、扭曲、受压,血流阻力增加;肝内门静脉、肝静脉和肝动脉之间出现交通吻合支,广泛的微小动脉门静脉瘘等肝内血液循环紊乱。这不仅是形成门静脉高压的病理基础,还是加重肝细胞营养障碍、促进肝硬化发展的重要原因。

三、病理与病理生理

肝硬化发展的基本特征是肝细胞变性坏死、再生、肝纤维化、假小叶形成、肝内血管增殖和循环紊乱。肝内血液循环阻力增加对门、体循环产生的不良后果为:①门静脉高压及大量来自肠道的血管活性多肽促使肝外门静脉属支增生、扩张,门静脉属支内血容量增加,加重门静脉高压,促进多处门腔侧支循环形成或破裂出血;②机体血容量大量淤滞于门静脉属支,减少了体循环血容量,多个重要脏器动脉灌注明显不足,在肝功能减退的情况下,慢性多器官功能障碍陆续发生,导致肝硬化失代偿后多种并发症的发生。

1. 侧支循环形成　门静脉高压时门静脉与腔静脉之间形成许多交通支,这些交通支开放后出现血流方向的改变、静脉扩张和迂曲。主要的侧支循环有食管下段和胃底静脉曲张、腹壁静脉显露和曲张、直肠下端静脉丛。侧支循环建立后不仅会引起消化道出血,还因分流部分门静脉血导致肝细胞营养进一步障碍、门静脉血毒素清除减少,引起肝性脑病。

2. 腹水　①门静脉高压是引起腹水的主要驱动因素:肝窦静水压增高使大量液体流到 Disse 间隙,造成肝脏淋巴液生成增多,当胸导管不能引流过多淋巴液时,其从肝包膜直接漏入腹腔形成腹水;

②血清白蛋白减少是加重腹水的重要原因：肝硬化病人合成白蛋白能力下降，血清白蛋白水平降低，进而血浆胶体渗透压降低，腹水生成增加而吸收减少；③内脏动脉扩张引起有效循环血量下降，激活肾素 - 血管紧张素 - 醛固酮系统（renin-angiotensin-aldosterone system，RAAS）造成肾血管收缩，是最终造成水和电解质失衡的原因。

3. 自发性细菌性腹膜炎（spontaneous bacterial peritonitis，SBP）　肝硬化病人肠道细菌过度生长，门静脉高压导致肠壁通透性增加，肠腔内细菌发生易位，经肠系膜淋巴结进入循环系统产生菌血症。在腹腔内无感染源的情况下，腹水自发性感染导致自发性细菌性腹膜炎。

4. 肝性胸腔积液　常伴发于腹水病人，性质与腹水相同。其发生机制可能是腹压增高，膈肌腱索部变薄，形成胸腹间通道，胸腔负压使腹水经通道进入胸腔。也可能与低蛋白血症引起胸膜毛细血管胶体渗透压降低，胸腔积液滤出增加吸收减少有关。

5. 内分泌紊乱　主要表现为性激素紊乱，由于肝脏功能障碍和侧支循环导致的门体分流，原本在肝脏灭活的雌激素在外周循环系统的水平增高，病人出现肝掌、蜘蛛痣及男性乳房发育等症状。

四、临床表现

（一）症状

肝硬化通常起病隐匿，病程发展缓慢。根据临床表现，临床上将肝硬化大致分为肝功能代偿期和失代偿期。

1. 代偿期　大部分病人无症状或症状较轻，可有上腹部不适、乏力、食欲减退和腹泻等非特异性症状，多呈间歇性，常于劳累、精神紧张或伴随其他疾病时出现，休息及助消化的药物可缓解。

2. 失代偿期　症状较明显，主要有肝功能减退和门静脉高压两类临床表现。

（1）消化不良：食欲减退、恶心、厌食、腹胀，是肝硬化病人最常见的症状，多与门静脉高压时胃肠道淤血水肿、消化吸收障碍和肠道菌群失调等有关。

（2）营养不良：一般情况较差，消瘦、乏力、体重减轻、精神不振，甚至因衰弱而卧床不起，常与肝病活动程度一致。

（3）皮肤、巩膜黄染，皮肤瘙痒：肝细胞进行性或广泛坏死及肝衰竭时，黄疸持续加重，多系肝细胞性黄疸。

（4）出血和贫血：常有鼻腔、牙龈出血及皮肤黏膜瘀点、瘀斑和消化道出血等，与肝脏合成凝血因子减少、脾功能亢进和毛细血管脆性增加有关。

（5）内分泌失调：雌激素增多、雄激素减少导致男性病人常有性欲减退、睾丸萎缩、毛发脱落及乳房发育，女性病人有月经失调、闭经、不孕等症状。此外，肝硬化病人中糖尿病发病率增加，表现为高血糖、高胰岛素血症和外周胰岛素抵抗。

（二）体征

病人常呈肝病面容，面色黑黄、晦暗无光。皮肤及四肢表现常为黄疸、蜘蛛痣、肝掌或杵状指。男性可出现乳房发育、胸毛或腋毛减少。腹壁皮下静脉可显露甚至曲张，在脐周突起，称为海蛇头征，听诊可闻及静脉杂音。肝脏早期肿大，晚期缩小且质地变硬，肋下不易触及，但胆汁淤积和静脉回流障碍引起的肝硬化晚期肝脏体积仍较大。多数病人伴有脾大，可于肋下触及。伴发腹水的病人腹部膨隆，移动性浊音阳性，大量腹水时液波震颤阳性。扑翼样震颤见于肝性脑病病人。

（三）常见并发症

1. 食管胃底曲张静脉破裂出血（esophageal-gastro variceal bleeding，EGVB）　急性出血时病人表现为突发大量呕血和 / 或柏油样便，严重者出现失血性休克，死亡率为 15%~20%，是肝硬化常见和严重的并发症。诱因多为进食粗糙食物、剧烈呕吐、剧烈咳嗽及腹内压增高等。详见本章第五节。

2. 腹水（ascites）　肝硬化腹水是腹腔内液体产生和吸收动态平衡紊乱的结果，主要与肝功能减退和门静脉高压有关。约 60% 的病人在确诊肝硬化后 10 年内出现程度不等的腹水。大量腹水使腹部膨隆,状如蛙腹,甚至可导致脐疝等腹疝形成,抬高横膈或使其运动受限,出现呼吸困难和乏力。

3. 自发性细菌性腹膜炎　在腹水病人中的发病率约为 10%~30%。起病缓慢者多有低热、腹胀或顽固性腹水;病情进展快者,腹痛明显、腹水增长迅速,高热,严重者诱发肝性脑病,出现中毒性休克等。查体发现病人有轻重不等的腹膜炎体征。腹水外观浑浊,多形核白细胞绝对计数大于 0.25×10^9/L,细菌培养多为革兰阴性杆菌。

4. 肝性脑病　轻者意识不清、性格改变、失眠,重者嗜睡、谵妄或昏迷。详见本章第六节。

5. 门静脉血栓(portal vein thrombosis,PVT)　因门静脉血流淤滞,门静脉主干、肠系膜上静脉、肠系膜下静脉或脾静脉血栓形成。在肝硬化病人中 PVT 的发病率约为 11%~20%,尤其是脾切除术后可高达 25%。PVT 的临床表现差异较大,肝硬化并发的 PVT 多缓慢形成,常无明显症状,往往首先由影像学检查发现。急性或亚急性 PVT 多见于非肝硬化 PVT,表现为突发的明显腹痛、顽固性腹水、脾大、消化道出血等,甚至出现急性肠坏死,腹穿可抽出血性腹水。肝硬化 PVT 引起肠坏死的情况较非肝硬化 PVT 少见,主要原因是血栓形成时间较长,侧支环逐渐开放并代偿肠道静脉血回流。

门静脉海绵样变是指肝门部或肝内门静脉分支部分或完全慢性阻塞后,在肝门部形成网状门 - 门侧支循环细小迂曲的血管(图 9-23)。其原因与门静脉炎、肝门周围纤维组织炎、血栓形成、红细胞增多或肿瘤侵犯等有关。

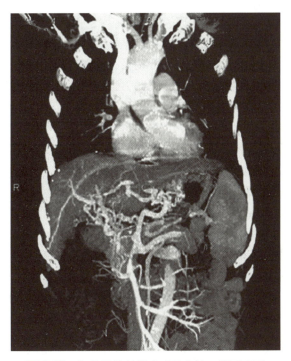

图 9-23　门静脉海绵样变 CT 血管三维重建图

6. 肝肾综合征(hepatorenal syndrome,HRS)　病人肾脏无实质性病变,由于严重门静脉高压,内脏高动力循环使体循环血量明显减少,肾脏灌注不断下降。临床主要表现为少尿、无尿及氮质血症。肝肾综合征的诊断标准:①肝硬化合并腹水;②急进型血清肌酐浓度在 2 周内升至 2 倍基线值,或大于 226μmol/L,缓进型血清肌酐大于 133μmol/L;③停利尿剂至少 2d 并经输注白蛋白扩容后,血清肌酐值没有改善(>133μmol/L);④排除休克;⑤目前或近期没有应用肾毒性药物或扩血管药物治疗;⑥排除肾实质性疾病。80% 的急进型病人于 2 周内死亡。缓进型病人临床较多见,常表现为难治性腹水,肾衰竭病程缓慢,可在数月内保持稳定状态,常在各种诱因作用下转为急进型而死亡,平均存活期约为 1 年。

7. 肝肺综合征(hepatopulmonary syndrome,HPS)　在排除原发心肺疾病后,具有基础肝病、肺内血管扩张和动脉血氧合功能障碍者可基本明确诊断。临床表现主要为肝硬化伴呼吸困难、发绀和杵状指(趾),预后较差。肺内血管扩张可通过胸部 CT 及肺血管造影显示。慢性肝病病人具有严重低氧血症($PaO_2 < 50mmHg$)应疑诊;超声心动图造影阳性和肺泡动脉血氧梯度 ≥ 15mmHg 是诊断肝肺综合征的必备条件。

8. 原发性肝癌　详见本章第十节。

五、辅助检查

(一) 实验室检查

1. 血常规　肝硬化代偿期的血常规指标多在正常范围内。失代偿期由于消化道出血和营养不良等可发生不同程度的贫血。脾功能亢进者血小板和白细胞计数减少,伴发感染者白细胞或中性粒细胞计数可升高。

2. 尿常规　一般在正常范围内。因肝细胞损伤引起黄疸时,尿胆原、尿胆红素可阳性;胆汁淤积引起的黄疸尿胆红素阳性,尿胆原阴性。

3. 粪便常规　消化道出血时如曲张静脉破裂出血、门静脉高压性胃病出血,粪便隐血试验阳性,大量出血时可见肉眼黑便和血便。

4. 肝功能检查

(1)血清酶学检查:急性肝细胞损伤时,丙氨酸氨基转移酶(ALT)和天冬氨酸氨基转移酶(AST)常明显升高。慢性活动性肝病时,ALT 和 AST 常呈轻、中度升高。肝硬化病人 AST/ALT 常大于 2。γ- 谷氨酰转肽酶(GGT)在 90% 肝硬化病人中可升高,尤其是在胆汁淤积性肝硬化和酒精性肝硬化升高更明显。碱性磷酸酶(ALP)在 70% 肝硬化病人中可升高,常小于正常上限值的 2 倍。若病人有胆汁淤积性肝病,ALP 会更高。

(2)血清胆红素:肝硬化时,因肝细胞受损和 / 或胆汁淤积,可出现不同程度的黄疸,血清直接胆红素和间接胆红素增高。胆红素的持续升高是预后不良的重要指标。严重肝炎时,转氨酶下降而胆红素升高,称为"酶胆分离",是肝细胞坏死殆尽的表现,病人病死率高达 90%。

(3)血清白蛋白:血清白蛋白仅由肝脏合成,是反映肝脏合成功能的重要指标。随着肝功能损害的加重尤其在出血、感染、手术等后,血清白蛋白将显著降低。

(4)凝血酶原时间:在肝功能受损的早期,白蛋白尚在正常水平,维生素 K 依赖的凝血因子即有显著降低。凝血酶原时间(PT)是最常用的指标,在晚期肝硬化及肝细胞损害时明显延长。

5. 腹水检查　肝硬化引起的腹水为漏出液。当合并感染、肝癌等时,为渗出液甚至血性腹水。血清 - 腹水白蛋白梯度(serum ascites albumin gradient,SAAG)可间接反映血清与腹水的渗透压差,从而判断腹水是否因门静脉压力增高引起。SAAG ≥ 11g/L 且腹水总蛋白浓度 <25g/L 时,考虑是由肝硬化门静脉高压导致的腹水。

6. 血清Ⅲ型前胶原氨基末端肽、Ⅳ型胶原、层粘连蛋白、透明质酸、单胺氧化酶、脯氨酸羟化酶、胶原酶和 N- 乙酰 -β- 氨基葡萄糖苷酶等指标异常有助于肝脏纤维化程度的判断。

(二) 影像学检查

1. 超声　常作为首选的影像学检查方法。早期表现无特异性,典型表现为肝脏体积缩小,形态失常,左右叶均缩小或尾叶、左叶代偿性增大,肝表面不光整,呈锯齿状或波浪状改变。肝脏实质回声增粗、增强,可表现为低回声或高回声结节。合并门静脉高压时:①门静脉内径增宽(≥ 13mm),脾静脉内径增宽(≥ 10mm),肝静脉显示不清晰;②脾脏增大;③脐静脉、侧支循环开放;④胆囊壁水肿增厚,呈"双边影",可见腹水等。近年来瞬时弹性成像和实时剪切波弹性成像技术广泛用于临床,可以定量测定肝和脾的硬度,有助于肝硬化程度的判断。

彩色多普勒超声可见门静脉血流速度降低,部分呈双向甚至反向的离肝血流信号,可有血栓形成;肝动脉血流速度增快,阻力指数增高;肝静脉流速减低,类似门静脉血流频谱。

2. CT　早期肝脏可能增大,CT 检查没有特异性。中晚期肝体积减小、萎缩,更多表现为尾叶、左叶外侧段代偿性增大及右叶和左叶内侧段萎缩,肝叶比例失常;肝表面凹凸不平;肝门、肝裂增宽,肝密度不均匀。可见脾大、腹水、胃底与食管静脉曲张等门静脉高压征象,增强扫描及 CTA 可清楚显示增粗、扭曲的侧支循环静脉。常合并胆囊结石及胆囊周围积液。

3. MRI　肝脏大小、形态改变和脾大、门静脉高压征象方面与 CT 所见相同,显示再生结节优于CT。由于同时存在脂肪变性、炎性反应及肝纤维化可致肝实质信号不均,T_2WI 呈网格状高信号。肝硬化再生结节呈弥漫性分布,大小不等,T_1WI 呈等或略高信号,T_2WI 信号减低,信号均匀,无包膜,对比增强结节无明显强化,延迟期结节周围网格状强化。MRI 在显示和监控再生结节、不典型增生结节及其进展为早期肝细胞肝癌的变化过程具有重要价值。

4. 放射性核素显像　放射性核素 ^{99m}Tc 扫描测定心脏 / 肝脏比值可间接反映门体分流程度,对肝硬化和门静脉高压的诊断有一定意义,正常值为 0.26,肝硬化病人多大于 0.6,伴门静脉高压者常大于 1。

5. 消化道钡剂造影　消化道钡剂造影可发现食管和胃底静脉曲张,呈蚯蚓状充盈缺损,但诊断敏感性不如胃镜,目前应用较少。

(三) 内镜检查

胃镜是明确诊断食管胃底静脉曲张的必备检查,可了解静脉曲张程度和范围,判断出血风险,确定有无门静脉高压性胃病,必要时可直接行内镜下静脉曲张治疗(图 9-24)。肠镜检查可发现结、直肠静脉曲张,胶囊内镜或小肠镜可发现小肠异位静脉曲张。

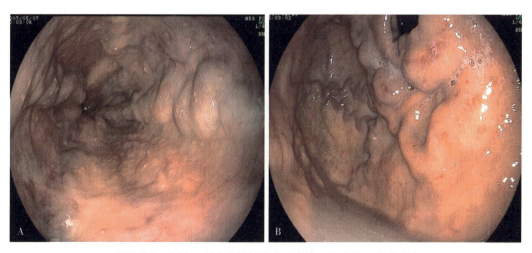

图 9-24　内镜下观察食管静脉曲张(A)和胃底静脉曲张(B)

(四) 肝脏穿刺活检

肝组织活检是诊断早期肝硬化与评价硬化程度的“金标准”。除了证实肝硬化外,肝脏活检有助于明确肝硬化病因。肝脏组织标本常通过经皮经肝穿刺获取。凝血酶原时间延长、血小板明显降低及有腹水的病人可经颈静脉肝穿刺活检,减少出血、感染的风险。

(五) 肝静脉压力梯度测定

由于直接测量门静脉压力的操作穿刺创伤较大,有引起腹腔内出血的风险,因此临床上用肝静脉楔入压和游离压的差值肝静脉压力梯度(hepatic venous pressure gradient,HVPG)来估算门静脉与腔静脉的压力梯度。通常穿刺颈静脉或股静脉,将球囊插管至肝静脉,测定肝静脉游离压(free hepatic venous pressure,FHVP);充盈球囊阻断肝静脉血流后测定肝静脉楔入压（wedged hepatic venous pressure,WHVP）;然后计算 HVPG=WHVP–FHVP。HVPG 是诊断肝硬化门静脉高压的"金标准"，在肝硬化分期、并发症危险度分层和治疗效果评价中具有重要价值。HVPG 正常值为 3~5mmHg，HVPG ≥ 6mmHg 即为门静脉高压，HVPG ≥ 12mmHg 时腹水形成、食管胃底静脉曲出血的风险增加，HVPG ≥ 20mmHg 时可出现难以控制或反复发生的门静脉高压并发症。但 HVPG 检测为有创操作，对设备及操作者的技术有一定要求，且成本较高，目前在临床上未常规应用。

六、诊断与鉴别诊断

（一）诊断

诊断内容包括确定有无肝硬化、寻找肝硬化原因、肝功能分级及并发症。

1. 确定有无肝硬化　临床诊断肝硬化通常依据肝功能减退和门静脉高压两方面的证据，包括症状、体征、实验室检查等。影像学所见肝硬化的征象有助于诊断。当肝功能减退和门静脉高压证据不充分、肝硬化的影像学征象不明确时，肝活检可明确诊断及病理分类。

2. 病因诊断　明确肝硬化的病因对于病人治疗及预后评估非常重要。如病毒性肝炎标志物阳性可考虑病毒性肝炎引起的肝硬化，免疫标志物及自身抗体阳性需排除自身免疫性肝病，怀疑 Wilson 病则需检查 K-F 环并测定血清铜蓝蛋白、尿铜、血铜等。

3. 肝功能分级　对肝功能的评估应该结合病人的症状、体征、影像资料及病理综合判断，目前临床上常用的是 Child-Pugh 分级（表 9-4），便于临床诊治决策。由于肝功能分级可随病情而波动，应灵活运用。

表 9-4　肝功能 Child-Pugh 评分

观测指标	分数		
	1	2	3
肝性脑病（期）	无	Ⅰ~Ⅱ	Ⅲ~Ⅳ
腹水	无	少量	中量/大量
胆红素/(μmol/L)	<34	34~51	>51
白蛋白/(g/L)	>35	28~35	<28
凝血酶原时间延长/s	<4	4~6	>6

原发性胆汁性胆管炎病人的胆红素（μmol/L）评分:<68,1 分;68~170,2 分;>170,3 分。
总分:A 级 ≤ 6 分;B 级 7~9 分;C 级 ≥ 10 分。

（二）鉴别诊断

1. 引起腹水的疾病　应确定腹水的性质,需与结核性腹膜炎、腹腔内肿瘤、肾病综合征和缩窄性心包炎等鉴别。肝硬化腹水为漏出液,血清-腹水白蛋白梯度（SAAG）大于 11g/L,但合并自发性细菌性腹膜炎时为渗出液,此时以中性粒细胞增多为主,但 SAAG 仍大于 11g/L;结核性和肿瘤性腹水时 SAAG 小于 11g/L。

2. 肝脾大　应除外原发性肝癌、慢性肝炎、血吸虫病和血液病等。

3. 肝硬化并发症　①上消化道出血应与消化性溃疡、糜烂出血性胃炎、胃癌等鉴别;②肝性脑病应与低血糖、糖尿病酮症酸中毒、神经精神疾病等鉴别;③肝肾综合征应与慢性肾小球肾炎、急性肾小管坏死等鉴别;④肝肺综合征注意与肺部感染、哮喘等鉴别。

（三）分期

依据 2019 年中华医学会肝病学分会《肝硬化诊治指南》，肝硬化临床可分为代偿期、失代偿期和再代偿期。

1. **代偿期肝硬化** 符合下列四条之一即可诊断代偿期肝硬化：①肝活检组织学符合肝硬化征象；②内镜检查发现食管胃底静脉曲张或其他消化道异位静脉曲张，并排除非肝硬化门静脉高压；③超声、CT 或 MRI 等影像学检查提示肝硬化征象；④符合后面中的 2 条：血小板计数小于 $100 \times 10^9/L$ 且无其他原因可解释、白蛋白小于 35g/L 且排除营养不良或肾脏疾病、国际标准化比值（INR）大于 1.3 且 7d 内未用溶栓或抗凝药、AST/PLT 比率指数（APRI）大于 2。

2. **失代偿期肝硬化** 在明确肝硬化诊断的基础上，出现门静脉高压并发症（腹水、食管胃底曲张静脉破裂出血、肝性脑病、肝肾综合征等）和明显的肝功能减退。

3. **肝硬化再代偿期** 失代偿期肝硬化病人经病因和并发症的有效治疗后，至少 1 年以上未出现肝硬化失代偿事件（如腹水、食管胃底曲张静脉出血、肝性脑病等），症状和实验室检查符合代偿期肝硬化表现，可认为肝硬化再代偿。

七、治疗

现有的治疗方法尚不能逆转已发生的肝硬化，对于代偿期病人，治疗旨在延缓失代偿进程、预防肝细胞肝癌的发生；对于失代偿期病人，则以改善肝功能、治疗并发症、延缓或减少对肝移植的需求为目标。

（一）保护或改善肝功能

1. **去除或减轻病因**

（1）抗 HBV 治疗：复制活跃的 HBV 是肝硬化进展重要的危险因素之一。对于 HBV 肝硬化病人，只要 HBV DNA 检测阳性，均应给予积极的抗病毒治疗；对于失代偿期病人，若 HBV DNA 检测阴性，但 HBsAg 阳性，也建议抗 HBV 治疗。抗病毒药物主要为核苷（酸）类似物和干扰素两类。肝硬化病人推荐采用的核苷（酸）类似物包括恩替卡韦、富马酸替诺福韦酯或富马酸丙酚替诺福韦，建议长期治疗；失代偿期病人禁用干扰素治疗。

（2）抗 HCV 治疗：所有 HCV DNA 阳性的肝硬化病人，均应接受抗病毒治疗。慢性 HCV 的抗病毒治疗已经进入直接抗病毒药物的泛基因型时代，比较常用的泛基因型方案有索磷布韦加哌仑他韦、格卡瑞韦加哌仑他韦等，疗程 12 周。治疗终点为抗病毒治疗结束后 12 周或 24 周，血清 HCV RNA 检测阴性。失代偿期肝硬化病人可以选择的抗病毒治疗方案包括：来迪派韦加索磷布韦（基因 1、4、5、6 型）或索磷布韦加维帕他韦（泛基因型）或索磷布韦加达拉他韦（泛基因型），同时联用利巴韦林治疗 12 周或 24 周。

（3）针对其他病因进行治疗：详见本书有关章节。

2. **慎用损伤肝脏的药物** 避免服用不必要、疗效不明确的药物，减轻肝脏代谢负担。

3. **合理的肠内营养** 肝硬化是一种慢性消耗性疾病，若碳水化合物供能不足，机体将消耗蛋白质供能，加重肝脏代谢负担。肠内营养是机体获得能量的最好方式，对于肝功能的维护、防止肠源性感染十分重要。肝硬化常有消化不良的症状，应进食易消化的食物，辅以多种维生素，可给予消化酶。推荐每天摄入热量 35~40kcal/（kg·d），蛋白质 1.2~1.5g/（kg·d）。钠和水的摄入应根据病人水及电解质情况进行调整，伴有食管静脉曲张的病人应禁食坚硬粗糙食物。

4. **保肝药物** 对于病因治疗后肝硬化仍持续进展的病人，可考虑给予抗炎、抗纤维化的保肝药物。常用的抗炎保肝药包括甘草酸制剂、多烯磷脂酰胆碱、水飞蓟素类、腺苷蛋氨酸及还原型谷胱甘肽等，可减轻肝脏进一步损害，促进肝细胞修复和再生，达到改善肝功能的目的。目前尚无通过临床试验的抗纤维化药物。

(二) 并发症的防治

1. 腹水 腹水的治疗主要是减轻由于腹水或下肢水肿给病人带来的不适,并预防腹水引起的自发性细菌性腹膜炎和肝肾综合征等并发症,主要目的是减少腹水和预防复发。治疗前应测定体重、血清电解质、肾功能及 24h 尿钠、尿钾,以指导治疗。

(1)合理限钠:对轻度钠潴留者,应短期控制钠摄入量 80~120mmol/d。长期限钠会导致病人低钠血症及食欲下降,加重营养不良。

(2)利尿:螺内酯是临床应用最广泛的醛固酮拮抗剂,在治疗初期可单用螺内酯,起始剂量 40~80mg/d。若效果不佳可联用袢利尿剂,即螺内酯联合呋塞米,剂量比例约为(2~3):1。一般开始用螺内酯 60mg/d 加呋塞米 20mg/d,逐渐增加至螺内酯 100mg/d 加呋塞米 40mg/d。利尿效果不满意时,可选用血管升压素 V2 受体拮抗剂如托伐普坦或酌情配合静脉输注白蛋白。利尿速度不宜过快,以免诱发肝性脑病、肝肾综合征等。饮食限钠和使用大剂量利尿剂(国内指南标准:螺内酯 160mg/d 加呋塞米 80mg/d),腹水仍不能缓解,即为顽固性腹水。

(3)缩血管活性药物:特利加压素为腹水的二线治疗药物,有助于降低门静脉压力,缓解腹水,对肝肾综合征病人的肾功能有明显改善。

(4)腹腔穿刺放液加输注白蛋白:腹腔穿刺放液是顽固性腹水的有效治疗方法,也是快速缓解病人腹胀的方法。常见并发症是低血容量、肾损伤及循环功能障碍。连续大量放腹水,同时补充人血白蛋白(每放腹水 1 000ml 输注白蛋白 8g)效果更佳,且并发症少。

(5)经颈静脉肝内门体分流术(transjugular intrahepatic portosystemic shunt,TIPS):TIPS 是以介入的方式,在肝内门静脉与肝静脉间植入覆膜的金属支架,建立肝内门体分流道,从而降低门静脉压力,缓解和治疗由于门静脉高压所致的腹水和食管胃底曲张静脉破裂出血(图 9-25)。腹水形成的关键在于门静脉高压,当利尿剂辅以静脉输注白蛋白利尿效果不佳时,TIPS 可有效缓解门静脉高压,增加肾脏血液灌注,显著减少甚至消除腹水。多数 TIPS 术后病人可不需限钠及长期使用利尿剂,减少对肝移植的需求。最新的临床研究表明,TIPS 与腹腔穿刺放液联合输注白蛋白相比,腹水复发率更低,且不增加肝性脑病发生率,病人的生存时间明显延长。

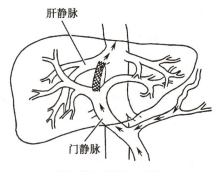

图 9-25 TIPS 示意图

(6)腹水浓缩回输:腹水浓缩回输是临床治疗顽固性腹水的方法之一,可改善部分病人的症状,对肾功能无明显影响。

2. 消化道出血

(1)食管胃底曲张静脉破裂出血:对于已有食管胃底静脉曲张但尚未出血者,可通过服用非选择性 β 受体阻断剂普萘洛尔或内镜下曲张静脉套扎(endoscopic variceal ligation,EVL)预防曲张食管静脉出血。

急性出血病人的治疗原则是止血、恢复血容量、降低门静脉压力和防治并发症。出血期间暂禁饮、禁食,合理补液,限制性输血(血红蛋白维持在 70g/L 以上即可)。生长抑素及其类似物使用时因不伴全身血流动力学改变,短期使用无严重不良反应,成为治疗食管胃底曲张静脉破裂出血的最常用药物。药物治疗效果欠佳时可行三腔二囊管压迫止血,或急诊 EVL、内镜下组织胶注射止血。对于药物或内镜治疗失败的病人,可行急诊 TIPS,止血成功率在 90% 以上。目前指南推荐对于急性出血的高危病人(Child-Pugh B 级伴活动性出血或 Child-Pugh C 级),在 72h 内行早期 TIPS,可降低再出血率,延长病人生存时间。

对已发生过曲张静脉破裂出血者,首次出血后的再出血率可达 60%,病死率 33%,因此应尽早进行二级预防,开始的时间应早至出血后的第 6d。非选择性 β 受体阻断剂联合内镜治疗是食管胃底静脉曲张出血二级预防的一线治疗,而 TIPS 因技术难度大、费用较高,目前仍只作为二线治疗方案。

对于伴有脾肾分流道的胃静脉曲张病人,可通过球囊阻断逆行静脉闭塞术(balloon-occluded retrograde transvenous obliteration,BRTO)来预防再出血(图 9-26)。BRTO 是经股静脉或颈内静脉入路,把球囊导管经肾静脉逆行插管至脾肾分流道流出端,充盈球囊阻断分流道后,往里面注入硬化剂泡沫直至胃静脉曲张全部填充。一段时间后拔除球囊导管。在预防胃静脉曲张再出血方面,BRTO 的有效性和安全性均优于 TIPS 和内镜下治疗。

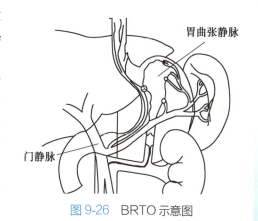

图 9-26 BRTO 示意图

(2)门静脉高压性胃肠病出血:门静脉高压性胃病出血多表现为慢性出血和缺铁性贫血,首选的治疗方法是服用非选择性 β 受体阻断剂,并适当补充铁剂。急性出血的药物治疗措施同食管胃底静脉曲张。门静脉高压性肠病发病率较低,循证医学证据相对较少,治疗方法参照门静脉高压性胃病。

3. 感染   对肝硬化并发的感染应及时进行病原学检查,并立即经验性抗感染治疗。自发性细菌性腹膜炎、胆道及肠道感染的抗生素选择,应遵循广谱、足量、肝肾毒性小的原则,首选第三代头孢类抗生素和喹诺酮类。一旦培养出致病菌,则应根据药敏试验选择抗生素。对于自发性细菌性腹膜炎,抗感染治疗 48h 后第二次腹腔穿刺有助于评估疗效,腹水中性粒细胞小于 250 个 /mm^3 提示治疗有效。抗感染治疗疗程一般为 5~7d。

4. 门静脉血栓   急性门静脉血栓的治疗目标是开通门静脉,避免肠道淤血症状加重,防止血栓蔓延。对新近发生的血栓应及早开始抗凝治疗,可使 80% 以上的病人完全或部分再通,口服抗凝药物治疗至少维持半年。对早期的门静脉血栓也可采用经皮插管至门静脉内或经股动脉插管至肠系膜上动脉后置管,用微量泵持续泵入尿激酶进行局部溶栓,可使门静脉再通。TIPS 适用于血栓形成时间较长、药物治疗无效的病人,肠切除适用于肠系膜血栓致肠坏死者。

5. 肝肾综合征   一旦发生急性肾损伤,应减少或停用利尿剂,可采用特利加压素[1mg/(4~6h)]联合白蛋白(20~40g/d)逆转急性肾损伤,改善肾功能。血清肌酐降至 133μmol/L 以下称为完全反应。对于只有部分反应或血清肌酐无下降者,特利加压素应在 14d 内停用。TIPS 有助于减少缓进型转为急进型的概率。血液净化治疗(人工肝、血液透析等)可缓解急进型肾损伤。肝移植是肝肾综合征的最终治疗方法。

6. 肝肺综合征   吸氧及高压氧舱适用于轻型、早期病人,可以增加肺泡内氧浓度和压力,有助于氧弥散。目前仍缺乏有效的药物治疗。肝移植可逆转肺血管扩张,改善氧分压、氧饱和度及肺血管阻力。

7. 肝性脑病   肝性脑病的处理详见本章第六节

8. 原发性肝癌   原发性肝癌的处理详见本章第十节。

八、预后

肝硬化病人的预后受很多因素影响,包括病因、肝硬化程度和有无并发症等。一旦进展到失代偿期,随着静脉曲张出血、肝性脑病及自发性细菌性腹膜炎等高风险事件的发生,病人死亡率明显增高。目前 Child-Pugh 分级仍被认为是判断预后的重要模型,1 年和 2 年的生存率分别为 A 级 100%、85%,B 级 80%、60%,C 级 45%、35%。

(杨 丽 李晓波)

第五节 门静脉高压症

一、概述

门静脉正常压力为 6~10mmHg，当其与下腔静脉的压力差（即门体压力梯度）大于 5mmHg 时即为门静脉高压症（portal hypertension，PH）。PH 是门静脉阻力增加与门静脉系统血流量增加的综合结果，以腹水、侧支循环开放、脾大为主要特征的综合征。其中食管胃底曲张静脉破裂出血死亡率约为 20%，复发率高达 40%~60%。因此，有效降低门静脉压力、减少上述并发症对于改善众多肝硬化病人的生存率及生活质量具有重要意义。

二、病因与发病机制

从门静脉阻力增加的病理生理角度，一般分为肝前性、肝性、肝后性三种类型。肝硬化导致的肝性门静脉高压症占所有病因的 90% 以上，近年来非肝硬化性门静脉高压也逐渐受到重视（表 9-5）。从门静脉血流量增加的高动力循环角度，主要有内脏血流量增加及动脉门静脉瘘（表 9-6）。

表 9-5 门静脉阻力增加的病因

类型	病因
肝前性	肝外门静脉闭塞、非肝硬化性门静脉血栓、脾静脉血栓、胰腺炎或胰腺占位性病变等导致脾静脉受压，先天性畸形等
肝性	
窦前性	多囊肝、肝动脉 - 门静脉瘘、遗传性毛细血管增多症、血吸虫病、结节病、骨髓增生性疾病
窦性	慢性病毒性肝炎、酒精性肝病、自身免疫性肝炎、药物性肝病等导致的肝硬化
窦后性	肝小静脉闭塞症、布加综合征（肝静脉型）、上皮样血管内皮瘤、慢性辐射损伤
肝后性	布加综合征（下腔静脉型）、严重右心功能不全、缩窄性心包炎

表 9-6 门静脉血流量增加的病因

类型	病因
内脏血流量增加（高动力循环）	门静脉系统舒血管物质增多，缩血管物质相对减少；门静脉对内源性缩血管物质的反应性降低
骨髓增生性疾病	真性红细胞增多症、骨髓纤维化、病因不明的髓样化生、Gaucher 病、白血病、淋巴瘤
动脉门静脉瘘	肝内：肝癌、胆管细胞癌、血管瘤、肝硬化、肝活检、射频消融、脓肿引流、胆汁引流 肝外：继发于胆道、胰腺、胃及肠道手术后的脾动 - 静脉瘘，胃十二指肠动 - 静脉瘘，肠系膜动 - 静脉瘘

三、病理与病理生理

(一) 门静脉压力增高

门静脉阻力增加是门静脉高压症的始动因子,主要来自于肝脏结构改变和血流动力学改变。肝窦毛细血管化导致肝窦顺应性下降、Disse 间隙胶原沉着增加使肝窦变窄,再生结节进一步压迫肝窦和肝内小静脉,以上因素共同导致肝脏微循环障碍,出现结构改变。

门静脉血流量增加是维持和加重门静脉高压的重要因素。一方面,肝硬化时肝脏对去甲肾上腺素类物质清除能力降低,交感神经兴奋,使心脏收缩增加,心输出量增加。另一方面,外周血中血管内皮生长因子、一氧化氮及其他能引起内脏小动脉扩张及血管生成的内脏血管扩张物质局部释放,造成内脏小动脉扩张,形成肝脏高动力循环。

(二) 侧支循环形成

门静脉系统与腔静脉之间原本有许多交通支,多数呈闭合状态。门静脉系统压力增高时,这些交通支逐渐开放,血流方向改变,静脉扩张迂曲,部分门静脉血流不经过肝脏,通过开放的侧支循环直接回到腔静脉。主要的侧支循环有:①食管下段和胃底静脉曲张;②脐周和腹壁静脉曲张;③直肠下段静脉曲张;④其他异位静脉曲张(图 9-27)。受局部因素影响(如曲张静脉直径、静脉壁厚度、周围环境因素等),部分侧支循环如食管胃底静脉曲张容易发生破裂出血。此外,大量侧支循环开放,部分门静脉血不流经肝脏,是肝性脑病的重要原因。

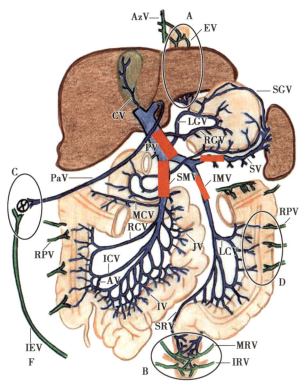

A. 食管胃静脉曲张;B. 直肠静脉曲张;C. 脐周和腹壁静脉曲张;D. 异位静脉曲张。AV,阑尾静脉;AzV,奇静脉;CV,胆囊静脉;EV,食管静脉;ICV,回结肠静脉;IEV,腹壁下静脉;IMV,肠系膜下静脉;IRV,直肠下静脉;JV,空肠静脉;LCV,结肠左静脉;LGV,胃左静脉;MCV,结肠中静脉;MRV,直肠中静脉;PaV,脐旁静脉;PV,门静脉;RCV,结肠右静脉;RGV,胃右静脉;RPV,腹膜后静脉;SGV,胃短静脉;SMV,肠系膜上静脉;SRV,直肠上静脉;SV,脾静脉。

图 9-27 门体侧支循环

(三) 腹水

腹水是多种因素综合作用的结果。门静脉高压时肝窦静水压升高是腹水形成的基本条件,大量液体流至 Disse 间隙,使肝脏淋巴液生成过多,超过胸导管引流范围后经肝包膜直接漏入腹腔形成腹水。后期随着内脏小动脉扩张明显,有效循环血容量下降,激活交感神经系统、肾素 - 血管紧张素 - 醛固酮系统(RAAS),抗利尿激素释放增加造成肾血管收缩和水钠潴留,加重腹水。此外,肝硬化病人肝脏合成白蛋白能力下降,血浆白蛋白减少导致血浆胶体渗透压降低,也是腹水形成的一个重要因素。

(四) 脾大

脾静脉血流占门静脉系统血流量近 40%,门静脉系统压力增高致使脾静脉回流受阻,脾脏淤血肿大,同时引起脾功能亢进,可表现为全血细胞减少。

四、临床表现

PH 病人在没有出现并发症前往往没有特异性的症状或体征,大多数 PH 病人是因各种并发症来就诊。

(一) 上消化道出血

上消化道出血是 PH 最常见也是最危险的一个并发症。发生上消化道出血常见的原因有食管胃底曲张静脉破裂和门静脉高压性胃病。最常见的表现是呕血和 / 或黑便、贫血。食管胃底曲张静脉破裂出血的风险达 5%~15%,其中约 20% 的病人在急性出血后 6 周内死亡,30%~40% 的病人 6 周内会再次出血,2 年内再出血率高达 60%。

(二) 腹水

少量腹水时病人无明显症状或体征,仅通过影像学检查探及。中至大量腹水的病人可自觉腹胀,严重者可有呼吸急促和呼吸困难,查体见腹部膨隆,移动浊音和液波震颤阳性,体重增加,尿量减少。伴发自发性细菌性腹膜炎时可出现腹水短期内迅速增加,伴腹痛、发热等症状,出现腹部压痛和反跳痛。

(三) 脾大

PH 病人基本都会出现程度不一的脾大。脾大常常伴有脾功能亢进,部分病人会因全血细胞减少出现贫血、易感染、出血倾向等表现。

五、辅助检查

(一) 实验室检查

1. 血常规　消化道出血病人外周血红细胞计数和血红蛋白减少,脾功能亢进病人白细胞和血小板计数降低,伴自发性细菌性腹膜炎者白细胞和中性粒细胞计数可相对增高。

2. 粪便常规　消化道急性出血时可见黑便或血便,慢性出血时粪便隐血试验阳性。

3. 肝肾功能　肝硬化 PH 病人往往肝肾功能异常,具体见本章第四节。

4. 腹水　肝硬化病人血清 - 腹水白蛋白梯度常大于 11g/L。

(二) 影像学检查

1. 超声　多普勒超声可测量门静脉直径和门静脉血流速度,是诊断 PH 最常用的影像检查。PH 病人超声表现包括:腹水、脾肿大、门静脉直径大于 13mm、门静脉血流速度小于 10cm/s、门静脉血流反向、门体侧支循环开放。瞬时弹性成像和实时剪切波弹性成像技术测定肝脏和脾脏硬度可间接反映门静脉高压程度。

2. CT 和 MRI　CT 和 MRI 三维血管重建,可清晰显示门静脉主干及其属支、侧支循环开放情况,为治疗方式选择、有无血栓、判断预后等提供有价值的信息。

（三）内镜

胃镜可直接观察有无食管胃底静脉曲张和门静脉高压性胃病,有助于诊断 PH,并判断静脉曲张程度及出血风险,是 PH 病人的必备检查。肠镜检查可发现结、直肠静脉曲张,胶囊内镜或小肠镜可发现小肠异位静脉曲张,从而明确下消化道出血原因。

（四）肝静脉压力梯度测定

肝静脉压力梯度(HVPG)是 PH 诊断和危险分层的"金标准"(详见本章第四节)。但需要注意的是,由于肝静脉楔压测量的是肝窦内的压力,因此,肝前性和肝后性 PH 病人的 HVPG 可能是正常的,不能反映真实的门体压力梯度,必要时可直接测量门静脉和下腔静脉压力。

六、诊断与鉴别诊断

（一）诊断

首先确定有无门静脉高压,在此基础上应寻找病因,诊断并发症。

1. 有无门静脉高压　PH 的诊断严格意义上应以 HVPG 为准,当 HVPG 大于 5mmHg 时即可诊断 PH;大于 10mmHg 时称为临床显著性门静脉高压,此时病人多出现静脉曲张或腹水。鉴于目前可开展 HVPG 测定的单位有限,临床上主要通过门体侧支循环开放、脾大及腹水等并发症确定 PH。

2. 寻找门静脉高压的病因　多种病因可增加门静脉阻力(见表 9-5)和门静脉系统血流量(见表 9-6),应注意从不同疾病的特点进行诊断及鉴别诊断,并注意不同个体的病理生理特点。病因诊断可从常见病入手,排查各种原因引起的肝硬化。超声、CT 及 MRI 等影像学检查对肝前性和肝后性门静脉高压有很高的定性诊断价值,肝活检病理诊断对肝内病变可提供有意义的信息。

3. 并发症诊断

(1)食管胃底曲张静脉破裂出血:表现为呕血、黑便,常为上消化道大出血。目前指南推荐在生命体征稳定的情况下,应在入院 24~48h 内行急诊胃镜检查明确出血部位和原因。

(2)脾大、腹水:查体及腹部超声可以发现。

（二）鉴别诊断

对于存在 PH 并发症相关症状和体征的病人(如腹水、脾大),需要考虑到除 PH 外其他可以引起这些表现的病因。大多数情况下,可以通过病史、实验室检查和影像学检查与 PH 相鉴别。如果诊断仍不明确,可通过测量 HVPG 明确是否存在 PH。

以下症状或体征除 PH 外应考虑的诊断包括:①呕血或黑便:消化道溃疡、消化道肿瘤等消化道出血的病因;②腹水:恶性肿瘤、结核;③脾大:血液系统恶性肿瘤、感染。

七、治疗

（一）病因治疗

对原发疾病的治疗是降低门静脉压力或防止其进一步增高的重要方法。如肝硬化病人针对肝硬化病因进行相应治疗,布加综合征使肝静脉或下腔静脉再通,左侧门静脉高压及时解除脾静脉阻塞或压迫。

（二）并发症治疗

1. 药物治疗　生长抑素及其类似物、特利加压素及垂体加压素通过减少内脏血流,降低门静脉压力,有助于改善门静脉高动力循环状态,增加体循环血流。生长抑素及其类似物静脉持续泵入,常用于食管胃底曲张静脉破裂出血的抢救治疗,垂体加压素因不良反应较多而较少应用。

非选择性 β 受体阻滞剂普萘洛尔通过减少心输出量,收缩内脏血管,降低门静脉血流量,从而降低门静脉压力,用于预防静脉曲张首次及再次出血。但普萘洛尔不适用于重度门静脉高压病人和急性出血病人,因其可减少心输出量,有可能加重脏器缺血,促进门静脉高动力循环。

2. 内镜治疗　食管胃底曲张静脉破裂出血是 PH 最严重的致命性并发症,约半数以上的 PH 病人死于此症。内镜治疗也主要针对曲张静脉破裂出血,主要包含内镜下静脉曲张套扎术(endoscopic variceal ligation,EVL)、内镜下硬化治疗(endoscopic injection sclerotherapy,EIS)和内镜下组织胶治疗(endoscopic cyanoacrylate injection,ECI)。

内镜下静脉曲张套扎术用于急性食管静脉曲张出血以及食管静脉曲张出血的一级预防和二级预防。在内镜的引导下,用弹性橡胶圈结扎曲张的静脉根部,使其缺血、坏死。一般需要多次套扎,每次间隔 2~4 周,直至曲张静脉基本消失。疗程结束后仍需定期复查,如有复发则在必要时追加治疗。

内镜下硬化治疗是将硬化剂注射于曲张静脉内或旁边,硬化剂损伤血管内皮,使局部发生无菌性炎症,形成血栓性静脉炎,进而血栓机化导致曲张静脉闭塞。硬化剂注射可重复进行,每次间隔时间约 1 周,直至曲张静脉基本消失。但该方法并发症多、复发率高,临床应用已逐渐减少。

内镜下组织胶治疗适用于胃静脉曲张一级预防和二级预防,也适用于所有消化道静脉曲张急性出血。治疗后 1~3 个月复查胃镜,若效果不满意可重复治疗直至曲张静脉闭塞。并发症有局部排胶溃疡和异位栓塞。

3. 介入治疗　介入治疗为 PH 提供了一种创伤小、安全性高、操作简便、疗效可靠的治疗手段。其目的包括降低门静脉压力和阻断出血的血管:前者可通过经颈静脉肝内门体分流术(TIPS)和部分脾动脉栓塞术(PSE)直接或间接降低门静脉的压力,分别达到分流和限流的目的;后者可在曲张静脉的上游或下游直接阻断、闭塞相应静脉,达到断流的目的。

(1)TIPS:适用于难以控制的急性曲张静脉破裂出血、预防曲张静脉再出血和治疗顽固性肝硬化腹水。此外也可用于顽固性肝性胸腔积液、肝肾综合征、布加综合征、肝窦阻塞综合征、肝肺综合征和门静脉高压性胃病等。成功的 TIPS 不但降低门静脉压力,而且使重症病人也可耐受整个操作过程。主要并发症包括分流道狭窄或阻塞、肝性脑病,近年随着 TIPS 专用覆膜支架的应用以及术后管理的规范,这两种并发症的发生率都得到了有效控制。

(2)PSE:针对 PH 合并脾功能亢进的病人,PSE 是缓解脾功能亢进的有效手段。PSE 不仅减少了脾脏对血细胞的吞噬、破坏作用,而且栓塞部分脾动脉分支后减少经脾脏流入门静脉的血流,降低了门静脉压力。

(3)曲张静脉栓塞术:门静脉高压时食管胃底静脉的血流来源于门静脉系统的胃左静脉、胃后静脉或胃短静脉,导管插入到上述血管中注入栓塞剂(如弹簧圈、医用胶)可阻断曲张静脉的血流,从而达到栓塞止血的效果。曲张静脉栓塞术可经 TIPS 途径、经皮肝穿刺途径、经皮经脾穿刺途径等。对于伴有脾肾分流道的胃静脉曲张病人,可通过球囊阻断逆行静脉闭塞术(BRTO)来预防再出血。BRTO 经股静脉或颈内静脉入路,把球囊导管逆行插管至脾肾分流道流出端,充盈球囊阻断分流道后,往里面注入硬化剂泡沫直至胃静脉曲张全部填充。在预防胃静脉曲张再出血方面,BRTO 的有效性和安全性均优于 TIPS 和内镜下治疗。

4. 外科手术治疗　目前治疗门静脉高压症的手术方式可以大致分为两类:一类是通过各种不同的分流手术,来降低门静脉压力;另一类是阻断门奇静脉的反常血流,达到止血的目的。

(1)分流手术(portosystemic shunts):根据门静脉和腔静脉吻合的位置分为多种手术方式(图 9-28)。但随着 TIPS 的广泛应用,外科分流手术已日益减少。

(2)断流手术(devascularization operation):手术阻断门奇静脉间的反常血流,同时切除脾脏,以达到止血的目的。其中以贲门周围血管离断术的疗效较好(图 9-29)。其他传统的断流手术(如食管下端横断术、胃底横断术和食管下端胃底切除术)目前已基本不开展。

(3)肝移植　终末期肝硬化是肝移植的主要适应证,肝移植治疗后 5 年生存率达 70%,效果较好。术后食管胃底静脉曲张、腹水、脾功能亢进等并发症短期内可好转。

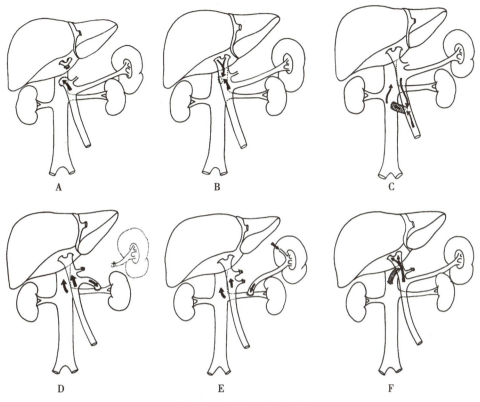

图 9-28　分流手术示意图

A. 全门体分流术；B. 侧侧门腔分流术；C. 下腔静脉、肠系膜上静脉"H"形分流术；

D. 端侧脾肾静脉分流术；E. 远端脾肾静脉分流术；F. 下腔静脉、门静脉"H"形分流术。

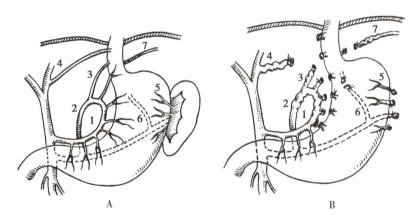

1. 胃支；2. 食管支；3. 高位食管支；4. 异位高位食管支；

5. 胃短静脉；6. 胃后静脉；7. 左膈下静脉。

图 9-29　贲门周围血管离断术示意图

A. 贲门周围血管局部解剖；B. 离断贲门周围血管。

八、预后

肝硬化门静脉高压对症治疗可改善生活质量，延长病人生存时间，但不能改变原发疾病进展，预后与肝硬化程度及肝功能有关。而非肝硬化门静脉高压若能及时解除或控制病因，预后大多良好。

（杨　丽）

第六节　肝 性 脑 病

一、概述

肝性脑病（hepatic encephalopathy，HE）是在肝功能障碍和 / 或门体分流病人发生的以代谢紊乱为基础，以神经、精神症状为主要表现的综合征。需要强调的是，HE 并非是一种单独的临床疾病。根据临床症状的轻重分为显性肝性脑病（overt hepatic encephalopathy，OHE）和隐匿性肝性脑病（covert hepatic encephalopathy，CHE）。如果肝功能衰竭和门体分流得以纠正，HE 可以逆转，否则容易反复发作。

二、病因与发病机制

（一）发病机制

HE 的发病机制目前尚不明确，主要有以下几个学说：氨中毒学说、假性神经递质学说、血浆氨基酸失衡学说和 γ- 氨基丁酸（γ-aminobutyric，GABA）学说。

1. 氨中毒学说（ammonia intoxication hypothesis）

（1）血氨增高的原因

1）尿素合成减少，氨清除不足：肝内鸟氨酸循环合成尿素是机体清除氨的主要代谢途径。肝功能严重受损时，由于肝细胞的能量代谢障碍以及鸟氨酸循环的酶系统受损，导致尿素合成明显减少。此外，肠道吸收的氨经门体分流直接进入体循环也是血氨增高的原因。

2）氨的产生增多：主要包括：①肝硬化时由于门静脉高压，胃肠道黏膜血液回流障碍而出现淤血水肿，以及胆汁分泌的减少，均可造成细菌繁殖旺盛，产氨增多；②肝硬化病人如有高蛋白饮食或伴上消化道出血时，血氨会进一步增加；③肝功能不全晚期常伴有肾功能障碍，血液中经肠壁弥散入肠腔内的尿素显著增加，再经尿素酶的分解作用使产氨增多；④肾脏也可产氨，由于肝功能障碍时常常伴有呼吸性碱中毒或应用碳酸酐酶抑制剂利尿，使肾小管上皮细胞向管腔分泌的 H^+ 减少，生成 NH_4^+ 的量明显降低，故 NH_3 弥散入血增多；⑤ HE 病人，可出现躁动不安、震颤等肌肉活动增强的症状，肌肉中的腺苷酸分解代谢增强，使肌肉产氨增多。

（2）氨对脑的毒性作用

1）氨使脑内神经递质发生改变：氨的增加打破了脑内神经递质间的平衡及神经传递，引起谷氨酸、乙酰胆碱等兴奋性神经递质减少，而谷氨酰胺、γ- 氨基丁酸等抑制性神经递质活动增强（图 9-30），从而造成中枢神经系统功能障碍。

2）氨干扰脑细胞的能量代谢：多种原因可引起脑组织细胞能量供应不足，可能包括以下几个环节：①氨可抑制丙酮酸脱氢酶（pyruvate dehydrogenase，PD）和 α- 酮戊二酸脱氢酶（α-ketoglutarate dehydrogenase，αKGDH），使三羧酸循环反应不能正常进行，ATP 生成减少；② α- 酮戊二酸经转氨基生成谷氨酸，以及氨与谷氨酸结合生成谷氨酰胺的过程中均消耗了大量的 ATP（图 9-30）。

3）氨对神经细胞膜的影响：氨增高可干扰神经细胞膜上的 Na^+,K^+-ATP 酶的活性，影响 Na^+、K^+ 在细胞内外的正常分布，从而干扰神经传导活动。

2. GABA 学说　GABA 是中枢神经系统中的主要抑制性神经递质。GABA-A 受体由两个 α 亚

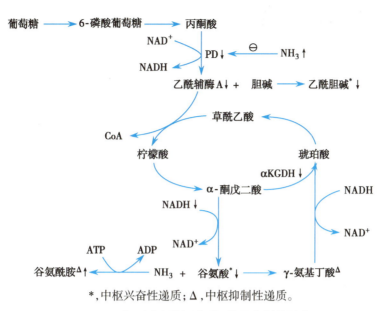

*, 中枢兴奋性递质；Δ, 中枢抑制性递质。

图 9-30 氨对脑内神经递质及能量代谢的影响

单位和两个 β 亚单位组成, β 亚单位含 GABA 受体, α 亚单位含苯二氮䓬类(BZ)受体。GABA 和苯二氮䓬类物质可活化 GABA-A 受体, 当突触前神经元兴奋时, GABA 从囊泡中释放, 与突触后膜上的特异性 GABA 受体结合, 导致细胞膜对氯离子的通透性增高。由于细胞外的 Cl^- 浓度高于细胞内, 故增加 Cl^- 内流, 使神经细胞膜的电位处于超极化状态, 导致突触后抑制, 产生 HE。GABA 也具有突触前抑制作用, 当 GABA 作用于突触前的轴突末梢时, 也可使轴突膜对 Cl^- 通透性增高, 由于轴突内 Cl^- 浓度比轴突外高, Cl^- 由轴突内流向轴突外, 产生去极化, 起到突触前抑制作用。

3. 假性神经递质学说(false neurotransmitter hypothesis) 脑干网状结构对于维持大脑皮层的兴奋性和醒觉具有重要作用, 又被称为脑干网状结构上行激动系统。在该脑干网状结构唤醒功能中, 作为神经突触间传递信息的神经递质去甲肾上腺素和多巴胺起到关键作用。

食物中的蛋白质在消化道中分解产生氨基酸, 其中芳香族氨基酸如苯丙氨酸及酪氨酸, 在肠道细菌释放的氨基酸脱羧酶的作用下分别生成苯乙胺和酪胺, 吸收入肝, 经单胺氧化酶分解。严重肝功能障碍时, 由于肝细胞单胺氧化酶的活性降低, 这些胺类不能有效地被分解, 直接进入体循环, 使其在血中的浓度增高, 并通过血脑屏障进入脑组织。在脑干网状结构的神经细胞内, 苯乙胺和酪胺在非特异性 β-羟化酶的作用下, 分别生成苯乙醇胺(phenylethanolamine)和羟苯乙醇胺(octopamine)(图 9-31)。这两种物质的化学结构与脑干网状结构中的正常(真性)神经递质去甲肾上腺素和多巴胺极为相似, 但生理作用却远较去甲肾上腺素和多巴胺弱。因此, 将苯乙醇胺和羟苯乙醇胺称为假性神经递质(false neurotransmitter)。当脑干网状结构中假性神经递质增多时, 则竞争性地取代上述两种正常神经递质而被神经元摄取、储存、释放, 但其释放后的生理作用较正常神经递质明显下降, 从而导致网状结构上行激动系统的功能障碍, 使机体处于昏睡乃至昏迷状态。

4. 氨基酸失衡学说(amino acid imbalance hypothesis) 正常情况下, 血浆中支链氨基酸(缬氨酸、亮氨酸、异亮氨酸等)与芳香族氨基酸(苯丙氨酸、酪氨酸等)的比值接近(3~3.5):1, 肝功能不全或门体分流术后的动物, 两者比值可降至(0.6~1.2):1。

(1)血浆氨基酸失衡的原因: 肝功能严重障碍时, 肝脏对胰岛素和胰高血糖素的灭活减弱, 导致两种激素含量升高, 但以胰高血糖素升高更为显著, 使机体分解代谢增强, 大量氨基酸释放入血; 肝脏对芳香族氨基酸分解能力降低, 且芳香族氨基酸转变为糖的能力下降, 致使血浆芳香族氨基酸含量增高。支链氨基酸主要在骨骼肌中进行代谢, 肝功能不全时, 血中胰岛素水平升高, 胰岛素还会促进肌

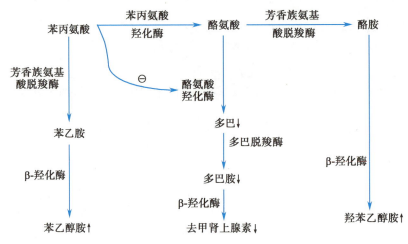

图 9-31   脑内假性神经递质的产生过程

肉和脂肪组织对支链氨基酸的摄取和利用,使血浆中支链氨基酸含量下降。

(2)芳香族氨基酸与 HE:正常情况下,脑内的苯丙氨酸在苯丙氨酸羟化酶的作用下,生成酪氨酸;酪氨酸又在酪氨酸羟化酶的作用下,生成多巴;多巴在多巴脱羧酶作用下,生成多巴胺;继而多巴胺在多巴胺 β- 羟化酶作用下,生成去甲肾上腺素(图 9-31)。以上即为正常神经递质的生成过程。芳香族氨基酸和支链氨基酸均为电中性氨基酸,两者借助同一种载体通过血脑屏障。当血浆中支链氨基酸与芳香族氨基酸比值下降时,则芳香族氨基酸竞争进入脑组织增多,其中以苯丙氨酸及酪氨酸增多为主。高水平苯丙氨酸可抑制酪氨酸羟化酶的活性,进而使多巴胺和去甲肾上腺素合成减少;苯丙氨酸及酪氨酸在脑内经芳香族氨基酸脱羧酶和 β- 羟化酶的作用,分别生成苯乙醇胺和羟苯乙醇胺,从而干扰正常神经递质的生成及功能(图 9-31),甚至导致 HE 的发生。

5. 其他神经毒质在 HE 发病中的作用   除上述学说在 HE 发病中起重要作用外,研究发现还有许多物质如锰、硫醇、短链脂肪酸、酚等都对 HE 的发生、发展起到一定作用。

总之,迄今为止,还没有一种学说能完满地解释临床上所有 HE 的发生机制,猜测可能是多种因素共同作用的后果,其确切机制有待于进一步研究。

(二)诱因

1. 氮的负荷增加   是诱发 HE 最常见的原因,上消化道出血、高蛋白饮食、输血等可致外源性氮负荷过多;肝肾综合征、碱中毒、便秘、感染等又可引起内源性氮负荷过重。氮的负荷增加可通过促进血氨增高而诱发 HE。

2. 血脑屏障通透性增强   某些细胞因子的水平升高、能量代谢障碍等因素可增强血脑屏障通透性。肝功能障碍合并的高碳酸血症、脂肪酸以及饮酒等也可增强血脑屏障的通透性,使正常情况下不能通过血脑屏障的毒性物质入脑增多,参与 HE 的发生。

3. 脑敏感性增高   肝功能障碍时,脑对药物或氨等毒性物质的敏感性增强。因此使用止痛、镇静、麻醉以及氯化铵等药物时,易诱发 HE。感染、缺氧、电解质代谢紊乱等也可以通过增高脑对毒性物质的敏感性,进而诱发 HE 的发生。

三、病理

急性肝功能衰竭所致的 HE 病人脑组织除水肿(38%~50%)外无明显病理改变。慢性肝病所致的 HE 病人可出现大脑和小脑灰质以及皮质下壳核和苍白球等的星形细胞肥大和增多。星形细胞还可出现特殊病理形态学改变,包括细胞肿胀、染色体边聚、细胞核变小且淡染、核仁突出,称为阿尔茨海默Ⅱ型星形细胞。HE 病程较长者可出现大脑皮质变薄,神经元及神经纤维消失,皮质深部有片状坏死,甚至可累及小脑和基底部。

四、临床表现

HE 的临床表现包括高级神经功能紊乱(智力和人格障碍、痴呆、意识障碍)、神经肌肉障碍(扑翼样震颤、反射亢进、肌阵挛)以及较少的帕金森综合征和进行性下肢麻痹。具体表现往往因原有肝病的性质、肝细胞受损程度以及诱因不同而不一致。急性起病时诱因不明显,病人在起病数日内即进入昏迷直至死亡,昏迷前可无前驱症状。慢性 HE 多见于肝硬化病人,常有诱因,以反复发作的意识障碍为突出表现。肝功能严重障碍的病人常伴有黄疸、出血、感染等各种并发症状或体征,使临床表现更为复杂。此外,HE 常伴脑水肿,少数病人可出现颅内压增高的临床表现。

五、辅助检查

(一) 血氨

正常人空腹静脉血浆中氨含量为 18~72μmol/L,动脉血氨含量为静脉血氨的 0.5~2 倍。动态观察血氨对诊断和治疗有一定的价值。肝硬化和门体分流导致的 HE 病人多有血氨增高,肝功能衰竭导致的 HE 病人血氨多正常。

(二) 神经生理测试

1. 脑电图检查　常在生化异常或精神异常出现前脑电图就已有异常。主要表现为节律变慢。这种变化通常先出现在两侧前额及顶部,逐渐向后移。脑电图的变化对 HE 并非特异性改变,在尿毒症性脑病等其他代谢性脑病也可以有同样的改变,但变化的严重程度与 HE 临床分期有很好的相关性。

2. 诱发电位的检测　根据刺激的感官不同可分为视觉诱发电位(visual evoked potential,VEP)、听觉诱发电位(auditory evoked potentials,AEP)和躯体感觉诱发电位(Somatosensory evoked potential,SEP)。VEP、AEP 检查因不同个体、不同时期而差异较大,特异性和敏感性不如简单的心理智能检测。SEP 诊断 MHE 价值较大。以内源性事件相关诱发电位 P300 诊断 HE 的敏感性最好,但由于受仪器、设备、专业人员的限制,仅用于临床研究中。

3. 临界闪烁频率(critical flicker frequency,CFF)的检测　该方法可反映大脑神经传导功能障碍。CFF 可敏感地诊断出轻微 HE,具有敏感、简易、可靠的优点。但由于 CFF 的检测刚刚起步,其诊断价值仍需进一步临床应用才能做出更客观的评价。

(三) 影像学检查

急性起病时头颅 CT 或 MRI 可发现脑水肿,表现为脑室受压均匀、脑沟变窄;慢性肝性脑病可发现不同程度的脑萎缩,CT 示双侧基底节区低密度影,MRI 可显示双侧基底节区对称分布 T_1WI 高信号(约 80%~90%),尤其在双侧苍白球内,黑质内也可出现 T_1WI 高信号,T_2WI 呈等信号改变。

MRI 表现是可逆的,如肝移植病人,在移植 3~6 个月后脑内异常信号会消失。有时 CT 未能显示异常改变,但 MRI 即可显示。头颅 CT 及 MRI 的主要意义在于排除脑血管意外、颅内肿瘤等疾病。

(四) 神经心理学测试

对轻微 HE 的诊断有重要帮助,其中以肝性脑病心理学评分为主。肝性脑病心理学评分包括数字连接试验(number connection test,NCT)(包含 NCT-A 和 NCT-B)、数字符号试验(digit-symbol test,DST)、轨迹描绘试验(line-tracing test,LTT)和系列打点试验(serial dotting test,SDT)等子测试项目。目前指南推荐 NCT-A 和 DST 两项测试方法阳性即可诊断轻微 HE,因其与受教育程度的相关性小,操作非常简单方便,可操作性好。

六、诊断与鉴别诊断

(一) 诊断

HE 的诊断主要根据有明显肝功能的损害,或有肝硬化病史,或有门体侧支循环的病理基础,出现了中枢神经系统功能紊乱的表现,进一步检查发现有扑翼样震颤、血氨增高、脑电图改变、心理智能测定异常,在排除其他神经及精神疾病的基础上,应考虑 HE 的可能。轻微 HE 的诊断则需依据肝性脑病心理学评分,其中 NCT-A 及 DST 两项阳性即可诊断。

(二) 鉴别诊断

1. 精神疾病　以精神症状为唯一突出表现者易被误诊为精神病,因此对于精神错乱者,应警惕 HE 的可能。

2. 颅内病变　蛛网膜下腔、硬膜外或颅内出血,脑梗死,脑肿瘤,颅内感染及癫痫等疾病需注意鉴别,可通过检查神经系统定位体征,结合影像学、脑电图等检查做出判断。

3. 中毒性脑病　包括酒精性脑病、酒精戒断综合征、急性脑病综合征或重金属中毒性脑病等,可通过追问病史和相关毒理学检测进行鉴别。

4. 代谢性脑病　如酮症酸中毒、低血糖、低钠血症、肾性脑病、肺性脑病、肝豆状核变性等,可通过对原发疾病及血液生化检查分析和诊断。

(三) 分级与分型

目前 West-Haven 分级标准应用最为广泛,根据意识障碍程度、神经系统表现和脑电图改变把 HE 分为 0~4 级 (表 9-7)。其中 0 级轻微型肝性脑病 (minimal hepatic encephalopathy, MHE) 在临床上无 HE 表现,常规精神神经系统检查无异常,可通过神经心理学测试诊断。

表 9-7　肝性脑病 West-Haven 分级标准

分期	临床表现	神经系统体征	脑电图改变
0 级 (MHE)	无行为、性格的异常,只在心理测试或智力测试时有轻微异常	无	正常 α 波节律
1 级 (前驱期)	轻度性格改变或行为异常,如欣快激动或沮丧少语、衣冠不整或随地便溺、应答尚准确、吐字不清且缓慢、注意力不集中或睡眠时间倒错 (昼睡夜醒)	可测到扑翼样震颤	不规则的本底活动 (α 和 θ 节律)
2 级 (昏迷前期)	睡眠障碍和精神错乱为主,反应迟钝、定向障碍、计算能力及理解力均减退、言语不清、书写障碍、行为反常、睡眠时间倒错明显,甚至出现幻觉、恐惧、狂躁。可有不随意运动或运动失调	腱反射亢进、肌张力增高、踝阵挛阳性、巴宾斯基征阳性、扑翼征明显阳性	持续的 θ 波,偶有 δ 波
3 级 (昏睡期)	以昏睡和精神错乱为主,但能唤醒,醒时尚能应答,但常有神志不清或有幻觉	仍可引出扑翼征阳性、踝阵挛阳性、腱反射亢进、四肢肌张力增高、锥体征阳性	普通的 θ 波,一过性的含有棘波和慢波的多相综合波
4 级 (昏迷期)	神志完全丧失,不能被唤醒。浅昏迷时对疼痛刺激有反应;深昏迷时对各种刺激均无反应	浅昏迷时腱反射和肌张力仍亢进、踝阵挛阳性,由于不合作,扑翼征无法检查,深昏迷时各种反射消失	持续的 δ 波,大量的含棘波和慢波的综合波

按类型来划分,HE 可分为 A、B 和 C 型三种类型(表 9-8)。A 型 HE 发生在急性肝功能衰竭基础上,常无明显诱因和前驱症状,在起病数日内由轻度的意识障碍迅速发展为肝昏迷甚至死亡,并伴有急性肝功能衰竭的表现。B 型 HE 由门体分流所致,无明显肝细胞损伤和肝功能障碍,肝脏组织学正常。C 型 HE 由肝硬化所致,多伴有门静脉高压或门体分流,除脑病表现外,还常伴肝硬化其他并发症的表现。

表 9-8 HE 的临床分型

类型	定义
A 型	急性肝功能衰竭相关 HE
B 型	门体分流相关 HE,无肝细胞损伤相关的肝病
C 型	肝硬化相关 HE,伴门静脉高压和 / 或门体分流

七、治疗

治疗原则是保肝及促进意识恢复,早期治疗远比进入昏迷期效果好。由于 HE 的发病机制复杂,有多种病因或诱发因素参与,应根据临床类型、不同诱因及疾病的严重程度制定不同的治疗方案。

(一) 去除 HE 的诱因

大多数 HE 有明显诱因。积极寻找诱因并及时排除,可有效阻止 HE 的发展。例如食管胃底曲张静脉破裂大出血后可发展成 HE,积极止血、纠正贫血、清除肠道积血等有利于控制 HE;同时,还需积极控制感染、纠正水电解质代谢紊乱、防治便秘、改善肾功能、慎用镇静药及麻醉剂等。

(二) 营养治疗

传统的观念认为限制蛋白饮食可减少肠道产氨,防止 HE 的恶化。但近来研究发现肝硬化 HE 病人常伴有营养不良,严格限制蛋白摄入虽能防止血氨升高,但可使病人的营养状况进一步恶化,加重肝损害,增加死亡的风险。故建议肝病病人供应非蛋白热量 146~167kJ/(kg·d),并摄入 1.2~1.5g/(kg·d) 的蛋白。不能进食者可予鼻饲,必要时可通过肠外营养补充。

(三) 减少肠内毒素的生成和吸收

1. 清洁肠道 可口服或鼻饲乳果糖导泻,亦可用白醋或乳果糖灌肠来清除肠道内的积血、积食及其他毒性物质。

乳果糖是人工合成的含酮双糖,在胃及小肠内不被分解和吸收,至结肠后被肠道细菌酵解生成低分子的乳酸、醋酸,使肠腔 pH 降低,减少氨的形成并抑制氨的吸收。此外,乳果糖还可以使结肠形成高渗环境,减少氨的吸收。因此,乳果糖是治疗和预防肝性脑病的首选药物。

2. 肠道非吸收抗生素 肠道微生物在 HE 的发病中有重要作用,口服抗生素可抑制肠道细菌,减少氨的生成。可选用不易被肠道黏膜吸收的抗生素,如利福昔明、新霉素、甲硝唑等。非氨基糖苷类抗生素利福昔明(rifaximin)是利福霉素的衍生物,广谱、强效抑制肠道内细菌生长,口服后不吸收,只在胃肠道局部起作用,是目前治疗 HE 和预防再发的二线药物。

3. 益生菌制剂的应用 含双歧杆菌、乳酸杆菌的微生态制剂可通过调节肠道菌群结构,抑制产氨、产尿素酶细菌的生长,以减少肠道氨及其他毒性物质的产生及吸收。

(四) 促进血氨的清除

1. 鸟氨酸 - 天冬氨酸(*L*-ornithine-*L*-aspartate,LOLA) 鸟氨酸 - 天冬氨酸是一种鸟氨酸和天冬氨酸的混合制剂,通过促进脑、肝和肾利用氨合成尿素、谷氨酸、谷氨酰胺而降低血氨。此外,天冬氨酸还参与肝细胞内核酸的合成,间接促进肝细胞内三羧酸循环的代谢过程,以利于肝细胞的修复。

2. 精氨酸　肝脏合成尿素的鸟氨酸循环中的中间代谢产物,可促进尿素的合成而降低血氨。临床所用制剂为其盐酸盐,呈酸性,可酸化血液,减少氨对中枢的毒性作用。

3. 谷氨酸盐　谷氨酸钠、谷氨酸钾可在肾脏内作为谷氨酰胺合成的底物而降低血氨,并能调整血钾和血钠的平衡。但近年来认为谷氨酸盐只能暂时降低血氨,不易透过血脑屏障降低脑组织中的氨,且可诱发代谢性碱中毒,反而加重 HE;另外,脑内过多的谷氨酰胺产生高渗效应,参与脑水肿的形成,不利于 HE 的恢复。因此,目前临床上已不再推荐使用。

(五) 拮抗假性神经递质的作用

内源性苯二氮䓬类似物与抑制性神经递质 γ- 氨基丁酸受体结合物对中枢神经系统产生抑制作用是 HE 发生机制之一。理论上应用该受体拮抗剂氟马西尼(flumazenil)治疗 HE 是可行的,但未显示有长期疗效或提高病人生存率。因此,目前只在曾用过苯二氮䓬类药物的 HE 病人考虑应用。多巴能神经递质的活性降低也是 HE 的机制之一,但在临床对照研究中应用溴隐亭、左旋多巴,除可部分改善病人锥体外系症状外,并未能给 HE 病人带来更多益处。故目前只在有锥体外系体征用其他治疗方案效果不佳者考虑给予溴隐亭、左旋多巴。

(六) 纠正氨基酸失衡的治疗

口服或静脉输注以支链氨基酸为主的氨基酸混合液,可纠正氨基酸代谢不平衡,抑制大脑中假性神经递质的形成,并可促进正氮平衡,增加病人对蛋白的耐受性。

(七) 基础疾病的治疗

1. 人工肝支持系统　人工肝支持系统可代替肝脏的部分功能,清除体内的毒物,为肝细胞的再生提供条件和时间,也是等待肝移植的过渡疗法,主要用于 A 型 HE,也可用于病情较重的 C 型病人。临床上有多种方式,如血浆置换、血液透析、血液灌流、分子吸附再循环系统以及生物人工肝等。

2. 阻断门体分流　对于 B 型和伴门体分流的 C 型病人,采用介入或外科手术,部分或全部阻断门体分流,可改善 HE。对于 TIPS 术后顽固性 HE,可通过 TIPS 限流或断流来治疗。但由于门静脉高压的存在,该方法可增加腹水、消化道出血的风险,应权衡利弊。

3. 肝移植术　对于药物、介入等治疗不满意的各种顽固性、严重 HE,肝移植是有效的手段。

八、预后

HE 的预后主要取决于肝功能障碍的程度。轻微型 HE 病人常无明显症状,经积极治疗后多能好转;有明确的诱因或门体分流术的 HE,通常预后较好;肝硬化终末期 HE,有腹水、黄疸、出血倾向的病人多数肝功能较差,其预后也较差;急性肝衰竭所致的 HE 往往诱因不明显,发病后很快昏迷甚至死亡,预后最差。

(杨 丽　李 聪)

第七节　肝　囊　肿

肝囊肿(hepatic cyst)是较常见的肝脏良性疾病,分为寄生虫性肝囊肿和非寄生虫性肝囊肿两大类。非寄生虫性肝囊肿根据起因分为先天性和后天性两种,前者较为常见,又称真性囊肿;后者称为假性囊肿,根据病因分为创伤性、炎症性和肿瘤性三种。

一、先天性肝囊肿

(一) 概述

先天性肝囊肿包括单纯性肝囊肿和多囊肝,单纯性肝囊肿较常见,以 20~50 岁年龄组多见,男女发生率之比为 1 : 4,常无症状。

(二) 发病机制

目前发病机制不完全清楚,单纯性肝囊肿可能系迷走胆管潴留引起,而多囊肝属于一种常染色体显性遗传病,系基因突变引起,常与多囊肾等多发囊性病变并存。

(三) 病理

单纯性肝囊肿表现为单个或多个散在囊性病变,以肝右叶居多,直径从数毫米至 20cm 以上,大者含液量可达 1 000ml 以上。多囊肝表现为肝内多发大小不等的囊肿,局部可融合。小囊肿周围为正常肝组织,大囊肿可造成邻近肝组织萎缩。显微镜观,囊壁由薄层纤维结缔组织构成,囊壁内层上皮细胞可呈柱状、立方形、扁平状或缺如,细胞无异型性,外层为胶原样组织。囊液由水和电解质组成,不含胆汁酸和胆红素。

(四) 临床表现

单纯性肝囊肿生长缓慢,小的囊肿常无症状,多系超声、CT 检查或者其他腹部手术中发现。囊肿增大到一定程度,可因压迫邻近脏器出现进食后饱胀、恶心、呕吐和右上腹隐痛不适等症状。肝门附近的大囊肿或多囊肝,可压迫肝门胆管、门静脉甚至腔静脉导致黄疸、腹水、下肢水肿,如并发囊内出血、囊肿破裂或感染可引起剧烈腹痛。体格检查可触及右上腹肿块或肝大,肿块与肝相连,表面光滑,带囊性感,无明显压痛并可随呼吸上下移动。

(五) 辅助检查

单纯性肝囊肿病人一般肝功能良好,巨大囊肿或者多囊肝,可致低蛋白血症。超声表现为圆形或卵圆形的液性暗区,边界光滑清晰,囊壁菲薄呈高回声,后壁肝组织回声增强。CT 和 MRI 可以更准确显示囊肿的部位、大小、形态和数目,指导手术。大的肝囊肿可因所在部位不同表现不同,X 线检查可显示膈肌抬高或胃肠受压移位等征象。如需确认囊肿是否与胆道相通时,超声引导下穿刺抽得胆汁即可证实。

(六) 诊断

病人可无任何临床表现,体检时偶然发现,大囊肿或多囊肝可产生压迫症状,超声是首选检查方法。多囊肝病人还应检查肾、肺、胰以及其他脏器有无囊肿或先天性畸形。

(七) 治疗

1. 单纯性肝囊肿 一般囊肿小且无症状者不需特殊处理,囊肿巨大而又出现症状者,可予以治疗。介入疗法是在超声引导下行囊肿穿刺抽液,并注射硬化剂破坏囊壁上皮细胞,促进囊腔闭合,常用硬化剂包括无水乙醇、聚桂醇和高渗葡萄糖等。手术疗法多选择腹腔镜下囊肿"开窗术"或"去顶术",即经腹腔镜切除部分囊壁,吸尽囊液后使囊腔向腹腔开放。对于合并感染、囊内出血者,可在术后放置引流,待引流液清亮、正常后拔除引流管。对囊液含有胆汁者,应寻找胆管漏口予以缝合、置管引流,必要时可行肝切除术。

2. 多囊肝 一般仅处理可能引起症状的大囊肿,可行囊肿"开窗术"以缓解症状。对病变局限于一个肝段或肝叶且伴有症状者,或经开窗术治疗效果不佳者,可行病变肝段或肝叶切除术。合并门静脉高压症或肝功能损害,出现腹水、黄疸等严重并发症,其他治疗无效者可考虑肝移植。

二、寄生虫性肝囊肿

寄生虫性肝囊肿,即肝包虫病(hydatid disease of the liver),又称肝棘球蚴病(echinococcosis of the liver),是犬绦虫的囊状幼虫(棘球蚴)寄生在肝所致的一种寄生虫病,好发在肝脏,其次为肺、脑、骨、肾及全身,人体肝包虫病主要包括囊型包虫病和泡型包虫病两种,一种是由细粒棘球蚴引起的,较多见;另一种是由多房棘球蚴感染所致的。

【肝囊型包虫病】

(一)概述

肝囊型包虫病是由细粒棘球蚴引起的肝包虫病,较多见,主要流行于西部畜牧地区和半农半牧地区,发病率约为 1~200/10 万。

(二)病因与发病机制

细粒棘球绦虫的终宿主是犬、狼和豺等,以犬最常见,中间宿主是羊、马、骆驼、猪和人等,人与人之间不传染。成虫寄生在终宿主小肠,当虫卵排出后,可污染动物皮毛和周围环境,羊、马等食草动物再通过摄食和饮水感染虫卵而成为中间宿主。当中间宿主死亡后,终宿主(犬)吞食了带有棘球蚴的中间宿主内脏,棘球蚴的头节将在小肠内发育成细粒棘球绦虫而完成其生活循环史。人通过接触犬或被虫卵污染的水源、食物和动物皮毛等被感染。虫卵在人小肠内孵化为六钩蚴,穿透肠黏膜进入门静脉系统,约 70% 停留在肝发育成囊,大部分位于肝右叶,其余的虫蚴经肝静脉随血流进入肺、肾、脾、脑、肌、眼眶和脊柱等部位。

在畜牧区应广泛开展有关肝包虫病的知识宣传,提高防病意识;提高畜牧区的家畜检疫水平和宰杀管理;定期为家犬和牧犬驱虫;注意个人卫生;保护水源,搞好环境卫生,减少感染。

(三)病理

细粒棘球蚴肝包虫囊肿为单房型,成熟的囊壁有两层,分为内囊(endocyst)和外囊(ectocyst)。内囊是包虫的本体,分为角质层和生发层,外囊是在内囊周围形成的一层纤维包膜,纤维组织常增生伴显著的急慢性炎症反应,且常可见异物肉芽肿性炎,表现为大量的异物巨细胞聚集浸润,伴多量吞噬细胞、淋巴细胞及多少不等的中性粒细胞浸润(图 9-32)。囊内容物包括囊液、育囊、原头节、生发囊和子囊。囊壁破裂,囊内容物可外溢致过敏反应,亦可在腹盆腔播散种植。

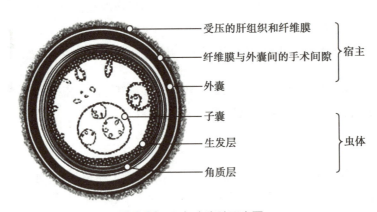

受压的肝组织和纤维膜
纤维膜与外囊间的手术间隙 } 宿主
外囊
子囊
生发层 } 虫体
角质层

图 9-32　肝包虫囊肿示意图

(四)临床表现

1. **症状**　早期无明显症状,常在体检时偶然发现。随着病程进展,病人可出现过敏反应,如皮肤瘙痒、荨麻疹、呼吸困难、腹痛等,当包虫囊肿逐渐增大可产生压迫症状,体重减轻,消瘦和贫血。儿童巨大肝包虫囊肿可出现包虫病性恶病质,伴有发育迟缓、智力低下等临床表现。

2. **体征**　有时在肿大的肝表面可触及圆形的、有囊性感的肿块,表面光滑,边界清楚,无明显压痛,若囊内有棘球蚴囊砂,仔细叩诊时可出现棘球蚴震颤现象(hydatid thrill)。当囊腔直径大于 10cm,因子囊互相撞击或碰撞囊壁,常有震颤感,称包囊性震颤。若囊腔钙化,则可触及质地坚硬的实质性肿块。

3. 并发症

(1)感染:继发细菌感染较常见,以大肠埃希菌多见,多由胆瘘引起。表现类似细菌性肝脓肿,可出现畏寒、发热、白细胞总数增多、慢性消耗及感染性贫血,局部体征为肝大、肝区持续钝痛及叩痛。

(2)囊肿的压迫作用:压迫门静脉或下腔静脉,可引起继发性门静脉高压,表现为食管下段和腹壁静脉曲张、脾大、腹水等;压迫胆管,引起梗阻性黄疸;较大囊肿直接压迫周围肝细胞,引起肝萎缩和纤维化;肝下囊肿推压胃肠道,引发饱胀、恶心和呕吐等不适;肝右囊肿向后推压引起右腰部酸痛。

(3)囊肿破裂:囊肿增大到一定程度,或受到各种外力撞击可造成囊肿破裂。

1)囊肿破入腹腔:最常见,表现为突发的剧烈上腹部疼痛,但由于包虫囊液对腹膜刺激性小,数分钟后可缓解;囊液可引起严重过敏性反应甚至休克;子囊种植腹腔产生多发囊肿,可出现腹胀或导致肠梗阻。

2)囊肿破入胸腔:位于肝顶部的包虫囊肿可引起反应性胸腔积液;囊肿可破入胸腔甚至肺,导致肺部感染、肺脓肿以及胸腔继发播散种植。

3)囊肿破入胆道:肝包虫囊液涌入胆道后引起突发胆绞痛,胆道梗阻时伴有黄疸和急性梗阻性胆管炎。

4)囊肿还可破入血管或其他组织脏器。

(4)膜性肾小球肾炎:由虫体抗原沉积肾小球引起。

(五) 辅助检查

1. 影像学检查

(1)超声:为首选检查方法,也是术后随访或疗效评定的首选方法。肝实质内见单发或多发的囊状液性无回声区,大囊中有小囊为其特征,内囊破裂萎缩漂浮在大囊内,形成"水中百合征";囊壁发生钙化呈强回声并伴声影。

(2)CT:能显示囊肿与肝内结构的解剖关系,平扫显示肝内单发或多发、大小不一囊性肿块,典型表现为母囊内有大小不一、数目不等的子囊,呈"车辐状"改变;内、外囊分离出现"双边征""水蛇征"为本病的可靠征象;囊壁常有环状钙化;增强扫描,囊内无强化,囊壁强化。

(3)MRI:肝内囊肿结构表现与CT相似,疑有胆道受累时,可行MRCP检查。

(4)X线:囊肿外囊钙化时,可显示环形或弧形钙化影。

2. 免疫学检查 包虫囊液脂蛋白抗原有助于诊断和鉴别诊断,同时对流行病学调查也具有重要价值。

(1)包虫囊液皮内试验(casoni skin test):阳性率可达90%~95%,主要用于临床初筛,但假阳性高。

(2)补体结合试验:阳性率可达70%~90%,检测结果有助于诊断。

(六) 诊断与鉴别诊断

1. 诊断 肝包虫病主要从流行病学史、症状、体征、影像学检查和免疫学检查来进行诊断。询问病史时了解病人有无流行区的居住、工作、旅游或狩猎史,或有动物接触史,或从事来自流行区的家畜运输、宰杀、畜产品和皮毛产品加工工作。疾病早期,常无明显症状和体征,随着囊肿体积增大可出现压迫症状,查体有时可触及肿大肝脏及肝脏表面囊性肿块,当囊肿破入腹腔可引起腹痛、过敏反应甚至休克。超声是首选诊断方法,免疫学检查有助于诊断。

2. 鉴别诊断

(1)单纯性肝囊肿:多无流行病学病史,影像学无"大囊中有小囊"的特征,免疫学检查可鉴别。

(2)肝脓肿:继发细菌感染的肝包虫囊肿易被误诊为肝脓肿,二者均可出现肝区疼痛、发热等临床表现,影像学检查有时也难以区别,应结合流行病学史、免疫学检查进行鉴别。

(3)胆道结石:肝包虫囊肿破入胆道后,子囊或其碎屑可阻塞胆总管,可有类胆道结石的临床表现,可结合流行病学史、免疫学检查进行鉴别。

(七) 治疗

肝囊型包虫病的治疗采取手术为主、药物为辅的方法。

1. 手术治疗　手术原则为尽量完整摘除外囊,清除内囊,避免囊液外溢,防止复发,合理处理残腔及胆瘘,减少术后并发症。

(1)外囊完整剥除术:为首选的根治性手术,沿包虫外囊与周围纤维膜之间的潜在间隙将外囊完整剥除,能有效减少术后复发和胆瘘合并感染。但下列情况不适合:包虫囊肿巨大、操作空间狭小,囊肿与周围组织粘连严重难以分离,囊肿与周围肝组织间难以找到潜在间隙,包虫囊壁菲薄易破裂。

(2)肝段切除术:根治性手术之一,适用于局限在一个肝段或肝叶内的单发或多发囊肿,或囊腔引流后残腔难以闭合,或复发的厚壁包虫囊肿合并囊内感染或血性肉芽肿。

(3)内囊摘除术:为传统手术方式,采用封闭法抽吸囊液,囊内注入 10%NaCl 溶液保留 10 分钟以上,以灭活头节,切开外囊壁,摘除内囊,适用于原发和复发性肝囊型包虫病,具有操作简单、创伤较小的优点,但易发生胆瘘及残腔感染等并发症,且存在术后复发或播散种植风险,因此预防囊液外溢、原头节播散、处理胆瘘口和残腔是手术关键。

2. 超声引导下经皮肝穿刺抽吸术　在超声引导下穿刺囊肿,抽吸囊液并注射 10%NaCl 溶液,反复冲洗囊腔。适用于不能耐受手术,或既往手术造成肝表面与腹壁粘连,或难以确诊的单囊型疑似病人。

3. 药物治疗　通常难以达到治愈效果,适用于早期囊肿小、外囊壁薄、有广泛播散或机体状况差不适宜手术治疗者,也作为手术后的联合治疗措施。常用药物是阿苯达唑,每天 10~15mg/kg,疗程通常半年以上,根据血常规、肝肾功能、超声或 CT 判定疗效及用药时间,部分病人治疗有效。

(八) 预后

肝包虫病易复发,需长期随访。

【肝泡型包虫病】

(一) 概述

肝泡型包虫病是由多房棘球蚴感染所致的肝包虫病,较少见,发病率约为(0.03~1.2)/10 万。

(二) 病因与发病机制

多房棘球绦虫常见终宿主是狐狸,中间宿主包括啮齿类动物、牦牛和绵羊等。成虫寄生在终宿主小肠,排出孕节和虫卵,鼠类因吞食含虫卵的粪便或被虫卵感染的昆虫成为中间宿主,牛、羊等则通过摄入被虫卵污染的草料和水而感染。当体内带有泡球蚴的鼠或牛、羊脏器被狐狸、犬或狼等吞食后,约经过 45d 原头蚴发育成成虫。人通过接触犬或被虫卵污染的水源、食物和动物皮毛等被感染。

(三) 病理

肝泡状包虫病的病灶由众多约 1~10mm 大小的囊泡组成,大体观一般呈单个巨块型,为淡黄色或白色的囊泡状团块,质地较硬,与周围组织分界不清,呈外生性浸润性生长,可直接侵犯邻近组织,也可以经过淋巴和血运转移到肺、脑、骨和腹膜后。

(四) 诊断与鉴别诊断

有与狗、狐等动物的接触史,早期无明显临床症状,随着病情进展,病人可出现食欲缺乏、腹胀、肝区刺痛及胀痛感等,肝脏进行性肿大,右侧肋缘下可触及坚硬的肿块,表面不平滑。晚期常出现消瘦、黄疸、腹水、发热等,可有肺、脑转移。影像学检查如超声、CT 或 MRI 是诊断泡型包虫病的重要手段,肝脏内高密度占位性病灶、不规则坏死液化腔及散在或不规则片状钙化灶为其典型特征,PET-CT 检查可评估转移、根治性手术的可行性及术后复发。免疫检测方法如泡球蚴抗原(Em2)-ELISA 有助于明确诊断。肝泡型包虫病需要与肝癌、肝血管瘤、细菌性肝脓肿、先天性肝囊肿及肝囊型包虫病鉴别。

(五) 治疗

肝泡型包虫病的治疗原则是通过手术和药物的联合治疗,达到根治、延长生命和提高生活质量的目的。

1. 手术治疗

(1) 根治性病灶切除术:首选手术方法,切除范围应达病灶边缘正常肝组织 1cm 以上,以消除病灶周围增生活跃的"浸润带",同时确保剩余肝脏结构完整和功能代偿。

(2) 姑息性手术:包括姑息性病灶切除术、经皮经肝穿刺胆道引流术、坏死液化腔穿刺引流术,通过减少或预防黄疸、感染等并发症,达到延长生命或为肝移植争取时间的目的。

(3) 肝移植:可作为终末期肝泡型包虫病的最终选择,适用于晚期难以行根治性肝切除术或合并严重并发症导致肝衰竭的病人。

2. 药物治疗　阿苯达唑是首选的抗包虫病药物,术前预防性服用 7~30d,无法耐受手术或姑息性手术者需终身服用。

(殷　燕)

第八节　肝　脓　肿

一、细菌性肝脓肿

(一) 概述

细菌性肝脓肿(pyogenic liver abscess, PLA)是指由细菌侵入肝脏形成的肝内化脓性感染灶,约占所有肝脓肿的 80%。存在胆道系统疾病、糖尿病、恶性肿瘤及免疫力低下者易患肝脓肿。

(二) 病因与发病机制

亚洲地区肺炎克雷伯氏菌是引起肝脓肿的主要病原菌,主要来源于胆道及胃肠道。欧美地区,主要病原菌则是链球菌和大肠埃希菌。细菌可经下列途径侵入肝脏:

1. 胆道　胆道途径是引发细菌性肝脓肿最主要和最常见的感染途径。胆道结石、肿瘤等造成胆道狭窄和梗阻,致使胆汁引流不畅,胆管内感染。细菌沿胆管上行入肝而形成肝脓肿。

2. 门静脉　腹腔感染、肠道感染等可引起门静脉属支的血栓性静脉炎,其脓毒性的栓子脱落后沿门静脉系统进入肝脏,多进入肝右叶,引起肝脓肿。

3. 肝动脉　体内任何部位的化脓性感染都可以通过血行途径由肝动脉进入肝脏,病原菌以金黄色葡萄球菌为主。

4. 淋巴系统　肝脏邻近的组织、器官有感染性病灶时,细菌可经淋巴系统侵入肝脏。

5. 其他　开放性肝损伤时,细菌可直接经伤口入侵肝脏。亦有部分细菌性肝脓肿原因不明,称为隐源性肝脓肿,可能与体内某些隐匿病变有关,当机体抵抗力降低时,病原菌在肝内繁殖,发生肝脓肿。

(三) 病理

以肝组织大片溶解性坏死、形成脓腔为主要特征。

1. 大体病理　半数以上为多发,脓腔周边肝组织充血、水肿。慢性脓肿因脓腔周围肉芽组织和纤维组织增生而脓肿壁显著增厚。

2. 组织病理　脓腔内充满大量变性坏死的中性粒细胞和细胞碎片(图 9-33),脓肿周边见充血出血带和中性粒细胞浸润。

（四）临床表现

1. 症状　起病急，可出现寒战、高热，体温高达39~40℃，热型为弛张热，持续性肝区钝痛或胀痛，有时伴右肩牵涉痛、恶心、呕吐、食欲减退和乏力。

2. 体征　主要为肝大和肝区压痛，肝区或右下胸部叩击痛。若脓肿位于肝表面，其相应部位的肋间皮肤红肿、饱满、触痛及可凹性水肿。部分病例可出现黄疸、腹水。

3. 并发症　若未得到及时有效的治疗，感染可向邻近脏器扩散，引起相应并发症。如膈下脓肿、脓胸、支气管胸膜瘘、心包积脓，甚至心脏压塞。脓肿破溃入腹腔，形成急性腹膜炎。脓肿穿破血管壁，引起胆道出血等。

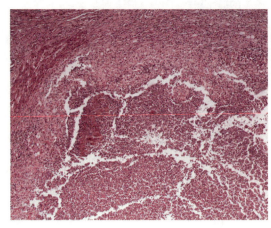

图 9-33　细菌性肝脓肿组织病理
低倍镜下见细菌性肝脓肿脓腔内充满大量变性坏死的中性粒细胞。

（五）辅助检查

1. 实验室检查　白细胞计数升高，明显左移，中性粒细胞比例升高。血清转氨酶、碱性磷酸酶、胆红素等可有不同程度升高。白蛋白和血红蛋白常降低。脓肿穿刺培养，可培养出致病菌。血培养阳性率较低，应在病人寒战高热时多次抽取。

2. 超声　为首选检查方法，诊断率可达 96% 以上。无创、简便，可明确脓肿的数目、形态、部位、大小，以及液化和分隔情况等。病程初期，病变区呈分布不均匀的低至中等回声；随病情的进一步发展，脓肿区开始出现坏死、液化，呈蜂窝状结构，回声较低，液化处出现无回声区（图 9-34）。慢性肝脓肿的脓肿壁回声较强，有时伴有钙化病灶。

3. CT　比超声敏感性更高，可达 98%，能识别超声无法发现的小脓肿。平扫脓腔为单发或多发圆形或椭圆形低密度区，早期病变边界多数不清楚，后期边界较为清楚，脓肿壁呈稍高于脓腔但低于正常肝的环形带，约 20% 病灶可见气体或液平。增强扫描示脓肿壁强化，脓腔及周围水肿组织不强化，因此，呈现出环形强化带，称为"环征"（图 9-35）。"环征"和脓肿内出现的小气泡或气液平面征象是确诊的依据。

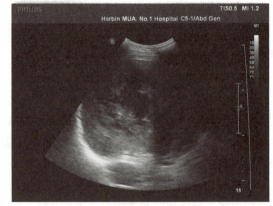

图 9-34　细菌性肝脓肿超声表现
脓肿区液化，出现无回声区，脓肿壁厚薄不一，壁的内面不平整。

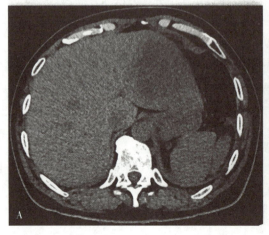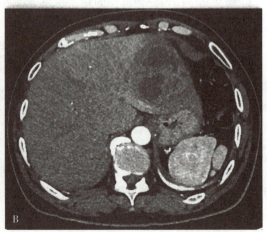

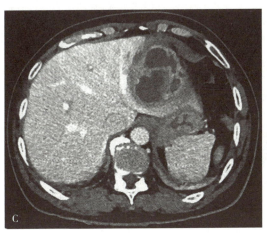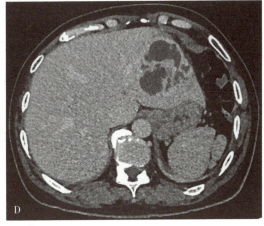

图 9-35　细菌性肝脓肿 CT 表现

A. CT 平扫,示肝左叶低密度病灶;B. 动态增强扫描动脉期;C. 门静脉期;D. 平衡期,示脓肿壁
呈环状强化,内分隔亦可见强化,周围水肿带及脓腔不强化,构成"三环征"。

4. MRI　敏感性较低,因病灶组织成分不同而信号多变。脓腔在 T_1WI 呈均匀或不均匀的低信号,T_2WI 表现高信号,多房时在高信号的脓腔中发现不规则的低信号分隔。脓肿壁 T_1WI 信号强度高于脓腔而低于肝实质,T_2WI 表现中等信号;脓腔 DWI 信号增高,ADC 信号减低(图 9-36)。

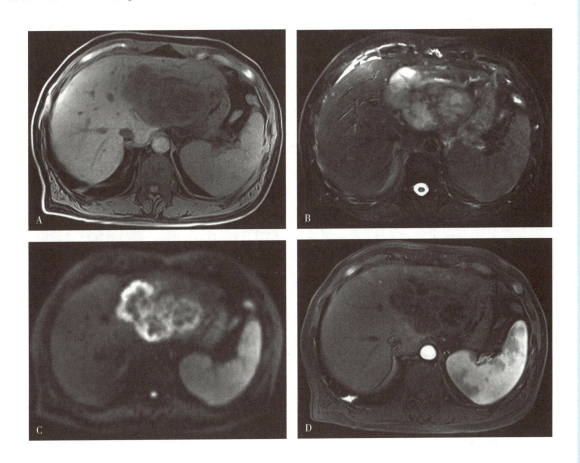

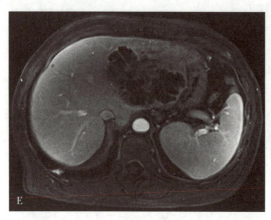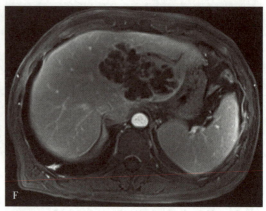

图 9-36　细菌性肝脓肿 MRI 表现

A. T₁WI,示肝左叶低信号肿块;B. T₂WI,示肿块呈高信号;C. DWI,示肿块呈明显高信号;
D. 增强扫描的动脉期;E. 门静脉期;F. 平衡期,示病灶呈环状强化,内分隔亦可见强化。

(六) 诊断与鉴别诊断

1. 诊断　根据全身或胆道感染病史及上述临床表现,结合实验室、超声、影像学检查,即可作出初步诊断。若超声或 CT 引导下穿刺,抽出脓液,即可确诊。

2. 鉴别诊断　重点与阿米巴性肝脓肿鉴别,同时应与右膈下脓肿、胆道感染、寄生虫性肝囊肿、原发性肝癌及肝囊肿等相鉴别。

(七) 治疗

肝脓肿的治疗应结合病人全身情况和病变的具体情况,综合衡量和选择最适合的个体化治疗方案。

1. 非手术治疗

(1) 抗感染:应早期、足量、足疗程、静脉使用抗生素。在未确定病原菌前,应首选兼顾革兰氏阳性球菌和革兰氏阴性杆菌的广谱抗生素,如喹诺酮类、第三代头孢菌素和碳青霉烯类,并可联合抗厌氧菌药物。如果病原菌为产超广谱 β 内酰胺酶的肺炎克雷伯氏菌,可直接选择碳青霉烯类药物。在细菌培养(以脓汁或血液做培养)和药敏试验明确后,应及时调整用药。抗生素应使用至症状消失,体温恢复正常后一周,超声检查示脓腔消失或脓肿壁硬化且脓腔无液性暗区、无新的病灶形成。

(2) 脓肿穿刺:超声引导下穿刺引流是细菌性肝脓肿首选的治疗手段。对已液化成熟的单个较大或其中有较大的脓肿,脓腔直径 3~5cm 者,超声引导下穿刺抽脓,脓腔内注入抗生素。脓腔直径 5~10cm 者直接采用置管法持续引流。当临床表现明显改善,血象恢复,脓腔基本消失,脓肿明显缩小,即可拔管。

(3) 治疗原发病和并发症:如继发于胆道感染的肝脓肿应积极处理原发病灶。

(4) 支持治疗:应充分补充营养,纠正水、电解质代谢紊乱和酸碱平衡失调,必要时纠正贫血和低蛋白血症,补充维生素,改善肝功能。

2. 手术治疗　外科切开引流术已较少用。但对全身毒性症状严重、脓肿较大且有穿破危险者,或邻近多个脓肿而穿刺不能充分引流者,或药物治疗未能控制其迅速发展者,可酌情做切开引流。腹腔镜肝脓肿引流术和腹腔镜肝部分切除术经验证安全可行,且对机体创伤小、切口感染发生率低、术后恢复也快,还可同时处理伴发的胆道疾病。

(八) 预后

本病的预后与是否早期诊断、彻底治疗以及有无并发症有关。死亡原因主要是脓毒症或感染性休克。

二、阿米巴性肝脓肿

(一) 概述

阿米巴肝脓肿(amebic liver abscess)指由阿米巴原虫侵及肝脏所形成的肝脓肿,实为阿米巴结肠炎的并发症,但30%~40%阿米巴肝脓肿也可无阿米巴结肠炎而单独存在。回盲部和升结肠为阿米巴结肠炎的好发部位,该处原虫可随肠系膜上静脉进入肝右叶,故肝右叶脓肿占绝大部分。

(二) 病因与发病机制

溶组织内阿米巴滋养体侵入肠壁,分泌溶组织酶,形成肠溃疡。在肠壁内的溶组织阿米巴滋养体主要由肠系膜上静脉经门静脉进入肝脏,也可经淋巴管或直接蔓延侵入肝脏。当机体抵抗力比较弱,原虫并未被全部消灭时,其引起的栓塞造成该部位肝组织缺血缺氧,大滋养体从被破坏的血管内逸出,从而造成肝组织局灶性坏死液化,微小的液化逐渐形成小脓肿并融合为大的肝脓肿。

(三) 病理

1. 大体病理　常为单发,约1/4多发。肝脏体积增大,脓肿大者直径可达10cm以上,小者仅能在光镜下观察。脓腔内为红褐色、果酱样糊状物。囊壁因胆管、血管和汇管区纤维组织残留而呈破絮状外观(图9-37)。

2. 组织病理　镜下见肝组织大片液化坏死,少许炎症细胞浸润,脓肿壁内可见圆形阿米巴滋养体,胞质丰富,其内常含有空泡或红细胞(图9-38)。

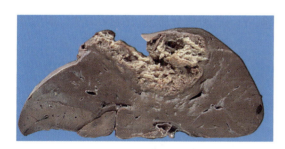

图9-37　阿米巴肝脓肿大体病理
囊壁呈破絮状外观。

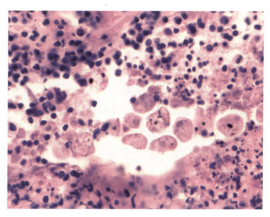

图9-38　阿米巴肝脓肿组织病理(HE染色)
高倍镜下脓肿壁内可见圆形阿米巴滋养体。

(四) 临床表现

1. 症状　阿米巴性肝脓肿发病前曾有痢疾或腹泻史,起病较缓慢,病程较长,肝区疼痛为主要症状,可有高热或不规则发热、盗汗、肝区疼痛和其他全身症状。

2. 体征　肝大、边缘较钝、肝区压痛和叩击痛。

3. 并发症　可穿破至邻近器官或组织,从而引发相应并发症。慢性病例可合并细菌感染,出现寒战、高热症状。

(五) 辅助检查

1. 实验室检查　急性期白细胞计数和中性粒细胞计数往往升高,慢性期或病情较轻者可正常。若白细胞计数大于$20 \times 10^9/L$,则需注意是否合并细菌感染。转氨酶、碱性磷酸酶和胆红素可有不同程度升高,亦会有不同程度的贫血和低蛋白血症。在粪便中可能检查到滋养体和包囊。

2. 影像学检查　超声、CT和MRI检查可见阿米巴性肝脓肿形态与细菌性肝脓肿类似。超声引导下穿刺可抽出巧克力色脓液,较黏稠,无臭,且一般细菌培养结果阴性。有时可在脓液中找到阿米巴滋养体,但检出率很低。

3. 结肠镜　结肠镜可发现结肠黏膜有特征性凹凸不平的坏死性溃疡或愈合后的瘢痕,自溃疡面取材镜检或可查到阿米巴滋养体。

4. 免疫学检查　血清阿米巴抗原阳性见于阿米巴肝脓肿、肠阿米巴病。血清阿米巴抗体阳性则提示既往或当前感染阿米巴。

(六) 诊断与鉴别诊断

1. 诊断　与细菌性肝脓肿大致相同。若粪便中发现溶组织阿米巴,或肝穿刺获得典型的脓液,脓液中找到阿米巴滋养体,或对特异性抗阿米巴药物治疗有良好效应,即可确诊为阿米巴性肝脓肿。

2. 鉴别诊断　重点与细菌性肝脓肿鉴别,同时应与原发性肝癌、胆囊炎、寄生虫性肝囊肿、血吸虫病及先天性肝囊肿等相鉴别。

(七) 治疗

阿米巴肝脓肿应首先考虑非手术治疗。

1. 非手术治疗

(1)抗阿米巴治疗:①甲硝唑:为国内外抗阿米巴首选药物。一般用法为每次 0.4g,口服,每天 3 次,连续 10d 为 1 个疗程。②替硝唑:与甲硝唑为同类药物。用法为每次 2g,口服,每天 1 次,连续 5d 为 1 个疗程。重症病人亦可静脉用药。③氯喹:对于硝基咪唑类药物治疗无效者,应更换使用氯喹。肝肾功能不全、心脏病病人或儿童对此药应慎用。

(2)脓肿穿刺:同细菌性肝脓肿

(3)对症支持治疗:同细菌性肝脓肿。若合并细菌性感染,应根据细菌培养及药敏试验加用相应抗生素。

2. 手术治疗

(1)手术切开引流:阿米巴性肝脓肿若切开引流,会引起继发细菌感染,增加病死率。手术仅适用于:①脓肿破溃入胸腹腔或邻近器官,并发脓胸和腹膜炎者;②经抗阿米巴治疗和穿刺吸脓,脓肿未见缩小,高热不退者;③继发细菌感染,内科治疗不能控制者;④左外叶肝脓肿,穿刺容易损伤腹腔脏器或污染腹腔者;⑤脓肿位置较深,不易穿刺者。

(2)肝切除:指征同细菌性肝脓肿

(八) 预后

若能早期诊断和系统、正规治疗,治愈率较高。预后较差或死亡的多为未及时正规治疗、病情危重,或有并发症、伴有其他疾病者。

(刘小伟)

第九节　肝脏良性肿瘤

随着影像诊断技术的进步,肝脏良性肿瘤的发现率呈现明显升高趋势。病人多无明显的症状和体征,常通过影像学检查偶然发现。肝脏良性肿瘤的种类较多,其中肝海绵状血管瘤最为常见,肝腺瘤和局灶性结节性增生症等相对少见,而血管平滑肌脂肪瘤、神经纤维瘤等较为罕见。

一、肝海绵状血管瘤

肝海绵状血管瘤(cavernous hemangioma of liver)是最常见的肝脏良性肿瘤,可发生于任何年龄,多见于 30~50 岁,以女性多发。

(一)病因

确切病因和发病机制尚不清楚,多认为起源于肝内的胚胎性血管发育异常,此后在某些因素的作用下引起肿瘤样增生而形成,为先天性,无恶变倾向。部分肝血管瘤具有雌激素受体,在高雌激素状态下可加速生长,提示雌激素可能与其发病有关。

(二)病理

肿瘤多为单发,也可多发。体积大小不等,大多数肝血管瘤直径小于 5cm,直径大于 10cm 者为巨大海绵状血管瘤。肿瘤多生长缓慢,病程可达数年以上。瘤体质地柔软,边界清楚,周围有薄层纤维包膜,切面呈蜂窝状为其特征性改变。光镜下可见大量扩张的血管间隙,被覆扁平的上皮细胞,腔隙间有薄层纤维隔。

(三)临床表现

常无明显症状。瘤体较大时主要表现为肝大或对胃、十二指肠等邻近器官的压迫,可有上腹隐痛、餐后饱胀、恶心、嗳气等症状。少数巨大海绵状血管瘤表现为明显的腹胀伴有腹痛。当发生瘤内急性出血、血栓形成或炎症反应时,可有上腹部剧烈疼痛、呕吐、低热等表现;血管瘤偶发破裂出血时可有急腹症和失血性休克表现。体格检查常无阳性体征,巨大肝海绵状血管瘤有时可触及肿块,表面光滑,质地柔软,有时可有囊性感。该病的并发症主要有梗阻性黄疸、凝血功能改变、破裂出血、邻近脏器压迫等,多发生于巨大肝海绵状血管瘤。

(四)辅助检查

1. 超声　可作为首选检查方法,可对部分肝海绵状血管瘤定性诊断。超声下肝海绵状血管瘤多呈圆形或椭圆形,多数边界清晰,小血管瘤多呈中等或强回声团,少部分呈低或混合回声团;中等大小的血管瘤,内部以低回声为主,边缘为高回声结构环绕,呈"花瓣状"或"浮雕状";较大的血管瘤则多表现为混合型回声团,可呈条索状或蜂窝状,并有形态不规则、大小不等的无回声区。彩色多普勒超声下表现为血流速度较低,无血流信号或少许血流信号。超声造影可见典型的"快进慢出"特征,动脉期呈周边环状增强,逐渐向中央充填,门静脉期瘤体被部分或完全充填为等回声或高回声,造影剂消退较慢,延迟期为等回声。

2. CT　CT 平扫并多期增强扫描是确诊肝海绵状血管瘤的主要方法。平扫表现为单发或多发的圆形或类圆形、不规则形低密度影,边界清楚,密度较均匀,可呈分叶状,大的血管瘤内可见钙化、液性密度影。增强扫描呈现"快进慢出"的特征,即动脉期从周边向中心结节状明显强化,其密度与同层大血管密度接近,门静脉期强化持续向中心填充,平衡期整个瘤体可呈较均一强化,且强化程度下降,但高于或等于周围肝实质密度(图 9-39)。若瘤内合并纤维化、囊变或血栓形成时相应区域可无强化。

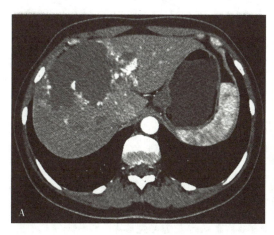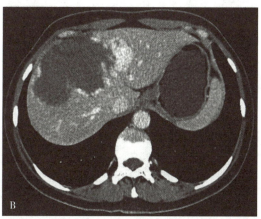

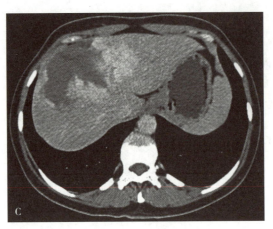

图 9-39　肝海绵状血管瘤 CT 表现

A.增强扫描动脉期,示肿块边缘结节状明显强化;B.门静脉期,示肿块强化范围向中央延伸至低密度病灶填充,强化程度减低;C.平衡期,示肿块强化范围继续向中央填充,强化程度减低,但密度仍高于邻近肝实质。

3. MRI　MRI 可以提供更多的诊断信息。MRI 表现具有特征性,即表现为边界清楚的圆形或边缘分叶类圆形病灶,T_1WI 呈稍低信号,T_2WI 呈高信号,在多回波 T_2 加权像上,随着回波时间延长,肝血管瘤信号逐渐增高,在肝实质低信号背景衬托下,肿瘤呈明显高信号,即"灯泡征"。增强表现同 CT(图 9-40)。

4. DSA　仅作为介入治疗术前的检查。肝海绵状血管瘤是由肝动脉末梢的畸形造成,扩张变形的血窦使造影剂进入瘤体较快,但弥散慢,排出时间长,呈现"快进慢出"的特征。由于瘤体中心血流缓慢,可呈"马蹄状"或"环状"显影,巨大血管瘤可见供血动脉常增粗,周围血管被推压移位,呈"抱球征"。

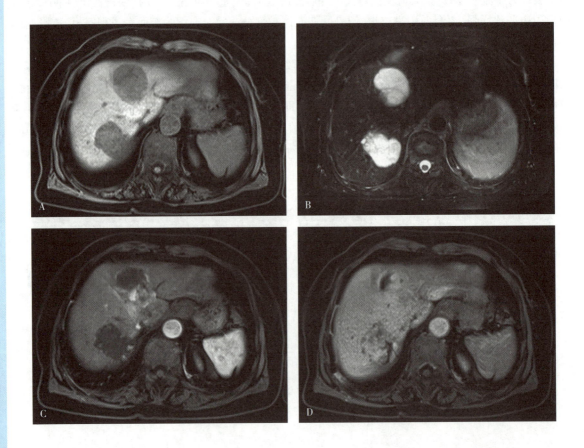

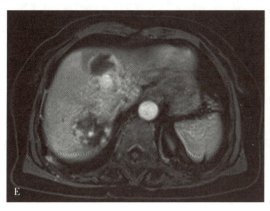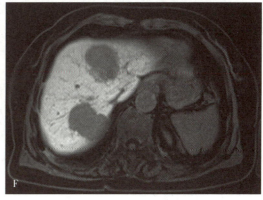

图 9-40　肝海绵状血管瘤 MRI 表现

A. T_1WI,示肝内多发低信号肿块;B. T_2WI,示肿块呈明显高信号;C. 钆塞酸二钠(Gd-EOB-DTPA)增强扫描动脉期,示肿块边缘结节状明显强化;D. 门静脉期;E. 平衡期,示肿块强化范围向中央填充,强化程度减低;F. 肝特异期,示血管瘤由于不含正常肝细胞而呈相对低信号。

(五)诊断与鉴别诊断

肝海绵状血管瘤根据临床表现和影像学检查常不难做出诊断。有症状的肝海绵状血管瘤应注意排除引起症状的其他病因,如反流性食管炎、慢性胃炎、消化性溃疡及胆道疾病等。此外,肝海绵状血管瘤应与其他肝脏占位病变如原发性肝癌、转移性肝癌、肝脓肿等相鉴别。

(六)治疗

体积较小、无症状的肝海绵状血管瘤,可进行随访观察。有以下情况者可考虑积极治疗:有明显症状者;破裂出血或伴其他严重并发症者;肿瘤迅速增大者;不能排除恶性肿瘤者。

1. 手术治疗　手术切除是最有效的治疗方法。肝海绵状血管瘤血供丰富,瘤体巨大者术中存在较高出血风险,术前可根据肿瘤大小、部位选择具体手术方式,包括摘除术、肝叶或半肝切除术等,术中应采取有效的方法控制出血。肝动脉结扎术适用于病变范围广泛、累及大部分肝组织或大血管,或一般情况差、不适合手术切除者。腹腔镜手术适用于位于肝脏外周的血管瘤切除。肝移植术适用于巨大海绵状血管瘤且伴严重肝功能衰竭者。

2. 肝动脉栓塞术　适用于瘤体破裂出血但又无法紧急手术者,可起到止血作用,栓塞后大部分肿瘤可缩小。

3. 微波固化和射频消融治疗　适用于不宜手术切除的深在部位或左右两叶多发的肝海绵状血管瘤。该方法对较小的肝海绵状血管瘤有一定效果,对瘤体较大者疗效较差,术后易复发。

(七)预后

肝海绵状血管瘤为良性病变,常发展缓慢,无恶变倾向,一般预后良好。

二、肝腺瘤

肝腺瘤(hepatic adenoma)是一种少见的肝脏良性肿瘤,可分为肝细胞腺瘤、胆管细胞腺瘤和混合腺瘤。其中以肝细胞腺瘤多见,常见于 20~40 岁女性。

(一)病因

肝细胞腺瘤与口服避孕药关系密切。在口服避孕药未问世的 20 世纪 60 年代以前该病十分罕见,之后发病率明显上升。口服避孕药能加速肝细胞腺瘤的生长,其机制可能与某些腺瘤细胞表达雌激素或黄体酮受体有关。肝胆管细胞腺瘤和混合腺瘤的确切病因不详。

(二)临床表现

早期常无症状,肿瘤生长至一定程度后可表现为右上腹胀痛,可能是由于肿瘤牵涉肝被膜或压迫邻近脏器引起。部分病人可触及腹部肿块,表面光滑,多无压痛,囊腺瘤者可有囊性感。当肿瘤发生破裂时,可有急腹症表现。

(三) 辅助检查

实验室检查可有转氨酶和碱性磷酸酶的升高,多因瘤内急性出血坏死或肿瘤压迫胆管造成。

肝腺瘤的影像学检查缺乏特征性表现。超声检查的典型表现为边界清楚的强回声占位,合并出血、坏死则回声杂乱、强弱不均。CT 检查常为边界清楚的圆形等密度或低密度肿块,合并出血者则为高密度;增强扫描动脉期明显强化,平衡期密度减低。MRI 中 T_1WI 信号略低,T_2WI 为等或稍高信号,部分肿瘤见脂肪变性,合并出血则信号混杂,可见假包膜。当 CT 和 MRI 检查诊断不明确时,可行 ^{99m}Tc 核素扫描检查。

(四) 诊断与鉴别诊断

目前所有的影像学检查对于诊断肝腺瘤均缺乏特异性,因此辅助检查需紧密结合病人的病史、临床表现等才能作出正确诊断。如为长期口服避孕药物的中青年女性,发现右上腹缓慢增大的肿块,平时无症状,全身情况较好,则结合辅助检查考虑本病的可能性较大。肝腺瘤需与其他肝脏占位性病变相鉴别,尤其是原发性肝癌和肝脏局灶性结节增生。部分病例唯有术后病理检查或肝穿刺活检方能诊断。

(五) 治疗

肝腺癌合并破裂出血者,应急诊手术治疗,亦可先行肝动脉栓塞止血,待病情平稳后行手术切除。巨大肝腺瘤引起压迫症状的也应手术切除,手术方式视肿瘤的大小、数目及部位而定,可行肿瘤剜除、肝段或肝叶切除。对无症状的较小的肝腺瘤可停用口服避孕药并定期复查。因肝腺瘤有发生破裂出血的风险,个别有恶变可能,更多学者主张确诊后即行手术切除。

(六) 预后

手术切除后,一般预后良好,术后复发和恶变较为少见。

（吕　毅）

第十节　肝脏恶性肿瘤

一、原发性肝癌

(一) 概述

原发性肝癌(primary liver cancer,PLC)简称肝癌,是指发生在肝细胞或肝内胆管细胞的肝脏恶性肿瘤。主要包括肝细胞癌(hepatocellular carcinoma,HCC)、肝内胆管细胞癌(intrahepatic cholangiocarcinoma,ICC)和混合型三种,三者在流行病学特点、发病机制、生物学行为、组织学形态、治疗方法和预后等方面差异较大。HCC 是最常见的类型,约占 85%~90%。本节中肝癌主要指 HCC。

在全球范围内,肝癌的发病率居恶性肿瘤第六位,死亡率居第四位。我国是肝癌高发国家之一,病例数约占全球的 55%。肝癌的发病率存在明显的地域差异,东亚、南亚和非洲撒哈拉地区发病率高,欧美、日本和大洋洲发病率低。我国主要集中于东南沿海地区。我国肝癌病人的中位年龄为 40~50 岁。肝癌多见于男性,男女比例约(2~8):1。

(二) 病因与发病机制

肝癌的病因及确切分子机制尚不完全清楚,可能是多因素共同作用的结果,考虑与下列因素有关。

1. **病毒性肝炎** 病毒性肝炎是原发性肝癌最主要的致病因素。其中以慢性乙型和丙型肝炎最为常见。我国以 HBV 感染多见,欧美、日本等以 HCV 感染多见。慢性病毒感染导致的长期持续的炎症反应是肿瘤发生的关键因素。病毒持续感染所致的炎症、坏死及再生过程增加了细胞基因突变的概率。对于 HBV 感染者,HBV 可将自身 DNA 序列整合至肝细胞基因组,整合过程中细胞基因的重排可诱发突变,此外,HBV 的某些基因产物可激活癌基因或抑制抑癌基因,从而参与肝癌的发生。由于 HBV 和 HCV 感染引起的病毒性肝炎是原发性肝癌的主要致病因素,因此,通过注射病毒疫苗预防 IIBV 感染、采取积极的抗病毒治疗延缓慢性病毒性肝炎的进展对预防原发性肝癌的发生至关重要。

2. **肝硬化** 肝硬化是肝癌的重要致病因素,大多数肝细胞癌合并肝硬化。肝硬化可由病毒感染、饮酒、遗传性代谢性肝病以及脂肪性肝病等导致。总体而言,约有 1/3 的肝硬化病人可发展至肝癌。长期随访研究表明,每年约有 1%~8% 的肝硬化病人发生肝癌。此外,酒精性肝硬化合并 HBV、HCV 感染者发生肝癌的风险更大。因此,积极治疗各种类型的肝硬化对预防肝癌可起到积极的作用。

3. **黄曲霉毒素** 黄曲霉毒素由黄曲霉菌产生,与肝癌相关的主要是黄曲霉毒素 B_1。黄曲霉菌容易生长在温暖、潮湿的环境中,热带和亚热带地区储藏的食物可被其污染。日常生活中常见的花生、大豆、玉米、稻谷等,霉变后含有超标黄曲霉毒素 B_1。流行病学研究显示,饮食摄入黄曲霉毒素 B_1 与肝癌的发生存在明显的相关性。此外,黄曲霉毒素与 HBV 具有协同致癌的作用。

4. **其他** 肥胖、糖尿病以及脂肪性肝病也被认为是肝癌发生的危险因素。此外,饮酒、吸烟、亚硝胺类物质、寄生虫和遗传等因素也与肝癌发生相关。

(三)病理

1. **肝细胞癌** 癌细胞起源于肝细胞,是最常见的肝脏恶性肿瘤。

(1)大体病理:根据肿瘤大小将肝癌分为四类:微小肝癌(直径 ≤ 2cm)、小肝癌(2cm< 直径 ≤ 5cm)、大肝癌(5cm< 直径 ≤ 10cm)和巨大肝癌(直径 >10cm)。早期肝癌体积较小,外观多呈球形,边界清楚,切面均匀一致,无出血及坏死。晚期肝癌肝脏体积增大,肿瘤可以表现为 3 种形态(图 9-41):①巨块型:多见于肝右叶。肿块体积巨大,类圆形,切面常见出血、坏死,瘤体周围常有多少不一的卫星状癌结节;②多结节型:最常见,通常合并有肝硬化。癌结节大小不等,呈圆形或椭圆形,散在分布或相互融合;③弥漫型:此型少见,无明显癌结节形成,癌组织弥漫分布于全肝。

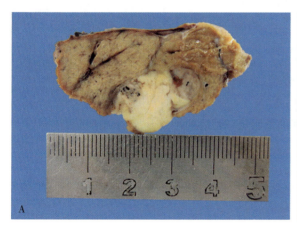
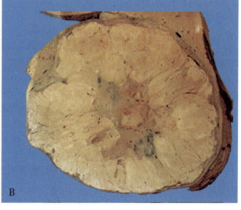

图 9-41 HCC 大体病理图
A. 小肝癌大体病理形态;B. 巨块型肝癌病理形态。

(2)组织病理:HCC 的分化程度在镜下差异较大。高分化者,癌细胞类似肝细胞,排列呈细梁状、腺泡状或假腺样结构,可见丰富的血窦样腔隙;低分化者,呈实性结构,癌细胞异型性明显,可见瘤巨细胞(图 9-42)。偶有间质丰富者,称为硬化性 HCC。

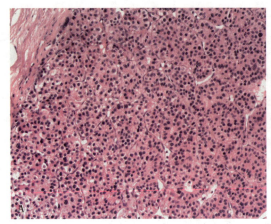
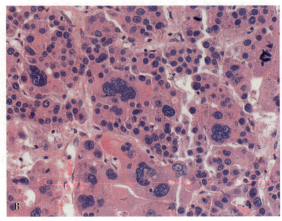

图 9-42　肝细胞性肝癌

A. 高分化者,癌细胞呈腺泡状排列,异型性小;B. 低分化者,癌细胞排列呈巢状,
异型性明显,见多个瘤巨细胞。

(3)转移途径:HCC 在发生发展过程中极易形成门静脉癌栓,脱落后可形成肝内多发转移灶,或侵犯肝静脉形成下腔静脉癌栓。通过血行转移至肺、骨、脑、肾上腺和肾等器官。淋巴转移多见于肝门淋巴结,也可转移至胰、脾、主动脉旁或锁骨上淋巴结。肝癌也可直接浸润至邻近腹膜、膈肌等器官,种植转移较为少见。

2. 肝内胆管细胞癌　癌细胞起源于肝内胆管上皮,在原发性肝癌中不足 15%。

(1)大体病理:大体见肿瘤灰白色,质硬韧,多呈实性结节。结节中央常见坏死和瘢痕。累及肝门者见肝脏有明显胆汁淤积。可分为肿块型、管周浸润型和混合型。

(2)组织病理:光镜下,大多数为腺癌(图 9-43),可分为高、中和低分化,癌细胞常侵及血管或神经。肿瘤间质丰富,可见局部钙化。大多数肿瘤内见多少不等的黏液分泌,黏液卡红、奥辛兰以及 PAS 染色均可阳性。

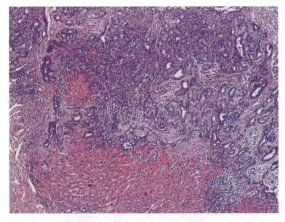

图 9-43　肝胆管细胞癌

瘤细胞排列呈不规则腺管样、条索状结构,
侵入肝实质内。

(3)转移途径:腹膜、骨、肺和盆腔是 ICC 较为常见的肝外转移部位,在原发病灶较小时即可发生远隔部位转移。

3. 混合型肝癌　癌组织中同时具有肝细胞癌及胆管细胞癌两种成分,在原发性肝癌中不足 1%,最少见。

(四) 临床表现

原发性肝癌起病隐匿,早期缺乏典型表现,临床症状明显者多已发展至中晚期。中晚期肝癌常见临床表现如下。

1. 症状

(1)肝区疼痛:为本病的主要症状。常表现为右上腹疼痛,可为间歇性或持续性隐痛、钝痛或胀痛,程度随病情发展逐渐加剧。疼痛部位与病变位置密切相关,病变位于肝右叶者常为右季肋区疼痛,位于肝左叶者常为剑突下疼痛;病变侵犯膈肌时,疼痛可放散至右肩或右背;癌组织向右后生长则可引起右侧腰部疼痛。疼痛主要是癌组织生长使肝包膜紧张所致,突然发生剧烈腹痛并伴腹膜刺激征时需警惕肝癌实质出血或包膜下肿瘤破裂出血。

（2）消化道症状：食欲减退、饭后饱胀、消化不良、恶心、呕吐和腹泻等。可能与肝癌压迫、腹水、胃肠道淤血及肝功能损害等有关。

（3）全身症状：主要表现为进行性消瘦、乏力、发热。少数晚期病人可呈现恶病质状况。发热比较常见，多为持续性低热，一般在37.5~38℃。特点为使用抗生素无效，口服吲哚美辛常可退热。发热多与癌组织坏死、毒素吸收或因癌肿压迫发生胆管炎有关。

（4）肝外转移症状：发生肺、骨、脑等转移者，可产生相应症状。肺部转移当累及胸膜时可引起胸痛和血性胸腔积液；骨转移可引起骨痛或病理性骨折等。

（5）伴癌综合征（paraneoplastic syndrome）：是肝癌组织代谢产生的多种异位激素或某些物质引起的内分泌或代谢紊乱综合征。其临床表现多样，缺乏特异性。以自发性低血糖症和红细胞增多症为常见，有时可伴有高脂血症、高钙血症、男性女性化、促性腺激素分泌综合征、异常纤维蛋白原血症等。

2. 体征

（1）肝大：常呈进行性肿大，质地坚硬，表面常有大小不等的结节或肿块，边缘清楚，触诊时常有不同程度的压痛。癌肿位于肝脏的横膈面时，可表现为横膈局限性抬高而肝脏下缘并不肿大；癌肿突出至右肋弓下或剑突下时，相应部位可见局部饱满隆起；位于肝脏表面接近下缘的癌结节易触及。体格检查时应手法轻柔，以防引起肝癌破裂出血。

（2）黄疸：多为晚期体征，表现为皮肤、巩膜黄染，以弥漫型肝癌或胆管细胞癌多见。多是由于癌肿或肿大的淋巴结压迫胆管引起胆道梗阻，或癌肿侵犯胆管形成胆管癌栓所致，亦可因肝细胞损害而引起。

（3）腹水：呈清亮、淡黄色或血性腹水。主要是在肝硬化基础上合并门静脉受压、门静脉和肝静脉内癌栓形成、腹膜受浸润等所致。

（4）其他：由于肝癌血管丰富，再加上癌肿压迫腹部大血管，使得部分病人可在相应部位听到血管杂音。如合并肝炎、肝硬化，则可有肝掌、蜘蛛痣、男性乳房增大、腹壁静脉曲张及脾大等。

3. 常见并发症

（1）上消化道出血：合并肝硬化者可有门静脉高压，门静脉和肝静脉癌栓形成可进一步加重门静脉高压，由此导致食管胃底曲张静脉破裂出血。胃肠黏膜糜烂、溃疡和凝血功能障碍也可以是肝癌病人上消化道出血的原因。

（2）肝肾综合征和肝性脑病：肝癌尤其是弥漫性肝癌晚期，可以发生肝功能不全甚至肝衰竭，引起肝肾综合征（hepatorenal syndrome，HRS）和肝性脑病（hepatic encephalopathy，HE）。

（3）肝癌破裂出血：为肝癌最紧急且严重的并发症。癌组织坏死液化可发生自发破裂，也可因外力、腹内压增高（如剧烈咳嗽、用力排便等）而破裂。如癌结节破裂局限于包膜内则引起急骤疼痛，肝脏迅速增大；如破溃入腹腔则引起急性腹痛和腹膜刺激征。大量出血可导致休克甚至死亡。

（4）继发感染：病人因肿瘤消耗及长期卧床，尤其在化疗后白细胞减少的情况下，抵抗力减弱，易并发多种感染，如肺炎、肠道感染、真菌感染和败血症等。

（五）辅助检查

1. 实验室检查

（1）肿瘤标志物检测：血清甲胎蛋白（α-fetoprotein，AFP）是诊断肝细胞癌特异性最强的标记物。对于血清 AFP ≥ 400μg/L 超过 1 个月，或 ≥ 200μg/L 持续 2 个月，排除慢性或活动性肝炎、肝硬化、妊娠、生殖腺胚胎源性肿瘤等，应该高度怀疑肝癌。AFP 轻度升高者应动态观察，同时结合肝功能变化和影像学检查等综合分析判断。此外，尚有约 30% 的肝癌病人 AFP 水平正常。AFP 除用于肝癌诊断外，还可用于肝癌病人术后的监测和随访。此外，AFP 异质体也可作为肝癌早期诊断的标志物，特别是 AFP 阴性人群。

（2）肝炎病毒学检测：HBV 和 HCV 病毒血清学及病毒基因检测阳性提示有原发性肝癌发生的肝病基础，对肝癌的诊断和鉴别诊断有重要价值，同时可指导肝癌病人行抗病毒治疗。

(3)肝功能检测:肝功能结果对肝癌的诊断缺乏特异性,但可为术前肝功能评价、制定治疗方案等提供依据。

2.影像学检查 超声常作为初筛方法,CT及MRI检查则可为肿瘤确诊及治疗前后评价提供更多重要信息,尤其MRI检查对发现早期HCC有重要意义。

(1)超声:具有操作简便、无创、移动便捷等优点,是临床上最常用的肝脏影像学检查方法。可发现直径1cm左右的微小癌灶,结合AFP检查有助于肝癌的早期诊断。对于肝癌与肝囊肿、肝血管瘤等疾病的鉴别诊断具有较大参考价值。多表现为肝内单发或多发肿块,外周常有声晕。肿块内回声多为不均匀高回声,也有低回声、混合回声和等回声。此外,可见肝硬化声像图。超声造影可以动态观察病灶的血流动力学情况,有助于定性诊断。

(2)CT:是目前肝癌诊断和鉴别诊断最重要的影像检查方法。CT具有较高的分辨率,对肝癌的检出率可达90%以上,采用动态增强扫描可检出直径1cm左右的病灶。CT动态增强扫描是肝脏超声和血清AFP筛查异常者明确诊断首选的影像学检查方法之一。

平扫多表现为不均匀低密度影,少数为等密度影,若癌组织内合并坏死、囊变及陈旧性出血时密度更低,合并新鲜出血时则密度增高。大多数肝癌边缘不清,部分见假包膜。增强扫描时巨块型和结节型肝癌可见到典型"快进快出"的影像学特点(图9-44):动脉期,病灶内出现斑片状、结节状强化,密度高于周围肝组织;门静脉期,肿瘤密度相对低于周围肝组织;平衡期,肿瘤密度持续减低,与周围强化的背景肝组织对比明显。此外,还可显示肝静脉和门静脉内癌栓、肝门部和腹主动脉旁肿大淋巴结,常伴有肝硬化、脾大及腹水等征象。

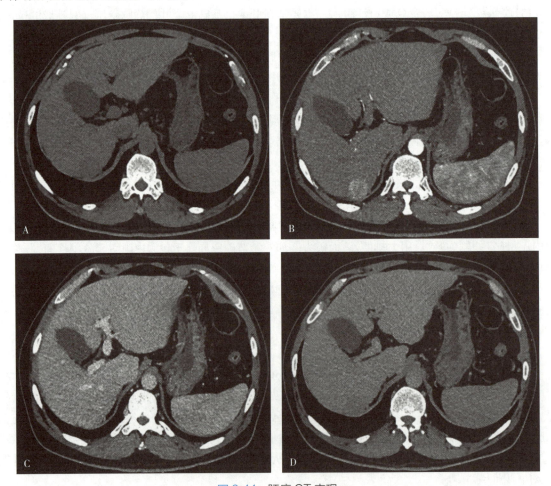

图9-44 肝癌CT表现

A. CT平扫,示肝右叶低密度结节,边界尚清;B. 增强扫描动脉期,示结节呈较明显强化;

C. 门静脉期,D. 平衡期,示结节强化程度逐渐减低。

（3）MRI：对肝内良、恶性占位的鉴别诊断优于 CT。肝癌在 T_1WI 上多呈低信号，少数可呈等信号或者高信号，合并坏死、囊变等则呈混杂信号；在 T_2WI 上多呈稍高信号，DWI 上呈高信号；对于脂肪变性、假包膜、肿瘤血管侵犯、镶嵌征等显示优于 CT。多期增强检查，肿瘤强化表现与 CT 相同，呈典型"快进快出"的影像学特点。应用肝细胞特异性对比剂如钆塞酸二钠（Gd-EOB-DTPA）、钆贝葡胺（Gd-BOPTA）行多期增强扫描，动脉期及门静脉期肿瘤的强化表现与钆喷酸葡胺（Gd-DTPA）增强所见相同，在延迟的肝特异期成像上，由于 HCC 细胞不具备转运此对比剂功能而表现为低信号，可更敏感地检出较小的 HCC（图 9-45）。其余征象与 CT 相似。

MRI 对肝硬化再生结节（regenerative nodule，RN）- 不典型增生结节（dysplastic nodule，DN）- 早期 HCC 的演变监测优于 CT，RN 和 DN 在 T_1WI 表现为等高信号，T_2WI 多为低信号，而 T_2WI 低信号结节内出现稍高信号即为"结中结"表现，且多期增强呈"快进快出"、特异期不摄取造影剂的特点，提示为早期 HCC（图 9-46）。

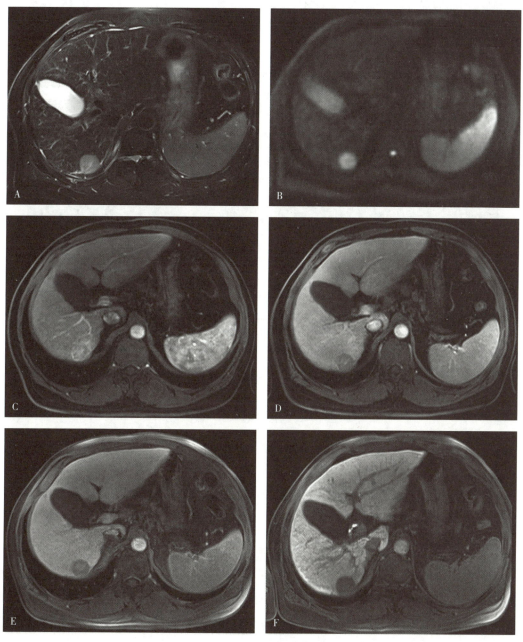

图 9-45　肝癌 MRI 表现

A. T_2WI 呈高信号；B.DWI 呈高信号；C~F. 增强扫描，动脉期（C）结节明显强化，门静脉期（D）及平衡期（E）廓清，肝特异期（F）（延迟 20min）肝实质持续强化而表现为高信号，结节呈低信号，对比更加明显。

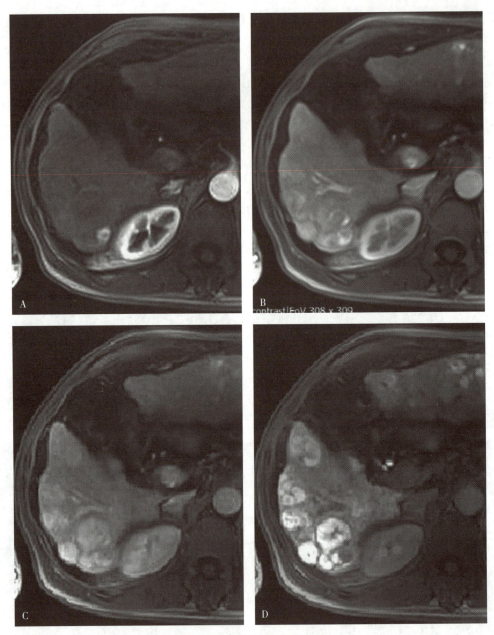

图 9-46　肝癌"结中结"表现

A. 肝 S6 段动脉期结节样明显强化；B. 门静脉期；C. 平衡期，逐步廓清至低信号；
D. 肝特异期，不摄取造影剂而呈低信号；背景肝组织见多发再生结节。

（4）数字减影血管造影（DSA）肝动脉造影：此方法诊断准确率最高，但为侵入性有创性检查，更多用于肝癌局部治疗或肝癌破裂出血的紧急治疗。

（5）PET-CT：PET-CT 的主要优势在于，可对肿瘤进行分期，通过一次检查评价有无淋巴结转移和远处转移，可准确显示复发病灶，可用于治疗后疗效评价以及预后评估。结合 CT 增强扫描可使肝癌得到有效的诊断。

3. 肝病灶穿刺活检　对于缺乏典型肝癌影像学特征的肝占位性病变，肝病灶穿刺活检可获得明确的病理诊断。活检通常在超声或 CT 引导下进行，出血和肿瘤针道种植转移是主要风险。对于不能排除肝血管瘤，有严重出血倾向者应避免肝病灶穿刺活检。

（六）诊断与鉴别诊断

1. 诊断　病人存在肝癌高危因素（如慢性乙型或丙型肝炎、肝硬化等病史），血清 AFP ≥ 400μg/L

超过 1 个月,或 ≥ 200μg/L 持续 2 个月,超声、CT 或 MRI 检查发现肝实性占位,且占位具有肝癌典型影像学表现者,即可做出临床诊断。

2. 鉴别诊断

(1)肝硬化和活动性肝炎:原发性肝癌常发生在肝硬化基础上,故与肝硬化结节在影像学上有时难以鉴别。肝硬化结节在 CT 增强扫描中无"快进快出"的特征。活动性肝炎时可有 AFP 的轻度升高,但多为一过性或反复波动性,一般不超过 300μg/L,常伴有转氨酶的显著升高。

(2)转移性肝癌:以消化道肿瘤最常见,其次为肺癌和乳腺癌。病人可无肝病病史,可有原发肿瘤的临床表现。血清 AFP 一般正常,血清 CEA、CA19-9 等消化道肿瘤标志物可升高;影像学特点以多发性占位多见;确诊的关键在于找到肝外原发病灶。

(3)肝脏良性肿瘤

1)肝血管瘤:女性多发,多无肝炎、肝硬化病史,血清 AFP 一般正常。CT 动态增强扫描呈"快进慢出"的强化特征,MRI 可见典型的"灯泡征"。

2)肝腺瘤:女性多发,多无肝炎、肝硬化病史。常有口服避孕药史,与高分化的肝细胞癌不易鉴别,^{99m}Tc 核素扫描对鉴别较有意义。

(4)肝囊肿:多无肝炎、肝硬化病史。AFP 一般正常。CT 等影像学检查常可鉴别。

(5)肝脓肿:一般无肝炎、肝硬化病史而常有感染病史及表现。CT 检查可见脓腔和气液平面,小病灶和早期脓腔不明显的病灶可借助增强扫描鉴别诊断。必要时可在超声引导下行诊断性穿刺。

(6)肝棘球蚴病:一般病程较长,进展较缓慢。常有流行牧区居住及与狗、羊接触史。肝脏进行性肿大,质地坚硬、结节感,叩诊有震颤是特征性表现。AFP 常正常。影像学检查可辅助鉴别。

(七) 分期

临床分期对于治疗方案的选择和预后的评估都至关重要。先后有多个分期系统,最常用的适于指导外科手术的分期为 TNM 分期;另一类指导肝癌综合治疗的巴塞罗那临床肝癌(Barcelona clinic liver cancer,BCLC)分期也备受国际学界推崇。TNM 分期主要根据肿瘤的大小、数目、血管侵犯、淋巴结侵犯和有无远处转移而分为 Ⅰ ~ Ⅳ期,最新 TNM 分期见表 9-9。

原发性肝癌 TNM 分期(AJCC/UICC,2017 年,第 8 版)

1. T 分期标准:原发病灶

Tx:原发肿瘤不能测定

T0 :无原发肿瘤的证据

T1 :孤立肿瘤直径 ≤ 2cm,或直径 >2cm 但无血管侵犯

　T1a:孤立肿瘤直径 ≤ 2cm

　T1b:孤立肿瘤直径 >2cm,但无血管侵犯

T2 :孤立肿瘤直径 >2cm 伴血管侵犯,或多发肿瘤直径 ≤ 5cm

T3 :多发肿瘤,至少一个肿瘤直径 >5cm

T4 :任意大小的孤立或多发肿瘤侵犯门静脉或肝静脉主干,或除胆囊或穿透脏层腹膜外,肿瘤直接侵犯邻近器官

2. N 分期标准:区域淋巴结

Nx:区域内淋巴结不能测定

N0 :无淋巴结转移

N1 :区域淋巴结转移

3. M 分期标准:远处转移

Mx:远处转移不能测定

M0 :无远处转移

M1 :有远处转移

表 9-9 原发性肝癌 TNM 分期

分期	T	N	M
ⅠA	T1a	N0	M0
ⅠB	T1b	N0	M0
Ⅱ	T2	N0	M0
ⅢA	T3	N0	M0
ⅢB	T4	N0	M0
ⅣA	任何 T	N1	M0
ⅣB	任何 T	任何 N	M1

(八) 治疗

肝癌常用的治疗方法有肝切除术、肝移植术、局部消融治疗、介入治疗、放射治疗及药物治疗等。具体治疗方案应根据肝癌分期、病理类型、病人身心状况以及其他因素等进行综合分析,由多学科团队制订个体化综合治疗方案。

1. 外科治疗　外科治疗是肝癌病人获得长期生存最重要的手段,主要包括肝切除术和肝移植术。

(1) 肝切除:是目前肝癌治疗首选和最有效的方法,肝切除术的基本原则为:①彻底性:最大限度完整切除肿瘤,切缘无肿瘤残留;②安全性:最大限度保留有功能的肝组织,降低手术并发症及死亡率。

在术前应对病人的全身情况及肝脏储备功能进行全面评价,一般认为以下几点是实施手术的必要条件:①一般情况良好,无明显心、肺、肾等重要脏器器质性病变。②肝功能正常或仅有轻度损害,肝功能分级属 A 级;或肝功能分级属 B 级,经短期护肝治疗后恢复至 A 级。③肝储备功能基本在正常范围以内,有条件的机构可以检测 ICG。④无不可切除的肝外转移性肿瘤。

(2) 肝移植:肝移植是肝癌根治性治疗手段之一,尤其适用于肝功能失代偿、不适合手术切除及局部消融的早期肝癌病人。具体有米兰标准和加利福尼亚大学(UCSF)标准,UCSF 标准为:单个肿瘤直径 ≤ 6.5cm;肿瘤数目 ≤ 3 个,其中最大肿瘤直径 ≤ 4.5cm,且肿瘤直径总和 ≤ 8.0cm;无大血管侵犯。

2. 局部消融治疗　通常在超声引导下,采用射频、微波、冷冻或无水乙醇注射等方法直接杀灭肿瘤组织,主要适用于瘤体较小且不适合手术的原发性肝癌,或术后复发、转移性肝癌。具有微创、安全、简便和易于多次实施等特点。也可以经腹腔镜或经开腹手术进行。

3. 介入治疗　即经动脉化疗栓塞术(TACE),是肝癌非手术治疗最常用的方法之一。主要适用于不可切除的中晚期肝癌或不能耐受手术的早期肝癌,亦可用于未达到根治性切除的补充治疗。具体参见第一章第七节。

4. 放射治疗　放疗是肝癌姑息性治疗的可选手段之一。对早期肝癌病人,如无手术切除或局部消融治疗适应证或不愿接受有创治疗,可考虑采用放射治疗为主的综合治疗。

5. 药物治疗　对于晚期肝癌病人,有效的药物治疗可以减轻肿瘤负荷,改善肿瘤相关症状,提高生活质量。

(1) 分子靶向治疗:指针对参与肿瘤发生、发展过程中的关键分子靶点,特异性阻断肿瘤细胞的信号转导,以此改变肿瘤细胞的生物学行为;或通过抑制肿瘤血管生成而达到抑制肿瘤细胞生长和增殖的目的。目前用于肝癌治疗的分子靶向药物有索拉非尼(sorafenib)、仑伐替尼(lenvatinib)和瑞戈非尼(regorafenib)。常用于无法切除的肝细胞癌。

(2)系统化疗:肝癌对系统化疗并不敏感,有效率较低。目前,以奥沙利铂为主的联合化疗方案被证实对肝细胞癌有效,可用于不适合手术切除或局部治疗的晚期肝癌病人。

(3)免疫治疗:主要包括免疫检查点阻断剂(如 *PD-1/PD-L1* 阻断剂)、免疫调节剂(干扰素 α、胸腺肽 α1)、细胞免疫治疗等。国内外已广泛开展关于免疫检查点阻断剂的相关临床研究。

(4)中医药治疗:中医药可以作为肝癌治疗的辅助手段。可提高机体的抵抗力,减轻放、化疗的毒性,提高生活质量。我国 CFDA 已批准多种现代中药制剂用于肝癌的治疗,但目前尚缺乏高级别循证医学证据的支持。

6. 其他治疗　如果具有 HBV 和 / 或 HCV 感染的病人病毒复制活跃,必须及时、积极地进行抗病毒治疗。此外,对于晚期肝癌病人,应给予支持对症治疗,包括积极镇痛、护肝、纠正贫血、改善营养状况,控制腹水以及防治消化道出血等并发症。

7. 多学科综合治疗模式　肝癌具有高度恶性,其治疗应特别强调多学科规范化的综合治疗,即根据基础疾病、肿瘤病理学类型、侵袭的部位和范围(临床分期)、门静脉或下腔静脉癌栓以及远处转移情况,结合病人的一般状况和器官功能状态,采取多学科综合治疗团队(multidisciplinary team,MDT)模式,为病人制定最佳的个体化治疗方案,有计划、合理地选择或者联合应用多种治疗手段进行规范治疗,最大幅度地控制肿瘤,提高总体疗效,改善病人的生活质量,延长生存期。

(九) 预后

预后主要取决于能否早期诊断和早期治疗。据统计,肝癌病人行肝切除术后 5 年生存率约为30%~50%,其中,早期肝癌切除后 5 年生存率为 50%~60%。相对而言,体积小、包膜完整、无癌栓形成及转移、根治性切除治疗者预后较好。

二、转移性肝癌

(一) 概述

人体其他器官的恶性肿瘤可通过不同途径,如经血液、淋巴循环转移或直接浸润至肝脏形成转移性肝癌(metastatic liver cancer),又称继发性肝癌(secondary hepatic cancer)。转移性肝癌的原发癌中有50% 以上来自消化系统,以结、直肠癌最多见,其次为胆囊癌、胃癌、胰腺癌等。

癌转移至肝脏的途径通常有 4 种:①经门静脉:为主要转移途径。消化道和腹腔部位的恶性肿瘤多经此途径转移至肝,约占转移性肝癌的 35%~50%。②经肝动脉:肺癌、乳腺癌、肾癌、前列腺癌、黑色素瘤、鼻咽癌等可经此途径转移至肝。③经淋巴回流:胆囊癌可沿胆囊窝淋巴管扩散至肝内,也可通过肝门淋巴结经淋巴管逆行转移至肝,其他类型较少见。④直接侵犯:主要为邻近脏器的恶性肿瘤,如胆囊癌、胃癌、横结肠癌、肾癌等可直接浸润扩散至肝。

(二) 病理

转移性肝癌可呈单个或多发结节,但以散在、多发结节多见。癌结节外观常呈灰白色,质地较硬,与周围肝组织有明显分界,癌结节中央常因坏死而凹陷,其病理组织学特征与原发癌相似。

(三) 临床表现

转移性肝癌可因原发癌的不同及转移的迟早而有不同的临床表现。根据原发和转移癌发现时间的先后可有 3 种表现形式:①早发型:发病时仅有转移性肝癌的临床表现,症状和体征类似于原发性肝癌。原发癌因处于早期或部位隐匿而无临床表现。此种情况需注意与原发性肝癌鉴别。②同步型:同时出现原发癌和转移性肝癌的临床表现。③迟发型:发现原发癌后数月至数年才发生肝转移。

肝脏的转移癌灶长大后,可有右上腹不适或隐痛、乏力、食欲缺乏、消瘦、发热等症状。体检时在上腹部可触及肿大的肝脏或触及质地坚硬有触痛的癌结节。晚期病人可出现贫血、黄疸和腹水等。

(四) 辅助检查

1. 实验室检查

(1)肿瘤标志物检测:转移性肝癌病人血清 AFP 常为阴性。胃肠道癌肝转移时,CEA 常阳性,对诊断有价值。

(2)肝炎病毒抗原、抗体检测:多数转移性肝癌病人无肝炎、肝硬化病史,HBV 和 HCV 病毒抗原、抗体检测,病毒复制指标为阴性,因此有助于对原发性肝癌和转移性肝癌的鉴别诊断。

(3)肝功能检查:早期多正常,中晚期多有血清胆红素、碱性磷酸酶、乳酸脱氢酶、γ- 谷氨酰转移酶等的升高。

2. 影像学检查

(1)超声:为肝转移瘤的首选检查方法。可见单发或多发圆形、类圆形占位,与周围组织分界清楚,可呈高回声、低回声、等回声及混合回声等多种回声表现。部分病人可见高回声区外环绕低回声,即"牛眼征",为转移性肝癌相对特征性的表现。转移灶多具有原发肿瘤的血供特点。

(2)CT:是诊断肝转移瘤的主要方法。平扫可见肝内单发或多发圆形或类圆形肿块,大多表现为低密度,在低密度病灶内常可见更低密度区域,发生出血或钙化则密度增高。增强表现与血供相关,富血供转移瘤表现为一过性明显结节样强化,但多表现为环状强化,中央坏死区无强化,呈"牛眼征"改变(图 9-47)。乏血供转移瘤强化不明显或延迟强化,影像表现不典型。

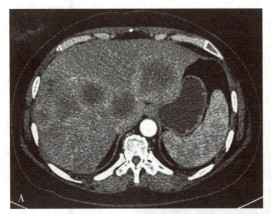
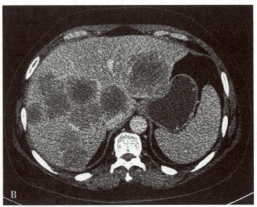
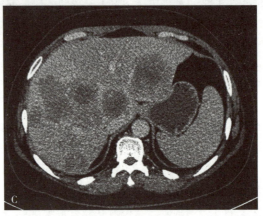

图 9-47　肝转移癌 CT 表现
A. 动脉期;B. 门静脉期;C. 平衡期,示肝内多发大小不等结节和肿块,病灶边缘强化,
中央坏死区无强化,呈"牛眼征"。

(3)MRI:与 CT 表现类似。多数病灶在 T_1WI 低信号,T_2WI 上呈中等高信号,富血供肿瘤 T_2WI 信号较高。部分因其内有出血或肿瘤分泌含蛋白的黏液而 T_1WI 信号增高;黑色素瘤转移 T_2WI 信号减低,T_1WI 信号增高;肿瘤内囊变、钙化则信号混杂,肿瘤中央坏死则 T_2WI 信号增高,增强无强化。(图 9-48)

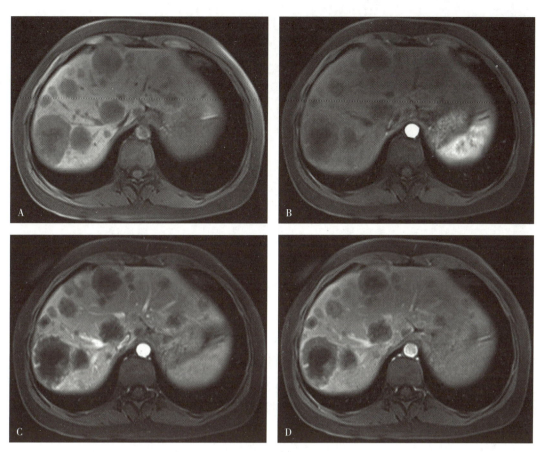

图 9-48　肝转移癌 MRI 表现

A. T_1WI,示肝内多发形态相同、大小不等的结节影,多为低信号,中心坏死区信号更低;B. 增强扫描动脉期;C. 门静脉期;D. 平衡期,示病灶呈轻度环状强化,但强化程度低于周围肝实质,中心坏死区无强化,呈"牛眼征"。

(4)PET-CT:可整体显示全身各部位的异常高代谢病灶,有助于了解转移癌的来源及扩散程度,因此具有特殊的诊断价值。

(5)肝穿刺活检:经各种无创性检查仍难以确诊时,可采用超声或 CT 引导下经皮肝穿刺组织活检。肝穿刺组织病理检查可与原发性肝癌鉴别,亦可明确癌组织来源。

(五) 诊断与鉴别诊断

1. 诊断　转移性肝癌的诊断可结合如下要点:①肝外恶性肿瘤病史或证据;②肝脏转移病灶引起的临床表现;③影像学检查提示肝脏多发、散在占位;④实验室检查提示肿瘤标志物 AFP 阴性,CEA、CA19-9、CA125 等可阳性,肝炎病原学检测多阴性。诊断的关键在于找到原发癌灶。

2. 鉴别诊断　转移性肝癌需与原发性肝癌和其他肝脏占位病变进行鉴别,尤其对于仅有肝脏临床表现的早发型。

(六) 治疗

转移性肝癌须进行综合治疗,肝脏病变的治疗方法与原发性肝癌相似,但需兼顾原发癌的治疗。

1. 原发癌已被切除者　单发的转移性肝癌应首选手术切除。多发的转移性肝癌是否行手术切除存在争议。术中无法切除的转移灶可行局部消融及肝动脉或门静脉置管化疗等。术前、术后应根据原发肿瘤类型进行化疗。

对肝脏转移癌灶数目有限、体积较小者,可直接行局部消融治疗;对多发、散在的肝转移癌可选择 TACE。

2. 原发癌和肝转移癌均可切除者　首选手术切除。可视原发癌的性质、手术创伤的大小、病人的耐受能力等情况同期或分期切除原发癌和转移癌,同时辅以化疗等非手术治疗。

3. 原发癌和 / 或肝转移癌不能切除者   可根据原发癌的性质选择相应治疗方法,必要时亦可行姑息性切除。

(七) 预后

转移性肝癌的预后取决于原发癌的类型、转移灶的大小和数目、治疗时病情的严重程度、对治疗的反应性等多种因素。结、直肠癌肝转移可行肝切除治疗者,5 年生存率约 25%,无法手术切除者则预后较差,其中位生存期仅为数月。

(吕 毅   李晓波)

附:肝 移 植

(一) 概述

1. 概念   肝移植(liver transplantation,LT)是指通过手术植入一个健康的有功能的肝脏到终末期肝病病人的体内,使其发挥正常肝脏生理功能的一种外科治疗手段。

2. 历史回顾   肝移植始于 20 世纪 50 年代,先后经历了动物实验、临床探索、临床应用、到最后成熟发展的整个过程。1963 年,肝移植先驱者 Starzl 教授于美国匹兹堡大学为一位 3 岁的先天性胆道闭锁患儿实施了首例人类肝移植,但因术中出血无法控制,手术没能成功。此后,Starzl 和其他医生继续摸索并完善了手术技术。1967 年,Starzl 教授成功为一位 1 岁半的肝癌患儿实施了肝移植,术后存活 400 余天,最后死于肝癌复发。此为人类历史上第一次真正意义上成功的肝移植。在此后的很长时间里,因不能很好地解决免疫排斥问题,肝移植都处于探索阶段。直到 20 世纪 80 年代初,环孢素 A 问世并成功应用于肝移植术后抗排斥治疗,这成为肝移植史上的一个重要里程碑。1980 年,Starzl 教授首先联合应用环孢素 A 和糖皮质激素防治肝移植术后免疫排斥反应,在 1 年时间内,病人 6 个月生存率从原来的 35%~40% 提高到 70%~80%。此后,肝移植不断发展,其疗效得到大幅度提高。1983 年,美国国家健康研究所正式宣布肝移植是治疗终末期肝病的一种有效手段,这一结论大大推动了肝移植的临床应用和发展,肝移植从临床探索阶段进入临床应用阶段。1987 年,美国威斯康星大学发明了 UW 器官保存液,使肝脏的冷缺血时间可以延长至 24h,供肝保存质量的显著提高大大推动了肝移植的发展。此后,移植例数不断增加,开展肝移植的医疗中心不断建立。目前,肝移植术后 5 年生存率达 70% 以上。但与此同时,器官短缺问题也渐渐凸显出来,这促使移植医生严格筛选肝移植的受者,并确定最佳的移植时机。

我国肝移植起步较晚但发展迅速。1977 年,上海第二医学院(现上海交通大学医学院)和武汉医学院(现华中科技大学同济医学院)相继开展临床肝移植的研究。进入 21 世纪,我国肝移植出现高速发展的态势,不论是肝移植数量,还是移植技术都取得了突破性发展。目前,我国肝移植数量已位居亚洲第一位、世界第二位。根据中国肝移植注册网的数据,截至 2019 年年底,我国肝移植例数已超过 5 万,活体肝移植、辅助性肝移植、多器官联合移植等各种复杂肝移植术式相继开展,肝移植的疗效目前已达或接近国际先进水平。随着肝移植技术的不断发展和提高,我国的器官捐献工作也逐步进入法制化、规范化的轨道。

(二) 分类

按供者来源种属的不同,肝移植分为同种异体肝移植和异种肝移植。同种异体肝移植中按供肝来源不同,又可分为尸体供肝肝移植和活体供肝肝移植。尸体肝移植供肝来自脑死亡供者或心脏死亡的个体。活体肝移植供肝来自健康的个体。异种肝移植的供肝来自非人类的物种,如猪、狒狒等。

按肝脏移植的部位的不同,肝移植分为原位肝移植和异位肝移植。原位肝移植是切除病肝,将供肝移植在原来肝脏的部位。异位肝移植是将供肝移植在病肝以外的部位,如脾窝、髂窝、右肝下等。原位肝移植又可分为以下几种。

1. 原位全肝移植 指切除病肝后在原解剖位置植入一个完整的供肝。按手术方式主要分为:经典式原位肝移植和背驮式原位肝移植。

2. 原位部分肝移植 包括:①减体积肝移植:供肝体积大而受者腹腔容积小时,切除部分供肝后再原位移植。②劈离式肝移植:将完整的尸体供肝根据肝脏的解剖劈离成两部分,分别移植给两个受者。③活体供肝移植:也称活体部分肝移植,将健康个体捐献的部分肝脏植入受体的原肝部位。④原位辅助性肝移植:切除受者部分病肝,将减体积的健康供肝移植在切除部位。

临床实际中为了准确描述手术方式,通常同时使用几种不同的分类方法,如同种异体背驮式原位肝移植,包括肝中静脉的右半肝供肝活体肝移植等。

(三) 适应证

随着肝移植疗效的提高,肝移植的适应证也在不断扩大。肝移植的适应证可大致概括为以下四类:慢性良性终末期肝病、急性肝衰竭、无法切除的肝脏肿瘤和先天性、代谢障碍性疾病。在我国,成人肝移植最主要的适应证是乙型肝炎病毒相关性肝病,而欧美国家则是丙型肝炎病毒相关性肝病。儿童肝移植最主要的适应证是先天性胆道闭锁。

1. 慢性良性终末期肝病 是目前肝移植的最主要适应证,主要包括肝炎后肝硬化、慢性重型病毒性肝炎、酒精性肝硬化、原发性胆汁性肝硬化、自身免疫性肝炎、原发性硬化性胆管炎、继发性胆汁性肝硬化、非酒精性脂肪性肝炎相关肝硬化等。

2. 肝脏肿瘤

(1)肝脏恶性肿瘤:目前认为,肝硬化基础上的小肝癌,肿瘤无血管侵犯、无淋巴结和肝外转移时,是肝移植的良好适应证。

肝母细胞瘤、血管内皮瘤、恶性度低的肿瘤如纤维板层型肝癌以及局限于肝内的转移性神经内分泌肿瘤,也可考虑肝移植治疗。肝移植治疗胆管细胞癌术后复发率高。

(2)肝脏良性肿瘤:肝腺瘤病、巨大肝血管瘤等肝脏良性肿瘤在其他治疗无效的情况下,也是肝移植的适应证。

3. 急性肝衰竭 常见病因有病毒性肝炎、药物及肝毒性物质、自身免疫性肝炎、肝豆状核变性等。常见的引起急性肝衰竭的药物有非甾体抗炎药、抗结核药、抗肿瘤药、中药等。食物引起的急性肝衰竭常见的是毒蕈中毒。

4. 先天性、代谢障碍性疾病 先天性疾病主要有肝内胆管囊状扩张症、多囊肝等。代谢性肝病包括肝豆状核变性、肝糖原贮积症、α1-抗胰蛋白酶缺乏症、酪氨酸血症、半乳糖血症等。

5. 其他 复杂严重肝外伤、初次肝移植失败或肝移植术后原发病复发等,以及无法查明病因的失代偿期肝硬化。

(四) 禁忌证

1. 肝移植的绝对禁忌证 近年来,肝移植的绝对禁忌证呈减少趋势,目前仅少数几种情况被认为是肝移植的绝对禁忌证:①难以根治的肝外恶性肿瘤;②难以控制的全身或重要脏器严重感染,如活动性结核;③难以戒除的酗酒或吸毒者;④心、肺、脑等重要器官患有严重的器质性病变;⑤难以控制的心理变态或精神病。

2. 肝移植的相对禁忌证 肝移植的相对禁忌证:①受者年龄大于70岁;②广泛的门静脉或肠系膜上静脉血栓形成;③解剖异常,曾行复杂的肝胆管手术或上腹部复杂手术;④既往有精神病史。

(五) 手术时机

慢性良性终末期肝病预期生存时间在6~12个月,或者因肝脏病变引起病人生活质量严重下降,但通过术前评估还能安全耐受手术,就是肝移植的最佳时机。肝硬化病人一旦出现肝功能失代偿的表现时,应尽早行肝移植。终末期肝病模型(model for end-stage liver disease,MELD)可较准确地预测终末期肝病病人的预后。美国器官共享网络(UNOS)采用MELD评分作为成人肝移植供肝分配的评分系统,评分高者优先得到供肝。

对于急性肝衰竭病人,一旦诊断即应做好肝移植的准备。一般认为对于内科治疗无效或虽经内科治疗但病情仍在进展的急性肝衰竭病人,在排除肝移植禁忌证后都应列入肝移植等待名单。

(六) 手术步骤

肝移植手术步骤大致包括供肝获取、供肝修整、病肝切除、受肝植入四个部分,常需要多位移植医生共同完成。

1. 供肝获取　在供肝获取术前,需对供者进行全面评估,包括年龄、血型、肝肾功能、传染病、感染、肿瘤等病史,HIV、HBV、HCV、梅毒等检查结果,各重要器官功能等。供肝获取术中,再次对供肝质量进行评估,评估肝脏的大小、形态、色泽,必要时快速冰冻切片病理检查。有明确的肝硬化病史、脑外恶性肿瘤病史、全身感染、重度脂肪肝等为供者的禁忌证。

供肝获取的原则为尽可能减少热缺血时间、减少切取过程中对肝脏及血管的损伤。活体供肝获取需保证供者的安全。

2. 供肝修整　供肝修整过程始终在0~4℃低温保存液中进行,主要对供肝的血管、胆管进行修整,如有血管变异,需根据具体情况进行血管整形或重建。

3. 病肝切除:游离肝脏,分别阻断门静脉和肝上、肝下下腔静脉,整块切除病肝。术中可进行体外静脉转流。

4. 供肝植入　①血管重建:先后重建下腔静脉、门静脉和肝动脉。②胆管重建:首选供肝和受体胆管间端-端吻合。但当供受者胆管距离远、肝内外胆管结石、肝外胆管扩张等情况时,选用胆管-空肠 Roux-en-Y 吻合。

(七) 术后处理

1. 术后早期治疗

(1)一般治疗:术后早期在重症监护病房治疗,常规监测生命体征、腹腔引流、液体出入量、移植肝功能、免疫抑制剂血药浓度。给予营养支持,维持水、电解质、酸碱平衡,需注意重要器官功能的评估和维护、感染的预防和治疗。

(2)免疫抑制治疗:采用个体化的免疫抑制治疗,应以在病人不发生排斥反应的情况下给予最低剂量为原则。常用免疫抑制治疗方案为糖皮质激素+钙调磷酸酶抑制剂(他克莫司或环孢素A)。甲泼尼龙常在术后短期使用,然后仅用环孢素A或他克莫司,或加用吗替麦考酚酯。联合应用免疫抑制剂时,需降低钙调磷酸酶抑制剂的血药浓度。他克莫司和环孢素A的主要不良反应是肾毒性,用药需个体化,应定期检测其血药浓度并调整用药剂量。

(3)其他治疗:乙型病毒性肝炎病人术后需抗病毒治疗。

2. 术后长期治疗和随访　所有病人均需长期随访。定期行腹部超声、生化检查和免疫抑制剂血药浓度测定,防治各种并发症,提高病人长期生存率和生活质量。

(八) 常见并发症

1. 原发性移植肝功能不良和无功能　常见原因有供者年龄大、供肝中重度大泡性脂肪变性、供肝冷或热缺血时间过长、术中大量输血和血流动力学不稳定等。原发性移植肝无功能是不可逆的,一旦诊断需急诊再移植,再移植时间越早,术后存活率越高。

2. 腹腔出血　是肝移植最常见的手术并发症,常发生在移植术后72h内。术前严重凝血功能障碍和血小板减少症所致的手术创面出血是术后24h内腹腔出血的主要原因。

3. 血管并发症　肝动脉血栓形成是最常见的血管并发症,也是导致移植物失去功能的常见原因,病死率高。其他血管并发症有肝动脉狭窄、门静脉狭窄、门静脉血栓形成、肝静脉流出道梗阻、肝动脉假性动脉瘤、脾动脉盗血综合征等。

4. 胆道并发症　包括胆道狭窄、胆瘘、胆管炎、胆管结石和胆泥形成、Oddi 括约肌功能失调、胆道出血等。胆道狭窄是最常见的胆道并发症，大多数发生于术后 6 个月内。

5. 急性排斥反应　主要是由细胞介导的免疫反应，是肝移植术后排斥反应中最常见的一种，通常发生在术后 1~6 周。90% 的急性排斥反应经正确的抗排斥治疗可以逆转，10% 最终发展为慢性排斥反应。

6. 感染　早期（术后 1 个月内）大部分是细菌感染；中期（术后 1~6 个月）以机会性感染为主，包括细菌、病毒、真菌等；后期（术后 6 个月后）多为中期感染的延续和反复发生的呼吸道感染、胆道感染等。感染的部位最多见的是肺部，其次是腹腔和胆道。肺部感染是肝移植术后最常见的感染性并发症，也是造成术后早期病人死亡的重要原因。

7. 慢性排斥反应　一般发生在肝移植 3 个月以后，常发生在急性排斥反应之后，移植物被逐渐破坏而失去功能。在临床上表现为肝功能进行性恶化，以胆汁淤积改变为主，是移植肝慢性失功能的主要原因之一。目前无有效的治疗方法，移植物失功能者需再次肝移植。

8. 移植物抗宿主病　移植物抗宿主病（graft versus host disease，GVHD）是供者的免疫活性细胞对受者抗原产生的免疫反应，目前治疗棘手，病死率高，多死于感染和多器官功能衰竭。一般认为 GVHD 的发生要具备 3 个条件：①移植物中含有免疫活性细胞；②受者拥有供者不存在的异体移植抗原，这些异体移植抗原被移植物中的免疫活性细胞视为异体抗原而发生免疫反应；③受者不能对供者产生有效的免疫反应，使移植物有足够的时间组织其免疫反应。早期缺乏典型的临床表现。最早和最常累及皮肤，表现为手掌和脚掌的斑丘疹，可累及全身，皮肤疼痛，甚至皮肤剥脱和水疱形成，严重者皮肤广泛坏死。最常见的消化道症状是腹泻，常在皮疹出现后一至数周内出现。同时，病人出现发热以及明显的红细胞、中性粒细胞和血小板减少症。对受累的靶器官组织病理学检查是诊断 GVHD 的"金标准"。治疗包括应用糖皮质激素、调整免疫抑制剂用量、抗 IL-2 受体单克隆抗体的应用、预防和治疗感染、营养支持和提高机体免疫力等。

9. 免疫抑制治疗相关并发症　肾功能损伤、心血管和代谢并发症、骨质疏松症、神经系统并发症、移植后淋巴细胞增生性疾病和移植后新发恶性肿瘤等。

（吕　毅）

第十一节　胆道先天性畸形

一、胆道闭锁

（一）概述
胆道闭锁（biliary atresia，BA）是引起新生儿梗阻性黄疸的主要原因，发病率为 1/14 000，女性多见。

（二）病因
病因不清，可能与遗传、炎症、感染等因素有关。

（三）病理
肝外胆道有明显的慢性炎症、纤维化，严重者被瘢痕组织所替代。镜下可见炎症细胞浸润、胆管纤维化甚至完全闭锁，但胆管结构存在，纤维化的胆管、增生的小胆管与胆管腺都可见到。

肝脏肿大、质地变硬、呈墨绿色。肝细胞内胆汁淤积、肝细胞索变形、肝细胞巨细胞变、肝细胞局灶性坏死和小叶内纤维化。肝内胆管狭窄、变形。

(四) 分型

根据肝外胆管的形态分为三型。Ⅰ型:胆道闭锁发生在胆总管;Ⅱ型:闭锁发生在肝总管;Ⅲ型:闭锁发生在肝门。(图 9-49)

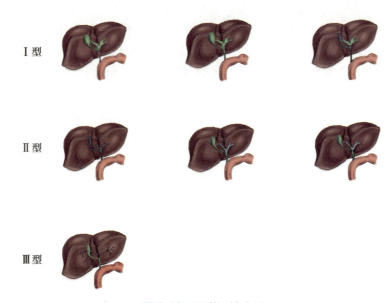

Ⅰ型

Ⅱ型

Ⅲ型

图 9-49　胆道闭锁分型

(五) 临床表现

1. 黄疸　多数患儿在生理性黄疸消退之后又出现黄疸,少数患儿出生后就持续黄疸。黄疸逐渐加重,皮肤常呈暗黄色或褐色。晚期患儿泪液与唾液也呈黄色,并可出现皮肤瘙痒。小便颜色逐渐加深,呈深棕色。

2. 白陶土样大便　大多数患儿胎便颜色正常,最初大便呈黄色或浅黄色,但 2 周之后颜色逐渐变浅,出现白陶土样大便。在疾病的后期由于血液中胆红素浓度过高,通过肠壁渗入肠腔,使大便着色而呈黄色。

3. 肝脾肿大　肝脏肿大,表面不规则,边缘变钝,质地坚硬。脾脏也随之肿大,严重者可达左肋下数厘米。晚期出现腹水、腹壁静脉曲张、食管下段静脉曲张出血等门静脉高压表现。

4. 其他　早期患儿生长发育正常,身长、体重与正常新生儿相似。然而,因为脂溶性维生素吸收不足,患儿逐渐出现凝血功能障碍、营养不良和发育迟缓。

(六) 辅助检查

1. 血生化检查　总胆红素升高,结合性胆红素占 50% 以上。血清转氨酶大于正常 2 倍。碱性磷酸酶与 γ- 谷氨酰转移酶升高。

2. 超声检查　肝外胆管未显示或不连续是直接征象。闭锁位置不同,影像学表现存在差异,闭锁胆管可呈强回声光带,闭锁上方肝内外胆管扩张,肝脏肿大,胆囊缺如或缩小、壁厚且无收缩。此外,超声检查还可排除胆总管囊肿等其他引起梗阻性黄疸的疾病。

3. MRCP　可见狭窄部位及其上方扩张的胆管,有助于排除胆总管囊肿或硬化性胆管炎。但是新生儿肝外胆管直径较小,该检查的特异性不高。

4. 肝胆系统核素显像　可用于区分梗阻性黄疸与肝病所致黄疸。患儿早期肝细胞功能正常,肝脏放射性消退缓慢,肠道延迟显像,甚至达 24h 未见显像剂影。对持续肠道未见显像剂的患儿给予口服苯巴比妥连续 7~10d,再行肝胆动态显像,24h 后肠道内仍无显像剂影,可确诊。

5. 肝脏活检　汇管区胆管增生、淤胆、胆管内有胆栓形成、炎症等征象。

6. 腹腔镜检查　胆囊缩小、壁增厚、肝十二指肠韧带内无胆管。如发现胆囊缩小不明显,可行胆囊穿刺胆管造影加以鉴别。

(七) 诊断与鉴别诊断

新生儿存在黄疸、白陶土样大便、尿色加深、肝肿大要考虑胆道闭锁。需要与新生儿肝炎、先天性胆总管囊肿、外压所致梗阻性黄疸相鉴别。

(八) 治疗

1. 手术方法　诊断明确应尽快手术。手术方法的选择需根据病理类型、患儿年龄及全身状况来决定。对Ⅰ型与Ⅱ型胆道闭锁可行肝管空肠吻合术,对3个月内的Ⅲ型胆道闭锁可行肝门空肠吻合术(Kasai 手术),对年龄较大、肝硬化较重且有门静脉高压症者可选择肝脏移植术。

2. 并发症

(1)胆管炎:是 Kasai 术后最常见、最严重的并发症,可能与肠内容物反流进入胆管有关,也与门静脉感染、淋巴引流异常、细菌移位、肝内胆管部分梗阻致胆汁引流不畅等因素有关。

(2)门静脉高压症:与肝硬化程度有关。

二、先天性胆管扩张症

(一) 概述

先天性胆管扩张症(congenital biliary dilatation,CBD)又称先天性胆总管囊肿,女性多发。

(二) 病因

病因尚不明,有两种学说。

1. 胆管远端梗阻　由于胆总管远端梗阻,胆汁排出受阻,导致近端胆管扩张。

2. 胰胆合流异常　胆胰连接部与十二指肠融合不全导致胰管进入近端胆总管,共同通道过长,胰液进入胆总管造成胆管壁损伤继而引起胆管扩张。

(三) 病理及分型

分为五型(图 9-50)。

1. Ⅰ型　肝外胆管囊性或梭形扩张,左、右肝管及肝内胆管多正常。

2. Ⅱ型　肝外胆管憩室,肝内胆管正常。

3. Ⅲ型　具有正常的胆总管和主胰管,在十二指肠内或胰内的远端胆管囊性扩张。胆总管或胰管可单独进入囊肿或二者汇合后并入囊肿,在其开口处存在狭窄。

4. Ⅳ型　肝内外胆管多发性扩张。

5. Ⅴ型　肝内单发或多发性扩张。

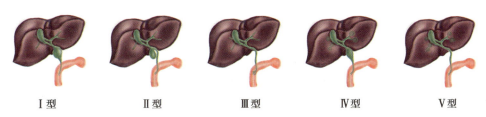

| Ⅰ型 | Ⅱ型 | Ⅲ型 | Ⅳ型 | Ⅴ型 |

图 9-50　先天性胆管扩张症分型

(四) 临床表现

典型的三联征:腹痛、腹部包块和黄疸。腹痛位于上腹部,与胆道感染、急性胰腺炎或胆道穿孔有关;右上腹可触及囊性包块;黄疸与胆管远端梗阻有关,反复出现,梗阻减轻,黄疸减轻。婴儿型多于出生后 1~3 个月内出现无痛性黄疸、白陶土样大便及肝大,与胆道闭锁的表现相似。成人型发病时间较晚,2 岁后才出现症状。

胆管远端梗阻与胰胆管汇合异常可引起急性胰腺炎。胆管梗阻还可引起肝内外胆管结石、肝硬化、门静脉高压症、胆管破裂、肝脓肿。胆汁淤积、胰液反流、反复发作的胆管炎可导致胆管癌。

(五) 辅助检查

1. 实验室检查 血清结合胆红素、碱性磷酸酶和转氨酶增高;并发急性胰腺炎时可出现血、尿淀粉酶升高;合并感染时可出现白细胞计数升高。

2. 超声 为首选检查方法,显示扩张部位胆管呈球形、椭圆形或纺锤形囊状扩张,囊壁光整,囊内呈无回声,与胆管相通,部分可发现其内并发结石;并可测量胆管及胰管的内径。

3. CT 及 MRI 多表现为囊状扩张的肝、内外胆管及其内并发的结石;肝内多发、大小不等囊性病灶,扩张囊腔与肝内胆管相通为 V 型。MRCP 可从不同角度观察扩张胆管,明确显示肝内外胆管扩张的部位、范围及程度,准确了解胰胆管汇合情况等,逐步取代了经皮肝穿刺胆管造影(percutaneous transhepatic cholangiography,PTC)及 ERCP 等有创性检查。

(六) 诊断与鉴别诊断

有典型"三联征"者诊断不难,辅助检查可以进一步明确诊断。需要与新生儿肝炎、胆道闭锁、腹部肿瘤进行鉴别。

(七) 治疗

除第 V 型外,所有先天性胆管扩张症都需手术治疗。I、II 或 IV 型先天性胆管扩张症的恶变风险很高,因此病人通常需择期行囊肿切除术。无论囊肿类型如何,病人存在上行性胆管炎时都需要抗感染和引流治疗。

1. 手术方法 可在开放或腹腔镜下完成。

(1)囊肿外引流术:适用于合并有严重胆道感染或胆道穿孔。

(2)胆囊和囊肿切除、胆道重建术:适用于 I 与 IV 型病例。

(3)II 型的手术治疗:可行囊肿切除,然后横形缝合胆总管。

(4)III 型的手术治疗:切开十二指肠,找到并切开囊肿。辨清胆管与胰管的开口并切除囊肿。胆管、胰管成形后与十二指肠黏膜间断缝合,酌情行括约肌成形术。如囊肿位于胰头内,则需行胰十二指肠切除术。

2. 术后并发症

(1)术后早期有出血、吻合口瘘、肠梗阻等并发症。

(2)术后远期有吻合口狭窄、胆管炎、肝内胆管结石、胆管癌变等并发症。胆管炎与肠内容物反流入胆管、吻合口狭窄有关,可先行保守治疗,无效时需再次手术纠正吻合口狭窄。而癌变多与囊肿残留有关。

(李笃妙)

第十二节　胆道蛔虫病

一、概述

胆道蛔虫病(biliary ascariasis)是蛔虫感染的常见病症,该病病因明确,临床表现相对特异。随着生活条件改善,胆道蛔虫病发病率处于可控水平,预防和控制肠道寄生虫感染是防治胆道蛔虫病的根本措施。

二、病因与发病机制

似蚓蛔线虫简称蛔虫,是一种常见的线虫,为本病的主要病因,平时寄生于小肠上段,具有钻孔习性。当寄生环境改变,如饥饿、腹泻、胃肠功能紊乱,合并胆道括约肌功能失常时,蛔虫易向上运动钻入胆道。蛔虫虫体可部分或完全钻入胆道,虫体蠕动可刺激胆道和 Oddi 括约肌,致痉挛性收缩从而引起胆绞痛。虫体附着的细菌可引起胆道感染,进一步导致化脓性胆管炎、急性胰腺炎、急性胆囊炎,甚至引起细菌性肝脓肿。随着病情迁延进展,胆道中的蛔虫卵、蛔虫尸体、残片、炎症渗出物等将成为胆道结石的核心,诱发胆管结石形成,造成胆道梗阻。偶有病人出现胆道穿孔、弥漫性腹膜炎。蛔虫对肠壁的机械性刺激或损伤,也可引起肠道的机械性梗阻、肠扭转或肠套叠(图 9-51)。

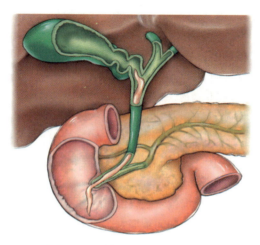

图 9-51 胆道蛔虫病发病机制示意图

三、临床表现

胆道蛔虫病多见于青壮年,女性多于男性。该病常有其独特的临床症状,即突发、剧烈、剑突偏右侧阵发性绞痛,有特殊"钻顶"样疼痛感,呈阵发性加重,病人常坐卧不安伴全身冷汗、面色苍白。疼痛可放射到右肩及背部,同时伴有呕吐,呕吐物有胆汁或有蛔虫。腹痛间歇期病人安然无恙,判若常人。当虫体完全进入胆道,疼痛反而减轻。若继发胆道化脓性感染,阵发性绞痛则变成持续性疼痛。严重的症状、轻微的体征是本病的另一特点,多为剑突下或右上腹轻微固定压痛,无反跳痛及肌紧张。体温升高常见于后期并发胆道感染,若发展至胆道梗阻可引起皮肤巩膜轻度黄染。

胆道蛔虫病,可引起多种并发症:①化脓性胆管炎和胆囊炎,严重者可发展为感染性休克;②肝脓肿,脓肿破溃时,可出现膈下积脓或脓胸;③胆道结石;④急性胰腺炎;⑤其他,如机械性或痉挛性肠梗阻、肠扭转或肠套叠等。

四、辅助检查

(一) 实验室检查

1. 血常规　外周血白细胞计数轻度升高,嗜酸性粒细胞比例增多。如白细胞计数升高明显,提示合并细菌感染。

2. 虫卵检查　粪便集卵可查到蛔虫卵。若未查到蛔虫卵,也不能排除本病,部分病人可在十二指肠引流液中检查到虫卵。

(二) 影像学检查

1. 超声　简单易行,可见胆管不同程度扩张,内有弯曲或平行双线状或条状强回声带,边缘光滑,与胆管壁分界清晰,实时超声探测虫体蠕动具有特异性诊断意义。虫体死亡则虫体萎缩,裂解成段,不易识别。

2. CT　示胆管内长、弯曲带状等密度影,形态与蛔虫相符,边缘光滑。

3. MRI　示胆管内长、弯曲带状等 T_1 等 T_2 信号影,边缘光滑。MRCP 示胆管腔内弯曲条形低信号影。

4. ERCP　可清楚了解胆管内及十二指肠乳头附近有无蛔虫、虫体位置、形态和数量,同时还可在内镜直视下进行取虫治疗。

五、诊断与鉴别诊断

(一) 诊断

诊断依据吐虫、排虫史,典型的剑突偏右侧阵发性绞痛,有"钻顶"样疼痛感,而体征轻微,在剑突下偏右区有深部压痛或有轻微反跳痛。胆汁中查到蛔虫卵者应疑为胆道蛔虫症。若影像检查或内镜观察到十二指肠或胆管内有蛔虫,则可确诊。

(二) 鉴别诊断

1. 急性胆囊炎　急性胆囊炎病人起病相对平缓,腹痛呈持续性并逐渐加重。腹痛症状不及胆道蛔虫症严重,但以右上腹压痛、肌紧张、反跳痛为代表的腹膜刺激征表现更明显。超声检查发现胆囊或胆道结石的特异性回声可提供鉴别诊断依据。

2. 急性胰腺炎　急性胰腺炎病人腹痛位于上腹部,疼痛同样非常剧烈,疼痛性质为刀割样持续性疼痛,虽有阵发性加剧,但无"钻顶"样疼痛和间歇期判若常人的表现。

3. 消化性溃疡穿孔　消化性溃疡穿孔初期,病人同样先有上腹部剧痛,伴有恶心、呕吐,易误诊为胆道蛔虫病。但腹痛很快扩散至右下腹甚至全腹,有典型的腹膜刺激征,腹部立位 X 线检查可见游离气体。

六、治疗

(一) 非手术治疗

1. 解痉、镇痛　解痉药物有阿托品、硫酸镁、硝酸甘油等,镇痛可用吗啡制剂。

2. 驱虫治疗　目前可选用的驱虫药物较多,如阿苯达唑、双羟萘酸噻嘧啶、甲苯达唑、左旋咪唑等化学药物。针对虫体耐药性,可更换敏感药物,中药乌梅丸、乌梅汤也有一定疗效。

3. 内镜取虫　绝大多数病例可在内镜下完成取虫治疗,在十二指肠镜直视下用圈套器取虫,个别病例需要切开十二指肠乳头。

(二) 手术治疗

1. 手术指征　①长时间非手术治疗后症状不能缓解者;②胆道蛔虫病并发复杂的肝胆管结石、急性化脓性胆管炎、肝脓肿、弥漫性腹膜炎病人。

2. 手术方式　通常行胆总管切开取石、取虫,合并 T 形管引流术。

七、预后

蛔虫病一般预后良好,即使出现并发症,经及时得当的处理后仍可获得良好预后。

(卢　云)

第十三节　胆　石　病

一、概述

胆石病（cholelithiasis）是指在胆道系统发生结石的疾病，包括胆囊和胆管的结石。胆道是人体内结石形成最常见的部位。无论在我国还是世界范围内，胆石病都是常见、多发疾病。胆石病病因复杂，各地区发病率差异较大，发病情况也由过去常见的胆管结石转变为胆囊结石，由胆色素结石向胆固醇类结石转变。

（一）病因与发病机制

胆石病的发生与多种因素相关，任何影响胆固醇与胆汁酸浓度比例和引起胆汁淤滞的因素均能导致结石形成，包括女性激素、年龄、肥胖、妊娠、口服避孕药、长期肠外营养、糖尿病、高脂血症、胃切除或胃肠吻合手术后、肝硬化、回肠末端疾病和回肠切除术后等。胆石病的发病机制尚不明确，目前认为是多种因素共同作用的结果。

1. 代谢因素　胆汁的三种主要成分为胆固醇、卵磷脂和胆盐。正常胆汁中有一定比例的胆盐、卵磷脂使胆固醇保持溶解状态而不析出。胆石病发生的基本因素是胆汁的成分和理化性质改变，导致胆汁中的胆固醇呈过饱和状态易于析出结晶形成结石，也称为成石性胆汁。除成石性胆汁因素外，胆汁中抗成核因子减少，促成核因子增加，也使胆固醇容易析出形成结石。促成核因子包括黏液蛋白、黏多糖、一些大分子蛋白、免疫球蛋白、二价金属阳离子（Mg^{2+}、Ca^{2+} 等）、氧自由基等。因此，胆石的形成可分为三个阶段：①胆汁饱和或过饱和；②胆石起始核心的形成；③逐渐形成结石。其中起始核心的形成最为关键。此外，胆囊收缩功能降低，胆囊内胆汁淤积也有利于结石形成。

2. 胆系感染　胆石核心可培养出伤寒杆菌、链球菌、魏氏芽孢杆菌、放线菌等，其菌落、脱落上皮细胞等可形成结石的核心；炎性渗出物中的蛋白成分，可成为结石的支架。

（二）胆石的种类与特点

按照胆石所在部位可分为胆囊结石、肝外胆管结石和肝内胆管结石。按照胆石的化学成分可分为胆固醇类结石、胆色素类结石和混合性结石（图 9-52）。

1. 胆固醇类结石　以胆固醇为主要成分。外观呈皂白、灰黄或黄色；形状多样，可呈球形或不规则形状，大小不一；质地较硬，剖面可见放射状结晶；多见于胆囊。由于胆固醇类结石中所含钙盐一般不多，故 X 线检查多不显影。

2. 胆色素类结石　以胆红素钙盐为主要成分。外观呈棕色或黑褐色；形状不定，可呈块状、泥沙样甚至长管状；质地松软易碎，多见于胆管。

3. 混合性结石　由以上两种主要成分构成。在我国以胆红素为主的混合性结石最多见，结石常多发，呈多面体，有多种颜色。常发生于胆囊或较大胆管内。

另外，还有一些比较少见的结石亦发生于胆道系统内，如碳酸钙、磷酸钙等无机盐结石。

二、胆囊结石

（一）概述

胆囊结石（cholecystolithiasis）是指发生在胆囊内的结石，也是胆石病中最常见的类型，以胆固醇

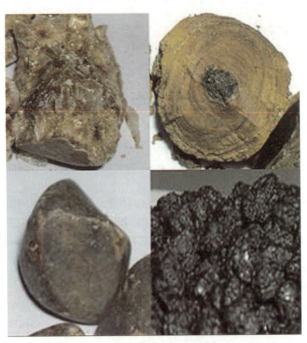

图 9-52　不同种类的胆石

类结石为主,女性显著多于男性,发病率在 40 岁后随年龄增加而增长。

（二）病因

主要危险因素可概括为"5F",即 fat（肥胖）、fertile（多次生育）、female（女性）、forty（四十岁）和 family（家族史）。

1. 肥胖和代谢异常　肥胖者胆汁中胆固醇常处于过饱和状态,促进结石形成。

2. 性别和生育史　女性胆囊结石的发病率显著高于男性,比例约为 2∶1。其原因可能与雌孕激素可导致胆囊排空延迟有关。

3. 年龄　胆石病很少发生在婴幼儿和青少年,其发病率在 40 岁后随年龄增长而呈上升趋势。

4. 遗传　胆囊结石受多个遗传基因共同影响,存在明显的家族聚集性,具有常染色体显性延迟遗传的特性。"成石基因"可通过促进肝脏分泌过多胆固醇导致胆汁中胆固醇呈过饱和状态。

5. 饮食习惯　长期高脂饮食和长期不吃早餐较易导致胆囊结石的发生。素食主义者发病率较低。

6. 其他　吸烟、长期肠外营养、某些避孕药、胃切除或胃肠吻合术后等因素也与胆囊结石的发生有关。

（三）临床表现

大多数胆囊结石病人无明显症状,仅在体检、手术或尸检时偶然发现。随着体检的普及,无症状胆囊结石病人明显增多。这类病人中,每年仅约 1% 发生胆绞痛。

1. 胆绞痛　胆绞痛是胆囊结石发作的典型症状,通常持续半小时以上。在饱食、油腻饮食或体位改变时容易诱发,多位于右上腹部或上腹部,呈阵发性或持续性疼痛伴阵发性加剧,可向右侧肩胛部或背部放射。胆绞痛是由于胆囊内结石移位、胆囊收缩,导致结石嵌顿于胆囊壶腹部或颈部形成急性梗阻,胆囊强力收缩时其内压力骤增,胆汁无法排出而导致胆绞痛。若胆囊结石持续嵌顿,可导致胆囊增大、胆囊积液;合并细菌感染时,还可发展为化脓性胆囊炎甚至胆囊坏疽。

2. 胃肠道症状　胆囊结石病人早期可出现腹部轻微不适,甚至被误认为胃病。病人可在进食后,尤其是饱食或油腻饮食后出现上腹部或右上腹部隐痛,常伴有饱胀不适、嗳气、呃逆等。有些病人也可在精神紧张或疲劳时发作。

3. Mirizzi 综合征　Mirizzi 综合征是一种特殊类型的胆囊结石,其形成的解剖因素为胆囊管与肝总管并行过长或汇合位置过低。当结石较大且持续嵌顿于胆囊颈部或胆囊管,可压迫肝总管或导致反复发作炎症,引起肝总管狭窄、胆囊肝总管瘘甚至结石部分或全部堵塞肝总管造成黄疸。(图 9-53)

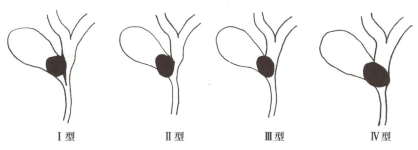

Ⅰ 型　　　　Ⅱ 型　　　　Ⅲ 型　　　　Ⅳ 型

图 9-53　Mirizzi 综合征

(四)辅助检查

1. 超声　是诊断胆囊结石的首选方法。典型表现为胆囊腔内强回声团,后方伴声影,可随体位改变而移动。充满型胆囊结石表现为囊壁、结石、声影三合征,即"WES"征。胆囊壁内结石表现为胆囊壁内单发或多发的数毫米强回声斑,后方伴"彗星尾征",改变体位不移动。胆囊泥沙样结石可见胆囊后壁沉积泥沙样或粗沙样强回声带。若结石颗粒较小,采用坐位或立位时,结石集聚于胆囊底部,较易诊断(图 9-54)。

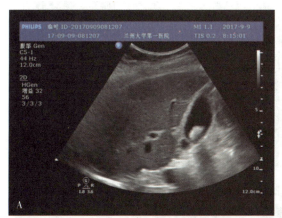
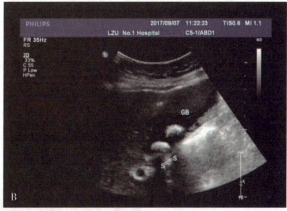
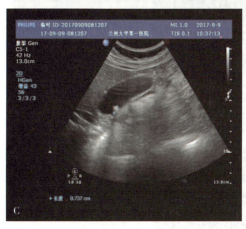
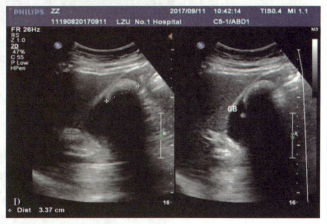

图 9-54　胆囊结石超声表现

A~B. 典型胆囊结石,胆囊腔内单发(A)及多发(B)强回声团,后方伴声影;C. 胆囊壁内结石,表现为胆囊壁内强回声斑,后方伴"彗星尾征";D. 胆囊充满型结石,表现为囊壁、结石、声影三合征。

2. CT　胆囊内单发或多发圆形、类圆形、不规则形高密度影,密度均一、不均或分层,阴性结石不能显示。CT 还可显示并发的胆道感染征象。(图 9-55)

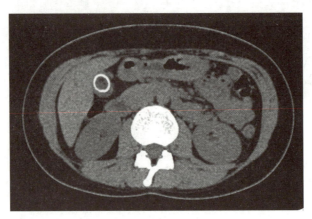

图 9-55　胆囊结石 CT 表现

胆囊腔内见周边高密度,中间低密度环状高密度结石影。

3. MRI　基于结石成分不同而 MRI 表现各异,通常 T_1WI 呈低信号,部分高信号或混杂信号,T_2WI 呈低信号。MRCP 可明确胆囊与胆管关系及有无合并胆管结石,诊断价值较高(图 9-56)。

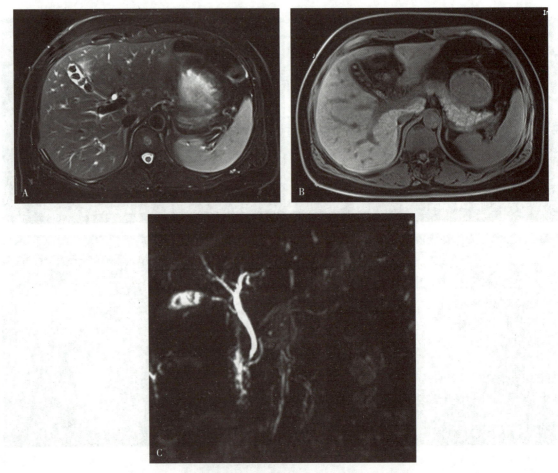

图 9-56　胆囊结石 MRI 表现

A. T_2WI;B. T_1WI;C. MRCP,示胆囊腔内多发结节状等 T_1 短 T_2 信号影。

（五）诊断

胆囊结石的诊断主要依靠病史和体格检查,典型的胆绞痛是重要依据,影像学检查可确诊。

（六）治疗

1. 无症状胆囊结石的处理　对于无症状胆囊结石是否行预防性胆囊切除,学术界仍存在较大争议。下列情况应考虑行手术治疗:①结石直径≥3cm;②胆囊壁钙化或瓷化胆囊;③伴有胆囊息肉;④胆囊壁增厚,慢性胆囊炎;⑤年龄>60岁者或伴有其他基础疾病不能耐受急性炎症发作者;⑥上腹部某些脏器手术中考虑一并切除。

2. 手术治疗　胆囊切除术是治疗胆囊结石的首选方法,术式效果确切且并发症发生率很低。胆囊切除术包括两种方式:腹腔镜胆囊切除术(laparoscopic cholecystectomy,LC)和开腹胆囊切除术。LC不但与开腹胆囊切除术效果相当,还具有创伤小、疼痛轻、恢复快、住院时间短等优点。已成为胆囊结石的首选手术方式。

当病情复杂或腹腔镜手术有困难时,可以选择开腹胆囊切除术。开腹胆囊切除术分为两种:①顺行式胆囊切除术:适合于胆囊炎症不重、胆囊颈及Calot三角无明显水肿、局部解剖清晰者。因其先处理胆囊动脉,故分离和切除过程中出血较少。②逆行式胆囊切除术:急性炎症期、水肿较重、解剖关系不清或胆囊颈部巨大结石者,有时难以分辨胆囊管和胆总管的确切关系,为避免意外损伤,多采用此法。在手术时,会碰到各种意外情况,解剖关系也异常多变,应根据实际情况选择合适的术式,必要时也可顺逆结合法切除胆囊。

胆囊切除术时,存在下列情况者应探查胆总管:①术前临床表现和影像学检查提示或已证实梗阻性黄疸、胆总管结石,反复发作的胆绞痛、胆管炎、胰腺炎等;②术中可触及或造影证实胆总管结石、蛔虫或肿块;③胆囊结石较小,可能通过胆囊管进入胆总管;④胆总管直径1.0cm以上,胆管壁明显增厚,胆管穿刺抽出脓性、血性胆汁或泥沙样颗粒,或发现胰腺炎、壶腹周围区肿物。术中胆道探查应争取造影或胆道镜检查,以求客观确切,避免盲探。

三、肝外胆管结石

（一）病因与发病机制

肝外胆管结石分为原发性结石和继发性结石两类。原发性结石于肝外胆管内产生,多数为棕色胆色素类胆石,部分结石核心含蛔虫残体或虫卵,可能与胆道感染、胆道梗阻、胆管节段性扩张、胆道异物(寄生虫、虫卵、缝线等)、十二指肠乳头旁憩室等因素有关。继发性结石主要由胆囊结石或肝内胆管结石进入肝外胆管并停留而形成。随着人民生活水平的提高和饮食习惯的改善,原发性结石的发病率有所下降,继发性结石特别是胆囊结石导致的肝外胆管结石逐年增加。

（二）临床表现

肝外胆管结石若不造成梗阻和感染,可无任何症状或仅有上腹部不适。当结石阻塞胆管时,则会出现腹痛和黄疸。疾病进一步发展并继发感染时,可出现胆管炎的典型临床表现——Charcot三联征:反复发作的腹痛、寒战高热和黄疸。

1. 腹痛　剑突下或右上腹部剧烈绞痛,可向右肩背部放射,常伴恶心、呕吐。这种疼痛实际上是胆绞痛,多因进食油腻食物或体位改变而诱发,结石下移嵌顿于胆总管下端壶腹部,引发括约肌痉挛和胆道高压所致。感染严重时还可出现右上腹局限性腹膜炎,甚至弥漫性腹膜炎。

2. 寒战高热　多发生于腹痛之后,体温可达39~40℃,多为弛张热。主要由于胆道内压力持续增高继而并发细菌感染,最终导致胆管炎所致。此时胆管黏膜水肿,胆道内压力增加,若胆道内细菌与毒素逆行至肝内胆管,再通过肝血窦进入体循环,可导致毒血症甚至脓毒症。

3. 黄疸　胆管梗阻持续不缓解,导致的胆汁排泄障碍,可出现皮肤巩膜黄染,伴有尿色变深,大便颜色变浅,完全梗阻时还会出现白陶土样便,甚至全身瘙痒。与恶性肿瘤所致黄疸不同,肝外胆管结石引起的梗阻性黄疸可呈间歇性和波动性,与梗阻程度的变化有关;恶性肿瘤所致梗阻性黄疸往往会随病情进展而进行性加重。

4. 相关并发症　肝外胆管结石除引发急性胆管炎外,反复发作的炎症还会导致慢性胆管炎、胆管狭窄、胆管扩张。当胆道内压力进一步增高,细菌逆行入血,还会导致严重的急性梗阻性化脓性胆管炎,甚至感染性休克。长时间的梗阻性黄疸合并胆道感染,可引起严重的肝细胞损害,甚至发生肝细胞坏死和胆源性肝脓肿;反复的感染和肝损害还可导致胆汁性肝硬化。另外,结石持续嵌顿于胆总管壶腹部还可引发急性胰腺炎。

(三) 辅助检查

1. 实验室检查　血液化验符合梗阻性黄疸特征。若合并胆管炎,则白细胞计数和中性粒细胞比例升高。血清总胆红素和结合胆红素升高,血清转氨酶和碱性磷酸酶升高,尿胆原降低或消失,粪胆原降低。

2. 超声　胆管腔内可见强回声光团(约95%),后方伴声影(约79%);胆管壁增厚,回声增强,近端胆管不同程度扩张;结石周边可见窄细液性暗区包绕,结石与胆管壁分界清晰。但胆总管远端一般受胃肠道气体干扰而显示不清。

3. CT　对高密度结石显示确切,能明确结石的部位;尤其对胆总管下段的结石,可不受气体干扰显示其位置。扩张胆管中可见圆形高密度结石,构成"靶征"或"半月征",其近端肝内外胆管扩张。

4. MRI　T_1WI 以低信号影为主,少数可呈高或混杂信号,T_2WI 为低信号。MRCP是一种简便、无创、可重复的检查方式,可显示胆管结石的部位、大小、形态、数目,胆管扩张部位及其程度,表现为扩张胆总管下端呈"倒杯口"状充盈缺损影(图9-57)。

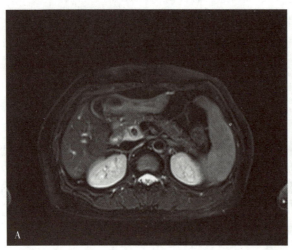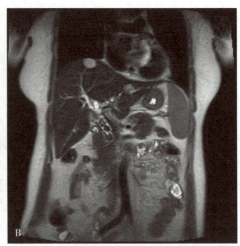

图 9-57　肝外胆管结石 MRI 表现

A. T_2WI 轴位;B. 冠状位,示胆总管内多发结节状短 T_2 信号影,肝内外胆管扩张。

5. ERCP　能清楚和直观地显示结石的部位(图9-58),是诊断肝外胆管结石敏感性最强、特异性较高的检查方式。同时也可直接通过内镜取石,兼具诊断和治疗的双重作用。但ERCP属有创操作,可能诱发胰腺炎、胆管炎,或导致出血、胆瘘等并发症。

(四) 诊断与鉴别诊断

对于单纯胆绞痛的病人,除胆囊结石外,需考虑肝外胆管结石的可能。若有典型的腹痛、寒战高热和黄疸,再结合影像学检查,一般可作出诊断。

肝外胆管结石需与下列疾病相鉴别。

1. 肾结石或输尿管结石　右肾或右侧输尿管结石也可引起右侧腹部剧烈腹痛,且常伴恶心、呕吐。但其疼痛位于右腰肋部或肋腹部,并向右下腹放射,甚至可放射至腹股沟、阴囊或大阴唇。查体可有右肾区叩击痛或相应输尿管压痛;尿常规检查可见血尿;腹部平片或超声检查常可发现泌尿系统结石。

2. 肠绞痛 机械性肠梗阻往往伴有轻重不一的肠绞痛。疼痛以脐周为主,伴恶心、呕吐、腹胀、停止排气排便等肠梗阻表现。听诊可闻及肠鸣音亢进或气过水声;腹部平片可见气液平面。

3. 下段胆管、壶腹部或胰头恶性肿瘤 壶腹部恶性肿瘤可引起不同程度的黄疸,甚至急性胆管炎,需与肝外胆管结石所致黄疸进行鉴别。恶性肿瘤起病一般缓慢,黄疸呈进行性加重。若尚未引发胆管炎,则无明显腹痛,也无腹膜刺激征。晚期可出现腹水或恶病质等表现。

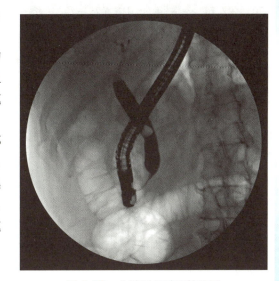

图 9-58 内镜逆行胰胆管造影

(五)治疗

肝外胆管结石一经查出,无论有无症状,均应及早处理。以往肝外胆管结石以外科手术为主,但近年来随着技术的发展,内镜治疗应作为首选。临床上需根据个体差异,选择最佳治疗方式。

1. 内镜治疗 内镜技术发展至今,已非常成熟。与传统开腹手术相比,取石成功率已无明显差异,同时兼具创伤小、痛苦轻、恢复快、住院时间短等优点。更重要的是,内镜可多次、反复取石,其对于年老体弱、基础疾病较多、手术风险较大的病人优势更为明显。内镜取石的禁忌证为:①上消化道狭窄、梗阻,或有消化道手术史,估计不可能到达十二指肠降部;②有心肺功能不全等其他内镜检查禁忌;③非结石嵌顿的急性胰腺炎或慢性胰腺炎急性发作期。治疗方式包括:内镜下乳头括约肌切开术(endoscopic sphincterotomy,EST)、内镜下乳头球囊扩张术(endoscopic papillary balloon dilatation,EPBD)、内镜下鼻胆管引流术(endoscopic nasobiliary drainage,ENBD)等。

2. 外科手术 治疗原则为术中应尽量取尽结石,解除胆道梗阻,保持胆汁通畅引流。手术方式包括以下几种。

(1)胆总管切开取石、T 形管引流术:适用于单纯胆总管结石,胆管上下端通畅、无狭窄和其他病变者。可通过开腹或腹腔镜两种方式进行手术。无论选用何种手术方式,术中均应尽量取尽结石。为防止结石残留,可通过胆道造影、术中超声、胆道镜探查等多种方式检查。同时应常规放置 T 形管,既缓解胆道压力,也保留了术后非手术取石的通道。T 形管应选择对组织刺激性大的材料(如橡胶),不提倡应用硅胶管。

T 形管的拔管指征:①开腹术后 2 周以上,年老体弱、低蛋白血症、糖尿病、长期应用糖皮质激素的病人应延长拔管时间;②无腹痛、发热、黄疸等症状,血常规、生化指标等恢复正常;③胆汁引流量减少,澄清无脓液,无结石、沉渣、异物等;④拔管前需行 T 形管造影或 / 和胆道镜检查,显示胆道通畅,无残余结石,造影后应继续引流 24h以上;⑤T 形管夹闭试验无不适。

(2)胆肠吻合术:为胆汁内引流术,常用的吻合方式为胆管空肠 Roux-en-Y 吻合术(图 9-59)。适应证为:①胆总管末端狭窄;②胆胰汇合部异常,胰液直接流入胆管或十二指肠乳头开口部憩室。对于胆总管以上的肝内狭窄或结石未能处理者,胆管空肠袢式吻合术及胆管十二指

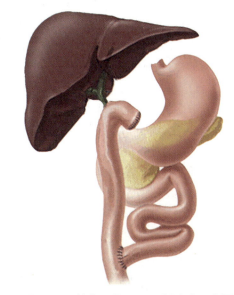

图 9-59 胆管空肠 Roux-en-Y 吻合示意图

肠吻合术可导致严重的胆道逆行感染,已摒弃不用。

3. 合并胆囊结石的治疗　我国胆囊结石发病率高,其中很多病人合并胆总管结石。在内镜和腹腔镜技术应用之前,胆囊结石合并胆总管结石病人标准治疗方法是开腹胆囊切除术、胆总管切开取石、T形管引流术。因该术式创伤较大,现逐渐被以腹腔镜和内镜技术为主导的微创手术所取代。目前,胆囊结石合并胆总管结石的微创治疗方式主要包括:① LC 联合 EST;② LC 联合术中经胆囊管取石;③ LC、胆总管切开取石并 T 形管引流术。

四、肝内胆管结石

(一) 概述

肝内胆管结石是指发生在肝管汇合部以上的肝管内结石,病变广泛、病情复杂、并发症发生率高、复发率高。虽然肝内胆管结石在胆石病中的比例呈逐年下降趋势,但在我国西南部其发病率仍居高不下。

(二) 病因与发病机制

肝内胆管结石的形成与环境因素、营养状态、胆道慢性炎症、胆汁淤积、寄生虫、胆管变异、Oddi 括约肌功能失调和甲状腺功能减退等因素有关。其中,胆道慢性炎症是结石形成的重要因素,胆汁淤滞是形成肝胆管结石的必要条件。结石常呈肝段、肝叶分布,但也有多肝段、肝叶结石。由于解剖位置原因,左侧肝内胆管结石的发病率明显高于右侧,左侧多见于左外叶,右侧多见于右后叶。

(三) 病理生理

肝内胆管结石引起的病理生理改变主要为:①肝胆管梗阻:由结石阻塞或反复胆管感染引起的炎性狭窄所致。长期梗阻导致梗阻以上肝段或肝叶纤维化、萎缩,最终引起胆汁性肝硬化及门静脉高压症。②肝内胆管炎:肝内胆汁引流不畅引起相应胆管感染,反复感染使胆管炎性狭窄加重;急性感染严重者还可发生化脓性胆管炎、肝脓肿,甚至胆道出血。

肝内胆管结石引起的临床病理特点主要为:①结石在肝内呈节段性分布:这是肝部分切除术治疗肝胆管结石的理论依据;②并存肝胆管狭窄:既是结石形成和复发的基本病理因素,又是影响手术治疗效果的重要因素;③肝脏萎缩 - 增大综合征;④继发肝胆管癌;⑤严重者存在肝组织萎缩、脓肿和癌变。

(四) 临床表现

未合并梗阻的肝内胆管结石多不引起症状或仅有轻微上腹和胸背部胀痛不适。结石若造成梗阻,可引发相应肝段、肝叶急性胆管炎,出现腹痛、寒战高热等症状。肝内胆管结石一般无黄疸症状,但病情严重者亦可出现急性梗阻性化脓性胆管炎、肝脓肿,甚至感染性休克。胆管若因炎性侵蚀溃破,穿破伴行的血管,还可造成胆道出血。

(五) 辅助检查

合并急性胆管炎的病人可表现为白细胞计数和中性粒细胞比例升高,且肝功能各种酶学检查升高。超声是诊断肝内胆管结石的首选方法。CT 和 MRI 可评估肝脏受累情况,对于肝硬化或合并癌变者有重要诊断价值。MRCP、PTC 和 ERCP 可清晰直观地显示胆道系统整体结构,可见显影不全、某部分胆管不显影或左右胆管显影不对称等。

(六) 诊断

一般情况下临床症状联合影像学检查,可确诊此病。部分无症状的病人可因体检和其他疾病检查而偶然发现。

(七) 治疗

有症状的肝内胆管结石病人需要积极治疗。而对于无症状病人是否需要治疗意见尚未统一,原则上可对无症状肝内胆管结石病人进行定期随访。手术治疗原则为取尽结石、解除狭窄及梗阻、去除病灶、恢复和建立通畅的胆汁引流、防止结石复发。手术方式包括以下几种。

1. 胆管切开取石　胆管切开取石是最基本的手术治疗手段。应争取切开肝门部的狭窄胆管,取出结石,必要时切开二级胆管。无论能否直视下取石,都应结合胆道镜检查,直至取净结石。取石后常规置入 T 形管,术后可通过 T 形管窦道进行胆道镜多次取石。

2. 胆道修复重建　肝门部胆管狭窄修复重建术为当前肝胆管结石合并胆管狭窄最普遍的手术方式。胆道狭窄修复后多采用 Roux-en-Y 肝管空肠吻合,其适应证为:①胆管狭窄充分切开整形后,肝内胆管扩张并肝内胆管结石无法取净;② Oddi 括约肌功能丧失,肝内胆管结石伴扩张、无狭窄;③为建立皮下空肠盲襻,术后再反复治疗胆管结石及其他胆道病变;④胆总管十二指肠吻合术后,因肠液或食物反流导致胆管炎反复发作。采用该术式的病人术后容易诱发逆行胆道感染、消化性溃疡等。因此,若 Oddi 括约肌功能良好,应慎重选择该术式。

3. 肝部分切除术　兼有解除肝管梗阻(结石和炎症引起的狭窄)和去除化脓性感染病灶的双重效果,并可防止病变肝段、肝叶的癌变,是治疗肝内胆管结石的积极方法。其适应证为:①局限于一侧或一叶的肝胆管结石伴或不伴局限性狭窄、纤维化、萎缩、脓肿、胆瘘、胆道出血等;②不易用其他术式修复的高位胆管结石;③合并癌变者。

4. 肝移植术　肝移植术仅适用于全肝胆管内充满结石,肝胆系统弥漫性不可逆损害、终末期肝功能衰竭、全肝纤维化的病例。但应严格掌握指征。

5. 术中辅助措施　可判断结石分布,显示血管与病灶关系,明确胆道解剖,辨别结石和肿瘤(活检),降低残石率等,主要包括:术中彩超、术中胆道镜、术中胆道造影和碎石器械。

6. 残余结石的处理　20%~40% 的术后残余结石率是肝内胆管结石治疗中的最大难题,治疗方式主要为:①通过 T 形管或窦道反复取石;②激光、超声波等体外震波碎石。术后结石残留、复发,固然有病情复杂、取石难度较大等客观原因,但术前或术中影像学诊断缺失、采用不合理的术式也是重要原因之一。谨慎对待病例,争取择期手术,选择合理术式,术中应用辅助措施等均可降低其残留和复发概率。

(魏云巍　赵　磊)

第十四节　胆　道　感　染

胆道感染(biliary tract infection,BTI)是指胆道系统的细菌性感染,包括急、慢性胆囊炎,急、慢性胆管炎,急性梗阻性化脓性胆管炎等,常与胆道结石并存,两者多互为因果关系。结石是导致胆道梗阻的最主要原因,梗阻可造成胆汁淤滞、细菌繁殖而导致胆道感染;而反复胆道感染又是胆道结石形成的致病因素和促发因素。

一、急性胆囊炎

(一)概述

急性胆囊炎(acute cholecystitis)是由于胆囊管阻塞和细菌侵袭而引起的胆囊炎症,以中年女性多见,约 95% 的病人合并有胆囊结石,称为结石性胆囊炎(calculous cholecystitis);5% 的病人未合并胆囊结石,称为非结石性胆囊炎(acalculous cholecystitis)。重症急性非结石性胆囊炎病情发展迅速,其胆囊坏死率约在 40%~60%,死亡率高达 50%。

(二) 病因与发病机制

1. **胆囊管梗阻**　胆囊结石可阻塞胆囊管或嵌顿于胆囊颈,嵌顿的结石直接损伤黏膜,并导致胆汁排出受阻。高浓度的胆汁酸盐具有细胞毒性,引起细胞损害,加重黏膜的炎症、水肿,甚至导致其坏死。

2. **细菌感染**　致病菌多由肠道经胆总管逆行进入胆囊,少数经门静脉系统入肝、再随胆汁流入胆囊,在胆汁流出不畅时定植繁殖。致病菌主要是革兰阴性杆菌,以大肠埃希菌最常见,其他有克雷伯氏菌、粪肠球菌等,并常合并厌氧菌感染。

3. **胆囊壁局部血供障碍**　胆囊动脉为终末动脉,在慢性血管疾病的基础上,如果出现多器官功能衰竭的低血流灌注、脓毒症、低血容量休克、重度急性胰腺炎以及一些大手术后,有可能出现缺血性胆囊炎。其病理改变可出现胆囊肌层和浆膜层血管严重损伤,动静脉壁局灶性坏死和血栓形成,最终发生胆囊壁缺血和坏疽。

4. **化学刺激**　胆汁瘀滞,胆盐浓度增高,再加上细菌的作用,胆盐强烈刺激胆囊壁,造成胆囊黏膜损伤。而胰液反流至胆囊内,胰蛋白酶被胆盐激活,也可损伤胆囊黏膜,引起急性炎症。

5. **其他**　长期禁食、应用解痉剂、全肠外营养及妇女妊娠期会引起胆囊扩张、胆汁淤滞和黏稠度增高,高浓度的胆盐和胆红素对胆囊黏膜具有较强的化学刺激性;术后肠道麻痹和 Oddi 括约肌痉挛,胰液反流入胆囊内,引起胆囊黏膜强烈的炎症反应;交感神经兴奋性增高引起的血管收缩,可加重胆囊局部缺血;迷走神经切断或胃大部切除术亦可造成胆囊排空功能障碍,胆汁淤滞,均易导致急性胆囊炎的发生。

总之,急性胆囊炎的病因并非孤立存在,胆囊管梗阻、细菌侵入、化学刺激以及缺血等因素,往往是相互促进、相互影响,致使炎症进行性加重。急性非结石性胆囊炎病因仍不清楚,其中全身因素造成的胆囊壁局部血供障碍以及胆汁淤滞、胆汁成分变化,是引起急性非结石性胆囊炎主要病因。

(三) 病理

1. **大体病理**　胆囊壁因水肿、充血而明显增厚。浆膜面充血,可见纤维素或脓液覆盖。继发细菌感染者黏膜面可见糜烂或溃疡。坏疽性胆囊炎(gangrenous cholecystitis)胆囊表面呈暗紫色或黑色,壁薄而脆,胆囊内可出现气体。常并发胆囊穿孔,穿孔多发生在底部和颈部,可引起局限性或弥漫性腹膜炎。

急性胆囊炎多数在炎症消退后胆囊壁出现一定纤维化,黏膜可再生修复。反复发作发展为慢性胆囊炎,胆囊可萎缩、胆囊壁发生钙化。

2. **组织病理**　光镜下,黏膜充血、水肿,上皮细胞变性、坏死、脱落,胆囊壁内见不同程度的中性粒细胞浸润(图 9-60)。坏疽性胆囊炎有广泛坏死,黏膜上皮消失,血管极度扩张,有明显出血,并夹杂中性粒细胞碎屑,肌层结构模糊。

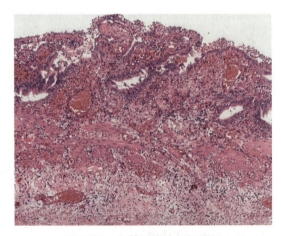

图 9-60　急性胆囊炎组织病理
胆囊壁内见不同程度的中性粒细胞浸润。

(四) 临床表现

1. **症状**

(1)腹痛:2/3 病人有胆绞痛,表现为右上腹痛,常夜间发作,饱食、进油腻食物后诱发。开始时仅有上腹胀痛不适,逐渐发展至阵发性绞痛。疼痛放射至右肩和背部。随着炎症过程的发展,胆囊脏层和壁腹膜先后受到炎症刺激,疼痛可转为持续性、阵发加剧。老年病人因认知力下降和感觉迟钝,有时可无明显的腹痛症状。

(2)恶心、呕吐:60%~70% 病人有反复恶心和呕吐,严重者可造成水、电解质代谢紊乱。

(3)全身症状:80%病人可有中度发热,通常无寒战。如出现寒战、高热,表明病情严重,如胆囊坏疽、穿孔或胆囊积脓,或合并急性胆管炎。严重时可出现烦躁及谵妄等,甚至感染性休克。约10%~15%的病人可因合并胆总管结石而出现黄疸。

2. 体征 右上腹胆囊区可有不同程度的压痛,炎症波及浆膜时可有腹肌紧张及反跳痛,墨菲(Murphy)征阳性。有些病人可触及肿大的胆囊。如胆囊被大网膜包裹,则形成边界不清、固定压痛的肿块;如发生坏疽、穿孔则出现局限性或弥漫性腹膜炎表现。病人多呈急性病面容,呼吸浅快;严重呕吐者可出现口唇黏膜干燥,皮肤弹性下降,脉搏减弱,低血压等脱水表现。

3. 并发症

(1)胆囊积液:胆囊管结石嵌顿导致胆囊管梗阻。胆囊内胆汁中的胆红素被逐渐吸收,取而代之的是来自胆囊黏膜分泌的无色透明的黏液,称为"白胆汁"。不断分泌的"白胆汁"使胆囊高度膨胀,可以出现急性胆囊炎的表现。

(2)气肿性胆囊炎:在所有胆囊炎中占1%,多见于老年男性和糖尿病病人,病情严重。最常见的致病菌是产气梭状芽孢杆菌,且往往合并链球菌、大肠埃希氏菌等造成混合感染,临床表现为腹痛、恶心、呕吐及严重感染征象,约有74%发生坏疽,21%发生穿孔,并发症及病死率较高。

(3)胆囊积脓:急性胆囊炎发作并伴有持续性胆道阻塞时,由于胆囊不能顺利排出胆汁,细菌反复感染而形成,胆囊内充满脓液,常见于糖尿病病人,临床常表现为高热、寒战、腹痛进行性加重及其他中毒症状,应急诊手术。

(4)胆囊穿孔:当胆囊管梗阻胆囊内压力明显升高时,可引起胆囊壁血液循环障碍,胆囊坏疽继发穿孔。急性游离性穿孔,约占25%,胆汁进入腹腔,引起弥漫性胆汁性腹膜炎,病死率高;亚急性穿孔,常被周围组织包裹粘连,形成胆囊周围脓肿,约占50%。多见于穿孔发生后第2周,右上腹可触及炎性包块;慢性穿孔,可形成胆囊内瘘,常见有胆囊十二指肠瘘、胆囊结肠瘘、胆囊胆总管瘘等,罕有进入肾盂、支气管及穿透至腹壁的瘘管。

(5)结石性肠梗阻:常发生于老年人。胆囊内大结石通过胆囊十二指肠瘘管进入肠腔,梗阻部位多位于末端回肠。

(6)急性胆源性胰腺炎:多见于伴有急性胆管炎的病人,由于胆汁逆流入胰管所致。

(7)其他:包括继发膈下脓肿、化脓性门静脉炎、肝脓肿及败血症等。

(五)辅助检查

1. 血常规检查 白细胞升高,老年人可不升高。白细胞计数一般常升至$(10~15)\times 10^9/L$,但在急性化脓性胆囊炎、胆囊坏疽时,白细胞计数可升至$20\times 10^9/L$以上。出现核左移及中性粒细胞比例升高。

2. 血清学检查 胆石病或胆管炎病人可有血清转氨酶、碱性磷酸酶、γ-谷氨酰转移酶升高。约1/2的病人血清胆红素升高,合并胰腺炎时血清淀粉酶升高。

3. 超声 为首选检查,诊断准确率为85%~95%。表现为胆囊体积增大,胆囊壁增厚、水肿可呈"双边征",厚度大于4mm,胆囊内壁粗糙,囊腔内透光差,可见有弱光点或光斑块,多伴胆囊结石。胆囊穿孔时,可见囊壁有小缺损,或囊腔内有积气声像。胆囊周围可见局限性液性暗区。

4. CT 不作为常规检查方法,对诊断和鉴别有很大帮助,尤其是对合并有胆管结石、急性胰腺炎的病人。表现为胆囊增大,直径大于5cm,壁增厚超过3mm,以弥漫性、向心性增厚为主并分层状强化,外层组织水肿层不强化;胆囊周围可见低密度水肿带(图9-61)。

5. MRI 显示胆囊增大,胆囊壁增厚。增厚的胆囊壁因水肿而出现T_1WI低信号,T_2WI高信号。胆囊内的胆汁含水量增加,T_1WI呈低信号,T_2WI为高信号。

(六)诊断与鉴别诊断

1. 诊断 根据典型的临床表现、实验室和影像学检查,诊断一般无困难。

2. 鉴别诊断 需要与下列疾病进行鉴别。

(1)消化性溃疡穿孔:发病突然,腹痛多位于中上腹部或偏右,腹痛剧烈,呈刀割样,腹式呼吸消失,

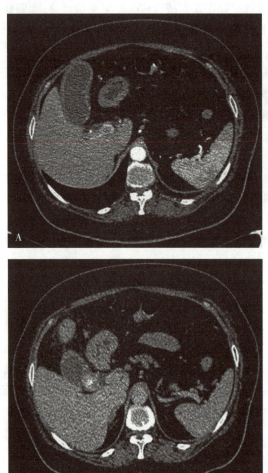
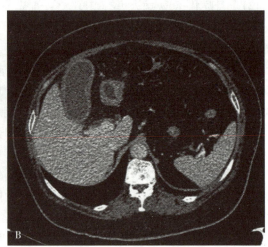

图 9-61　急性胆囊炎 CT 表现

A. 增强扫描动脉期;B. 门静脉期,示胆囊壁弥漫性增厚、强化均匀;C. 延迟期,示胆囊颈部可见结节状高密度结石影。

腹膜刺激征明显,腹肌强直呈板样,肝浊音界缩小或消失,X 线、CT 检查可见腹腔游离气体。若无典型的溃疡病史,穿孔小而局限,易与急性胆囊炎混淆。

(2)急性胰腺炎:急性胆囊炎偶伴有轻症急性胰腺炎,两者不易鉴别。急性胆囊炎也可引起血清淀粉酶升高。腹部 CT 增强扫描是诊断急性胰腺炎的“金标准”。

(3)急性阑尾炎:典型的转移性右下腹痛伴麦氏点压痛时,急性阑尾炎诊断并不困难。急性胆囊炎疼痛可放射至右肩胛区。急性阑尾炎时结肠充气试验阳性。超声多可帮助诊断。

(4)其他:胆绞痛可表现为心前区痛,应与心绞痛、主动脉瘤等鉴别,详细询问病史,心电图、CT 等有助鉴别。右下肺肺炎、胸膜炎、右肾及输尿管结石等有时也酷似急性胆囊炎。青年妇女病人应与急性输卵管炎伴有的肝周围炎鉴别。

(七) 治疗

急性胆囊炎的治疗应根据病人病情轻重、全身状况以及有无并发症而定。一般可分为非手术治疗和手术治疗。

1. 非手术治疗　也可作为术前准备。包括禁食、纠正水、电解质代谢紊乱及酸碱平衡失调。联合应用对革兰氏阴性细菌及厌氧菌有效的抗生素。急性胆囊炎致病菌多为肠源性细菌,其中 60% 为大肠埃希氏菌,临床尽可能选用在肝脏内分布、经胆汁排泄和对肝脏毒性小的抗生素。合并使用解痉止痛、消炎利胆药物。对老年病人,应监测血糖及心、肺、肾等器官功能,治疗并存疾病。如病情加重,应及时手术治疗。

2. 手术治疗　治疗急性胆囊炎的根本方法是胆囊切除术,手术力求安全、简单、有效,对年老体弱、合并多个重要脏器疾病者,选择手术方法应慎重。

（1）凡出现下列情况者,应尽早手术：①采用非手术治疗后症状无缓解或病情反而加重,全身中毒症状更加明显；②局部压痛、肌紧张明显或触及高张力性包块；③合并有胆囊积脓、胆囊坏疽、胆囊穿孔、急性化脓性胆管炎等严重并发症者；④老年病人经非手术治疗效果不佳,应充分考虑胆囊坏疽或穿孔可能,如无手术禁忌宜早期手术。

（2）手术方法的选择应根据病人情况而定：①胆囊切除术：首选腹腔镜胆囊切除,也可应用开放胆囊切除。②部分胆囊切除术。③胆囊造口术：对高危病人或局部粘连解剖不清者,可先行造口术减压引流,3个月后再行胆囊切除。④超声引导下经皮经肝胆囊穿刺引流术（percutaneous transhepatic gallbladder drainage,PTGD）：对围术期风险较高的病人,如有全身性感染或其他合并疾病,可考虑PTGD。置管可在超声或CT引导下进行,急性期过后再择期手术。

（3）急性非结石性胆囊炎的治疗：本病发展迅速,易坏疽穿孔。故一经诊断,应及早手术治疗。

（八）预后

急性胆囊炎的病死率为5%~10%,几乎均是并发化脓性感染和合并有其他严重疾病者。急性胆囊炎游离性穿孔预后较差,病死率高达25%。

二、慢性胆囊炎

（一）概述

慢性胆囊炎（chronic cholecystitis）系急性胆囊炎反复发作的结果,或者从胆囊结石发展而来,超过90%的病人伴胆囊结石。

（二）病因与发病机制

1. 结石因素　绝大多数慢性胆囊炎病人伴发胆囊结石。结石长期机械性刺激胆囊壁,亦可造成胆囊的慢性炎性改变。

2. 感染因素　在正常情况下,胆道内无细菌生长。当胆囊或胆管发生梗阻时就有不同程度的感染存在,细菌可来自肠道和胆道,上行至胆囊；在败血症时,细菌可经血液或淋巴途径到达胆囊。病毒、寄生虫感染亦可导致慢性胆囊炎。

3. 化学因素　同急性胆囊炎。

4. 其他　同急性胆囊炎。

（三）病理

1. 大体病理　慢性胆囊炎的病理变化不尽相同。轻度胆囊炎表现为囊壁水肿,略增厚。严重者胆囊萎缩变小,胆囊腔缩小或充满结石,形成萎缩性胆囊炎。当胆囊管被结石嵌顿,或胆囊管黏膜遭破坏被结缔组织替代而完全堵塞时,可形成胆囊积液。慢性胆囊炎囊壁可局部坏死穿孔,由于胆囊周围已形成粘连,常形成包裹性脓肿。如果穿孔破入与之粘连的肠管,可形成内瘘。慢性胆囊炎可形成一些特殊的形态："葫芦胆囊"（hourglass gallbladder）、"瓷样胆囊"（porcelain gallbladder）、"草莓样胆囊"（strawberry gallbladder）、腺肌增生病（adenomyomatosis）。

2. 组织病理　镜下胆囊壁各层有明显的结缔组织增生,数量不等的慢性炎症细胞浸润。

（四）临床表现

1. 症状　多数病人有胆绞痛病史。病人常在饱餐、进食油腻食物后出现腹胀、腹痛。腹痛程度不一,多在上腹部,可向腹部其他区域放射,或放射至右肩背部。较少出现畏寒、高热和黄疸,可伴有恶心、呕吐。有的病人可多年无症状。有的病人偶有剑突下隐痛或轻度的胃肠道症状,如餐后上腹部饱胀、嗳气、呃逆、食欲缺乏、便秘等。慢性胆囊炎急性发作时与急性胆囊炎的症状相同。

2. 体征　腹部检查可无阳性体征,或仅有右上腹轻度压痛,Murphy征偶呈阳性。胆囊积液时右上腹可触及囊性包块,随呼吸运动上下移动。

(五) 辅助检查

1. 超声　首选检查方法。超声可见胆囊体积正常或缩小,囊壁增厚而毛糙,常合并胆囊结石。少数病例发生胆囊萎缩时,仅见胆囊区弧形光带,后壁显示不清,囊腔变小甚至闭合,如合并结石,可出现"WES"征(囊壁结石声影三合征,其中 W 为增强的胆囊壁,E 为结石强回声,S 为后方声影)。口服脂肪餐试验显示胆囊收缩功能减退或消失。

2. CT、MRI　CT 表现为胆囊壁均匀增厚达 3mm 以上,增强可见胆囊壁明显强化;胆囊壁可有钙化或胆囊缩小。MRI 对诊断慢性胆囊炎有重要价值,其准确率较 CT 高,其影像表现与 CT 相似(图 9-62)。

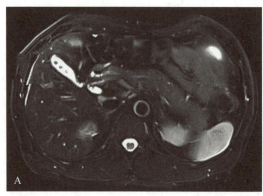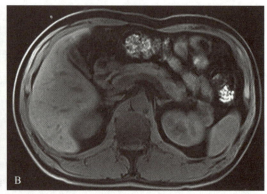

图 9-62　慢性胆囊炎并胆囊结石 MRI 表现

A. T_2WI;B. T_1WI,示胆囊腔缩小,壁均匀性增厚,胆囊腔内可见多发结节状低信号。

3. X 线　约 15% 的慢性结石性胆囊炎的病人,腹部 X 线平片可显示阳性结石及钙化的胆囊轮廓。

(六) 诊断与鉴别诊断

1. 诊断　有腹痛发作合并胆囊结石证据提示慢性胆囊炎的诊断。超声检查可显示胆囊壁增厚,胆囊排空障碍或胆囊内结石。

2. 鉴别诊断　与胃食管反流病、消化性溃疡、胃炎、急性胰腺炎、消化道肿瘤、右肾及输尿管疾病进行鉴别。

(七) 治疗

对于有症状的慢性胆囊炎病人经低脂肪饮食,口服解痉止痛及消炎利胆等药物治疗,部分病人症状缓解,但不能防止胆绞痛及并发症的发生。

胆囊切除术是慢性胆囊炎的根治疗法,不但能够彻底清除病灶,同时能避免并发症如胆管炎、胆囊癌等。对于老年病人,特别有合并症的病人,手术时机最好不要选在急性发作期。腹腔镜胆囊切除术可作为慢性胆囊炎手术治疗的首选术式。

三、急性胆管炎

(一) 概述

急性胆管炎是胆道梗阻、胆汁淤滞及细菌感染所致的急性化脓性感染,又称急性化脓性胆管炎(acute suppurative cholangitis,ASC)。如胆道梗阻未及时解除,胆管内细菌感染没有得到控制,逐步发展至急性梗阻性化脓性胆管炎(acute obstructive suppurative cholangitis,AOSC),是急性胆管炎的严重阶段,亦称急性重症胆管炎(acute cholangitis of severe type,ACST)。临床病情凶险,常威胁病人生命。

(二) 病因与发病机制

1. 病因　急性化脓性胆管炎发病基础是胆道梗阻及细菌感染,也是引发急性化脓性胆管炎的共同因素。

(1)病原菌:几乎所有急性化脓性胆管炎胆汁培养的细菌均与消化道的菌种相同。以需氧革兰氏阴性杆菌阳性率最高,其中以大肠埃希氏菌最多见,铜绿假单胞菌和变形杆菌为其次。革兰氏阳性球菌则以粪链球菌、四联球菌及葡萄球菌较多。约有25%~30%合并厌氧菌感染,主要为类杆菌属,其中以脆弱杆菌和梭状杆菌常见。需氧菌和厌氧菌混合感染是急性化脓性胆管炎细菌学特点。

(2)梗阻:在我国,最常见的原因是肝内外胆管结石(90%),其次为胆道寄生虫和胆管狭窄。在国外,恶性肿瘤、胆道良性病变、先天性胆道解剖异常、原发性硬化性胆管炎等较常见。近年随着手术及介入治疗的普及,由胆肠吻合口狭窄、PTC、ERCP、置放内支架等引起者逐渐增多。

2. 发病机制

(1)感染与梗阻的相互影响:当胆道存在梗阻时,细菌进入胆道,在胆汁淤滞环境中易滋生繁殖,从而导致急性化脓性胆管炎。感染产生结石,结石梗阻又促发感染,反复胆管炎症、修复过程的纤维组织增生可致胆管瘢痕性狭窄,又增加了梗阻因素,形成恶性循环。

(2)胆管内压力增高:胆管梗阻所致的胆管内压力增高在急性化脓性胆管炎发生、发展中起着极其重要的作用。在梗阻的情况下,经胆汁进入肝内的细菌大部分被单核-吞噬细胞系统吞噬,约10%的细菌可逆流入血,成菌血症。细菌或感染胆汁进入循环,引起全身化脓性感染,大量的细菌毒素引起全身炎症反应、血流动力学改变和 MODS。急性胆管内高压还可诱发神经性低血压、休克。

(3)细菌和毒素的损害:肠源性多菌种联合感染所产生的强毒力细菌毒素大量入血是导致中毒症候严重、休克及多器官功能衰竭的重要原因,内毒素血症造成的损害尤其突出。

(4)高胆红素血症:胆管梗阻所致的结合型高胆红素血症也是加重急性化脓性胆管炎不可忽视的因素。

(5)免疫防御功能减弱:肝窦壁上的库普弗细胞占全身网状内皮系统的70%。它具有很强的清除微生物、毒素、免疫复合物及其他巨分子化学物质的功能,胆管梗阻、高压可削弱库普弗细胞的吞噬功能。

(三)病理与病理生理

急性梗阻性化脓性胆管炎基本病理变化是胆道梗阻和胆管内化脓性炎症。急性梗阻性化脓性胆管炎时,病人肝内和/或肝外胆管壁充血、水肿、增厚;胆管黏膜出血、糜烂、坏死及溃疡形成,管腔内胆汁混浊或脓性,胆管壁形成许多微小脓肿,脓肿可融合为较大或蜂窝状脓肿,肝胆管壁坏疽穿孔后脓性胆汁溢入肝组织,加重化脓性炎症并促进肝脓肿形成。由于胆道梗阻,胆管内压力升高,当压力超过3.43kPa时,肝内毛细胆管破裂,胆汁经胆小管静脉逆流入血,产生高胆红素血症。毛细胆管破裂后,胆汁还可以经肝窦或淋巴管逆流入血,细菌随胆汁进入血液循环,引起菌血症和败血症。临床表现为寒战和高热。进入血液循环中的细菌量与胆汁中的细菌量成正比,其中大部分细菌仍停留在肝脏,引起肝脓肿,称为胆源性肝脓肿。脓肿主要位于胆管炎所累及的肝叶,多发性肝脓肿可融合成较大的脓肿。反复发作的胆管炎及散在的肝脏脓肿久治不愈,最后形成胆汁性肝硬化,局灶性肝萎缩,以肝脏左外叶最为常见。

急性梗阻性化脓性胆管炎时除引起胆管及肝脏损害外,脓肿发展过程中可向邻近脏器溃破而产生膈下脓肿、脓胸、心包积脓等。肝外胆管或胆囊坏疽穿孔则致局限性或弥漫性腹膜炎,壶腹部梗阻者可激发急性胰腺炎,并可以发生弥散性血管内凝血及全身性出血等严重损害。

(四)临床表现

男女发病比例接近,青壮年多见,约2/3在20~40岁发病。多数病人有长期胆道感染病史,部分病人可有胆道蛔虫病史或既往胆道手术史。

1. 症状　由于梗阻部位不同,临床将其分为肝内梗阻和肝外梗阻。我国以肝内外胆管结石常见,肝内外胆管可同时梗阻,而肝内梗阻症候多被肝外胆管梗阻表现掩盖,多需急诊术中探查证实。

(1)肝外胆管梗阻型:起病急骤,病情进展快。Charcot 三联征(腹痛、寒战高热、黄疸)是肝外梗阻型急性化脓性胆管炎典型临床表现,在 50%~70% 的胆管炎病人中出现,其中发热、腹痛和黄疸发生率分别为 90%、70% 及 60%。发病早期或梗阻不完全者,可无黄疸或程度轻微。急性重症胆管炎或急性梗阻性化脓性胆管炎发病常急速,也可由急性化脓性胆管炎发展所致。全身感染中毒症状更重,在 Charcot 三联征基础上,伴有休克和中枢神经系统受抑制的表现,即 Reynolds 五联征。急性重症胆管炎还可因胆管穿孔、肝脓肿溃破引起脓毒症、胆道出血、膈下脓肿、脓胸、心包积脓及多脏器化脓性损害和功能障碍,故可出现相应的多种症状。

(2)肝内胆管梗阻型:指左、右肝胆管汇合以上的梗阻。腹痛较轻,梗阻部位越高越不明显。一侧肝胆管梗阻,健侧胆管可代偿性排胆汁而不出现黄疸。肝胆管高位梗阻的急性化脓性胆管炎可仅有畏寒发热而局部症状缺如。

2. 体征　肝外胆管梗阻型病人体温常持续升高达 39℃以上,脉搏快而弱,达 120 次/min 以上,血压降低,呈急性重病面容,可出现皮下瘀斑或全身发绀。炎症波及胆管、胆囊周围者,剑突下或右上腹压痛明显,发生坏疽穿孔后,则表现局限性或弥漫性腹膜炎,出现明显压痛、肌紧张和反跳痛。年老体弱或垂危者腹痛及腹部体征可不显著,不易真实反映病变程度。还可有肝大及肝区叩击痛,有时可触及肿大的胆囊。肝内胆管梗阻型病人腹部多无明显腹膜刺激征,常发现不对称性肝大。

(五) 辅助检查

1. 实验室检查　白细胞计数升高,可超过 $20 \times 10^9/L$,中性粒细胞比例升高,胞质内可出现中毒颗粒。肝功能有不同程度的损害,凝血酶原时间延长。动脉血气分析可有 PaO_2 下降、氧饱和度降低。常见有代谢性酸中毒及脱水、低钠血症等。

2. 影像学检查　超声是最常用的检查方法,可显示胆管扩大范围和程度以评估梗阻部位,可发现结石、蛔虫及直径大于 1cm 的肝脓肿、膈下脓肿等,可在床旁进行。如病情稳定,可行 CT 或 MRI,可更全面的了解肝内外胆管扩张及肝脏情况。对需要同时行经皮肝胆管引流(percutaneous transhepatic cholangial drainage,PTCD)或经内镜鼻胆管引流(endoscopic naso-biliary drainage,ENBD)减压者,可行经皮经肝胆管造影术(percutaneous transhepatic cholangiography,PTC)或经内镜逆行性胰胆管造影术(endoscopic retrograde cholangiopancreatography,ERCP)检查。

(六) 诊断与鉴别诊断

1. 诊断　根据典型的 Charcot 三联征及 Reynold 五联征,结合超声、CT 等检查结果以及病史和手术史,多数病人可确诊为急性化脓性胆管炎或急性重症胆管炎。国内常用下列临床指标诊断急性重症胆管炎:①体温升至 39℃以上,常呈弛张热型;少数危重者反应低下,体温可低于 36℃。②脉率快,可达 120 次/min 以上;③外周血白细胞计数大于 $20 \times 10^9/L$;④感染性休克,收缩压小于 70mmHg;⑤神志障碍包括反应迟钝、定向力异常、烦躁谵妄、神志恍惚甚至昏迷;⑥血培养阳性;⑦胆管内压明显增高,胆汁呈脓性。

2. 鉴别诊断　应与急性胆囊炎、消化性溃疡穿孔或出血、急性坏疽性阑尾炎、重症急性胰腺炎,以及右侧胸膜炎、右下肺肺炎等鉴别。

(七) 治疗

1. 治疗方法的选择　80%~85% 的急性胆管炎病人经补液、抗感染治疗等非手术治疗措施可治愈。20% 的急性化脓性胆管炎病人病情进一步发展至急性梗阻性化脓性胆管炎,急性梗阻性化脓性胆管炎的治疗原则是紧急手术,解除胆道梗阻并引流,及早有效地降低胆管内压力。外科手术曾经被认为是最迅速、最确切的胆管减压方法,但存在的弊端不容忽视:①在严重感染状态下,机体对手术及麻醉的耐受性较差,手术死亡率及并发症率较择期手术高;②局部组织严重炎性病变,凝血机制障碍,部分病人合并肝硬化和门静脉高压症或因多次胆道手术形成致密粘连,给手术增加了难度;③在全身和局部恶劣条件下,不允许详细探查和处理肝胆管及肝脏病变,常需再次急症手术或择期手术解决。所以,在考虑病人全身情况的同时,ENBD、PTCD 等微创引流方法治疗急性梗阻性化脓性胆管炎效果比手术引流好,可以显著降低病死率,正日益成为急性梗阻性化脓性胆管炎胆道减压的首选。

2. 非手术疗法　①纠正水、电解质代谢紊乱及酸碱平衡失调,迅速扩充血容量,及早静脉滴注大剂量类固醇皮质激素,血容量基本补足的前提下合理使用血管活性药物;降温、吸氧等对症支持治疗。②联合使用足量有效的抗生素。针对肠源性多菌种感染特点,一般宜选用广谱及对厌氧菌有效的两种以上抗生素联合应用。用药中观察治疗反应并结合血、胆汁细菌培养及药物敏感试验,决定是否更换药物或调整剂量。③补充足够热量和营养物质及维生素等。④注意保护和改善重要脏器的功能,防治多器官功能衰竭,对重症者宜收治在重症监护病房(intensive care unit,ICU)以策安全。

3. 急诊胆管减压　这是制止感染发展决定性措施。

(1) 微创手术胆管减压:ENBD 手术创伤小,能有效地减低胆道内压,并能根据需要持续放置 2 周或更长时间。对胆管下段严重狭窄或结石嵌顿者,则需做乳头括约肌切开后,再行 ENBD。PTCD 操作简单,能及时减压,对较高位胆管或非结石性梗阻效果较好,适用于肝内或肝内外胆管明显扩张者,尤其是胆管空肠吻合或胃切除胃空肠吻合术后,不能做 ENBD 的病人,但对肝胆管多支梗阻则难以奏效。

(2) 手术胆管减压:力求简单有效。胆总管切开减压,取出引起梗阻的结石、蛔虫,置 T 形管引流,是最常见最直接最有效的术式。对无结石的继发性胆囊炎,炎症虽不重但明显增厚及纤维化者,应在手术中一并切除胆囊;生命体征极不稳定、濒于休克或已休克者,应选择胆囊造瘘。

4. 肝脓肿的处理　及时发现和处理好肝脓肿是防治感染性休克和多器官衰竭的重要环节。详细参阅本章第八节。

(八) 预后

随着对急性化脓性胆管炎认识与诊治水平的提高,大多数治疗效果满意。近年来对胆管减压的重视、引流措施及时,急性重症胆管炎的病死率较过去普遍有所下降,但仍达 5%~34%。

(刘小伟)

第十五节　胆 道 肿 瘤

一、胆囊息肉

(一) 概述

胆囊息肉是胆囊黏膜壁上的赘生物,通常在超声检查中或胆囊切除术后偶然发现。其临床意义主要与其恶性潜能有关。这种病变大多不是肿瘤性,而是增生性,或是脂质沉积(胆固醇沉着症)。仅凭影像学检查还不足以排除胆囊癌或癌前腺瘤的可能性。此外,即使是良性病变,偶尔也可引起类似于胆囊结石的症状。随着超声检查的广泛应用,胆囊息肉样病变的诊断日益增多,但评估这些病变的最佳策略尚未完全确定。

(二) 病理

在病理类型上,胆囊息肉可分为非肿瘤性息肉和肿瘤性息肉。其中非肿瘤性息肉分为胆固醇性息肉、炎性息肉、腺瘤样增生与腺肌瘤;肿瘤性息肉包括良性的腺瘤以及恶性的腺癌。

1. 非肿瘤性息肉

(1) 胆固醇沉着症和胆固醇性息肉:是非肿瘤性息肉中最为常见的一种。是甘油三酯、胆固醇前体和胆固醇酯在胆囊黏膜内异常沉积所致。2/3 病例的结节直径小于 1mm。其病理特点为多发性小息肉,镜下具有结缔组织蒂、微血管和绒毛状突起,不伴有肠化生及不典型增生。息肉可脱落,引起与小胆石类似的并发症,包括胆囊痛、胰腺炎或梗阻性黄疸。

(2)炎性息肉:为炎症刺激产生的一种肉芽肿,外形为单发或多发的广基性结节,直径多小于1cm。组织学上由肉芽组织和纤维组织组成,可见浆细胞和淋巴细胞。该类息肉病人常合并慢性胆囊炎和胆囊结石。

(3)腺瘤样增生:是一种既非炎症也非肿瘤的增生性病变,表现为黄色质软的疣状物,表面较光滑,蒂较宽,多位于胆囊颈部及体部,直径约5~20mm,可单发或多发。其组成成分为丰富的结缔组织中含平滑肌束及杯状细胞,其表面有上皮增生并伴有肠化生。腺样增生因黏膜上皮伸入肌层而形成的罗 - 阿窦明显增多,窦口上常有狭窄,致窦内有胆汁淤积、炎症或胆石嵌入,有恶变可能。

(4)腺肌瘤:属于胆囊增生性病变,兼有退行性改变,可分为弥漫型、节段型与局限型三种,镜下以黏膜过度增生、肌层增厚和壁内憩室为特征,其上皮可发生不典型增生。腺肌瘤病与胆囊癌的关联及关联程度尚不清楚。

2. 肿瘤性息肉

(1)腺瘤:一种良性上皮性肿瘤,多为单发的有蒂息肉,外形可呈乳头状或非乳头状,恶变率约30%,癌变概率与腺瘤大小呈正相关。

(2)腺癌:分为乳头型、结节型及浸润型。前两者为隆起性病变,直径约小于2cm;而浸润型不属于胆囊息肉样病变,绝大多数直径大于2cm。

(三) 临床表现

早期往往无任何症状,大多数由超声检查发现,少数则在手术中意外发现。无论是何种类型、何种病因,胆囊息肉均可引起胆源性疼痛,出现右上腹疼痛并向右肩背放射、腹胀、恶心、呕吐、厌油以及消化不良等情况。对于合并结石的胆囊息肉病人,可出现胆绞痛、发热、右上腹腹膜刺激征等急性胆囊炎的临床表现。由于胆囊息肉缺少典型的临床表现,仅依靠临床表现难以明确诊断胆囊息肉,其确诊主要依靠相关辅助检查。

(四) 辅助检查

影像技术的发展提高了胆囊息肉的检测敏感性。虽然现有检查手段均不能可靠且明确地预测息肉类型、组织学和有无恶性肿瘤,但结合超声、CT 和超声内镜(EUS)的检查结果,可获得有价值的信息。

1. 超声　是首选检查方法。能清晰显示胆囊息肉的部位、大小、数目、是否有蒂、是否合并胆囊结石及胆囊炎等。表现为胆囊壁向腔内突起的乳头状或桑葚状偏强回声结节,通常不超过1cm。多数有长短不等的蒂,或基底较窄,不随体位改变而移动,一般无声影。胆囊内可合并结石。

目前,彩色多普勒超声、超声造影检查及高分辨率超声也越来越多的应用于胆囊息肉的诊断。通过对胆囊息肉内血流信号的显示,有助于鉴别早期胆囊癌及胆囊息肉样病变。对于鉴别非肿瘤性与肿瘤性息肉,经腹腔或十二指肠超声内镜(EUS)具有更高的敏感性与特异性,优于常规超声检查。

2. CT　CT 对胆囊息肉的检出率低于超声,但 CT 可更好的显示出肝脏、胆囊、门静脉以及周围器官的解剖关系。CT 增强扫描不仅可用于早期胆囊癌与胆囊息肉的鉴别,还可通过显示恶性胆囊息肉与周围组织的解剖关系以及有无局部淋巴结转移。

(五) 治疗

病人有无明显临床症状、胆囊息肉的分类及其良恶性是胆囊息肉治疗方案选择的基础。同时,治疗方案的选择需综合考虑病人年龄、身体状况以及社会经济条件等多方面因素。排除恶性肿瘤是处理胆囊息肉的主要目的。

　　胆囊切除术是治疗胆囊息肉和胆固醇沉着症的唯一有效方法。如果病人有症状,或某些情况下为了预防恶变时,应考虑胆囊切除。对于同时存在胆石、原发性硬化性胆管炎(PSC)、胆绞痛或胰腺炎的胆囊息肉病人,建议行胆囊切除术。对于不符合这些分类的病人,治疗选择取决于息肉的大小。

　　一般认为直径在0.5cm以内的息肉通常为良性,可随访观察,监测病情变化。最初1年时为每6个月1次,随后如果息肉大小稳定,则一年检查1次。息肉增大,直径超过1cm者,可能为腺瘤或发展为恶性肿瘤,需要手术治疗。推荐行腹腔镜胆囊切除术,同时术中行冰冻病理诊断,以明确息肉是否癌变。对于胆囊癌,需根据术中肿瘤分期,进一步决定切除范围。

二、胆囊癌

(一) 概述

　　胆囊癌(gallbladder cancer,GBC)是一种少见但致死性高的恶性肿瘤。发病率随年龄增长而上升,女性发病约为男性的2~6倍。胆囊结石合并慢性胆囊炎是胆囊癌的危险因素之一。手术是唯一可能治愈胆囊癌的方法。预后较差与诊断时通常已处于晚期有关。

(二) 病因

　　无明确病因,但临床实践和流行病学调查显示诸多与胆囊癌密切相关的高危因素,包括胆石症、"瓷化"胆囊、胆囊腺瘤、胆囊空肠吻合术后、原发性硬化性胆管炎、沙门氏菌属或螺杆菌属引起的慢性感染、先天性胆管囊肿、胰胆管合流异常、致癌源暴露、遗传因素等,其中许多都有一共同的特征——慢性胆囊炎。

(三) 病理

　　接近90%胆囊癌为腺癌,其他组织学类型包括腺鳞癌或鳞状细胞癌、小细胞神经内分泌肿瘤、淋巴瘤和肉瘤。大体形态上胆囊癌可表现为浸润型、结节状、乳头状或混合型。乳头状癌预后最佳。

　　腺癌起自黏膜病变,从异型增生进展到原位癌,再到浸润癌,随生长侵入胆囊壁。常扩散至胆囊外,侵犯邻近器官,特别是肝脏。

　　常见转移途径包括经黏膜下淋巴结转移到区域淋巴结、直接侵犯肝脏等邻近器官、血运转移以及腹膜转移,也可通过活检针道或外科手术播散。

(四) 临床表现

　　早期胆囊癌病人多无症状,或有类似胆囊炎的非特异性症状,如腹痛、厌食、恶心呕吐等。部分病人因胆囊切除标本病理检查意外发现胆囊癌。进展期胆囊癌可表现为体重减轻、食欲缺乏、乏力不适、贫血等。

　　部分病人因病变直接侵犯胆管,或转移至肝十二指肠韧带而表现为梗阻性黄疸。肿瘤侵及肝门可导致十二指肠梗阻。

　　少见情况下,病人表现为腹外转移(肺、胸膜)、肝大、可触及的肿块、腹水或副肿瘤综合征(如异位激素分泌或黑棘皮病)等。

(五) 辅助检查

　　1. 实验室检查　CEA、CA19-9、CA125等均可升高,但缺乏特异性和敏感性,诊断价值弱。但如术前肿瘤标志物升高,术后监测有助于诊断肿瘤残留或复发。

　　2. 影像学检查

　　(1)超声:根据胆囊癌不同的癌变特点和发展阶段分为:小结节型、蕈伞型、厚壁型、混合型、肿块型。①小结节型呈乳头状中等回声团块,自囊壁突向腔内,基底较宽,表面不平整。②蕈伞型为基底宽、边缘不整齐的蕈伞形等-低回声肿块突入胆囊腔。③厚壁型为胆囊壁不均匀增厚,呈局限性型或弥漫型,表面不规则,以颈体部增厚显著。④混合型为蕈伞型和厚壁型的混合表现,此型较多见。⑤肿块型表现为胆囊肿大,胆囊腔消失,呈一低回声或不均质回声的实性肿块,有时可见结石强回声伴声影(图 9-63)。对于胆囊癌局部和远处病变范围及分期,超声检查准确性低,需进一步结合 CT 或 MRI 等检查。

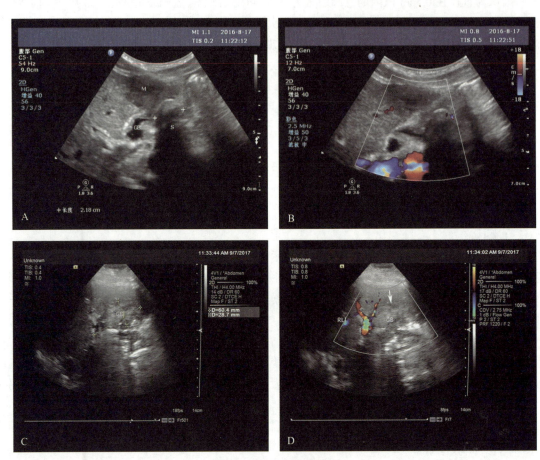

图 9-63　胆囊癌超声表现

A~B. 厚壁型胆囊癌。A. 胆囊壁不均匀增厚,表面不规则,与邻近肝实质分界不清,周围肝脏内受侵并实质性肿块形成,胆囊腔内可见结石并后方伴声影;B. 肝脏肿块周围见血流信号。C~D. 实块型胆囊癌。C. 胆囊肿大,胆囊腔消失,呈不均质回声的实性肿块;D. 胆囊肿块周围见明显增粗的血管影并其内彩色血流信号显示。

　　超声内镜近年来已用于胆囊癌的诊断。除评估肿瘤浸润胆囊壁深度、肝门或胰周区域淋巴结受累情况外,还可在超声内镜引导下行胆汁采集和组织活检,通过细胞学检查明确诊断。

　　(2) CT:是目前胆囊癌最常用的影像学检查方法,可用于肿瘤定性、胆囊壁侵犯程度、毗邻器官受累、淋巴结转移以及可切除性的判断。CT 表现分三种类型,即胆囊壁增厚型、腔内型和肿块型。胆囊壁增厚型占 15%~22%,胆囊壁呈不规则或结节状增厚(图 9-64);腔内型占 15%~23%,表现为突向胆囊腔的单发或多发乳头状肿块,肿块基底部胆囊壁增厚;肿块型占 41%~70%,胆囊腔几近全部被肿瘤所占据,形成软组织肿块,可累及周围肝实质。增强扫描可见肿瘤及其局部胆囊壁明显强化,同时可见胆管受压、不规则狭窄和上部扩张,晚期可见肝门部、十二指肠韧带及胰头部淋巴结肿大。有时伴有胆囊结石。也可在 CT 引导下获取胆汁进行细胞学分析以及病理活检明确诊断。

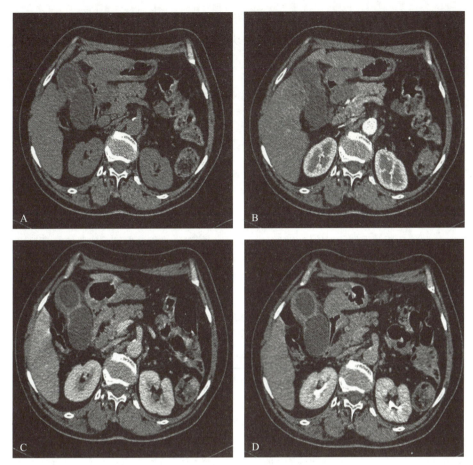

图 9-64　胆囊癌 CT 表现

A. CT 平扫,示胆囊壁不均匀增厚,边缘毛糙,局部与邻近肝实质分界不清;B. 增强扫描动脉期,
示增厚胆囊壁呈不均匀强化,局部与邻近肝实质分界不清,邻近肝实质内见团片状不均匀强化
影;C. 门静脉期;D. 延迟期,示增厚的胆囊壁强化程度无明显减退。

（3）MRI：与 CT 表现相似。表现为胆囊壁增厚,胆囊内见 T_1WI 低信号, T_2WI 稍高信号、DWI 高信
号的实性肿块。 T_2WI 上肿块周围肝实质可出现不规则高信号带,提示肿瘤侵犯肝脏,同时还可显示
淋巴结转移与胆管扩张(图 9-65)。

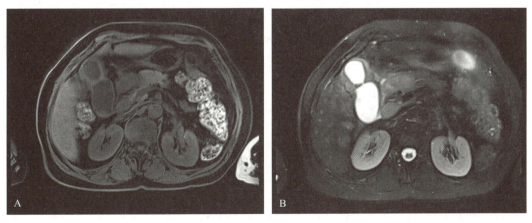

图 9-65　胆囊癌 MRI 表现

A. T_1WI ;B. T_2WI ,示胆囊壁不均匀增厚呈等 T_1 稍长 T_2 信号影,
邻近肝实质受侵呈稍长 T_2 信号,肝右叶多发结节状稍长 T_2 信号转移瘤。

(4) PET-CT：主要用于诊断其他影像学检查不易发现的进展期病变,避免不必要的手术。但 NCCN 指南并不推荐对其他影像学检查已发现肿块,或术中术后病理检查偶然发现胆囊癌的病人行 PET-CT 检查。

(六) 分期

胆囊癌的分期与病人的临床预后有密切关系。尽管 Nevin 分期系统曾广泛使用,但美国癌症联合会(AJCC)与国际抗癌联盟(UICC)联合建立的 TNM 分期系统是目前首选的分期方案(表 9-10)。

表 9-10　胆囊癌 TNM 分期(UICC/AJCC,2017)

分期	范围
0 期	原位癌 TisN0M0
I 期	仅侵犯黏膜和肌层(T1N0M0)
II 期	仅侵犯腹膜面的肌层周围结缔组织,但未穿透浆膜,或侵及肝脏面的肌周结缔组织,但未进入肝脏(T2N0M0)
IIIA 期	浸透浆膜和 / 或直接侵犯肝脏和 / 或一个邻近器官或结构,如胃、十二指肠、结肠、胰腺、网膜或肝外胆管(T3N0M0)
IIIB 期	合并 1~3 个区域淋巴结转移(T1~3N1M0)
IVA 期	侵犯门静脉,或肝动脉,或侵犯两个或更多肝外器官或结构(T4N0~1M0)
IVB 期	合并 4 个以上区域淋巴结转移或远处转移(T1~4N2M0,T1~4N1~2M1)

(七) 治疗

治疗原则包括早期发现、早期诊断、及时行根治性切除术。根治性切除仍是治愈的唯一机会。放化疗的疗效有待进一步证实与提高。

1. 手术治疗　术前应结合影像学检查,必要时诊断性腹腔镜检查进行分期,排除不可切除或转移性病变。远处转移风险随着 T 分期的增加而增高。主要的手术方式包括单纯胆囊切除术、胆囊癌根治术、扩大根治术和姑息性手术。

对 Tis/T1a 期(局限于固有层)胆囊癌,行单纯胆囊切除术可达根治目的;对 T1b 期(累及肌层)或 T2 期胆囊癌,发生淋巴结转移的风险高,故对于一般情况较好的 T1b/T2 期胆囊癌病人可行胆囊癌根治术,切除范围包括胆囊切除、胆囊床以远肝楔形切除和胆囊引流区域的淋巴结清扫,但切除肝IVb 段(方叶)和V 段更合理和符合解剖;对 T3 期病变,国内、外均有越来越多成功手术治疗的报告,除根治性切除外,切除范围还包括右半肝或右三叶肝切除、胰十二指肠切除、肝动脉或 / 和门静脉重建术等,但手术创伤大;对晚期胆囊癌,术前或术中确定无法根治性切除病灶时,可行姑息性手术,包括肝总管空肠吻合,胃空肠吻合等,以缓解症状。部分病人可经皮、肝穿刺或经内镜在狭窄部位放置内支架引流。

2. 化学疗法和放射治疗　目前多推荐采用以吉西他滨和氟尿嘧啶为基础的联合化疗方案。术后放疗包括体外照射和腔内照射。疗效尚需更多的临床研究证实。

(八) 预后

预后与临床分期密切相关。局限于 T1a 期胆囊癌病人术后效果较好,行单纯胆囊切除术后 5 年生存率可达 85%~100%。对于晚期胆囊癌,术后 1 年生存率不足 80%,5 年生存率不足 5%。不幸的是,出现症状的病人中仅不到 10% 为 T1 期。因此,对胆石症合并慢性胆囊炎、胆囊腺瘤、"瓷化"胆囊病人,早期切除是预防胆囊癌发生的必要手段。

三、胆管癌

(一) 概述

胆管癌(carcinoma of bile duct)是指发生在肝外胆管,即左、右肝管至胆总管下端的恶性肿瘤。根据肿瘤生长的部位,胆管癌分为上段、中段、下段胆管癌。上段胆管癌又称肝门部胆管癌,位于左右肝管至胆囊管开口以上部位,占 50%~75%;中段胆管癌位于胆囊管开口至十二指肠上缘,占 10%~25%;下段胆管癌位于十二指肠上缘至十二指肠乳头,占 10%~20%。胆管癌的恶性程度高,目前根治性手术切除是胆管癌最重要的治疗。

(二) 病因

病因尚不明确,多发于 50~70 岁。与本病可能有关的因素有:肝胆管结石,约 1/3 的胆管癌合并胆管结石,而胆管结石 5%~10% 发生胆管癌;胆道感染及慢性炎症;原发性硬化性胆管炎与溃疡性结肠炎;先天性胆管囊性扩张症;胆道手术史,常出现在胆道内引流术后;肝吸虫感染,慢性伤寒带菌者;乙型肝炎、丙型肝炎感染等。

(三) 病理

病理大体形态:①乳头状:好发于胆管下段,呈息肉样突入腔内,一般不向胆管周围组织浸润,不侵犯血管和神经周围淋巴间隙,早期手术效果好;②结节状:小且局限的肿瘤,生长缓慢,分化良好,早期手术效果亦较好,但两者在临床上均少见;③硬化型:是肝门部胆管癌中最常见的类型,有向胆管周围组织浸润和侵犯神经周围淋巴间隙的倾向,故手术切除后易局部复发;④弥漫型:胆管壁广泛增厚、管腔狭窄,向肝十二指肠韧带浸润,预后差。

95% 以上的胆管癌为腺癌,少数为鳞状上皮癌、腺鳞癌、黏液癌、囊腺癌、类癌及未分化癌等,还有极少见的细胆管癌。

扩散方式有局部浸润以及淋巴转移、腹腔种植等。浸润主要沿胆管壁向上、向下以及横向侵犯周围组织、肝、血管、神经束膜。淋巴转移途径是沿肝动脉周围淋巴结分别至肝总动脉、腹腔动脉、胰上缘、十二指肠后、腹膜后淋巴结。

(四) 临床表现

1. 黄疸　90%~98% 病人出现,逐渐加深,大便灰白,可伴有厌食、乏力、贫血。半数病人伴有皮肤瘙痒和体重减轻。少数无黄疸者有上腹部疼痛,晚期可触及腹部肿块。

2. 胆囊肿大　病变在中下段可触及肿大的胆囊,Murphy 征可能阴性,而肝门部胆管癌胆囊不可触及。

3. 肝大　肋缘下可触及肝脏,黄疸时间较长可出现腹水或双下肢水肿。肿瘤累及门静脉,可造成门静脉高压症引起上消化道出血;晚期病人可并发肝肾综合征,出现少尿无尿。

4. 胆道感染　典型的胆管炎表现为右上腹疼痛、寒战高热、黄疸,甚至出现休克。感染细菌最常见为大肠埃希氏菌、粪链球菌及厌氧性细菌。

(五) 辅助检查

1. 实验室检查　胆道梗阻时,血清总胆红素、结合胆红素、碱性磷酸酶和 y- 谷氨酰转移酶升高,而 ALT 和 AST 只轻度异常。长期胆道阻塞可导致脂溶性维生素(维生素 A、D、E 和 K)缺乏和凝血酶原时间延长。胆管癌缺乏特异性的肿瘤标记物,CA19-9、CA125、CEA 有一定的指示价值。

2. 影像学检查

(1) 超声:胆管癌的超声表现分为乳头型、团块型和截断型。①乳头型:肿块呈乳头状高回声团,自胆管壁突入扩张的胆管腔内,边缘不整齐,无声影。②团块型:肿块呈圆形、分叶状高回声堵塞于扩张的胆管内,与管壁无分界,并可见胆管壁残缺不齐。③ 截断型:扩张的胆管远端突然被截断或呈锥形狭窄,阻塞端及其周围区域呈现较为致密的高回声点,边界不清楚。胆管癌病人须与胆管结石、肝癌或胰头癌等鉴别。诊断困难时应进一步在超声引导下作 PCT 及 ERCP 等检查综合判断。

(2) CT:显示肝内外胆管不同程度扩张。梗阻端即肿瘤表现与其生长方式相关:①浸润型:表现为肝外胆管壁不规则环形增厚和管腔向心性狭窄,若发生在肝门区,则仅显示扩张的左、右肝管未联合;②结节型和乳头型:于梗阻处可见胆管腔内不规则结节影,少数胆管癌可向壁外延伸,发生在肝门者侵犯肝实质,形成结节或肿块。增强扫描,大多数动脉期呈较显著的环状或结节状强化。无论平扫或增强检查,薄层重建和曲面重建均有利于显示局部胆管壁增厚和腔内外结节状肿块。

(3)MRI:表现与CT相似,扩张胆管T_1WI表现为低信号,T_2WI呈明显高信号;肿瘤T_1WI为低信号、T_2WI为不均匀较高信号的软组织结节。MRCP在可显示胆管内和(或)外不规则异常信号软组织结节,以及胆管狭窄或阻塞(图9-66)。

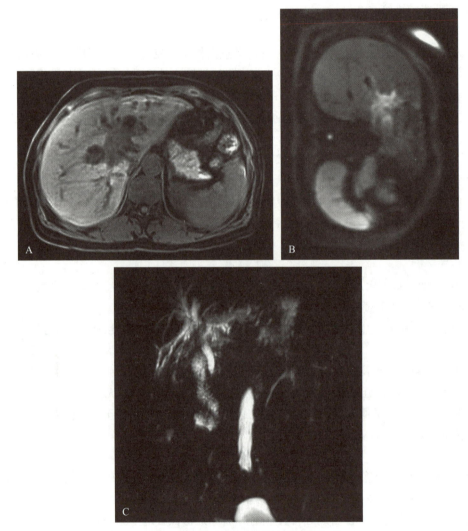

图9-66　肝门部胆管癌MRI表现

A. T_1WI;B. DWI;C. MRCP,示肝门部不规则形团块状长T_1信号,DWI明显弥散
受限呈高信号,MRCP示肝门部胆管截断,近端肝内胆管明显扩张。

(4)其他:ERCP有助于术前放置内支架引流。核素显影扫描、血管造影有助于了解癌肿与血管的关系。

(六) 分期

目前临床上最为常用的是美国癌症联合会(AJCC)与国际抗癌联盟(UICC)公布的TNM分期系统,见表9-11、表9-12。

表 9-11　肝门部胆管癌 TNM 分期(AJCC,2017)

分期	T	N	M
0	Tis	N0	M0
I	T1	N0	M0
II	T2a~b	N0	M0
IIIA	T3	N0	M0
IIIB	T4	N0	M0
IIIC	任何 T	N1	M0
IVA	任何 T	N2	M0
IVB	任何 T	任何 N	M1

原发肿瘤(T):Tx,原发肿瘤无法评估;T0,无原发肿瘤的证据;Tis,原位癌(胆管内);T1,肿瘤局限于胆管,可到达肌层或纤维组织;T2a,肿瘤超出胆管壁到达周围脂肪组织;T2b,肿瘤浸润邻近肝实质;T3,肿瘤侵及门静脉或肝动脉的单侧分支;T4,肿瘤侵及门静脉主干或门静脉的双侧分支,或肝总动脉,或双侧的二级胆管,或一侧的二级胆管和对侧的门静脉或肝动脉。

区域淋巴结(N):Nx,区域淋巴结无法评估;N0,无区域淋巴结转移;N1,1~3 个区域淋巴结转移(包括沿胆囊管、胆总管、肝动脉、胰十二指肠后、门静脉分布的淋巴结);N2,4 个以上区域淋巴结转移。

远处转移(M):M0,无远处转移;M1,远处转移。

表 9-12　远端胆管癌 TNM 分期(AJCC,2010)

分期	T	N	M
0	Tis	N0	M0
I	T1	N0	M0
IIA	T1	N1	M0
	T2	N0	M0
IIB	T2	N1	M0
	T3	N0~1	M0
IIIA	T1~3	N2	M0
IIIB	T4	任何 N	M0
IV	任何 T	任何 N	M1

原发肿瘤(T):Tx,原发肿瘤无法评估;T0,无原发肿瘤的证据;Tis,原位癌;T1,肿瘤侵犯至胆管壁内,深度 <5mm;T2,肿瘤侵犯至胆管壁内,深度 5~12mm;T3,肿瘤侵犯至胆管壁内,深度 >12mm;T4,肿瘤侵及腹腔干、肠系膜上动脉和／或肝总动脉。

区域淋巴结(N)(包括肝十二指肠韧带 12a、b、p、c、h 组,肝总动脉周围 8a、p 组,胰头部周围 13a、b 组 17a、b 组,肠系膜上动脉根部周围淋巴结 14p、d):Nx,区域淋巴结无法评估;N0,无区域淋巴结转移;N1,1~3 个区域淋巴结转移。N2,4 个或以上区域淋巴结转移。

远处转移(M):M0,无远处转移;M1,远处转移。

(七) 治疗

根治性手术切除是胆管癌最重要的治疗,各个部位的切除手术方法不尽相同。化学治疗和放射治疗效果不肯定。

1. 手术治疗　只要评估胆管癌能获得根治性切除,病人全身情况能够耐受且没有远处转移者,均应积极行手术治疗,争取获得根治性切除。对不能切除的病人,可先采用新辅助化疗方案使肿瘤降期,进而增加根治性手术切除概率。

(1)肝门部胆管癌:基本原则为:0~Ⅰ期,单纯胆管切除;Ⅱ期联合小范围肝切除;Ⅲ期,联合大范围(半肝或三叶)肝切除+淋巴结清扫;ⅣA期,联合大范围(半肝或三叶)肝切除+血管重建+淋巴结清扫;ⅣB期,非手术治疗。

(2)中段胆管癌:基本原则为:0~Ⅰ期,行单纯胆管切除;Ⅱ期,行胆管癌切除+淋巴结清扫术,切除肿瘤及距肿瘤边缘0.5cm以上的胆管,肝十二指肠韧带"脉络化",肝总管-空肠吻合术;Ⅲ~Ⅳ期,非手术治疗。

(3)下段胆管癌:0~ⅢA期,行胰十二指肠切除术。如幽门上、下组淋巴结无转移,可行保留幽门的胰十二指肠切除,以便保留胃的贮存和消化功能。ⅢB~Ⅳ期,非手术治疗。

2. 姑息治疗　为解除胆道梗阻,可行各种肝管空肠吻合术。胆管癌侵犯十二指肠、造成消化道梗阻者,可行胃空肠吻合术。非手术胆道引流包括经皮肝穿刺胆道造影并引流(PTCD)或放置内支架、经内镜鼻胆管引流或放置内支架。

3. 药物治疗　对无法手术切除或伴有转移的进展期胆管癌,主要推荐吉西他滨(gencitabine)联合铂类抗肿瘤药(顺铂、奥沙利铂等)和/或替吉奥、卡培他滨的化疗方案。不能切除的胆管癌可以应用基于上述方案的新辅助化疗,可能会促进肿瘤降期,从而获得手术的机会。

(苗　毅)

第十六节　Oddi 括约肌功能障碍

一、概述

Oddi 括约肌功能障碍(sphincter of Oddi dysfunction,SOD)是指Oddi括约肌运动功能异常引起胆汁、胰液排出受阻,使胆胰管内压升高,临床上表现为胆源性腹痛、胰源性腹痛或反复发作急性胰腺炎及肝酶升高,是一种良性的、非结石性的梗阻性疾病。虽在临床实践中SOD的诊断和治疗已有较为明确的标准,但SOD是否可作为一个独立的疾病,目前仍存在争议,临床缺乏有效的诊断手段和治疗措施。

SOD可发生在任何年龄的病人,多见于中年女性。胆源性SOD在胆囊切除术后的病人中更为常见。在胆囊切除术后的病人中,SOD的发病率约为10%~20%,其中90%为女性。在特发性复发性胰腺炎病人中,SOD的发病率可以达到33%。

二、分型

在各种分型系统中,密尔沃基分型最为常用(表9-13、表9-14)。

表 9-13　胆源性 SOD 密尔沃基分型

分型	标准
1 型	ALT、AST 或 ALP 升高 2 倍以上 胆总管扩张，≥ 12mm 胆管排空时间延长，>45 min
2 型	上述 1 项或 2 项检查结果阳性
3 型	仅有胆源性腹痛，没有其他异常

表 9-14　胰源性 SOD 密尔沃基分型

分型	标准
1 型	淀粉酶和 / 或脂肪酶升高 2 倍以上 胰管扩张（胰头部 >6 mm，胰尾部 > 5 mm） 胰管排空时间延长，>9 min
2 型	上述 1 项或 2 项检查结果阳性
3 型	仅有胰源型腹痛，没有其他异常

SOD，Oddi 括约肌功能障碍；AST，谷草转氨酶；ALT，谷丙转氨酶；AKP，碱性磷酸酶。

三、临床表现

SOD 病人最常见的临床表现为腹痛，通常位于中上腹和右上腹，疼痛程度可为剧痛，持续时间达 30 分钟至数小时。部分病人表现为持续性腹痛伴有阵发性加重，可放射至肩背部，并有恶心、呕吐，进食后可加重。胆囊切除术后病人腹痛症状及特征与术前相似，但较少发生黄疸、寒战和发热。2016 年，对胆型腹痛的罗马Ⅲ诊断标准进行了修订，制定了新的罗马Ⅳ诊断标准（表 9-15）。

表 9-15　胆源性腹痛的诊断标准（罗马Ⅳ）

诊断标准：腹痛位于上腹正中和 / 或右上腹部，并有以下特点：
(1) 疼痛持续 30min 或更长
(2) 在不同时间间隔（非每天）症状反复发生
(3) 疼痛中到重度，影响病人日常活动或需要急诊就诊
(4) 排便后疼痛无明显缓解（<20%）
(5) 体位改变后或使用抑酸剂后疼痛无明显缓解（<20%）

辅助支持标准：疼痛可伴有以下一项或多项：
(1) 伴有恶心或呕吐
(2) 疼痛放射至背部或右侧肩胛下区
(3) 夜间痛醒

SOD 体格检查时仅有中上腹和右上腹的轻压痛。采用治疗溃疡的抑酸剂或肠易激综合征的药物进行试验性治疗并不能减轻腹痛。实验室检查可出现一过性转氨酶升高。SOD 病人可能会出现典型的胰型腹痛或复发性胰腺炎。

四、辅助检查

（一）SOD 无创性检查方法

1. 血清学检查　对于怀疑 SOD 的病人应当进行常规的肝功能、血清淀粉酶或脂肪酶检测。在疼

痛发作时应尽量进行血清生化的检测。

2. 影像学检查　腹部超声或 CT 检查可排除其他腹部器质性疾病,而 SOD 影像学检查通常无异常。

3. 吗啡 - 新斯的明激发试验(Nardi 试验)　吗啡能引起 Oddi 括约肌收缩,新斯的明是吗啡的胆碱能激动剂。吗啡 - 新斯的明激发试验曾经广泛用于 SOD 的诊断。药物注射后病人再次发生典型的疼痛,转氨酶、碱性磷酸酶、淀粉酶或者脂肪酶升高超过 4 倍正常值则为阳性反应。但该试验的诊断特异性和敏感性都不高,目前临床应用较少。

4. 超声激发试验　给予胆囊收缩素或促胰液素后,胆囊收缩、胆汁排泄以及胰腺外分泌增加,Oddi 括约肌松弛。当 Oddi 括约肌功能紊乱时引起胆胰管的梗阻,导致胆总管或者主胰管扩张,而这些变化则可以通过体外超声或超声内镜进行监测。但该试验的敏感性不高。

5. 肝胆管闪烁扫描　动态肝胆闪烁显像(hepatobiliary scintigraphy,HBS)是一种无创检查,不仅可动态观察肝胆系统的形态和功能,还可通过胆囊收缩素刺激后放射性核素造影观察肝胆动力变化,并通过测定肝脏、十二指肠放射性核素转运时间明显延迟而作出定量和定性诊断。因此,在排除胆总管器质性病变的基础上,可用于疑似胆型 SOD 的诊断,其诊断特异性高,但敏感性波动大。最新罗马 IV 诊断标准已将 HBS 检查作为 SOD 诊断的支持标准。

(二) SOD 的侵入性检查方法

由于存在一定的风险,侵入性检查方法对于 SOD 病人一般并不推荐,仅应用于具有明显或严重临床症状的病人。

1. 内镜检查　内镜下对十二指肠乳头及周围区域进行评估能够获得重要的信息,有助于 SOD 诊断和治疗。有时壶腹部肿瘤可能产生和 SOD 相同的症状,而内镜下进行十二指肠乳头部位的活检则有助于排除可能混淆的肿瘤。超声内镜是鉴别胆管结石和乳头状隆起病变的最佳方法,诊断肝外胆管梗阻病因的准确性与 MRCP 相当,优于腹部超声。结合促胰液素激发试验可动态测量胆管和胰管内径变化,了解括约肌收缩功能。

2. 胆管造影　胆管造影是必要的诊断方法,可以排除与 SOD 症状相似的胆道结石、肿瘤或者其他梗阻原因。一旦胆管造影排除了这些因素,胆管扩张或者引流缓慢则提示在括约肌水平可能存在梗阻。直接的胆管成像可以通过经皮、外科手术或者 ERCP 获得。目前认为肝外胆管直径大于 12mm 即为胆管扩张。而在进行胆管造影之前应尽量避免使用可能影响 Oddi 括约肌松弛或收缩的药物以减少其对造影剂排空时间的影响。胆囊切除后胆管排空造影剂的时间超过 45 分钟则表示存在胆汁排空异常。

3. 胰管造影　胰管造影对于评估疑诊 SOD 的病人也较为重要。胰管扩张和造影剂排空延迟(俯卧位时大于 9min)可间接支持 SOD 的诊断。

4. Oddi 括约肌测压　很长时间以来,Oddi 括约肌测压术(sphincter of Oddi manometry,SOM)被认为是诊断 SOD 的“金标准”,SOM 通常是在内镜下通过逆行胆胰管造影术完成,先将灌注导管推进十二指肠并将十二指肠压力设定为零,再将灌注导管插进胆管或胰管,并缓慢抽出导管直至识别到高压区,然后测量基础压力 30s,括约肌压力大于 40mmHg 被认为是 SOD。但此法尚存在一定的局限性,孤立的基础压力测量值并不能准确区分是 Oddi 括约肌痉挛还是狭窄。因此目前已不再将 SOM 作为诊断 SOD 的“金标准”。

五、诊断

在疑诊 SOD 时,除疼痛症状需符合罗马 IV 诊断标准外,尚需排除其他各种器质性病变及功能性腹痛,无创性检查方法首选。往往需要临床综合判断才能作出正确诊断。

六、治疗

SOD 的治疗方法主要针对降低 Oddi 括约肌对胆汁或胰液引流的阻力。既往强调行确实的干预措施,如手术行括约肌成形术或内镜下括约肌切开术。这对于高度梗阻的病人(密尔沃基分型标准的Ⅰ型)较为适合。但对于梗阻级别相对较低的病人(如Ⅱ型或Ⅲ型),临床医师必须仔细衡量这类治疗的风险和效益。

(一) 药物治疗

首选的治疗药物包括硝酸酯类药物(单硝酸异山梨酯、硝酸甘油)、钙拮抗剂(硝苯地平)、磷酸二酯酶 5 抑制剂(伐地那非)、曲美布汀、东莨菪碱、丁基溴、奥曲肽等,可降低括约肌的初压。加贝酯、乌司他丁、H_2 拮抗剂可抑制括约肌收缩。部分抗抑郁药对 SOD 有一定疗效,其中阿米替林最常用。曲美布汀和硝酸盐对 77% 可疑 SOD 病人有效。硝苯地平、硝酸甘油联合抗抑郁药物治疗胆管 SOD 3~6个月后若症状无缓解,可考虑行 EST。

(二) 内镜治疗

1. 经内镜括约肌切开术　目前认为 EST 是 SOD 病人的标准治疗。该方法能使 55%~95% 的病人的临床症状得到改善。Ⅰ型胆源性 SOD 病人的转归较Ⅱ、Ⅲ型好。但需要注意的是,EST 治疗SOD 病人的并发症明显高于因胆管结石行 EST 治疗者。

2. 内镜下气囊扩张和胆管支架引流　理论上气囊扩张或胆管支架引流均可有效降低胆管、胰管内压力,有助于 SOD 症状缓解,但因并发症发生率较高,现已不再推荐使用。

3. 肉毒素注射　肉毒素是一种神经末梢释放的乙酰胆碱的强力抑制剂,临床试验显示,肉毒素注入 Oddi 括约肌后能够引起基础括约肌压力下降 50%,改善胆汁引流,对于部分病人,症状随之明显改善。

(三) 手术治疗

手术是 SOD 的传统治疗方法。手术方式是经十二指肠行胆管括约肌成形术,同时做经壶腹部胰管分隔成形术,约 60%~70% 的病人受益。但随着内镜技术的不断进步,内镜治疗尤其是解除胆管型 SOD 高压已在很大程度上替代了外科治疗。目前,外科治疗仅用于经内镜括约肌切开术后再狭窄,内镜评估或治疗无效及技术上不可行(如 Roux-en-Y 胃空肠吻合术)及胰管括约肌高压的SOD 病人。

(吴清明)

第十七节　胆　道　损　伤

一、概述

胆道损伤主要分为创伤性和医源性两大类,以肝外胆管损伤较常见。创伤性胆道损伤多由外部因素造成,例如战伤、刀伤、爆震伤、上腹部挫伤、交通事故以及使用新技术如胆道镜造成的意外损伤等。腹部创伤病人中仅约 1%~5% 存在肝外胆管损伤。医源性胆道损伤是指继发于外科手术意外造成的胆管损伤、缺血性胆道损伤等,多见于胆囊、胆管手术后,胃大部切除术、肝破裂修补术、肝切除术也可发生。此外,肝脏占位性病变的局部消融术(乙醇注射、微波消融)导致的胆管损伤也呈现逐渐增加趋势。

二、病因

外科手术、有创性诊断、治疗操作以及腹部外伤等多种因素均可造成胆道损伤,按病因可归结为以下四种。

1. 机械性损伤   最多见,损伤部位单一、范围明确。

2. 电热性损伤   电外科手术器械使用不当,导致胆管组织的热力损伤。早期范围不明确,直接缝合或对端吻合易发生胆瘘或瘢痕狭窄。

3. 化学性损伤   10%甲醛、无水乙醇等溶液可导致胆管组织变性或坏死。损伤涉及范围较大,严重者可累及整个肝内外胆道系统。

4. 缺血性损伤   任何导致胆管血运障碍的操作均可造成胆管缺血性损伤,可呈迟发性病理过程,常在术后数月甚至数年出现胆管狭窄的临床症状。

胆囊切除术引起胆管损伤的常见原因包括:①解剖变异:胆囊管过短或缺如;胆囊管与肝总管汇合角度异常等。②局部病理因素:胆囊三角粘连严重、瘢痕形成、Mirizzi综合征等。③手术操作失误:将胆总管或肝总管误认为胆囊管结扎并横断。④热源性损伤:电热器械操作、射频或微波治疗时,导致胆管壁热损伤、炎症反应,甚至狭窄。⑤缺血性损伤:胆管周围组织剥离过多,肝动脉结扎或栓塞等,造成胆管缺血继发胆管狭窄。

近年来,尽管胆道外科水平大幅度提高,但医源性胆道损伤仍时有发生。必须重视并规范各项操作,把预防落实在胆道损伤发生之前。

医源性胆道损伤的预防需注意以下几点:①高度重视胆囊手术可能造成胆道损伤的风险性,提高对复杂胆囊切除术的处置能力,并根据局部情况灵活选择顺行或逆行胆囊切除;②术式选择要恰当,腹腔镜胆囊切除有困难时,要果断中转开腹手术;③熟知胆道的正常解剖关系、常见的变异和处理方式;④术中及时止血,保持术野的显露,并仔细解剖胆囊三角,辨清三管并明确各管道间的关系,避免盲目的钳夹和结扎;⑤对胆囊与周围粘连紧密、难以分离和显露局部解剖关系者,为避免损伤周围组织及胆道,可先行切开胆囊,吸尽胆汁并取出结石,在腔内引导下辨清局部解剖关系;⑥开腹手术时,术中用手指触摸胆道,尤其是钳夹切断胆囊管前,用触摸的方式探明胆囊管与肝总管、胆总管的关系,可避免胆囊管残留结石、残端过长及胆道损伤;⑦对术中可疑胆道损伤的病人应及时行术中胆道造影或术中超声检查以协助诊断;⑧解剖胆囊标本,发现双管结构及时术中补救。

三、临床表现

1. 胆瘘   术后早期出现。副肝管损伤一般3~5d即可自愈;胆管损伤往往胆汁引流量大、持续时间长,可导致腹膜炎、肠麻痹、腹腔脓肿等严重并发症。

2. 梗阻性黄疸   早期多见于胆总管或肝总管部分或完全结扎或缝扎。后期黄疸渐进性加重,可伴发结石及感染。

3. 反复发作的胆道感染   严重者可出现Reynolds五联征、毒血症甚至脓毒症。

此外,还可出现胆总管十二指肠内瘘、胆汁性肝硬化等症状。

四、诊断

胆管损伤的术中诊断主要依靠发现:术野存在胆汁、解剖结构异常或胆道造影显示造影剂外溢等。对以下情况应警惕是否存在胆管损伤:①术中发现术区黄染;②检查切除的胆囊标本有双管结构;③术后早期出现梗阻性黄疸;④腹腔大量积液或大量胆汁外渗持续1周以上;⑤出现反复发作的胆管炎症状,排除结石和其他原因;⑥术后反复出现胆道感染或梗阻性黄疸,随着病程的延长又出现胆汁性肝硬化或门静脉高压症。

五、治疗

根据胆管损伤的类型、胆道梗阻的时间、既往胆道修复手术史、肝脏功能损害程度、病人全身状况等选择合理的治疗策略。外科手术仍是严重胆管损伤最为确切的治疗手段,其目的是恢复或重建胆管的结构和功能。内镜主要用于胆管狭窄的治疗,对于其他胆管损伤的疗效尚未得到一致认可。

1. 早期胆道损伤　①损伤轻微(小于0.5cm)、裂口周围胆管无狭窄(直径大于0.6cm),可直接缝合修补,不必放置内支撑管。②损伤较轻(小于2.0cm)、胆管无狭窄(直径大于0.6cm)、切缘整齐、血运良好,即使胆管完全或大部分横断,也应争取胆道对端吻合,并置T形管引流6~12个月。③损伤范围较大、组织缺血、对端吻合张力较大等情况,可根据病变范围实施胆管空肠Roux-en-Y吻合、胆管十二指肠吻合或胰十二指肠切除术。若术中合并血管损伤,可增加病人死亡风险。目前尚无证据表明,重建肝右动脉能提高胆管损伤修复后的远期效果。胆管损伤合并门静脉右支损伤较少见,一旦发生必须及时修复。

2. 晚期胆道损伤　术后发现胆道损伤的处理存在一定争议。一般认为应于术后3~4周,待胆管被动扩张后实施胆肠Roux-en-Y吻合术比较适宜。合并胆道狭窄或梗阻的病人也可选择经皮经肝穿刺球囊导管扩张或内镜治疗。近年来普遍认为塑料支架置入对治疗胆管狭窄效果最佳。

六、预后

影响医源性胆管损伤预后的因素很多,除术者的经验和具体的手术技术因素外,还包括病人胆管损伤的位置、吻合口直径、修复术前胆管扩张程度、病人的全身情况、手术难度和修复次数、损伤发生至修复的时间等。早期出现的胆瘘、胆汁性腹膜炎等并发症较为严重,病情险恶,病死率高。晚期出现的胆管狭窄和梗阻在肝胆手术治疗中也极为棘手。全身情况较好,第一次手术效果最佳;修复次数越多,全身和局部因素越不利,效果亦越差。

(魏云巍　赵磊)

附:胆道疾病常见并发症

一、胆囊、胆管穿孔

胆囊穿孔可发生于胆囊底部、颈部,其中以胆囊底部最为多见;胆管穿孔可发生于胆总管或肝总管。胆囊穿孔最常见原因为结石局部压迫或嵌顿,胆囊内压增高,胆囊壁血管血栓形成,最终导致管壁坏死穿孔。若穿孔发生迅速,周围缺乏足够的组织包裹,可导致急性弥漫性腹膜炎;

若穿孔发生过程缓慢,可形成胆囊周围脓肿,或与邻近器官(十二指肠、胃及结肠等)穿通形成内瘘。

胆囊或胆管穿孔根据症状和体征,大多数病人可明确诊断。其治疗应去除原发病灶,治疗其并发症,合理应用抗生素。因此,应在积极抗感染、抗休克治疗和适当纠正并存疾病的同时早期手术治疗。根据具体情况可选择胆囊切除、胆道探查或胆囊造瘘联合二期胆囊切除术。对于高龄、合并基础疾病较多病人更应谨慎对待。

二、胆道出血

胆道出血是胆道疾病和胆道手术较严重的并发症之一,是上消化道出血的常见原因。胆道感染和胆道结石压迫是胆道出血的常见原因。另外,腹部外伤、手术损伤、经皮肝穿刺胆道造影(PTC)、经皮肝穿刺胆道引流(PTCD)等均可导致胆道出血。

胆道出血预防措施包括:①及早诊治胆道蛔虫症、肝胆管结石等肝胆相关疾病;②正确处理肝损伤;③尽量避免反复多次肝穿刺,避免破坏肝中央管道的完整性;④肝门部或邻近器官手术时,避免出现医源性胆道损伤;⑤早期处理,防止其发展为胆道大出血。

(一) 临床表现

胆道出血的临床表现根据出血原因及出血量的不同而有所差异,典型表现为胆绞痛、黄疸、便血或呕血等。胆道出血多呈周期性发作,即经过抗休克治疗等处理,出血多能暂时停止,但经过数天或1~2周后,相同的症状可再次突然发生。

1. 外伤性胆道出血 一般发生于外伤后 1~2 周。主要表现为血凝块堵塞引发的黄疸及突发性上腹部胆绞痛样的剧烈疼痛;随后出现呕血及便血,呕出血液多呈鲜红色。

2. 感染性胆道出血 临床表现与外伤性胆道出血类似,病人病情可迅速恶化,进而并发胆源性肝脓肿。

(二) 辅助检查

选择性肝动脉造影或肠系膜上动脉造影是了解胆道出血最有价值的诊断和定位方法。内镜发现血液自壶腹部胆管开口处流出,则可确诊为胆道出血,但需同时排除食管、胃及十二指肠出血性病变等其他来源的上消化道出血。

(三) 诊断

根据病人病史、临床表现,再结合查体及影像学检查,胆道出血诊断一般较容易。而剖腹术中胆道探查不仅是诊断胆道出血的最直接方法,也是寻找出血来源的最直接途径。

(四) 治疗

胆道出血治疗的首要原则是去除病因。非手术治疗适应证:①出血速度慢、量少;②无寒战、高热、黄疸或感染性休克;③全身状况差,无法耐受手术。手术治疗适应证:①出血发生 2 个周期以上;②出血速度快、量大,导致失血性休克;③合并严重的胆管炎;④非手术治疗方式无效;⑤出血来源明确,手术可获彻底止血。

手术止血的首要步骤是明确出血来源和位置。手术方式包括:①经皮选择性肝动脉造影及栓塞术:有效率可达 85%,是胆道出血的首选治疗方案。②胆总管探查、T 形管引流:主要是为了探明出血的来源以及判断术后有无再出血。③肝叶动脉或肝固有动脉结扎:当出血定位不明确时,可结扎肝固有动脉。④胆囊切除术、肝段或肝叶切除术。

三、胆管炎性狭窄

胆管炎性狭窄指胆管损伤和复发性胆管炎所致的胆管腔瘢痕性缩窄。受累胆管因反复炎症、胆盐刺激,导致纤维组织增生、管壁变厚、管腔缩窄,进而出现胆道梗阻、感染。医源性损伤、腹部外伤、胆管结石、胆道感染、肝移植术后、慢性胰腺炎等均可引起胆管炎性狭窄。

(一) 临床表现

主要表现为反复发作的胆管炎。胆管炎合并胆管结石时,典型的临床表现为 Charcot 三联征。有关内容参阅第九章第十四节。

(二) 辅助检查

超声可显示狭窄近端胆管扩张和 / 或结石,一般作为首选辅助检查。MRCP 可显示狭窄的部位及形态,结合 MRI 平扫图像可明确病因。逆行胆道造影、PTC、ERCP 为有创检查,可显示狭窄部位、形态及范围。

(三) 诊断

结合病史、临床表现及辅助检查,明确诊断难度不大。

(四) 治疗

治疗原则为尽早去除结石及感染源,切除萎缩丧失功能的肝叶、肝段,解除胆管狭窄,通畅引流。治疗时根据不同的狭窄部位、狭窄范围及狭窄程度可选择不同的治疗方法。胆总管下段狭窄:EST、经十二指肠 Oddi 括约肌切开成形术、胆总管空肠 Roux-en-Y 吻合术。肝门部胆管狭窄:肝门胆管成形并与空肠 Roux-en-Y 吻合术。一侧肝管狭窄伴肝内胆管结石及肝萎缩:肝叶切除术。

四、胆源性肝脓肿

胆源性肝脓肿是指在胆道疾病(结石、感染)的前提下,由于细菌、真菌或溶组织内阿米巴原虫等多种微生物引起的肝脏化脓性病变。细菌性肝脓肿大多为胆源性肝脓肿,有关内容参阅第九章第八节。

五、胆源性胰腺炎

胆源性胰腺炎临床上发病率较高,仅次于急性阑尾炎、急性肠梗阻、急性胆道感染和消化性溃疡。胆道微结石是急性胰腺炎的常见原因之一,20%~30% 的胆石症病人可伴发胰腺炎,约占急性胰腺炎总数的 2/3。胆源性胰腺炎伴胆道梗阻时,应急诊内镜或手术治疗,解除胆道梗阻必要时胰腺周围引流。无梗阻者一般先行非手术治疗,待胰腺炎症控制后,择期内镜或手术治疗去除病灶。有关内容参阅第十章第二节。

(魏云巍　赵　磊)

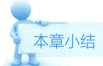 **本章小结**

肝脏和胆道二者在解剖上关系紧密,通过分泌、排泄胆汁共同参与食物在肠道内的消化。此外,肝脏还参与机体多种营养物质的代谢。病毒、药物、代谢、免疫等是肝脏疾病常见的致病因素。肝胆疾病包括肿瘤、结石、感染性疾病、先天性疾病等。肝脏恶性肿瘤中以原发性肝癌最常见。肝脏良性肿瘤种类较多,以肝海绵状血管瘤最常见。肝脏感染性疾病包括细菌性肝脓肿和阿米巴性肝脓肿。胆道疾病以胆道结石为常见,包括胆囊结石、胆外胆管结石及肝内胆管结石。胆道感染常与胆道结石并存,两者多互为因果关系。

思考题

1. 试述肝脏位置、形态及主要功能。

2. 什么是肝功能不全？其主要病因有哪些？

3. 简述肝硬化的常见并发症及其临床表现。

4. 门静脉系与腔静脉系之间存在哪些交通支？简述肝硬化食管胃底曲张静脉破裂出血的治疗方法。

5. 简述细菌性肝脓肿和阿米巴性肝脓肿的鉴别要点。

6. 原发性肝癌的治疗方法有哪些？

7. 试述胆囊结石的主要临床表现及并发症。

8. 简述急性胆囊炎的并发症、治疗原则及急诊手术指征。

9. 简述急性重症胆管炎的临床表现、治疗原则及胆道减压方式选择。

第十章
胰腺疾病

胰腺疾病是指发生于胰腺的结构和功能异常,主要包括各种原因引起的急慢性胰腺炎及胰腺的良恶性肿瘤。

第一节　胰腺的发生、结构与功能

一、胰腺的发生

胚胎发育至第 4 周末,前肠末端近肝憩室尾缘,内胚层细胞向腹侧和背侧增生,形成腹胰芽(ventral pancreatic bud)和背胰芽(dorsal pancreatic bud)。背胰芽出现较早,位置稍高。腹胰芽和背胰芽末端反复分支,形成各级导管和腺泡,分别形成腹胰(ventral pancreas)和背胰(dorsal pancreas)。它们各有一条贯穿腺体全长的导管,分别称腹胰管和背胰管。发育至第 5 周,当肝憩室基部伸长形成胆总管时,腹胰管成为胆总管的分支。由于胃和十二指肠的旋转及肠壁的不均等生长,腹胰经右侧转向背胰的下方并与之融合,形成胰腺。腹胰形成胰头的下份,背胰形成胰头的上份、胰体和胰尾。腹胰管与背胰管远侧段接通,形成主胰导管,与胆总管汇合后,共同开口于十二指肠乳头。背胰管近侧段大多退化消失,如未退化,则形成副胰管,开口于十二指肠副乳头。第 3 个月时,部分上皮细胞游离进入间充质,分化形成胰岛,第 5 个月开始行使内分泌功能(见图 9-1)。

二、胰腺的形态结构

(一) 胰腺的位置和毗邻

胰腺位于腹后壁的腹膜后间隙内,是一个狭长的腺体结构,呈灰红色,长 17~20cm,宽 3~5cm,厚 1.5~2.5cm,重约 82~117g。横置于腹上区和左季肋区,约平对第 1~2 腰椎体。其前面隔网膜囊与胃后壁相邻,后面有下腔静脉、胆总管、肝门静脉和腹主动脉等重要结构经过。胰腺的右端被十二指肠环抱,左端抵达脾门。由于胰腺的位置较深,加之前方有胃、横结肠和大网膜等结构覆盖,故胰腺在病变早期阶段时,腹壁体征往往不明显。

(二) 胰腺的分部和形态

胰腺可分为头、颈、体、尾 4 个部分,各部分之间无明显界限。头部和颈部在腹部正中线的右侧,体部和尾部则在腹部正中线的左侧。

胰头(head of pancreas)是胰腺右侧端的膨大部分,对向十二指肠形成的“C”形陷凹内,其右侧端以及上、下方均被十二指肠肠管包绕。胰头在第 2 腰椎体的右前方。在胰头的下部有一突向左后上方向的块状结构,称为钩突(uncinate process)(图 10-1)。在钩突与胰颈之间夹有肝门静脉的起始部和肠系膜上动、静脉,这些血管的右侧构成胰头的主体部分。因此当胰头肿大时,可压迫肝门静脉起始部,影响其血液回流,引发腹水、脾大等症状。在胰头右后方与十二指肠降部之间有胆总管下行。当胰头肿大压迫胆总管时,可影响胆汁的排放,发生梗阻性黄疸。

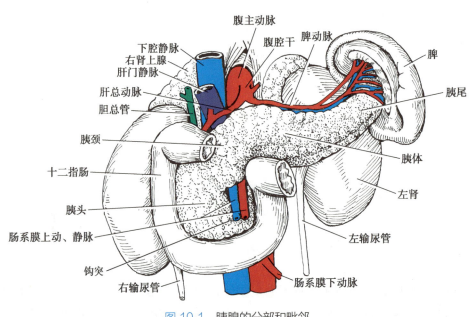

图 10-1　胰腺的分部和毗邻

胰颈(neck of pancreas)是位于胰头和胰体之间的狭窄扁薄部分,长约 2~2.5cm。胰颈的前上方毗邻胃幽门,其后方有肠系膜上静脉和肝门静脉起始部通过。

胰体(body of pancreas)是胰颈与胰尾之间的部分,略呈三棱柱状,占胰腺的大部分。胰体恰横位于第 1 腰椎体前方,故稍微向前凸起。胰体的前面隔网膜囊与胃后壁相邻,因此胃后壁的穿孔常与胰体发生粘连。

胰尾(tail of pancreas)为胰体向左上方延伸的末端,较细,位于左季肋区,在脾门下方与脾的脏面相接触。胰尾常常与进出脾门的血管一起被脾肾韧带的两层腹膜包被,故行脾切除结扎脾血管时应注意勿伤及胰尾。

(三) 胰管

胰管(pancreatic duct)是位于胰腺实质内的管道系统,稍偏向背侧,其走行与胰腺的长轴一致,从胰尾经胰体走向胰头,沿途接受大量小叶间导管汇入,最后在十二指肠降部后内侧壁内与胆总管汇合形成肝胰壶腹(Vater 壶腹),开口于十二指肠大乳头。胰管到达胰头时,有一小管从主胰管(main pancreatic duct)分出,行于胰头处主胰管上方,向右侧开口于十二指肠小乳头,称为副胰管(accessory pancreatic duct),收纳胰头前上部的胰液(图 10-2)。

(四) 胰腺的组织结构

胰腺表面覆以薄层结缔组织被膜,结缔组织伸入胰腺内将实质分隔为许多小叶。胰腺实质由外分泌部和内分泌部(胰岛)组成(图 10-3)。

1. 外分泌部　胰腺外分泌部主要由浆液性复管泡状腺组成。

(1)腺泡:由一层锥体形胰腺泡细胞(pancreatic acinar cell)组成,细胞底部位于基膜上。每个腺泡约含 40~50 个胰腺泡细胞,无肌上皮细胞。细胞核圆形,靠近基部,核仁明显。具有合成蛋白质的

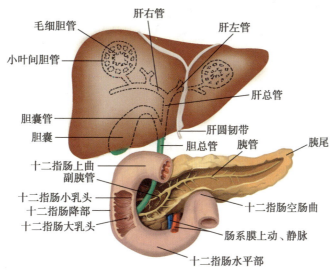

图 10-2　胆道、十二指肠和胰腺

细胞结构特点,基部胞质内含有丰富的粗面内质网和核糖体,故在 HE 染色切片中,此处胞质呈嗜碱性。顶部胞质因含酶原颗粒而呈嗜酸性,酶原颗粒数量因细胞功能状态不同而异,饥饿时增多,进食后颗粒减少。胰腺腺泡腔内常见染色较浅的扁平或立方形细胞,称泡心细胞(centroacinar cell),胞核圆形或卵圆形。泡心细胞是延伸入腺泡腔内的闰管起始部上皮细胞。

(2)导管:由闰管、小叶内导管、小叶间导管和主导管(胰管)组成。闰管细而长,管壁为单层扁平或立方上皮,其伸入腺泡的一段由泡心细胞组成。闰

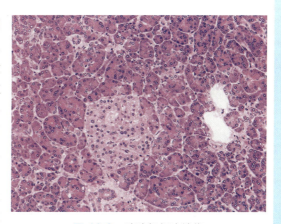

图 10-3　胰腺组织光镜像

管远端逐渐汇合形成小叶内导管。小叶内导管在小叶间结缔组织内汇合成小叶间导管,后者再汇合成一条主导管。从小叶内导管至主导管,管腔渐增大,上皮由单层立方逐渐变为单层柱状,主导管为单层高柱状上皮,上皮内可见杯状细胞。胰腺导管上皮细胞可分泌水和碳酸氢盐等多种电解质。

2. 内分泌部(胰岛)　胰岛(islet of pancreas)是由内分泌细胞组成的球形细胞团,分布于腺泡之间,HE 染色浅,易辨认。成人胰腺约有 100 万个胰岛,约占胰腺体积的 1.5%,以胰尾部较多。胰岛内分泌细胞按形态学特征及分泌的激素主要分为 A、B、D、H、PP 五种细胞,分泌胰高血糖素、胰岛素等激素。

三、胰腺的血管、淋巴引流和神经支配

(一)胰腺的血管

胰腺的动脉来源于腹腔干的分支(肝总动脉、脾动脉)和肠系膜上动脉(图 10-4)。其中胰头和胰颈主要是由胃十二指肠动脉和肠系膜上动脉分出的胰十二指肠上、下动脉构成恒定的 2 个胰(十二指肠)动脉弓(前、后)供血,脾动脉的分支胰背动脉参与供血,胰头还可接受胃十二指肠动脉发出的十二指肠上后动脉供血。胰体和胰尾的动脉来自脾动脉的分支:胰背动脉、胰下动脉、胰大动脉、胰尾动脉等。

胰腺的静脉回流于肝门静脉系统。多与同名动脉伴行,位于动脉浅面;在胰腺内,动、静脉均位于胰管的后方。胰头和胰颈的静脉汇入胰十二指肠上、下静脉和肠系膜上静脉,胰体和胰尾的静脉以多个小支在胰腺后上部汇入脾静脉。

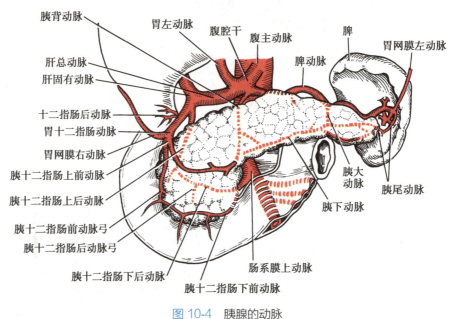

图 10-4　胰腺的动脉

(二)胰腺的淋巴引流

胰腺的淋巴起自腺泡周围的毛细淋巴管,在小叶间形成较大的淋巴管,沿血管达胰腺表面,注入胰上、下淋巴结及脾淋巴结,继而注入腹腔淋巴结(图 10-5)。

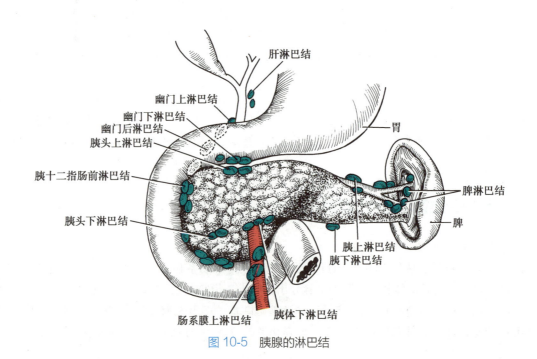

图 10-5　胰腺的淋巴结

(三)胰腺的神经支配

胰腺由内脏神经支配,主要包括 3 部分:①胰腺交感神经,来自腹腔神经丛及伴随动脉走行的其他神经丛的纤维;②胰头丛,由发自右腹腔神经节及肠系膜上丛不伴随动脉走行的神经纤维组成,为胰腺副交感神经和感觉神经;③胰体尾部神经,来自左腹腔神经节的不伴随动脉走行的神经纤维。

四、胰腺的功能

胰腺是消化系统重要的腺体之一,具有外分泌和内分泌两种功能。由腺细胞和导管细胞产生胰液,主要成分是碳酸氢盐和多种消化酶,在食物消化中具有重要的作用。胰腺内胰岛是大小不一、形状不定的细胞集团,散布在腺胞间,包含多种内分泌细胞。胰岛主要通过 B 细胞分泌的胰岛素和 A 细胞分泌的胰高血糖素参与机体血糖的调节,本章节主要介绍胰腺的外分泌功能。

(一)胰液的性质和成分

胰液(pancreatic juice)是无色、无味的碱性液体,pH 为 7.8~8.4,渗透压与血浆相等,成人每天分泌量为 1~2L。胰液成分中除含有大量水分和 HCO_3^- 等无机盐以及 Na^+、K^+、Cl^- 等无机离子外,还含有多种消化酶主要包括胰淀粉酶、胰蛋白酶原、糜蛋白酶原、胰脂肪酶、羧基肽酶、核糖核酸酶和脱氧核糖核酸酶等。

(二)胰液的作用

1. HCO_3^- 胰液中最多的无机盐是由胰腺小导管上皮细胞分泌的 HCO_3^-,当胰腺外分泌增加时,其浓度在胰液中最高可达 145mmol/L,是血浆的 5 倍,因此胰液呈碱性(图 10-6)。HCO_3^- 的作用包括:①中和进入十二指肠的盐酸,保护肠黏膜免受盐酸的侵蚀;②为小肠内的多种消化酶活动提供最适的 pH 环境(pH 7~8)。

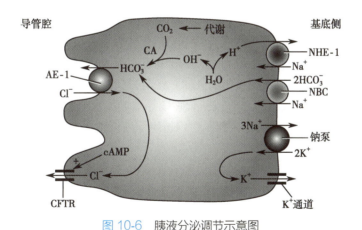

图 10-6 胰液分泌调节示意图

2. 消化酶 胰腺的腺泡细胞分泌多种消化酶,例如消化蛋白质、脂肪、淀粉的酶以及消化核酸的酶等。

(1)消化蛋白质的酶:胰腺分泌的主要消化蛋白质相关的酶包括胰蛋白酶原(trypsinogen)、糜蛋白酶原(chymotrypsinogen)和羧基肽酶原(procarboxypeptidase),还有少量的弹性蛋白酶原(proelastase),随胰液进入十二指肠后,小肠液中的肠激酶(enterokinase)迅速激活胰蛋白酶原等蛋白质分解酶原,转变为有活性的胰蛋白酶,此外,胃酸、胰蛋白酶本身以及组织液也能使胰蛋白酶原激活(图 10-7)。胰蛋白酶进一步活化糜蛋白酶原,使之转变为糜蛋白酶。胰蛋白酶和糜蛋白酶都能水解蛋白质为多肽,但两者同时作用时,可将蛋白质水解为小分子的多肽和氨基酸,多肽在羧基肽酶的作用下被分解成氨基酸。

(2)胰淀粉酶:胰腺分泌的主要消化淀粉的酶是 α- 淀粉酶,对淀粉的水解效率很高。胰淀粉酶(pancreatic amylase)将食物中的碳水化合物如淀粉、糖原等分解成二糖或少量的三糖。

(3)消化脂肪的酶:胰腺分泌的主要消化脂肪的酶是胰脂肪酶(pancreatic lipase),其最适 pH 为 7.5~8.5。胰脂肪酶可将甘油三酯分解为脂肪酸、甘油一酯和甘油,而胰脂肪酶只有在胰腺分泌的另一种小分子蛋白质—辅脂酶(colipase)存在的条件下才能发挥作用。胰液中还有胆固醇酶和磷脂酶 A2,能分别水解胆固醇和磷脂。

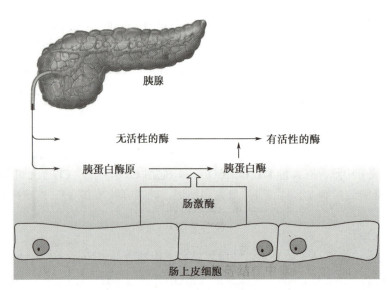

图 10-7　胰酶激活示意图

除上述消化酶外,胰腺还分泌消化核酸的酶,主要包括核糖核酸酶和脱氧核糖核酸酶,分别水解核酸为单核苷酸。

在正常生理条件下,胰腺分泌的各种消化酶不会消化胰腺自身组织。因为胰液中的消化酶在释放入小肠之前以无活性的酶原形式存在,另外,胰液中还含有从胰腺腺泡细胞分泌的少量的胰蛋白酶抑制物(trypsin inhibitor),可以使胰蛋白酶失活。然而,某种原因导致胰蛋白酶激活异常增多时,如暴饮暴食引起的胰液分泌过度、胆总管或胰管痉挛导致的胰液排出受阻,引起胰管内压力升高,胰腺腺泡细胞损伤,胰液中的消化酶渗入胰腺组织被组织液激活引起消化自身组织,即引起急性胰腺炎。

胰液分泌障碍,特别是蛋白质和脂肪的消化和吸收障碍,可导致食物消化不良。此时大量的蛋白质和脂肪随粪便排出,产生胰性腹泻。脂肪吸收障碍还可影响脂溶性维生素的吸收。

3. 胰液分泌的调节　胰液的分泌在消化间期,其分泌量少,仅占最大分泌量的 10%~20%,且表现出每 60~120min 的周期性分泌高峰,其峰值接近餐后的最大分泌量,同时伴有胃酸和胆汁分泌增加。胰液分泌周期与胃肠消化间期运动周期同步,这对消化间期清除残留在肠腔的食物残渣、脱落上皮细胞和细菌具有一定的意义。

开始进食后胰液分泌受神经、体液因素的调节。食物从口腔到小肠的过程,成为胰液分泌的机械和化学刺激,反射性地引起胰液分泌。根据食物刺激消化道不同部位引起的胰液分泌,可以将胰液分泌人为分为头期、胃期和肠期 3 个期(图 10-8)。

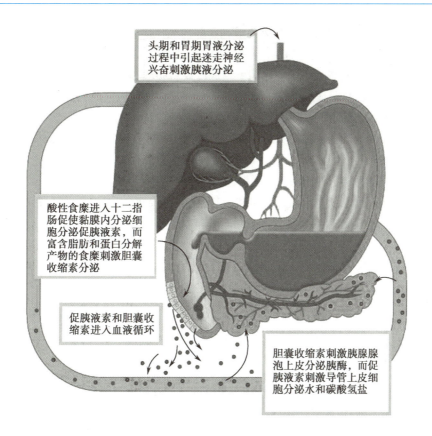

头期和胃期胃液分泌过程中引起迷走神经兴奋刺激胰液分泌

酸性食糜进入十二指肠促使黏膜内分泌细胞分泌促胰液素，而富含脂肪和蛋白分解产物的食糜刺激胆囊收缩素分泌

促胰液素和胆囊收缩素进入血液循环

胆囊收缩素刺激胰腺腺泡上皮分泌胰酶，而促胰液素刺激导管上皮细胞分泌水和碳酸氢盐

图 10-8　胰液分泌调节示意图

（刘 芳　朱俊勇）

第二节　胰　腺　炎

一、急性胰腺炎

（一）概述

急性胰腺炎（acute pancreatitis, AP）是指多种病因引起胰酶激活，导致胰腺水肿、出血及坏死等胰腺局部炎症性损伤，伴或不伴有其他器官功能损害的疾病。临床上以急性上腹痛及血淀粉酶或脂肪酶升高为特点。病情的严重程度不一，多数病人病情轻、预后好，少数病人可出现多器官功能障碍和胰腺局部并发症，死亡率高。

急性胰腺炎的年发病率为（13~45）/10 万，且近年来呈逐渐上升趋势。

（二）病因与发病机制

1. 胆道疾病　胆道结石、炎症和狭窄等造成胆道梗阻是急性胰腺炎的主要病因（50% 以上），称为胆源性胰腺炎。由于主胰管和胆总管共同开口于壶腹，当壶腹梗阻时，胆汁经"共同通道"反流入胰管，引起胰管内压力升高，胰液外溢，胰蛋白酶原被激活为胰蛋白酶，引起胰腺组织的破坏，产生无菌性急性胰腺炎。胆盐同时可激活脂肪酶，导致脂肪分解。

2. 过量饮酒　酗酒可引起胃肠道充血水肿，刺激胆汁、胰液分泌，引起十二指肠乳头括约肌痉挛，胰管内压力增高,导致胰腺急性炎症。另外乙醇在胰腺内氧化代谢产生大量活性氧,促进胰腺炎症反应,引起胰腺损伤。

3. 代谢障碍　甘油三酯在胰脂酶的作用下生成游离脂肪酸,后者对胰腺腺泡有损害作用。常见于遗传性高脂血症(Ⅰ型、Ⅴ型)。高血钙可刺激胰液分泌增多、激活胰蛋白酶原,导致胰腺自身破坏,也可引起胰管结石阻塞胰管。常见于甲状旁腺功能亢进导致的高钙血症。

4. 胰管阻塞　胰管结石、狭窄、肿瘤或蛔虫可引起胰管阻塞和胰管内压力升高,导致胰液外溢、胰蛋白酶激活。

5. 创伤性因素　各种胰腺外伤和医源性损伤,如 ERCP 检查后引起的胰腺炎。

6. 其他　如药物、妊娠、胰腺血液循环障碍、自身免疫性疾病、十二指肠球降段疾病(球后穿透性溃疡、环周胰腺、十二指肠降部憩室)以及不明原因引起的胰腺炎。

(三) 病理

急性胰腺炎的主要病理改变为胰腺炎性水肿、充血、出血、坏死,胰腺周围渗出和继发性胰腺周围脂肪坏死。病理上可分为急性水肿型胰腺炎和急性坏死型胰腺炎。

急性水肿型胰腺炎的特点为间质性水肿和炎性反应。肉眼可见胰腺肿胀,镜下可见腺泡及间质性水肿,炎性细胞浸润,偶有轻度出血或局灶性坏死。

急性坏死型胰腺炎的特点为胰腺实质坏死和出血。胰腺腺体外观增大、肥厚,呈暗紫色。坏死灶呈散在或片状分布,病灶大小不等,呈灰黑色,后期坏疽时为黑色。腹腔伴有血性渗液,内含大量淀粉酶。网膜及肠系膜上有散在片状皂化斑。镜下可见脂肪坏死和腺泡严重破坏、血管损害、大片出血灶,腺泡及小叶结构模糊不清,坏死呈灶状分布,在坏死的胰腺组织周围可见中性粒细胞和单核巨噬细胞浸润。液化性坏死灶可能逐渐被吸收,继发感染形成胰腺脓肿,或因胰管的分支受累而形成胰腺假性囊肿。

由于胰液外溢和血管损害,部分病例可出现心包积液、腹水和胸腔积液,易继发细菌感染。发生急性呼吸窘迫综合征时可见肺水肿、肺出血和肺透明膜形成,也可见肾小管坏死、肾小球病变、脂肪栓塞和弥散性血管内凝血(disseminated intravascular coagulation,DIC)等病理变化。

(四) 临床表现

由于病变程度不同,病人临床表现差异较大,轻度急性胰腺炎的症状和体征一般较轻,而重度急性胰腺炎常出现多器官功能衰竭。

1. 症状

(1)腹痛:急性胰腺炎的主要症状,常于饱餐或饮酒后突然发生,为持续性刀割样痛或束带样痛,多位于上腹部,并向左肩、左腰背部放射。胆源性胰腺炎腹痛常开始于右上腹,后转至上腹部。腹痛的机制主要为:①胰腺急性水肿、炎症刺激和牵拉包膜上的神经末梢;②胰腺的炎性渗出液刺激毗邻的腹膜和腹膜后组织,产生局限性腹膜炎;③胰腺炎症累积肠道,引起肠胀气和麻痹性肠梗阻;④胰管阻塞或伴胆囊炎、胆石症引起疼痛。

(2)腹胀:常与腹痛同时存在。早期由于腹腔神经丛受刺激产生肠麻痹引起,继发感染后则由腹膜后的炎性刺激所致。腹胀以中上腹为主,腹膜后炎症越重,腹胀越明显,腹水可加重腹胀,病人会出现停止排气、排便,肠鸣音减弱或消失。腹内压增高可导致腹腔间隔室综合征(abdominal compartment syndrome,ACS)。

(3)恶心、呕吐:早期即可出现,呕吐常剧烈、频繁。呕吐物为胃、十二指肠内容物,有时伴有咖啡样物,呕吐后腹痛不能缓解。

(4)发热:由胆道感染或胰腺炎症、坏死组织吸收引起,在较轻的水肿型急性胰腺炎可不发热或轻中度发热。胆源性胰腺炎伴有胆道梗阻者,常因胆道感染出现高热、寒战。当胰腺坏死伴感染时,高热为主要症状之一。

(5)黄疸:病情较轻的急性胰腺炎可无黄疸。下列原因可引起黄疸:①胆道感染、胆石症引起的胆总管梗阻;②肿大的胰头压迫胆总管;③合并胰腺脓肿或胰腺假性囊肿压迫胆总管;④合并肝脏损害。

2. 体征

(1)腹膜刺激征:轻度急性胰腺炎压痛多局限于上腹部,常无明显肌紧张。中、重度胰腺炎腹部压痛明显,伴有肌紧张和反跳痛,范围常波及全腹。

(2)肠鸣音:肠鸣音减弱或消失,肠胀气明显,多数病人有持续 24~96h 的假性肠梗阻表现。

(3)低血压、休克:重度急性胰腺炎可迅速出现血压降低和休克,主要由于腹腔、腹膜后大量体液渗出和出血引起。早期休克多由低血容量所致,后期继发感染导致多种因素引起的休克,较难纠正。

(4)其他:重度急性胰腺炎出血可以经腹膜后途径渗入皮下,在腰部、季肋部和下腹部皮肤出现大片青紫色瘀斑,称 Grey-Turner 征;出现在脐周,称 Cullen 征。血钙降低时可出现手足抽搐。

3. 常见并发症

(1)局部并发症

1)急性胰周液体积聚(acute peripancreatic fluid collection,APFC):发生于病程早期,表现为胰周或胰腺远隔间隙液体积聚,且缺乏完整包膜,可以单发或多发。

2)急性坏死物积聚(acute necrotic collection,ANC):发生于病程早期,表现为液体和坏死组织混合积聚,坏死物包括坏死的胰腺实质或胰周组织。

3)包裹性坏死(walled-off necrosis,WON):是一种包含胰腺和(或)胰周坏死组织且具有界限清晰炎性包膜的囊实性结构,多发生于急性胰腺炎起病 4 周后。

4)感染性坏死(infected necrosis,IPN):胰腺或胰周坏死合并感染的脓液积聚,外周为纤维囊壁,CT 增强扫描提示可有气泡征,影像引导下经皮细针穿刺抽吸(fine-needle aspiration,FNA),抽吸物细菌或真菌培养阳性。

5)胰腺假性囊肿(pancreatic pseudocyst,PPC):有完整非上皮性包膜包裹的液体积聚,起病后 4 周,假性囊肿的包膜逐渐形成。

(2)全身并发症

1)器官功能衰竭:急性胰腺炎的严重程度主要取决于器官功能衰竭的出现及持续时间,出现 2 个及以上器官功能衰竭称为多器官功能衰竭(multiple organ failure,MOF)。可根据 Marshall 评分系统评定。

①呼吸衰竭:主要包括急性呼吸窘迫综合征(acute respiratory distress syndrome,ARDS),突然发作、进行性呼吸窘迫及发绀等,常规吸氧不能缓解。

②肾衰竭:表现为少尿、蛋白尿、血尿素氮和 / 或血肌酐进行性增高。

③循环衰竭:包括心动过速、低血压或休克。

2)全身炎症反应综合征(systemic inflammatory response syndrome,SIRS):由感染或非感染因素引起的全身炎症反应,是机体对多种细胞因子和炎症介质的反应。符合以下临床表现中 2 项及以上即可诊断 SIRS:心率 >90 次 /min;体温 <36℃或 >38℃;白细胞计数 <4×10^9/L 或 >12×10^9/L;呼吸频率 >20 次 /min 或 PCO_2<32mmHg。SIRS 持续存在将会增加器官功能衰竭发生的风险。

3)腹腔内压增高(intra-abdominal hypertension,IAH)或 ACS:膀胱压测定是诊断 ACS 的重要指标,膀胱压≥ 20mmHg,伴有少尿、无尿、呼吸困难、吸气压增高、血压降低时应考虑出现 ACS。

4)全身感染:早期以革兰氏阴性杆菌感染为主,后期常为混合细菌感染,并且败血症往往与胰腺脓肿同时存在。严重的病人由于机体的抵抗力低,加上大量使用抗生素,极易产生真菌感染。

5)胰性脑病:表现为耳鸣、复视、精神异常(幻觉、幻想、躁狂状态)和定向力障碍。

（五）辅助检查

1. 实验室检查

（1）血清酶学：血清淀粉酶在发病 2~12h 后开始升高，持续 3~5d。血清脂肪酶在发病 4~8h 后开始升高，持续 8~14d。血淀粉酶和 / 或脂肪酶升高 3 倍以上时要考虑急性胰腺炎可能。血淀粉酶和脂肪酶水平与病情严重程度无关。

（2）血清标志物：C 反应蛋白（C reaction protein，CRP）和降钙素原（PCT）水平升高均是有无继发局部或全身感染的参考指标。血钙降低、血清淀粉样蛋白升高、血气分析指标异常等对诊断急性胰腺炎也有一定价值。

2. 影像学检查

（1）急性水肿型胰腺炎

1）超声：胰腺弥漫性肿大，形态规则，内部回声均匀或不均匀，多数回声明显减低，少数回声增强或无变化，胰管不扩张（图 10-9）。

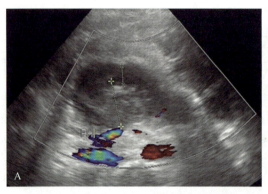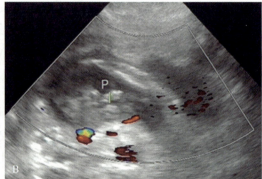

图 10-9　急性水肿型胰腺炎超声表现
A. 胰腺弥漫性肿大，边缘不清，内部回声强度减低；B. 胰腺周围积液。

2）CT：多数表现为胰腺弥漫性肿大，密度正常或轻度均匀或不均匀降低，轮廓清楚或模糊，可见胰周积液、肾前筋膜增厚，增强扫描表现为胰腺均匀强化（图 10-10）。

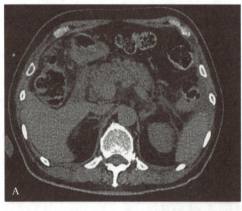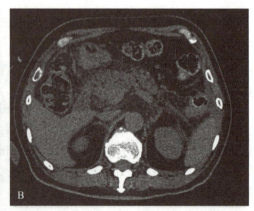

图 10-10　急性水肿型胰腺炎 CT 表现
A. 胰腺体积增大；B. 胰周脂肪间隙模糊，肾前筋膜增厚。

3）MRI：表现为胰腺弥漫性肿大，T_1WI 呈低信号，T_2WI 呈高信号，胰周边缘模糊，胰周积液呈 T_2WI 高信号（图 10-11）。

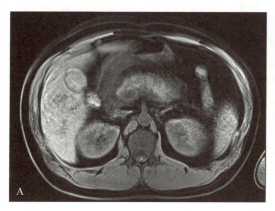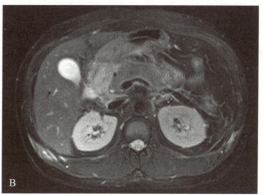

图 10-11　急性水肿型胰腺炎 MRI 表现
A. 胰腺体积增大,周围毛糙;B. 胰周渗出。

(2)急性坏死型胰腺炎

1)超声:胰腺弥漫性肿大,胰腺边缘模糊不清,形态不规则,内部回声强弱不等,可有液化灶,胰管轻度扩张,部分合并胰腺周围积液。

2)CT:胰腺体积增大,密度不均匀减低,坏死区呈低密度而出血灶呈稍高密度,增强扫描胰腺强化不均匀,坏死、出血灶不强化。

3)MRI:胰腺体积增大,T_1WI 及 T_2WI 上信号不均匀,如合并出血,随正铁血红蛋白的出现,T_1WI 和 T_2WI 均呈稍高信号,增强扫描胰腺实质不均匀强化,坏死区无强化。

胰腺脓肿和 PPC 是急性胰腺炎局部并发症,前者在胰腺不强化的低密度区内见气体影,提示产气杆菌感染;后者为胰腺或胰周大小不一的囊性病变,内为液体密度或信号,囊壁均匀、可厚可薄。

(六) 诊断与鉴别诊断

1. 诊断　临床上完整的急性胰腺炎诊断应包括疾病诊断、分级诊断、病因诊断和并发症诊断。

符合下列 3 项中的任意 2 项,即可确诊为急性胰腺炎:①急性、突发、持续、剧烈的上腹部疼痛,可向背部放射;②血清淀粉酶和 / 或脂肪酶至少 >3 倍正常上限值;③ CT 增强扫描 /MRI 或腹部超声呈现急性胰腺炎影像学表现。

2. 严重程度分级

(1)轻症急性胰腺炎(mild acute pancreatitis,MAP):具备急性胰腺炎的临床表现和生物化学改变,不伴有器官功能衰竭及局部或全身并发症,通常在 1~2 周内恢复。

(2)中度重症急性胰腺炎(moderately severe acute pancreatitis,MSAP):具备急性胰腺炎的临床表现和生物化学改变,伴有一过性(<48h)的器官功能障碍,可伴有局部或全身并发症。

(3)重症急性胰腺炎(severe acute pancreatitis,SAP):具备急性胰腺炎的临床表现和生物化学改变,伴有持续的器官功能衰竭(≥ 48h),改良 Marshall 评分大于或等于 2 分(表 10-1)。

表 10-1　改良 Marshall 评分系统

器官系统	评分				
	0	1	2	3	4
呼吸(PaO_2/FiO_2)	>400	301~400	201~300	101~200	≤ 101
肾脏(血肌酐)/(μmol/L)	<134	134~169	170~310	311~439	>439
循环(收缩压)/mmHg	>90	<90,输液有应答	<90,输液无应答	<90,pH<7.3	<90,pH<7.2

PaO_2 为动脉血氧分压;FiO_2 为吸入气体氧浓度,按照空气(21%)、纯氧 2L/min(25%)、纯氧 4L/min(30%)、纯氧 6~8L/min(40%)、纯氧 9~10L/min(50%)估算。

3. 病因诊断   包括胆源性、酒精性、高脂血症性、ERCP 术后急性胰腺炎等。

4. 鉴别诊断   急性胰腺炎临床上通常需要与消化性溃疡急性穿孔、急性胆囊炎和胆石症、急性心肌梗死及急性肠梗阻等相鉴别。

(七) 治疗

急性胰腺炎治疗原则是祛除病因、控制炎症。

1. 针对病因治疗

(1)胆源性急性胰腺炎:胆石症是目前国内急性胰腺炎的主要致病因素,凡有胆道梗阻者需要及时解除梗阻。治疗方式包括 ERCP 基础上行内镜下乳头括约肌切开术(EST)、取石、内引流或内镜下鼻胆管引流术(ENBD)。

(2)高血脂性急性胰腺炎:急性胰腺炎并静脉乳糜状血或血甘油三酯大于 11.3mmol/L 可明确诊断,需要短时间降低甘油三酯水平。这类病人要限用脂肪乳剂,避免应用可能升高血脂的药物。治疗上可以采用小剂量低分子肝素和胰岛素,或血脂吸附和血浆置换快速降脂。

(3)其他病因:高血钙性胰腺炎多与甲状旁腺功能亢进有关,需要进行降钙治疗。胰腺解剖和生理异常、药物、胰腺肿瘤等原因引起者予以对应处理。

2. 非手术治疗

(1)禁饮食、胃肠减压:可减少食物和胃液对胰腺的刺激,减少胰液分泌,防止呕吐,减轻腹胀,降低腹内压。

(2)液体复苏及重症监护治疗:液体复苏、维持水电解质平衡和加强监护治疗是早期治疗的重点,由于 SIRS 引起毛细血管渗漏综合征(capillary leak syndrome,CLS),导致血液成分大量渗出,造成血容量丢失及血液浓缩。复苏液首选乳酸林格液,对于需要快速复苏的病人可适量选用羟乙基淀粉制剂。扩容治疗需避免液体复苏不足或过度,可通过动态监测中心静脉压(central venous pressure,CVP)/肺毛细血管楔压(pulmonary capillary wedge pressure,PWCP)、心率、血压、尿量、血细胞比容及混合静脉血氧饱和度等作为指导。

(3)器官功能的维护治疗:①呼吸功能维护:给予鼻导管或面罩吸氧,维持血氧饱和度在95% 以上,动态监测血气分析结果,必要时应用机械通气。②肠功能维护:导泻及口服抗生素有助于减轻肠腔内细菌、毒素在肠屏障功能受损时的细菌移位,减轻肠道炎症。③肾功能维护:早期预防急性肾衰竭主要是容量复苏等支持治疗,稳定血流动力学;治疗急性肾功衰主要是连续肾脏替代疗法(continuous renal replacement therapy,CRRT)。④其他器官功能的支持:如出现肝功能异常时可予以保肝药物,DIC 时可使用肝素,消化道出血需应用质子泵抑制剂或 H_2 受体拮抗剂。

(4)抑制胰腺分泌:生长抑素及其类似物(奥曲肽)可直接抑制胰腺外分泌,也有助于控制胰腺及全身炎症反应,可有效预防 ERCP 术后胰腺炎。质子泵抑制剂或 H_2 受体阻断剂可间接抑制胰腺分泌。

(5)抗生素应用:急性胰腺炎病人不推荐静脉使用抗生素预防感染。针对部分易感人群(如胆源性、高龄、免疫力低下者等)可能发生的肠源性革兰氏阴性杆菌移位,采用能通过血胰屏障的抗生素,如喹诺酮类、头孢菌素类、碳青霉烯类及甲硝唑等预防感染治疗。

(6)营养支持:禁食期间早期采用完全肠外营养(TPN)。待病情稳定,肠功能恢复后可给予肠内营养,逐步恢复饮食。

(7)中药治疗:如生大黄及复方清胰汤。

3. 腹腔间隔室综合征的治疗   重度急性胰腺炎病人常合并 ACS,当腹内压(intra-abdominal pressure,IAP)>20mmHg 时常伴有新发器官功能衰竭,因而成为 SAP 死亡的重要原因之一。ACS 的治疗原则是及时采用有效的措施缓解腹内压,包括胃肠道减压及导泻、镇痛镇静、使用肌松剂及床边血液滤过减轻组织水肿,超声或 CT 引导下腹腔内与腹膜后引流减轻腹腔压力。不建议急性胰腺炎早期将 ACS 作为开腹手术的指征。

4. 手术治疗　主要针对胰腺局部并发症继发感染或产生压迫症状,如消化道梗阻、胆道梗阻等,以及胰瘘、消化道瘘、假性动脉瘤破裂出血等其他并发症。无症状的胰腺及胰周无菌性坏死者无须手术治疗。在急性胰腺炎早期,除因严重的 ACS,均不建议外科手术治疗。

(1)胰腺/胰周感染性坏死的手术指征及干预方式:临床上出现脓毒症,CT 检查出现气泡征,细针穿刺抽吸物涂片或培养找到细菌或真菌者,可诊断为感染性坏死,需考虑手术治疗。手术治疗应遵循延期原则,一旦判断坏死感染可立即行针对性抗感染治疗,严密观察抗感染的疗效,稳定者可延缓手术。早期手术治疗可能显著增加手术次数、术后并发症发生率及病死率。坏死组织清除术可分为超声或 CT 引导下经皮穿刺引流(percutaneous catheter drainage,PCD)、内镜、微创手术和开放手术。微创手术主要包括小切口手术、视频辅助手术(腹腔镜、肾镜等)。开放手术包括经腹或经腹膜后途径的胰腺坏死组织清除并置管引流。对于合并有胆道结石的病人,可考虑加做胆囊切除或胆总管切开取石,建议术中放置空肠营养管。胰腺感染性坏死病情复杂多样,各种手术方式可单独或联合应用。

(2)局部并发症的治疗原则

1)急性胰周液体积聚(AFPC)和急性坏死物积聚(ANC):无症状者,无须手术治疗。症状明显,出现胃肠道压迫症状,影响肠内营养或进食者,或继发感染者,可在超声或 CT 引导下行 PCD 治疗,上述症状不缓解者需进一步手术干预。

2)包裹性坏死(WON):无菌性 WON,原则上不手术治疗,随访观察。发生感染时,可行 PCD 或手术治疗。

3)胰腺假性囊肿:继发感染者治疗与 WON 相同。囊肿长径 <6cm,无症状,不作处理,随访观察;若体积增大出现压迫症状则需外科治疗。外科治疗方法以内引流手术为主,可在开腹或腹腔镜下完成。

(3)其他并发症的治疗

1)胰瘘:多由胰腺炎症、坏死、感染导致胰管破裂引起。胰瘘的治疗包括 PCD、内镜或外科手术下通畅引流和抑制胰腺分泌。

2)腹腔大出血:首选血管造影检查明确出血部位,如为动脉性(假性动脉瘤)出血则行栓塞术。未明确出血部位或栓塞失败者可考虑积极手术止血(包括填塞止血),同时做好凝血机制的监测和纠正。

3)消化道瘘:可源于急性胰腺炎本身,或与手术操作有关,以结肠瘘最为常见。治疗原则主要为通畅引流,必要时造口转流。

(八) 预后

急性胰腺炎的预后和疾病严重程度密切相关,大约 5%~10% 的急性胰腺炎病人可反复发作,逐渐演变为慢性胰腺炎。急性水肿型胰腺炎病死率约为 1%~3%,急性坏死型胰腺炎病死率约为20%~30%,早期、完整地去除致病因素,可明显改善病人预后。

二、慢性胰腺炎

(一) 概述

慢性胰腺炎(chronic pancreatitis,CP)是由各种原因所致的胰腺组织和功能的不可逆慢性炎性病变。临床上以反复发作的上腹部疼痛,胰腺内、外分泌功能不全为主要症状。

在全球范围内,慢性胰腺炎发病率为 9.62/10 万,死亡率为 0.09/10 万,以男性为主,男女发病率比率为 2:1。近年来,慢性胰腺炎的发病率呈上升趋势。

(二) 病因与发病机制

胰腺炎的发生受遗传、地理环境、经济状况、生活习惯等多种因素的影响,不同国家和地区的致病因素有所不同,疾病亦各具特点。我国慢性胰腺炎的病因以胆道疾病最为常见,西方国家以酒精性最常见。其他常见的病因包括胰管结石、十二指肠乳头狭窄、胰腺先天性解剖异常、胰腺外伤或手术、高钙血症、高脂血症、自身免疫疾病等,吸烟是 CP 的独立危险因素。

(三) 病理

慢性胰腺炎的基本病理改变是不同程度的腺泡破坏、间质纤维化、导管扩张,最终胰腺萎缩。

1. 肉眼所见 早期,胰腺可无明显改变。随着疾病的进展,腺体开始肿大、硬化,呈结节状。胰腺被膜增厚,有隆起的白点,硬化的区域质地如橡皮或石块。炎症、纤维化的腺体可压迫胆总管,引起胆总管狭窄,继发梗阻性黄疸;炎症刺激十二指肠黏液腺增生,导致十二指肠壁肥厚、狭窄,甚至梗阻,其临床表现酷似胰头癌。由于炎症的反复发作,可见灶状水肿区域。剖面可见胰管及其分支屈曲、扩张,胰管内有结石,胰腺实质斑状钙化。因胰管的狭窄、梗阻,可形成多发性潴留性囊肿;晚期,腺体萎缩,体积变小。

2. 镜下所见 早期,可见散在灶状脂肪坏死,坏死灶周围的腺体正常。小叶及导管周围、小叶内纤维化,胰管分支内有蛋白栓及结石形成。进展期,导管狭窄、扩张,主胰管腔内可见嗜酸性蛋白栓及结石。导管上皮萎缩、化生乃至消失,并可见大小不等的囊肿和小脓肿形成。纤维化进一步加重,伴透明变性,并形成瘢痕。纤维化向小叶间及小叶内扩展,腺泡萎缩,正常结构消失,与导管分离。脂肪坏死灶可有钙盐沉着。胰内神经纤维增粗,数量增加,神经束膜被炎症破坏,神经周围可见炎性细胞浸润。

(四) 临床表现

慢性胰腺炎临床表现轻重不一。

1. 症状和体征

(1) 腹痛:腹痛是慢性胰腺炎最常见、最主要的症状。多反复发作。初为间歇性,后期次数、程度、持续时间均逐渐加重。饱餐、劳累、饮酒均可诱发或加重腹痛。疼痛部位多位于上腹部,且呈放射痛。胆源性者常伴有右季肋部疼痛。后期随着胰腺内、外分泌功能下降,疼痛可减轻甚至消失。

(2) 胰腺外分泌功能不全表现:慢性胰腺炎后期,由于胰腺外分泌功能障碍可引起食欲减退、进食后饱胀、恶心、呕吐等。脂肪及蛋白质消化吸收障碍导致脂肪泻,大便不成形,具恶臭或酸臭,表面可见发光的油滴。

(3) 胰腺内分泌功能不全表现:6%~46% 病人可由于胰腺内分泌功能不全出现糖尿病或糖耐量异常表现。

(4) 黄疸:当胰头显著纤维化或假性囊肿压迫胆总管下段时,可出现黄疸。

(5) 腹部肿块:当并发巨大胰腺假性囊肿时,腹部可触及包块。

(6) 其他:部分慢性胰腺炎病人可伴有肝大、胸腔积液、腹水,并发胰源性门静脉高压症时出现相应的临床表现。

2. 常见并发症

(1) 胰腺假性囊肿:由于胰管狭窄或结石引起胰管压力增高,小胰管破裂导致假性囊肿形成。

(2) 胆道或十二指肠梗阻:胰腺炎症或纤维化、假性囊肿压迫胆道或十二指肠引起梗阻。

(3) 胰源性门静脉高压和上消化道出血:①胰源性门静脉高压症:脾静脉受压及血栓形成引起门静脉高压、脾大和胃底静脉曲张破裂出血;②胰腺假性囊肿壁的大血管或动脉瘤受胰腺分泌的消化酶侵蚀而破裂出血;③胰腺分泌碳酸氢盐减少并发消化性溃疡和出血。

(4) 其他:胰瘘,胰源性胸腔积液、腹水,假性动脉瘤,胰腺癌等。

(五) 辅助检查

1. 实验室检查

(1) 粪便显微镜检查:主要观察粪便中的脂肪滴和未消化的肌肉纤维。如脂肪滴 >100 个 / 高倍镜视野,则可视为异常。

(2)胰腺外分泌功能检测:包括胰泌素试验、N- 苯甲酰 -L- 酪氨酸 - 对氨基苯甲酸(NBT-PABA)试验、Lundh 试验、胰月桂基试验等通过测量胰腺分泌胰液量、胰液电解质浓度和胰酶量来评估胰腺外分泌功能。

(3)胰腺内分泌功能检测:包括糖耐量试验、血胰岛素、C 肽和血浆胰多肽水平检测等。

(4)其他实验室检查:详见急性胰腺炎部分。

2. 影像学检查   CT 是慢性胰腺炎首选检查方法,MRCP 可更好的显示胰管扩张。

(1)CT:多数表现为胰腺体积弥漫性或局限性缩小,少数者体积正常或局部增大。胰管粗细不均呈串珠状扩张;胰管结石或沿胰管分布的高密度钙化影为慢性胰腺炎可靠征象,可合并 PPC,以及肾前及肾周筋膜增厚,胰周纤维条索影。

(2)MRI 与 MRCP:表现与 CT 相同,T_1WI 信号略低,T_2WI 混杂略高信号;胰管串珠样扩张,钙化灶在 MRI 上表现为低信号或无信号。MRCP 可更好地显示胰管串珠状扩张,胰管结石表现为充盈缺损改变,因此可作为了解胆、胰管全貌的首选检查方法。

(3)ERCP:可见主胰管扩张及狭窄,呈串珠样改变,管腔内可有黏稠液体或胰管结石,分支胰管扭曲并呈囊状扩张。

(4)超声:表现为胰腺体积缩小,边缘僵硬不整,内部回声粗糙,可见斑点状高回声,胰管不均匀扩张。

(六) 诊断与鉴别诊断

1. 诊断   慢性胰腺炎的临床诊断包括主要诊断依据和次要诊断依据。主要诊断依据包括:①有慢性胰腺炎影像学典型表现;②病理学典型改变。次要诊断依据包括:①反复发作上腹疼痛;②血淀粉酶异常;③胰腺外分泌功能不全表现;④胰腺内分泌功能不全表现;⑤基因检测发现明确致病突变;⑥大量饮酒史。具备一项主要诊断依据或两项次要诊断依据可确诊。

2. 鉴别诊断

(1)胰腺癌:慢性胰腺炎肿块常需和胰腺癌进行鉴别,影像学检查慢性胰腺炎者在肿块内可见到点状强回声,常可见到管腔样结构,为贯穿于肿块中的扩张胰管;而胰腺癌引起的胰管扩张,常在肿块处突然中断。另外慢性胰腺炎肿块外形比较规整,与正常胰腺组织界限不清,内部回声也比较均匀,肿块尾侧胰管无明显扩张。肿瘤标志物 CA19-9 升高对诊断胰腺癌有意义,穿刺活检病理行细胞学检查,可以确定诊断。

(2)其他需与慢性胰腺炎鉴别的主要疾病有:消化性溃疡、胆道疾病、肠源性慢性腹泻、胃肠动力异常综合征、肝脏疾病等。这些疾病会表现出慢性胰腺炎的一些症状,但无胰腺内、外分泌功能障碍的表现。

(七) 治疗

慢性胰腺炎治疗原则是祛除病因、控制症状、改善胰腺内外分泌功能、防治并发症及提高生活质量。

1. 非手术治疗   治疗主要目的是缓解疼痛,补充胰腺内分泌和外分泌不足。

(1)病因治疗:治疗胆道疾病、戒酒。

(2)镇痛:口服非甾体抗炎药,慎用吗啡类药物,防止成瘾,注意肠麻醉综合征,可通过腹腔神经丛阻滞控制疼痛。

(3)营养支持:少食多餐,高蛋白、高维生素和低脂饮食有助于减少炎症发作。

(4)补充胰酶:出现消化不良症状,特别对有脂肪泻的病人,应给予足量的外源性胰酶制剂,并加用碳酸氢钠和胃酸分泌抑制剂。

(5)控制血糖:并发糖尿病时,控制饮食并采用胰岛素替代疗法。

(6)营养支持:长期慢性胰腺炎多伴有营养不良,可有计划给予肠内和 / 或肠外营养。

2. 内镜治疗   近十余年,随着纤维十二指肠镜的普及与应用,特别是治疗性 ERCP 的开展,为慢性胰腺炎的治疗开辟了一个新的途径。与外科手术相比,内镜疗法具有创伤小、并发症低、费用低等优点。

(1)内镜下胆、胰管括约肌切开术:可解除胆、胰管开口的狭窄,降低胰管内压,减轻疼痛。

(2)胰管扩张术:由于慢性胰腺炎的腺体硬韧,狭窄段胰管难以通过单纯狭窄扩张达到满意效果。单纯扩张后,多数病人症状复发,故胰管扩张术常与支架置入、取石等疗法联合应用。

(3)胰管支架置入术:该方法是内镜治疗慢性胰腺炎的最主要措施。十二指肠乳头周围及胰头部胰管狭窄,伴远端胰管扩张者是胰管支架置入术的最主要适应证。

(4)胰管结石取出术:该方法主要适用于主胰管内的结石,对于体积较小的主胰管结石,ERCP 可成功完成引流。对内镜取出困难的、大于 5mm 的胰管结石,可行体外震波碎石术(ESWL),对有结石残留且症状明显者应行手术治疗。

(5)胰腺假性囊肿的内镜治疗:根据胰腺假性囊肿与胰管是否相通,可选用经十二指肠乳头的间接引流和经胃或十二指肠壁的直接引流。前者适用于囊肿与主胰管有交通者。后者适用于囊肿向胃或十二指肠腔内突出、薄壁,囊肿与消化道紧密相贴或粘连,且两者间无大血管的囊肿。

(6)胰瘘的内镜治疗:慢性胰腺炎时并发的胰瘘多为胰液从假性囊肿、破裂胰管漏出而形成的内瘘,可经内镜向胰管内置入支架或鼻胰管引流,通常引流管的尖端应置于胰瘘口远端。对内镜治疗失败者应行手术治疗。

3. 手术治疗   治疗主要目的在于祛除病因、减轻疼痛、延缓疾病的进展。

(1)手术指征   ①保守治疗不能缓解的顽固性疼痛;②胰管狭窄、胰管结石伴胰管梗阻;③并发胆道梗阻、十二指肠梗阻、胰源性门静脉高压、胰源性胸腹水及假性囊肿等;④不能排除恶性病变。

(2)胰管引流手术:Partington 术适用于主胰管扩张、主胰管结石为主、胰头部无炎性肿块的慢性胰腺炎。沿主胰管纵形切开,清除结石,行胰管空肠侧侧 Roux-en-Y 吻合。该术式既缓解了症状,又最大限度地保留了胰腺功能,操作简单,并发症少。

(3)胰腺切除术:根据病变部位、程度与范围可选择下列手术。①胰十二指肠切除术(pancreaticoduodenectomy,PD):适用于胰头部炎性肿块伴胰管、胆管及十二指肠梗阻;不能排除恶性病变;胰头分支胰管多发性结石;不能纠正的 Oddi 括约肌狭窄者。常用的术式包括标准 PD 和保留幽门的胰十二指肠切除术(pylorus preserving pancreaticoduodenectomy,PPPD)。②远端胰腺切除术:适用于胰体尾病变。③中段胰腺切除术:适用于胰腺颈体部局限性炎性包块。④全胰切除术:适用于病变范围广的顽固性疼痛病人。术后须终生接受胰岛素及胰酶制剂替代治疗,有条件的医院可同时行自体胰岛移植术。

(4)联合术式(胰腺切除 + 引流术)在保留十二指肠和胆道完整性基础上,切除胰头部病变组织,解除胰管及胆管的梗阻,同时附加胰管的引流手术,主要手术方式有 Beger 术、Frey 术及改良术式等。

(5)内脏神经切断术:单纯以缓解疼痛为目的的神经切断手术目前开展较少,主要方法包括化学性内脏神经毁损术、胸腔镜下内脏神经切断术等。短期效果较好,但远期止痛效果不理想。

(八)预后

慢性胰腺炎是一种进行性疾病,其预后受致病因素、并发症及严重程度、治疗方案和疗效等多种因素影响。慢性胰腺炎病人 10 年生存率为 70%,20 年生存率为 45%,应定期随访。外科治疗可改善病人的生存质量,内科治疗可控制并发症引起的损害,改善病人的营养状态,有助于延长病人的生存期。

(董卫国 苗 毅)

第三节　胰腺囊性病变

一、胰腺假性囊肿

(一) 概述

胰腺假性囊肿(pancreatic pseudocyst,PPC)是常见的胰腺囊性病变,多继发于急慢性胰腺炎和胰腺损伤,其形成原因是胰液外溢积聚在网膜囊内,刺激周围组织形成的囊性纤维包裹,有完整的非上皮性包膜,内含胰液、胰酶,囊壁由肉芽组织、纤维组织等构成,囊壁内侧面无上皮细胞覆衬,故称为假性囊肿。囊肿多位于胰体尾部,体积大者可产生压迫症状,可合并囊内出血,囊内继发感染,也可能自行破溃,囊液进入游离腹腔引起腹膜炎或空腔脏器形成内瘘。

(二) 病因

急性胰腺炎或胰腺损伤后导致胰管破裂,胰液外溢,在胰周积聚形成局部包块;慢性胰腺炎因胰管阻塞可引起胰管内压力升高导致胰管破裂、胰液渗漏,积聚包裹形成假性囊肿。

(三) 病理

内容物可为无色的胰液,也可为黏稠的褐色液体,后者含坏死组织、炎性渗出物或血液。囊壁无导管上皮覆盖,而是由炎性纤维组织增生构成的壁。

(四) 临床表现

1. 症状和体征　急性胰腺炎或上腹部外伤后出现上腹部逐渐膨隆,有腹胀感,囊肿压迫胃、十二指肠可引起恶心呕吐。慢性胰腺炎引起的假性囊肿大多无症状,但也可出现腹痛、体重减轻、饱胀或黄疸等症状。查体示上腹部可触及半球形、光滑、囊性感肿物,合并感染时有发热和触痛。

2. 常见并发症

(1)压迫症状:可能压迫周围脏器,如胃、十二指肠、胆总管、门静脉甚至空肠、结肠等。临床表现取决于压迫梗阻的水平和程度。

(2)合并感染:表现为发热、腹痛、白细胞升高等,部分感染可致胰腺脓肿。针吸穿刺囊内容物行常规检查和细菌培养有助于合并感染的诊断。

(3)合并出血:囊内血管腐蚀破裂出血,或因囊肿压迫、血栓形成引起的区域性门静脉高压导致胃底曲张静脉破裂出血。

(4)自发破裂:囊肿破入空腔脏器(常见于胃、十二指肠和结肠)后形成内瘘,囊液经空腔脏器引流,表现为囊肿体积缩小,伴有腹痛、腹泻。囊肿破入游离腹腔,临床表现为突发急剧腹痛、腹膜炎和败血症。胰液经破裂的胰管漏入腹腔或胸腔,形成胰源性腹水或胸腔积液。

(五) 辅助检查

1. 实验室检查　急性胰腺炎发作期病人血清和尿淀粉酶水平升高,白细胞计数增高;囊肿压迫胆管可致肝功能异常;囊液淀粉酶显著升高。

2. 影像学检查

(1)超声:可显示假性囊肿大小与范围,表现为圆形或椭圆形液性暗区,界限清楚,壁光滑。囊内回声不均提示有坏死、出血或感染。还可观察至门静脉系统、十二指肠、胆管、胰管有无受压等表现。

(2) CT 或 MRI：CT 和 MRI 较超声有更高的敏感性和特异性，可更精确地定位及明确囊肿与周围脏器的解剖关系，帮助制定最佳治疗方法，以及甄别囊性肿瘤、假性动脉瘤或多发囊肿。CT 表现为单房或多房囊性肿物，边界清楚，形态各异，大小不等，囊壁厚薄不均。MRI 一般不作为假性囊肿的主要检查手段，常在需要与其他囊性肿瘤鉴别时应用。MRCP 可了解有无胰管病变及囊肿是否与胰管相通。

(3) 超声内镜（EUS）：EUS 能清楚显示囊壁厚度及囊肿与消化道管腔的关系，还可显示囊壁及其周围的血管结构，囊肿与胰管的关系以及与胃、十二指肠腔之间的距离。必要时可 EUS 引导下对囊液采样和囊壁活检，与囊性肿瘤鉴别。

（六）诊断与鉴别诊断

1. 诊断　结合病史、临床表现、实验室和影像学检查提示胰腺或胰周囊性肿物，假性囊肿诊断一般不困难。

2. 鉴别诊断　应与胰腺囊性肿瘤鉴别。将囊性肿瘤误诊为假性囊肿治疗可导致严重后果。CT、MRI 检查可鉴别胰腺囊性肿瘤。如影像学检查仍无法确诊，应采用 EUS 检查并细针抽吸囊液。囊液淀粉酶含量极高提示假性囊肿。必要时可手术探查，术中囊壁活检及囊液淀粉酶测定明确诊断。假性囊肿还应与源于邻近脏器的非胰源性囊肿鉴别。

（七）治疗

假性囊肿的治疗方法取决于病人的发病时间、症状、囊肿大小、特征和位置，以及有无假性动脉瘤等并发症。

1. 观察与随访　对于无症状且无假性动脉瘤证据的病人，排除恶性病变后，建议予以临床观察并进行影像学检查随访。每 3~6 个月进行一次腹部 CT 增强扫描或 MRI 随访检查。

2. 囊肿引流　当病人出现症状，囊肿迅速增大，或合并感染出血破裂压迫经保守治疗无效时，应行积极干预治疗。常用引流方式包括内镜下引流、经皮穿刺引流与外科引流。

(1) 内镜下引流：假性囊肿边界清楚、囊壁黏附于胃或十二指肠、直径 >6cm，可考虑内镜下引流。包括透壁引流（内镜下在假性囊肿与胃或十二指肠间建立通道并放置支架，使囊内容物引流至胃肠道）和经十二指肠乳头引流（放置胰管支架引流与胰管相通的囊肿）。假性动脉瘤是内镜引流的绝对禁忌证。

(2) 经皮穿刺置管引流（percutaneous catheter drainage，PCD）：超声或 CT 引导下穿刺外引流术具有创伤小、操作简单、同时放置多根引流管并迅速改善病人状况等优点。适于暂时减压、假性囊肿囊壁尚未成熟、并发感染、手术风险大的病人，可作为过渡性治疗。囊内出血是经皮穿刺的禁忌证。

(3) 外科引流：适应证包括：①出血、感染、破裂、压迫等并发症；②囊肿直径 >6cm；③保守治疗时囊肿进行性增大；④多发性囊肿；⑤囊肿壁厚；⑥合并慢性胰腺炎及胰管狭窄；⑦内镜治疗及经皮穿刺引流无效。内引流术需待囊壁成熟后（一般 6 周以上）开放性手术或腹腔镜下行囊肿与消化道吻合。包括囊肿空肠 Roux-en-Y 吻合术、囊肿胃吻合术和囊肿十二指肠吻合术。内引流术式的选择应根据囊肿部位而定，原则有：①消除囊肿分隔；②根据囊肿位置就近引流；③吻合口选择在低位，并剪除部分囊壁，保证吻合口足够大小。切除的囊壁送快速病理检查，进一步明确诊断。

二、胰腺囊性肿瘤

（一）概述

包括起源于上皮和其他组织的肿瘤性病变，其中来源于上皮的肿瘤约占 90%。胰腺囊性肿瘤分良性和恶性，原发和继发于实性肿瘤的囊性退变。大多数囊性肿瘤经过外科治疗，可获得良好的预后。

(二)常见胰腺囊性肿瘤

常见四种类型,其恶性潜能不同。

1. 导管内乳头状黏液瘤(intraductal papillary mucinous neoplasm,IPMN) 以导管黏液细胞增生为特征,这些增生细胞排列为乳头状。由于分泌大量黏液以及局部或弥漫性的导管内乳头样增生而导致受累胰管的囊性扩张。IPMN 分三种类型:分支胰管型、主胰管型及混合型。尽管生长缓慢,但约 1/3 以上病人最终出现局部恶变和远处转移。IPMN 的临床表现不同于其他胰腺囊性肿瘤,反复发作的腹痛较为常见。IPMN 最常位于胰头,分支胰管型 IPMN 较主胰管型预后要好。

2. 黏液性囊腺瘤 多见于中年女性,与胰管系统无交通,缺乏特异的临床症状。有不同程度的腹部不适或疼痛,恶变时可伴有体重下降、食欲减退、梗阻性黄疸等症状。黏液性囊腺瘤多发生于胰体尾,形态多为圆形,单房。肿瘤直径可从数厘米到数十厘米,囊腔内壁被覆可产黏液的上皮细胞。如果肿瘤能完全切除,预后较好。

3. 实性假乳头状肿瘤 好发于青年女性,多为圆形肿物,典型的病理特点为假乳头结构与出血坏死灶,属低度恶性肿瘤。肿瘤可位于胰腺的任何部位。肿瘤剖面通常是质脆的褐色组织,中心为出血性囊性变区,构成不规则的血性空腔。绝大多数实性假乳头状肿瘤病人预后良好。

4. 浆液性囊腺瘤 常见的胰腺囊性肿瘤,多无临床症状,通常在体检时意外发现。浆液性囊腺瘤多单一、边界清晰、囊内有少量突起的圆形肿瘤,直径介于几厘米到十余厘米之间,横切面为围绕中心形成的多个蜂窝状小囊或中心旁星状瘢痕,可能含有钙化灶。几乎无恶性潜能。

(三)诊断与鉴别诊断

发现胰腺囊性病变后,需先明确囊性病变是否为胰腺起源,其次需排除假性囊肿可能,随后进行定性分类诊断,最后甄别此囊性肿瘤是否具有恶性潜能或恶变。

超声检查对囊性病变的诊断具有一定价值,结合 CT 增强扫描对于大多数囊性肿瘤的解剖定位和定性诊断可提供必要的帮助。MRI 联合磁共振胆胰管成像对于胰腺囊性肿瘤有着较高的敏感性与特异性,可用以囊肿定性诊断,显示囊肿大小、囊肿内有无实性成分、囊壁结节样突起、囊壁增厚、局部浸润、有无恶变、主胰管是否扩张、与胰管是否相通等。超声内镜在鉴别囊性肿瘤的良恶性及是否有血管浸润方面有一定价值,超声内镜引导下穿刺吸取囊内容物并作细胞学、肿瘤标记物及淀粉酶的检测有助于鉴别诊断。

(四)治疗

胰腺囊性肿瘤的治疗应充分考虑病变的组织类型,甄别具有恶性潜能或恶性征象的病变。有恶性潜能的囊肿包括黏液性囊腺瘤、IPMN 和实性假乳头状瘤。浆液性囊腺瘤几乎没有恶性潜能,往往不是干预指征。

对于直径小于 3cm 的黏液性囊腺瘤及 IPMN 病人可通过影像学监测进行随访。手术指征包括:直径大于 3cm 的黏液性囊腺瘤、分支型 IPMN 及胰管直径大于 8mm 的主胰管型 IPMN、细胞学检查结果为恶性及合并并发症。同时,治疗方案还应充分考虑病人年龄、健康状况、病变的恶性风险。

外科切除目前仍然是胰腺囊性肿瘤的主要治疗手段。对较小而表浅的肿瘤可行摘除术。较大肿瘤可依据肿瘤部位行胰十二指肠切除术、胰腺节段性切除或胰体尾切除术等。主胰管型 IPMN 可累及全程胰管,应术中冰冻病理检查或胰管镜检查确保切缘阴性,必要时可行全胰腺切除术。对于合并恶变者,应根据肿瘤位置选择相应的肿瘤根治术。

(苗 毅)

第四节　胰腺癌和壶腹周围癌

一、胰腺癌

(一) 概述

胰腺癌是主要起源于胰腺导管上皮及腺泡细胞的消化系统肿瘤,因其进展迅速、预后极差,被称为"癌症之王"。目前胰腺癌的发病率逐年升高,发病年龄多为 40~70 岁,男性多于女性。因胰腺癌导致的死亡分别占我国及美国癌症相关死亡率的第六位及第四位。尽管治疗方法已取得较大进展,胰腺癌病人的预后仍无明显改善,5 年生存率仅约 9%。

(二) 病因与发病机制

1. 病因　长期大量吸烟与胰腺癌的发生密切相关。研究表明,吸烟者的胰腺癌患病率是不吸烟者的 2 倍,吸烟超过 40 年是胰腺癌发生的重要危险因素,但与开始吸烟年龄无关。

饮食方面,高蛋白和高胆固醇饮食也会促进胰腺癌的发生,多项前瞻性研究都支持高 BMI 与胰腺癌的患病风险相关。此外,酗酒也会增加胰腺癌的发病风险,但正常量饮酒是否会促进胰腺癌的发生还存在争议。

疾病方面,慢性胰腺炎被认为是胰腺癌发生的危险因素。新近突发的糖尿病也被认为是一种危险因素,但该类糖尿病多在肿瘤切除后好转。因此,这类糖尿病可能是胰腺癌的早期症状之一,而非独立致病因素。此外,慢性胆囊炎、原发性硬化性胆管炎、导管内乳头状黏液瘤、家族性腺瘤息肉病等疾病,以及胃大部切除术等,都可能与胰腺癌的发病相关。

2. 发病机制　研究表明,胰腺癌的发生是多基因参与的渐变过程:癌基因的突变和抑癌基因的失活使正常的导管上皮经过上皮内瘤变逐渐进展为浸润性癌,从而形成恶性肿瘤。然而,也有研究提出了不同意见,胰腺癌的发病机制仍需进一步探索。

针对胰腺癌标本进行的全基因组测序发现了多种基因突变,包括癌基因 *KRAS*、抑癌基因 *TP53*、*CDKN2A/p16* 和 *SMAD4* 等公认的胰腺癌相关基因。更有研究通过基因组测序分析,将胰腺癌依据不同信号通路的突变分成四种亚型,并提出该四种亚型可能有不同的生存率、治疗方法,为胰腺癌的精准医疗提供了理论基础。

(三) 病理

胰腺癌来源于外分泌部胰腺,可发生于胰头(60%)、胰体(15%)、胰尾(5%)或累及整个胰腺,其中胰头癌占 60% 以上,约 20% 为多发灶性。

大体上,胰腺癌为质硬韧、边界不清的黄白色肿块(图 10-12),有时可因出血、坏死和囊性变而夹杂有红褐色斑点和条纹。癌周组织纤维化以致整个胰腺变硬,剖腹探查时甚至难以与慢性胰腺炎相鉴别。胰头癌侵及胆总管和胰管后可造成管腔狭窄甚

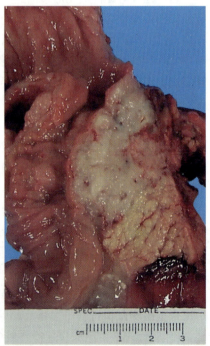

图 10-12　胰头癌
肿瘤呈黄白色,边界不清,
已侵犯十二指肠壁。

至闭塞,近端胰管扩张,晚期浸润、穿透十二指肠壁在肠腔内形成菜花样肿物或不规则溃疡。

　　镜下,80%~90% 为导管腺癌,以中到高分化腺癌为主。常见组织学类型还有囊腺癌、黏液癌及实性癌,也可见未分化癌或多形性癌,少见有鳞状细胞癌或腺鳞癌。肿瘤间质含有丰富的Ⅰ和Ⅳ型胶原及纤连蛋白,70% 的胰腺癌可侵袭周围神经丛(图10-13)。

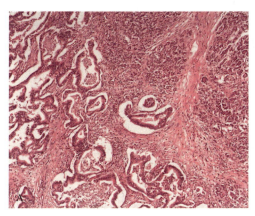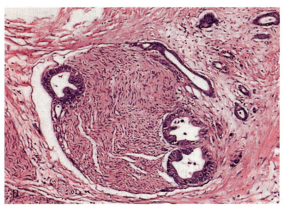

图 10-13　胰腺高分化导管腺癌
肿瘤由分化好的腺样结构构成(A),可见癌组织侵袭周围神经丛(B)。

　　胰头癌早期可直接蔓延至邻近组织和器官,稍后转移至胰头旁及胆总管旁淋巴结。经门静脉肝内转移最为常见,尤以体尾部癌为甚,进而侵入腹腔神经丛周淋巴间隙,远处转移至肺、肾上腺、肾、骨、脑等处。由于肿瘤间质巨噬细胞分泌 TNF、IL-1、IL-6 以及癌细胞本身分泌的促凝因子共同作用,体尾部胰腺癌常伴有多发性静脉血栓形成。

(四) 临床表现

　　胰腺癌的临床表现缺乏特异性,故早期诊断极为困难。常见的临床表现包括腹痛、黄疸、消瘦等。

　　1. 临床症状

　　(1)腹痛和上腹部不适:腹痛是胰腺癌最常见的症状之一,约 40%~70% 的病人以腹痛为首发症状。由于胰管、胆管或腹腔神经丛受侵犯,病人常发生上腹部饱胀不适、钝痛甚至剧痛。典型的胰腺癌腹痛表现为仰卧位时加重,在弯腰或屈膝位时缓解,夜间为著。胰头癌疼痛部位多偏向右侧,胰体尾癌则偏向左侧。对于胰腺癌晚期的病人,其疼痛往往放射至腰背部,呈束带状疼痛。

　　(2)体重下降:是胰腺癌的突出表现,病人在疾病早期即可有消瘦、乏力。体重下降主要与消化、吸收功能障碍相关,如肿瘤压迫胰管导致胰腺外分泌功能不全、肿瘤压迫十二指肠导致肠腔狭窄或梗阻等。此外,体重下降还与肿瘤高代谢消耗、食欲下降、疼痛、继发糖尿病及精神紧张等因素相关。

　　(3)消化道症状:主要表现为食欲缺乏,部分病人有恶心、呕吐等症状。除了肿瘤代谢产物对机体的毒性外,还与胰管、胆管梗阻造成的消化吸收障碍有关。部分肿瘤可侵犯消化道导致呕血、黑便。此外,肿瘤也可导致门静脉高压,引起食管 - 胃底静脉曲张、破裂出血。部分晚期的病人因胰腺外分泌功能不全,还会出现脂肪泻。

　　(4)其他症状:除以上表现,部分病人还会出现发热、不明原因的糖尿病、血栓性静脉炎(Trousseau 征)、脾破裂以及一定的精神症状。

　　2. 体征　胰腺癌的体征与肿瘤的部位、大小、侵犯的范围密切相关,早期常无特异性体征。

　　(1)黄疸:是胰头癌的重要症状及体征。由于肿瘤的位置不同,黄疸出现的时间可有不同。越接近胰头、压迫胆管,黄疸越早出现。大多数病人黄疸呈进行加重,除全身皮肤、巩膜黄染之外,还有尿色加深、白陶土样粪便、皮肤瘙痒等表现。

　　(2)胆囊增大:胰头癌伴肝外胆道梗阻的病人常可发现无痛肿大的胆囊。但由于肝脏同时增大且部分病人腹部脂肪较厚,临床上常不易发现。无痛性胆囊增大伴黄疸进行加重称为库瓦济埃征

（Courvoisier 征）。

（3）腹部包块：少数病人可触及腹部包块，胰体尾癌较胰头癌更易触及。胰腺的位置深在，若查体时可触及固定质硬的包块，常表明肿瘤已经有较为广泛的浸润。

（4）肝脾大：胰腺癌病人由于胆汁淤积，可能会出现肝脏肿大。如晚期病人出现质硬肿大的肝脏，需考虑肝转移的可能。如肿瘤侵犯门静脉系统，还会出现脾脏肿大。

（5）浆膜腔积液：多见于胰腺癌晚期病人，积液可为浆液性或血性。其原因包括胰腺癌的腹膜浸润、门静脉系统受到肿瘤压迫或癌栓堵塞、营养不良导致的低白蛋白血症等。

（五）辅助检查

1. 实验室检查

（1）血细胞及生化检查：胰腺癌中晚期病人可以出现红细胞、血红蛋白和血小板的减少。合并感染的病人可出现白细胞增多。胰腺癌可出现肝酶和胆红素的升高，后者以结合胆红素升高为主；血清总蛋白、白蛋白也会出现下降。胰腺癌影响胰腺的内分泌功能，因此血糖和口服糖耐量实验（oral glucose tolerance test, OGTT）结果会出现异常。合并胰管梗阻时，血清胰淀粉酶、脂肪酶会升高，当疾病进展后，由于胰腺组织的破坏，胰酶可恢复正常。

（2）肿瘤标志物检查：CA19-9 是临床上最常用的胰腺癌标志物，用于疾病的监测，具体参见第一章第三节。目前，临床上将 CA19-9>1 000U/ml 定义为显著升高，预示着肿瘤的进展。

目前，胰腺癌诊断的肿瘤标志物是研究的热点。近年来，多项研究表明 CA242、CEA 和 CA50 也可用于胰腺癌的诊断，多项肿瘤标志物组合应用有助于提高胰腺癌的诊断率。某些癌基因蛋白和转移基因蛋白的表达、循环肿瘤细胞、外泌体等也被认为在胰腺癌诊断中具有潜在的价值和广阔的前景。

2. 影像学检查

（1）超声：经济、无创，是胰腺癌常用的筛查手段。肿块常为低回声，内部无或少许血流。若肿瘤压迫胆总管，可见胆囊增大、肝内胆管及胆总管增宽等；肿瘤远端可见不同程度的胰管扩张。彩色多普勒超声可检查肿物周围血管的血流动力学改变，从而判断周围血管受累情况。

（2）CT 增强扫描：胰腺动态薄层增强扫描及三维重建 CT 是胰腺癌首选的影像学检查。胰腺局部增大并肿块形成是胰腺癌的直接征象，病灶呈等或稍低密度。若有液化坏死时，内部可见不规则低密度区，增强扫描时强化程度低于正常胰腺。另外，还可观察淋巴结、瘤周侵犯及其他脏器转移情况。三维重建技术可明确肿瘤与胰胆管及周围血管之间的关系，对评估肿瘤的可切除性具有重要价值。

（3）MRI：边界不清、形态不规则的稍长 T_1、稍长 T_2 异常信号肿块，DWI 呈高信号，ADC 信号减低。如其内液化、坏死、出血则呈混杂信号改变。胰腺癌为乏血供肿瘤，动态增强动脉期强化程度低于周围胰腺组织。MRCP 可立体显示胰管、胆管系统，对肿瘤侵犯胆管、胰管所致"双管征"显示佳，并可确定梗阻平面。MRI 可评估向周围组织浸润生长、血管受累和淋巴转移情况。扫描序列的选择对胰腺癌诊断价值大，尤其 T_1WI 加脂肪抑制技术胰腺癌为低信号，而正常胰腺组织仍为高信号，对胰腺癌的诊断价值较大。

（4）PET/CT：^{18}F-FDG PET/CT 显像对胰腺癌诊断的灵敏度为 71%~100%；特异性 64%~100%。胰腺瘤区外形增大或局部膨隆，内呈低、中或高密度肿块，相应部位呈中到高代谢。PET/CT 可以对全身的肿瘤灶进行显像，有利于疾病的准确分期，也可以作为监测胰腺癌转移、复发的手段。但因其花费较高，一般不作为常规检查手段。

3. 内镜检查

（1）超声内镜：可用于发现 CT、MRI 等方法不易发现的小肿瘤，敏感性很高。此外，超声内镜引导下的细针穿刺活检可为胰腺癌提供组织病理学诊断。

（2）ERCP：可将造影剂注入胰管或胆管内进行显影，并通过其形态对胰腺癌做出诊断。此外，还可以配合内镜行胰管刷检细胞学检查。但由于创伤较大，一般不作为常规检查手段。

（六）诊断与鉴别诊断

胰腺癌的临床症状和体征并不典型，诊断应结合实验室及影像学检查。对于有进行性加重黄疸、消瘦、CA19-9 明显升高的病人应警惕胰腺癌可能。多数病人出现明显的临床症状时,肿瘤已经进展到晚期。因此,对于以下高危人群应做到早期筛查:①年龄 >40 岁,有上腹部非特异性不适者。②有胰腺癌家族史者。③突发糖尿病者,特别是不典型糖尿病,年龄在 60 岁以上,缺乏家族史,无肥胖,很快形成胰岛素抵抗者。④慢性胰腺炎者,特别是慢性家族性胰腺炎和慢性钙化性胰腺炎。⑤导管内乳头状黏液瘤者。⑥患有家族性腺瘤息肉病者。⑦良性病变行远端胃大部切除者,特别是术后 20 年以上的人群。⑧吸烟、大量饮酒,以及长期接触有害化学物质者等。

胰腺癌的临床表现缺乏特异性,应当注意与慢性胰腺炎、自身免疫性胰腺炎等胰腺炎症性疾病、慢性胃炎、消化道溃疡、慢性胆囊炎等消化道疾病以及壶腹周围癌、胆管癌等恶性肿瘤进行鉴别。

(七) 分期

大多数胰腺癌病人在确诊时已有局部血管侵犯或发生远处转移,准确的分期对指导治疗、评估预后有重要意义。胰腺癌分期主要参照美国癌症联合会(AJCC)和国际抗癌联盟(UICC)公布的 TNM 分期,第 8 版 TNM 分期见表 10-2。

胰腺癌 TNM 分期(AJCC/UICC,2017 年,第 8 版)

1. T 分期标准:原发肿瘤

　　Tx:原发肿瘤无法评估

　　T0:无原发肿瘤证据

　　Tis:原位癌

　　T1:肿瘤最大径 ≤ 2cm

　　　T1a:肿瘤最大径 ≤ 0.5cm

　　　T1b:肿瘤最大径 >0.5cm 且 <1cm

　　　T1c:肿瘤最大径 ≥ 1cm 且 ≤ 2cm

　　T2:肿瘤最大径 >2cm 且 ≤ 4cm

　　T3:肿瘤最大径 >4cm

　　T4:无论大小,累及腹腔干、肠系膜上动脉和 / 或肝总动脉

2. N 分期标准:区域淋巴结

　　N0:无区域淋巴结转移

　　N1:1~3 枚区域淋巴结转移

　　N2:4 枚及以上区域淋巴结转移

3. M 分期标准:远处转移

　　M0:无远处转移

　　M1:有远处转移

表 10-2 胰腺肿瘤 TNM 分期

分期	T	N	M
0	Tis	N0	M0
I A	T1	N0	M0
I B	T2	N0	M0
II A	T3	N0	M0
II B	T1,T2,T3	N1	M0
III	任何 T	N2	M0
	T4	任何 N	M0
IV	任何 T	任何 N	M1

该分期标准中以肿瘤直径及有无血管侵犯作为 T 分期依据,以淋巴结转移数量作为 N 分期依据,使得该分期标准更加客观,目前已被广泛采用。

(八) 治疗

胰腺癌的治疗目前提倡多学科协作诊疗(multidisciplinary team,MDT)模式,手术切除仍是目前可能治愈胰腺癌的唯一手段,但大多数病人在诊断时已失去手术机会。因此,在制定治疗方案前应对胰腺癌可切除性进行评估。

1. 胰腺癌可切除性评估　通过术前影像学检查评估肿瘤与门静脉、肠系膜上动脉、腹腔干等血管的关系及有无远处转移,可将胰腺癌划分为可切除、可能切除和不可切除胰腺癌,其相应的治疗方案也有所差别。

2. 新辅助治疗　新辅助治疗(neoadjuvant therapy)指的是在胰腺癌术前进行局部或全身治疗,消除微转移灶,使得局部肿瘤缩小,从而提高手术切除率、降低复发。可能切除胰腺癌应接受新辅助治疗,但可切除胰腺癌是否应接受新辅助治疗仍有争议。胰腺癌新辅助治疗方案分为化疗、放疗和联合放化疗,但最佳治疗方案仍有争议。吉西他滨、氟尿嘧啶类、FOLFIRINOX(亚叶酸、氟尿嘧啶、伊立替康和奥沙利铂联合方案)和白蛋白紫杉醇是目前常用方案。

3. 胰腺癌的手术治疗　胰十二指肠切除术(Whipple 手术)是胰头癌的首选术式,切除的范围包括:远端 1/2 胃、胆囊、胆总管、胰头及钩突部、十二指肠和约 10cm 的上段空肠,以及胰头周围和肝十二指肠韧带内的淋巴结。切除后行胰肠、胆肠、胃肠吻合。Whipple 术后常见的并发症包括出血、胰瘘、腹腔感染和胃排空障碍等。对于胰体尾癌,主要的术式为胰体尾脾切除术。近年来,随着微创技术的发展,微创胰十二指肠切除术和胰体尾脾切除术在胰腺癌中的应用逐渐成熟,在加速术后康复方面具有一定优势。

对于不可切除的胰腺癌可行姑息性手术,其主要目的是解除梗阻、缓解疼痛,改善病人生活质量。合并十二指肠梗阻的病人可以接受胃 - 空肠吻合术。此外,剧烈腹痛的晚期胰腺癌病人可在超声或 CT 引导下用无水乙醇破坏腹腔神经丛。

4. 术后辅助治疗　所有胰腺癌病人术后都需要接受辅助化疗,主要的方案包括吉西他滨单药、氟尿嘧啶类、FOLFORINOX 方案等。此外,靶向治疗和免疫治疗等方法逐渐开始应用于临床,但其在胰腺癌中的治疗效果仍有争议。

5. 其他综合治疗　无法行手术切除的胰腺癌病人,治疗仍以化疗为主,也可联合放疗。吉西他滨是局部进展期和转移性胰腺癌的一线化疗药物,对于身体状况较好的病人可联合应用铂类、卡培他滨等化疗药物。应注重对胰腺癌病人的综合治疗,包括镇痛、营养支持等,最大限度减轻病人痛苦,提高生活质量,延长生存时间。

(九) 预后

胰腺癌预后普遍较差,总体 5 年生存率约 9%,约 90% 的病人在确诊 1 年后死亡,中位生存时间约 3~6 个月,术后 5 年生存率仅约 20%。

二、壶腹周围癌

(一) 概述

壶腹周围癌(periampullary adenocarcinoma)泛指起源于 Vater 壶腹、十二指肠乳头、胆总管下段等壶腹周围结构的恶性肿瘤。壶腹癌特指发生于 Vater 壶腹内胆胰共干导管的恶性肿瘤。散发性壶腹癌的发病率约为 4~6/100 万,近 30 年来逐渐升高,平均诊断年龄为 60~70 岁。遗传性息肉综合征病人发病率为一般人群的 200~300 倍,诊断年龄也相对较小。

(二) 病理

肿瘤一般体积较小,直径多为 1~2cm,很少大于 3.5cm。癌肿起源于壶腹,本身多柔软,呈息肉样,表面可糜烂、充血,易缺血坏死,因此常引起间歇性梗阻,很少达到完全性梗阻。起源于乳头单层柱状上皮的癌肿呈小的乳头状,易缺血、坏死、脱落和出血;来自胰管和胆总管末端黏膜者多呈结节状或肿块型,浸润性大,较坚硬,可形成溃疡;来自十二指肠降部内侧黏膜时,癌肿多呈溃疡型;来自胰头腺泡时常呈浸润性生长、坚硬呈肿块型,常压迫邻近组织。早期壶腹癌局限于壶腹腔内,外观不甚明显,称壶腹内癌;部分肿瘤环绕壶腹,呈边界不清的灰白色肿块,称壶腹周围癌;或以壶腹内和壶腹周围两种方式生长。光镜下,几乎所有的壶腹癌均为腺癌,多为低分化,肿瘤可见绒毛状及管状腺瘤背景,基底部发生恶变浸润。此外,也见有小细胞神经内分泌癌。壶腹癌主要通过直接蔓延累及邻近的十二指肠、胰腺以及胆总管,并浸润神经组织。部分病例出现局限性淋巴结转移。

(三) 临床表现

壶腹周围癌最常见的临床表现是梗阻性黄疸,由肿瘤压迫胆管下段引起。若肿瘤浸润十二指肠壁,发生溃烂、脱落,可使胆管暂时通畅,黄疸症状一过性缓解;待肿瘤快速生长重新堵塞胆管时,黄疸转而加重。故壶腹周围癌病人黄疸严重程度呈起伏变化,是其特征性表现。1/3 的病人有长期隐匿性胃肠道出血,多与肿瘤溃烂、坏死相关,化验检查可有贫血、粪便隐血试验阳性。此外,肿瘤堵塞胆管、胰管还可引起右上腹痛伴上腹饱胀感、脂肪泻、乏力、体重减轻等表现。若合并胆道感染可有典型的 Charcot 三联征。

(四) 辅助检查

超声检查作为初步筛查的首选方式,可以排除胆石症、胆管癌等引起的胆管扩张。十二指肠低张造影可以见到肿瘤部位的充盈缺损。CT 检查需要充分的肠道准备,表现为壶腹部不规则低密度肿物、其上胆总管、胰管扩张,亦用于评估淋巴结、肝脏、肺和骨等器官的远处转移,是壶腹周围癌的首选检查方式。

内镜对明确壶腹周围癌的诊断也有重要意义,对于怀疑恶性胆管梗阻的黄疸病人,ERCP 能在内镜下观察壶腹部病变、对病变区域进行活检、胆管及胰管造影,必要时还可置入胆道支架以缓解胆道压力。对于有 ERCP 禁忌证的病人,可采用 MRCP 或经皮肝穿刺胆道造影等手段评估壶腹部梗阻情况。超声内镜能准确显示局部胆管扩张程度、胰腺及十二指肠的浸润深度,是评估肿瘤 T 分期最准确的手段。

(五) 诊断与鉴别诊断

严重程度呈波状变化的梗阻性黄疸、不明原因的隐匿性胃肠道出血等表现提示壶腹部恶性病变可能。诊断应首先排除结石、良性肿瘤等病变,还应与胰头癌鉴别。壶腹癌黄疸出现较早,可呈波动性,粪便隐血试验可为阳性。胆总管下端癌黄疸进行性加重,可出现陶土样大便。十二指肠腺癌胆道梗阻不完全,黄疸出现较晚,进展较慢,肿瘤较大时可出现十二指肠梗阻。

(六) 分期

准确的分期对制定合理的手术方案非常重要,由 AJCC 制定的 TNM 分期系统是目前最常用的壶腹癌分期标准,具体见表 10-3。

1. T 分期标准:原发肿瘤

  Tx:原发肿瘤无法评估

  T0:无原发肿瘤证据

  Tis:原位癌

  T1:肿瘤局限于 Vater 壶腹或 Oddi 括约肌

  T2:肿瘤侵犯十二指肠壁

  T3:肿瘤侵犯胰腺

  T4:肿瘤侵犯胰周组织或除胰腺外的邻近器官、结构

2. N 分期标准:区域淋巴结

  Nx:区域淋巴结无法评估

　　N0：无区域淋巴结转移
　　N1：区域淋巴结转移
　3. M 分期标准：远处转移
　　M0：无远处转移
　　M1：有远处转移

表 10-3　壶腹部肿瘤 TNM 分期

分期	T	N	M
0	Tis	N0	M0
ⅠA	T1	N0	M0
ⅠB	T2	N0	M0
ⅡA	T3	N0	M0
ⅡB	T1,T2,T3	N1	M0
Ⅲ	T4	任何 N	M0
Ⅳ	任何 T	任何 N	M1

(七) 治疗

　　1. 原发性壶腹癌与其他壶腹周围癌　现有的影像学检查与内镜评估很难区分原发性壶腹癌与起源于十二指肠或胆管的壶腹周围恶性肿瘤。两者的首选治疗方式均为胰十二指肠切除术,但原发性壶腹癌的切除率较高、预后明显更好。

　　2. 手术治疗　对于侵袭性壶腹肿瘤,在肿瘤完全可切除且切缘阴性的情况下,手术是首选的治疗方式。胰十二指肠切除术是壶腹周围癌切除的标准术式,围术期并发症发生率为 20%~40%,以吻合口瘘、腹腔内感染、胃排空障碍较为常见。

　　对于非侵袭性壶腹肿瘤,如肿瘤分化好、直径小于 6mm,若病人行胰十二指肠切除术风险较高,可考虑局部切除或壶腹切除术(不清扫区域淋巴结)。局部切除术的并发症发病率低于胰十二指肠切除术,但复发率更高、病人预后相对较差。

　　3. 术后辅助治疗　尽管胰十二指肠切除术的潜在根治性切除率已超过 90%,仍有一半以上的病人死于肿瘤复发。建议壶腹周围癌病人术后接受 4~6 个月的吉西他滨和卡培他滨联合化疗,有助于延长生存期。

(八) 预后

　　壶腹周围癌的恶性程度低于胰头癌,手术切除率及预后均明显好于胰头癌。病人的预后取决于肿瘤侵犯程度、切缘状态与淋巴结转移情况,5 年生存率可达 40%~60%。

(张太平　李晓波)

第五节　胰腺内分泌肿瘤

　　胰腺内分泌肿瘤是发生于胰腺内分泌部的一类罕见肿瘤,发病率约为 1~5/100 万。临床上根据有无激素分泌功能将其分为功能性和无功能性胰腺内分泌肿瘤。有功能的胰腺内分泌肿瘤通常根据其分泌的激素命名,如胰岛素瘤、胃泌素瘤、胰高血糖素瘤、胰血管活性肠肽瘤等。本章主要介绍功能性胰腺内分泌肿瘤中较为常见的胰岛素瘤和胃泌素瘤。

一、病理与分期

分化良好的胰腺内分泌肿瘤镜下为实性、小梁状、脑回型或腺体型,细胞核为均质,含细颗粒状细胞质。免疫组化染色能够分辨细胞内的特殊激素,有利于鉴别诊断。WHO 根据核分裂象数及 Ki-67 阳性指数两项指标,将胰腺内分泌肿瘤进一步分为低级别(G1 级)、中级别(G2 级)、高级别(G3 级)肿瘤,分级标准见表 10-4。

表 10-4 WHO 胰腺内分泌肿瘤分级标准

分级	核分裂象数 /(/10HPF)	Ki-67 阳性指数 /%
G1	<2	<3
G2	2~20	3~20
G3	>20	>20

胰腺内分泌肿瘤常用 AJCC/UICC 制定的 TNM 分期系统进行分期,其对有无复发生存情况和总体生存情况有高度预测性。第 8 版 TNM 分期标准见表 10-5。

1. T 分期标准:原发肿瘤

    Tx:原发肿瘤无法评估

    T1:肿瘤最大径 <2cm

    T2:肿瘤最大径 2~4cm

    T3:肿瘤最大径 >4cm;肿瘤侵犯十二指肠或胆管

    T4:肿瘤侵犯邻近器官(胃、脾、结肠、肾上腺)或大血管(腹腔动脉或肠系膜上动脉)

2. N 分期标准:区域淋巴结

    Nx:区域淋巴结无法评估

    N0:无区域淋巴结转移

    N1:有区域淋巴结转移

3. M 分期标准:远处转移

    M0:无远处转移

    M1:有远处转移

      M1a:转移灶局限于肝脏;

      M1b 至少一处肝外转移灶;

      M1c:既有肝转移也有肝外转移

表 10-5 胰腺内分泌肿瘤 TNM 分期

分期	T	N	M
Ⅰ期	T1	N0	M0
Ⅱ期	T2	N0	M0
Ⅱ期	T3	N0	M0
Ⅲ期	T4	N0	M0
Ⅲ期	任何 T	N1	M0
Ⅳ期	任何 T	任何 N	M1

二、胰岛素瘤

(一) 概述

胰岛素瘤(insulinoma)是起源于胰岛 B 细胞的肿瘤,是最常见的功能性胰腺内分泌肿瘤,以胰岛素高分泌水平、阵发性低血糖为特点,是器质性低血糖中的常见病因。胰岛素瘤可发生于任何年龄组,但 20 岁以下少见,平均发病年龄约 50 岁。其中 90% 以上为良性,男女发病比例为 2:1。

(二) 病因与发病机制

既往研究认为胰岛素瘤起源于胰岛 β 细胞,现有证据表明胰岛素瘤也有起源于胰腺导管/腺泡细胞的可能。通常情况下,正常人在低血糖时胰岛素停止释放,但胰岛素瘤病人不受此种机制约束,造成高胰岛素血症,进而造成阵发性低血糖。

(三) 临床表现

胰岛素瘤有多组症状,第一组是低血糖造成的脑部能量供应不足,表现为头痛、复视、焦虑、行为异常、神志不清、昏迷等中枢神经系统障碍。另一组是低血糖继发儿茶酚胺代偿释放的表现,包括出汗、心慌、震颤、面色苍白、脉速等。胰岛素瘤由于临床表现复杂多样而常被误诊为精神疾病。

(四) 诊断与鉴别诊断

1. 定性诊断   约 90% 病人具有 Whipple 三联征,包括:①空腹时低血糖症状发作;②空腹或发作时血糖低于 2.8mmol/L;③进食或静脉推注葡萄糖可迅速缓解症状。对于症状不典型的病人,可采用 72h 饥饿试验辅助诊断。

2. 定位诊断   胰岛素瘤定位诊断分为术前非侵入性检查、术前侵入性检查和术中定位诊断三类。

(1)术前非侵入性检查

1)CT 增强扫描和 MRI:胰腺 CT 增强扫描肿瘤实性部分多明显强化,阳性率可达 90% 以上,目前已成为临床首选的术前定位诊断方法。MRI 和 CT 相似,主要表现为胰腺实质内圆形、类圆形占位。肿块较大时,突出胰腺边缘,T_1WI 略低信号,T_2WI 略高信号,部分可呈等信号,增强后强化明显。

2)生长抑素受体显像:胰岛素瘤细胞表面表达生长抑素受体,因此可利用核素标记的生长抑素与生长抑素受体结合显示胰岛素瘤,阳性率可达 80%,有助于发现未知转移灶。

3)[68]Ga-PET/CT:[68]Ga-PET/CT 对胰岛素瘤的检出率可达 97.7%,但由于该检查成本较高,目前仅用作临床试验或常规检查无法确诊的病例。

(2)术前侵入性检查:近年来,超声内镜在胰腺神经内分泌肿瘤的诊断效能不断提高,敏感性可达 70% 以上,且可行穿刺活检获得病理,是胰岛素瘤定位诊断有效的补充手段。

(3)术中定位诊断:术中定位诊断方法主要有术者触诊及术中超声检查。经验丰富的外科医师术中探查准确率可达 90% 以上。术中超声可发现隐匿的胰岛素瘤,特别是胰头及钩突部的胰岛素瘤。此外,术中超声还可探查肿瘤与血管,特别是与主胰管的关系,避免术中出血及术后胰瘘的发生,对手术方式的选择有重要意义。

(五) 治疗

手术切除是胰岛素瘤的首选治疗方法,其根治率可高达 98%~100%。目前常用的手术方法有:单纯胰岛素瘤摘除术、胰体尾切除术及胰十二指肠切除术。对于可切除的肝转移灶,应尽量与原发灶共同切除,以改善症状。对于无法切除的肝转移灶,可采用肝动脉栓塞、射频消融、肝移植等方法。

（六）预后

胰岛素瘤总体生存率与一般人群无明显差别，恶性胰岛素瘤病人、老年病人生存率显著降低，但仍好于胰腺导管腺癌。

三、胃泌素瘤

（一）概述

胃泌素瘤（gastrinoma）由 Zollinger 和 Ellison 首先报道，是最常见的胰腺恶性内分泌肿瘤，可分为散发性胃泌素瘤（sporadic gastrinoma，SG）以及多发性内分泌肿瘤Ⅰ型（multiple endocrine neoplasia type Ⅰ，MEN-Ⅰ）相关型两类。80% 的 SG 见于"胃泌素瘤三角"的解剖区域内，即以胆囊管与胆总管交汇处为上点，十二指肠第二、三部接合部为下点，胰腺颈体接合部为中点所围成的三角形区域。约 1/3 病人就诊时已伴有淋巴结、肝脏及其他远处转移。

（二）病因与发病机制

胃泌素（又称促胃液素）可直接作用于胃壁细胞表面缩胆囊素 B（cholecystokinin B，CCKB）特异性受体，促使胃壁细胞分泌胃酸，也可间接作用于胃内肠嗜铬样细胞，诱导释放组胺，促进胃酸分泌。胃泌素瘤病人因高胃泌素血症，使得胃酸过度分泌，造成顽固性消化性溃疡、腹泻。

（三）临床表现

典型表现为多发性顽固性消化性溃疡和分泌性腹泻，也称佐林格-埃利森综合征（Zollinger-Ellison syndrome，ZES）。其中，90% 以上的胃泌素瘤病人曾有上消化道良性溃疡，多达 2/3 的病人可有反流性食管炎症状，可并发食管狭窄和 Barrett 食管，约 50% 的病人可发生腹泻。

与此同时，约 1/3 的 MEN-Ⅰ 病人可能仅有高胃泌素血症的症状和体征，而无其他内分泌腺疾病的表现。因此，确诊胃泌素瘤的病人需进行常规 MEN-Ⅰ 筛查。

（四）诊断

1. 定性诊断

（1）胃液分析：无胃部手术史者基础胃酸分泌量（BAO）大于 15mmol/h，或胃大部切除术后病人 BAO 大于 5mmol/h，或 BAO/ 最大胃酸分泌量（MAO）比值大于 0.6 则支持本诊断。

（2）空腹胃泌素测定：正常人和普通消化性溃疡病人的空腹促胃液素通常低于 150pg/ml，若病人胃泌素水平超过 1 000pg/ml，则高度提示本诊断。

（3）胰泌素激发实验：胰泌素能够刺激胃泌素瘤细胞分泌胃泌素，同时抑制正常 G 细胞分泌胃泌素。病人注射胰泌素 15min 后，其血浆的胃泌素浓度升高 200pg/ml 及以上可诊断本病。

2. 定位诊断

（1）CT 增强扫描和 MRI：CT 平扫为等密度或略低密度影，为乏血供肿瘤，增强后部分呈环状强化。MRI 因软组织分辨率高，能发现直径小于 1cm 的肿瘤，平扫在脂肪抑制 T_1WI 呈低信号，脂肪抑制 T_2WI 呈高信号，DWI 信号增高，动态增强扫描边缘环状强化，有时出现向心性强化。胃泌素瘤可能发生在胰腺外，脂肪抑制 T2WI 检出率较高，呈高信号改变。

（2）生长抑素受体显像：约 90% 的胃泌素瘤存在生长抑素受体，因此生长抑素受体显像在目前所有检测方法中具有最高的敏感性。

（3）超声内镜：对于体积较小的肿瘤具有独特的优势，并可以在检查的同时进行肿瘤穿刺活检，从而获取病理学结果。

（五）治疗

胃泌素瘤的治疗方式主要包括手术和药物治疗。目前，大多数散发型胃泌素瘤病人需接受手术治疗，可通过 Whipple 手术切除胃泌素三角，部分病人可起到根治效果。合并 MEN-Ⅰ 的病人不常规推荐手术,而将药物治疗作为标准的治疗方式。

胃泌素瘤的治疗药物主要包括 H2 受体阻滞剂及质子泵抑制剂,可在一定程度上减轻胃泌素瘤病人的临床症状,目前已不推荐胃大部切除术。

(六) 预后

胃泌素瘤的预后与肿瘤良恶性、原发灶大小及是否发生转移有关,致死原因常为肿瘤广泛转移。对于就诊时空腹血浆胃泌素轻度(0~499pg/ml)、中度(500~1 000pg/ml)和重度(>1 000pg/ml)增高的病人,其 5 年和 10 年生存率分别为 94% 和 86%、92% 和 87%、86% 和 73%。

(张太平)

附:胰腺移植与胰岛移植

随着移植外科技术进步和多机制多靶点免疫抑制方案(特别是环孢素和抗 T 细胞抗体)的联合应用,以及选择更健康的受者,胰腺移植已成为治疗 1 型糖尿病、1 型糖尿病合并终末期肾病及部分 2 型糖尿病的有效方法。胰岛移植也已在 1 型糖尿病病人和慢性胰腺炎病人中实施。解除胰岛素依赖,恢复葡萄糖调节的内源性胰岛素分泌的同时,改善糖尿病生化代谢状况,控制糖尿病并发症的进展,提高生存质量。

一、胰腺移植

(一) 概述

胰腺移植的发展史已有百余年。1966 年,Kel 和 Lillehe 施行了世界首例同种异体同期胰肾联合移植。我国临床胰腺移植起步较晚,华中科技大学同济医学院分别于 1982 年(时称武汉医学院)、1989 年(时称同济医科大学)施行了中国首例胰腺移植和胰肾同期移植,至今全国共开展了 200 余例。近年来全球胰腺移植数量有所减少,其原因可能与胰腺内外分泌功能可以替代、以及胰腺移植的技术难度、并发症较多有关。

(二) 分类

根据是否联合行肾移植及施行肾移植的时间,可分为同种异体同期胰肾联合移植(simultaneous pancreas kidney transplantation,SPK)、肾移植后胰腺移植(pancreas after kidney transplantation,PAK)、单纯胰腺移植(pancreas transplantation alone,PTA)和胰腺移植后肾移植(kidney after pancreas transplantation,KAP);根据移植物体积可分全胰移植(whole pancreas transplantation)和节段性胰腺移植(segmental pancreas transplantation);根据供者来源不同,可分为尸体胰腺移植(cadaveric pancreas transplantation)和活体胰腺移植(living pancreas transplantation)。SPK 同时纠正了糖代谢紊乱和尿毒症,具有胰肾免疫保护作用和移植成功率高等特点,全世界迄今为止 80% 以上的胰腺移植采用该术式,其次为 PAK,PTA 最少。

(三) 手术适应证

1. 1 型(胰岛素依赖型)糖尿病伴有终末期肾病病人是胰肾联合移植的标准适应证,从理论上讲,为了将糖尿病相关并发症的危害控制到最低,减轻长期治疗下的昂贵经济负担,所有 1 型糖尿病病人均适宜于胰腺移植。

2. 2 型糖尿病血糖控制困难且合并终末期糖尿病肾病、视网膜病和末梢神经病变的病人,及 2 型糖尿病胰岛素分泌功能几近废绝的病人也是胰腺移植的适应证。

（四）术前评估和处理

术前必须对受者进行详细的评估，排除恶性肿瘤、活动性感染、精神性疾病等移植禁忌证以及确定有无影响移植预后的高危因素，并进行积极处理调整机体状态。需特殊强调的是，心脏疾病是胰腺移植术后最常见的死亡原因，术前必须重视对受者心脏功能的评估，必要时应行冠状动脉造影。

晚期糖尿病病人合并营养不良，在等待移植期间，应进行高维生素饮食，及时纠正低蛋白血症，治疗贫血。对于严重营养不良的病人，可在透析过程中补充营养物质。加强血液透析，消除水钠潴留，移植前应进糖尿病饮食，严格控制血糖，并控制高血压，进一步改善心功能。

（五）手术方式

胰腺移植属于异位移植，由于其内、外分泌处理上的复杂性和手术并发症的严重性，宜在设备技术精良、临床经验丰富的移植中心进行。

1. 胰腺外分泌处理方式　胰腺外分泌处理方式主要包括膀胱引流（bladder drainage，BD）和肠道引流（enteric drainage，ED）。

（1）膀胱引流（bladder drainage，BD）：优点主要是可以通过测定尿的 pH 和淀粉酶来检测排斥反应。但常发生严重的复发性尿路感染、尿路结石、血尿和代谢性酸碱平衡失调。移植后 2 年内约有 12% 病人改为 ED 术式。

（2）肠道引流（enteric drainage，ED）：是符合生理的引流胰液的技术。ED 操作相对较复杂，手术失败率较 BD 术式高，术后无法监测胰腺外分泌功能，并发症发生率较高。然而，ED 术式更符合消化生理，不引起代谢性酸中毒，在 SPK 受者中可以通过检测肾的排斥反应来反映移植胰的排斥反应。故近年来 ED 术式为越来越多的移植中心所接受。

2. 胰腺内分泌处理方式　通常供胰的动脉与受者的髂总或髂外动脉吻合。静脉吻合分为两种方式：经体循环引流和门静脉引流。

（1）体循环引流：多数经髂总、髂外静脉引流，手术相对简单，血栓发生率低，但由于血液回流绕过了肝脏，易引起高胰岛素血症，可导致脂质代谢紊乱、增加动脉粥样硬化形成的危险、加速微血管病变并抑制 β 细胞功能。

（2）门静脉引流：多数通过肠系膜上静脉或其属支引流，创建了更符合生理的胰岛素代谢并避免了高胰岛素血症，对糖尿病微血管病变的改善更为有利，但技术上相对复杂，易引起血管栓塞等并发症。

（六）常见并发症

胰腺移植并发症较多，术后并发症总发生率约为 30%~40%，再手术率高达 32%~38%。术后并发症包括排斥反应、血栓形成、腹腔内感染、胰腺炎、胰瘘、肠瘘和移植后恶性肿瘤等。

排斥反应是引起移植物功能丧失的最常见的原因。相关因素包括供受体状况、人白细胞抗原HLA 配型、器官保存、手术方式、移植感染及免疫抑制方案等。排斥反应通常首先累及移植胰腺的外分泌部分，出现发热、移植胰腺局部压痛、尿淀粉酶降低（膀胱引流式），血清淀粉酶升高等。后期累及内分泌部分，出现血糖升高。

胰腺移植术后的免疫抑制治疗可分为免疫诱导治疗和维持免疫抑制治疗。由于胰腺移植发生排斥反应的概率较其他移植更高，多数胰腺移植受者接受了免疫诱导治疗。他克莫司＋吗替麦考酚酯＋激素三联用药是胰腺移植目前应用最广的免疫抑制维持治疗方案。对于 SPK 和 PAK 病人，在移植物功能稳定的情况下，术后 6 个月撤除激素是安全的。

移植胰腺动静脉血栓形成是引起胰腺移植失败的第二大原因。早期血栓通常在术后 48h 内形成，是非免疫源性移植物功能丧失的常见原因之一，其确诊需要行多普勒超声检查。

二、胰岛移植

胰岛移植是一项正在发展的技术，在美国仍为实验性手术，仅限于临床研究。

(一) 手术适应证

已在 1 型糖尿病病人和慢性胰腺炎病人中实施。与 1 型糖尿病病人不同,慢性胰腺炎病人接受胰岛移植联合全胰切除术,注入自身的胰岛,无须使用免疫抑制药物治疗。

(二) 手术方式及技术发展

对于 1 型糖尿病病人,通常情况下,经皮经肝穿刺将导管逆行送入受者门静脉,注入从同种异体胰腺中分离的 50 万个或更多个胰岛细胞。

胰岛移植还在发展中,相关技术正在完善,以便改善胰岛获取、促进移植细胞定植存活、减少细胞凋亡、使用毒性更小的免疫抑制方案、诱导免疫耐受,以及无创监测移植后胰岛细胞的后续情况。

从尸体中获取足够数量的健康人类胰岛是胰岛移植成功的一大障碍,往往需要多名供者。寻找胰岛 β 细胞其他来源的研究正在进行。许多体外和体内研究都集中在识别产胰岛干细胞,以及产生分化的胰岛的方案。异种胰岛移植用于临床的可能性仍不确定。

大部分胰岛移植的方法是先将胰岛注入门静脉,随后在肝内定植存活。除门静脉插管时的出血风险外,肝内移植胰岛无法在持续性低血糖时分泌胰高血糖素,移植胰岛会暴露于肝内可损害 β 细胞功能的环境毒素和高浓度免疫抑制剂之中,由于肝内注入的胰岛必须纯化,丢失大约 50%~70% 的胰岛组织等缺点,提示肝脏可能不是最佳的胰岛注入部位。研究者正在考虑其他部位,如肾包膜下、网膜、腹膜腔或骨髓。

为移植的胰岛提供免疫隔离的技术也正在研究中。例如微囊化,此法将单个胰岛包裹在薄膜中,该膜可透过胰岛素但不能透过自身抗体,微囊化可能降低对免疫抑制剂的需求。然而,微囊化过程仍有许多尚未解决的技术问题,包括细胞因子能够自由穿过薄膜和损伤移植的胰岛。

(三) 术后疗效

1. 代谢结果　约 50% 接受胰岛移植的 1 型糖尿病成人病人在 1 年内不依赖胰岛素,但随着时间推移不依赖胰岛素率逐渐降低。自 2000 年以来,出现了更有效且毒性更小的免疫抑制剂方案且胰岛获取技术也得以改善,明显提高了胰岛移植的成功率。

胰岛自体移植在非糖尿病的慢性疼痛性胰腺炎成人和儿童中已获得成功。移植后不久,许多胰岛自体移植受者的血糖正常,对口服和静脉葡萄糖及静脉精氨酸的血清胰岛素反应正常,在移植后可持续多年。

2. 术后并发症　至少 50% 的胰岛受者会发生至少 1 次不良事件。不良事件与免疫抑制(中性粒细胞减少、肝功能检查结果升高、血清肌酐升高)和手术并发症(需输血或剖腹手术的腹腔内出血)有关。

胰岛移植还可导致移植物抗宿主反应,即产生供者特异性抗体。由于胰岛来自多个供者,胰岛移植受者将遭受多次 HLA 不匹配。多次不匹配可导致抗体形成,进而找到相容性移植物的可能性更低,导致将来可能无法进行移植(胰岛、肾脏、胰腺)。

(苗　毅)

本章小结

胰腺是人体重要的消化和分泌器官,主要包括内分泌部和外分泌部。外分泌部主要由浆液性复管泡状腺组成,主要分泌碳酸氢盐和多种消化酶。内分泌部是由内分泌细胞组成,主要分泌胰高血糖素、胰岛素等激素。胰腺疾病是临床常见疾病,包括各种原因引起的急慢性胰腺炎及胰腺的良恶性肿瘤,多数病人的病情较重,甚至危及生命。早期干预是影响病人预后的关键。

思考题

1. 试述胰腺的外分泌部和内分泌部（胰岛）在结构和功能上有何不同。
2. 简述急性胰腺炎的病因。
3. 简述慢性胰腺炎的常见并发症。
4. 胰腺癌的常见治疗手段有哪些？

第十一章

脾 脏 疾 病

脾脏具有重要的抗感染和免疫等功能。脾破裂在腹部外伤中较为常见。随着对脾脏功能的不断深入研究,传统的脾切除术受到了挑战,保留性脾手术日趋受到重视。熟悉脾脏的解剖,尤其是脾脏血管的走行和分布规律,掌握脾脏常见的相关性疾病以及脾切除术后并发症的预防和处理对外科医生非常重要。

第一节 脾脏的发生、结构与功能

一、脾脏的发生

人胚第 5 周时脾脏开始发生,是发生较早的器官之一。脾脏是中胚叶原基,位于胃背系膜内,并由胃背系膜的体腔上皮组成。胃背系膜发育成网膜囊并向左突出,脾亦被牵引位于胃的左背侧。人胚第 8 周时脾脏的实质细胞出现,人胚第 12~13 周时脾脏内可见淋巴细胞。在胎儿第 3 个月时,网膜囊的背叶与体壁黏合,胃与脾之间的网膜形成胃脾韧带,脾与体壁之间的网膜覆盖于左肾上腺及肾的一部分,形成脾肾韧带。

脾实质分为白髓、红髓和边缘区。白髓沿动脉分布,由两部分组成:一部分富含 T 淋巴细胞,围绕中央动脉及分支,属胸腺依赖区;另一部分为淋巴小结,其组成与一般的淋巴小结相同,也有生发中心,分布在动脉周围淋巴鞘沿途的淋巴组织团。人胚第 9~12 周可见少量 T 细胞和 B 细胞呈小集落状。随胎龄增加,B 淋巴细胞集落组成原始淋巴小结,即脾小结。此时树突状细胞也在原始淋巴小结中出现,T 淋巴细胞集落亦随胎龄增加而增大,直至出生前淋巴小结内无生发中心发育。胎儿出生后 3 周出现生发中心,1 年后成熟。红髓是由原始网状细胞构成的网孔及小动脉、小静脉和毛细血管组成,富含丰富的血窦,脾窦间的组织互相连接成网,称脾索。脾索由网状组织做支架,内含淋巴细胞、巨噬细胞、各种血细胞和血小板。人胚第 8~10 周时出现脾窦,与毛细血管相通。人胚第 13 周时,胎儿脾红髓、白髓结构及界限清楚,此时动脉淋巴鞘周围可见边缘区,紧贴红髓的脾索。

二、脾脏的结构

脾脏位于左季肋部后外侧,被第 9~11 肋骨所遮盖。脾脏是人体最大的淋巴器官,又是储血器官,其质软而脆。脾背外侧凸面紧贴肋骨和侧腹壁,内凹面为脾门,是脾血管和神经进出脾脏并构成脾蒂的重要部位。脾脏毗邻胃、胰尾、左肾、左肾上腺、结肠脾曲和膈等重要结构,并形成相互连接的韧带。位于脾脏的左侧和小网膜囊后壁的外侧部分腹膜返折称为脾膈韧带。脾膈韧带延伸至脾门并包绕胰尾，继续向下与脾结肠韧带相连，称为脾胰韧带。胰尾紧贴脾门，在行脾切除钳夹处理脾蒂时，应注意避免损伤（图 11-1）。在胃大弯和脾门之间有一层浆膜，称脾胃韧带。脾胃韧带上段为胃短动脉，下段为胃网膜左血管。该韧带上段较短，脾脏上极与胃大弯侧较近，手术切断此韧带时应注意避免造成胃壁损伤。脾下极与结肠脾曲连接的韧带称为脾结肠韧带，其上方有脾肾韧带与左肾前后腹膜连接。正常情况下，脾脏韧带含有少量血管，容易游离切断。

脾动脉一般发自腹腔动脉干，位于胰腺上缘，向左呈弓形或者螺旋形走向。进入脾门前呈扇形分布，分支为脾叶动脉，继而分为脾段动脉、小梁动脉至终末动脉。脾静脉是由各脾段的静脉在脾门的后方汇合形成，其多伴行脾动脉与肠系膜下静脉汇合后汇入门静脉。相邻脾叶、段间动静脉吻合甚少，形成脾脏实质相对无血管平面，这是多种保留性脾脏手术的解剖学基础。

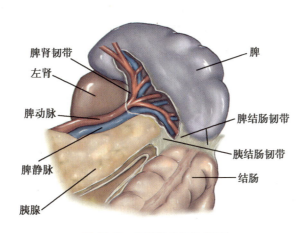

图 11-1 脾脏的血管与韧带

三、脾脏的功能

1. 免疫功能 脾脏约占全身淋巴组织总量的 25%，是重要的免疫器官。内含有大量功能各异的免疫活性细胞，并产生多种免疫活性因子，参与机体的特异性和非特异性细胞和体液的防御反应，具有抗感染功能。此外脾脏可滤过机体内血源性颗粒性抗原，具有抗肿瘤作用。

2. 储血、造血、滤血和毁血功能 脾脏是高度血管化的器官，内含众多血窦，构成储血库。当情绪激动或出血时，通过脾被膜和间隔收缩，将储存的血液输入血液循环系统。在大量失血应激状态或病理情况（血液疾病引起严重贫血）下，脾脏可发挥髓外造血功能，起到部分代偿作用。

脾脏富含毛细血管网，当血液流经脾脏时，可对血液选择性过滤，清除衰老或异常红细胞、细胞碎片、病原菌和颗粒抗原。血小板经正常生存期后亦在脾脏被清除。当脾脏本身增大如脾肿大或脾功能亢进时，脾脏清除或破坏血细胞能力增强，可导致机体红细胞、白细胞、血小板三系减少。当红细胞结构异常时，在脾脏更易遭破坏。脾脏内的巨噬细胞、脾索等在毁血功能中起重要作用。

3. 其他功能 脾脏具有产生Ⅷ因子的功能，临床上可据此采用脾脏移植、脾脏组织网膜内移植和脾脏细胞输注治疗甲型血友病。

（卢 云）

第二节　脾脏的相关疾病

脾脏的相关疾病主要包括脾脏损伤、脾脏占位性病变、充血性脾大、某些造血系统疾病、感染性疾病、血管病变、畸形等，以及某些少见疾病。

一、脾脏损伤

在腹部外伤中脾脏受伤率最高。脾破裂原因中85%以上是由外伤引起的，医源性脾脏损伤和自发性脾脏破裂约15%。脾脏损伤的主要危险是凶险性出血，常需采取紧急止血措施。现代医学观念认为脾脏具有多种重要功能，在可能情况下尽量保留脾脏组织，而保留性脾脏手术难度和风险并存。有关内容参阅第十五章。

二、脾脏占位性病变

（一）脾脏囊肿

脾脏囊肿（splenic cyst）分为真性囊肿和假性囊肿。真性囊肿又包括寄生虫性囊肿和非寄生虫性囊肿。假性囊肿多由于腹部创伤所致，其还可以继发于脾梗死。假性囊肿的内壁无内皮或上皮被覆，为血肿液化或脾梗死后坏死组织吸收所形成，其较之真性囊肿常见。大多数脾脏囊肿较小且无症状，但当囊肿增大到一定程度，可压迫邻近脏器或牵拉脾脏被膜产生一系列症状。超声及CT检查可以明确诊断。超声表现为边界清楚，单发或多发圆形、类圆形无回声区。而CT为低密度影，合并出血等则密度混杂。MRI表现为T_1WI低信号、T_2WI高信号病灶，钙化常见于棘球蚴囊肿，增强后囊肿无强化。较小的（直径小于4cm）囊肿通常无须治疗。脾脏囊肿手术治疗指征主要包括囊肿较大、症状明显或有发生破裂、感染等并发症的可能，肿瘤性囊肿，寄生虫性囊肿等。手术方法为脾脏切除、囊肿切除术或脾脏部分切除术等。

（二）脾脏肿瘤

脾脏肿瘤较其他实质性脏器的肿瘤发生率少，但须在左上腹肿块的鉴别诊断中加以考虑。根据疾病的性质脾脏肿瘤可分为脾良性肿瘤、恶性肿瘤和脾转移瘤。

1. 脾脏良性肿瘤　脾脏良性肿瘤包括血管瘤、淋巴管瘤、错构瘤、纤维瘤、脂肪瘤等。脾脏血管瘤最为多见，其次为脾淋巴管瘤。肿瘤体积小时症状隐匿，可无临床症状和体征。肿瘤体积增大时，可出现左上腹肿块、疼痛及压迫邻近器官症状如餐后饱胀不适等症状。超声检查可见脾内局灶性病变，但对肿瘤性病变的诊断价值有限。CT为脾脏肿瘤性病变的首选检查技术。MRI可作为超声及CT检查后的补充方法。脾脏良性肿瘤多表现为边界清楚、单发或多发软组织肿块，增强后根据血供特点呈不同程度强化，其影像学特点一般可与原发性脾脏恶性肿瘤或转移瘤相鉴别，但确切诊断仍需病理检查。病灶较小者可不予处理，瘤体较大时手术切除即可获治愈。若肿瘤瘤体不大，位于脾上、下极者，可行脾部分切除。对于肿瘤瘤体巨大或位于脾门部位，可行脾切除术。

2. 脾脏恶性肿瘤和转移瘤　脾脏原发性恶性肿瘤较脾脏良性肿瘤更为少见，均为肉瘤，包括血管肉瘤、恶性淋巴瘤、脾原发性纤维肉瘤、脾平滑肌肉瘤等。脾原发性恶性肿瘤早期无特殊症状，晚期可出现肿瘤压迫脏器的症状：上腹部饱胀不适、腹胀等。同时具有恶性肿瘤的一般临床表现：乏力、消瘦、贫血等。脾脏转移性肿瘤临床不常见,大多数脾脏转移性肿瘤为癌转移。近年来随着 CT 及磁共振的发展和广泛应用,不仅能显示脾脏恶性肿瘤典型影像学特点,还可显示肿瘤与邻近血管、脏器的关系及淋巴结转移情况等。主要治疗手段包括脾切除术,必要时术前术后辅助化疗、放疗或免疫治疗等。早期发现、早期诊断和综合治疗是提高脾脏恶性肿瘤病人生存时间的关键。

三、脾脏感染性病变

(一)脾脓肿

脾脓肿(splenic abscess,SA)是脾脏的化脓性感染性疾病,多为全身感染的并发症,经血行传播感染。也有脾脏中央型破裂、脾梗死、脾动脉结扎或脾动脉栓塞术后继发感染形成的脓肿。临床表现为寒战、高热、左上腹疼痛、左上腹压痛和肌紧张,白细胞计数升高。X 线检查可见脾脏影扩大、左膈抬高等。超声对脾脓肿诊断有较高价值,还可超声引导下行经皮脓肿穿刺引流。CT 对脾脓肿诊断有重要意义,与超声合用,其敏感性可达 95%。除抗感染治疗外,单发脓肿可行脓肿切开引流,多发脓肿应选择脾切除术。

(二)其他感染性疾病

除脾脓肿外,脾脏其他感染性疾病分为急性感染性疾病和慢性感染疾病两类。急性感染性脾大的原因是急性充血与炎性细胞浸润;并发脾脏破裂、脾脓肿时,可考虑脾脏切除。而慢性感染如反复发病的疟疾、结核病、黑热病等,可伴有不同程度脾大和脾脏功能亢进,可适当选择脾脏切除。

四、脾脏血管性病变

(一)脾动脉瘤

脾动脉瘤(splenic arterial aneurysm)是最常见的内脏动脉瘤,约占 60%。动脉粥样硬化是脾动脉瘤最多见的病因。门静脉高压症、动脉壁结构缺损、原发性高血压、女性及妊娠、脾动脉外伤或医源性损伤、脾动脉炎症、感染或坏死、原位肝移植术后等均是脾动脉瘤发生的危险因素。

脾动脉瘤常为慢性非特异性疼痛,破裂时表现为突发的急性腹痛,伴低血压或休克表现。血管造影是诊断脾动脉瘤最有力的方法,选择性和超选择性血管造影具有更高的特异性及准确性。CT、MRI、超声、X 线检查均可有相应发现。CTA 和增强磁共振血管成像(contrast enhanced magnetic resonance angiography,CE-MRA)可进行三维重建,识别瘤体与毗邻脏器的关系,为手术提供依据。手术治疗是治愈脾动脉瘤的主要方式,其适应证包括:①有明显症状;②无症状或症状不明显,但瘤体逐渐增大;③瘤体直径 2cm 及以上;④患脾动脉瘤女性欲妊娠或已妊娠者。

(二)脾梗死

脾梗死(splenic infarction)为脾动脉主干血管或其分支被栓子堵塞致远端缺血坏死,形成原因包括:血栓形成、动脉栓塞、动脉痉挛和血管受压,常并发于血液系统疾病、心血管疾病、感染性疾病、羊水栓塞或脂肪栓塞等。脾脏内小动脉栓塞常无明显症状,而较大动脉支栓塞可出现剧烈的左上腹胀痛或撕裂样疼痛,并放射至左肩,伴恶心、呕吐,具有明显的腹膜刺激征。腹部诊断性穿刺可有暗红色稀薄血性液体,应注意与绞窄性肠梗阻、重症急性胰腺炎、肠系膜上动脉栓塞等疾病鉴别。脾梗死以非手术治疗为主,继发感染导致脾脓肿时可行脾切除术。

(三)门静脉高压症脾大及功能亢进

静脉高压症导致脾大及功能亢进属于脾切除术的适应证。有关内容详见第九章第五节。

五、脾脏相关血液系统疾病

脾脏相关血液系统疾病包括:溶血性贫血、再生障碍性贫血、血小板减少性紫癜、慢性粒细胞白血病、霍奇金病、骨髓异常增生综合征等。脾脏切除治疗血液系统疾病的目的在于去除破坏血细胞的场所,以延长血细胞寿命,减少自身免疫性血液病自身抗体的生成,改善某些血液病的症状和预后。

(一) 先天性溶血性贫血

主要包括遗传性球形红细胞增多症(hereditary spherocytosis)、遗传性椭圆形红细胞增多症(hereditary elliptocytosis)、地中海贫血(thalassemia)、自体免疫性溶血性贫血(autoimmune hemolytic anemia)等,主要临床表现是贫血、黄疸和脾大。

脾脏切除是遗传性球形细胞增多症和遗传性椭圆形红细胞增多症唯一有效的治疗措施。术后病人可黄疸消退、贫血改善,但手术不能纠正红细胞膜骨架蛋白缺失或减少等内在缺陷。4 岁以下患儿除有严重贫血、明显发育障碍或反复出现溶血危象外,一般不宜施行脾脏切除。

地中海贫血行脾脏切除的适应证亦仅局限于伴有明显脾大的重症病人,以改善压迫症状和消除脾脏功能亢进,仅能部分纠正贫血、减少输血次数。

自身免疫性溶血性贫血可选择脾脏切除以减少自身抗体的生成、减轻溶血,但非首选,仅适用于肾上腺皮质激素治疗无效或出现激素依赖的情况。

另外,脾脏切除还可解除巨大脾脏的压迫症状,提高生活质量,如骨髓增生异常综合征、脂质代谢障碍性疾病。

(二) 丙酮酸激酶缺乏症

丙酮酸激酶缺乏症(pyruvate kinase dificiency)是由于红细胞内缺乏丙酮酸激酶,导致其生存期缩短,在脾脏中破坏增多。此病在新生儿期即出现症状,黄疸和贫血都较重。脾脏切除虽不能纠正贫血,但有助于减少输血量。

(三) 免疫性血小板减少性紫癜

免疫性血小板减少性紫癜(immune thrombocytopenic purpura)的发生与自体免疫有关。病人血小板上均吸附抗体,使血小板寿命缩短,在脾脏及肝脏内被破坏。脾脏切除适用于:①严重出血不能控制,危及生命,尤其有发生颅内出血可能者;②经肾上腺皮质激素治疗 6 个月以上无效者,或治疗后缓解期较短,仍多次反复发作者;③大剂量激素治疗能暂时缓解症状,但出现了激素引起的不良反应,而剂量无法减少者;④激素应用禁忌者。脾脏切除后约 80% 的病人获得满意效果,出血迅速停止,血小板计数在几天内即迅速上升。

(四) 慢性粒细胞白血病

慢性粒细胞白血病(chronic granulocytic leukemia)病情缓慢,但约 70% 可发生急性病变。本病约 90% 病人伴脾大。脾切除适应证为:脾脏功能亢进,尤其伴血小板减少者;巨脾引起明显症状或因脾梗死引起脾区剧痛者。但脾切除不能延长生存期,也不能延缓慢性粒细胞白血病急性病变发生。

(五) 慢性淋巴细胞白血病

慢性淋巴细胞白血病(chronic lymphocytic leukemia)部分病人可发生进行性血小板减少或溶血性贫血,脾大显著。采用肾上腺皮质激素治疗效果不明显者,可行脾脏切除术。术后血红蛋白和血小板计数常能上升,一定程度上缓解病情。

(六) 多毛细胞白血病

多毛细胞白血病(hairy cell leukemia)是一种少见的慢性白血病,有明显脾大,大多数病人全血细胞减少。α- 干扰素和去氧助间型霉素治疗效果最佳。若全血细胞减少,反复出血或感染,伴有巨脾,应施行脾脏切除,可使改善症状、延长生存期。

(七) 霍奇金病

诊断性剖腹探查及脾脏切除,可确定霍奇金病(Hodgkin disease)分期和治疗方案。近年来,由于CT、腹腔镜等无创和微创诊断手段的发展,以及放疗联合化疗治疗效果的显著提高,剖腹探查进行分期及脾脏切除已较少应用。

六、脾脏相关的风湿免疫性疾病

约 10%~20% 的系统性红斑狼疮(systematic lupus erythematosus,SLE)病人有脾大,活动期更多见;成人类风湿关节炎伴有脾大者较为少见。免疫性疾病合并脾大,多属于轻、中度脾大,一般不需外科治疗。若合并有脾脏功能亢进,可考虑脾切除术。由于病人患有风湿免疫性疾病,手术风险增加,外科治疗应慎重。

七、其他少见脾脏疾病

(一)副脾(accessory spleen)

指正常脾脏以外与主脾结构相似且有一定功能的脾脏组织,多位于脾门附近。CT 及 MRI 可显示脾门附近与正常脾密度、信号及强化程度相似的软组织。无症状者无须处理,并发肠梗阻、副脾扭转、破裂出血时应手术切除。

(二)游走脾(wandering spleen)

指脾脱离正常解剖位置游移活动于腹腔其他部位者,又称异位脾。主要临床表现为腹部肿块,常引起相邻脏器的压迫症状。约 20% 的游走脾并发脾蒂扭转,使脾脏充血肿大,以致急性坏死,临床表现为急性剧烈腹痛,可伴休克,此时需要立刻进行脾脏切除。CT 可见左横膈下正常脾窝处无脾影,可清楚显示异位脾的位置和形态,其密度与强化表现与正常位置脾相同。

(三)脾种植(splenosis)

又称脾组织植入(splenic implantation)指损伤性脾脏破裂时自行散落的脾脏组织细胞团在一个或几个脏器表面重新建立血液循环,生长为具有包膜的大小不等的结节。CT 扫描可见种植脾呈稍低密度,与正常脾组织相似,稍高于肝实质,但增强扫描动脉期缺乏正常脾组织花斑状强化的征象,结合病人外伤及脾切除史不难诊断。

八、脾脏切除后的并发症

脾脏切除是风险较高的手术之一,术中仔细操作、术后处理及预防各种并发症至关重要。特别是近年来保脾手术、腹腔镜脾切除术、脾动脉栓塞及脾移植术等新技术的开展,脾脏切除术后并发症出现新的变化。预防和及时处理各种并发症,可使病人顺利度过围术期。脾脏切除术后常见的近期并发症有术后大出血、感染、邻近脏器损伤、血栓形成、脾热、胃肠道功能紊乱。

(一)术后腹腔出血

多发生在术后 24h 以内,发生率约 2%,常见原因为膈面、脾窝创面严重渗血、脾蒂结扎线结脱落或术中遗漏结扎的血管出血(如脾蒂、胰尾、胃短血管出血等)。腹腔内出血首先表现为腹腔引流管引流出鲜红色或暗红色血液,血凝块堵塞引流管可能掩盖病情。一旦出现血容量不足征象或血细胞比容进行性下降,即应考虑腹腔内出血可能,及时行腹部超声检查或再次手术探查。短时间内大量出血并出现低血压甚至休克者,应迅速剖腹探查确切止血。

预防脾切除术后腹腔内出血的关键在于术中对常见的出血部位进行仔细有效的止血。建议脾动脉静脉分别结扎,一般不做大块组织结扎,剥离创面的出血也以缝扎止血较为可靠。对于脾修补或脾部分切除术后出血的预防,建议手术时充分游离脾脏,清除全部血凝块,结扎活动性出血或相应区域脾外动脉分支,必要时缝线两端填塞大网膜或吸收性明胶海绵以防止丝线切割脾脏组织。

(二) 膈下感染

脾切除术后约 4% 病人发生膈下感染或膈下脓肿,若术前合并机体免疫力降低的基础疾病则膈下感染发生率可达 19%~30%。脾脏手术后若出现不明原因发热,伴左上腹疼痛,血沉及白细胞升高,应首先怀疑膈下积液和脓肿。膈下脓肿可考虑 CT 或超声引导下穿刺置管引流,同时使用广谱抗生素。

术中彻底止血、避免损伤胰尾发生胰瘘、术后膈下置管有效引流是膈下感染重要的预防措施。脾脏手术后常规于脾窝放置硅胶管行封闭式负压引流,目的在于预防腹水、积血或胰瘘后的胰液积聚致膈下感染。术后必须保持腹腔引流管引流通畅。如发现引流不畅,可用 30~50ml 无菌生理盐水低压冲洗引流管。

(三) 血栓 - 栓塞性并发症

脾切除术后血栓形成和栓塞的发生率约 5%~10%。一般认为其发生与脾脏切除术后血小板骤升、血液成分改变、手术应激创伤、局部炎症等有关。临床表现包括弥漫性腹痛、恶心呕吐、血性腹泻、体温及白细胞升高,也可以几乎无临床症状。脾切除术后血小板计数大于 $1\,000 \times 10^9/L$ 时,可应用肝素等抗凝剂预防血栓形成。

(四) 脾热

脾脏切除术后持续发热 2~3 周,无明显临床感染原因,则称为脾热。脾热为自限性发热,一般不超过 38.5~39℃,持续数天,很少达 1 个月,可自行消退。脾热的发病机制尚不清楚。一般来说,脾热的持续时间和程度与手术创伤成正比。如果出现术后发热,首先应排除感染因素,然后考虑脾热诊断。脾热无须特殊治疗,如全身症状明显,可口服非甾体抗炎药对症治疗。

(五) 呼吸系统并发症

呼吸系统并发症包括胸腔积液、肺不张和肺部感染。开腹脾脏手术后呼吸系统并发症发生率为 10%~48%。腹腔镜脾脏手术后,胸腔积液和肺不张发生率低于 4%。主要原因为呼吸时疼痛而使膈肌活动受限。脾切除术后出现咳嗽咳痰、发热、白细胞升高等肺部感染症状时,可抗感染治疗。术前进行呼吸锻炼,可减少脾切除术后呼吸系统并发症发生率。

(六) 脾脏邻近器官损伤

脾脏与胃底、胃大弯、胰腺尾部及结肠脾曲紧邻。若手术操作不当,可能造成邻近器官的损伤。脾脏切除术后胰瘘是术中结扎脾蒂时损伤胰腺尾部所致。因此,在处理脾蒂时,应小心分离胰尾部;若有损伤,应做修补缝合甚至胰尾切除,并置管充分引流。超声、CT 检查或经引流管造影可显示胰瘘的引流是否充分,以及有无液体积聚。

(七) 脾切除术后凶险性感染

脾切除术后凶险性感染(overwhelming postsplenectomy infection,OPSI)是脾脏切除术后远期临床综合征,多发生于术后 2 年左右。婴幼儿发病率高于儿童和成人。临床特点是起病隐匿,无明显的前驱症状。发病突然,来势凶猛,进展迅速,骤起寒战、高热、头痛、恶心、呕吐、腹泻,可合并呼吸窘迫、水电解质代谢紊乱及酸碱平衡失调等,短期内甚至出现昏迷、休克。病程中常出现弥散性血管内凝血和肾上腺皮质出血,检查病人可发现皮肤有出血点。50% 病人的致病菌为肺炎球菌。脾切除术后凶险性感染发病率虽不高,但病死率高。本病的诊断主要根据病史、症状及实验室检查。凡脾切除术后病人,有任何类似流感症状应及时就诊,应警惕发生这种严重感染的可能。确诊为脾切除术后凶险性感染的病人,应按抗感染性休克治疗原则进行抢救。

根本的预防方法是避免不必要的脾脏切除,尤其对 4 岁以下儿童行脾脏切除要慎重。而对已行脾脏切除者,可预防性应用抗生素,接种多效价肺炎球菌疫苗,并加强无脾病人的预防教育。对脾脏损伤和某些脾脏疾病而有保留部分脾脏适应证者,应尽量选择脾脏保留治疗。

(卢 云)

本章小结

　　脾脏是人体最大的免疫器官,位于左季肋部后外侧,被第9~11肋骨所遮盖。脾脏具有免疫、造血、储血、滤血及毁血等功能,其内含有大量功能各异的免疫活性细胞,参与机体的特异性和非特异性细胞和体液的防御反应,具有抗感染功能。

　　脾脏的相关疾病主要包括脾脏损伤、脾脏占位性病变、脾脏感染性病变、某些造血系统疾病(溶血性贫血、血小板减少性紫癜、再生障碍性贫血、慢性粒细胞白血病等)以及某些少见疾病(副脾、游走脾、脾种植)等。

　　脾切除术的主要适应证为外伤性脾脏破裂、门静脉高压症脾大伴功能亢进、脾脏占位性病变以及造血系统疾病等。几十年来,脾切除被认为是治疗脾脏损伤的唯一方法。但随着外科技术的发展和对脾脏功能认识加深,保脾手术得到越来越多的关注。

思考题

　　1. 脾脏的生理功能有哪些?

　　2. 脾切除的适应证有哪些?

　　3. 简述脾切除术后的常见并发症。

第十二章
腹 膜 疾 病

　　腹膜是附衬于腹、盆壁内面和腹盆腔各脏器表面的浆膜。腹膜是人体内面积最大和最复杂的浆膜。腹膜不但能够对腹、盆腔器官起到固定作用,同时可以限制炎症的扩散,发挥防御作用。急性腹膜炎累及整个腹腔称为急性弥漫性腹膜炎,临床上继发性腹膜炎更为常见,多继发于腹腔脏器病变及损伤。脓液在腹腔内聚集、粘连、包裹后形成腹腔脓肿。腹腔脓肿常继发于急性腹膜炎或腹腔手术后,大多需外科治疗。腹膜原发性肿瘤是来源于腹膜间皮细胞或间皮下层的一类罕见病变,腹膜转移性肿瘤是最常见的腹膜肿瘤性疾病,往往提示原发疾病进入晚期无法根治。

第一节　腹膜的发生、结构与功能

　　腹膜(peritoneum)表面由一层间皮细胞构成,这些细胞通常扁平排列,富含细胞质,细胞核较小。间皮细胞深面依次为基底膜、浆膜下层,含有脂肪细胞、巨噬细胞、胶原和弹力纤维以及血管丰富的结缔组织。胚胎时期腹膜由中胚层发育而来,在分化过程中侧板中胚层的区域被胚内体腔分隔成为两层,并逐渐发育成为腹膜腔的脏层和壁层。腹腔内器官在胚胎发育过程中逐渐由腹壁突向腹腔内生长,所以脏器表面被腹膜所包裹形成这些脏器的一部分,又称为浆膜。与此同时脏器从腹壁带来的血管也被腹膜所覆盖形成相应的系膜。腹膜表面积与全身体表面积几乎相等,壁腹膜覆盖在腹壁、横膈脏面以及盆壁的内侧面。在膈肌下方以及腹白线后方的腹膜外结缔组织附着较为致密;而在盆壁、腹前壁下部等处,壁腹膜附着较松弛,利于器官扩张,如膀胱充盈。除此之外,脏腹膜还具有将内脏悬吊或固定于膈肌、腹后壁和盆壁的功能,同时形成了网膜和系膜及不同形状的韧带。

　　壁腹膜和脏腹膜之间潜在的腔隙称为腹膜腔(peritoneal cavity),是人体最大的体内腔隙。在男性体内呈密闭状态;在女性体内则通过输卵管、子宫及阴道与体外相通。正常生理情况下,腹膜腔内含有 50~100ml 的黄色清亮液体,主要起润滑作用。腹膜的动脉主要来自肋间动脉和腹主动脉的分支,而静脉回流则汇入门静脉和下腔静脉。故而在发生门静脉或下腔静脉回流受阻时,腹膜腔内常常会积聚大量液体。壁腹膜主要受附近肌群的胸神经和腰神经的支配,膈下的壁腹膜的周围部分由胸神经支配,其中央部分由膈神经支配,故中央部分受到刺激后可通过膈神经发生呃逆以及出现肩部的放射痛。脏腹膜则是由覆盖内脏器官的自主神经支配,对牵拉、内脏腔内压力增加等刺激敏感,但往往定位不准确。

　　壁腹膜与脏腹膜之间,或者脏腹膜之间的反折移行形成了包括网膜、系膜、韧带以及皱襞、隐窝和陷凹等多种结构。腹膜腔分为两部分,大者为腹腔,小者为网膜囊,两者通过网膜孔相通

（图 12-1）。小网膜是自肝门移行向胃小弯和十二指肠球部的双层结构，包含有多组固定附近器官的韧带。大网膜覆盖了横结肠以下的腹腔脏器，可包围病灶并形成粘连，防止病灶扩散蔓延，具有重要的防御作用。

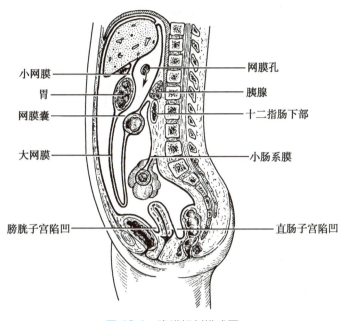

图 12-1　腹膜解剖模式图

（刘原兴）

第二节　急性弥漫性腹膜炎

急性腹膜炎累及整个腹腔称为急性弥漫性腹膜炎（acute diffuse peritonitis），临床上分为原发性腹膜炎和继发性腹膜炎，其中继发性更为常见。

一、病因与发病机制

（一）病因

1. 继发性腹膜炎　继发性腹膜炎（secondary peritonitis）常继发于腹腔脏器病变及损伤。腹腔内脏器的急性病变，若任其发展，最终均可导致局限性或弥漫性腹膜炎。最常见的是急性化脓性或坏疽性阑尾炎，其次是消化性溃疡急性穿孔。不少脏器的非穿孔性急性病变，若有大量炎性渗出，亦可引起腹膜炎症，如急性胰腺炎。此类炎症没有脏器完整性的破坏，在早期虽然是无菌性的，但如果病变持续发展，则有可能通过肠道内细菌移位转变为细菌性感染。其他腹腔内脏器的损伤，如术后胃肠道吻合口瘘、胆瘘、胰瘘，外伤造成的肠管、膀胱破裂均可导致腹膜炎（图 12-2）。

引起继发性腹膜炎的细菌为多种胃肠道内的常驻菌群，以大肠埃希氏菌最为常见，无芽孢专性厌氧菌、链球菌等也参与其中。由于胃肠道内菌群复杂，继发性腹膜炎常为多种细菌混合感染，其中以革兰氏阴性杆菌为主。

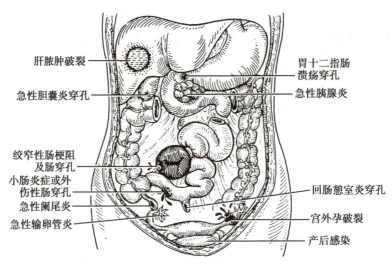

图 12-2   急性腹膜炎的常见原因

2. 原发性腹膜炎   原发性腹膜炎（primary peritonitis）又称自发性腹膜炎，指腹腔内无原发疾病或感染灶存在而发生的细菌性腹膜炎，多见于体质衰弱、营养不良和免疫功能低下的严重慢性病病人。致病菌多为溶血性链球菌、肺炎双球菌，少数为大肠埃希氏菌、克雷伯氏菌和淋病奈瑟氏菌。细菌进入腹腔的途径一般为：①血行播散，致病菌如肺炎双球菌和溶血性链球菌从呼吸道或泌尿道的感染灶，通过血行播散至腹膜引起感染，婴儿和儿童的原发性腹膜炎多为此种类型；②上行性感染，来自女性生殖道的细菌，通过输卵管直接向上扩散至腹腔，如淋病性腹膜炎；③直接扩散，如泌尿系统感染时，细菌可通过腹膜层直接扩散至腹膜腔；④透壁性感染，在肝硬化合并腹水、肾病或营养不良时，肠道内细菌有可能透过肠壁固有屏障进入腹膜腔，引起腹膜炎。原发性腹膜炎多为弥漫性，感染来自女性生殖系统者可局限于盆腔或下腹部。

（二）发病机制

腹膜对炎症刺激极为敏感，当细菌或胃肠道内容物进入腹腔后，腹膜随即发生炎症反应。急性腹膜炎的病理变化为充血和水肿，随后有大量液体渗出，死亡的白细胞、损伤及脱落的腹膜间皮细胞、沉积的纤维蛋白原以及细菌使渗出液由清亮变为浑浊，最后变为脓性。

急性腹膜炎的发展与病人的免疫力、原发病灶的转归和细菌感染的严重程度有关。如果病人免疫力强、原发病灶不严重、细菌毒力较弱、感染时间较短，可由肠管和大网膜包裹及纤维素粘连而局限化，渗出物若逐渐吸收则炎症消退，自行修复痊愈；如果局限部位化脓，积聚于腹膜腔内则形成脓肿。如未能局限则易发展为弥漫性化脓性腹膜炎。

发生急性弥漫性腹膜炎时，容易发生低血容量休克和感染性休克。腹膜受到刺激诱发恶心、呕吐。呕吐所丧失的消化液、腹腔内的炎性渗出液、腹膜及肠管水肿潴留的大量体液会导致细胞外液减少，发生低血容量休克。而肠麻痹所致的肠管屏障功能受损，导致细菌移位和内毒素、炎症因子入血，造成全身炎症反应综合征（systemic inflammatory response syndrome，SIRS）、感染性休克，进一步发展为多器官功能障碍综合征（multiple organ dysfunction syndrome，MODS）（图 12-3）。腹膜炎治愈后，腹腔内多存在不同程度的粘连，大多无不良后果，部分可形成粘连性肠梗阻。

二、临床表现

（一）症状

1. 腹痛   腹痛是最主要的临床表现。疼痛一般剧烈，难以忍受，呈持续性。化学性腹膜炎所致腹痛最为剧烈，腹腔出血所致腹痛最轻。腹痛最初从原发病灶开始，逐渐扩散至全腹，但仍以原发病灶处最为剧烈。年老衰弱的病人因反应较差，常常腹痛反应不明显而易导致漏诊。

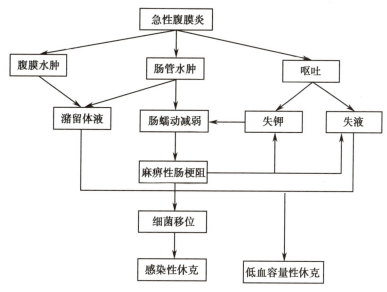

图 12-3　急性腹膜炎的病理生理

2. 消化道症状　病人多有恶心、呕吐。因肠蠕动减弱,病人多感腹胀。盆腔腹膜炎或直肠受到渗出液或脓液刺激时,可有里急后重感。

(二) 体征

1. 全身体征　病人呈急性病容,多伴有发热,年老体弱者体温可不升高。溃疡病急性穿孔、腹腔内出血、绞窄性肠梗阻起病时体温多正常,以后逐渐升高。原发病若为炎症性,如急性阑尾炎,发生腹膜炎前即有发热,并发腹膜炎后温度增高。如出现面色苍白、四肢发凉、血压下降常提示有重度脱水、代谢性酸中毒及休克。

2. 腹部体征　视诊:合并肠梗阻者腹部明显膨隆。触诊:腹部压痛、腹肌紧张、反跳痛为腹膜炎典型体征,称为腹膜刺激征(signs of peritoneal irritation)。消化道急性穿孔所致的腹膜炎,肠内容物对腹膜刺激剧烈,触诊时腹壁坚硬如同案板,称为“板状腹”。应注意的是,老年人因感觉减退,对疼痛的耐受力较强,体征与病情往往不成比例,应仔细检查。叩诊:腹膜炎易合并肠胀气,叩诊往往呈鼓音。有腹水时移动性浊音可为阳性。听诊:肠鸣音减弱,若合并麻痹性肠梗阻则肠鸣音消失。直肠指诊:以下腹部表现为主的腹膜炎应做直肠指诊以排查盆腔病变。妇科检查:女性病人出现下腹部腹膜炎时,应行妇科检查宫颈有无举痛、盆腔是否有包块等。

三、辅助检查

1. 实验室检查　外周血白细胞计数增高,中性粒细胞比例升高。血、尿淀粉酶升高需考虑急性胰腺炎,血胆红素升高多为胆道系统疾病,而血红蛋白明显下降则考虑腹腔出血可能。

2. 影像学检查　在满足诊断的基础上,尽可能明确病因,CT 是主要检查方法。

(1)超声:可用于观察是否存在胆囊增大、胆管扩张,胰腺是否水肿、坏死,肝脾等实质脏器是否存在病变,阑尾病变情况和腹腔可能存在的肿物或脓肿等。

(2)X 线:腹部立位片出现膈下游离积气多提示胃、十二指肠穿孔。

(3)CT:清晰显示腹腔积气、积液以及腹膜和腹膜外脂肪层水肿、肠壁增厚等,评估腹水量。并可观察腹腔内实质性器官病变,明确病因。

3. 腹腔穿刺　是重要的诊断方法。抽出腹水除观察其性状,还可做涂片及培养,进行病原学检查。

四、诊断与鉴别诊断

(一) 诊断

准确采集病史及体征,辅助以白细胞计数及分类、腹部立位片、腹部超声和 CT 检查通常可得到急性弥漫性腹膜炎的诊断,同时还要鉴别原发性还是继发性,如为继发性腹膜炎,则病因学诊断也需明确。

(二) 鉴别诊断

1. 内科疾病   肺炎、胸膜炎、心包炎、冠心病等均可引起反射性腹痛。急性胃肠炎、痢疾等也有急性腹痛、恶心、呕吐,但往往有不洁饮食的病史,腹部压痛不重,无腹肌紧张。

2. 急性胰腺炎   水肿性或出血坏死性胰腺炎均有轻重不等的腹膜刺激症状与体征,血清、尿液、腹腔穿刺液淀粉酶升高及腹部 CT 对于鉴别诊断有重要意义。

3. 腹腔内或腹膜后积血   各种病因引起腹腔内或腹膜后积血,可以出现腹痛、腹胀、肠鸣音减弱等临床表现,但缺乏压痛、反跳痛、腹肌紧张等典型体征。CT 检查更有助于定位和定性的诊断。对于一些外伤病人,已确定腹膜后血肿,但不能排除腹腔内脏器损伤时应严密监测。

五、治疗

急性腹膜炎的治疗分为非手术治疗和手术治疗两种。

(一) 非手术治疗

对病情较轻,或病程较长超过 24h,且腹部体征有减轻趋势者,或伴有心肺等脏器疾病而禁忌手术者,可行非手术治疗。

1. 体位   一般取半卧位,该体位一方面可使腹腔渗出液引流至盆腔,减少吸收,减轻全身中毒症状,另一方面可使腹腔脏器及膈肌下移,减轻肠胀气对心肺功能的影响。休克病人应平卧,使躯干和下肢均抬高 20°,有利于静脉回流,增加回心血量。

2. 禁食、胃肠减压   对于胃肠道穿孔者必须禁食,留置胃管可将胃肠内容物及时吸出,减少其继续流入腹腔。胃肠减压还有助于降低肠管内压力,恢复肠管血供,促进肠道蠕动恢复。

3. 纠正水、电解质代谢紊乱   由于禁食、呕吐、腹腔内大量渗出及胃肠减压,易造成体内水、电解质代谢紊乱,应予以纠正。病情严重者应多补充血浆、白蛋白以纠正因腹腔内大量渗出而导致的低蛋白血症,贫血者可输血。

4. 抗生素   应用抗生素可预防化学性腹膜炎继发感染,对已存在感染者更为必要。继发性腹膜炎大多为混合感染,致病菌主要为大肠埃希氏菌、厌氧菌、链球菌等。在细菌培养结果报告前,应根据致病菌种类经验性应用抗生素。对于重症病人,可首先选用广谱、强效的抗生素快速控制感染,挽救病人生命,其后根据药敏结果选择抗生素。抗生素的使用不能替代手术治疗或者引流。

5. 营养支持   急性腹膜炎病人代谢率约为正常人的 140%,每天需要热量达 12 550~16 740kJ(3 000~4 000kcal)。热量供给不足时,体内蛋白质会大量消耗,使病人的抵抗力及愈合能力下降。除补充葡萄糖提供一部分热量外,尚需补充白蛋白、氨基酸。静脉输注脂肪乳可提供较高热能,有效减少葡萄糖负荷。病情允许时尽早开通肠内营养。

6. 镇静、止痛、吸氧   可减轻病人的痛苦与恐惧心理,已经确诊、治疗方案已定及手术后病人可用止痛剂。诊断不清或要进行观察时,暂不用止痛剂,以免掩盖病情。

(二) 手术治疗

继发性腹膜炎绝大多数需要手术治疗,对原发病灶诊断不明,或不能排除脏器坏死和穿孔,或感染情况严重者,也应该尽早剖腹探查。

1. 手术适应证   ①经非手术治疗 6~8h 后(一般不超过 12h),腹膜炎症状及体征无缓解反而加重者;②腹腔内原发病严重,如胃肠道或胆囊坏死穿孔、绞窄性肠梗阻、腹腔内脏器破裂、消化道手术后短期内吻合口瘘引起的腹膜炎等;③腹腔内炎症严重,有大量积液形成,出现严重肠麻痹或中毒症状,特别是出现感染性休克者;④病因不明且无局限趋势的腹膜炎。

术前尽量纠正休克,对糖尿病病人应控制血糖,保持电解质和酸碱平衡。

2. 麻醉方法   多为全身麻醉或硬膜外麻醉,个别危重病人可用局部麻醉。

3. 手术方法

(1)切口选择:手术切口应该靠近病灶部位,而且需要足够的长度。原发病灶不能确定的病人,最好行腹正中切口,必要时延长切口。

(2)清除病灶、消除感染源:清除病灶是腹膜炎治疗的最基本原则。如胆囊或阑尾穿孔坏疽应切除。如胆囊局部炎症水肿严重、肝门部解剖层次不清,可行超声引导下经皮穿刺胆囊造瘘术。尽可能切除坏死的小肠,坏死的结肠如不能切除吻合,可行坏死肠段外置。消化性溃疡穿孔的病人,可根据情况行穿孔修补术或胃大部切除术。

(3)清洁腹腔:尽量吸除腹腔渗出液、胆汁、肠液、尿液、腹腔内的异物(食物残渣、粪便、结石),并用大量生理盐水冲洗干净。

(4)引流:腹腔内的残留液和继续产生的渗液通过引流物排出体外,以减轻腹腔感染和防止术后发生腹腔残余脓肿。

4. 术后处理   继续禁食,保持胃肠减压通畅。病人半卧位使渗出液流向盆腔,保持引流管通畅。对于分期手术如结肠造瘘、胆囊造瘘、阑尾脓肿引流的病人,待完全恢复后,根据情况择期行治愈性手术。

腹腔镜手术:腹腔镜具有创伤小、恢复快、清洗腹腔彻底、并发症少等优点,不但能协助明确诊断,而且还可以指导开腹切口的选择。是否将腹腔镜用于急腹症的探查取决于操作医生的水平以及病人全身状况等综合因素。术前要充分评估病人能否耐受麻醉和手术。严重凝血功能障碍、严重腹胀、血流动力学不稳定及多脏器功能衰竭、多次腹部手术或腹腔内严重粘连者等均为腹腔镜手术禁忌证。

(刘原兴)

第三节   腹 腔 脓 肿

脓液在腹腔内局部积聚,并由肠袢、内脏、肠壁、网膜或肠系膜等组织结构粘连包绕,形成腹腔脓肿(intra-abdominal abscess)(图 12-4)。根据解剖学特点可分为膈下脓肿(subphrenic abscess)、盆腔脓肿(pelvic abscess)和肠袢间脓肿(interloop abscess)。多数继发于各种原因(包括肝脓肿破裂、消化道穿孔、阑尾穿孔等)引起的急性腹膜炎或腹腔内手术后,原发感染少见。

一、膈下脓肿

(一) 解剖概要

以横结肠及其系膜为界,腹腔分为结肠上区(膈下区)和结肠下区。肝脏以上为肝上间隙,肝脏以下、结肠及其系膜以上为肝下间隙。在肝下间隙中,肝圆韧带以左为左肝下间隙,肝圆韧带以右为右肝下间隙(肝肾隐窝),其中左肝下间隙被小网膜进一步分为左肝下前间隙和左肝下后间隙(网膜囊)。在肝上间隙中,镰状韧带左右分别为左肝上间隙和右肝上间隙。脓液积聚在一侧或两侧的膈肌与横结肠及其系膜的间隙内者,称为膈下脓肿。膈下脓肿可发生在上述一个或多个间隙。

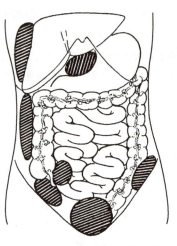

图 12-4 腹腔脓肿好发部位

(二) 发病机制

脓肿发生的位置与病人的原发疾病息息相关,十二指肠溃疡穿孔、胆囊及胆管化脓性感染、阑尾炎穿孔,其脓液常积于右膈下;胃穿孔、脾切除引发的感染,脓肿常发生在左膈下。病人平卧时膈下部位最低,急性腹膜炎时腹腔内脓液易积于此处。细菌亦可由门静脉和淋巴系统到达膈下。约 2/3 的急性腹膜炎病人经过手术或者药物治疗后腹腔内的脓液可被完全吸收;约 1/3 的病人发生局限性脓肿。

膈下脓肿较小时,通过非手术治疗即可被吸收;而较大的脓肿则因长期感染可使身体消耗,甚至出现恶病质。膈下感染可引起反应性胸腔积液,或经过淋巴途径蔓延到胸腔引起胸膜炎,也可穿入胸腔引起脓胸。脓肿未及时处理或者处理不当可能会穿透结肠形成内漏而向肠腔引流。脓肿腐蚀消化管壁可引起消化道反复出血、肠瘘或者胃瘘。若病人的机体免疫力低下,可发生脓毒症。

(三) 临床表现

膈下脓肿可引起明显的全身症状和局部症状。

1. 全身症状 发热,初为弛张热,脓肿形成以后呈持续高热,也可为中等程度的持续发热。伴有白细胞计数升高、中性粒细胞比例增高。

2. 局部症状 疼痛常位于近中线的肋缘下或剑突下,可向肩背部放射,深呼吸或者咳嗽时加重。膈下脓肿刺激膈肌可引起呃逆。膈下感染可出现胸腔积液或盘状肺不张。

(四) 诊断

X 线对膈下脓肿的诊断价值有限;CT 和 MRI 能显示脓肿的部位、大小以及与周围脏器的关系,为重要检查方式;超声可以定位、定性,是目前筛查的重要手段。

1. X 线 若出现膈下占位性阴影,膈肌升高,肋膈角模糊、胸腔积液,多提示膈下病变。

2. CT 和 MRI 表现为腹膜腔 CT 低密度灶或 MRI 异常信号病灶,边缘模糊,增强扫描环形强化,中心无强化。

3. 超声 超声引导下可行诊断性穿刺,不仅能够进行定位、定性诊断,必要时还可以置管引流,超声检查简便、安全且疗效好。

(五) 治疗

在加强补液、营养支持和抗生素应用的同时,针对脓腔一般可采用经皮穿刺置管引流术,对于一些无法穿刺或坏死组织多无法通畅引流的脓腔,必要时可通过外科手术清理脓腔并置管引流,少数轻症也可内科保守治疗为主。

1. 经皮穿刺置管引流术 该方法创伤小,在局部麻醉下便可施行,通过超声或者 CT 确定脓肿穿刺路径,吸尽脓液后置管引流,可通过引流管每天无菌盐水或者稀碘伏水冲洗脓腔。穿刺置管引流术较少引起游离腹腔的污染,引流效果较好,多数膈下脓肿可用此法引流。

2. 切开引流术 现已较少应用。手术前根据超声或者 CT 准确定位,及手术的需要,可选择经前腹壁肋缘下切口或者经后腰部切口。术中可先穿刺抽取脓液作细菌培养,再沿穿刺部位进入脓腔,脓肿周围多存在粘连,术中应防止将其破坏,以免脓液扩散流入腹腔。

二、盆腔脓肿

腹腔内的炎性渗出物或脓液积聚于盆腔从而形成盆腔脓肿。盆腔是腹腔的最低位置,所以当病人出现弥漫性腹膜炎、阑尾炎或者女性病人出现生殖道的感染等疾病时,炎性渗出物或者脓液常在盆腔积聚形成脓肿。但是由于盆腔腹膜面积较小,其吸收毒物的能力相对较低,所以盆腔发生脓肿时全身中毒症状也相对较轻。

(一) 临床表现与诊断

发热和腹痛是其典型的症状。脓肿可刺激直肠和膀胱,出现里急后重、黏液便、尿路刺激症状等。男性病人,直肠指诊可在前列腺后方触及质软的包块,有触痛。已婚女性病人除了进行直肠触诊,还可进行阴道触诊以协助诊断。常需与异位妊娠、卵巢囊肿相鉴别。下腹部超声及经直肠或阴道超声检查、CT 检查等可进一步明确诊断。

(二) 治疗

盆腔脓肿可采取非手术治疗和手术治疗。当脓肿较小或尚未形成时,可先应用抗生素,辅以腹部热敷、温热盐水灌肠及物理透热疗法等非手术方式治疗。对于脓肿较大的病人则需手术治疗。男性病人多采取直肠入路(图 12-5A),取截石位,用肛门镜显露直肠前壁,在波动处用长针穿刺置管引流。已婚女性病人除了直肠入路以外,也可经阴道后穹窿进行手术引流(图 12-5B)。

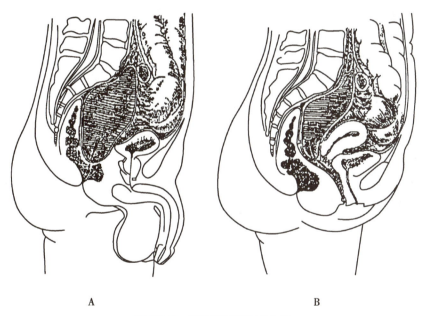

A   **B**

图 12-5 盆腔脓肿的手术入路
A. 经直肠切开盆腔脓肿;B. 经阴道切开盆腔脓肿。

三、肠袢间脓肿

脓液在肠管、肠系膜与网膜之间被包绕,形成肠袢间脓肿,可表现为单发的脓肿或者多发的大小不均的脓肿灶。临床上病人可出现发热、腹胀、腹痛、腹部压痛等症状,脓肿较大时通过触诊可在腹部触及肿块。肠袢间脓肿可因粘连而出现肠梗阻的症状,也可能与周围的消化道或泌尿道发生瘘管,这时脓液可随大小便排出。根据需要可进行超声和 CT 检查。如通过抗感染、全身支持治疗等非手术方法治疗无效,可考虑超声引导下经皮穿刺置管引流术或剖腹手术清理脓腔。

(刘原兴)

第四节　腹　膜　肿　瘤

　　腹膜肿瘤(peritoneal neoplasms)可分为原发性肿瘤及转移性肿瘤。腹膜原发性肿瘤是来源于腹膜间皮细胞或间皮下层的一类罕见病变,包括原发性恶性腹膜间皮瘤、原发性腹膜浆液性癌和浆液性交界性肿瘤、腹膜平滑肌瘤等。腹膜转移性肿瘤的发病率远高于腹膜原发性肿瘤,包括恶性肿瘤腹膜转移、腹膜假性黏液瘤、淋巴瘤病、肉瘤等。

一、恶性腹膜间皮瘤

　　恶性腹膜间皮瘤(peritoneal malignant mesothelioma)是最常见的原发性腹膜恶性肿瘤,来源于间皮细胞或者浆膜下间充质细胞,好发于 50~60 岁男性,且 60% 病人有石棉暴露史。此外毛沸石、放射性物质及猿猴病毒 SV40 均与恶性腹膜间皮瘤的形成有关。临床症状以腹痛、腹胀、恶心及体重下降为主,晚期会出现肠梗阻、腹部肿块等表现。术中可见脏器浆膜、网膜及肠系膜表面广泛性灰白色结节。目前免疫组化是鉴别恶性腹膜间皮瘤与其他肿瘤的主要手段。恶性腹膜间皮瘤的治疗手段既往主要为手术切除肿瘤或者梗阻的肠袢、全身化疗、放疗等,但预后欠佳。近年来减瘤手术(cytoreduction surgery,CRS)联合化疗药物腹腔热灌注(intraperitoneal hyperthermic chemotherapy,IPHC)的方案取得了较好的效果,一些临床研究报道 5 年生存率达到 50%~60%。

二、原发性腹膜浆液性癌

　　原发性腹膜浆液性癌(primary peritoneal serous carcinoma)是一种罕见的由腹膜引起的上皮性肿瘤。绝大多数病例为女性。临床表现以腹胀、腹痛、恶心等非特异性症状为主。病理表现常需与浆液性卵巢癌相鉴别,PET-CT 对诊断有帮助。治疗方法以手术切除和化疗药物腹腔热灌注为主,病人的中位生存时间一般为 11~17 个月。

三、恶性肿瘤腹膜转移

　　恶性肿瘤腹膜转移(peritoneal metastatic neoplasms)是最常见的腹膜肿瘤性疾病,往往提示疾病进入晚期无法根治。转移途径一般包括血源性转移、淋巴转移及腹膜种植转移。其原发瘤常位于卵巢、胃、结肠、胰腺、膀胱、子宫,乳腺癌、肺癌以及恶性黑色素瘤也可转移至腹膜。其中由其他原发部位转移到卵巢表面的转移性肿瘤又称克鲁肯伯格瘤(Krukenberg tumor)。恶性肿瘤腹膜转移的治疗一般按照原发病灶诊治方案来处理。

四、腹膜假性黏液瘤

　　腹膜假性黏液瘤(pseudomyxoma peritonei)特征为在腹腔内聚集的大量黏稠胶冻样黏液,及附着在脏器及腹壁表面的多发充满黏液的囊性包块。腹膜假性黏液瘤可以起源于胃肠道、胆囊、胰腺或卵巢的黏液性癌。绝大多数腹膜假性黏液瘤都是由阑尾低级别黏液性癌破裂后,上皮细胞和黏液渗透到腹膜腔发展而来。腹腔内转移的部位与肿瘤细胞经淋巴管转移的途径及重力作用有关,一般多分布在右膈下、网膜及盆腔。目前认为阑尾来源的腹膜假性黏液瘤病理学更倾向于黏液腺癌,具有浸润性,临床预后较差。

　　临床症状多不明显,可表现为腹痛、腹胀及体重减轻,晚期可因大量黏液腹水导致小肠梗阻。实验室肿瘤标志物检查缺乏特异性,部分研究认为 CEA、CA125 和 CA19-9 与预后及复发风险可能有相关性。CT 和 MRI 常用来评估小肠受累及腹膜和肠系膜表面的转移病灶。术前肠镜检查有助于诊断阑尾黏液性肿瘤。

　　传统手术对腹膜假性黏液瘤难以根治,复发率极高,而全身化疗效果也不明显。目前的治疗一般以减瘤手术联合化疗药物腹腔热灌注为主。减瘤手术目标是切除所有可见肿瘤,一般要求无大于 2.5mm 肿瘤残留。来源于阑尾的腹膜假性黏液瘤,常建议行右半结肠切除手术。目前报道减瘤手术联合化疗药物腹腔热灌注治疗的病例 10 年生存率可以达到 55%。

(刘原兴)

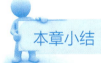

本章小结

　　急性化脓性腹膜炎通常由细菌性、物理性或化学性损伤引起。根据病因不同可分为细菌性及非细菌性;根据临床病程不同分为急性、亚急性、慢性;根据病理学不同分为原发性和继发性;根据分布范围不同分为弥漫性和局限性。腹痛是最主要的临床表现,常常伴有消化道症状。继发性腹膜炎绝大多数需要手术治疗,对原发病灶诊断不明,或不能排除脏器坏死或穿孔,或感染情况严重者,也应该尽早手术探查。腹腔感染的炎性渗出在局部积聚包裹形成腹腔脓肿,脓肿发生的位置与病人的原发疾病息息相关,治疗目前以经皮穿刺置管引流为主。腹膜继发性肿瘤最常见的是恶性肿瘤腹膜转移,多为原发疾病的终末期。腹膜原发性肿瘤相对罕见,包括原发性恶性腹膜间皮瘤、原发性腹膜浆液性癌等。

思考题

　　1. 弥漫性腹膜炎导致病人休克的发病机制有哪些?
　　2. 急性化脓性腹膜炎的处理原则是什么?

第十三章
肠结核和结核性腹膜炎

肠结核和结核性腹膜炎均属由结核分枝杆菌引起的腹腔结核,多继发于肺结核或体内其他部位结核。除结核中毒症状外,肠结核以非特异性腹痛为主要临床表现,而结核性腹膜炎有腹痛、腹水和腹部肿块等临床表现。肠镜检查及活检可辅助诊断肠结核,干酪样肉芽肿是肠结核的特征性病理改变,腹水化验及腹腔活检等检查可辅助确诊结核性腹膜炎。确诊后应对病人进行标准抗结核治疗。

第一节 肠 结 核

一、概述

肠结核(intestinal tuberculosis,ITB)是结核分枝杆菌侵犯肠道引起的慢性特异性感染,绝大多数继发于肺结核,特别是开放性肺结核。该病在发展中国家较常见,以往少见于欧美等国,但近年随着艾滋病病人增加和免疫抑制剂等广泛应用,肠结核在发达国家也有增加的趋势。该病多发生在青壮年,40岁以下占91.7%,男性多于女性,约1.75∶1。

二、病因与发病机制

肠结核一般由人型结核杆菌引起,偶有因饮用带菌牛奶或乳制品而发生牛型结核分枝杆菌感染。结核病是人体和结核分枝杆菌相互作用的结果,当入侵的结核杆菌数量较多、毒力较强,而机体免疫功能降低、肠道功能紊乱时,容易发病。

结核杆菌侵犯肠道的主要途径如下。

(一) 胃肠道

胃肠道是肠结核的主要感染途径。原有开放性肺结核病人,因经常吞咽含有结核菌的自身痰液而继发感染;或经常与肺结核病人密切接触,又忽视消毒隔离措施可引起原发性肠结核;或食用未经消毒或带菌的牛奶。结核杆菌被食入后,因其具有含脂外膜,多数不被胃酸杀灭。病菌到达肠道(特别是在回盲部)时,含有结核杆菌的食物已成食糜,有较大机会直接接触肠黏膜,同时因回盲部存在着生理性潴留及逆蠕动,更增加感染机会,加之回盲部有丰富的淋巴组织,对结核的易感性增加。因此,回盲部是肠结核的好发部位,但胃肠道其他部位也可受累。

(二) 血行播散

血行播散也是肠结核的感染途径之一。常见于粟粒型肺结核经血行播散而侵犯肠道。

(三)邻近结核病灶播散

肠结核还可由腹腔内结核病灶直接蔓延而引起,如输卵管结核、结核性腹膜炎、肠系膜淋巴结核等,此种感染主要通过淋巴管播散。

三、病理

肠结核好发于回盲部,其次为升结肠、空肠、横结肠、降结肠、阑尾、十二指肠及乙状结肠等处,偶有位于直肠者。结核菌侵入肠道后,其病理变化由人体对结核杆菌的免疫力与过敏反应的情况而定。当机体过敏反应强时,病变往往以渗出为主;当感染细菌量多、毒力较大时,可见干酪样坏死(图 13-1)并形成溃疡,为溃疡型肠结核(约占 60%);若感染较轻、机体免疫力(主要是细胞免疫)较强时,则表现为肉芽组织增殖和纤维化,为增殖型肠结核(约占 10%)。兼有这两种病变者并不少见,称为混合型或溃疡增殖型肠结核(约占 30%)。

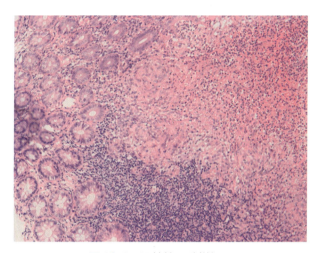

图 13-1　肠结核干酪样坏死

(一)溃疡型病变

结核杆菌侵入肠壁后,肠壁集合淋巴组织出现充血、水肿及渗出等病变,进一步发生干酪样坏死,随后形成溃疡并向周围扩展。溃疡边缘可不规则、深浅不一,有时可深达肌层或浆膜层,甚至累及周围腹膜或邻近肠系膜淋巴结。溃疡底部多有闭塞性动脉内膜炎,因此很少引起大出血。溃疡型肠结核常与肠外组织粘连,因此肠穿孔发生率低,但可发生慢性穿孔形成腹腔内包裹性脓肿或肠瘘。溃疡可沿肠壁淋巴管扩展,多呈环状。在修复过程中,因有大量纤维组织增殖和瘢痕形成,易导致肠腔环形狭窄。

(二)增殖型病变

常见于盲肠,有时可累及末段回肠和升结肠。初期局部水肿、淋巴管扩张。慢性期有大量结核性肉芽组织和纤维组织增殖,局部肠壁增厚、僵硬,亦可见肿块样突入肠腔,上述病变可致肠狭窄,甚至引起肠梗阻。

(三)混合型病变

兼有上述两种类型病变者称为混合型。

四、临床表现

多数起病缓慢,病程较长,多见于中青年。疾病早期缺乏特异症状,但随病情进展可有以下几种表现。

1. 腹痛　一般为隐痛或钝痛,多位于右下腹回盲部,而小肠结核疼痛则多在脐周。如果发生不全性肠梗阻,则可为持续性疼痛、阵发性加剧,伴肠鸣音活跃,排气后缓解。有时进餐可诱发腹痛和排便,排便后腹痛缓解。此为进食引起胃回肠反射或胃结肠反射所致,促发病变肠段痉挛或蠕动增强。

2. 腹泻与便秘　腹泻是溃疡型肠结核的主要症状之一。排便次数因为病变范围和严重程度不同而异,一般每天 2~4 次,严重者可达每天 10 余次。排便不伴里急后重,粪便多为糊状,一般无黏液、脓血,重者可含少量黏液及脓液,血便较少见。有时会出现腹泻与便秘交替,与病变引起的胃肠功能紊乱有关。增殖型肠结核多以便秘为主要表现。

3. 腹部肿块　常位于右下腹,一般比较固定,中等硬度,有时表面不平,可有轻压痛。主要见于增殖型肠结核,也可见于溃疡型肠结核合并局限性腹膜炎,病变肠段和周围组织粘连,或合并肠系膜淋巴结核等。

4. 全身症状及肠外结核表现　结核中毒症状引起的全身症状多见于溃疡型肠结核,表现为不同热型的长期发热伴盗汗,可有乏力、消瘦、贫血,随病程进展而出现维生素缺乏等营养不良的表现。可同时存在肠外结核特别是活动性肺结核的表现。增殖型肠结核病程较长,全身情况一般较好,无发热或时有低热,多不伴肠外结核表现。

5. 并发症　以肠梗阻多见,可有慢性穿孔、瘘管形成,肠出血较少见,偶有急性肠穿孔。可因合并结核性腹膜炎而出现相应的临床表现。

五、辅助检查

1. 血常规与血沉　白细胞计数一般正常,红细胞及血红蛋白常偏低,呈轻、中度贫血,以溃疡型病人为多见。活动期病人血沉常增快。

2. 粪便检查　溃疡型肠结核粪便多为糊状,一般无肉眼黏液和脓血,但镜下可见少量脓细胞和红细胞。

3. 结核菌素试验　目前国内均采用结核菌素纯蛋白衍生物(purified protein derivative,PPD)。通常将 PPD(1∶2 000)0.1ml(5IU)注入左前臂内侧上中 1/3 交界处皮内,局部形成皮丘。48~96h(一般为72h)观察局部硬结大小、有无水疱或破溃坏死。判断标准:小于 5mm 为阴性(−),5~9mm 为阳性(+),10~19mm 为中度阳性(++),20mm 及以上或不足 20mm 但有水疱或坏死为强阳性(+++)。阳性反应表示感染,3 岁以下婴幼儿可诊断为活动性结核;成人强阳性提示活动性结核病可能;但在重型病人中,本试验可呈阴性,故阴性不能排除诊断。

4. γ干扰素释放试验(interferon gamma release assays,IGRAs)　通过检测结核分枝杆菌感染后致敏 T 淋巴细胞分泌特异性的细胞因子 IFN-γ 来诊断是否存在结核感染,包括 QFT-GIT 和 T 细胞斑点试验(T cells spot test,T-SPOT)。这是目前公认为诊断结核感染较为敏感和特异的方法,在鉴别活动性与潜伏性结核感染、结核发病风险的预测、抗结核治疗的疗效监测等方面具有重要的临床应用价值。

5. X 线　消化道钡剂造影或钡剂灌肠造影对肠结核诊断具有重要价值。

(1)溃疡型肠结核:多黏膜皱襞紊乱,肠管痉挛收缩,钡剂于病变肠段呈激惹征象,充盈不佳且排空较快,而病变上下肠段则充盈良好,称为 X 线钡影"跳跃征"或"Stierlin 征"。

(2)增殖型肠结核:可见假息肉形成、肠腔不规则狭窄及变形。回盲瓣受累,升结肠缩短变形使盲肠上提,回肠盲肠正常角度消失,末段回肠与盲肠同时受累是肠结核的特点,有鉴别诊断价值。

(3)混合型:包括以上两种类型影像特征,但常以一种类型为主。

6. CT　病变常以回盲部为中心,肠壁轻度增厚,管腔狭窄变形,受累范围较长;可见增殖型肠结核形成的肿块,其中心可见肠内气体;口服对比剂在回盲部常充盈不良。增强扫描动脉期病变中度强化,伴肠系膜淋巴结增大。

7. 结肠镜检查　可直接观察结肠和末段回肠(图13-2A),并可行活检。病变主要位于回盲部(图13-2B),内镜下可见病变黏膜充血水肿、糜烂、溃疡形成,溃疡常呈环形、边缘呈鼠咬状。此外,还可见大小不等的炎性息肉、肠腔变窄等。结肠镜活检发现干酪样肉芽肿或抗酸杆菌具有确诊意义。

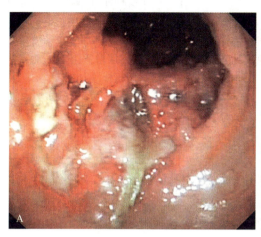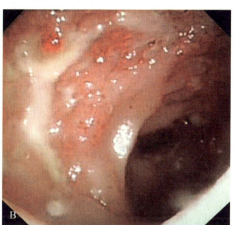

图 13-2　肠结核结肠镜检查
A. 结肠镜下末端回肠肠结核表现;B. 结肠镜下回盲部肠结核表现。

六、诊断与鉴别诊断

(一) 诊断

典型病例诊断并不困难,如有以下情况应考虑本病:①青壮年病人,原有肠外结核,特别是开放性肺结核,或原发病灶好转而一般情况及消化道症状加重;②有腹痛、腹泻或腹泻便秘交替等消化道症状;③有发热、盗汗、食欲缺乏、消瘦等全身症状;④腹部特别是右下腹压痛、肿块或不明原因的肠梗阻表现;⑤钡剂造影提示回肠激惹、跳跃征或充盈缺损、狭窄等表现;⑥结肠镜见右半结肠为主的炎症、溃疡、瘢痕,回盲部畸形、溃疡以及回肠的炎症、溃疡等;⑦病理活检发现干酪性肉芽肿等结核特征改变或抗酸染色发现抗酸杆菌。不典型病例,高度怀疑尚不能确诊者可给予诊断性抗结核治疗4~6周以助确诊。不能除外肠癌、肠道恶性淋巴瘤者应考虑早期剖腹探查。

(二) 鉴别诊断

肠结核主要表现为腹痛、大便习惯改变、腹部包块等,因此易与多种肠道疾病混淆,主要应与以下疾病鉴别。

1. 克罗恩病　由于具有慢性腹泻、腹痛、包块、发热、营养障碍等相似临床表现,临床常不易鉴别,综合分析有助于不典型病人的鉴别诊断(表13-1)。

表 13-1　肠结核与克罗恩病的鉴别

鉴别要点	肠结核	克罗恩病
结核病史	常有	常无
肠外结核	伴有	不伴
病程	缓慢,多为进行性	更慢,波动性
瘘管、脓肿、肛门病变	少见	多见
活动性便血	少见	多见

续表

鉴别要点	肠结核	克罗恩病
X 线	回盲部病变为主 多呈非节段性	末端回肠病变为主 呈节段性
结肠镜	回盲瓣呈唇形,不规则溃疡,环行分布多见	节段性、铺路石样改变,非对称性,纵行溃疡,裂沟多见
黏膜活检特征	较大、致密且融合的肉芽肿伴干酪样坏死,黏膜下层闭锁,抗酸染色查见结核杆菌	较小、松散而分散的非干酪样肉芽肿、裂隙状溃疡,黏膜下层增宽、淋巴细胞积聚,抗酸染色未查见结核杆菌
TB-PCR	阳性	阴性
T-SPOT	阳性	阴性
抗结核治疗	有效	无效

2. 肠道恶性淋巴瘤   具有发热、腹痛、肠道溃疡等症状,应与肠结核鉴别。肠道淋巴瘤具有以下特点可作鉴别:①青年男性多见,病程短,进展快,发热、贫血、体重下降明显;②便血、腹部肿块多见;③X 线或结肠镜可见病变广泛,溃疡偏大而不规则,极少有狭窄或梗阻表现;④抗结核治疗无效;⑤活检可发现大而不规则的淋巴细胞浸润,免疫组化和分子病理检测可证实其恶性克隆。

3. 阿米巴或血吸虫性结肠炎   常有可疑的感染史。常见脓血便,粪便常规或检查可找到病原体。结肠镜检查有助鉴别诊断。相应的特效治疗有明显疗效。

4. 升结肠癌   发病年龄常在 40 岁以上。可以腹泻、贫血为主要表现,病情进行性发展,可有腹部肿块、出血、梗阻表现。但无肠外结核史,发热、盗汗等结核中毒症状少见。结肠镜及病理活检可鉴别。

5. 溃疡性结肠炎   如有倒灌性回肠炎,鉴别稍难。但本病以便血为主,结肠镜可发现左半结肠黏膜炎症等典型大体改变可鉴别。

6. 其他   如小肠吸收不良综合征、肠易激综合征、慢性阑尾炎和肠套叠也应注意鉴别。

七、治疗

肠结核治疗目的是消除症状、改善全身情况、促使病灶愈合及防治并发症。与肺结核一样,均应强调早期、规律、联合、适量及全程用药。

(一) 非手术治疗

1. 休息与营养   合理的休息与营养应作为治疗结核的基础。活动性肠结核应强调卧床休息、减少热量消耗、改善营养、增加机体抗病能力。

2. 抗结核药物治疗   是本病治疗的关键。以往抗结核药物治疗要求 1~1.5 年,由于有效杀菌剂的问世,合理的联合用药使疗效提高,现多主张 6~9 个月短程治疗,效果甚佳。常用药物包括异烟肼(INH)300mg/d、利福平(RFP)450mg/d、吡嗪酰胺(PZA)1~2g/d、乙胺丁醇(EMB)750mg/d 或链霉素(SM)0.75~1g/d。治疗方案可选用 2 个月的强化期和 4~6 个月的继续期化疗方案,即 3~4 种药联合 2 个月,继以 2 药合用 4 个月,如 2SHRZ/4HR 或 2EHRZ/4HR,亦可用 2SHR/6HR 或 2HRZ/4HR。应注意强化期和维持治疗阶段都必须含有两种杀菌剂。

不少患者病程长,治疗不正规,纤维病变妨碍药物渗入,影响疗效。因此对这些病例应认真分析主要病变性质或治疗失败原因,适当更换方案或新药,必要时延长疗程。

3. 对症处理   腹痛可用颠茄、阿托品或其他抗胆碱药物。不完全性肠梗阻有时需行胃肠减压,并纠正水、电解质代谢紊乱。有贫血及维生素缺乏症表现者,对症用药。

（二）手术治疗

手术治疗的适应证包括：①完全性肠梗阻，或部分性肠梗阻经内科治疗未见好转者；②急性肠穿孔，或慢性肠穿孔瘘管形成经内科治疗未闭合者；③肠道大量出血经积极抢救未能有效止血者；④诊断困难需剖腹探查者。

八、预后

肠结核的预后取决于早期诊断和及时治疗，病变处于渗出阶段时，经积极治疗可痊愈，预后良好。肠结核有时与炎症性肠病、肠道淋巴瘤不易鉴别，如治疗不及时导致肠穿孔或肠道大出血等，则预后欠佳。

（王邦茂）

第二节　结核性腹膜炎

一、概述

结核性腹膜炎（tuberculous peritonitis）又称腹膜结核，是由结核分枝杆菌引起的慢性弥漫性腹膜感染，可以累及腹膜腔、肠系膜及大网膜，约占腹部结核的 31%~58%。本病可见于任何年龄，以青壮年多见，一般以 35~45 岁年龄段最多。本病好发于女性，男女之比约为 1 :(1.8~2)。营养不良、酗酒、使用激素或免疫抑制剂、慢性肾衰竭行腹膜透析病人及艾滋病病人易患本病。

二、病因与发病机制

本病由结核分枝杆菌感染腹膜引起，多继发于肺结核或体内其他部位结核病。结核分枝杆菌感染腹膜的途径以腹腔内的结核病灶直接蔓延为主，肠系膜淋巴结结核、输卵管结核、肠结核等为最常见的直接原发病灶。少数病例由血行播散引起，常可发现活动性肺结核（原发感染或粟粒性肺结核）、骨关节结核或睾丸结核，并可伴结核性多浆膜炎、结核性脑膜炎等。有时腹腔内干酪坏死病灶破溃可导致急性弥漫性腹膜感染。

三、病理

根据本病的病理解剖特点，可分为渗出、粘连、干酪三型，以前两型为多见。在本病发展的过程中，上述两种或三种类型的病变可并存，称为混合型。

（一）渗出型

本型最常见，腹膜不同程度充血水肿，表面覆盖纤维蛋白渗出物，有许多黄白色或灰白色细小结节，随着病程发展可融合成较大的结节或斑块。腹腔内有浆液纤维蛋白渗出物积聚，腹水少量至中等量，呈草黄色，有时可为淡血性，偶见乳糜性腹水。

（二）粘连型

以肉芽组织增生为主，大量纤维组织增生导致腹膜、肠系膜明显增厚。肠袢相互粘连，或与其他脏器粘连、缠绕,肠管常因受到压迫与束缚而发生肠梗阻。大网膜可增厚变硬,卷缩成团块,严重者肠腔完全闭塞。本型常由渗出型在腹水吸收后逐渐形成,但也可因起病隐袭,病变发展缓慢,病理变化始终以粘连为主。

(三) 干酪型

以干酪坏死病变为主(图 13-3),肠管、大网膜、肠系膜或腹腔内其他脏器之间相互粘连,分割成许多小房,小房腔内有混浊脓性积液,干酪坏死的肠系膜淋巴结参与其中,形成结核性脓肿。小房可向肠管、腹腔或阴道穿破而形成窦道或瘘管。本型多由渗出型或粘连型演变而来,是本病的重型,常有并发症。

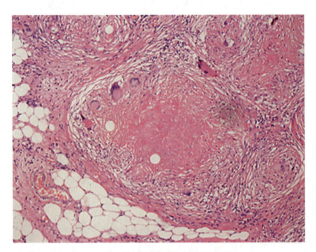

图 13-3　结核性腹膜炎干酪样坏死

四、临床表现

结核性腹膜炎的临床表现因病理类型及机体反应性的不同而异。一般起病缓慢,早期症状较轻;少数起病急骤,以急性腹痛或骤起高热为主要表现;部分起病隐袭,无明显症状,仅因和本病无关的腹部疾病行手术时意外发现。临床出现发热、腹痛、腹水时需考虑本病。大多数病人缺乏典型的临床表现,可与肠外结核并存。

(一) 症状

1. 全身症状　结核中毒症状常见,主要是发热与盗汗。热型以低热与中等热为最多,约 1/3 病人有弛张热,少数可呈稽留热。高热伴明显结核中毒症状者,主要见于渗出型、干酪型,或见于伴有粟粒型肺结核、干酪样肺炎等严重结核病的病人。由于慢性消耗以及结核中毒症状所致的食欲不振、能量摄入不足,半数以上病人体重下降、倦怠疲乏;后期出现营养不良,表现为消瘦、水肿、贫血、舌炎、口角炎等。此外,育龄期女性常出现停经及不育。

2. 腹胀　约 2/3 的病人起病时即出现腹胀。渗出型早期病人胃肠功能紊乱,后随腹水增多腹胀明显。粘连型可致肠胀气或不全性肠梗阻,也可有腹胀伴腹痛症状。

3. 腹痛　早期腹痛不明显,常由于腹膜炎症、腹膜与肠袢粘连、不全性肠梗阻等引起,故多见于粘连型。疼痛性质一般较轻,多为慢性隐痛、钝痛与胀痛,常局限于脐周或某一部位,也可波及全腹。当并发肠结核、肠系膜淋巴结结核、肠粘连或不完全性肠梗阻时,可出现阵发性绞痛。偶可表现为急腹症,系因肠系膜淋巴结结核或腹腔内其他结核的干酪样坏死病灶溃破引起,也可由肠结核急性穿孔所致。

4. 腹泻与便秘　腹泻常见,一般每天不超过 3~4 次,粪便多呈糊样,不含脓血或黏液,无里急后重感。腹泻的具体机制尚不清楚,可能与腹膜炎所致的功能紊乱、部分溃疡型肠结核或干酪样坏死病变引起的肠管内瘘等因素有关。约 6.2%~19.6% 的病人出现便秘,多见于粘连型。极少数表现为腹泻与便秘交替。

(二) 体征

1. **腹部膨隆**　约 43.9%~95.2% 的病人腹部膨隆,多见于渗出型,有时见于粘连型。腹部膨隆多由腹水导致,表现为对称性、弥漫性膨隆,可伴有移动性浊音阳性。粘连型可因腹膜肠袢粘连团块出现局限性膨隆。

2. **腹部柔韧感**　以粘连型多见。由于腹膜遭受长期轻度刺激或粘连,腹部触诊有如揉面团样,又称为揉面感或柔韧感。需要注意的是,揉面感不是结核性腹膜炎的特有体征,血性腹水、腹膜转移癌时均可出现。约 40%~60% 病人出现局限性或弥漫性的腹部压痛,程度不一,通常无肌紧张及反跳痛。

3. **腹部肿块**　以粘连型或干酪型多见,常位于脐周,也可见于其他部位。肿块多由增厚的大网膜、肿大的肠系膜淋巴结、粘连成团的肠曲或干酪样坏死脓性物积聚而成,其大小不一、边缘不整、表面不平,有时呈结节感,活动度小。并发肠粘连或肠梗阻时,可见蠕动波、肠型。

4. **腹水**　病人常有腹胀感,可由结核中毒症状或腹膜炎伴肠功能紊乱引起。结核性腹膜炎的腹水以少量至中量多见。

5. **其他**　约 28.2% 的结核性腹膜炎病人伴肝脏胀大,可由营养不良所致脂肪肝或肝结核所致。

(三) 并发症

并发症以肠梗阻为常见,多见于粘连型。肠瘘多见于干酪型,往往同时有腹腔脓肿形成。

五、辅助检查

(一) 实验室检查

1. **血常规**　约 50%~60% 病人可有轻度至中度贫血,多见于病程较长而病变活动期,特别是干酪型或有并发症者。贫血常为正细胞正色素性。白细胞计数多正常,可轻度升高或降低,淋巴细胞比例可增高。若腹腔结核病灶急性扩散或干酪型腹膜炎病人,白细胞计数可明显升高。

2. **红细胞沉降率**　大多数结核性腹膜炎病人红细胞沉降率可显著增快,多数不超过 50mm/h,与病情严重程度一致,临床上往往作为结核病情活动的简易指标。但应注意部分病人血沉可正常。

3. **血清 CA125**　为高分子糖抗原,多数卵巢上皮肿瘤血清 CA125 升高。近年发现,某些结核性腹膜炎病人血清 CA125 水平可显著升高。因此,当 CA125 明显升高时,除外肿瘤及肝硬化,应考虑结核性腹膜炎的可能。此外,结核性腹膜炎抗结核治疗后 CA125 可降至正常水平,故 CA125 对判断抗结核治疗的疗效价值大于良恶性病变的鉴别。

4. **γ 干扰素释放试验**　有关内容详见本章第一节。

5. **腹水检查**

(1) 常规检查:腹水外观草黄色且浑浊,静置后有自然凝固块,少数为淡血色,偶见乳糜性,比重大于 1.018,蛋白质含量大于 30g/L,白细胞计数大于 500×10^6/L 以淋巴细胞为主,符合渗出液特点。若合并肝硬化腹水,则腹水比重、蛋白定量、细胞计数均低于典型改变,甚至接近漏出液,诊断更加困难,此时检测血清 - 腹水白蛋白梯度有助诊断。

(2) 腺苷脱氨酶(adenosine deaminase, ADA)检测:ADA 是嘌呤代谢中催化腺苷和脱氧腺苷脱氨生成次黄苷和脱氧次黄苷的一种核苷氨基水解酶,在 T 细胞中含量较高,与其增殖分化有关。结核性腹膜炎腹水 ADA 水平显著高于其他病因引起的腹水。腹水 ADA 测定对诊断结核性渗出液的价值明显高于组织活检和细菌培养。

(3) 结核杆菌检测:腹水浓缩涂片抗酸染色阳性率较低(<5%),结核菌培养阳性率也不高。PCR 能够检出标本中 3~1 000 个细菌,但不能区分结核菌的死活状态,同时存在假阳性。

6. 结核菌素试验　有关内容详见本章第一节。

(二) 影像学检查

1. 超声　可检出少量腹水,提示穿刺抽取腹水的准确位置,对腹部包块性质鉴别有一定帮助。

2. CT　首选检查方法,表现为腹水、腹膜增厚,增厚腹膜可呈小结节状,大网膜可呈饼状,可合并淋巴结肿大,增强扫描呈环形强化。

(三) 核素扫描

结核性腹膜炎时,^{67}Ga 在腹部呈弥漫性或局灶性聚集,而在肝内聚集减少。经抗结核治疗后,^{67}Ga 聚集消失。^{67}Ga 扫描不仅有助于结核性腹膜炎的诊断,而且可判断抗结核治疗的效果。

(四) 腹腔镜检查

腹腔镜虽为有创检查,但可以直视腹膜病变并活检取材,诊断结核性腹膜炎的敏感性为 93%,特异性为 98%。该法被认为是可疑结核性腹膜炎病人的首选检查方法,可见腹膜增厚、肉芽肿样改变及粟粒样结节等(图 13-4)。需注意的是,腹腔镜下观察到的肉芽肿样改变,也可见于结节病、克罗恩病及腹膜癌症播散等,因此需要结合病理检查。腹腔镜检查对于腹膜有广泛粘连者属禁忌。

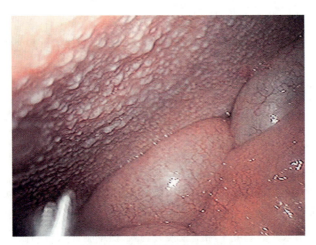

图 13-4　结核性腹膜炎腹腔镜检查所见

六、诊断与鉴别诊断

(一) 诊断

有以下情况应考虑本病:①中青年病人,有结核病史,伴有其他器官结核病证据;②发热原因不明 2 周以上,伴有腹痛、腹胀、腹水、腹部包块或腹壁柔韧感;③腹水为渗出液,以淋巴细胞为主,普通细菌培养阴性;④胃肠钡剂 X 线检查发现肠粘连等征象;⑤结核菌素(PPD)试验呈强阳性。参照 Lingenfelser 等归纳的诊断标准,具备下列条件之一可确诊:①腹膜活检组织学证明干酪性肉芽肿;②腹膜组织、腹水涂片抗酸杆菌阳性和 / 或腹水、组织结核菌培养阳性;③抗结核治疗有效,经临床、放射学、超声等证实其治疗效果且无复发。不典型病例主要为游离腹水的病例,行腹腔镜检查并取材活检,符合结核改变可确诊。有广泛腹膜粘连者腹腔镜检查属禁忌,需结合超声、CT 等检查排除腹腔肿瘤,有手术指征者剖腹探查。

(二) 鉴别诊断

1. 以腹水为主要表现的疾病

(1)腹腔恶性肿瘤:肿瘤原发灶隐蔽而已有广泛腹膜转移的病例,包括腹膜转移癌、恶性淋巴瘤、腹膜间皮瘤等,与结核性腹水鉴别有相当困难。腹水细胞学检查若找到癌细胞,腹膜转移癌可确诊。可同时通过超声、CT 等检查寻找原发灶；对未找到癌细胞而鉴别有困难者，腹腔镜检查多可明确诊断。

（2）肝硬化腹水：腹水为漏出液，且伴有失代偿肝硬化典型表现，鉴别无困难。当肝硬化合并结核性腹膜炎时，因后者临床表现不典型且腹水可接近漏出液，则容易漏诊或不易与原发性细菌性腹膜炎鉴别。如病人腹水以淋巴细胞为主，普通细菌培养阴性，特别是有结核病史、接触史或伴有其他器官结核病灶，要考虑肝硬化合并结核性腹膜炎的可能，必要时行腹腔镜检查。

（3）其他疾病引起的腹水：结缔组织病、Meigs 综合征、Budd-Chiari 综合征、缩窄性心包炎等。

2. 以腹部包块为主要表现的疾病

（1）腹腔肿瘤：结核性腹膜炎粘连型、干酪型均可在腹部触及粘连包块，有时与肿瘤不易鉴别。但结核病病人发病年龄较轻，病程缓慢，全身状况较好，腹部包块触诊质地较韧，叩诊可呈鼓音。超声或 CT 可见非实质性包块，其中有气体或肠管影像。

（2）炎性包块：急性阑尾炎、克罗恩病肠穿孔、内瘘等形成局部粘连的炎性包块与腹膜结核易于混淆，大多数可通过分析病史和辅助检查确诊，有时需要剖腹探查。

3. 以发热为主要表现的疾病 结核性腹膜炎有时以发热为主要症状而腹部体征不明显，需要与引起长期发热的其他疾病鉴别。

4. 以急性腹痛为主要表现的疾病 结核性腹膜炎可因干酪样坏死灶溃破而引起急性腹膜炎，或因肠梗阻而发生急性腹痛，此时应与常见外科急腹症鉴别。注意询问结核病史、寻找腹膜外结核病灶、分析有无结核中毒症状等以避免误诊。

七、治疗

本病治疗的关键是及早给予合理、足够疗程的抗结核化学药物治疗，以期消除症状、避免复发和防止并发症。注意休息和加强营养，以调整全身情况和增强抵抗力是重要的辅助治疗措施。

（一）非手术治疗

非手术治疗原则和常规用药选择与肠结核非手术治疗相同，有关内容参见第十三章第一节。治疗中仍有一些特殊情况，处理时需注意。

1. 激素的应用 尚存争议。目前一般认为，对高热、中毒症状严重的病例，在联合、足量、规则治疗的同时，为控制中毒症状与炎性渗出、防止纤维化粘连等并发症，可给予肾上腺皮质激素治疗。

2. 结核性腹膜炎合并肝硬化 大多数抗结核药物具有肝脏毒性，为坚持规则抗结核药物治疗，应尽可能选用肝脏毒性低的药物，或适当减少用药剂量，如尽可能减少异烟肼与利福平的合用。对有肝脏病史的病人，含氧氟沙星的抗结核治疗方案对结核性腹膜炎有效。

（二）手术治疗

由于内科抗结核治疗可获得满意疗效，一般不需要手术治疗。外科手术治疗的指征如下：①并发完全性急性肠梗阻，或不完全性慢性肠梗阻经非手术治疗（如禁食、胃肠减压、胃肠外高营养和抗结核治疗等）无效；②急性肠穿孔或腹腔脓肿经抗感染治疗未见好转；③肠瘘经抗结核化疗、加强营养而未能闭合；④本病诊断有困难，与腹腔肿瘤或急腹症无法鉴别而需剖腹探查。

八、预后

在抗结核药物应用前，本病病死率可达 60%。自使用抗结核药物治疗后，本病可治愈。预后与病理类型有关：腹水型较好，粘连型次之，干酪型最差。如有严重并发症（严重肺结核或粟粒结核合并结核性腹膜炎），则预后较差。

（王邦茂）

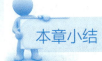

本章小结

　　本章介绍了结核病在消化系统的两种主要表现形式,即肠结核和结核性腹膜炎。消化系统是肺外结核最常累及的部位,结核杆菌感染是其共同的病原学基础。因此,肠结核和结核性腹膜炎发病机制及病理生理有许多共同之处,主要区别在于肠结核一般局限于肠道,以回盲部病变为主;结核性腹膜炎则表现为腹腔弥漫性病变。少数情况下,两种疾病可能同时存在。由于结核杆菌是共同的病原菌,两种疾病存在一些共同临床表现,比如:长期发热伴盗汗、乏力、消瘦、贫血等中毒症状。因病变累及的部位及解剖学特征差异,肠结核临床表现为腹痛、腹部包块、腹泻与便秘等;结核性腹膜炎主要表现为腹胀、腹痛、腹水及腹部柔韧感等。肠镜检查结合病理活检是诊断肠结核的重要手段之一,而腹水检查是诊断结核性腹膜炎的重要手段,抗酸染色发现结核杆菌是两者确诊的依据。除 PPD 试验外,结核杆菌 PCR、结核 T-SPOT 试验等新的检测手段有利于临床诊断。无论是肠结核还是结核性腹膜炎,其治疗方案与肺结核的治疗类似,一般主张 3~4 种抗结核药物联合应用。如果治疗及时预后均较好,合并有肠梗阻、肠穿孔或消化道大出血病人可考虑手术干预。

思考题

1. 简述肠结核的发病机制。
2. 简述肠结核病理类型与临床表现的关系。
3. 如何鉴别肠结核与克罗恩病?
4. 简述结核性腹膜炎的腹水性质和特征。
5. 肠结核和结核性腹膜炎的手术治疗的指征有哪些?

第十四章
腹 外 疝

　　疝(hernia)一词来源于希腊语花苞(hernios)。腹外疝是腹部外科最常见的疾病之一,其中以腹股沟疝发生率最高,股疝次之,此外,还有切口疝、脐疝、白线疝等。腹股沟斜疝、直疝及股疝均发生于耻骨股孔内。耻骨肌孔是腹股沟处的腹壁薄弱区,是疝的易发部位。手术修补是治疗腹外疝最有效的办法。手术治疗腹股沟疝是从16世纪末开始的。1887年Bassini开创了被奉为经典的Bassini腹股沟疝修补术。1986年,美国外科医师Lichtenstein提出了无张力腹股沟疝修补术,无张力疝修补术后复发率低。1992年在腹腔镜下行腹股沟疝修补术。目前,最常用的腹腔镜腹股沟疝修补术有经腹腹膜前修补法(TAPP)和完全腹膜外修补法(TEP),都在腹膜前间隙将补片覆盖固定于耻骨肌孔处。

第一节 概 述

　　体内某些脏器或组织离开其正常解剖部位,通过先天或后天形成的薄弱点、缺损或孔隙进入另一部位,称为疝(hernia)。疝多发生于腹部,包括腹内疝和腹外疝。腹外疝是由于腹腔内的某些脏器或组织经腹壁薄弱点、缺损或孔隙向体表突出而形成。腹内疝是由脏器或组织经过正常或异常的孔隙进入腹腔内的间隙或囊内而形成,如网膜孔疝。其中,以腹外疝多见。

一、病因

疝的发生常是腹壁强度降低和腹内压力增高两方面因素共同作用的结果。

(一) 腹壁强度降低

引起腹壁强度降低的因素较多,包括解剖、生理和病理三个方面。最常见的因素有:①某些组织穿过腹壁的部位,如精索或子宫圆韧带穿过腹股沟管、股动静脉穿过股管、脐血管穿过脐环等处;②腹白线因发育不全也可成为腹壁的薄弱点;③腹部手术切口愈合不良、腹壁外伤及感染、腹壁神经损伤、老年、久病和肥胖所致肌萎缩等也常是腹壁强度降低的原因。另外,遗传因素及长期吸烟也可引起腹壁强度降低。

(二) 腹内压力增高

慢性咳嗽、长期便秘、排尿困难、搬运重物、举重、腹水、妊娠、婴儿经常啼哭等是引起腹内压力增高的常见原因。

二、病理解剖

典型的腹外疝由疝环、疝囊、疝内容物和疝外被盖四个部分组成。疝囊是憩室样突出的壁腹膜,由疝囊颈和疝囊体组成。疝囊颈是疝囊较狭窄的部分,位于疝环处。疝囊体是疝囊的膨大部分,形成的囊腔是疝内容物留居之处。疝环是疝突向体表的门户,又称疝门,亦即腹壁薄弱区或缺损所在。疝内容物是进入疝囊的腹内脏器或组织,以活动度较大的小肠最多见,大网膜次之。此外如盲肠、阑尾、乙状结肠、横结肠、膀胱、卵巢等均可作为疝内容物进入疝囊,但较少见。疝外被盖是指疝囊以外的各层组织,通常由筋膜、肌肉、皮下组织和皮肤组成。

三、临床类型

腹外疝分为易复性疝、难复性疝、嵌顿性疝、绞窄性疝等类型。

(一) 易复性疝(reducible hernia)

疝内容物容易回纳入腹腔的疝,临床表现为随体位和腹压改变而变化的可复性包块,称易复性疝。有的腹股沟疝的疝囊位于腹股沟管内,肠内容物疝出时,视诊不能看到,称为隐匿性疝,易自然回纳,也属易复性疝。

(二) 难复性疝(irreducible hernia)

疝内容物不能回纳或不能完全回纳入腹腔内,但未引起嵌顿者,称难复性疝。疝内容物反复突出,使疝囊颈受摩擦损伤、产生粘连是导致疝内容物不能回纳的常见原因,这种疝的内容物多数是大网膜。有些病程长、腹壁缺损大的巨大疝,因内容物较多,腹壁已完全丧失抵挡内容物突出的作用,也常难以回纳。另有少数病程较长的疝,因内容物不断进入疝囊时产生的下坠力量将囊颈上方的腹膜逐渐推向疝囊,尤其是髂窝区后腹膜与后腹壁结合松弛,更易被推移,以至盲肠(包括阑尾)、乙状结肠或膀胱随之下移而成为疝囊壁的一部分(图14-1)。这种疝称为滑动疝,也属难复性疝。与易复性疝一样,难复性疝的内容物并无血运障碍,也无严重的临床症状。

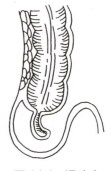

图 14-1 滑动疝

(三) 嵌顿性疝(incarcerated hernia)

疝囊颈较小而腹内压突然增高时,疝内容物可强行扩张疝囊颈而进入疝囊,随后因囊颈的弹性收缩,又将内容物卡住,使其不能回纳,这种情况称为嵌顿性疝。疝发生嵌顿后,如其内容物为肠管,肠壁及其系膜可在疝囊颈处受压,先使静脉回流受阻,导致肠壁淤血和水肿,疝囊内肠壁及其系膜渐增厚,颜色由正常的淡红逐渐转为深红,囊内可有淡黄色渗液积聚,可导致肠管受压情况加重而更难回纳。肠管嵌顿时肠系膜内动脉的搏动可触及,嵌顿如能及时解除,病变肠管可恢复正常。

(四) 绞窄性疝(strangulated hernia)

肠管嵌顿如不及时解除,肠壁及其系膜受压情况不断加重可使动脉血流减少,最后导致血流完全阻断,即为绞窄性疝。此时肠系膜动脉搏动消失,肠壁逐渐失去其光泽、弹性和蠕动能力,最终变黑坏死,疝囊内渗液变为淡红色或暗红色。如继发感染,疝囊内的渗液则为脓性。感染严重时,可引起疝外被盖组织的蜂窝织炎。积脓的疝囊可自行穿破或误被切开引流而发生粪瘘(肠瘘)。

嵌顿性疝和绞窄性疝实际上是一个病理过程的两个阶段,临床上有时区分困难。肠管嵌顿或绞窄时,可导致急性机械性肠梗阻。但有时嵌顿的内容物仅为部分肠壁,系膜侧肠壁及其系膜并未进入疝囊,肠腔并未完全梗阻,这种疝称为肠管壁疝或 Richter 疝(图14-2)。如嵌顿的内容物是小肠憩室(通常是 Meckel 憩室),则称为 Littre 疝。嵌顿的内容物通常为一段肠管,但有时嵌顿肠管可包括几个肠袢,或呈"W"形,疝囊内各嵌顿肠袢之间的肠管可隐藏在腹腔内,这种情况称为 Maydl 疝(也称逆行性嵌顿疝)(图14-3)。逆行性嵌顿疝一旦发生绞窄,不仅疝囊内的肠管可坏死,腹腔内的中间肠袢也可坏死;甚至有时疝囊内的肠管尚存活,而腹腔内的肠袢已坏死。所以,在手术处理嵌顿性或绞窄性疝时,应特别警惕有无逆行性嵌顿,必须把腹腔内有关肠袢牵出检查,仔细判断肠管活力,以防隐匿于腹腔内的中间坏死肠袢被遗漏。

因疝环周围组织一般比较柔软,儿童疝嵌顿后较少发生绞窄。

(陈 杰)

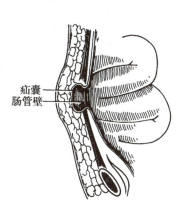

图 14-2 Richter 疝

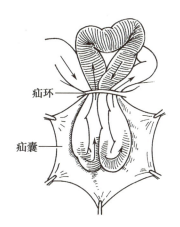

图 14-3 Maydl 疝(逆行性嵌顿疝)

第二节 腹 股 沟 疝

腹股沟区是前外下腹壁的三角形区域,其下界为腹股沟韧带,内界为腹直肌外侧缘,上界为髂前上棘至腹直肌外侧缘的一条水平线。腹股沟疝(inguinal hernia)是指发生在这个区域的腹外疝。

腹股沟疝分为斜疝和直疝。疝囊经过腹股沟管深环(内环)突出,向内、向下、向前斜行在精索内筋膜内经过腹股沟管,可穿出腹股沟管浅环(皮下环)进入阴囊,称为腹股沟斜疝(indirect inguinal hernia)。疝囊经腹壁下动脉内侧的直疝三角直接由后向前突出,不经过内环,疝囊与精索关系不紧密,较少进入阴囊,称为腹股沟直疝(direct inguinal hernia)。

腹股沟斜疝是最多见的腹外疝,约占全部腹外疝的 75%~90%,并且占腹股沟疝的 85%~95%。腹股沟疝男性多于女性,男女发病率之比约为 15∶1;右侧多于左侧。

一、腹股沟区解剖概要

(一)腹股沟区的解剖层次
由浅而深,有以下各层。

1. 皮肤、皮下组织、浅筋膜和深筋膜。

2. 腹外斜肌　其在髂前上棘与脐之间连线以下移行为腱膜,即腹外斜肌腱膜。该腱膜下缘在髂前上棘至耻骨结节之间向后、向上反折并增厚形成腹股沟韧带。韧带内侧端一小部分纤维又向后、向下转折而形成腔隙韧带,又称陷窝韧带(Gimbernat 韧带)。它填充着腹股沟韧带和耻骨梳之间的交角,其边缘呈弧形,为股环的内侧缘。腔隙韧带向外侧延续的部分附着于耻骨梳,为耻骨梳韧带(Cooper 韧带)。这些韧带在传统的腹股沟疝修补手术中极为重要(图 14-4)。腹外斜肌腱膜纤维在耻骨结节外上方形成一个三角形的裂隙,即腹股沟管浅环(外环或皮下环)。腱膜深面与腹内斜肌之间有髂腹下神经及髂腹股沟神经通过,在施行疝修补手术时应避免其损伤。

3. 腹内斜肌和腹横肌　腹内斜肌在此区起自腹股沟韧带的外侧 1/2。肌纤维向内下走行,其下缘呈弓状越过精索前方、上方,在精索内后侧止于耻骨结节。腹横肌在此区起自腹股沟韧带外侧 1/3,其下缘也呈弓状越过精索上方,在精索内后侧与腹内斜肌融合而形成腹股沟镰(或称联合腱),也止于耻骨结节。

4. 腹横筋膜　位于腹横肌深面,分深、浅两层,腹壁下动静脉行走在其间。其下面部分的外侧 1/2 附着于腹股沟韧带,内侧 1/2 附着于耻骨梳韧带。腹横筋膜与包裹腹横肌和腹内斜肌的筋膜在弓状

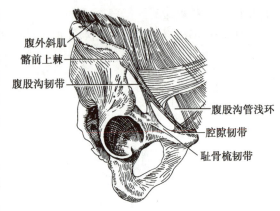

图 14-4　腹股沟区韧带

下缘融合,形成弓状腱膜结构,称为腹横肌腱膜弓;腹横筋膜至腹股沟韧带向后的游离缘处加厚形成髂耻束(图 14-5),在腹腔镜疝修补术中特别重视腹横肌腱膜弓和髂耻束。在腹股沟中点上方 2cm、腹壁下动脉外侧处,男性精索和女性子宫圆韧带穿过腹横筋膜而形成的一个卵圆形裂隙,即为腹股沟管深环(内环或腹环)。在男性,腹横筋膜由此向下包绕精索,成为精索内筋膜。深环内侧的腹横筋膜组织增厚,称凹间韧带(interfoveolar 韧带)(图 14-6、图 14-7)。在腹股沟韧带内侧 1/2,腹横筋膜还覆盖着股动、静脉,并在腹股沟韧带后方伴随这些血管下行至股部。

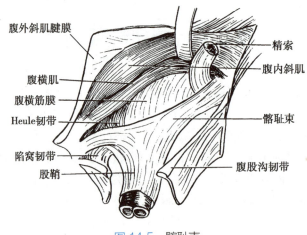

图 14-5　髂耻束

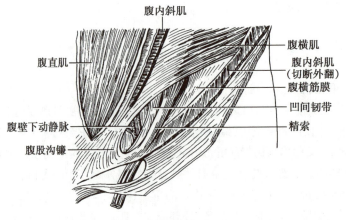

图 14-6　凹间韧带(前面观)

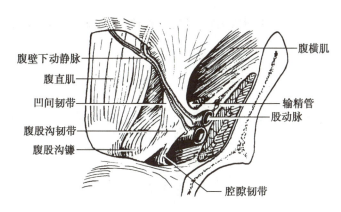

图 14-7　凹间韧带（后面观）

5. 腹膜前间隙　即腹膜壁层和腹横筋膜之间的间隙,有疏松的腹外脂肪,腹膜前间隙容易分离,可在此间隙行腹股沟疝修补手术。

（二）腹股沟管

腹股沟管(inguinal canal)位于腹前壁、腹股沟韧带内上方,大体相当于腹内斜肌、腹横肌弓状下缘与腹股沟韧带之间的空隙。成年人腹股沟管的长度为 4~5cm。腹股沟管的内口即深环,外口即浅环。它们的大小一般可容纳一指尖。以内环为起点,腹股沟管的走向由外向内、由上向下、由深向浅斜行。腹股沟管的前壁有皮肤、皮下组织和腹外斜肌腱膜,但外侧 1/3 部分尚有腹内斜肌覆盖;管的后壁为腹横筋膜和腹膜,其内侧 1/3 尚有腹股沟镰;上壁为腹内斜肌、腹横肌的弓状下缘;下壁为腹股沟韧带和腔隙韧带。女性腹股沟管内有子宫圆韧带通过,男性则有精索通过。

（三）直疝三角

直疝三角(Hesselbach 三角,海氏三角)的外侧边是腹壁下动脉,内侧边为腹直肌外侧缘,底边为腹股沟韧带。此处腹壁缺乏完整的腹肌覆盖,且腹横筋膜又比周围部分薄,故易发生疝。腹股沟直疝即在此由后向前突出,故称直疝三角(图 14-8)。直疝三角与腹股沟管深环之间有腹壁下动脉和凹间韧带相隔。

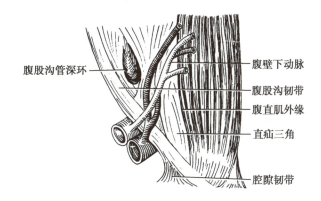

图 14-8　直疝三角

（四）耻骨肌孔

腹股沟处的腹壁薄弱区是腹股沟各型疝发生的根本原因,这个薄弱区被法国医生 Fruchard 描述为耻骨肌孔(myopectineal orifice,MPO)。耻骨肌孔呈椭圆形,上界为腹内斜肌和腹横肌的弓状下缘,下界为耻骨上支,内侧为腹直肌外缘,外侧为髂腰肌。它被位于前面的腹股沟韧带和其后的髂耻束分隔为上下两个区域,上区有内环(精索或圆韧带穿过)和直疝三角,此区缺陷导致腹股沟斜疝和直疝;下区有股环,此区缺陷导致股疝。整个耻骨肌孔只有一层腹横筋膜来抵挡腹腔内的压力,腹横筋膜一且出现裂口、薄弱或缺损,就会发生腹股沟斜疝、直疝或股疝。因此,腹股沟各型疝均来源于耻骨肌孔(图 14-9)。

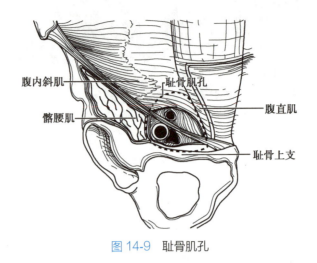

图 14-9　耻骨肌孔

二、发病机制

腹股沟斜疝有先天性和后天性之分。先天性斜疝存在解剖异常,常见于儿童,后天性斜疝存在腹壁薄弱或缺损,多见于老年人。

(一) 先天性解剖异常

胚胎早期,睾丸位于腹膜后第 2~3 腰椎旁,以后逐渐下降,同时在之后形成的腹股沟管深环处带动腹膜、腹横筋膜以及各肌经腹股沟管逐渐下移,并推动皮肤而形成阴囊。随之下移的腹膜形成鞘突,睾丸则紧贴在其后壁。鞘突下段在婴儿出生后不久成为睾丸固有鞘膜,其余部分即自行萎缩闭锁而形成纤维索带。如鞘突不闭锁或闭锁不完全,就会形成先天性斜疝的疝囊(图 14-10)。右侧睾丸下降比左侧略晚,鞘突闭锁也较迟,故右侧腹股沟疝较多。

(二) 后天性腹壁薄弱或缺损

任何腹外疝,都存在腹横筋膜不同程度的薄弱或缺损。此外,腹横肌和腹内斜肌的发育不全对发病也起着重要作用。腹横筋膜和腹横肌的收缩可把凹间韧带牵向外上方,从而腹股沟深环可在上述作用下得到关闭。如腹横筋膜或腹横肌发育不全,这一保护作用就不能发挥而容易发生疝(图 14-11)。已知在腹肌松弛时弓状下缘与腹股沟韧带是分离的。但在腹内斜肌收缩时,弓状下缘即被拉直而向腹股沟韧带靠拢,这有利于覆盖精索并加强腹股沟管前壁。因此,腹内斜肌弓状下缘发育不全或位置偏高者,易发生腹股沟疝(特别是腹股沟直疝)。

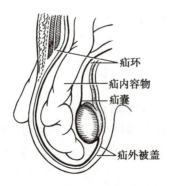

图 14-10　先天性腹股沟斜疝

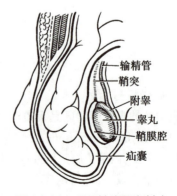

图 14-11　后天性腹股沟斜疝

三、临床表现

腹股沟斜疝的基本临床表现是腹股沟区突出的可复性包块。病人初始包块较小，通过深环仅仅至腹股沟管外侧部，疝环处仅有轻度坠胀感，此时诊断较为困难；一旦包块明显，并穿过浅环甚至进入阴囊，诊断相对容易。

易复性斜疝除腹股沟区有包块和偶有胀痛外，并无其他症状。包块常在站立、行走、咳嗽或体力劳动等腹压增高时出现，多呈带蒂柄的梨形，并可进入阴囊或大阴唇。以手按压包块并嘱病人咳嗽，可有膨胀性冲击感。如病人平卧或用手将包块向腹腔推送，包块可回纳腹腔而消失。用手指紧压腹股沟管深环，让病人起立并咳嗽，如为斜疝则疝块不出现；一旦移去手指，则可见疝块由外上向内下鼓出。疝内容物如为肠袢，则包块柔软、光滑，叩之呈鼓音，肠袢回纳进入腹腔时常发出咕噜声。若疝内容物为大网膜，则包块坚韧叩呈浊音。

难复性斜疝在临床表现方面除胀痛稍重外，其主要特点是疝块不能完全回纳。滑动性斜疝疝块除了不能完全回纳外，尚有消化不良和便秘等症状。滑动性疝多见于右侧，左右发病率之比约为 1:6。滑动疝虽不多见，但滑入疝囊的盲肠、膀胱或乙状结肠可能在疝修补手术时被误认为疝囊的一部分而被切开，应特别注意。

嵌顿性疝通常发生于腹股沟斜疝病人，重体力劳动、剧烈运动、咳嗽或排便等腹内压骤增是其主要诱因。表现为疝块突然增大，并伴有明显疼痛。平卧或用手推送不能使疝块回纳，包块紧张发硬，且有明显触痛。嵌顿内容物如为大网膜，局部疼痛常较轻微；如为肠袢，则疼痛明显，并可伴有腹部绞痛、恶心、呕吐、停止排便排气、腹胀等机械性肠梗阻的临床表现。疝一旦嵌顿，自行回纳的机会较少；多数病人的症状逐步加重。如不及时处理，将会发展成为绞窄性疝。肠管壁疝嵌顿时，由于局部包块不明显，当无肠梗阻表现时容易被忽视。

绞窄性疝的临床症状多较严重。在肠袢坏死穿孔时，疼痛可因疝块压力骤降而暂时有所缓解。因此，疼痛减轻而包块仍存在者，不可认为是病情好转。绞窄时间较长者，由于疝内容物发生感染，侵及周围组织，引起疝外被盖组织的急性炎症。严重者可发生脓毒症、脓毒性休克等。

腹股沟直疝常见于年老体弱者，当病人直立时，在腹股沟内侧端、耻骨结节上外方出现一半球形包块，无疼痛或其他症状。直疝囊颈宽大，疝内容物又直接从后向前突出，故平卧后疝块多能自行消失，无须用手推送复位。直疝较少进入阴囊，极少发生嵌顿。疝内容物常为小肠或大网膜。膀胱有时可进入疝囊，成为滑动性直疝，此时膀胱成为疝囊的一部分，手术时应予以注意。

四、辅助检查

1. 超声　在诊断腹股沟疝时，使用超声检查为首选方法，让病人取仰卧位或站立位做 Valsalva 动作或咳嗽时检查，可诊断隐匿疝、腹股沟疝和股疝。超声可判断疝内容物类型，如为肠管时可见蠕动，为大网膜时表现为不均匀高回声。

2. CT　CT 检查可评估包括疝在内的腹壁疾病，可显示疝的部位、疝环及疝囊的形态与大小，以及疝内容物的来源及走行。腹股沟疝时 CT 显示腹股沟团块样结构与腹腔相通，多层螺旋 CT 扫描重建技术能清晰显示腹壁下血管，从而可鉴别诊断直疝和斜疝。以腹股沟韧带、股静脉及长收肌作为标志，股管也能被显示，故可诊断股疝。

3. MRI　可用于评估腹股沟区疼痛和肿块，MRI 检查腹股沟疝时可直观地显示腹股沟管内的疝囊。

五、诊断与鉴别诊断

腹股沟疝的诊断一般不难,但在确定是斜疝还是直疝时,则有时并不容易(表 14-1)。

表 14-1　腹股沟斜疝和腹股沟直疝的鉴别

鉴别要点	斜疝	直疝
发病人群	多见于儿童及青壮年	多见于老年
突出途径	经腹股沟管突出,可进阴囊	由直疝三角突出,少进阴囊
疝块外形	椭圆或梨形,上部呈蒂柄状	半球形,基底较宽
回纳疝块后压住深环	疝块不再突出	疝块仍可突出
精索与疝囊的关系	精索在疝囊后方	精索在疝囊前外方
疝囊颈与腹壁下动脉的关系	疝囊颈在腹壁下动脉外侧	疝囊颈在腹壁下动脉内侧
嵌顿机会	较多	极少

诊断特别困难者可借助超声、CT 或 MRI 检查。

腹股沟疝需与下列疾病相鉴别。

1. 睾丸鞘膜积液　鞘膜积液所呈现的包块完全局限在阴囊内,其上界可以清楚地触及;用透光试验有助于鉴别:鞘膜积液多可透光,而疝块则不透光。但需注意的是,幼儿疝块因组织菲薄而常能透光。此外,腹股沟斜疝时,可在包块后方触及有实质感的睾丸;鞘膜积液时,睾丸在积液中间,触诊时各方均呈囊性而不能触及实质感的睾丸。

2. 交通性鞘膜积液　包块的外形与睾丸鞘膜积液相似。每天起床后或站立活动时包块缓慢出现并增大。平卧后包块逐渐缩小,挤压包块可使其体积逐渐缩小。透光试验阳性。

3. 精索鞘膜积液　包块较小,在腹股沟管内,牵拉同侧睾丸可见包块移动。

4. 隐睾　腹股沟管内下降不全的睾丸可被误诊为斜疝或精索鞘膜积液。隐睾包块较小,挤压时可出现特有的胀痛感。如患侧阴囊内睾丸缺如,则诊断更为明确。

5. 肠梗阻　嵌顿疝可伴发肠梗阻,因此,肠梗阻病人诊断时需注意排除嵌顿疝的存在。尤其当病人肥胖或疝块较小时,容易漏诊嵌顿疝而造成严重后果。

此外,还应注意与肿大的淋巴结、动(静)脉瘤、软组织肿瘤、圆韧带囊肿、子宫内膜异位症等疾病鉴别。

六、治疗

腹股沟疝如不及时处理,疝块可逐渐增大,终将加重腹壁的损伤而影响日常工作与生活;斜疝又常可发生嵌顿或绞窄而威胁病人的生命。因此,除少数特殊情况外,腹股沟疝一般均应尽早施行手术治疗。

(一) 非手术治疗

一岁以下婴幼儿可暂不手术。因为婴幼儿鞘状突可能会闭合,腹肌可随躯体生长逐渐强壮,腹股沟疝有自愈的可能。必要时可采用棉线束带或绷带压住腹股沟管深环(图 14-12),防止疝块突出。

年老体弱或伴有其他严重疾病而禁忌手术者,白天可在回纳疝内容物后,将医用疝带的软垫对着疝环压住,阻止疝块突出。疝带不能治愈腹股沟疝,长期使用疝带可引起腹股沟区组织缺血、缺氧而导致腹股沟区薄弱

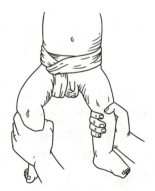

图 14-12　婴幼儿斜疝棉线束带固定法

和缺损。另外,疝囊颈经常受到摩擦变得肥厚坚韧而增加疝嵌顿的发生率,并使疝囊与疝内容物发生粘连的可能。

(二) 手术治疗

腹股沟疝最有效的治疗方法是手术修补。如有慢性咳嗽、排尿困难、严重便秘、腹水等腹内压力增高情况,或合并糖尿病,手术前应先予以处理,以避免和减少术后复发。手术方法可归纳为传统及无张力腹股沟疝修补术二大类。

1. 传统疝修补术　手术的基本原则是疝囊高位结扎、加强或修补腹股沟管管壁。

疝囊高位结扎术:显露疝囊颈,予以高位结扎、贯穿缝扎或荷包缝合,然后切去远端疝囊(腹腔镜手术不切除远端疝囊)。所谓高位,腹股沟斜疝解剖上应达内环口、鞘状突以上,术中以腹膜外脂肪为标志。如果结扎偏低,这样操作只是把一个较大的疝囊转化为一个较小的疝囊,达不到治疗的目的。婴幼儿的腹肌在发育中可逐渐强壮而使腹壁加强,单纯疝囊高位结扎常能获得满意的疗效,不需施行修补术。可选择开放手术或腹腔镜手术。绞窄性斜疝因肠坏死而局部有感染者,通常也仅行单纯疝囊高位结扎,避免因感染使修补术失败。

成年腹股沟疝病人都存在程度不同的腹股沟管前壁或后壁薄弱或缺损,单纯疝囊高位结扎不足以预防腹股沟疝的复发,只有在疝囊高位结扎后,加强或修补薄弱的腹股沟管前壁或后壁,才有可能根治。

加强或修补腹股沟管前壁的方法:以 Ferguson 法最常用。具体是在精索前方将腹内斜肌弓状下缘和联合腱缝至腹股沟韧带上。目的是消灭腹内斜肌弓状下缘与腹股沟韧带之间的空隙。适用于腹横筋膜无显著缺损、腹股沟管后壁尚健全的病例,临床采用少。

加强或修补腹股沟管后壁的方法:常用的有 4 种:① Bassini 法,高位分离结扎疝囊,修补内环和腹股沟管后壁缺损,提起精索,在其后方把腹内斜肌下缘和联合腱缝至腹股沟韧带上,置精索于腹内斜肌与腹外斜肌腱膜之间。临床应用最多。② Halsted 法,与上法相似,但把腹外斜肌腱膜也在精索后方缝合,从而把精索移至腹壁皮下层与腹外斜肌腱膜之间。③ McVay 法,是在精索后方把腹内斜肌下缘和联合腱缝至耻骨梳韧带上。适用于后壁薄弱严重的病例,还可用于股疝修补。④ Shouldice 法,将腹横筋膜自耻骨结节处向上切开,直至内环,然后将切开的两叶予以重叠缝合,先将外下叶缝于内上叶的深面,再将内上叶的边缘缝于髂耻束上,并再造合适的内环,发挥其括约肌作用,然后按 Bassini 法将腹内斜肌下缘和联合腱缝于腹股沟韧带深面。这样既加强了内环,又修补了腹股沟管薄弱的后壁,缝合缘的张力较低,其术后复发率低于其他方法。适用于较大的成人腹股沟斜疝和直疝。

浅环术中与腹外斜肌腱膜一起切开,缝合腹外斜肌腱膜时可缩小浅环仅容精索通过即可。

传统疝修补术因缝合张力大、术后局部有牵扯感、复发率较高等缺点,临床已较少使用。

2. 无张力疝修补术　无张力疝修补术是在无张力情况下,利用人工材料补片进行修补,具有术后疼痛轻、恢复快、复发率低等优点,是目前腹外疝外科治疗的主要方法。疝修补材料分为可吸收材料、部分可吸收材料、不吸收材料等多种。对有污染可能的伤口,不推荐使用不吸收或部分可吸收材料修补。无张力疝修补术分为开放修补和腹腔镜修补两大类。

(1) 开放腹股沟无张力疝修补术:常用的有 3 种方法:①平片无张力疝修补术(Lichtenstein 手术)。使用一大小适当的补片置于精索后方加强腹股沟管后壁。②疝环充填式无张力疝修补术(Rutkow 手术)。将一锥形网塞置入已回纳疝囊的疝环中并固定,再用一平片置于精索后方加强腹股沟管后壁。③腹膜前补片无张力疝修补手术。为改良的巨大补片加强内脏囊手术,又称 Stoppa 手术,是在腹股沟区腹膜前间隙置入一块较大的补片以修补腹壁缺损,多用于巨大疝和复发疝。人工材料毕竟是异物,有潜在的排异、侵蚀内脏及感染的危险,故临床上应选择适应证应用。

(2) 腹腔镜腹股沟疝修补术:常用方法有 4 种:①经腹腹膜前修补法(TAPP 手术),因进入腹腔,易于发现双侧疝、复合疝及隐匿疝,也便于嵌顿疝的探查及处理。②完全腹膜外修补法(TEP 手术),因不进入腹腔,对腹腔内器官干扰轻,适合于原发疝、双侧疝。③腹腔内修补法(IPOM 手术),该术式主要用于切口疝,仅用于腹股沟多次复发疝,可以降低术中出血、意外损伤的风险。④单纯疝环缝合法,多用于较小的儿童斜疝。前两种方法都是从后方将网片覆盖耻骨肌孔,修补腹壁的缺损。腹腔镜疝修补术具有创伤小、疼痛轻、恢复快、无局部牵扯感等优点,更适合于双侧腹股沟疝、开放术后复发疝、隐匿性疝的修补。腹腔严重粘连和感染应为手术禁忌。

(三)嵌顿性和绞窄性疝的处理原则

嵌顿性疝具备下列情况者可先试行手法复位:①嵌顿时间在3~4h以内,局部压痛不明显,也无腹部压痛或腹肌紧张等腹膜刺激征者;②年老体弱或伴有其他较严重疾病而估计肠祥尚未绞窄坏死者。复位方法是让病人取头低足高卧位,注射吗啡或哌替啶,以止痛和镇静,并松弛腹肌。然后托起阴囊,持续缓慢地将疝块推向腹腔,同时用左手轻轻按摩浅环和深环以协助疝内容物回纳。此法虽有可能使早期嵌顿性斜疝复位,暂时避免了手术,但有挤破肠管、把已坏死的肠管送回腹腔等风险,有时疝块虽消失而实际仍有一部分肠管未回纳。因此,手法必须轻柔,切忌粗暴。复位后还需严密观察腹部情况,注意有无腹膜炎或肠梗阻的表现,如有这些表现,应尽早手术探查。由于嵌顿性疝复位后,疝并未得到根治,大部分病人仍需手术修补,而手法复位本身又带有一定危险性,所以要严格掌握手法复位的指征。

除上述情况外,嵌顿性疝原则上需要紧急手术治疗,以防止疝内容物坏死并解除伴发的肠梗阻。绞窄性疝的内容物已坏死,更需手术。术前应做好必要的准备,如有水、电解质代谢紊乱,应迅速补液加以纠正。手术的关键在于正确判断疝内容物的活力,然后根据病情确定处理方法。在扩张或切开疝环、解除疝环压迫的前提下,凡肠管呈紫黑色,失去光泽和弹性,刺激后无蠕动和相应肠系膜内无动脉搏动者,即可判定为肠坏死。如肠管尚未坏死,则可将其送回腹腔,按一般易复性疝处理。不能肯定是否肠坏死时,可在其系膜根部注射0.25%~0.5%普鲁卡因60~80ml,再用温热等渗盐水纱布覆盖该段肠管或将其暂时送回腹腔,10~20min后再行观察;如果肠壁转为红色,肠蠕动和肠系膜内动脉搏动恢复,则证明肠管尚具有活力,可回纳腹腔;如肠管确已坏死,或经上述处理后病理改变未见好转,或一时不能肯定肠管是否已失去活力时,则应在病人全身情况允许的前提下,切除该段肠管并进行一期吻合。病人情况不允许肠切除吻合时,可将坏死或活力可疑的肠管置于腹外,并在其近侧段切一小口,插入肛管,以期解除梗阻。7~14d后,全身情况好转,再施行肠切除吻合术。绞窄的内容物如系大网膜,可予切除。

手术处理中应注意:①如嵌顿的肠祥较多,应特别警惕逆行性嵌顿的可能。不仅要检查疝囊内肠祥的活力,还应检查位于腹腔内的中间肠祥是否坏死。②切勿把活力可疑的肠管送回腹腔,以图侥幸。③少数嵌顿性或绞窄性疝,手术时因麻醉的作用疝内容物自行回纳腹内,以致在术中切开疝囊时无肠祥可见。遇此情况,必须仔细探查肠管,以免遗漏坏死肠祥于腹腔内。必要时腹腔镜探查或另做腹部切口探查。④嵌顿疝回纳后污染不明显可行一期修补,采用传统疝修补方法及采用轻质合成补片或生物补片无张力修补。凡施行肠切除吻合术的病人,如手术区污染或感染明显,在高位结扎疝囊后,一般不宜做疝修补术,以免因感染而致修补失败。

(四)复发性腹股沟疝的处理原则

腹股沟疝修补术后发生的疝称复发性腹股沟疝(简称复发疝)。实际上,包括以下3种情况。

1. 真性复发疝   由于技术问题或病人本身的原因,在疝手术的部位再次发生疝。再发生的疝在解剖部位及疝类型上,与初次手术的疝相同。

2. 遗留疝   初次疝手术时,除了手术处理的疝外,还有另外的疝,也称伴发疝,如右侧腹股沟斜疝伴发右侧腹股沟直疝等。由于伴发疝较小,临床上未发现,术中又未进行彻底的探查,成为遗留的疝。

3. 新发疝   初次疝手术时,经彻底探查并排除了伴发疝,疝修补手术成功且恢复良好。手术若干时间后再发生疝,疝的类型与初次手术的疝相同或不相同,但解剖部位不同,为新发疝。

后两种情况,又称假性复发疝。在临床实际工作中,复发疝再次手术前有时确定其类型困难。疝再次修补手术难度较大,基本要求是:①由具有丰富经验的、能够作不同类型疝手术的医师施行;②所采用的手术步骤及修补方式只能根据每个病例术中所见来决定,而辨别其复发类型并非必要。

（陈 杰）

第三节 股   疝

疝囊通过股环、经股管向卵圆窝突出的疝,称为股疝(femoral hernia)。股疝约占腹外疝的 3%~5%,多见于 40 岁以上妇女。女性骨盆较宽大、联合肌腱和腔隙韧带较薄弱,以致股管上口宽大松弛而易发病。妊娠是腹内压增高导致股疝的主要原因之一。

一、股管解剖概要

股管为狭长的漏斗形间隙,长约 1~1.5cm,内含脂肪、疏松结缔组织和淋巴结。股管有上下两口。上口称股环,直径约 1.5cm,有股环隔膜覆盖,其前缘为腹股沟韧带,后缘为耻骨梳韧带,内缘为腔隙韧带,外缘为股静脉。股管下口为卵圆窝。卵圆窝是股部深筋膜(阔筋膜)的薄弱部分,覆有一层薄膜,称筛状板,位于腹股沟韧带内侧端的下方,下肢大隐静脉在此处穿过筛状板进入股静脉。

二、病理解剖

在腹内压增高的情况下,股管上口的腹膜被下坠的腹内脏器推向下方,经股环向股管突出而形成股疝。疝块进一步发展,即由股管下口顶出筛状板而至皮下层。疝内容物常为大网膜或小肠。腹膜外脂肪也可经股管脱出,临床肥胖病人比较常见,此时股疝没有疝囊,往往难复甚至发生嵌顿,但没有消化道梗阻等症状。由于股管几乎是垂直的,疝块在卵圆窝处向前转折时形成锐角,且股环本身较小,周围又多坚韧的韧带,因此股疝容易嵌顿。在腹外疝中,股疝嵌顿者最多,高达 60%。股疝肠管一旦嵌顿,可迅速发展为绞窄性疝,应特别注意。

三、临床表现

疝块往往不大,常在腹股沟韧带下方卵圆窝处表现为一半球形的突起。平卧回纳内容物后,疝块有时不能完全消失,这是因为疝囊外脂肪堆积的缘故。由于疝囊颈较小,咳嗽冲击感也不明显。易复性股疝的症状较轻,常不为病人所注意,尤其在肥胖者更易疏忽。一部分病人可在久站或咳嗽时感到患处胀痛,并有可复性包块。

股疝如发生嵌顿,除引起局部明显疼痛外,也常伴有较明显的急性机械性肠梗阻,严重者甚至可以掩盖股疝的局部症状。

四、诊断与鉴别诊断

根据临床表现、查体一般可明确诊断,但有时并不容易,应与下列疾病进行鉴别。

1. 腹股沟斜疝 腹股沟斜疝位于腹股沟韧带上内方,股疝则位于腹股沟韧带下外方,一般不难鉴别诊断。应注意的是,较大的股疝除疝块的一部分位于腹股沟韧带下方以外,一部分有可能在皮下伸展至腹股沟韧带上方。用手指探查腹股沟管外环(浅环)是否扩大,有助于两者的鉴别。

2. 脂肪瘤 股疝疝囊外常有一增厚的脂肪组织层,在疝内容物回纳后,局部包块不一定完全消失。这种脂肪组织有被误诊为脂肪瘤的可能。两者不同在于脂肪瘤基底不固定而活动度较大,股疝基底固定而不能被推动。

3. 肿大的淋巴结 嵌顿性股疝常误诊为腹股沟区淋巴结炎。

4. 大隐静脉曲张结节样膨大 卵圆窝处结节样膨大的大隐静脉在站立或咳嗽时增大,平卧时消失,可能被误诊为易复性股疝。压迫股静脉近心端可使结节样膨大增大。此外,下肢其他部分同时有静脉曲张对鉴别诊断有重要意义。

5. 髂腰部结核性脓肿 脊柱或骶髂关节结核所致寒性脓肿可沿腰大肌流至腹股沟区,并表现为腹部包块。此包块也可有咳嗽冲击感,且平卧时也可暂时缩小,可与股疝混淆。仔细检查可见这种脓肿多位于腹股沟的外侧部、偏髂窝处,且有波动感。检查脊柱常可发现腰椎病征。

五、治疗

股疝容易嵌顿,一旦嵌顿疝内容物容易出现血运障碍甚至出现坏死、穿孔。因此,股疝诊断确定后,应及时手术治疗。对于嵌顿性或绞窄性股疝,更应紧急手术。

常用的手术是 McVay 修补法。此法不仅能加强腹股沟管后壁修补腹股沟疝,同时还能堵住股环修补股疝。另一方法是在处理疝囊后,在腹股沟韧带下方把腹股沟韧带、腔隙韧带和耻骨肌筋膜缝合在一起,借以关闭股环。也可采用无张力股疝修补术,有开放或经腹腔镜二种途径。

嵌顿性或绞窄性股疝手术时,因疝环狭小,回纳疝内容物常有一定困难。遇此情况时,可部分或全部切断腹股沟韧带以扩大股环。但在疝内容物回纳后,应仔细修复被切断的韧带。

(陈 杰)

第四节　其他腹外疝

一、切口疝

切口疝(incisional hernia)是发生于腹壁手术切口处的疝。临床上比较常见,占腹外疝的第三位。腹部手术后切口获得一期愈合者,切口疝的发病率通常在 1% 以下;如切口发生感染,则发病率可达 10%;伤口裂开者甚至可高达 30%。

在各种常用的腹部切口中,最常发生切口疝的是经腹直肌切口,下腹部因腹直肌后鞘不完整,切口疝更多见。其次为正中切口和旁正中切口。

腹部切口疝多见于纵行切口,存在解剖因素及医源性因素。

1. 解剖因素 除腹直肌外,腹壁各肌层及筋膜、鞘膜等组织的纤维大体上都是横行的,纵行切口势必切断这些纤维;纵行切口缝线容易在横向纤维间滑脱;缝合的纵行切口受到腹肌横向牵拉容易发生切口哆裂;纵行切口可切断肋间神经,使其支配的腹直肌强度可能降低。

2. 医源性因素 切口感染所致腹壁组织破坏,由此引起的切口疝约占 50%;切口过长以致切断肋间神经过多;腹壁切口缝合不严密;术中因麻醉效果不佳、缝合时强行拉拢创缘而致组织撕裂;术后腹部胀气或剧烈咳嗽而致腹内压骤增;切口愈合不良。切口愈合不良的原因有切口内血肿形成、肥胖、老龄、糖尿病、营养不良或某些药物(如皮质激素)。

腹部切口疝的主要症状是腹壁切口处出现缺损和薄弱,逐渐膨隆,有包块出现。包块通常在站立或用力时更为明显,平卧则缩小或消失。较大的切口疝有腹部牵拉感,伴食欲减退、恶心、便秘、腹部隐痛等表现。多数切口疝无完整疝囊,疝内容物常可与腹膜外腹壁组织粘连而成为难复性疝,有时还伴有不完全性肠梗阻。

检查时,站立位可见切口瘢痕处包块,小者直径数厘米,大者可达 10~20cm,甚至更大。有时疝内容物可达皮下,此时常可见到肠型和肠蠕动波,触之则可闻及肠管的咕噜声。平卧位包块复位后,多数能触及腹肌裂开所形成的疝环边缘。腹壁肋间神经损伤后腹肌薄弱所致切口疝,虽有局部膨隆,但无边缘清楚的包块,也无明确疝环可触及。切口疝的疝环一般比较宽大,少发生嵌顿。

治疗原则是手术修补,手术方式包括两种。

1. 组织对组织缝合法　对于较小的切口疝是容易做到的。在无张力的条件下拉拢疝环边缘,逐层细致地缝合健康的腹壁组织,必要时可用重叠缝合法加强之。

2. 人工材料修补法　对于较大的切口疝,可用人工材料进行修补。人工材料修补法可选择开放或腹腔镜手术。

二、脐疝

疝囊通过脐环突出的疝称脐疝(umbilical hernia)。脐疝有小儿脐疝和成人脐疝之分,两者发病原因及处理原则不尽相同。小儿脐疝的发病原因是脐环闭锁不全或脐部瘢痕组织不够坚强,在腹内压增加的情况下(如经常啼哭和便秘)发生。小儿脐疝多属易复性,临床上表现为啼哭时脐疝脱出,安静时包块消失。疝囊颈一般不大,但极少发生嵌顿和绞窄。

临床发现未闭锁的脐环迟至 2 岁时多能自行闭锁。因此,除了嵌顿或穿破等紧急情况外,在小儿 2 岁之前可采取非手术疗法。满 2 岁后,如脐环直径还大于 1.5cm,则可手术治疗。原则上,5 岁以上儿童的脐疝均应采取手术治疗。

非手术疗法的原则是在回纳疝块后,用一大于脐环的、外包纱布的硬币或小木片抵住脐环,然后用胶布或绷带加以固定勿使移动。6 个月以内的婴儿采用此法治疗,疗效较好。

成人脐疝为后天性疝,较为少见,多数为中年经产妇女。由于疝环狭小,成人脐疝发生嵌顿或绞窄者较多,故应采取手术疗法。

脐疝手术修补的原则是切除疝囊,缝合疝环,必要时可重叠缝合疝环两旁的组织,也可使用人工材料修补。手术时应尽量保留脐眼,以免对病人(特别是小儿)产生心理上的影响。

三、白线疝

白线疝(hernia of linea alba)是指发生于腹壁正中线(白线)处的疝,绝大多数在脐上,故也称上腹疝。白线的腱纤维均为斜行交叉,这一结构可使白线改变形态和大小,以适应在躯体活动或腹壁呼吸活动时的变化,如在伸长时白线变窄,缩短时变宽。但当腹胀时需同时伸长和展宽,就有可能撕破交叉的腱纤维,从而逐渐形成白线疝。上腹部白线深面是镰状韧带,它所包含的腹膜外脂肪常是早期白线疝的内容物。白线疝进一步发展,突出的腹膜外脂肪可把腹膜向外牵出形成一疝囊,于是腹内组织(多为大网膜)可通过囊颈而进入疝囊。下腹部两侧腹直肌靠得较紧密,白线部腹壁强度较高,故较少发生白线疝。

早期白线疝包块小而无症状,不易被发现。以后可因腹膜受牵拉而出现明显的上腹疼痛,以及消化不良、恶心、呕吐等症状。嘱病人平卧,回纳疝块后,常可在白线区触及腹壁缺损。

疝块较小而无明显症状者,可不必治疗。症状明显者可行手术。白线缺损较大者,可用人工材料进行修补,方法同切口疝。

(陈 杰)

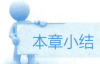

本章小结

腹外疝是由于腹腔内的某些脏器或组织经腹壁薄弱点、缺损或孔隙向体表突出而形成。有腹股沟疝、股疝、切口疝、脐疝和白线疝等,腹股沟疝发生率最高。腹壁强度降低和腹内压力增高是两个主要病因。

典型的腹外疝由疝环、疝囊、疝内容物和疝外被盖四部分组成。腹外疝临床类型可以分为易复性疝、难复性疝、嵌顿性疝、绞窄性疝。嵌顿性疝及绞窄性疝常需急诊手术治疗。

腹股沟斜疝有先天和后天之分,先天性多见于儿童,后天性好发于老年人。腹股沟斜疝疝囊经深环突出,在精索内筋膜内经过腹股沟管,可穿出浅环进入阴囊。腹股沟直疝疝囊经直疝三角直接由后向前突出,进入腹股沟管,较少进入阴囊。股疝为通过股环、经股管向卵圆窝突出的疝,容易嵌顿。耻骨肌孔是腹股沟处的腹壁薄弱区,内环、直疝三角及股环均位于其内。

腹外疝的治疗包括非手术和手术治疗。腹股沟疝最有效的治疗方法是手术修补,包括传统的疝修补术和无张力疝修补术。传统修补术为张力性修补,术后复发率较高,故目前临床已较少使用;无张力修补术是利用人工材料进行修补,具有术后疼痛轻、复发率低等优点,包括无张力开放(平片修补术、疝环充填式修补术、腹膜前补片修补术)和腹腔镜修补术两种术式。

思考题

1. 腹股沟管、海氏三角的组成包括哪些部分?
2. 腹股沟区的解剖缺陷与腹股沟疝发生和发展的关系是什么?
3. 腹股沟疝的治疗进展如何? 传统疝修补手术的不足有哪些?
4. 嵌顿疝和绞窄疝的处理原则是什么?
5. 复发疝、遗留疝和新发疝的区别是什么?

第十五章
腹 部 损 伤

　　腹部损伤(abdominal injury)是指各种物理、化学和生物的外源性致伤因素作用于机体,导致腹壁和／或腹腔内组织器官的结构完整性损害以及相继出现的一系列功能障碍。在平时和战时均常见,其发生率在平时约占人体各种损伤的 0.4%~1.8%。及时、准确地判断是否存在内脏损伤、何种脏器损伤及严重程度,并给予相应的治疗,是降低腹部损伤死亡率的关键。

第一节　概　　述

一、分类

　　根据损伤是否穿透腹壁以及腹腔是否与外界相通,腹部损伤可分为开放伤和闭合伤两大类。开放伤有腹膜破损者为穿透伤(多伴内脏损伤),无腹膜破损者为非穿透伤(可伴内脏损伤);穿透伤中有入口、出口者为贯通伤,有入口、无出口者为非贯通伤。闭合伤可仅累及腹壁,也可兼有内脏损伤。此外,各种有创性临床操作(如手术、穿刺、内镜、灌肠等)导致的腹部损伤称为医源性损伤。

二、病因

　　开放伤常由刀刃等利器或枪弹等高能打击引起,闭合伤常由坠落、碰撞、冲击、挤压、棍棒等钝性暴力引起。随着微创外科手术、内镜和介入等操作的广泛开展,医源性损伤发生率有所升高。开放伤中常见的受损脏器依次是肝、小肠、胃、结肠、大血管等;闭合伤中依次是脾、肾、小肠、肝、肠系膜等。胰腺、十二指肠、膈、直肠等由于解剖位置较深,损伤发生率较低。腹部损伤的严重程度不仅取决于暴力的性质、强度、速度、着力部位和作用方向等外部因素,还受脏器的解剖特点、病理生理和功能状态等内在因素的影响。如肝、脾等实质脏器,结构松脆,血供丰富,位置固定,一旦受到暴力作用,比其他脏器易破裂,如有基础病理改变,则更容易受到外力损伤。

三、临床表现

　　由于致伤原因、程度和脏器的结构功能不同,临床表现各不相同,轻者可无明显症状和体征,重者可有休克、脏器功能衰竭甚至死亡。一般在早期以腹腔内出血和／或腹膜炎为主要表现。
　　开放伤多伴有明显的伤道,伴或不伴有脏器脱出。闭合伤则多见于躯干的擦挫伤,或者存在伤口,但伤口与腹腔不相通。医源性损伤则多发生于有创医疗操作过程中或结束后的短时间内,出现腹痛、休克等表现,体表多无伤口。

实质脏器(肝、脾、胰、肾等)或大血管损伤的主要临床表现为腹腔内或腹膜后出血,严重者可出现烦躁、面色苍白、四肢厥冷、脉搏加快、呼吸急促、血压下降等休克表现。由于血液对腹膜的刺激不强,因此腹痛并不剧烈,腹膜刺激征也不明显。而胰腺损伤伴胰管断裂致胰液溢入腹腔时,或肝破裂伴有较大肝内胆管破裂时,胆汁沾染腹膜,则可出现明显的腹膜刺激征,且体征最明显处一般是损伤所在部位。肝脾损伤时病人可因膈肌受血液刺激出现肩部放射痛,网膜内出血时可表现为腹部包块,肾损伤时可出现血尿。移动性浊音虽然是内出血的有力证据,但出血量较大时才会出现,对早期诊断帮助不大。

空腔脏器(胃肠道、胆囊、膀胱等)破裂的主要临床表现是局限性或弥漫性腹膜炎。除胃肠道症状(恶心、呕吐、便血、呕血等)及稍后出现的全身性感染的表现外,最为突出的是腹膜刺激征。通常胃液、胆汁、胰液对腹膜刺激最强,肠液次之,血液最轻。不同部位的肠道损伤所引起的腹膜炎严重程度也不同。胃、十二指肠或上段空肠损伤时,常引起明显的腹膜炎体征;远端肠道如结肠破裂时,因其内容物多为粪样物,对腹膜的刺激较轻,故腹膜炎体征出现相对较晚,但由于细菌多、污染重,多随病情快速进展形成严重的腹腔感染,甚至脓毒症休克。空腔脏器破裂也可有不同程度的出血,但出血量一般不大,除非合并有邻近大血管损伤。

多发性损伤的临床表现更为复杂,需注意,当伴发颅脑、胸部、脊柱或骨盆等部位严重损伤时,腹部损伤非常容易被延误或遗漏,尤其是闭合性腹部损伤。

四、诊断

(一) 临床诊断

详细询问外伤史和细致的体格检查,是诊断腹部损伤的主要依据。但对于伤情紧急的病人,询问外伤史和体格检查常需和必要的急救措施(如维护气道通畅、止血、输液、抗休克等)同时进行。腹部损伤不论是开放伤还是闭合伤,均应在排除其他部位的合并伤(如颅脑伤、胸部伤、脊柱或骨盆骨折等)后,首先确定有无内脏损伤;再分析脏器损伤的性质、部位和严重程度;最后确定有无外科剖腹探查指征。相对于开放伤,闭合伤体表无伤口,要确定有无脏器损伤,有时很困难,需借助一定的辅助检查手段。

1. 开放伤的诊断　应考虑是否为穿透伤。有腹膜刺激征或腹内组织、内脏自腹壁伤口显露者提示腹膜已穿透,常伴内脏损伤。应注意:①穿透伤的入口或出口可能不在腹部,而可能在胸、肩、腰、臀或会阴等处;②有些腹壁切线伤虽未穿透腹膜,但不能排除内脏损伤的可能;③穿透伤的入、出口与伤道不一定呈直线,低速或已减速的投射物可能遇到阻力大的组织而发生转向;④伤口大小与伤情的严重程度不一定成正比。

2. 闭合伤的诊断　应按照如下思路进行。

(1)有无内脏损伤:详细了解外伤史:包括受伤时间、受伤地点、致伤条件、伤情变化和就诊前的急救处理,病人有意识障碍或因其他情况不能回答时,应询问现场目击者或护送人。全面而有重点的体格检查:包括腹部压痛、肌紧张和反跳痛的程度和范围,是否有肝浊音界的改变或移动性浊音,肠蠕动是否受抑制,直肠指诊是否有阳性发现等,还应注意腹部以外的部位有无损伤,尤其是有些火器伤或利器伤的入口虽不在腹部,但伤道却通向腹腔而导致腹部内脏损伤。

如有下列情况之一时,应考虑腹内脏器损伤:①早期出现休克,尤其是失血性休克征象;②有持续性腹痛,伴恶心、呕吐等消化道症状,并有加重趋势;③明显腹膜刺激征;④气腹表现;⑤腹部出现移动性浊音;⑥呕血、便血或尿血;⑦直肠指诊发现前壁有压痛或波动感,或指套染血。此外,病人如出现顽固性休克,首先考虑腹内脏器损伤,其次考虑是否有其他部位的合并伤。在多发性损伤时,即使病人没有提供明确的腹痛症状,也应考虑是否存在腹部损伤。

（2）何种脏器损伤：首先确定哪一类脏器损伤，再考虑具体脏器和损伤程度。

单纯实质脏器损伤，出血量多时可有腹胀和移动性浊音，甚至出现失血性休克征象。但肝、脾破裂后，因局部积血凝固，可出现固定性浊音。

单纯空腔脏器破裂常以腹膜炎为主要临床表现。上消化道脏器破裂穿孔后腹膜刺激征尤为明显；下消化道脏器破裂，可由于早期肠壁破口较小，黏膜外翻或肠内容物暂时封闭破口，症状体征反而不明显。

以下各项对于判断何种脏器损伤有一定价值：①有恶心、呕吐、便血、气腹者多为胃肠道损伤，结合暴力打击部位，腹膜刺激征最明显的部位，可确定损伤在胃、上段小肠、下段小肠或结肠；②有排尿困难、血尿、外阴或会阴部牵涉痛，提示泌尿系脏器损伤；③有肩部牵涉痛，多提示上腹部脏器损伤，尤其多见于肝、脾破裂；④有下位肋骨骨折者，注意有无肝或脾破裂可能；⑤有骨盆骨折者，提示直肠、膀胱、会阴部损伤可能。

（3）是否存在多发伤：多发伤常有以下两种情况：①腹内有一个以上脏器损伤；②合并腹部以外脏器的损伤。不论哪种情况，诊断和治疗时均应提高警惕，详细地询问病史、细致的体格检查和严密的观察以避免漏诊而导致严重后果。

（二）辅助检查

在询问病史和体格检查的基础上，应根据病人病情进行合理的辅助检查，以尽快初步诊断。若病人伴有休克或其他危及生命的情况时，应以抢救生命为先，不急于搬动病人进行相关检查。

1. 实验室检查　实质脏器破裂时可出现外周血红细胞、血红蛋白和血细胞比容明显下降，空腔脏器破裂时白细胞计数常升高。血尿淀粉酶升高提示胰腺损伤或胃肠道穿孔，但胰腺或胃肠道损伤不一定有淀粉酶升高。尿常规红细胞阳性提示泌尿系统损伤。粪便隐血试验阳性提示消化道出血。

2. 诊断性腹腔穿刺　阳性率可达 90% 以上，对判断腹腔内脏器有无损伤和哪类脏器损伤有重要价值。腹腔穿刺点于平卧位时常选脐与髂前上棘连线的中外 1/3 交界处，于侧卧位时选经脐水平线与腋前线相交处（图 15-1）。穿刺抽到液体后，应观察其性状（血液、胃肠内容物、混浊腹水、胆汁或尿液），以推断哪类脏器受损，必要时做涂片检查。怀疑有胰腺损伤时可测定其淀粉酶含量。如抽到不凝血，

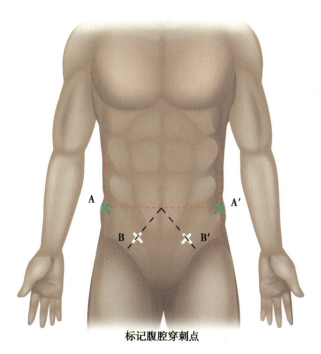

标记腹腔穿刺点

图 15-1　腹腔穿刺位点
A. A′ 为腋前线与经脐水平交点；B. B′ 为脐和髂前上棘连线的中外 1/3 交界。

提示实质脏器损伤致内出血(因腹膜去纤维作用使血液不凝固)。如能在超声引导下穿刺,可以避免重要脏器损伤,提高诊断的可靠性。该法仍有少数假阳性及假阴性,因此临床决策时仍需综合考虑,必要时可重复穿刺或改行腹腔灌洗术。对有严重腹部胀气、中晚期妊娠、既往有腹部手术史、腹腔感染史及躁动不能合作者,不宜做腹腔穿刺。

3. 诊断性腹腔灌洗　腹腔穿刺阳性者虽有助于明确诊断,但假阴性率高达 20%~50%,因此当腹腔穿刺阴性而又高度怀疑腹内脏器损伤者,可改用敏感性更高的诊断性腹腔灌洗术(diagnostic peritoneal lavage,DPL)。灌洗技术可分为开放式、半开放式和封闭式。开放式为直视下切开腹膜;半开放式为不切开腹膜而代之以穿刺;封闭式系用套管针穿刺腹腔,经导管向腹腔内注入乳酸林格液或等渗盐水(10~20ml/kg)进行灌洗液回收。其阳性标准为:①灌洗液含有肉眼可见的血液、胆汁、胃肠内容物或尿液;②灌洗液在显微镜下检查,红细胞计数超过 $100 \times 10^9/L$ 或白细胞计数超过 $0.5 \times 10^9/L$;③灌洗液中发现细菌;④淀粉酶超过 100 Somogyi 单位。

4. X 线平片　包括胸部平片、腹部立卧位平片及骨盆平片,可显示骨折或存留于体内不透 X 线的异物。腹腔游离气体为胃肠道(主要是胃、十二指肠和结肠,少见于小肠)破裂的证据,立位腹部平片可表现为膈下新月形阴影。腹膜后积气征象提示腹膜后十二指肠或结、直肠穿孔。胸内发现腹腔脏器阴影提示膈肌破裂。胃右移、横结肠下移,胃大弯有锯齿形压迹(脾胃韧带内血肿)是脾破裂征象。腰大肌影消失提示腹膜后血肿。右膈升高、肝正常外形消失及右下胸肋骨骨折提示肝破裂可能。静脉或逆行肾盂造影可诊断泌尿系统损伤。

5. 超声　主要用于诊断实质脏器损伤(如肝、脾、胰、肾等)。具有迅速、简便、可在床旁进行的优点,但易受皮下气肿、肠内积气及肥胖的影响,且在一定程度上受到检查者技术和经验的限制。近年来,床旁超声越来越多地取代了有创且操作烦琐的诊断性腹腔灌洗术。创伤超声重点评估(focused assessment with sonography for trauma,FAST),旨在评估腹腔内出血(右上象限,左上象限,骨盆窗),以及心包积血(剑突下窗口)。目前已成为快速床旁评估腹部闭合性损伤病情的重要工具。拓展的创伤超声重点评估(extended focused assessment with sonography for trauma,EFAST)已扩大到包括评估气胸和血胸,非常有助于对合并损伤的鉴别。

6. CT　适用于伤情稳定而又需要进一步明确诊断的病人,能清晰显示实质脏器损伤的部位和范围,可为实质脏器的诊断和治疗方案的选择提供依据,对空腔脏器损伤的诊断也有一定价值。增强扫描能鉴别有无活动性出血及其部位。

7. MRI　对血管损伤和某些特殊部位的血肿如十二指肠壁间血肿有较高的诊断价值。磁共振胰胆管成像(MRCP)尤其适用于胆道损伤的诊断,但由于检查时间长,不适用于紧急情况。

8. 选择性血管造影　对于实质脏器(如肝、脾、胰、肾等)和腹腔血管损伤有一定诊断价值。造影可见动脉像的造影剂外漏,必要时可作选择性血管栓塞术以控制出血。

9. 诊断性腹腔镜检查　可应用于一般状况良好而其他方法未能明确损伤的病人。腹腔镜可直接窥视以确诊腹腔脏器损伤且可同时进行治疗。但也存在一定的局限性,如对于腹膜后脏器的诊断治疗较困难,对严重内脏损伤的治疗难度较大,二氧化碳气腹可引起高碳酸血症和抬高膈肌而影响呼吸,大静脉损伤时更有发生气体栓塞的风险。因此在腹腔镜检查的同时也要做好剖腹手术的准备。目前已有应用无气腹腔镜检查的方法。

五、处理

首先处理威胁生命的损伤,如解除气道梗阻、处理开放性气胸或张力性气胸、迅速控制大出血等。对腹部损伤重、血流动力学不稳定者,须立即建立多个静脉输液通道,进行液体复苏,同时积极准备手术;情况特别紧急时,可将病人直接送入手术室,进行介入或手术治疗。对腹部损伤较轻、血流动力学稳定的病人,则可根据不同的伤情选择相应的治疗方法。

(一) 非手术治疗

适用于暂时不能明确腹部内脏有无损伤且生命体征尚平稳的病人。

1. 严密观察　①每 15~30min 测定一次血压、脉率和呼吸；②每 30min 检查一次腹部体征，注意腹膜刺激征的程度和范围的改变；③每 30~60min 测定一次血常规，观察红细胞数、血红蛋白和血细胞比容是否有所下降，白细胞数是否上升；④必要时重复进行诊断性腹腔穿刺或灌洗术；⑤必要时重复进行床旁超声动态检查；⑥必要时复查 CT。

2. 非手术治疗措施　①不随便搬动伤者，以免加重病情；②禁用或慎用止痛剂，以免掩盖病情；③暂禁饮食，以免有胃肠道穿孔而加重腹腔污染；④积极补充血容量，防治休克；⑤应用广谱抗生素，预防或治疗可能存在的腹内感染；⑥疑有空腔脏器破裂或明显腹胀时，留置胃管进行胃肠减压；⑦留置导尿，测定尿量及其性质；⑧适当进行肠内或肠外营养支持。

(二) 手术治疗

穿透性开放损伤和闭合性腹内损伤多需手术。对于已确诊或高度怀疑腹内脏器损伤者，处理原则是做好紧急术前准备，尽早手术。对不能排除腹内脏器损伤或在非手术治疗期间出现以下情况时，应进行手术探查：①非手术治疗过程中病情未见缓解或有恶化趋势，如出现烦躁、脉率增快等休克表现，或体温及白细胞计数上升，红细胞计数进行性下降等；②腹痛进行性加重和 / 或腹膜刺激征范围扩大；③肠鸣音逐渐减弱、消失或腹部逐渐膨隆；④膈下出现游离气体，肝浊音界缩小或消失，或者出现移动性浊音；⑤积极抗休克但病情未见好转或继续恶化；⑥消化道出血；⑦腹腔穿刺抽出气体、不凝血、胆汁、胃肠内容物等；⑧直肠指诊有明显触痛、波动感等。当疑诊病人的手术指征明确时，尽管手术探查结果可能为阴性，但如果漏诊腹内脏器损伤，有可能导致病人死亡，因此在符合手术指征的前提下，应积极手术。

麻醉选择气管内插管，既能保证麻醉和肌松效果，又能根据需要供氧，并防止术中发生误吸。术前估计腹腔内大出血者，应准备自体血回输装置。为满足探查腹腔内所有脏器的需要，手术切口常选择腹部正中切口，也可根据情况添加切口。在开放伤时，不宜通过原伤口或扩大伤口进腹，以免伤口愈合不良或污染物带入腹腔。

如果没有腹腔内大出血，则应对腹腔脏器进行系统、有序的探查。探查次序原则上是先探查肝、脾等实质脏器，同时探查膈肌、胆囊有无破损；接着从胃开始，逐段探查十二指肠球部、空肠、回肠、大肠及其系膜，然后探查盆腔脏器，最后切开胃结肠韧带显露网膜囊，检查胃后壁和胰腺，必要时还应切开后腹膜探查十二指肠降部、水平部和升部。探查过程中如发现出血性损伤或脏器破裂，随时进行止血或夹闭破口。探查次序也可根据切开腹膜时所见决定探查顺序，如有气体逸出，提示胃肠道破裂，如见到食物残渣应先探查上消化道，见到粪便先探查下消化道，见到胆汁先探查肝外胆道及十二指肠等。探查结束按轻重缓急进行处理，原则上先处理出血性损伤，凝血块集中处往往是出血部位，后处理空腔脏器破裂伤；对于空腔脏器破裂伤，先处理污染重的损伤，后处理污染轻的损伤。

关腹前应彻底清洁腹腔，清除残留液体，恢复腹腔内脏器的正常解剖关系。留置引流的指征为：①肝、胆、胰腺、十二指肠及结肠损伤者；②空腔脏器修补缝合后可能发生溢漏者；③有较大裸露创面持续渗血、渗液者；④局部已形成脓肿者。一般用双套管负压引流。腹壁切口污染不重者可以分层缝合，污染较重者皮下置乳胶片引流，或暂不缝合，延期处理。

(三) 损伤控制手术

损伤控制手术 (damage control surgery，DCS) 是针对严重创伤病人进行的阶段性手术修复的外科治疗策略，旨在避免死亡三联症 (低体温、酸中毒和凝血障碍) 引起的不可逆性损害，将伤者的存活放在首位。主要分为三个阶段：简短的剖腹手术以抢救生命，ICU 过渡治疗和再次确定性手术治疗。

(张进祥)

第二节　常见腹腔脏器损伤的特征及处理

一、脾损伤

　　脾损伤(splenic injury)的发生率在腹部损伤中高达 40%~50%(图 15-2),居腹部损伤第 1 位,因此任何腹部损伤均需考虑脾损伤的可能。按病因,可分为外伤性脾破裂和自发性脾破裂。按病理解剖,分为中央型破裂(损伤在脾脏实质深部)、被膜下破裂(被膜下脾脏实质损伤)和真性破裂(被膜和脾脏实质同时破裂),前两种因被膜完整,出血被限制在脾内,故临床上不易发现。临床所见的脾破裂约 85% 为真性破裂,破裂部位多见于脾上极及膈面,如破裂发生在脏面尤其是邻近脾门者,则有脾蒂撕裂的可能,导致致命性大出血。脾损伤的分级目前多采用 1994 年美国创伤外科学会(AAST)制定的 AAST 分级(表 15-1)。

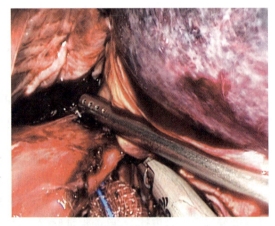

图 15-2　脾破裂

表 15-1　脾损伤 AAST 分级

分级*	损伤类型	损伤描述
I	血肿	包膜下,不扩展,<10% 表面积
	裂伤	包膜撕裂,不出血,实质裂伤深度 <1cm
II	血肿	包膜下,不扩展,10%~50% 表面积;或脾脏实质内,不扩展,直径 <10cm
	裂伤	包膜撕裂,实质裂伤深度 1~3cm,不累及小梁血管
III	血肿	包膜下,>50% 表面积或为扩展性;包膜下血肿或实质内血肿破裂;实质内血肿 ≥ 5cm 或为扩展性
	裂伤	脾脏实质裂伤深度 >3cm 或累及脾小梁血管
IV	裂伤	裂伤累及段或脾门血管,导致大块脾组织(25% 以上)丧失血供
V	裂伤	脾脏完全碎裂
	血管损伤	脾门血管损伤,全脾丧失血供

* 前二级内如发现脾内多发伤则其损伤程度加一级。

【处理】

脾破裂的处理原则是"抢救生命第一,保脾第二"。

　　1. 非手术治疗　对生命体征稳定、CT 显示损伤程度较轻、分级为 I～II 级、无其他腹内脏器损伤,有外科重症监护条件,有及时中转手术和手术人员安排的条件,年龄在 55 岁以下的病人一般可考虑行非手术治疗。治疗期间应严密观察腹部体征和血流动力学状态,如病情恶化、腹部体征进展、血流动力学不稳定则及时行手术治疗。

延迟性脾破裂一般发生在伤后 2 周内,因此非手术治疗应严格卧床休息 2 周以上。避免剧烈咳嗽、大便用力等增加腹压的因素,避免剧烈活动 6~8 周,避免激烈对抗性体育活动至少 6 个月或直至 CT 显示陈旧性病灶已完全吸收。

2. 介入治疗　随着介入技术发展,血管造影下脾栓塞术已经成为新的治疗脾脏损伤的方法(有关内容参阅第一章第四节)。脾栓塞术保留了脾组织结构的完整,可避免脾切除术后的感染相关并发症。对于 CT 增强扫描显示脾脏周围有高密度渗出(提示脾脏破裂及活动性出血)且血流动力学稳定的病人,可行脾动脉造影确定脾损伤类型,同时可选择性实施栓塞治疗以紧急止血。合并大血管破裂、血流动力学不稳定的病人不宜采用介入治疗。

3. 手术治疗　对血流动力学不稳定,大量腹腔出血或持续出血者,应立即手术治疗。

(1)保脾手术:适用于伤口表浅,破裂较局限的小儿或年轻病人,包括脾破裂黏合凝固止血术、脾破裂缝合修补术、部分脾切除术、脾动脉结扎术等。

(2)全脾切除术:适用于病情重、血流动力学不稳定、CT 显示脾损伤严重、脾原有病理性改变,或非手术治疗过程中病情恶化者;全脾破裂或广泛性脾破裂、脾粉碎性破裂、脾中心部破裂、脾门撕裂者;脾修补后不能有效止血者;有威胁生命的合并伤或伴腹腔内其他脏器严重损伤者。

(3)自体脾移植术:在儿童为防止脾切除后凶险性感染(overwhelming postsplenectomy infection, OPSI),应尽量保留自体脾组织。包括自体脾组织片网膜囊内移植和带血管蒂自体脾组织移植。

二、肝损伤

肝损伤(liver injury)约占腹部损伤的 20%~30%(图 15-3),右半肝破裂较左半肝多见。肝外伤的致伤因素、病理类型和临床表现与脾外伤相似,主要危险是失血性休克、胆汁性腹膜炎和继发性感染。闭合性肝损伤的特点是暴力直接作用于体表而无伤口,表现为真性损伤(肝包膜和实质均破裂)、包膜下裂伤(肝包膜下实质破裂)和中央型裂伤(深部的肝实质破裂)。开放性肝损伤可同时伴有胸腔或腹腔的开放性损伤。肝破裂后,血液有时可通过受伤的胆管进入十二指肠而出现黑便或呕血,称外伤性胆道出血(traumatic hematobilia)。肝脏包膜下破裂可发展为真性破裂,而中央型肝裂伤易并发继发性肝脓肿。肝损伤的分级多采用 1994 年美国创伤外科学会(AAST)制定的 AAST 分级(表 15-2)。

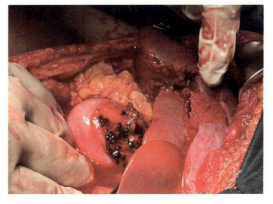

图 15-3　肝破裂

表 15-2　肝损伤 AAST 分级

分级*	损伤类型	损伤描述
I	血肿	包膜下,不扩展,<10% 表面积
	裂伤	包膜撕裂,不出血,肝实质裂伤深度 <1cm
II	血肿	包膜下,不扩展,10%~50% 表面积;或肝实质内,不扩展,直径 <10cm
	裂伤	包膜撕裂,肝实质裂伤深度 1~3cm,长度 <10cm
III	血肿	包膜下血肿破裂 >50% 表面积;肝实质内血肿 >10cm 或为扩展性
	裂伤	实质裂伤深度 >3cm

续表

分级*	损伤类型	损伤描述
IV	裂伤	肝实质断裂达肝叶25%~75%或累及单一肝叶的1~3个肝段
V	裂伤	肝实质断裂达肝叶75%以上或累及单一肝叶的3个以上肝段
	血管损伤	肝周静脉损伤,即肝后下腔静脉、中央区主干肝静脉血管
VI	血管损伤	肝撕脱伤

*前三级内如发现肝内多发伤则其损伤程度加一级。

【处理】

(一)非手术治疗

轻度肝实质裂伤,血流动力学稳定,或经补充血容量后血流动力学保持稳定的病人,可在严密观察下进行非手术治疗。

(二)手术治疗

适用于IV~VI级肝损伤严重,腹腔内有明显出血,经补充血容量后仍不能维持血流动力学稳定者,或合并有腹腔其他脏器损伤者。手术原则是确切止血,彻底清创,消除胆汁溢漏,处理肝脏与合并损伤,维持引流通畅。

1. 清创修补术 对裂口浅,出血少,创缘较整齐者,可在清除裂口内的血块、异物及失去活力的肝组织后直接予以缝合。用大网膜、明胶海绵等填入裂口,可以消灭死腔,提高止血效果,减少继发感染形成脓肿的机会。

2. 肝动脉结扎术 对裂口内有不易控制的动脉性出血,可考虑行肝动脉结扎。

3. 肝切除术 对有大块肝组织破损时可行肝段(或肝叶)切除术,但应尽量保留正常肝组织。

4. 纱布填塞法 特殊情况下如医院条件或技术限制时,为争取时间,尽快控制出血,可采用纱布填塞压迫止血。纱条尾端自腹壁切口或另作腹壁戳孔引出作为引流。手术后第3~5d起,每天抽出纱条一段,7~10d取完。应注意此法有并发感染或在抽出最后一段纱布时引起再出血的可能。

(三)介入治疗

适用于出血量不大,而破损出血的动脉又位于肝实质深部的病人。行纱布填塞止血后选择性地进行介入治疗能有效控制深部血管的出血,避免再次手术。

三、胃损伤

腹部闭合性损伤时胃很少受累,约占腹部创伤的3.16%,绝大多数见于饱腹时。上腹或下胸部的开放性穿透伤常导致胃损伤,多伴有肝、胰、脾及横膈等脏器损伤。胃镜检查及吞入异物引起的胃损伤少见。胃损伤未波及胃壁全层时,可无明显症状;若全层破裂,可因胃酸刺激引起剧烈腹痛及腹膜刺激征。单纯后壁破裂时症状和体征不典型,有时不易诊断。肝浊音界消失,膈下有游离气体,胃管引流出血性液体,腹腔穿刺抽出胃内容物等,均提示胃破裂。

空腹时发生小的胃损伤,腹腔污染程度轻,无明显腹膜炎表现者,可以采取非手术处理,包括禁饮食、胃肠减压等,同时密切观察病情变化。损伤较重者,应立即手术探查,避免遗漏小的破损,尤其注意切开胃结肠韧带探查后壁。此外,要仔细检查膈肌,确定有无因膈肌破裂导致胸腔污染。胃壁裂口边缘整齐者,可直接缝合;边缘有挫伤或失活组织时,需修整创口后再缝合;胃壁广泛损伤时,部分胃切除术为最佳选择。

四、十二指肠损伤

十二指肠大部分位于腹膜后,其损伤发生率比胃低。损伤多见于十二指肠的降部和水平部(50%以上)。其诊断和处理常较困难,死亡率和并发症发生率均相当高。十二指肠损伤(duodenal injury)如发生在腹腔内,胰液和胆汁经破口流入腹腔,早期即有腹膜炎体征。术前诊断虽不易明确损伤具体部位,但因症状明显,而不致耽误手术时机。闭合伤所致的腹膜后十二指肠破裂,早期症状不特异,诊断较困难,如有以下情况应提高警惕:右上腹或腰部持续性疼痛且进行性加重,并向右肩及右睾丸放射;腹部体征相对轻微而全身情况不断恶化;X 线平片可见腰大肌轮廓模糊,腹膜后花斑状改变(积气)并逐渐进展;胃管内注入水溶性碘剂可见外溢;CT 或 MRI 显示腹膜后及右肾前间隙有气泡;直肠指检有时可在骶前触及捻发音,提示气体已达到盆腔腹膜后间隙。CT 图像分辨率明显优于 X 线平片,对腹腔游离气体的敏感性也优于 MRI,可清晰显示腹膜后及右肾前间隙气体等,为诊断的首选检查。

抗休克和手术处理是治疗的关键。如探查时发现十二指肠附近腹膜后血肿,组织被胆汁染黄或横结肠系膜部有捻发音,应高度怀疑十二指肠腹膜后破裂,可切开十二指肠外侧后腹膜或横结肠根部后腹膜充分探查。

五、胰腺损伤

胰腺损伤(pancreatic injury)约占腹部损伤的 1%~2%,多因上腹部外力冲击,强力挤压胰腺于脊柱所致。因此,损伤多发生在胰颈和胰体。由于胰液侵蚀性强,损伤后常并发胰漏或胰瘘,死亡率高达20% 左右。当胰液积聚于网膜囊内表现为上腹痛、压痛和肌紧张,进入腹腔则表现为弥漫性腹膜炎。部分单纯胰腺钝挫伤病人因临床表现不明显而易被忽视,直至形成假性囊肿才确诊。血淀粉酶和腹腔穿刺液淀粉酶升高对诊断有参考价值。应注意,上消化道穿孔时血淀粉酶和腹腔液淀粉酶亦可升高,一些胰腺损伤者可无淀粉酶升高。超声可发现胰腺回声不均和周围积血、积液。诊断不明而病情稳定者可做 CT 或 MRI 检查,增强扫描可以显示损伤范围及受损血管情况。

胰腺损伤常合并其他脏器损伤,因此一旦决定手术,应当全面探查。手术原则是彻底清创,确切止血,控制胰液外漏,处理合并伤及通畅引流。根据胰腺损伤部位的不同,采取不同的手术方式。术后加强引流及营养支持。

六、小肠损伤

小肠占据着中下腹的大部分空间,故受伤的机会比较多。小肠损伤(small intestine injury)多为穿透伤,常由枪伤或刀刺伤造成。损伤后早期即可表现明显的腹膜炎体征,诊断性腹腔穿刺可见消化液或血性液体,床旁超声可见腹水或血肿,CT 检查可见气腹、肠壁增厚和腹水,结合病史诊断一般并不困难。但需注意的是,仅少数病人有气腹,所以无气腹表现不能否定小肠穿孔的诊断。此外,部分病人可因小肠裂口小或裂口被食物残渣、突出的肠黏膜堵塞而无腹膜炎表现。

小肠损伤需立即手术。手术时要对整个小肠和系膜进行全面细致的探查,靠近肠管的系膜血肿不论大小均应切开检查以免遗漏小穿孔。手术方式以修补为主,如部分肠段损伤重,伴血运障碍,或多处破裂时可行小肠部分切除吻合术。

七、结肠损伤

结肠损伤(colon injury)发生率仅次于小肠,但因结肠内容物液体成分少而细菌含量多,故腹膜炎体征出现较晚;部分结肠位于腹膜后,伤后容易漏诊,常导致严重的腹膜后感染,容易发展成脓毒症,甚至脓毒症休克。

由于结肠壁薄、血液供应差、含菌量大,结肠损伤的治疗不同于小肠损伤。除少数裂口小、腹腔污染轻、全身情况良好的病人可以考虑一期修补或一期切除吻合(尤其是右半结肠)外,大部分病人先采用肠造口术或肠外置术处理,待 3~4 周后病人情况好转时,再关闭瘘口。近年来随着急救措施、感染控制等条件的进步,施行一期修补或切除吻合的病例有增多趋势。对比较严重的损伤一期修复后,可加做近端结肠造口术,确保肠内容物不再进入远端。一期修复手术的主要禁忌证为:①腹腔严重污染;②全身严重多发伤或腹腔内其他脏器合并伤,须尽快结束手术;③全身情况差或伴有肝硬化、糖尿病等;④失血性休克需大量输血(>2 000ml)者、高龄病人、高速火器伤者、手术时间已延误者。

八、直肠损伤

直肠损伤并不少见,致伤原因多样,常见于躯干、臀部、会阴部或大腿上部的枪弹伤或刺伤,以及会阴部骑跨伤。如直肠损伤在腹膜反折之上,其临床表现与结肠损伤基本相同;如发生在腹膜反折之下,由于周围组织间隙较多,可引起严重的直肠周围感染,但因无腹膜炎表现,易延误诊断。腹膜外直肠损伤的临床表现为:①血液从肛门排出;②会阴部、骶尾部、臀部、大腿部的开放伤口有粪便溢出;③尿液中有粪便残渣;④尿液从肛门排出。

典型的直肠损伤诊断并无困难,通过病史询问、直肠指诊及相关影像学检查,可明确诊断。处理原则是早期彻底清创,修补直肠破损,行转流性结肠造瘘和直肠周围间隙彻底引流。直肠上段破裂时应剖腹切除病损肠段后行端端吻合,同时行乙状结肠双腔造瘘术,2~3 个月后闭合造口。直肠下段破裂时,应充分引流直肠周围间隙以防感染扩散,并行乙状结肠造口术,直至直肠伤口愈合。

九、腹膜后血肿

外伤性腹膜后血肿(retroperitoneal hematoma)多系高处坠落、挤压、车祸等致腹膜后脏器(胰、肾、十二指肠)损伤,或骨盆、下段脊柱骨折、腹膜后血管损伤引起出血后,血液在腹膜后间隙扩散形成血肿。突出的表现是内出血征象、腰背痛和肠麻痹。超声或 CT 检查可帮助诊断,MRI 有助于判断血肿的形成时间,并能显示神经根损伤情况。

治疗上,除积极防治休克和感染外,因腹膜后血肿常伴大血管或内脏损伤,常需剖腹探查,尽力找到并控制出血点,无法控制时,可用纱条填塞。填塞的纱条应在术后 4~7d 内逐渐取出,以免引起感染。因骨盆骨折引起的腹膜后巨大血肿,当血流动力学不稳定时,剖腹探查止血常很困难,此时可选择血管栓塞术止血。

(张进祥)

本章小结

腹部损伤分为开放性和闭合性损伤。其临床表现因伤情不同而有差异,实质脏器损伤主要表现为腹痛合并失血性休克;而空腔脏器损伤主要表现为局限性或弥漫性腹膜炎。临床上闭合性损伤的诊断较为困难,诊断应着重于:①有无内脏损伤;②何种脏器损伤;③是否存在多发伤。有选择的辅助检查床旁超声、CT 检查、腹腔穿刺、腹腔灌洗等对明确诊断有很大帮助。治疗原则为抢救生命第一,然后依据不同脏器损伤的特点进行相应的治疗。为避免低体温、酸中毒、凝血障碍死亡三联征,可应用损伤控制的原则对严重腹部外伤病人进行分期手术治疗,以提高病人的生存率。

思考题

1. 简述腹部损伤的分类及依据。
2. 简述腹部闭合性损伤的诊断思路。
3. 简述腹部损伤的手术探查适应证。
4. 简述腹部闭合性损伤剖腹探查顺序原则。
5. 简述常见腹腔实质脏器和空腔脏器损伤的临床表现及特点。
6. 简述损伤控制手术的概念。

第十六章
急腹症的诊断及处理原则

急腹症(acute abdomen)是以急性腹痛为突出临床表现的一组疾病,具有起病急、发展快、疾病谱广、变化多且复杂,部分还呈现病情凶险的特点,常常需要紧急处理。

第一节　急腹症的病因及分类

引起急腹症的病因复杂(图 16-1),可由腹腔内脏器功能紊乱或器质性病变引起,也可由腹腔外脏器病变或系统性疾病引起。腹部疼痛的感觉不同于体表,有其特殊的感觉途径并相互掺杂,因而了解急性腹痛发生的机制,掌握其变化规律,对诊断很有帮助。

一、腹痛的机制

腹部疼痛是交感神经、副交感神经、支配壁腹膜和膈肌的体神经受到刺激,信号传入大脑中枢引起的异常感觉。根据接受痛觉的神经分为内脏痛(visceral pain)、躯体痛(somatic pain)和牵涉痛(referred pain)。依据胚胎发生学,前肠来源的脏器引起的疼痛通常位于上腹部,中肠来源则常位于脐周,后肠来源常位于下腹部。

内脏痛主要由交感神经传导,部分由副交感神经传导,呈现缓慢、持续、定位不准确的特点,对机械性牵拉、痉挛、炎症、缺血及化学刺激等十分敏感,而对切割、电灼、针刺等不敏感,常表现为隐痛、胀痛、绞痛等,多有恶心、呕吐、情绪变化等伴随症状。

躯体痛是由壁腹膜和膈肌上分布的体神经传导,对炎症、机械、化学等刺激敏感,定位清晰准确,常伴压痛。当刺激强烈时,可引起同节段脊髓运动神经支配的肌肉出现反射性收缩,甚至强直。

牵涉痛亦称放射痛,是腹腔脏器病损所引起的远隔体表部位的疼痛或疼痛过敏。其机制可能为,患病内脏和发生牵涉痛的躯体组织的传入纤维在进入脊髓时位于同一水平,汇聚到同一后角神经元,由于平时内脏疼痛较少发生,而躯体疼痛经常发生,所以大脑中枢将内脏的感觉传入冲动误认为来自体表。

二、病因及分类

根据病变解剖位置、结合需要鉴别或排除的病种,分为腹腔外疾病和腹腔内疾病。腹腔外疾病根据病变涉及的脏器或系统分为腹腔外脏器疾病、系统性疾病;腹腔内疾病根据病变涉及的学科分为腹部外科、腹部内科和妇产科疾病。

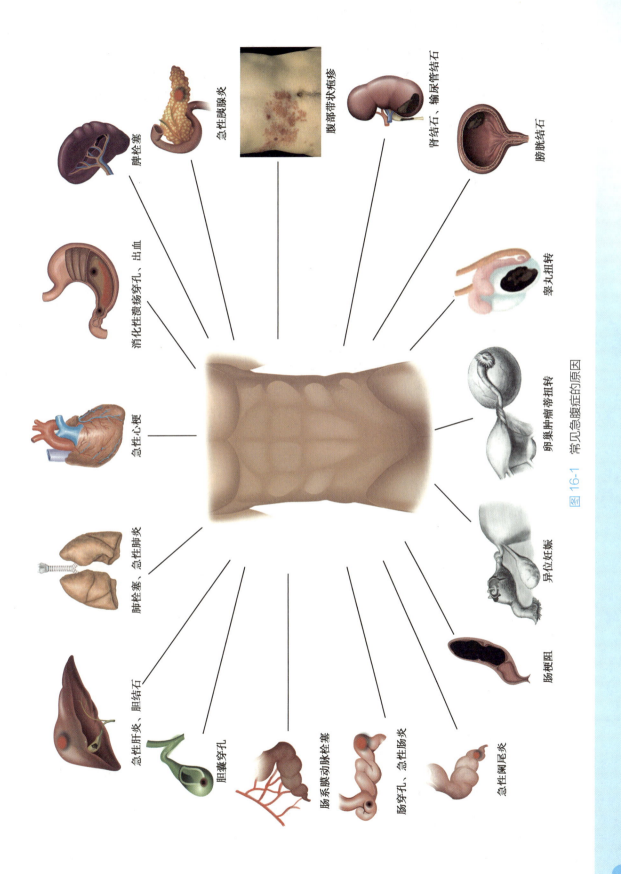

图 16-1 常见急腹症的原因

（一）腹腔外疾病

1. 腹腔外脏器疾病　常见如心绞痛、急性心肌梗死、肺动脉栓塞、急性肺炎、急性胸膜炎、青光眼、急性附睾炎、急性睾丸扭转、腹部带状疱疹等。

2. 系统性疾病　风湿性疾病（如急性风湿热、系统性红斑狼疮、多发性结节性动脉炎）；神经系统疾病（如腹型癫痫）；血液系统疾病（如急性白血病、镰状细胞贫血、腹型过敏性紫癜（Henoch-Schonlein purpura）；内分泌和代谢性疾病（如糖尿病酮症酸中毒、尿毒症、慢性肾上腺皮质功能减退症）；理化因素所致系统性疾病（如铅中毒、铊中毒、毒品中毒）等。

（二）腹腔内疾病

1. 腹部外科疾病

（1）炎症与感染性：如急性阑尾炎、急性胆囊炎、急性胆管炎、急性坏死性肠炎、急性胰腺炎、腹腔脓肿（膈下、肠间隙、盆腔脓肿）等。

（2）穿孔性：如消化性溃疡急性穿孔、阑尾穿孔、胃癌或结直肠癌急性穿孔、坏疽性胆囊炎穿孔、小肠憩室急性穿孔、伤寒肠穿孔、外伤性肠破裂等。

（3）出血性：如创伤所致肝、脾破裂或肠系膜血管破裂，自发性肝癌破裂，腹部创伤所致的腹膜后血肿，腹主动脉及肝、肾、脾动脉瘤（或夹层）破裂出血等。

（4）梗阻性：如胃幽门梗阻、小肠梗阻、肠扭转、腹内疝、肠套叠、胆道梗阻、泌尿道梗阻、胃肠道肿瘤或炎性肠病引起的梗阻等。

（5）缺血性：如绞窄性肠梗阻、绞窄性疝、肠系膜血管栓塞等。

2. 腹部内科疾病　常见如急性胃肠炎、急性肠系膜淋巴结炎、急性病毒性肝炎、原发性腹膜炎、肠易激综合征、结肠肝（脾）曲综合征、肠结核、胆道运行功能障碍等。

3. 妇产科疾病　常见如急性盆腔炎、急性子宫内膜炎、急性附件炎、卵巢卵泡或黄体破裂、卵巢肿瘤蒂扭转、异位妊娠破裂、妊娠期子宫破裂等。

（张进祥）

第二节　急腹症的诊断及鉴别诊断

在详细地询问病史、全面的体格检查和有选择的辅助检查基础之上，进行逻辑性的推理鉴别，以形成最终正确的诊断。

一、病史

（一）现病史

1. 腹痛

（1）诱因：如急性胆囊炎常在进食油腻食物后发生；急性胰腺炎多有过量饮酒或暴食史；消化性溃疡急性穿孔常发生于饱餐后或夜间空腹时；肠扭转常有剧烈运动史。

（2）部位：对于诊断有重要参考价值，包括起病时、转移、蔓延及牵涉等疼痛位置。急性阑尾炎常表现出典型的转移性腹痛，早期疼痛定位于上腹或脐部，后疼痛逐渐转移至右下腹，需注意，有时消化性溃疡急性穿孔，胃肠内容物沿右结肠旁沟下行可引起类似腹痛，其穿孔处疼痛仍最显著；急性胆囊炎可出现右肩背部的牵涉痛；盆腔疾病可出现腰骶部的牵涉痛；输尿管结石则有下腹、会阴部或大腿内侧的牵涉痛;下壁心肌梗死可出现上腹部的牵涉痛。

(3)起病缓急:空腔脏器穿孔常起病急,如消化性溃疡急性穿孔,可立即引起剧烈腹痛;炎症与感染性疾病起病较缓,如急性胆囊炎、急性阑尾炎,其腹痛可随病情进展而逐渐加重。空腔脏器完全梗阻时,可迅速引起强烈的绞痛。

(4)性质:可呈钝痛、胀痛、绞痛、刺痛、烧灼样痛等。持续性钝痛或隐痛多为炎症或出血引起,如胰腺炎、肝破裂;绞痛多是空腔脏器痉挛或梗阻引起,常呈阵发性,间歇期无腹痛,如小肠梗阻、胆道或输尿管结石并发梗阻等;阵发性疼痛持续性加重或演变为持续性,提示脏器坏死或继发感染等病情恶化征象。其他如胆道蛔虫病表现为特征性剑突下"钻顶样"绞痛。

(5)程度:不同腹腔刺激物引起的腹痛程度不同,通常胃液、胆汁、胰液对腹膜刺激最强,肠液次之,血液最轻。需注意的是,腹痛程度与病情严重程度不直接相关,不同个体的疼痛阈值不同,故需结合病史及体格检查等综合判断。

(6)影响因素:①进食:十二指肠溃疡病人进食后腹痛可有所缓解,但胃溃疡则不能;②体位:空腔脏器痉挛性疼痛如胆绞痛,辗转翻身和按摩腹部可觉腹痛减轻,甚至放置热水袋可减轻腹痛;腹膜炎时体位改变则会使腹痛加重,病人多表现为拒绝活动或拒按腹部;胰腺疾病病人仰卧位时腹痛明显,而前倾位或俯卧位时减轻;③排便:急性阑尾炎病人部分有便意,但便后腹痛不缓解;急性胃肠炎病人便后腹痛常有所缓解;④呕吐:急性单纯性肠梗阻病人呕吐后腹痛可减轻,如发生肠坏死,则呕吐后腹痛不能缓解。

2. 消化道伴随症状

(1)厌食:3~4岁以下小儿急性阑尾炎在腹痛前可先有厌食表现。

(2)恶心、呕吐:腹痛发生后常伴有恶心和呕吐,一般恶心后随之呕吐。呕吐出现的时间对于急腹症的诊断有重要意义。急性胃肠炎往往在发病早期即频繁呕吐,急性阑尾炎常在腹痛3~4h后出现呕吐。高位小肠梗阻呕吐出现早且频繁,低位肠梗阻则出现晚或不发生。其次,呕吐物的颜色、内容物、量与病变的部位密切相关。上消化道出血可呕鲜血或咖啡渣样物。幽门梗阻呕吐物多为宿食,量大,有酸臭味,不含胆汁,且呕吐后腹痛常缓解。若呕吐物中含胆汁则提示梗阻部位位于胆总管汇入十二指肠以远;若呕吐物为粪水状且味臭则提示低位小肠梗阻。

(3)排气、排便异常:停止排气排便是肠梗阻的典型表现,不完全性肠梗阻时可少量排气排便,绞窄性肠梗阻可出现黏液性血便。腹腔内急性炎症可因抑制肠蠕动引起便秘,或刺激肠壁引起黏液样腹泻。急性胃肠炎常见大量水样泻伴痉挛性腹痛,需注意儿童阑尾炎常由于早期有腹泻而易误诊为急性胃肠炎。盆腔脓肿可刺激直肠引起排便次数增多,以黏液便为主。出血坏死性肠炎常有腥臭味暗红色果酱样大便。腹型过敏性紫癜常排出暗红色血便,并伴四肢皮肤紫癜。小儿肠套叠常有果酱样黏液便。上消化道出血常有柏油样黑便。胆道完全梗阻常有陶土色大便。肠系膜血栓性疾病常有暗红色血便。

3. 其他伴随症状 腹腔脏器感染性病变常伴有不同程度的发热,如腹腔脓肿、化脓性阑尾炎、化脓性胆囊炎等;重症感染可伴有寒战、高热、意识改变等;合并出血可见贫血貌;肝门部肿瘤、胰头癌等引起梗阻性黄疸者可伴皮肤瘙痒;伴有尿频、尿急、尿痛、血尿、排尿困难者应考虑泌尿系统疾病;伴有深大呼吸和烂苹果味者应考虑糖尿病酮症酸中毒;伴四肢皮肤紫癜者需考虑腹型过敏性紫癜;腹部簇状水疱群样的皮肤表现者需考虑腹部带状疱疹。

(二)月经及生育史

所有育龄期妇女应详细询问月经及生育史,有助于鉴别妇产科疾病引起的急腹症。如有停经史及妊娠征象,应考虑异位妊娠破裂可能。卵巢卵泡破裂出血一般发生在月经中期(即排卵期),卵巢黄体破裂出血一般发生在月经中期排卵后或月经前期1周(即月经周期的20~22d),卵巢肿瘤蒂扭转多有月经史不规律,急性盆腔炎常伴月经量过多。

(三)既往史

既往有消化性溃疡,突发上腹部疼痛者,需考虑溃疡穿孔;有腹部手术史,出现腹痛者需考虑粘连性肠梗阻;有胆道手术史,出现胆囊区绞痛者需考虑结石残留、复发或胆道狭窄;长期服用抗凝药物,出现腹痛伴呕血、便血者,应考虑消化道出血;应用大剂量毒麻类药物,出现腹痛、便秘者,需考虑 Oddi 括约肌痉挛或肠梗阻。

二、体格检查

(一)生命体征

体温、呼吸、脉搏和血压等基本生命体征的变化是急腹症诊断及处理的重要依据。如病人生命体征不稳定,在询问病史及体格检查时需考虑其耐受程度。

(二)全身情况

面容、精神状态、体位有助于判断病情。腹腔出血病人常面色苍白,呈贫血貌;腹膜炎病人常痛苦面容,屈曲体位;绞痛病人常辗转体位;脱水病人眼眶凹陷,皮肤皱缩、皮肤弹性下降;胆道梗阻病人常伴巩膜和皮肤黄染、皮肤瘙痒和抓痕。

(三)腹部检查

检查前应充分暴露从乳头至腹股沟的整个区域。同时不能忽略心、肺等其他部位的检查。

1. 视诊   注意观察腹部皮肤色泽、肠型和蠕动波、腹式呼吸运动、腹壁静脉和其他异常表现等。如肠梗阻时腹部膨隆,可见肠型及蠕动波;消化性溃疡急性穿孔时腹式呼吸减弱或消失;肝硬化可见黄疸、腹壁浅静脉曲张(或扩张)及蜘蛛痣;肠扭转可见腹壁局部隆起伴肠型;腹股沟区或阴囊包块常考虑疝,部分易复性斜疝甚至可降至大阴唇,因此体格检查时还需注意外生殖器检查;重症胰腺炎可见库伦征(Cullen sign)和格雷特纳征(Grey-Turner sign);腹部带状疱疹可见有簇状水疱群样的皮肤表现;既往手术史者可见手术瘢痕。

2. 听诊   主要检查肠鸣音、摩擦音及血管杂音等。肠鸣音活跃见于急性胃肠炎或胃肠道大出血;肠鸣音亢进见于机械性肠梗阻;肠鸣音减弱见于老年性便秘、电解质代谢紊乱(低血钾)及胃肠动力低下等;肠鸣音消失见于急性腹膜炎或麻痹性肠梗阻。腹部闻及血管杂音伴有搏动感包块,提示腹主动脉瘤可能。腹中部的收缩期血管杂音(喷射性杂音)常提示腹主动脉瘤或腹主动脉狭窄;左、右上腹的收缩期血管杂音常提示肾动脉狭窄;下腹两侧收缩期血管杂音常提示髂动脉狭窄。

3. 叩诊   应从无痛区或轻痛区开始,叩痛明显区域常是病变所在处。腹水常有移动性浊音;消化性溃疡急性穿孔时肝浊音界可缩小或消失;肠梗阻时叩诊呈鼓音;泌尿系结石可有对应肾区的叩击痛。

4. 触诊   取仰卧屈膝位,先浅部触诊,后深部触诊,从无腹痛或者疼痛较轻的部位开始。有腹膜刺激征提示腹膜炎,压痛最明显处常是病变部位,如急性阑尾炎早期,病人虽主诉脐周痛,但压痛最明显处在右下腹。腹肌紧张呈"板状腹"者提示胃或十二指肠等空腔脏器穿孔。墨菲征(Murphy sign)阳性者提示急性胆囊炎。触及液波震颤者提示腹腔内大量游离液体。触及振水音者提示幽门梗阻或胃扩张。还应注意肝脾质地及大小,腹腔是否有肿块及其形态、大小、质地、移动度、有无搏动、有无压痛等性质。老年病人、儿童、肥胖者、经产妇、体弱或休克病人腹部体征可比实际病情表现轻。

(四)直肠、阴道指诊

急腹症病人,尤其是具有腹部外科手术指征的,应常规直肠指诊。检查时需明确直肠腔内、腔外有无肿物,直肠子宫陷凹有无触痛及波动感,观察指套上粪便性质和色泽,有无染血和黏液等,注意盆腔阑尾炎可有右侧盆腔外触痛。无性生活女性病人一般不行妇科检查,确有检查必要时,应先征得病人及其家属同意,方可作阴道窥器检查或双合诊检查。双合诊检查有附件肿块者考虑卵巢肿瘤蒂扭转,阴道检查宫颈有顶痛者考虑异位妊娠内出血。

(五)特殊体格检查

如结肠充气试验阳性提示急性阑尾炎,腰大肌试验阳性提示阑尾炎阑尾位于腰大肌前方,闭孔内肌试验阳性提示阑尾炎阑尾靠近闭孔内肌。

三、辅助检查

(一)实验室检查

1. 血液检查　白细胞总数及中性粒细胞比例升高提示存在感染。红细胞、血红蛋白和血细胞比容下降及下降程度有助于判断失血及失血量。血小板减少可见于腹型过敏性紫癜。嗜酸性粒细胞计数升高提示寄生虫感染或过敏性疾病。

2. 尿液检查　尿白细胞计数升高提示泌尿系感染。尿红细胞阳性提示泌尿生殖系统疾病(炎症、出血、肿瘤、结石等)。尿胆红素阳性提示黄疸。尿酮体阳性常提示糖尿病酮症酸中毒,亦可见于脓毒症、严重呕吐、禁食或服用降糖药物者。尿淀粉酶明显升高提示急性胰腺炎。

3. 粪便检查　镜下见红细胞或白细胞增多提示肠道出血或炎症。粪便表面附有鲜血提示出血病变的位置较低。隐血试验多次阳性提示胃肠道可能存在肿瘤、溃疡、炎症或缺血性病变。镜下见寄生虫卵提示寄生虫相关疾病。

4. 血清生化检查　血电解质测定、血糖水平及血气分析有助于判断机体水、电解质代谢和酸碱平衡状况。血淀粉酶测定用于鉴别急性胰腺炎。降钙素原(procalcitonin,PCT)测定可用于判断是否合并严重感染,升高提示全身性细菌感染,如脓毒症、全身炎症反应综合征(SIRS)、多器官功能障碍综合征(MODS)等,其升高的程度与感染严重程度正相关。C反应蛋白(CRP)是机体受到微生物入侵或组织损伤等炎症性刺激时肝细胞合成的急性相蛋白,用于判断急性感染性疾病等。肝肾功能测定反映肝脏、肾脏代谢功能状态。血人绒毛膜促性腺激素(human chorionic gonadotropin,hCG)测定可协助诊断异位妊娠。

(二)诊断性腹腔穿刺

对于诊断不明的急腹症可采用该法协助诊断(有关内容参阅第十五章)。腹腔穿刺液的涂片镜检有助于鉴别原发性或继发性腹膜炎。无移动性浊音或严重腹内胀气、妊娠中晚期、腹腔内巨大肿瘤(尤其是动脉瘤)、腹部手术瘢痕区或明显肠袢区、躁动不能合作者,不宜做腹腔穿刺。

(三)影像学检查

1. X线平片　胸腹部X线平片是急腹症病人重要的影像学检查。立位X线平片可了解横膈的高低,有无膈下游离气体。腹腔内游离气体提示胃肠道穿孔可能。肠道阶梯状气液平面提示肠梗阻。X线平片可显示不透X线异物在体内的位置,可发现阳性结石(胆囊结石多为阴性结石,泌尿系结石多为阳性结石),以及慢性胰腺炎特征性钙化灶。

2. 超声　具有无辐射损伤、简便、经济、可床边反复实时检查等优点,能快速评估肝脏、胆囊、胆管、脾脏、胰腺、阑尾、肾脏、卵巢、子宫和附件等脏器病变,由于气体影响,胃肠道疾病一般不选择超声检查。床旁超声已成为评估急腹症病情的重要工具(有关内容参阅第十五章)。超声亦可评估腹腔内脏器及血管的血流情况。

3. CT和MRI　CT检查是急腹症常用的诊断方法,不受气体、骨骼和脂肪等因素的影响,能提高急腹症诊断的准确性,显示解剖学和病理学改变的细节。如急性胰腺炎时,CT及增强扫描能显示胰腺水肿、渗出、坏死及胰周并发症情况。CT血管造影可发现腹腔血管栓塞。MRI可以合成MRCP,必要时结合ERCP,应用于胆胰管结石、胆管狭窄或扩张等诊断。

4. 胃肠道造影　在排除出血性疾病情况下,上消化造影可发现上消化道有无梗阻及占位性病变,并观察造影剂通过的情况。食管钡剂造影可以发现良性或恶性溃疡龛影,但肠梗阻或穿孔情况下禁用。钡剂灌肠造影可用于下消化道梗阻、占位的诊断。

5. 内镜　内镜检查是消化道病变(消化性溃疡、梗阻、出血等)常用的诊断和治疗方法。ERCP可清晰显示胆胰管系统,明确肝内外胆管梗阻部位及病变范围,同时可放置鼻胆管引流,或行Oddi括约肌切开取石、取蛔虫等方法治疗急性胆管炎和胰腺炎。

6. 血管造影　动脉血管造影对怀疑有肝、脾等实质脏器破裂出血、胆道出血、肠道出血、腹部大血管破裂等具有很大的诊断价值,还可清晰显示肠系膜上动脉栓塞。部分出血性病变往往在造影诊断明确后可实施选择性动脉栓塞止血。

7. 腹腔镜检查　对于诊断不明且有腹腔镜诊断性探查指征的病人,可利用腹腔镜技术的优势,直接观察腹腔病变,帮助明确诊断,同时可进行治疗,从而避免创伤更大的剖腹探查术。

四、鉴别诊断

急腹症的鉴别诊断实际上从接触病人,即询问病史和体格检查时就已开始。在这个过程中一定注意是否存在生命体征不稳定的情况,特别注意发现危及生命的征象,并及时进行干预。

鉴别诊断可按以下程序思考。

(一) 是否为腹腔外疾病

腹腔外疾病,包括系统性疾病或腹腔外脏器疾病,因其引起的腹痛为相应疾病的伴随症状,故鉴别诊断并不困难。

1. 引起急腹症的常见腹腔外器官疾病

(1) 急性心肌梗死或心肌炎:可牵涉上腹部、左上肢疼痛,可伴肌紧张。下壁心肌梗死病人还可表现为恶心、呕吐、腹胀。腹部压痛点不固定,无反跳痛。心电图及心肌损伤相关标志物可协助鉴别。

(2) 大叶性肺炎或胸膜炎:下肺炎症或胸膜炎等可刺激膈肌,引起上腹部牵涉痛。腹部压痛轻,多不伴有反跳痛及肌紧张。常先有寒战高热、咳嗽咳痰、呼吸困难、胸痛症状,少数病人可有恶心、呕吐、腹胀、腹泻;肺炎者听诊呼吸音减弱,可闻及湿啰音及管状呼吸音,胸膜炎者语颤减弱或可闻及胸膜摩擦音。胸部平片可协助鉴别。

(3) 急性附睾炎:多见于中青年,常由泌尿系感染和前列腺炎、精囊炎扩散所致,发病常突然,全身症状明显,可有畏寒、高热。病侧阴囊明显肿胀,阴囊皮肤发红、发热、疼痛,疼痛沿精索、下腹部以及会阴部放射。体检发现局限性附睾触痛,钼靶 X 线睾丸摄片或放射性核素 ^{99m}Tc 作睾丸显像或多普勒超声检查睾丸的血流情况,有助于鉴别。

(4) 急性睾丸扭转:系精索扭转导致睾丸缺血。约半数病人在睡眠中发病,常见于青少年突然发生一侧阴囊内睾丸疼痛,呈持续性,阵发加重,疼痛可向腹股沟及下腹部放射,伴恶心、呕吐。病人一般无泌尿系症状,尿液常规、血常规可无异常。由于精索扭转、增粗且缩短,睾丸可提向上方或横位,阴囊抬高试验阳性可确诊。睾丸扭转时多普勒超声可显示有缺血,血流减少,有助于鉴别。

其他腹腔外器官疾病,如肺动脉栓塞、急性胸膜炎、青光眼、腹部带状疱疹等,均可伴有不同程度的腹痛表现,结合病情主要特征及相应辅助检查多容易鉴别(具体内容参阅疾病相应章节)。

2. 引起急腹症的常见系统性疾病

(1) 急性风湿热:典型症状包括关节炎、心肌炎、舞蹈病、皮下结节及边缘性红斑,伴随急性腹痛症状者也不少见。其典型症状出现前 1~6 周,常有咽喉炎或扁桃体炎等上呼吸道感染表现,结合链球菌感染指标(抗链球菌溶血素 “O” 滴度)、急性炎症反应指标(红细胞沉降率、C 反应蛋白)与免疫学检查(抗心肌抗体、抗 A 组链球菌菌壁多糖抗体)可协助鉴别。

(2) 系统性红斑狼疮:是一种自身抗体和免疫复合物形成并介导器官、组织损伤的自身免疫性疾病,80% 的病人病程中出现皮疹,以鼻梁和颧部蝶形红斑最具特征性,其他临床表现可因累及不同脏器或系统而多样,累及消化系统引起急性腹痛表现者少见,其腹痛表现与疾病活动性相关。自身抗体检查(抗核抗体、抗磷脂抗体、抗组织细胞抗体)结合具体临床表现有助于鉴别。

(3) 结节性动脉炎:是一种累及中、小动脉的坏死性血管炎,其发病与乙型肝炎、丙型肝炎病毒和

HIV 病毒感染相关。临床表现随受累器官不同而多样,累及消化系统者,可出现腹痛、腹泻、恶心、呕吐、肠穿孔等表现。病程早期不易确诊,可疑病例行病理活检和血管造影可协助鉴别。

(4)腹型癫痫:一种以发作性短暂腹痛为主要临床表现的癫痫。腹痛呈周期性反复发作,持续几分钟至几小时,发作与终止突然,多位于脐周,也可涉及上腹部,常伴有恶心、呕吐、腹泻。发作时常伴有一定程度的意识障碍,如定向障碍、知觉障碍或精神模糊等,但无完全的意识丧失。排除器质性腹部病变,结合脑电图检查见单侧或双侧颞叶棘波可协助鉴别。

(5)腹型过敏性紫癜:除典型四肢皮肤紫癜外,因消化道黏膜及腹膜脏层毛细血管受累,可出现腹痛、呕吐、腹泻及便血等症状。腹痛多位于脐周、下腹或全腹部,呈阵发性绞痛。腹部症状与紫癜多同时发生,偶尔发生于紫癜之前。发病前 1~3 周常有低热、咽痛、全身乏力或上呼吸道感染史,血小板计数、功能及凝血相关检查正常,排除其他原因所致血管炎及紫癜,典型皮肤表现结合腹痛症状可鉴别。

(6)糖尿病酮症酸中毒:以高血糖、酮症和酸中毒为主要表现。早期多饮多食多尿,体重减轻症状加重;酸中毒失代偿后,疲乏、食欲减退、恶心呕吐、口干、嗜睡、呼吸深快,呼气中有烂苹果味(丙酮)。少数病人伴随腹痛症状。末梢血糖、血酮、尿糖、尿酮等化验,结合特异性临床表现,尤其是呼吸有烂苹果味,可容易鉴别。

(7)急性中毒:有些金属中毒可致腹部痉挛性绞痛,如长期与铅接触而发生铅中毒,误食毒鼠剂而发生铊中毒等。吸毒者突然中止吸毒后亦可诱发腹部绞痛。根据有害物质接触史、吸毒史可容易鉴别。

此外,其他系统性疾病,如急性白血病、镰状细胞贫血、尿毒症、慢性肾上腺皮质功能减退症等,均可伴有不同程度的腹痛表现,结合病情主要特征及相应辅助检查多容易鉴别(具体内容参阅相应章节)。

(二)是否为腹腔内疾病

腹腔内疾病根据病变涉及的学科分为腹部外科、腹部内科和妇产科疾病。准确的鉴别是治疗决策的关键。

1. 引起急腹症常见的腹部内科疾病

(1)急性胃肠炎:因进不洁饮食 2~3h 后出现剧烈呕吐、腹痛、腹泻症状,一般不伴发热,腹痛范围较广泛,肠鸣音活跃,但腹部无压痛、反跳痛及肌紧张。腹泻后腹痛可暂时缓解。

(2)原发性腹膜炎:系致病菌通过血管、淋巴管、肠壁或女性生殖道等途径侵入腹腔而引起的腹膜炎。多见于全身情况较差、女童、成人慢性肾炎及肝硬化合并腹水或免疫功能低下的病人。病原菌多为溶血性链球菌、肺炎双球菌及大肠埃希菌。主要症状是突发腹痛,开始部位不明确,很快弥漫至全腹,伴发热、恶心、呕吐。全腹压痛、反跳痛及肌紧张,但腹膜刺激征较继发性腹膜炎轻,肠鸣音减弱或消失。腹腔穿刺液中有白细胞、脓细胞,细菌培养阳性。

(3)肠蛔虫病:多见于儿童,少数病人出现腹痛与周期性压痛,有时呈绞痛,常可触及蛔虫聚集于肠管内的包块。粪便检查可见蛔虫卵,影像学发现蛔虫阴影可确诊。如导致肠梗阻或穿孔,则视为外科急腹症,需紧急处理。

(4)急性肝炎:发作时可因肝急速肿胀、肝被膜张力迅速增加而引起肝区剧烈疼痛,常伴有黄疸,需与外科胆道急症相鉴别,超声、CT 及 MRI 在形态学及实质回声、密度和信号上有一定提示,尤其 MRI 更加敏感,可表现为肝脏肿大、T_2 压脂序列肝实质信号增高。

(5)肠结核:多见于中青年病人,多有肠外结核(肺结核),腹痛多位于右下腹或脐周,呈间歇发作,餐后加重,排便或肛门排气后缓解,常伴有发热、盗汗等结核毒血症状。X 线钡剂检查可见跳跃征、肠腔狭窄等征象,结肠镜检查发现主要位于回盲部的炎症、溃疡、炎性息肉或肠腔狭窄。活检组织中找到抗酸杆菌有助于诊断,肠黏膜病理活检发现干酪性肉芽肿可确诊。

其他常见的腹部内科疾病,如急性肠系膜淋巴结炎、肠易激综合征、结肠肝(脾)曲综合征、胆道运行功能障碍等,均可有不同程度的腹痛表现,需结合病情主要特征及相应辅助检查进行鉴别。

2. 引起急腹症常见的腹部外科疾病

(1)炎症与感染性：如急性阑尾炎、胆囊炎等疾病，此类疾病临床上共同表现为腹痛起始较慢，开始疼痛程度较轻，后逐渐加重，疼痛呈持续性。炎症病变刺激局部腹膜，出现固定压痛、肌紧张和反跳痛。炎症的发展直接影响腹痛的程度，同时伴有发热、白细胞上升等全身感染征象；感染局限后形成炎性肿块、脓肿，若继续扩展难以控制，则形成弥漫性腹膜炎。

(2)穿孔性：如胃或十二指肠溃疡急性穿孔，胃肠道肿瘤(胃癌、小肠淋巴瘤、结直肠癌等)引起穿孔。一般穿孔前已有症状，起病突然，腹痛剧烈。穿孔脏器内容物刺激腹膜引起持续性刀割样疼痛，先出现病变部位的局限性腹膜炎体征，随后迅速扩展导致全腹弥漫性腹膜炎，出现全腹腹膜刺激征，但仍以原发病变部位体征最显著，伴随腹胀、肠鸣音减弱或消失、体温上升、白细胞计数上升，严重者可伴有脓毒症、脓毒症休克。

(3)出血性：如肝、脾破裂，起病突然，常有外伤史，腹痛轻微，呈持续性，腹胀较明显，腹膜刺激征轻微，有移动性浊音，严重者可有贫血、休克表现，腹腔穿刺可抽得不凝固的血液。长期服用抗凝药物者可出现腹痛伴呕血、便血，根据既往用药史多容易鉴别。

(4)梗阻性：最常见的是急性肠梗阻，在急腹症中发病率仅次于急性阑尾炎和胆道感染，应鉴别是单纯性还是绞窄性肠梗阻。胆囊颈部结石嵌顿、胆总管下段结石梗阻引起的胆绞痛也是较常见的原因。此外胆道结石、胆道蛔虫病、慢性胰腺炎导致胰管急性梗阻等并不罕见。肾、输尿管结石是泌尿外科疾病，在诊断急腹症时常需鉴别。

(5)缺血性：缺血原因有两种，一种是血管闭塞，如栓子脱落造成肠系膜动脉的急性栓塞、门静脉系统梗阻继发肠系膜静脉血栓形成、急性缺血性结肠炎等。肝脾等实质性脏器的血管瘤急性血栓及梗死，脾动脉瘤、肠系膜动脉瘤破裂或急性血栓形成，腹主动脉急性血栓形成也属于此类。另一种是内脏急性扭转造成缺血，小肠或乙状结肠扭转较常见，一般先表现为梗阻，其腹痛程度剧烈。急性胆囊扭转及胃扭转则以梗阻及张力急剧增加为主要病理变化，随即有缺血性疼痛。绞窄性疝可因肠襻等内容物的嵌顿未及时处理而致肠管缺血坏死，严重者可发生脓毒症(有关内容参阅第十四章)。此外脾扭转、大网膜扭转等很少见。

需注意，上述几种类型可单独存在，也可两个以上并存或一定条件下发生转化。如单纯性肠梗阻可转化为绞窄性肠梗阻，肠管坏死穿孔，逐渐引起腹腔内严重感染等。

3. 引起急腹症常见的妇产科疾病

(1)异位妊娠破裂：最常见为输卵管妊娠破裂。有停经史，突发下腹疼痛，伴或不伴休克征象，可有明显反跳痛，阴道不规则流血，宫颈呈蓝色，阴道后穹窿穿刺可抽出不凝血可确诊。hCG 阳性及盆腔超声可协助鉴别。

(2)卵巢破裂：系卵巢成熟卵泡或黄体(包括黄体囊肿)因某种因素引起的包膜破裂出血，严重者出现腹腔内大量出血。约 80% 为黄体或黄体囊肿破裂(多发生于已婚者)，常发生于月经中期排卵后或月经前期 1 周(即月经周期的 20~22d)；少数病例为卵泡破裂(多发生于未婚者)，常发生于成熟卵泡排卵时，故多见于月经中期(即排卵期)自发破裂；亦可见于直接或间接外力损伤。体温及外周血白细胞计数可轻微升高，后穹窿穿刺可抽出不凝血，hCG 阴性，结合月经史，多可作出诊断。

(3)急性盆腔炎：多见于已婚妇女，常由淋球菌感染所致。表现为下腹痛伴发热，腹部压痛点一般比阑尾点偏下，偏内。阴道分泌物增多，直肠指诊有宫颈举痛，阴道后穹窿触痛，穿刺可抽得脓液，涂片镜检可见白细胞内有革兰氏阴性双球菌可确诊。一般无阴道出血，hCG 阴性。

(4)卵巢肿瘤蒂扭转：常见的妇科急腹症，诱因包括妊娠期、产褥期子宫大小及位置发生改变、突然咳嗽、改变体位等。表现为突发一侧下腹剧痛，伴恶心、呕吐，出现腹膜炎体征提示有扭转肿瘤缺血、坏死，重者可有休克。hCG 阴性，超声可见患侧附件肿块。

其他常见的妇产科疾病，如急性子宫内膜炎、急性附件炎、妊娠期子宫破裂等，亦可有不同程度的腹痛表现，需结合病情主要特征及相应辅助检查进行鉴别(具体内容参阅相应章节)。

此外,特殊病人由于临床表现相对不典型,更应仔细分析和诊断。如婴幼儿因不能明确诉说,病情发现常较晚;老年病人多合并心、肺等基础疾病;孕妇受盆腔充血或子宫增大的影响,体征常不确切;昏迷或精神障碍病人,病史常不详,体征亦可不显著。

(张进祥)

第三节　急腹症的治疗原则

首先,评估病人的全身情况,尤其是生命体征,判断病情是否危重以及凶险程度,必要时立即启动治疗措施;其次,病因明确者,应针对病因进行相应的治疗,如内科药物治疗、外科手术治疗或介入治疗等;最后,尚不能确定病因者,应密切观察、适度治疗,并进一步诊断明确病因或判断是否符合手术指征,以确定治疗方式。

一、危重病情识别和处理

首先处理威胁生命的休克、出血、脓毒症等紧急状况,对此必须分秒必争地进行。值得注意的是,有时病因不去除,休克或脓毒症常不能好转,如腹内活动性出血、化脓性梗阻性胆管炎或绞窄性肠梗阻,此时应抢救休克,同时启动应急治疗方案。

二、一般处理

存在腹腔炎症或感染者,应给予斜坡卧位,有利于腹腔炎症的吸收,减轻肠麻痹和中毒反应,同时引流渗出物入盆腔有助于早期诊断和处理。诊断未明者,应禁饮食、禁用泻药、禁止灌肠。病因明确、治疗方案已确定的病人,可适当应用止痛剂,但诊断不清或需进行观察的病人,暂不能用止痛剂,以免掩盖病情。

如病人呈急性腹膜炎体征,出现腹胀或准备进行上腹部手术,应放置鼻胃管胃肠减压,并留置尿管。有感染征象病人,合理选用抗生素,有条件者可根据药敏培养的结果调整抗生素。根据尿量、失水及电解质代谢紊乱情况进行补液,维持机体内环境稳定。具有肠外营养适应证的病人:①一周以上不能进食或因胃肠道功能障碍或不能耐受肠内营养者;②通过肠内营养无法达到机体需要的目标量时,应积极给予肠外营养支持。

三、病因治疗

1. 诊断明确者,应针对病因进行相应治疗。无须外科或介入手术治疗者进行相应的专科治疗(具体内容参阅各疾病章节)。需外科手术或探查以及介入治疗者,依据病情完善术前准备并手术(具体内容参阅各疾病章节)。手术原则是,抢救生命放在首位,其次是根治疾病。术式选择上力求简单又实效,病情危重者,可先控制病情,待平稳后再行手术。

2. 诊断不能明确者,应采取措施维持重要脏器功能,并严密观察病情变化,等待进一步诊断。观察期间如出现以下情况,且不存在手术禁忌时,应急诊手术探查:①腹部脏器有血运障碍,如肠坏死;②腹膜炎不能局限,有扩散倾向;③腹腔有活动性出血;④非手术治疗病情无改善或恶化,且手术指征明确。

　　涉及腹部的探查手术,探查部位、步骤和重点,应视具体病情而定。原则上先探查正常区,最后探查病区。一般先探查结肠上区脏器(肝、胆、脾、胃、十二指肠),然后探查结肠下区脏器(空肠、回肠、结肠、直肠),最后探查腹膜后脏器(胰、肾上腺、肾脏、输尿管)及盆腔脏器(膀胱、子宫等)。

(张进祥)

本章小结

　　急腹症是以急性腹痛为突出临床表现的一组疾病,具有起病急、发展快、疾病谱广、变化多且复杂,部分还呈现病情凶险的特点。多个系统、脏器引起的疾病均可能以急性腹痛为首发症状就诊,因此需在详细的病史询问、全面的体格检查以及实验室、影像学检查的基础之上,进行综合分析,通过逻辑缜密的鉴别过程,才能得到准确的诊断。治疗上应首先关注病人生命体征,识别危重病人并优先救治,然后针对病因采取包括手术或介入在内的相应治疗措施。对病因不明者,需强化一般支持治疗,维持重要脏器功能,同时严密观察病情变化,不断深化鉴别过程,以期尽快获得诊断,或判断是否需要进行探查手术。

思考题

1. 简述急腹症的常见病因及分类。
2. 简述急腹症的鉴别诊断思路。
3. 简述急腹症腹痛的机制和类型。
4. 简述急腹症的急诊手术探查指征。
5. 简述急腹症的一般手术探查顺序。

第十七章
消化道出血的诊断及处理原则

消化道出血(gastrointestinal hemorrhage)是指从食管入口到肛门之间消化道的出血,是消化系统常见病症,根据出血部位分为上消化道出血和下消化道出血。上消化道出血(upper gastrointestinal hemorrhage)是指 Treitz 韧带(屈氏韧带)以上的食管、胃、十二指肠和胆胰等病变引起的出血,包括胃空肠吻合术后的空肠上段病变出血。发生在 Treitz 韧带以下的出血称下消化道出血。近年来随着消化内镜技术的不断发展,也有以内镜下解剖结构十二指肠乳头、回盲瓣为分界线,将消化道分为上消化道(食管入口至十二指肠乳头)、中消化道(十二指肠乳头至回盲瓣)和下消化道(回盲瓣至肛门)。消化道短时间内大量出血称急性大出血(acute massive hemorrhage),临床表现有呕血(hematemesis)、黑便(melena)、便血(hematochezia)等,并伴有血容量减少引起的休克症状和体征,为临床常见急症,严重者可危及生命。另有一类消化道出血,临床上肉眼不能观察到粪便异常,仅有粪便隐血试验阳性和/或存在缺铁性贫血,称隐性消化道出血(occult gastrointestinal hemorrhage),容易被忽视,应予注意。

第一节　上消化道出血

一、概述

上消化道出血是消化系统常见急症。高龄、有严重伴随疾病、复发性出血和急性大出血病人时常病情变化迅速,临床表现危重,如不及时治疗可危及生命,应予以高度重视。

二、病因

最常见的病因为消化性溃疡、食管胃底曲张静脉破裂、出血糜烂性胃炎和胃癌。食管贲门黏膜撕裂综合征及血管异常引起的出血发病率呈上升趋势。

(一)非静脉曲张性上消化道出血

急性非静脉曲张性上消化道出血(acute nonvariceal upper gastrointestinal bleeding,ANVUGIB)的发病率近 20 年来逐渐下降,目前趋于稳定,发病率约 35~60/10 万。ANVUGIB 最常见的病因是消化性溃疡,占 20%~50%,胃、十二指肠糜烂占 8%~15%,食管贲门黏膜撕裂综合征占 12.2%,食管炎占 9.6%,血管畸形占 5%,其他疾病包括肿瘤、Dieulafoy 病、胃窦血管扩张症(gastric antral vascular ectasia,GAVE)、胆道出血、胰性出血及主动脉肠瘘等。目前在我国,消化性溃疡出血仍然是上消化道出血的最主要原因;高危溃疡(Forrest Ⅰa、Ⅰb、Ⅱa 和 Ⅱb)的检出率随内镜技术的发展逐渐增加;但总体病死率无明显下降。

1. **消化性溃疡**　消化性溃疡是急性非静脉曲张性上消化道出血最常见的原因,十二指肠球部溃疡较胃溃疡更常见。消化性溃疡的主要危险因素是幽门螺杆菌感染(Hp)、NSAIDs 药物、压力和胃酸分泌。其中,Hp 相关消化性溃疡再出血的风险和病死率最低,其次是 NSAIDs 相关性溃疡,而无 Hp 感染也不服用 NSAIDs 药物的消化性溃疡预后最差。

2. **食管贲门黏膜撕裂综合征**　又称 Mallory-Weiss 综合征,是由于频繁的剧烈呕吐或胃黏膜撕裂造成食管内压力急剧增高,而引起贲门部的黏膜撕裂出血。大部分病人起初表现为干呕或者频繁剧烈呕吐,呕吐物为胃内容物,随后出现呕血,出血多为无痛性。

3. **其他食管疾病**　食管炎、食管溃疡、食管肿瘤、食管裂孔疝、食管物理及化学损伤(器械检查、异物或放射性损伤,强酸、强碱或其他化学剂引起的损伤)、食管憩室等。

4. **其他胃、十二指肠疾病**　急性糜烂出血性胃炎、胃癌、佐林格 - 埃利森综合征(Zollinger-Ellison syndrome)、胃血管异常(血管瘤、动静脉畸形、胃黏膜下恒径动脉破裂又称 Dieulafoy 病变等)、胃息肉、十二指肠憩室炎、急性糜烂性十二指肠炎、胃手术后病变(吻合口溃疡、吻合口或残胃黏膜糜烂、残胃癌)、其他肿瘤(平滑肌瘤、平滑肌肉瘤、间质瘤、淋巴瘤、神经纤维瘤、壶腹周围癌)、其他病变(胃黏膜脱垂、急性胃扩张、胃扭转、横膈裂孔疝、重度钩虫病、胃血吸虫病、胃或十二指肠克罗恩病、胃或十二指肠结核、嗜酸性胃肠炎、胃或十二指肠异位胰腺等)。

5. **上消化道邻近器官或组织的疾病**　①胆道出血:胆管或胆囊结石、胆道蛔虫病、胆囊或胆管癌、术后胆总管引流管造成的胆道受压坏死,肝癌、肝脓肿或肝血管瘤破入胆道;②胰腺疾病累及十二指肠、胰腺癌、急性胰腺炎并发脓肿破溃;③胸或腹主动脉瘤或纵隔肿瘤、脓肿破入食管、胃或十二指肠。

(二) 静脉曲张性上消化道出血

主要由于门静脉高压症引起的食管胃底静脉曲张造成。食管胃底曲张静脉破裂出血的年发生率为 5%~15%,近年来病死率降至 20% 左右。中、重度静脉曲张 2 年内消化道出血发生率为 25%~30%。而首次曲张静脉破裂出血后未进行二级预防的病人一年内再出血率高达 60%。肝硬化是门静脉高压症的最常见原因,其他原因仅占约 10%。门静脉高压症根据影响门静脉血流的疾病的解剖位置进行分类:肝前性门静脉高压症,如门静脉血栓、胰腺炎等炎症疾病、胰腺恶性肿瘤引起的血管淤积;肝性门静脉高压症,如肝炎肝硬化、原发性胆汁淤积性胆管炎、特发性门静脉高压等;肝后性门静脉高压症,如布加综合征等。

(三) 全身性疾病

包括凝血机制障碍、肝肾功能障碍、结缔组织病及急性感染。

三、临床表现

上消化道出血的临床表现主要取决于出血量、出血速度、出血部位及性质,并与病人的年龄及循环功能的代偿能力有关。

(一) 呕血与黑便

呕血与黑便是上消化道出血的特征性表现。出血部位在幽门以上者常有呕血。出血量大、速度快,可呕鲜红色血;如出血后血液在胃内潴留时间长,经胃酸作用变成正铁血红蛋白(methemoglobin),呕血常呈咖啡色;若出血量较少、速度慢,可无呕血。幽门以下出血如出血量大、速度快,也可因血液反流入胃腔而表现为呕血。黑便是血红蛋白的铁经肠内硫化物作用形成硫化铁所致,典型者呈黑色柏油样。当出血量大、血液在肠道内停留时间短时,粪便可呈暗红色,甚至粪便可全为血液。少量出血(小于 5ml)时,大便颜色无明显变化,隐血试验可呈阳性。

(二) 失血性周围循环衰竭

急性大量失血时由于循环血容量迅速减少而导致周围循环衰竭,多见于短时间内出血量大于 1 000ml 的病人,一般表现为头昏、心悸、乏力,平卧突然起立时发生晕厥、肢体冷感、心率加快、血压低等,严重者呈休克状态。

(三) 贫血

贫血程度除取决于失血量外,还与出血前有无贫血基础、出血后液体平衡状况等因素有关。急性大量出血后均有失血性贫血,血红蛋白浓度、红细胞计数与血细胞比容下降,但在出血的早期因有周围血管收缩和红细胞重新分布等生理调节可无明显变化。在出血后组织液渗入血管内以补充失去的血容量,使血液稀释,一般经 3~4h 以上才出现贫血,出血后 24~72h 血液稀释到最大限度。慢性少量消化道出血所致贫血症状常不明显,容易被忽略。因此,当病人无明显黑便而以贫血就诊时,应进行粪便隐血检查,以防漏诊。

(四) 发热

上消化道大量出血后,部分病人在 24h 内可出现低热,持续 3~5d 后降至正常。引起发热的原因尚不清楚,可能与血容量减少、贫血、周围循环衰竭等因素导致的体温调节中枢功能障碍有关。

四、辅助检查

(一) 实验室检查

血红蛋白测定、红细胞计数和血细胞比容等在出血的早期并无变化。出血后,组织液回吸收入血管内,使血压稀释,一般需经 3~4h 以上才能提示失血的程度。急性出血病人常为正细胞正色素性贫血,在出血后骨髓有明显代偿性增生,可暂时出现巨细胞性贫血,慢性失血者则呈小细胞低色素性贫血。出血 24h 内网织红细胞即见增高,至出血后 4~7d 可高达 5%~15%,以后逐渐降至正常。如出血未止,网织红细胞可持续升高。上消化道大量出血 2~5h,白细胞计数可升达 $(10~20) \times 10^9/L$,止血后 2~3d 恢复正常。但在肝硬化病人,如同时有脾功能亢进,则白细胞计数可不增高。肝功能检验和血氨测定等有助于鉴别消化性溃疡与门静脉高压症引起的大出血。前者肝功能正常,血氨不高;而后者肝功能(胆红素、碱性磷酸酶、血清白蛋白、谷草转氨酶、谷丙转氨酶等)常明显异常,血氨升高。凝血功能检查结果也有重要参考价值。

上消化道大量出血后,由于大量血液蛋白质的消化产物在肠道被吸收,血中尿素氮浓度可暂时增高,称为肠源性氮质血症。一般于出血后数小时血尿素氮开始上升,约 24~48h 达高峰,大多不超过 14.3mmol/L(40mg/dl),出血停止后 3~4d 降至正常。另外,可出现因循环血容量降低而引起的肾前性肾功能不全所致的氮质血症和大量或长期失血所致肾小管坏死引起的肾性氮质血症。

(二) 内镜检查

是目前诊断上消化道出血病因的首选检查方法。它不仅能直视病变、取活检,进行病因的诊断,而且对于出血灶可进行及时准确的止血治疗。一般主张内镜检查在出血后 24~48h 内进行。这是由于急性糜烂出血性胃炎可在短短几天内愈合而不留痕迹,血管异常多在活动性出血或近期出血期间才易被发现。急诊胃镜检查可根据病变的特征判断是否继续出血或估计再出血的危险性,并行内镜下止血治疗,有利于及时逆转病情,减少输血量及住院时间。内镜检查时应对溃疡出血进行 Forrest 分级(表 17-1),根据溃疡基底特征判断病人发生再出血的风险,推荐对 Forrest 分级 Ⅰa~Ⅱb 的病人进行内镜下止血治疗。在急诊胃镜检查前需先补充血容量、纠正休克、改善贫血及使用抑酸药物治疗。

表 17-1 上消化道出血的内镜下 Forrest 分级

Forrest 分级	溃疡内镜下表现	再出血概率 /%	推荐治疗方法
Ⅰa 级	动脉喷血性出血	55	建议行内镜止血
Ⅰb 级	渗血	55	
Ⅱa 级	见裸露血管	43	

续表

Forrest 分级	溃疡内镜下表现	再出血概率 /%	推荐治疗方法
Ⅱb 级	可见血凝块附着	22	可考虑行内镜治疗
Ⅱc 级	黑色基底	10	不推荐内镜止血
Ⅲ级	有溃疡无出血	5	

(三) 食管钡剂造影

有助于发现消化道憩室及较大的肿瘤。目前大多被胃镜检查所代替,主要适用于有胃镜检查禁忌或不愿进行胃镜检查者,但对经胃镜检查出血原因未明,怀疑病变在十二指肠降段以下者,则有特殊诊断价值。检查一般在出血停止数天后进行。

(四) 选择性腹腔动脉造影

一般用于经保守治疗未能止血的情况,首先做腹腔动脉造影,若发现造影剂经破裂的血管溢出至胃肠道内,应将导管插至出血的动脉内,以显示出血动脉的造影剂外溢,确定出血部位。出血量少时,造影剂密度略高于正常黏膜,出血速度快时,造影剂积聚增多而密度增加。

(五) 其他

放射性核素 ^{99m}Tc 标记红细胞扫描及小肠镜检查等主要适用于下消化道出血(详见本章第二节)。由于胃镜检查可发现十二指肠降段以上消化道病变,故上述检查已很少应用于上消化道出血的诊断。

五、诊断

(一) 上消化道出血诊断的确立

根据呕血、黑便和失血性周围循环衰竭的临床表现,呕吐物或粪便隐血试验强阳性,血红蛋白浓度、红细胞计数及血细胞比容下降的实验室证据,可作出上消化道出血的诊断,但必须注意以下情况。

1. 排除消化道以外的出血因素　对于呕血,需排除来自口、鼻、咽喉部及呼吸道的出血。对于黑便,应注意排除进食引起的大便颜色改变如动物血、碳粉、铁剂或铋剂等药物;粪便隐血试验阴性可排除消化道出血。

2. 判断上消化道还是下消化道出血　呕血提示上消化道出血,黑便大多来自上消化道出血,而血便大多来自下消化道出血。但上消化道短时间内大量出血亦可表现为暗红色甚至鲜红色血便,此时如不伴呕血,常难与下消化道出血鉴别,应在循环稳定后行急诊内镜检查。高位小肠乃至右半结肠出血,如血在肠腔停留时间久亦可表现为黑便,这种情况应先经内镜检查排除上消化道出血后,再行下消化道出血的有关检查。

(二) 出血严重程度的估计和周围循环状态的判断

成人每天上消化道出血大于 5ml 时粪便隐血试验可出现阳性,每天出血量超过 50ml 可出现黑便。胃内积血量大于 250ml 可引起呕血。短时出血量小于 400ml 时,因轻度血容量减少可由组织液和脾脏贮血所补充,多不引起全身症状。出血量大于 400ml,可出现全身症状,如头昏、心慌、乏力等。短时间内出血量大于 1 000ml,可出现周围循环衰竭表现(表 17-2)。

表 17-2　上消化道出血量的估计

出血量	临床表现
>5~10ml/d	粪便隐血试验阳性
50~100ml/d	黑便
250~300ml	呕血

续表

出血量	临床表现
<400ml	一般不引起全身症状
400~1 000ml	可出现全身症状,如头晕、乏力、心悸、出汗等
>1 000ml	周围循环衰竭

急性大出血严重程度的估计最有价值的标准是血容量减少所导致周围循环衰竭的临床表现,而周围循环衰竭又是急性大出血导致死亡的直接原因。病人由平卧位改为坐位时出现血压下降(下降幅度大于 15~20mmHg)、心率加快(上升幅度大于 10 次 /min),提示血容量明显不足。当收缩压小于90mmHg、心率大于 120 次 /min,伴有面色苍白、四肢湿冷、烦躁不安或神志不清,则表明进入休克状态,需积极抢救。

(三)出血是否停止的判断

上消化道大出血经过对症治疗,大多可于短时间内停止。肠道内积血一般需 3d 才可排净,故不能以黑便作为是否存在继续出血的指标。下列情况应考虑继续出血或再出血:①反复呕血或黑便(血便)次数增多、粪质稀薄,伴有肠鸣音活跃;②周围循环不稳定:经充分补液、输血后仍有脉率快,收缩压低及中心静脉压低;③血红蛋白浓度、红细胞计数与血细胞比容持续下降;④补液与尿量足够的情况下,血尿素氮持续或再次增高。

(四)出血的病因诊断

既往史、症状与体征可为出血的病因提供重要线索,而内镜检查是确诊出血原因与部位的重要手段。典型病史和阳性体征对诊断也有重要的提示作用。

1. 消化性溃疡出血 慢性、周期性、节律性上腹痛病史,特别是在出血前疼痛加剧,出血后减轻或缓解,多提示出血原因为消化性溃疡。临床上多表现为黑便或柏油样便,呕吐咖啡色胃内容物,少数出血速度快时,可以表现为呕血。

2. 胃、十二指肠糜烂出血 有服用非甾体抗炎药(NSAIDs)或应激状态者,可能为 NSAIDs 诱发溃疡或应激性溃疡或急性糜烂出血性胃炎。临床上也多表现为呕吐咖啡色胃内容物及柏油样便。

3. 食管贲门黏膜撕裂综合征 大多数病人先表现为恶心、频繁剧烈呕吐,先呕吐胃内容物,部分呕吐物可混杂血块,随后出现呕血,常为咖啡色或暗红色,严重者呕鲜血,出血多为无痛性,同时伴有黑便或暗红色便。

4. 食管胃底曲张静脉破裂出血 既往有慢性肝炎、酗酒、血吸虫病史,并有肝病与门静脉高压的临床表现者,提示食管胃底曲张静脉破裂出血可能。临床上表现为呕血、黑便或血便,呕血可为暗红色甚至鲜红色伴血块。然而,上消化道出血病人即使患有肝硬化,也并非都是食管胃底曲张静脉破裂所致的出血,约有 1/3 病人的出血来自消化性溃疡、门静脉高压性胃病或其他原因。

5. 胃癌 对中年以上的病人近期出现上腹痛,伴有厌食、消瘦者,应警惕胃癌的可能性。病人有时无明显的临床症状,仅表现为粪便隐血阳性伴或不伴有缺铁性贫血。胃癌有呕血或黑便者不足 20%。

(五)危险性及预后的预测

15%~20% 病人存在持续出血或反复出血,如何早期识别再出血及死亡危险性高的病人,并予以加强监护和积极治疗是急性上消化道大量出血处理的重点。提示预后不良、危险性增高的主要因素有:①高龄病人(年龄大于 65 岁);②有严重的伴随疾病(心、肺、肝、肾功能不全,脑血管意外等);③本次出血量大或短期内反复出血;④食管胃底曲张静脉破裂出血伴肝衰竭;⑤消化性溃疡,Forrest 分级高危者。针对上消化道出血危险性和预后的评分系统有助于预测病人的预后,常用的评分系统有单纯内镜分级、临床结合内镜的分级和单纯临床分级(表 17-3),其中较为广泛应用的是 Rockall 评分和Blatchford 评分。Rockall 评分系统是目前临床广泛使用的判断预后评分依据,用于评估病人的病死率,根据病人年龄、休克状态、伴发病、内镜诊断和内镜下出血征象 5 项指标将病人分为高危、中危和低危人群(表 17-4)。Blatchford 评分系统用于在内镜检查前预判哪些病人需要接受输血、内镜检查或手术等后续干预措施,其取值范围为 0~23 分(表 17-5)。

表 17-3　上消化道出血预后风险的评分系统

评分方式	评分系统	主要结果
内镜评分系统	Forrest 分级	再出血
临床结合内镜评分系统	Rockall 评分	死亡
	Baylor 出血积分(Baylor Bleeding Score,BBS)	再出血
	希德斯 - 西奈医疗中心预测指数(Cedars-Sinai Medical Centre Predictive Index,CSMCPI)	平均住院时长
	国家消化道出血项目(Progetto nazionale emorragia digestive,PNED)	死亡
临床评分系统	Glasgow blatchford 评分(GBS)	需要干预
	AIMS65 评分	平均住院 / 死亡时长
	T-score	开始进行内镜的时间

表 17-4　上消化道出血 Rockall 评分

变量	0	1	2	3
年龄 / 岁	<60	60~79	≥ 80	—
休克状态	无休克 [a]	心动过速 [b]	低血压 [c]	—
伴随疾病	无	—	心力衰竭、缺血性心脏病,其他重要伴发病	肾衰、肝衰、癌肿播散
内镜诊断	Mallory-Weiss 综合征	溃疡等其他病变	上消化道恶性疾病	—
内镜下近期出血征象	无或仅有黑斑	—	血液潴留、黏附血块、裸露血管或喷血	—

注:[a] 收缩压 ≥ 100mmHg(1mmHg=0.133KPa),心率 <100 次 /min;[b] 收缩压 >100mmHg(1mmHg=0.133KPa),心率 ≥ 100 次 /min;[c] 收缩压 <100mmHg;内镜检查前 RS(Rockall score)= 年龄 + 休克状况 + 伴随疾病,完整 RS= 内镜检查前 RS+ 内镜诊断 + 内镜下近期出血征象(SRH)。

表 17-5　Glasgow blatchford(GBS)评分系统

变量	评分
血尿素氮 /(mmol/L)	
6.5~8	2
8~10	3
10~25	4
>25	6
血红蛋白 /(g/L)(男)	
120~130	1
100~120	3
<100	6

续表

变量	评分
血红蛋白 /（g/L）（女）	
100~120	1
<100	6
收缩压 /mmHg	
100~109	1
90~99	2
<90	3
脉搏≥ 100 次 /min	1
病史与并发症	
黑便	1
晕厥	2

六、治疗

上消化道大出血病情急、变化快，严重者可危及生命，应采取积极措施进行抢救。抗休克、迅速补充血容量为首要措施。

（一）一般急救措施

病人宜平卧位，保持呼吸道畅通，防止呕吐物进入气道引起窒息，必要时吸氧，活动性出血期间应禁饮食。严密监测病人生命体征、尿量及神志变化。严密观察呕血与黑便情况。定期复查血红蛋白浓度、红细胞计数、血细胞比容及血尿素氮。必要时行心电监护、中心静脉压测定。

（二）积极补充血容量

尽快建立有效的静脉输液通道，进行液体复苏。活动性大出血时往往需建立多个静脉通道，积极补液，维持有效血容量，稳定病人生命体征。输液量及输液速度根据组织灌注情况调整，尿量是有效的参考指标。应避免因输液过快、过多而引起肺水肿，原有心脏病或老年病人必要时可根据中心静脉压调节输入量。输血指征为：①收缩压小于 90mmHg，或较基础值降低幅度大于 30mmHg；②心率增快（>120 次 /min）；③血红蛋白小于 60g/L 或血细胞比容小于 25%。输血量以使血红蛋白达到 70g/L 左右为宜。

（三）止血措施

1. 急性非静脉曲张性上消化道大量出血的止血措施

（1）药物治疗：抑酸药可以提高胃内 pH，即可促进血小板聚集和纤维蛋白凝块形成，避免凝血块过早溶解，有利于止血及预防再出血，又可治疗消化性溃疡。血小板聚集及血浆凝血功能所诱导的止血作用需在 pH>6.0 时才能有效发挥，而且新形成的凝血块在 pH<5.0 的胃液中会迅速被消化。临床上，对消化性溃疡和急性胃黏膜损害所引起的出血，应根据病人的危险程度进行治疗，高危病人应行大剂量质子泵抑制剂（PPI）维持治疗 72h，以迅速和持久维持胃内 pH>6.0。低危病人可给予 PPI 或 H_2 受体拮抗剂治疗。

（2）内镜治疗：起效迅速，疗效确切。急诊内镜观察到出血灶的 Forrest 分型，有助于判断病人是否为高危再出血或持续出血，也是内镜治疗的重要依据。对于动脉原因引起的出血应使用止血夹等物理止血的方法，其他原因引起的出血，内镜下采取热探头、高频电灼、激光、微波、注射疗法也有一定的效果。

(3)选择性血管造影及栓塞治疗:是通过选择性胃左动脉、胃十二指肠动脉、脾动脉或胰十二指肠动脉血管造影,找到出血灶的同时进行血管栓塞治疗。上消化道各供血动脉之间侧支循环丰富,超选择性病变血管介入治疗可减少组织坏死的危险。

(4)手术治疗:诊断明确,但药物、内镜和介入治疗无效者,可考虑手术治疗。诊断不明确但无禁忌者,可考虑术中结合内镜治疗

2. 静脉曲张性上消化道出血

(1)药物治疗:尽早给予血管活性药物如生长抑素、奥曲肽、特利加压素及垂体后叶素,减少门静脉血流,降低门静脉压力,从而止血。生长抑素及奥曲肽因不引起全身血流动力学改变,短期使用无严重不良反应,是治疗食管胃底曲张静脉破裂出血的常用药物。所有药物被认为在控制出血和防止5d内再出血方面同样有效。血管活性药物输注维持2~5d,具体用法见表17-6。

表 17-6　血管活性药物使用方法和不良反应

药物	使用方法	不良反应
特利加压素	2mg/4h,持续 24~48h,随后 1mg/4h 持续 5d	腹痛、高血压、缺血表现(外周、肠道、心肌)
生长抑素	250μg 推注,随后 250~500μg/h 持续 5d	高血压、呕吐
奥曲肽	50μg 推注,随后 50μg/h 持续 5d	高血压、呕吐

(2)气囊压迫止血:在大出血药物治疗无效时可暂时使用。由于急诊内镜的开展,目前其使用正在减少,但在急症和无开展内镜治疗条件的情况下,仍不失为一种挽救生命的手段。三腔二囊管一般持续压迫时间不应超过 24h,解除压迫一段时间后,必要时可重复应用。气囊压迫短暂止血效果肯定,但病人痛苦大、并发症较多,如吸入性肺炎、窒息、食管炎、食管黏膜坏死、心律失常等,不能长期使用,停用后早期再出血发生率高。当病人合并充血性心力衰竭、呼吸衰竭、心律失常及不能确定为曲张静脉破裂时,不宜使用。

(3)内镜治疗:内镜治疗的目的是控制急性食管胃底曲张静脉破裂出血并尽可能使静脉曲张消失或减轻以防止再出血。包括内镜下食管静脉曲张套扎术(endoscopic variceal ligation,EVL)及硬化剂、组织黏合剂(氰基丙烯酸正丁酯,histoacryl)的注射治疗。

1)内镜下食管曲张静脉套扎术:是机械性结扎曲张的静脉,3~7d 后局部坏死、结痂脱落。首次套扎间隔2~4周可行第2次套扎或硬化剂注射治疗。适用于急性食管曲张静脉出血、外科手术等其他方法治疗后食管曲张静脉再发急性出血和既往有食管曲张静脉破裂出血史的病人。并发症主要包括发热、胸骨后疼痛、食管狭窄、梗阻。

2)内镜下硬化剂注射治疗:可以增厚静脉管壁,使静脉内血栓形成、静脉周围黏膜凝固坏死形成纤维化,从而防止曲张静脉破裂再出血。常用硬化剂为 5% 鱼肝油酸钠、1% 乙氧硬化醇。并发症主要包括出血、穿孔、溃疡、食管狭窄。

3)组织黏合剂(histoacryl)注射治疗:组织黏合剂是一种快速固化的水样物质,血液接触后即发生聚合反应、硬化,能有效地闭塞血管和控制曲张静脉出血。并发症主要是局部黏膜坏死和异位栓塞。

内镜止血成功率与视野是否清楚及操作医生的技术水平有关,谨慎操作及术后妥善处理可使这些并发症大为减少。

(4)经颈静脉肝内门体分流术:由于其对急性大出血的止血率达到 95%,新近的国际共识建议对于大出血和估计内镜治疗成功率低的病人应在 72h 内行经颈静脉肝内门体分流术(TIPS)。择期行 TIPS 对病人肝功能要求在 Child-Pugh 评分 B 级以上。食管胃底曲张静脉急性大出血时,TIPS 对肝功能的要求可放宽至 Child-Pugh 评分 C。

（5）手术治疗：急诊手术适应证：①病人以往有大出血病史，或本次出血来势凶猛、出血量大，或经短期积极止血治疗仍有反复出血者，应考虑急诊手术止血。②经过严格的内科治疗，48h内仍不能控制出血，或短暂止血后又复发者，应积极行急诊手术止血。手术不但可防止再出血，而且是预防肝性脑病发生的有效措施。但因病情严重、多合并休克，急诊手术病死率高，所以应尽量避免。肝脏储备功能 Child C 级病人不宜行急诊手术。急诊手术应以贲门周围血管离断术为首选。

（郝建宇）

第二节　下消化道出血

一、概述

下消化道出血（lower gastrointestinal hemorrhage）指 Treitz 韧带以下的消化道出血，其发生率占整个消化道出血的 15% 左右，其病因相对复杂，出血部位难以判断。其中，90% 以上的下消化道出血来自结肠，小肠出血比较少见。近年来，伴随检查手段的增多及治疗技术的提高，下消化道出血的病因诊断率有了明显提高。

二、病因

引起下消化道出血的病因很多，国内外下消化道出血常见病因亦不相同。国内资料统计，最常见的病因为恶性肿瘤、息肉病、各种炎症性疾病，未检出病因者约占 5%。国外依次是肠道憩室病、血管畸形，其他病因如肠道肿瘤、炎症、凝血功能障碍等，约 35% 的病人未能查明原因。

下消化道出血病因分类：①肿瘤性：恶性肿瘤如癌、类癌、恶性淋巴瘤、平滑肌肉瘤、纤维肉瘤、神经纤维肉瘤等；良性肿瘤如平滑肌瘤、脂肪瘤、血管瘤、神经纤维瘤、囊性淋巴管瘤、黏液瘤等。肠道间质瘤也可引起出血。息肉主要是腺瘤性息肉，还有幼年性息肉病及 Peutz-Jeghers 综合征（Peutz-Jeghers syndrome，黑斑息肉综合征）。腹腔邻近脏器恶性肿瘤浸润或脓肿破裂侵入肠腔也可引起出血。②血管性：毛细血管扩张症、缺血性肠病、出血性坏死性小肠炎、血管畸形（其中结肠血管扩张常见于老年人，为后天获得，常位于盲肠和右半结肠，可发生大出血）、静脉曲张（注意门静脉高压所引起的罕见部位静脉曲张出血可位于直肠、结肠和回肠末端）。③炎症性：感染性肠炎有肠结核、肠伤寒、细菌性痢疾及其他细菌性肠炎等；寄生虫感染有阿米巴、血吸虫、蓝氏贾第鞭毛虫所致的肠炎。非特异性肠炎有溃疡性结肠炎、克罗恩病、结肠非特异性孤立溃疡等。此外，还有抗生素相关性肠炎、和放射性肠炎等。NSAIDs 引起的小肠溃疡亦偶有见到。④机械性疾病：如肠扭转、肠套叠。⑤先天性疾病：Meckel 憩室、肠重复畸形、肠气囊肿病（多见于高原居民）等。⑥全身疾病累及肠道：白血病、特发性血小板减少性紫癜和出血性疾病；风湿性疾病如系统性红斑狼疮、结节性多动脉炎、Behcet 病等；恶性组织细胞病；尿毒症性肠炎。

三、临床表现

（一）鲜血便与黑便

血便是下消化道出血的常见临床表现。一般出血部位越高，便血颜色越暗；出血部位越低，便血的颜色越鲜红。血色还取决于出血的速度和数量,如出血速度快、量大,即使出血部位较高,便血也可能呈鲜红色。如果存在炎性病变或肿瘤性病变,出血中可能混有黏液。

(二) 其他症状

除血便外,下消化道出血还表现为失血性周围循环衰竭、贫血,发热(同上消化道出血)及原发病相关腹痛等。

四、辅助检查

(一) 实验室检查

动态观察红细胞计数、血红蛋白以评估出血量;进行血清肿瘤标志物检测,协助诊断肠道内癌肿,如癌胚抗原持续增高对诊断结肠癌有参考价值。疑为全身性疾病者做相应检查。

(二) 内镜检查

1. 结肠镜检查　　是下消化道出血最常用的检查方法。可检查结、直肠全部及末端回肠,诊断灵敏性高,可发现活动性出血并进行镜下治疗,结合病理学检查可判断病变性质。

2. 小肠镜和胶囊内镜检查　　小肠镜可直接发现出血病变并进行可能的治疗。胶囊内镜检查可以把胃肠道尤其小肠拍摄的图像通过无线电发送至体外接收器进行图像分析从而发现出血病灶,具有操作简便、无创、不增加病人痛苦的优点,但不能进行组织活检及镜下治疗,同时有胶囊滞留的风险。

(三) 影像学检查

1. X线钡剂造影　　X线钡剂灌肠用于诊断大肠、回盲部及阑尾病变,有助于对结肠内肿瘤的形态、部位、数目、大小及其浸润范围进行评估。由于内镜技术的发展,现已不作为首选检查。

X线小肠钡剂造影是诊断小肠病变的重要方法,但灵敏性低,漏诊率较高。小肠气钡双重造影可提高诊断率,但要求进行插管法小肠钡剂灌肠。

2. 放射性核素显像或选择性血管造影　　必须在活动性出血时进行,适用于内镜检查(特别是急诊内镜检查)和X线钡剂造影不能确定出血部位及因急性大量出血或其他原因不能进行内镜检查者。

临床常用 ^{99m}Tc 标记红细胞并腹部扫描,在出血速度大于 0.1ml/min 时,标记红细胞在出血部位溢出形成浓染区,由此可判断出血部位。该检查创伤少,可作为出血初步定位。但由于小肠位置重叠及肠蠕动使标记物在肠内移位,有假阳性和定位错误可能。

3. 选择性腹腔动脉造影　　是诊断下消化道出血的有效方法,对持续大出血病人,尤其怀疑来自小肠时,选择肠系膜上动脉造影有助于发现 Treitz 韧带以下小肠及结肠脾曲的出血灶,而肠系膜下动脉造影可发现结肠脾曲至直肠的出血灶。病情合适时可行栓塞术止血及标记病变部位指导后期手术。

4. CT　　CT血管成像,不但可以显示血管形态,还可显示胃肠道腔内外情况及其周围其他脏器的改变,对明确出血病因及指导治疗有一定的临床诊断价值。

(四) 手术探查

各种检查不能明确出血灶,持续大出血危及病人生命,需手术探查。有些微小病变特别是血管病变,手术探查亦不易发现,此时可借助术中内镜检查以帮助寻找出血灶。

五、诊断

(一) 除外上消化道出血

下消化道出血一般为血便或暗红色大便,不伴呕血。然而出血量大的上消化道出血也可表现为暗红色血便;高位小肠出血及右半结肠出血,如血液在肠腔停留时间较长亦可呈柏油样,此时应常规做胃镜检查除外上消化道出血。

(二)下消化道出血的定位及病因诊断

详细询问病史及全面而有重点的体格检查是下消化道出血诊断的基础。

(1)年龄:老年病人以大肠癌、结肠血管扩张、缺血性肠炎多见。儿童以 Meckel 憩室、幼年性息肉、感染性肠炎、血液病多见。

(2)既往病史:结核病、血吸虫病、腹部放疗史可引起相应的肠道疾病。动脉硬化、口服避孕药可引起缺血性肠炎。在血液病、结缔组织疾病过程中发生的出血应考虑原发病引起的肠道出血。

(3)粪便颜色和性状:血色鲜红,附于粪表面多为肛门、直肠、乙状结肠病变,便后滴血或喷血常为痔或肛裂。右半结肠出血为暗红色,停留时间长可呈柏油样便。小肠出血更易呈柏油样便。黏液脓血便多见于细菌性痢疾、溃疡性结肠炎,大肠癌特别是直肠、乙状结肠癌有时亦可出现黏液脓血便。

(4)伴随症状:伴有发热见于肠道炎症性病变。由全身性疾病如白血病、淋巴瘤、恶性组织细胞病及结缔组织病引起的肠出血亦多伴发热。伴不完全性肠梗阻症状常见于克罗恩病、肠结核、肠套叠、大肠癌。上述情况往往伴有不同程度腹痛,而不伴有明显腹痛的多见于息肉、未引起肠梗阻的肿瘤、无合并感染的憩室和血管病变。

(5)体格检查:应特别注意皮肤黏膜检查有无皮疹、紫癜、毛细血管扩张;浅表淋巴结有无肿大。腹部检查要全面细致,特别注意腹部压痛及腹部包块。常规行直肠指诊,可以发现距肛门 10cm 以内的肿瘤、息肉、痔、肛裂等病变。

应结合辅助检查结果进行诊断。

六、治疗

下消化道出血的治疗主要是病因治疗。

(一)一般急救措施及补充血容量

详见本章第一节。

(二)止血治疗

1. 血管活性药物应用　血管升压素、生长抑素静脉滴注可能有一定作用。如做动脉造影,可在造影完成后动脉滴注血管升压素 0.1~0.4U/min,对右半结肠及小肠出血止血效果优于静脉给药。

2. 内镜下止血　循环稳定后应尽快行内镜检查,如能发现出血病灶,可行内镜下止血。

3. 动脉栓塞治疗　对动脉造影后动脉输注血管升压素无效的病例,可做超选择性插管,在出血灶注入栓塞剂。本法的主要缺点是可能引起肠梗死,拟进行肠段手术切除的病例,可作为暂时止血用。

4. 手术治疗　经内科保守治疗仍无法止血、危及生命,无论出血病变是否确诊,均是手术的指征。

(三)病因治疗

针对不同病因选择药物治疗、内镜治疗、择期外科手术治疗。

(郝建宇)

第三节　不明原因消化道出血

一、概述

通常把经过全胃肠镜检（包括食管 - 胃 - 十二指肠镜检查、胶囊内镜、小肠镜和结肠镜）及小肠放射学检查（如小肠钡剂造影或小肠钡剂灌肠造影检查）未能发现出血病因的反复或持续性消化道出血称不明原因消化道出血（obscure gastrointestinal bleeding，OGIB），占消化道出血的 3%~5%。

二、病因

不明原因消化道出血的病因有血管异常、微小新生物、Meckel 憩室、异位静脉曲张、胆道出血等。年龄 >40 岁病人最常见原因为血管扩张，其次为 NSAIDs 引起的肠炎。年龄 <40 岁的病人多见于 Meckel 憩室、Dieulafoy 病变、克罗恩病及小肠肿瘤。自从胶囊内镜和小肠镜检查技术开展以来，约 80% 的不明原因消化道出血能查明出血原因，其中最常见的是小肠出血。

不易查明出血病灶的主要原因有：①出血病灶位于一般检查方法难以评估的部位，如小肠和胃空肠吻合口等；②检查者对罕见病例的病灶缺乏认识，或某些病变小，容易被遗漏；③未进行必要的内镜重复检查；④检查中发现病变，但不能确定该病变是否就是出血来源，或检查中发现一个以上的病变，不能确定究竟是哪一个病变是出血病灶。

三、诊断

（一）病史和体格检查

不明原因消化道出血的诊断往往比较困难，因此仔细询问病史尤为重要，包括目前症状、既往史、用药史、家族史等等。有消瘦症状或梗阻症状的，提示小肠疾病的可能性大，老年病人如有肾病或结缔组织病等，应考虑血管病变的风险。隐性出血和显性出血的病人应及时接受内镜检查，而大出血病人应考虑血管造影。

（二）常规内镜检查

包括胃镜和结肠镜检查，为不明原因消化道出血的初步检查。内镜检查中应注意：①容易被遗漏的病灶：胃镜检查中最容易被遗漏的病变为血管病变、食管裂孔疝内的糜烂，结肠镜检查中容易被遗漏的病变为血管异常和微小新生物；②重复内镜检查：初次内镜检查（包括胃镜检查和结肠镜检查）未能发现或明确出血病因时，重复胃镜检查和结肠镜检查可能有助于发现遗漏的出血病变。有资料显示，重复内镜检查，可在约 1/3 的病人中发现出血病灶。

（三）胶囊内镜检查

目前胶囊内镜检查已成为小肠疾病的一线检查技术和不明原因消化道出血诊断的主要方法，它对小肠全程、实景地观察，使小肠不再是内镜检查的盲区，它对不明原因消化道出血的诊断率为 62%，重复检查能够提高诊断率。胶囊内镜的优点在于非侵入性，不足之处主要在于：不能进行常规内镜操作，如充气、冲洗、局部反复观察和活组织检查，肠内容物残留和动力障碍影响观察，出血量较多或有血凝块时，视野不清，易遗漏病变，胶囊内镜的移动速度无法控制，不能局部停留。

(四) 小肠镜检查

多次胃镜和结肠镜检查均未能发现出血病变者,多为小肠出血。虽然小肠出血仅占下消化道出血的 3%~5%,但占不明原因消化道出血的 70% 以上。小肠出血中,大约 50% 是由于血管异常,其次是肿瘤和 Meckel 憩室。因此在出血停止期,应对小肠做详细检查,虽然小肠气钡双重造影仍然是重要的诊断手段,但该检查难以发现血管病变。胶囊内镜和小肠镜检查可以明显提高诊断率。在显性出血时,应及时做 ^{99m}Tc 标记红细胞核素扫描或选择性腹腔动脉造影,以期发现出血部位及病变。出血不止危及生命则应施行剖腹探查,探查时可辅以术中内镜检查。

(五) 影像学检查

CT 小肠造影可显示小肠肠腔、肠壁、系膜、血管、后腹膜及腹腔内实质脏器,对于显性不明原因消化道出血的诊断率较高,但对于浅表溃疡、糜烂及血管病变的诊断率不高。MRI 小肠造影,其优势是可以获得多平面、多参数的图像,无辐射暴露,应用超快序列扫描,可获得动态影像,但是图像质量变异大及费用较贵,其诊断价值尚不明确。

(六) 血管造影

血管造影是一种有创性检查,适用于活动性出血速度 ≥ 0.5ml/min 的病人。因此,大出血的病人应接受血管造影检查,并可以直接进行血管栓塞治疗。但需警惕肾衰竭和缺血性肠病等并发症的可能。

(七) 其他

^{99m}Tc 核素扫描对出血速度 ≥ 0.1ml/min 的活动性出血有诊断价值,但有一定的假阳性率,需要鉴别血池区积血还是原发出血灶。外科手术是不明原因消化道出血最后的检查手段,主要用于无法成功进行小肠镜检查或大出血者,术中内镜检查对不明原因消化道出血的诊断率约 70%~100%。

四、治疗

不明原因消化道出血主要是病因治疗,大出血时应给予抗休克、迅速补充血容量等积极抢救。其诊治流程如图 17-1,小肠出血的诊治流程则是在不明原因消化道出血诊治流程基础上的优化,如图 17-2。

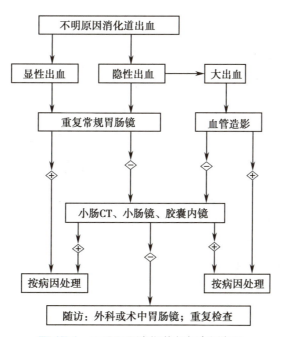

图 17-1　不明原因消化道出血诊断流程

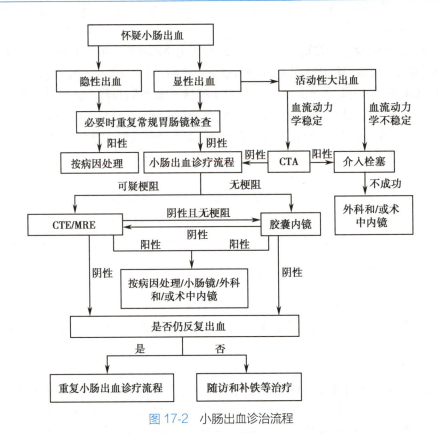

图 17-2   小肠出血诊治流程

（郝建宇）

本章小结

　　消化道出血是指从食管到肛门之间消化道的出血，是消化系统常见病症，根据出血的解剖部位分为上消化道出血和下消化道出血。上消化道出血常表现为急性大出血，最常见的病因为消化性溃疡、食管胃底曲张静脉破裂、出血糜烂性胃炎和胃癌，主要临床表现为呕血与黑便、失血性周围循环衰竭、贫血、发热及氮质血症等。上消化道大量出血病情急、变化快，严重者可危及生命，应采取积极措施进行抢救，抗休克、迅速补充血容量为首要措施，同时可给予止血措施。下消化道出血发病率不及上消化道高，约占消化道出血的15%，但其病因相对复杂，出血部位难以判断。大多数病人可通过非手术治疗止血，或明确出血部位与疾病性质后选择择期手术。

思考题

　　1. 试述上消化道出血的常见病因。

　　2. 影响上消化道出血预后的因素有哪些？

　　3. 如何判断有无消化道活动性出血？

推荐阅读

［1］丁文龙，刘学政．系统解剖学．9 版．北京：人民卫生出版社，2018．

［2］李继承，曾园山．组织学与胚胎学．9 版．北京：人民卫生出版社，2018．

［3］王庭槐．生理学．9 版．北京：人民卫生出版社，2018．

［4］尹一兵，倪培华．临床生物化学检验技术．北京：人民卫生出版社，2015．

［5］杨宝峰，陈建国．药理学，9 版．北京：人民卫生出版社，2018．

［6］韩萍，于春水．医学影像诊断学．4 版．北京：人民卫生出版社，2017．

［7］徐克，龚启勇，韩萍．医学影像学．8 版．北京：人民卫生出版社，2018．

［8］王荣福，安锐．核医学．9 版．北京：人民卫生出版社，2018．

［9］董卫国．消化系统．北京：人民卫生出版社，2015．

［10］陈孝平，汪建平，赵继宗．外科学．9 版．北京：人民卫生出版社，2018．

［11］赵玉沛，吕毅．消化系统疾病．北京：人民卫生出版社，2015

［12］崔慧先，李瑞锡．局部解剖学．9 版．北京：人民卫生出版社，2018．

［13］葛均波，徐永健，王辰．内科学．9 版．北京：人民卫生出版社，2018．

［14］步宏，李一雷．病理学．9 版．北京：人民卫生出版社，2018．

［15］王建枝，钱睿哲．病理生理学．9 版．北京：人民卫生出版社，2018．

［16］王卫平，孙锟，常立文．儿科学．9 版．北京：人民卫生出版社，2018．

［17］张启瑜．钱礼腹部外科学．2 版．北京：人民卫生出版社，2017．

［18］黄志强，黄晓强，宋青，等．黄志强胆道外科手术学．2 版．人民军医出版社，2010．

［19］吴孟超，吴在德．黄家驷外科学．7 版．北京：人民卫生出版社，2008．

［20］姜洪池．脾脏外科手术学．北京：人民军医出版社，2013．

［21］潘凯．腹部外科急症学．北京：人民卫生出版社，2013．

［22］林为果，王吉耀，葛均波．实用内科学．15 版．北京：人民卫生出版社，2017．

［23］张延龄，吴肇汉．实用外科学．3 版．北京：人民卫生出版社，2012．

［24］SCHIFT ER. 希夫肝脏病学．王福生，译．北京：北京大学医学出版社，2015．

［25］TOWNSEND C, BEAUCHAMP R D, EVERS B M, et al. Sabiston textbook of surgery. 20th ed. Philadelphia: Elsevier/ Saunders, 2017.

［26］ZANINOTTO G, BENNETT C, BOECKXSTAENS G, et al. The 2018 ISDE achalasia guidelines. Disease of the esophagus, 2018, 31: 1-29.

［27］European association for the study of the liver. EASL Clinical Practice Guidelines for the management of patients with decompensated cirrhosis. J Hepatol, 2018, 69 (2): 406-460.

［28］GARCIA-TSAO G, ABRALDES J G, BERZIGOTTI A, et al. Portal hypertensive bleeding in cirrhosis: Risk stratification, diagnosis, and management: 2016 practice guidance by the American Association for the study of liver diseases. Hepatology, 2017, 65 (1): 310-335.

中英文名词对照索引